Sport in unserer Welt – Chancen und Probleme

Referate, Ergebnisse, Materialien
Wissenschaftlicher Kongreß München vom 21.–25. August 1972

Im Auftrage
des Organisationskomitees für die Spiele der XX. Olympiade München 1972

Herausgegeben von
Ommo Grupe
in Verbindung mit Helmut Baitsch, Hans-Erhard Bock, Martin Bolte,
Willy Bokler, Hans-Wolfgang Heidland und Franz Lotz

Redaktion
Ommo Grupe, Dietrich Kurz, Johannes Marcus Teipel

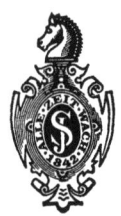

Springer-Verlag Berlin Heidelberg GmbH 1973

Titel der englischen Originalausgabe:

Sport in the Modern World — Chances and Problems

ISBN 978-3-662-13019-3   ISBN 978-3-662-13018-6 (eBook)
DOI 10.1007/978-3-662-13018-6

Das Werk ist urheberrechtlich geschützt. Die dadurch begründeten Rechte, insbesondere die der Übersetzung, des Nachdruckes, der Entnahme von Abbildungen, der Funksendung, der Wiedergabe auf photomechanischem oder ähnlichem Wege und der Speicherung in Datenverarbeitungsanlagen, bleiben, auch bei nur auszugsweiser Verwertung, vorbehalten

Bei Vervielfältigungen für gewerbliche Zwecke ist gemäß § 54 UrhG eine Vergütung an den Verlag zu zahlen, deren Höhe mit dem Verlag zu vereinbaren ist

© by Springer-Verlag Berlin Heidelberg 1973
Ursprünglich erschienen bei Springer-Verlag Berlin · Heidelberg · New York 1973
Softcover reprint of the hardcover 1st edition 1973
Library of Congress Catalog Card Number 73-15450

Die Wiedergabe von Gebrauchsnamen, Handelsnamen, Warenbezeichnungen usw. in diesem Werk berechtigt auch ohne besondere Kennzeichnung nicht zu der Annahme, daß solche Namen im Sinne der Warenzeichen- und Markenschutz-Gesetzgebung als frei zu betrachten wären und daher von jedermann benutzt werden dürften

Umschlaggestaltung: Ingo Osterkamp

Vorwort

Soll ein wissenschaftlicher Kongreß in Verbindung mit den Olympischen Spielen stattfinden und Wissenschaft nicht nur als angewandte Wissenschaft in der Betreuung von Athleten vertreten sein, sondern auch als informierende, reflektierende und kritische Instanz? Das Organisationskomitee für die Spiele der XX. Olympiade hat sich dafür entschieden, und das Ergebnis hat ihm recht gegeben.

Der Einladung des Organisationskomitees sind viele hervorragende Wissenschaftler und viele Teilnehmer aus der ganzen Welt nachgekommen; sie machten es möglich, das Thema des Kongresses in vielfältiger Weise unter verschiedensten Aspekten und unvoreingenommen-fair zu erörtern. Dafür ist allen zu danken.

Nun liegt der Kongreßbericht vor. Er ist ein Teil des wissenschaftlichen Gesamtkonzepts, zu dem das vorbereitende Werk, „Sport im Blickpunkt der Wissenschaften, Perspektiven, Aspekte, Ergebnisse", der Kongreß selbst und dieser Kongreßbericht gehören, und in engem Zusammenhang damit die Ausstellungen „100 Jahre deutsche Ausgrabung in Olympia", „Sport und Medizin" und die Literaturausstellung.

Es ist zu hoffen, daß dieser Bericht für die Teilnehmer und die Wissenschaftler, Studenten, Lehrer und Trainer, die nicht teilnehmen konnten, eine wichtige Quelle von Informationen und Diskussionen wird und damit die fruchtbare Weiterentwicklung des Münchener Kongresses sichert. Denjenigen, die sich der Mühe unterzogen haben, dieses Dokument zu erstellen, ist zu danken. Im Rahmen dessen, was von den Olympischen Spielen 1972 bleibt, wird es ein wichtiges Teilstück sein.

Willi Daume	Herbert Kunze
Präsident	Generalsekretär

Inhaltsverzeichnis

Einführung (O. Grupe) XI

Entfremdung und Identität des Menschen im Sport

Entfremdung und Identität des Menschen (L. Suenens) 3
Entfremdung, Manipulation und das Selbst des Athleten (H. Lenk) 9
Die Stellung von Turnen und Sport im System der gesellschaftlichen Werte
(L. P. Gorskij) 19
Symposion (A. Wohl, V. E. Frankl, W. Schulte, B. Cratty) 28
   Diskussion 34
   Kurzreferate 35

Emanzipation und Repression durch den Sport

Einführung (P. Rieger) 37
Emanzipation und Repression durch den Sport (D. Henke) 37
   Diskussion 41
   Kurzreferate 42

Selbstwert und Leiblichkeit

Einführung (G. Moser) 45
   Kurzreferate 46
   Diskussion 48

Sport und Konflikt

Einführung (K. M. Bolte) 51
Sport und Konflikt (M. Gluckman) 52
Die Dialektik des Wandels im modernen Sport (Z. Krawczyk, Z. Jaworski,
T. Ulatowski) 60
Gruppenkonflikt und Wettkampf: Eine sozialpsychologische Analyse (C. W. Sherif) 66
Konfliktsozialisierung im Spiel (B. Sutton-Smith) 78
   Symposion (H. Cox, J. Vuillemin, V. E. Frankl) 85
   Kurzreferate 89
   Diskussion 89

Der Beitrag des Sports zur Integration der Weltgesellschaft

Einführung (F. Henrich) 90
Der Beitrag des Sports zur Integration der Gesellschaft (L. Fleming) 91
   Kurzreferate 96
   Diskussion 97

Sport — Persönlichkeit — Erziehung

Lerngelegenheiten für den Sport (H. von Hentig) 101
Pädagogische Elemente des Sports (A. Ter-Owanessjan) 111
Die Stellung des Sports im Lehrplan (J. E. Nixon) 119
   Symposion (E. Simon, M. H. Rassem, P.-O. Åstrand) 126
   Diskussion 133

Inhaltsverzeichnis

Sport und Persönlichkeit
Über den Einfluß des Sports auf die Persönlichkeit von Jugendlichen (Z. Zukowska) 136
   Kurzreferate 143

Curriculumtheorie und Sport
Einführung (H. Röhrs) 150
Leibeserziehung, Sport und die Frage nach dem Brennpunkt einer wissenschaftlichen
   Disziplin (R. Abernathy) 152
   Diskussion (I) 160
   Kurzreferate 161
   Diskussion (II) 166

Zur Planung und Gestaltung des Sportunterrichts
   Kurzreferate 167

Medizinische Probleme des Schulsports
Einführung (H. Weidemann) 174
Einige körperliche und physiologische Probleme des Schulsports (C. Bouchard) . . 174
   Kurzreferate und Diskussion 180

Sport und Lebensalter

Einführung (E. Jokl) 185
Physiologische Grundlagen des Sports in verschiedenen Lebensaltern (P.-O. Åstrand) 187
Grenzen und Altersabhängigkeit der Anpassung des Herzens an körperliche Belastung
   (H. Roskamm) 197
Die Adaptation des Organismus an Muskelarbeit in Abhängigkeit vom Lebensalter
   (S. P. Letunow) 207
Die Rolle des Lebensalters im Sport (J. Shephard) 212
   Symposion (J. Dumazedier, A. C. Puni) 217
   Kurzreferate 222

Jugendsport und Sportmedizin
Einführung (F. Landry) 224
Über die Brauchbarkeit arbeitsphysiologischer Charakteristika bei Voraussagen über
   die kindliche Gesundheit (K. Lange-Andersen) 224
   Kurzreferate 230

Sport im höheren Lebensalter
Einführung (V. Seliger) 237
Der Einfluß von Ausdauertraining auf kardio-pulmonale und metabolische Parameter
   im Alter (W. Hollmann) 238
   Kurzreferate 246

Geschlechtsdifferenzen im Sport
Einführung (K. Tittel) 248
Geschlechtsunterschiede im Sport (L. de Garay) 249
   Kurzreferate 254

Leibesübungen, Sport und Bewegung — Prävention, Therapie, Rehabilitation

Sport als Heilmittel in der Prävention
Sport — ein Mittel der präventiven Medizin (H. Mellerowicz) 259
   Kurzreferate 264

Sport als Heilmittel in der Rehabilitation
Einführung (M. J. Halhuber) 266
Der rehabilitative Aspekt des Sports in der Medizin (D. Brunner) 266
   Kurzreferate 276

Versehrtensport
Die Entwicklung des Sports für Körperbehinderte (L. Guttmann) 280
Versehrtensport (A. N. Witt) 283
    Kurzreferate 286

Bewegungserziehung mit geistig behinderten Kindern
Einführung (R. Decker) 290
Körperliche Aktivitäten und Erziehungsprogramme für geistig Behinderte
(B. J. Cratty) 292
    Kurzreferate 296
    Diskussion 299

Sport im Rahmen sonderpädagogischer Maßnahmen
Einführung (H. Rieder) 302
Sporttherapie mit milieugeschädigten und lernbehinderten Kindern (P. H. Wiegersma) 304
    Kurzreferate 308
    Diskussion 312

Motorisches Lernen und Training im Sport

Neuromuskuläre Grundlagenerkenntnisse
Einführung (W. Müller-Limmroth) 315
Grundlagenerkenntnisse über das motorische System (L. Pickenhain) 320
    Kurzreferate und Diskussion 327

Biomechanische Grundlagenerkenntnisse im Sport
Einführung (J. Wartenweiler) 329
Über die Messung mechanischer Arbeit (unter besonderer Berücksichtigung der
menschlichen Motorik)(R. Margaria) 330
Korreferat (H. Groh) 337
    Kurzreferate 337

Sensomotorik
Einführung (R. Ballreich) 343
Zum Problem der sportlichen Sensomotorik (I. M. Portnow) 344
    Kurzreferate 351

Mentales Training
Einführung (E. Ulich) 356
Mentales Training (K. B. Start) 358
    Kurzreferate 365

Programmiertes Lernen
Einführung (K. Weltner) 368
Bildungstechnologie und Programmierte Instruktion im Sport (D. Ungerer) 370
    Kurzreferate 376

Leistungssport und Leistungssportler — Sozialwissenschaftliche Analysen

Sport und Professionalisierung
Citius — Altius — Fortius: Der olympische „Beitrag" zur Professionalisierung des
Sports? (K. Heinilä) 383
    Kurzreferate und Diskussion 388

Karrieren im Sport
Einführung (G. Lüschen) 391
Sport und Karriere: Rollenverlaufsschemata (G. S. Kenyon) 392
Soziale Werte einer Sportkarriere (B. Krawczyk) 399
    Kurzreferate 401

Inhaltsverzeichnis

Zur Persönlichkeit des Spitzensportlers
Einführung (J. E. Kane) 405
Zur Persönlichkeit von Spitzensportlern (M. Vanek) 406
   Kurzreferate 411

Sport und Aggression
Sport und Aggression (R. Denker) 417
   Kurzreferate 425

Leistungsmotivation in Genese und Wandel
Einführung (J. J. Hegg) 431
Leistungsmotivation in Genese und Wandel (P. Rókusfalvy) 434
   Kurzreferate 438

Hochleistungssport als soziales Problem
Körperkultur und Sport im gesellschaftlichen Planungsprozeß, unter besonderer Berücksichtigung des Hochleistungssports (G. Erbach) 447
   Kurzreferate und Diskussion 454

Sport — Massenverhalten — Massenmedien
Einführung (K. Hammerich) 457
   Kurzreferate 457

Sozialfaktoren und sportliche Leistung
Einführung (E. Buggel) 466
Der Einfluß gesellschaftlicher Faktoren auf die sportliche Leistung (G. Nagy) . . . 468
   Kurzreferate 472

Leistungssport im Jugendalter als pädagogisches Problem
Einführung (H. Groll) 475
Methodische Kriterien der sportlichen Vorbereitung von Kindern und Junioren
(A. Nicu) 475
   Kurzreferate 480

Grundlagen und Grenzen des Leistungssports — Medizinische Erkenntnisse

Physiologische Grundlagen des Leistungssports
Einführung (P. O. Åstrand) 485
Die Trainingsbelastung unter medizinisch-biologischem Aspekt (A. N. Worobjew) 486
   Kurzreferate und Diskussion 489

Angewandtes medizinisches Wissen im Hochleistungssport
Angewandtes Wissen im Leistungssport (St.-E. Strauzenberg) 496
   Kurzreferate 501

Grundlegende Stoffwechselprobleme im Sport
Metabolische Grundlagen im Sport (B. Saltin) 507
   Kurzreferate 514

Pharmaka und Sport
Einführung (L. Prokop) 532
Pharmazeutische Präparate und Sport (A. Dirix) 534
   Kurzreferate und Diskussion 539

Physiologische Grenzen im Leistungssport
Einführung (L. B. Rowell) 543
Physiologische Grenzen im Leistungssport (J. Karvonen) 543
   Kurzreferate und Diskussion 548

Traumatologie im Hochleistungssport
Die Bedeutung der Weichteile bei Halswirbelsäulen-Verletzungen (W. O. Southwick) 552
Verletzungen und Schäden durch den Fußballsport an der Wirbelsäule (H. Schoberth) 559
   Kurzreferate 563

Inhaltsverzeichnis

Sport und Spiel — Philosophische Interpretationen
Ansätze zur Interpretation des Hochleistungssports
Grundlagen einer Interpretation des Hochleistungssports (M. Bouet) 569
    Kurzreferate und Diskussion 577
Sport aus der Sicht der Phänomenologie
Einführung (J. Vuillemin) 584
Rekorde und der Mensch (P. Weiss) 584
    Kurzreferate und Diskussion 592
Deutung des Sports aus der Sicht der philosophischen Anthropologie
Einführung (V. Filipović) 596
Existentialhumanismus und Sport (H. S. Slusher) 598
    Kurzreferate und Diskussion 605
Spiel in Theorie und Forschung
Einführung (J. N. Schmitz) 607
Spiel: das Vermitteln von Neuem (B. Sutton-Smith) 607
    Kurzreferate und Diskussion 613
Freizeit — Urbanität — Spiel
Einführung (K. Holzamer) 615
Freizeit, Urbanität und Spiel (H. Cox) 616
    Diskussion 618
    Kurzreferate 619

Sport und Sportunterricht in Entwicklungsländern
Einführung (D. W. J. Anthony) 625
Sportunterricht in den Entwicklungsländern (S. G. Ayi-Bonte) 628
Die Rolle des Sportes bei der Schaffung eines nationalen Bewußtseins und sein Beitrag zur Suche nach Verständnis zwischen verschiedenen Völkern und Kulturen. (H. E. O. Adefope) 631
Zusammenhänge zwischen Sport und Tourismus in der Wirtschaft der Entwicklungsländer (A. Taher) 633
    Kurzreferate und Diskussion 637

Sport in der Sicht von Weltreligionen
Einführung (R. Schloz) 647
Der Sport in der Sicht des Judentums (E. Simon) 647
Die Einstellung des Islam zum Sport (M. Naciri) 652
Sport und Religion in hinduistischer Sicht (S. Nityabodhananda) 654
Die Beziehung von Leib und Geist aus Zen-buddhistischer Sicht (T. Hirata) 656

Sachverzeichnis 661
Referentenverzeichnis 665
Mitarbeiterverzeichnis 670

Einführung

Einführung

Woran soll man einen Kongreß messen, nach welchen Gesichtspunkten ihn beurteilen, zumal einen wie diesen Münchner Kongreß, der im Zeichen der Wissenschaft, des Sports und herannahender Olympischer Spiele stand? Verschiedene Bewertungsgesichtspunkte ließen sich nennen: so z. B. die Zahl der Teilnehmer und der Länder, aus denen sie stammen (in München waren es über 2200 aus 72 Ländern); Zahl und Rang der eingeladenen Referenten (es waren 118 aus 30 Ländern) und der Referate, die sie vorgetragen haben; Umfang und Gewicht der vorgelegten oder erarbeiteten wissenschaftlichen Ergebnisse und Materialien; Menge, Qualität und Originalität der angemeldeten und gehaltenen Kurzreferate. Zu nennen sind in solchem Zusammenhang auch die Möglichkeiten, die ein Kongreß zu Diskussion und zum freien und unbehinderten Vortrag eigener, auch kontroverser Gedanken gibt; überhaupt die Art und Weise, in der Fragen des Sports thematisiert werden und wie dabei Wissenschaftler, die unterschiedlichen weltanschaulichen oder politischen Systemen angehören und die auch unterschiedliche sachliche und wissenschaftstheoretische Positionen vertreten, zu Wort kommen können; und nicht zuletzt schließlich die Schaffung neuer und Wiederbelebung alter internationaler Beziehungen, die für die Sportwissenschaft und ihre Weiterentwicklung von zentraler Bedeutung sind.

Solche Gesichtspunkte zusammengenommen ergeben erst die Grundlage für ein einigermaßen abgewogenes Urteil über einen Kongreß; und dieses fällt dann vielleicht doch wiederum je nach individuellen Erfahrungen und Erlebnissen — schönen und anderen —, je nach speziellen Erwartungen auch, die man mit seiner eigenen Teilnahme verknüpft hatte, je nach der Perspektive schließlich, die einem im Kongreßgeschehen zuteil wurde — war man Teilnehmer, Referent, Berater, Mitarbeiter — oft verschieden aus. Manches verändert sich auch im Rückblick, manches wandelt sich in der Erinnerung, in die sich — was München angeht — neben die Erinnerung an den Kongreß die Erinnerung an die Olympischen Spiele und an das sie auseinanderbrechende unvergeßliche Ereignis vom 5. 9. 1972 schiebt. So mischt sich das Bild. Objektive Daten stehen neben privaten Erfahrungen, Fakten neben persönlichen Einsichten; jeder einzelne und jede nationale Gruppe wird sich letztlich auf das eigene Urteil verwiesen sehen.

Die Mitglieder des Wissenschaftsausschusses des Organisationskomitees für die Spiele der XX. Olympiade hatten sich in der Planung und Durchführung des Kongresses „Sport in unserer Welt — Chancen und Probleme" im Einvernehmen mit dem Organisationskomitee verschiedene Ziele gesetzt, für die das Thema des Kongresses gleichsam als Programm stand. Es ging um Chancen und Probleme, nicht um den wissenschaftlichen Segen für eine heile Welt des Sports. Referate, Kurzreferate und Diskussionsbeiträge, die in diesem Kongreßbericht gesammelt wurden, zeigen, daß die Kongreßteilnehmer dieses Ziel aufgenommen und weiterverfolgt haben. Bloße Akklamation war das nicht; und dies war auch nicht von den Veranstaltern beabsichtigt, sondern — wenn man so will — kritische Orientierung und Wegweisung durch Information, Diskussion und rationale Argumentation.

Dies sollte auf einem Kongreß geschehen, der nicht nur ein hohes wissenschaftliches Niveau anstrebte, sondern dies vor allem im Rahmen einer international und weltoffen orientierten Veranstaltung tun wollte — wie denn ja Wissenschaft (wie Sport auch) etwas ist, das nicht an nationale Grenzen gebunden ist.

Ein solches Ziel setzte nicht nur einen weitgestreuten internationalen Teilnehmerkreis und ein ausgewogenes Verhältnis zwischen den Referenten voraus; es verlangte auch „Internationalität" der Atmosphäre. Niemand kann diese aber erzwingen; er kann nur die Voraussetzungen zu schaffen versuchen, die es allen Teilnehmern erlauben, im gemeinsamen Bemühen um wissenschaftlichen Fortschritt ihre unterschiedlichen Auffassungen und Positionen ohne Diskriminierung der einen oder anderen zu vertreten, ohne Behinderung Meinungen über Probleme auszutauschen, und dort, wo kontroverse Punkte bestehen, die daran sich entzündenden Konflikte fair auszutragen. Daß dies in München gelungen ist, ist nicht zuletzt den Kongreßteilnehmern selbst, ihrem Verständnis, ihrer Fairneß und ihrer Bereitschaft zu offener Diskussion zu danken. Und nicht zuletzt der „Münchener" Atmosphäre, ihrer Ungezwungenheit, Freundlichkeit und Toleranz, wie sie vor allem in Rahmenveranstaltungen zum Ausdruck kam.

Der Begriff „Wissenschaftspluralismus" — neben Internationalität eine der leitenden Orientierungen des Kongresses — gewann vor diesem Hintergrund Farbe und Aktualität, und er wurde — soweit das in dieser kurzen Zeit möglich war — in Praxis umgesetzt. Es ist ganz sicher, daß nur die Realisierung wissenschaftspluralistischer Vorstellungen unter selbstverständlicher Beachtung nationaler Besonderheiten und Interessen zu jener notwendigen internationalen Kommunikation und Zusammenarbeit führen kann, die die Impulse für die weitere Entwicklung der Sportwissenschaften auslöst.

Dabei zeigt sich natürlich auch manche Behinderung: die Sprachenfrage etwa, die immer noch ein wesentliches Hindernis in der Sportwissenschaft darstellt; die unterschiedlichen nationalen Traditionen und gewachsenen Auffassungen, die auch langjährigen Freunden oft nur langsam verständlich gemacht werden können; auch dafür lieferte München manches Beispiel. Zwar war die Kongreßstruktur durch ihre immer stärkere inhaltliche und organisatorische Auffächerung auf Kommunikation angelegt; wie weit diese aber wirksam werden kann und jeden Teilnehmer erreicht, liegt nur noch zum Teil in den Händen der Organisatoren. Am Ende stellte sich die so erfreulich große Zahl gehaltener Kurzreferate mit ihren vielfältigen Informationen über Forschungen, Forschungsergebnisse und -methoden, Länder, Verbände, Ziele und Probleme dann doch als eine Beengung informeller Kommunikation im kleinen und kleinsten Kreis dar (was von manchen Teilnehmern auch beklagt wurde).

Leitvorstellungen wie die genannten können natürlich nicht allein auf der Grundlage des Austauschs wissenschaftlicher Auffassungen und Ergebnisse verwirklicht werden. Sie bedürfen dazu gleichsam eines klimatischen Umfeldes: gemeinsame Gespräche in kleinem Kreis, Ausflüge, Theater und Konzert, Besichtigungen, Ausstellungen. Auch hier kann die Organisation manches vorbereiten, stößt aber auch

Einführung

auf ihre Grenzen; manches ist eben nicht organisierbar, emotionale Bindungen entwickeln sich oft außerhalb des Organisierten, spontan und ungeplant — zum Glück.

Der Kongreß sollte schließlich nicht die applaudierende Kulisse für einen olympischen Sport sein, zu dem Alternativen nicht denkbar sind und der selbst nicht noch verbesserungsfähig wäre; dies war das dritte Leitziel und es wurde durchaus im Einvernehmen mit dem Präsidenten und dem Generalsekretär des Organisationskomitees für die Olympischen Spiele formuliert. Der Kongreß sollte nicht das uneingeschränkte Lob des Sports, seiner Verbände und Repräsentanten singen. Und er hat es auch nicht getan. Wer geglaubt hätte, die Olympischen Spiele fänden in den Kongreßteilnehmern lauter unkritische Sympathisanten, mußte sich schnell korrigieren. Vielmehr fiel manches kritische Wort, sichtbare Fehlentwicklungen der Olympischen Bewegung wurden bloßgelegt, Vorschläge für bessere Lösungen gemacht und verdeckte Möglichkeiten des Sports benannt. Aufdeckung der Probleme des Sports, nicht ihre Verschleierung, wurde zu einem wichtigen Anliegen des Kongresses. So tauchte auch manches Thema mit einer eher kritisch-skeptischen Grundtendenz im Themenkatalog des Kongresses auf wie z. B. Entfremdung, Manipulation, Konflikt, Aggression, Sportverletzungen, Doping. Diskutiert und aufgezeigt wurde es jedoch jeweils vor dem Hintergrund der eigentlichen Möglichkeiten, die der Sport hat. Neben Fragen, die sich auf Schul- und Leistungssport bezogen, standen gleichberechtigt solche, die z. B. dem Sport bei älteren, behinderten, bewegungs- und verhaltensgestörten Menschen gewidmet waren. Insofern stellte sich der Kongreß am Ende auch als die notwendige und fällige Ergänzung im Gesamtkonzept der Olympischen Spiele dar. In diesem Bericht wird das immer wieder deutlich.

Schließlich sollte der Kongreß interdisziplinär sein, d. h., nicht aufgegliedert nach Disziplinen, sondern nach Themen und Fragestellungen, zu denen die Fachdisziplinen ihre je eigenen Aussagen machen sollten. Das zu tun jeweils unter Beachtung und Berücksichtigung dessen, was andere Disziplinen an Ergebnissen und Aussagen vortragen können, ist nicht immer einfach; und es ist dies umso weniger angesichts der Tatsache, daß interdisziplinäres Wissen und Denken in der Sportwissenschaft noch nicht sehr weit entwickelt ist. Ständige Kontakte zwischen Medizinern, Pädagogen, Psychologen, Anthropologen, Soziologen, Biomechanikern und Vertretern anderer wissenschaftlicher Disziplinen sowie zwischen diesen und Trainern und Lehrern sind dazu erforderlich. Der Kongreß mit seiner interdisziplinären Ausrichtung an Fragen und Themen sollte dazu Anregungen und Anstöße geben. Fachgespräche über Fachgrenzen hinweg, Formulierung und Behandlung gemeinsamer oder gemeinsam interessierender Probleme durch verschiedene Fachdisziplinen, formelle und informelle Organisations- und Arbeitsformen und die Entwicklung eines entsprechenden interdisziplinären methodischen Instrumentariums (und Bewußtseins) werden die Konsequenzen sein müssen.

Von all diesem und von dem, was einen Kongreß sonst bestimmt und sein Bild ausmacht, kann ein Kongreßbericht nur einen Teil widerspiegeln — und dies auch nur beschränkt auf die dokumentierbaren wissenschaftlichen Fragen und Themen, wie sie sich aus der Sicht der Referenten stellen. Klima, Atmosphäre, Diskussionen und Einzelgespräche sind nicht in strengem Sinn dokumentierbar, so wichtig sie immer sind und so sehr man wünschen möchte, sie festzuhalten. Trotzdem liefert ein

Bericht wenigstens einige verläßliche Orientierungen in der Urteilsbildung über den Kongreß und für seine weitere Auswertung. Nachlesbares, Prüfbares findet sich hier, so daß verbindlichere und abgerundetere Urteile möglich sind als sie die individuelle Perspektive sonst zuläßt, auch wohl Korrekturen an schon gefällten Urteilen. Vor allem findet sich vieles, was man selbst nicht hören konnte, und was man hörte, liest sich im nachhinein oft ganz anders, als es die Erinnerung aufbewahrte.

So stellt sich ein solcher Bericht letzten Endes dann doch als ein wichtiges Teilstück in der Genese und Aufarbeitung eines Kongresses dar, sein offizielles Ende markierend, aber sein Weiterwirken zugleich vorzeichnend.

Die Anfertigung dieses Berichts war mühevoll; das wissen alle, die so etwas schon gemacht haben und sich erinnern, wie schwer die Anfertigung eines Berichts fällt, wenn die große Kongreßbegeisterung und -euphorie zusammenbricht, nachdem die letzten Kongreßteilnehmer mit freundlichem Dank das Haus verlassen haben. Dieser Bericht stand zudem vor zwei nicht leicht entscheidbaren Problemen. Zunächst dem der Auswahl: Die Kongreßakten umfassen allein nahezu 5000 Seiten an Referats- und Diskussionstexten, die auf Band gespeicherten Arbeitskreisdiskussionen nicht mitgerechnet. Es ist unmöglich, dies alles vollständig in einen Bericht aufzunehmen; es würde bei weitem den noch lesbaren und für wissenschaftliches Arbeiten handhabbaren Umfang überschreiten (und eine erschwingliche Kalkulation nicht erlauben). Mit dieser unvermeidlichen Beschränkung des Berichts ergab sich die Frage der Auswahl: Wie sollte man diese vornehmen, ohne letztlich verbindliche Standards und Qualitätsnormen, die es international noch nicht gibt, zu besitzen, ohne auch den Eindruck zu erwecken, man wisse die Arbeit und die Mühe nicht zu schätzen, die die Kongreßmitarbeiter sich mit Referaten und Texten gemacht haben. Wir wissen das sehr wohl. Die sich aufdrängende Lösung, die immerhin noch zu einem handlichen Berichtsumfang führt, ist gewiß nicht für alle zufriedenstellend; aber sie ist im Rahmen der gegebenen Grenzen die einzig praktikable Lösung und sie ist, das darf man sagen, auch eine anspruchsvolle Lösung. Die Hauptreferate kommen, sofern sie nicht überlang waren oder Wiederholungen enthielten — wie auch die Symposionsbeiträge — vollständig zum Abdruck; ähnliches gilt für die Arbeitskreisreferate. Die Kurzreferate dagegen konnten nicht in ihrem vollen Umfang abgedruckt werden, nachdem insgesamt rd. 400 mit unterschiedlichsten Längen vorliegen. Alle Kurzreferate wurden jedoch in Berichten über die Arbeitskreise verarbeitet bzw. in den von den Verfassern autorisierten Kurzfassungen oder, darüber hinausgehend, in besonderen Fällen in Auszügen abgedruckt. Wenn sie bereits an anderen Stellen veröffentlicht wurden, ist dies jeweils vermerkt; für den direkten Austausch von Meinungen über einzelne Probleme mit den Verfassern oder zur unmittelbaren Klärung offener Fragen, die sich beim Lesen ergeben, wird auf die Verfasseradressen in der Teilnehmerliste des Kongresses hingewiesen. Das Bundesinstitut für Sportwissenschaft in Köln (5023 Lövenich, Hertzstr. 1), in dem die Kongreßmaterialien lagern, ist zudem bereit, für Interessenten Kopien von Referaten, die nicht in vollem Umfang abgedruckt werden konnten, anzufertigen; diese Referate enthalten in der Regel auch die vollständigen Literaturangaben und Verfasseradressen.

Ein zweites Problem stellte sich hinsichtlich der Systematik des Berichts. Sollte diese — chronologisch — anhand des Kongreßablaufs bzw. des ursprünglichen

Einführung

Kongreßplans erfolgen, der notwendigerweise thematische Zusammenhänge auseinanderreißen mußte; oder sollte eine Zusammenfassung nach inhaltlichen Schwerpunkten vorgenommen werden, so daß thematisch Zusammengehörendes auch — so weit möglich — zusammen dokumentiert würde. Um der Lesbarkeit und wissenschaftlichen Handlichkeit willen fiel die Entscheidung zugunsten der zweiten Lösung. Der Kongreßbericht enthält elf thematische Schwerpunktbereiche, denen die Haupt- und Arbeitskreisreferate sowie Kurzreferate und Diskussionen jeweils zugeordnet wurden. Die chronologische Folge des Kongresses wurde dabei zugunsten strafferer logisch-inhaltlicher Zusammenhänge durchbrochen — auf das Ganze gesehen ist das aber wohl vertretbar. Um zudem innere Zusammenhänge noch weiter deutlich zu machen, ist das Sach- und Personenregister so entwickelt, daß zusätzliche Verweise zu finden sind; die aufgeführten Stichworte erlauben das schnelle Auffinden von Bezugsstellen im Gesamtbericht.

Die Originalausgabe des Berichts erscheint in englischer Sprache; außerdem wird diese deutsche Fassung veröffentlicht. Die Übersetzungen waren nicht immer problemlos, und im Text ist manches von diesen Problemen sichtbar geblieben; es zeigte sich immer wieder, daß es an einer klaren internationalen Terminologie noch mangelt.

Neben dem Forschungsbericht „Sport im Blickpunkt der Wissenschaften. Perspektiven, Aspekte, Ergebnisse", den das Organisationskomitee den Teilnehmern am Wissenschaftskongreß und der Öffentlichkeit vorlegte, steht nun der Kongreßbericht „Sport in unserer Welt — Chancen und Probleme" als zweiter Band; er ergänzt den Forschungsbericht an vielen Stellen, füllt Lücken, zeigt aber auch neue auf. Das Bild des gegenwärtigen Standes sportwissenschaftlicher Forschung und Theoriebildung wird vollständiger, bunter, wenn auch nicht immer übersichtlicher; vor allem wird es durch viele internationale Schattierungen und eine große Fülle neuer Perspektiven zu einzelnen Fragen bereichert. Die Ebene, auf der Fragestellungen offengelegt, Probleme aufgezeigt, Lösungen angeboten und Orientierungen für weitere Forschungen (und deren Notwendigkeit) sichtbar gemacht werden, ist auf jeden Fall breiter geworden.

Vieles wiederum wird sichtbar, was sich zum Teil auch im Forschungsbericht schon andeutete: so z. B. die Differenzierung der Sportforschung in der ganzen Welt; der Versuch, sie jeweils praxisnah und an konkreten Problemen zu entwickeln; das Bemühen, eine einheitliche Sporttheorie, oft bezogen auf die nationale und politische Struktur eines Landes und seine Traditionen, zu entwickeln und die unterschiedliche Bedeutung des Sports für verschiedene Gruppen und Altersstufen zu ermitteln. Sichtbar werden auch die Desiderate, das, was noch zu tun ist; es sind oft nicht die Desiderate dieses Buches, sondern die des Sports selbst. Manche Themen erweisen sich in der nachträglichen Lektüre als so fruchtbar, daß sie einen eigenen Kongreß verdient hätten: die Fragen des Alterssports z. B. oder die heilpädagogischen und therapeutischen Wirkungen des Sports und die Probleme des Sports der Behinderten gehören dazu. Daß der Bericht nicht vollständig genug ist und (wie schon der Forschungsbericht) manches offenlassen muß und auch jetzt wieder manche Disziplinen und auch manche Länder zu kurz kommen, was bereits im Forschungsbericht beklagt wurde, verweist nicht nur auf den gegenwärtigen Entwicklungsstand sportwissenschaftlicher Disziplinen, sondern auch auf jene unerforschten Bereiche, auf

Einführung

die sich ihre Aufmerksamkeit wird richten müssen. Es zeigt aber auch, wie unabgeschlossen und prinzipiell wohl auch unabschließbar Wissenschaft ist.

Wie immer man das alles beurteilen wird und zu welchem Ergebnis man hinsichtlich des Kongreßberichts kommt, sicher ist, daß er eine wichtige Dokumentation des Kongresses darstellt und damit wesentliche Funktionen übernimmt: er markiert in der Entwicklung der Sportwissenschaft einen wichtigen Abschnitt; er zeigt Ergebnisse auf und liefert Orientierungen, zeigt auch, wo welche fehlen und gesucht werden müssen; er liefert ein Schlaglicht auf den gegenwärtigen Stand der Sportwissenschaft und zeigt auch, wie viele Wissenschaftler, die am Sport interessiert, aber sonst nicht unmittelbar mit ihm befaßt sind, seine Probleme beurteilen; und er enthält eine fast unausmeßbare Fülle von Materialien, Ergebnissen, Anregungen, Anstößen und Informationen, die alle auszuwerten noch viel Zeit in Anspruch nehmen wird.

Und für die, denen dies alles nicht genügt, ist er immer noch eine Fundgrube von reizvollen Bemerkungen, Aperçus, Gedanken, Hinweisen, Konzepten, Fragen, ja ganzen Theorien.

Es ist Dank zu sagen für Hilfe und Unterstützung; und da dies andernorts nicht erfolgen kann, soll es an dieser Stelle geschehen: dem Organisationskomitee, seinem Vorsitzenden Willi Daume und seinem Generalsekretär Herbert Kunze, die nicht nur den Kongreß mit stets wohlwollender Unterstützung begleitet, sondern auch die Mittel beschafft haben, die die Durchführung des Kongresses und die Einladung einer Vielzahl von Referenten aus dem internationalen Raum ermöglichten, dazu die Finanzierung des Forschungsberichts, des vorliegenden Kongreßberichts, der schönen Ausstellung über die Ausgrabungen in Olympia, der Literaturdokumentation und Literaturausstellung (zusammen mit dem Bundesinstitut für Sportwissenschaft) und manches mehr, was gar nicht auffällt; den Herren Teipel und Koch als hauptamtlichen Mitarbeitern des Organisationskomitees, die im Hintergrund viele unscheinbare, aber wichtige Aufgaben erfüllten; den Mitgliedern des Wissenschaftsausschusses und seinem Vorsitzenden Helmut Baitsch, vor allem auch dem Vorsitzenden des Exekutivausschusses Franz Lotz, der sich manche organisatorische Pflicht auflud und mir dadurch die zeitliche Entlastung verschaffte, die es mir erlaubte, mich ganz dem im engeren Sinne wissenschaftlichen Teil des Kongresses zu widmen; Dietrich Kurz, ohne dessen ständige Hilfe Forschungsbericht und Kongreßbericht nicht so geworden wären, wie sie geworden sind; den Arbeitskreisassistenten und Berichterstattern Franz Begov, Rainer Buchwalsky, Klaus Caesar, Gerhard Engelhardt, Hartmut Gabler, Gunter Gebauer, Wulf Jaedicke, Dieter Jeschke, Reinhard Kreckel, Dietrich Kurz, Heinz-Egon Rösch, Rüdiger Schloz und Klaus Zieschang; Jochen Sprenger, der uns beim mühevollen Korrekturlesen behilflich war; den Übersetzern, die fast überall in der Welt unsichtbar und ungenannt bleiben, besonders Frau Renata Blodow; den Kollegen aus dem internationalen Bereich und den internationalen Verbänden, die uns bei der Vorbereitung und Durchführung des Kongresses berieten; den vielen ungenannten Helfern; und nicht zuletzt den Referenten, Symposionsund Diskussionsteilnehmern und Kurzreferenten aus vielen Ländern, ohne die es dieses Buch nicht geben würde.

Tübingen/München, im Juli 1973   Ommo Grupe

Entfremdung und Identität des Menschen im Sport

L. Suenens (Brüssel)

Entfremdung und Identität des Menschen*

Man hat mich gebeten, über das Thema „Der Sport als Faktor der ‚Humanisierung' oder ‚Enthumanisierung' des Menschen" zu sprechen. Das Thema ist sehr vielschichtig, weil der Begriff „Sport" eine Vielzahl von Leistungen umfaßt, die alle ihr eigenes Gesetz, ihre Besonderheiten, ihre Freuden und Gefahren haben. Ich möchte das Phänomen „Sport" untersuchen unter dem Gesichtspunkt des Beitrages, den es zur menschlichen Selbstbestätigung leistet.

Um unsere Betrachtungsweise verständlich zu machen, ist dabei vorweg festzustellen, daß der Wert des Sports zu einem großen Teil von dem menschlichen Wert dessen abhängt, der ihn ausübt. Wie bei jeder kulturellen Tätigkeit gestaltet der Mensch den Sport nach seinem Bilde und seinen Vorstellungen. Er kann ihn mit sehr hohen Werten erfüllen, und zwar nicht nur als Sportler, sondern ganz einfach als Mensch. Seine Menschlichkeit wird ihn durchdringen und prägen. Der Sport führt dabei nicht automatisch zur menschlichen Verwirklichung. Man kann in ihm eine Zuflucht, Befriedigung der Eitelkeit, ein Alibi suchen; er kann auch als Selbstzweck betrieben werden, eine Art Narzismus begünstigen, der die harmonische Entwicklung des ganzen Menschen durch die einseitige Betonung einer seiner Fähigkeiten unmöglich macht.

Ich möchte nun einige dieser Möglichkeiten des Sports untersuchen. Dabei beschränke ich mich auf den Sport als körperliche Ertüchtigung des einzelnen wie der Gemeinschaft im Rahmen des alltäglichen Lebens, wobei ich den Professionalismus außer acht lasse. Dieses so abgegrenzte Thema kann nach drei Gesichtspunkten betrachtet werden:
— Sport als Verhältnis des Menschen zu sich selbst,
— Sport als Verhältnis zu anderen Menschen,
— Sport als Fortsetzung der Inkarnation.

1.

Für den Menschen, der Sport treibt, ist er ein Mittel zur menschlichen Entfaltung, zum inneren Gleichgewicht und zur Selbstbeherrschung.

Im Sport und durch den Sport versucht der Mensch, sich selbst immer wieder zu übertreffen. Diese Anstrengung allein ist schon eine Bereicherung. Das Streben nach neuen Rekorden erfordert den ständigen Willen, sich zu verbessern und über sich hinauszuwachsen. Sicher stößt der Sportler auf Grenzen seiner Leistungsfähigkeit: der menschliche Körper kann weder den Sprung des Tigers nachmachen noch die

---

* Übersetzung aus dem Französischen.

Geschwindigkeit der Gazelle oder die Ausdauer der Zugvögel erreichen. Doch muß man den Menschen ermutigen, seinen Bogen auf das äußerste zu spannen und die in ihm schlummernden Fähigkeiten zu wecken. Eine solche Anspannung gehört zur ersten menschlichen Aufgabe. Der richtig verstandene Sport ist Teil der inneren Dynamik des Menschen. In dem Haus der Familie Gruuthuze in Brügge gibt eine Inschrift über dem Kamin die stolze Devise dieser Familie wieder: „In Dir ist mehr". Diese Worte bilden auch den Kern der sportlichen Anstrengung.

Der Sport ist ein Gegengewicht zu unserer zu intellektualistischen, zu kartesianischen Zivilisation. Er ist selbst indirekt für den Geist nützlich; denn er zwingt ihn, sich den Zufällen der Materie, den Widerstandskräften, den Grenzen der Geschwindigkeit zu unterwerfen. Der Intellekt darf nicht ungestraft sich selbst und seinen Gebilden überlassen werden. Fast überall in dieser überzivilisierten, technokratischen Welt empfinden wir die Gefahr der geistigen Einseitigkeit. Das zeigen Reaktionen auf den verschiedensten Gebieten des kulturellen Lebens. So zum Beispiel die chinesische Kulturrevolution, die plötzlich den Studenten den Zugang zu den Universitäten verwehrte und von ihnen eine zeitlich begrenzte manuelle Tätigkeit verlangte, damit der Umgang mit den Arbeitern ihnen ein Gefühl für die Realität, für das Konkrete und das Mögliche gebe, ihnen eine Art Lebensweisheit vermittle. Diese ausgleichende, ergänzende Wirkung der manuellen Tätigkeit wurde auch von reinen Intellektuellen erkannt. Ich denke an Marcel Légaut in Frankreich, der seinen Lehrstuhl für Mathematik aufgab, um als Schäfer in den Bergen und als Bauer in direktem Kontakt mit der Erde eine neue Dimension des Lebens zu finden, die nicht in unserem metrischen System enthalten ist und die sich nicht aus den Berechnungen unserer Computer ergibt. Die ergänzende Wirkung des Sports liegt auf eben dieser Linie und entspricht zu einem Teil ähnlichen Bemühungen.

Es war vom Sport als Mittel zur menschlichen Entfaltung und zum inneren Gleichgewicht die Rede. Außerdem hat das sportliche Training asketische Züge, von denen bereits der Heilige Paulus sprach; es ist ein Verzicht, der auch das menschliche Verhalten des Sportlers im täglichen Leben prägen muß. Der aktive Sport verlangt eine Selbstbeherrschung, die positiv und streng, kräftigend und belebend ist. Er begünstigt den unabdingbaren Sieg über sich selbst, der das Kernstück jeder echten Zivilisation ist.

Die Selbstbeherrschung, um die es geht, ist nicht nur Beherrschung der Muskeln und Verzicht auf das, was das sich steigernde Training in diesem oder jenem Sport beeinträchtigen könnte. Selbstbeherrschung meint auch die Entwicklung der menschlichen Fähigkeiten, die den Menschen Mensch werden lassen und sein Selbstvertrauen stärken. Beim Sport geht es nicht nur um körperliche Geschicklichkeit, sondern er erfordert auch Feinfühligkeit, Beobachtungsgabe, Intuition und Entschlußkraft. Diese Fähigkeiten müssen ständig hellwach sein: Um im richtigen Augenblick ein Tor zu schießen und den Angriffswinkel zu bestimmen, müssen Urteilskraft und Geistesgegenwart geschärft werden. Der Sport ist eigentlich eine Art von Schule, in der man lernt, Risiken abzuschätzen und auch einzugehen, und zwar auf eigene Gefahr. In einer solchen „Schule" lernt man, sich selbst zu vertrauen und an seine Fähigkeiten zu glauben. Auch im täglichen Leben ist eine solche innere Sicherheit wichtig; sie ist der Schlüssel zum Erfolg.

Sicherlich kennen Sie die Geschichte aus dem amerikanischen Sezessionskrieg, in der Admiral Dupont dem Admiral Farragut erklärt, warum es ihm nicht gelungen sei, mit seiner Kriegsflotte in den Hafen von Charleston einzudringen. Nachdem ihn Farragut bis zum Schluß angehört hatte, antwortete er:

— Dupont, es gibt noch einen Grund.
— Welchen denn?
— Sie haben nicht daran geglaubt, es zu schaffen.

Diese Geschichte ist auf dem Gebiet, mit dem wir uns befassen, von großer Aktualität: Um erfolgreich zu sein, ist es wichtig, an den Erfolg zu glauben.

2.

Der Sport hat auch eine ganz besondere soziale Bedeutung. Er ist einmal eine Art Reaktion, ein erlebtes Infragestellen unserer Gesellschaft. In unserer heutigen Zivilisation hat der Sport mildernde Wirkung.

Die *Konsumgesellschaft* versucht, im Menschen künstlich Bedürfnisse zu wecken, um immer mehr Produkte absetzen zu können. Die Wohlstandsgesellschaft will es ihm so bequem machen, daß er keinerlei körperliche Anstrengung mehr auf sich nehmen muß. Schließlich wird er in ein Räderwerk integriert, in dem er nur noch ein Minimum an Energie aufzuwenden braucht. Ein Humorist hat den Fußgänger so definiert: „Ein Autofahrer, der einen Parkplatz gefunden hat". Es gehört heute Mut dazu, auf der Straße zu gehen, anstatt mit dem Auto zu fahren. Der Sport dagegen ist das Gegenstück zum Komfort in der Wohlstandsgesellschaft.

In unserer Gesellschaft werden die Menschen gleichgemacht, automatisiert und mechanisiert. Es wurden tiefgründige Studien über die „Freude an der Arbeit" angestellt. Liegt nicht einer der Gründe für die Entmenschlichung des Menschen, für seine Langeweile, für seinen „Griesgram" in eben seinen Arbeitsbedingungen? Ein bedeutsames Symptom hierfür sind die Reaktionen der Arbeiter auf den Mißbrauch des Taylorismus. Ein Mensch, auf dem Tag für Tag eine freudlose Arbeit — ohne kreative und menschlich wertvolle Möglichkeiten — lastet, sucht nach einem neuen Betätigungsfeld, auf dem er ganz er selbst sein und sich voll entfalten kann. So ist es kein Zufall, daß in unserer immer stärker industrialisierten Zeit das Phänomen des Sports an Bedeutung zunimmt.

Unsere Gesellschaft ist eine *technische Gesellschaft* mit monotoner, unpersönlicher Fließbandarbeit. Die „Spielleiter" sind heute Techniker und Wissenschaftler, morgen werden es „Computerfachleute" sein. Der Mensch verspürt das Verlangen nach Ausgleich, um sich auf anderen Ebenen zu finden, seine Persönlichkeit unter Beweis zu stellen und um aus der Anonymität herauszutreten. Im Sport herrscht nicht mehr die Passivität mit den von ihr hervorgerufenen Minderwertigkeitsgefühlen. Sport erlaubt vielmehr, Talente und Fähigkeiten unter Beweis zu stellen, die im täglichen Leben nicht eingesetzt werden. Es ist, als würde man sich mit der Freizeit für die Arbeitsstunden entschädigen. Und da schon morgen die Freizeit immer länger werden wird, kann man unschwer die Zunahme des Massensports voraussehen.

Nun hat der Sport nicht nur für die Gesellschaft an sich viele soziale Konsequenzen; die sportliche Ethik hat viele wertvolle Elemente, die die zwischenmenschlichen Beziehungen begünstigen können. Ohne Anspruch auf Vollständigkeit sollen einige dieser Elemente angeführt werden.

Der Mannschaftssport hat z. B. viele Elemente, die für die Gesellschaft über das Sportfeld hinaus von Nutzen sind. Sport ist eine *Schule des fair-play*, das in der Welt des Lebenskampfes, der gnadenlosen Konkurrenz, der Vernichtung des Gegners selten ist. Die Begegnung mit einer gegnerischen Mannschaft und die höfliche Behandlung eines jeden Gegners wirken schon erzieherisch. Es mangelt dem heutigen sozialen Leben spürbar an Sinn für fair-play. Es ist schwierig, sich mit jemandem wegen eines bestimmten Standpunktes zu streiten, ohne ihn sich gänzlich zum persönlichen Feind zu machen. Unsere Dialoge sind zu oft Versuche, den Gegner zum Schweigen zu bringen, oder um es sportlich auszudrücken, unser Ziel ist der k. o. Beim fair-play hingegen muß man den Pluralismus akzeptieren, den anderen tolerieren und respektieren. Der Händedruck nach einem Wettbewerb ist mehr als Formalität oder Macht der Gewohnheit. Er zeugt von Würde und von der Wertschätzung des Gegners; er zeigt, daß die persönliche Freundschaft nicht berührt ist und daß die persönlichen Qualitäten des anderen anerkannt werden. Der Händedruck des Siegers ehrt diesen, weil er mit dieser Geste versucht, den anderen zu erhöhen und in seinen eigenen Augen aufzuwerten: Der Besiegte nimmt den Händedruck mit Würde entgegen und zeigt, daß für ihn der Sport nur ein Spiel ist und daß er ihn in das Leben einzuordnen und die Überlegenheit des Gegners anzuerkennen weiß.

Durch das fair-play erhält der Sport seine Proportionen, seine Relativität. Dies ist wichtig für die Erziehung zum sozialen Verhalten der Menschen im täglichen Leben. Das fair-play zwischen politischen Parteien eines Landes, in den Handelsbeziehungen zwischen Konkurrenten, zwischen entwickelten Ländern und Entwicklungsländern wäre eine große Hilfe bei der Lösung menschlicher Konflikte oder wenigstens bei der Schaffung der für ihre Lösung notwendigen Atmosphäre. Man kann nur hoffen, daß der sportliche Geist Einzug hält in unseren Parlamenten, unseren Zeitungen, in unseren internationalen Konferenzen. Bis dahin sollte man endlich in der internationalen Politik, genau wie im Fußball, einsehen, daß von beiden Seiten unbestrittene Schiedsrichter notwendig sind, um Streitfälle zu regeln. Unabhängig von der jeweiligen Ebene können die Spielregeln auf die Regeln des sozialen Lebens transponiert werden.

Der Sport als Mannschaftssport ist gleichzeitig eine *Schule der gemeinsamen Verantwortung*. Man braucht nur an ein Fußballspiel zu denken, bei dem es wichtig ist, daß jeder Spieler in die Mannschaft integriert ist und den Ball nur solange hält, bis er ihn an einen Mitspieler in einer besseren Position abgeben kann, und in dem das ganze Geheimnis im Zusammenspiel der Kräfte und in der Harmonisierung der Bewegungen liegt.

Das Erlernen der menschlichen Mitverantwortung ist das zentrale Problem der weltlichen wie kirchlichen Gemeinschaften. Das ist eine anspruchsvolle, aber realistische Schule — in diesem besonderen Fall wirklich „auf dem Boden" —, in der man lernt, der gemeinsamen Sache wegen Opfer zu bringen und sich selbst zu vergessen. Das übersehen wir nur allzu leicht im täglichen Leben.

Wenn es sich um in der Mannschaft betriebenen Sport handelt, muß vor allem der Erfolg der Mannschaft angestrebt werden. In manchen Fällen, wie bei Radrennen, ist der Sieg der Gruppe identisch mit dem Sieg des Mannschaftskapitäns, der die Gruppe vertritt und dem alle zum Sieg verhelfen wollen. Das ist die eigentliche Aufgabe der guten Mannschaftsmitglieder. Deshalb sagen wir, daß der Mannschaftsgeist ein „Teil des sportlichen Geistes" ist.

Der Sport, in der Mannschaft oder einzeln betrieben, bringt in das gesellschaftliche Leben *eine spielerische Komponente*, die die sozialen Beziehungen entspannt. Diese neigen, wie man weiß, zur Verhärtung und zu stereotypen Formen. Die Menschen leben abgeschlossen, weit voneinander getrennt, auch wenn ihre Schreibtische oder Maschinen nebeneinanderstehen. Jeder ist mit seiner Aufgabe beschäftigt und sein Gegenüber nimmt die gleiche unpersönliche und funktional bestimmte Stellung ein. Auf dem Sportplatz hingegen werden die Beziehungen menschlicher. Anwalt und Klempner, Student und Arbeiter haben dort ihre berufliche Maske abgelegt, ihre soziale Stellung hinter sich gelassen, um eine Mannschaft zu bilden. Im Sport entsteht eine Art von „klassenloser" Gesellschaft, die die Barriere zwischen Rassen, Hautfarben und Gegensätzlichkeiten überbrückt. In vielen Ländern ist der einzige Ort, an dem die Einigkeit über die Uneinigkeit siegt, der Sportplatz. Auf ihm herrscht am ehesten Eintracht unter den Bürgern. Trotz der Sprechchöre der Schlachtenbummler bleibt die sportliche Bewegung frei von politischen Zufällen. Die „spielerische" Komponente gibt den menschlichen Beziehungen ein menschliches Antlitz.

Schließlich kann der Sport ein Mittel zum Frieden in der Welt oder wenigstens zur Annäherung der Menschen untereinander sein. Internationale Sportwettkämpfe, besonders wenn sie Sportler und Zuschauer aus vielen Ländern mit verschiedener Rasse, verschiedener Weltanschauung und verschiedenen Wirtschafts- und Gesellschaftssystemen versammeln, können, wenn sie im olympischen Geist durchgeführt werden, Wege zum internationalen Frieden weisen. Die internationalen Wettbewerbe machen die natürliche Aggressivität des Menschen vergessen und bieten ihm Gelegenheit festzustellen, wie sehr sich Menschen tatsächlich ähnln.

Die Solidarität, die der Sport mit sich bringt, geht über die Mannschaft, über den Verein hinaus und schafft Bindungen zwischen Landesteilen, zwischen Ländern, die manchmal völlig voneinander verschieden sind. Das spektakulärste Beispiel dafür boten in diesem Jahr (1972) die chinesischen und amerikanischen Tischtennisspieler.

Nur selten dagegen arten Sportveranstaltungen in Schlägereien aus, die nicht dem Geist solcher Begegnungen entsprechen; darüber ist man entsetzt. Man sucht eben in den Sportveranstaltungen nach einer den Kulturen, Ländern und Rassen gemeinsamen Sprache. Dabei spürt man die Brüderlichkeit unmittelbar, die die Menschen miteinander verbindet — trotz aller Unterschiede und Gegensätzlichkeiten.

3.

Für den Christen gehört der Sport als körperliche Entfaltung des Menschen in den großen Rahmen der Inkarnation. Es gab eine Zeit, in der der Dualismus von Körper und Seele, überkommen von Platon und seinen Schülern, die Theologen daran hinderte, den Menschen in seiner Gesamtheit zu erfassen. Jetzt aber hat die Logik der Inkarnation über diese teilweise oder vollständige Verachtung des Körperlichen gesiegt. Das Christentum steht auf der Seite der, wenn ich so sagen darf, „condition humaine". Es lehnt den Spiritualismus ab, der den Körper als Gefängnis der Seele betrachtet. Es glaubt an die Einheit des Menschen. Nicht nur die Seele allein, sondern die menschliche Person in ihrer ganzen Realität steht im Mittelpunkt seines Interesses.

Christus ist nicht nur das Leben der Seele, sondern das Leben des Menschen. Am Anfang war das Ganze und nicht die Teile: Der Mensch ist nicht eine Seele und ein

Körper, auch nicht eine Seele mit einem Körper, sondern ein beseelter Körper und eine fleischgewordene Seele. Er besitzt nicht eine Seele, wie er ein Auto besitzt; sein Körper ist nicht nur eine Hülle, der Mensch ist Seele und Körper zugleich. Die Kirche vergißt dies in keinem Augenblick und verteidigt die Einheit des Menschen gegen alle andersartigen Lehren. Die Kirche verurteilt deshalb z. B. den Jansenismus und lehnt es ab, den Menschen zugunsten einer ätherischen Übernatürlichkeit fallenzulassen. Das ist nunmehr das Prinzip ihrer Theologie vom Menschen, ihrer Haltung im täglichen Leben. Man braucht sie nur zu betrachten: ihre Doktrin und ihre Praxis bringen in den Einzelheiten des christlichen Lebens diesen Respekt vor der Ganzheit des Menschen zum Ausdruck. Der ganze Mensch ist ihr heilig, alles ist der Gnade würdig.

Diese Achtung des Menschen als Fleisch gewordene Seele und beseelter Körper tritt in der Liturgie in Erscheinung, die den Menschen einmal Gott, zum anderen dem Nächsten entgegenbringen will. Überall wird versucht, den Gottesdienst von seiner Erstarrung zu befreien und ihm wieder spontanes Leben einzugeben. Die schöpferische Tätigkeit ist konkreter Ausdruck dieses Bemühens und entspricht dem Menschen von heute, der Gott nicht mehr wie Platon mit seiner ganzen Seele, sondern mit seinem ganzen Sein entgegentreten will. In dem Maße, wie sich die Weltkirche immer mehr im afrikanischen, orientalischen oder asiatischen Stil mitteilt, wird sie deren körperliche Ausdrucksformen in sich aufnehmen. Der ganze Mensch ist mit allen seinen Dimensionen ein religiöses Wesen: Es gilt nicht nur das Heil der Seele, sondern das Heil der menschlichen Person, des menschlichen Lebens.

Wenn der Mensch nur als Körper existiert, muß der Glaube alle Seiten des menschlichen Lebens durchdringen. Das bedeutet, daß das Heil in Jesus Christus aufruft zum Kampf gegen Unterentwicklung. Die Inkarnation, die Erlösung, die Auferstehung erfüllen sich vollständig erst in der Hilfe für die Dritte Welt, im Kampf gegen Krankheit, gegen Unwissenheit.

Eine Verbindung zwischen Gott und den Menschen ist nur durch den Körper möglich. Deshalb braucht das religiöse Leben das Sichtbare, das Greifbare. Aber das Greifbare, das Körperliche sind ihrerseits Träger einer vollständigeren Wirklichkeit, die sie offenbaren. Schon auf der menschlichen Ebene ist der Körper ein Zeichen. Bei zwischenmenschlichen Beziehungen ist die Geste Ausdruck einer weiteren Realität. Das gleiche gilt für die Beziehung zu Gott: Daraus ergibt sich, daß die Liturgie voller Zeichen ist, das heißt voller greifbarer Realitäten, die gleichzeitig eine tiefere Realität aufzeigen.

Der Sport bietet sich in diesem Sinne als Faktor der individuellen und sozialen Vermenschlichung in einer Welt mit so vielen unmenschlichen Seiten an. Diese Gelegenheit darf nicht ungenutzt bleiben. Mögen die Olympischen Spiele deshalb nicht nur ein großartiges sportliches Schauspiel bieten, sondern auch diesen sportlichen Geist verwirklichen, der die loyale Begegnung zwischen Menschen und Völkern in einer echten und dauerhaften Brüderlichkeit nur begünstigen kann.

H. Lenk (Karlsruhe)
Entfremdung, Manipulation und das Selbst des Athleten[1]

Die neue Sozialkritik am Sport interpretiert den Leistungssportler als unmündiges Manipulationsobjekt, das im Zustand der Entfremdung verharrt und von beherrschenden Instanzen dort gehalten wird. Zitate dazu sind bekannt. Nur auf eines sei hingewiesen: Hamburger Sportstudenten haben behauptet, „daß der Sport das Leistungsprinzip der Kapitalistengesellschaft und ihre Ideologie übernommen hat und stützt" und daß darüber hinaus „gerade unkritische Menschen ... zu intensivem Training angelockt und angehalten" würden: „es gibt keine freie Entscheidung mehr, vielmehr sind Leistungssportler das Ergebnis fortwährender Korrumpierung und Manipulation".

Also drastische Fremd- und Selbstmanipulation einzig im Interesse einer Leistungssteigerung unter dem quasi-moralischen Druck einer medaillensüchtigen Öffentlichkeit und der fordernden Verbände und Förderungsinstitutionen — ist das die einzige radikale Konsequenz dieses sehr verdüsterten Bildes? Ist der Spitzensportler tatsächlich zu einer „entfremdeten Arbeit" im Sinne Marx' verdammt? Was bedeuten „Entfremdung" und „Manipulation"?

Es ist unmöglich, hier die Deutungs- und Wirkungsgeschichte der Begriffe „Entfremdung", „Selbstentfremdung" und „Selbst" auch nur zu skizzieren. (Vgl. z. B. zur „Entfremdung": Calvez, 1964; Schacht, 1970; Israel, 1972). Geschichtlich tritt das Problem sehr früh auf. Außer in Äußerungen des Apostels Paulus, der klagt, daß er das, was er will, nicht tut, sondern das tut, was er haßt (Röm. 7, 15), und theologischen Spekulationen über den Abfall des „Fleisches" von Gott, findet sich die Entfremdungsthematik bereits bei Platon. Platons „soma = sema" („Der Leib ist das Grab der Seele") dokumentiert diese Entfremdungsproblematik schon im sportnahen Bereich.

Bei Hegel bedeutet „Entfremdung" Selbstentäußerung des Begriffs in objektivierte Formen und danach Aufhebung des konkreten Selbst ins Allgemeine — ein Prozeß, der die Kultur erst konstituiert. Die Hegelsche Entfremdungstheorie ist freilich erst seit der Veröffentlichung von Marx' Ökonomisch-philosophischen Manuskripten wiederentdeckt worden (insbesondere von Lukács, Marcuse und Löwith). Die Entfremdungsproblematik ist zudem seit 30 Jahren besonders deswegen aktuell, weil sie die Möglichkeit bietet, existenzialistische und marxistische Ansätze miteinander zu verbinden; Marcuse, Fromm, Horney, Heidegger, Tillich, Lefèbvre und Sartre bedienen sich dieses Ausdrucks in verschiedener Weise. Der Ausdruck „Entfremdung" schillert vieldeutig — keine einheitliche Bedeutung existiert. Er bezeichnet kein inhaltlich einheitliches Phänomen, sondern wird auf eine Vielfalt von sozialen Phänomenen und Gegenständen der philosophischen Interpretation angewandt. Allenfalls haben diese Anwendungsbeispiele nur das gemeinsam, daß eine erwünschte Einheit nicht oder nicht mehr besteht, daß sich etwas in Teile separiert, das einheitlich sein sollte. Der Begriff wird nicht nur erklärend verwendet, sondern auch polemisch, kritisch — normativ. Vieldeutige Begriffe eignen sich zur ideologischen Verwendung.

Kaufmann und Schacht machen darauf aufmerksam, daß eine sinnvoll präzisierte Verwendung den Begriff „Entfremdung" als Relationsbegriff verstehen muß: Jemand oder etwas ist entfremdet *von* jemandem oder *von* etwas. Und je nach den Kategorien, die als Relata einzusetzen sind, unterscheiden sich die inhaltlichen „Ent-

---
[1] Erweiterte Fassung in: Sportwissenschaft 3, 9—40 (1973).

fremdungstheorien" und -begriffe. Entfremdet sein können Individuen, Gruppen, Klassen, Generationen. Sie können entfremdet sein *von* anderen Individuen, Freunden, Gruppen, von anderen „Leuten" allgemein, von der sie umgebenden Gesellschaft, von ihrer Kultur und deren Grundwerten, vom politischen System, von ihrer Arbeit und deren Produkten, von der sozialen und ökologischen Umgebung, von „der Natur" (in verschiedenen Bedeutungen), von sich selbst (ihrem Selbst im empirischen oder personkonstitutiven Sinn), von ihrem „Wesen" oder „Ideal", von ihren Zielidentifikationen, von ihrer Vergangenheit, ihrem Leib usw.

Marx selbst unterscheidet fünf Entfremdungsbeziehungen: Der arbeitende, d. h. produzierende Mensch wird 1. dem *Produkt* der Arbeit entfremdet, insofern dieses ihm als ein fremder und über ihn mächtiger feindlicher Gegenstand gegenübertritt, auf den er zugleich zur Bedürfnissicherung angewiesen ist und in den er sich (seine Energie, Kraft, sein Leben) „entäußert". 2. gerät der Arbeiter in ein Entfremdungsverhältnis gegenüber der Arbeit, der *Produktionstätigkeit* selbst, insofern diese ihm als ihm „nicht angehöriges", aufgezwungenes Leiden erscheint, über das er weder Kontrolle noch Entschlußfreiheit besitzt und das seine Energien und sein persönliches Leben „frißt". 3. werden die bewußte „Lebenstätigkeit" des Menschen, sein überphysisches „Gattungswesen" wie sein Leib zu bloßen Mitteln individueller Existenzfristung und ihm so entfremdet; sein *„geistiges Wesen"*, seine menschliche Würde wird zum Animalischen erniedrigt.

Als Konsequenz ergibt sich 4. eine Entfremdung des Menschen vom *anderen Menschen:* Er wird abhängig von dem fremden Eigentümer der Arbeits- und Produktionsmittel, der nicht produziert, aber Produkt und Produktion beherrscht. — Da jedes Verhältnis des Menschen zu sich selbst sich erst im Verhältnis zu anderen verwirklicht und nach Marx sich in der Arbeit dokumentiert, ist hiermit auch 5. die *Selbstentfremdung* des Menschen gesetzt.

Eine Kritik der Marxschen Entfremdungstheorie kann hier nicht versucht werden. Auffällig und falsch ist, daß Marx die Entfremdung *stets* an einen Fremdwillen, einen Ausbeutenden koppelt.

Ist nun in diesem Sinne die sportliche Leistung „entfremdete Arbeit", der Athlet „entfremdet"?

Die genauere Analyse zeigt:

1. Der Athlet erlebt seine sportliche Leistung nicht als einen fremden, über ihn mächtigen Gegenstand, sondern identifiziert sich mit ihr weiterhin, selbst wenn sie als Rekord gelegentlich gleichsam von ihm abgelöst, verdinglicht wird, als bloße Zahl in der Dimension des Überbietens gesehen wird. Entfremdung und Verdinglichung können aber nicht gleichgesetzt werden, wie Lefèbvre meint (Calvez und Hyppolite haben dies überzeugend kritisiert).

2. Die sportliche Aktivität ist dem Sportler zumeist nicht eine quälende Last, sondern wird fast immer mit Lustgefühlen, positiven Affekten und Wertungen besetzt und als personale Tat erlebt, die ihm nicht abgezwungen wird.

3. Marx' Behauptung über die Herabwürdigung des „menschlichen Wesens" zur animalischen bloßen Existenzsicherungsfunktion trifft auf sportliche Leistungen nicht zu; denn in der sportlichen Leistung wird gerade ein kulturelles Symbol kultiviert, das typischerweise nicht ohne Alternative ausschließliches Existenzsicherungsmittel sein kann.

4. Auch Marx' These von der „Entfremdung des Menschen vom Menschen", die aus der Herrschaft des Produktionsmitteleigentümers über den Arbeiter resultiert, läßt sich im Sport *im allgemeinen* nicht belegen: Es gibt kein fabrikanaloges Produktionsmittel zur Produktion sportlicher Leistungen, das Privateigentum eines Unternehmers wäre, von dem wiederum der Sportler beherrscht wird und abhängig ist. Es handelt sich hier auch nicht um eine echte existenzielle Abhängigkeit. Der Nicht-Professional hat immer Alternativen, selbst wenn er diese subjektiv nicht bemerkt oder anerkennt. Ferner hat sich gerade in der Betreuung von Spitzenathleten eine Überbürokratisierung, eine dirigistische Behandlung der empfindsamen Hochleistungssportler als falsch erwiesen, als leistungsmindernd. Man kann eben Menschen, die mit vollem persönlichem Engagement die Grenzen menschlicher Leistungsfähigkeit auszuloten suchen, nicht wie Material verwalten und dirigieren.

5. Marx folgert die Selbstentfremdung des Arbeitenden aus dessen Entfremdung von seiner eigenen Arbeits- und Lebenstätigkeit. Selbstentfremdung ist wie schon die Entfremdung von der Tätigkeit u. a. auch ein sozial*psychologischer* Begriff: Der sich selbst Entfremdete wird sich in seinem Handeln selbst zur Last. Dieses Handeln entspricht nicht seinen Wünschen, Interessen, seiner Menschenwürde, seinem „Gattungswesen", wie Marx sagt. Da der Sportler seine Sportaktivität nicht als Last, sondern fast stets als frei erwählte und verantwortete, lustvoll getönte, ja, libidinös besetzte Tätigkeit erlebt, da er sich in höchstem Grade nach seinen Wünschen und Interessen mit seiner sportlichen Leistung und deren Vorbereitung und Ausführung identifiziert, ist die sozial*psychologische* Kategorie der Selbstentfremdung hier nicht anzuwenden.

Thesen sollen das Gesagte zusammenraffen:

These 1: Nach genauerer Analyse[2] der Marx'schen Thesen über die entfremdete Arbeit und ihre fünffachen Aspekte ist die sportliche Leistung weder als Zwangsarbeit noch als entmenschlichende Routinearbeit noch als „entfremdete" Arbeit im Sinne von Marx aufzufassen. Neben vielen zweifellos vorhandenen phänomenal arbeitsähnlichen Zügen sind die kennzeichnenden Unterschiede (wie etwa Einstellungen, Bewertungen, Engagement und fehlender Zwang, weniger ernste Sanktionen und geringere Machtabhängigkeiten) nicht zu vernachlässigen. Die *völlige* Eingliederung der sportlichen Leistung in den Bereich der Arbeit ist ebenso ideologisch motiviert, wie ihre Auffassung als reines Spiel es war.

These 2: Das Vorbereiten und Vollbringen sportlicher Leistungen ist affektiv getönte und wertbesetzte Tätigkeit, die „Lusterlebnisse" im weitesten Sinne vermitteln und ein Feld möglichen personalen Selbstausdrucks und der Selbstgestaltung darstellen kann. Sie kann nämlich geradezu als ein Beispiel für „freie Selbstbetätigung", für „libidinös" (lustvoll) besetzte Tätigkeit im Sinne von Marx und Marcuse gelten, soweit nicht der Druck der öffentlichen Meinung den Athleten zu sehr trifft. Insbesondere ist die Behauptung, in der sportlichen Leistung werde der Athlet sich selber entfremdet, nicht aufrechtzuerhalten.

Als Konsequenz lassen Sie mich noch eine hier nicht weiter zu begründende These bringen zu der Frage, ob sich die Sozialkritik an manchen entfremdeten Berufsleistungen auf den Sport übertragen läßt.

---

2 Vgl. Sportwissenschaft 3, 15—23 (1973).

These 3: Die aktuelle sozialphilosophische Leistungskritik: das sogenannte Leistungsprinzip im Berufsbereich sei einerseits nicht gerecht anwendbar, sei nicht das einzige Kriterium beruflicher und sozialer Positionszuweisungen, und es werde andererseits zu perfekt durchgesetzt — diese Kritik kann sich nicht auf den Leistungssport insgesamt, sondern nur auf gewisse, den Sportlern von außen aufgedrängte Tendenzen zur „Verdinglichung" von Leistung und Rekord richten. Insgesamt läßt sich die teilweise berechtigte Kritik am beruflichen Leistungsprinzip nicht (oder nur in Ausnahmepunkten) auf den Sport übertragen. Denn die sportliche Leistung ist personale Tat und persönlich zuschreibbares Werk, mit dem sich der Handelnde werthaft identifiziert. Die Aktivität wird dem Sportler in aller Regel nicht wie Routineberufsarbeit gegen seine Interessen und Fähigkeiten abgepreßt.

Die Widerlegung der Entfremdungsthesen über die sportliche Leistung läßt den Kritikern nur noch den Rückzug auf eine Manipulationshypothese offen. Dieser müssen wir uns nunmehr kurz zuwenden. Dabei möchte ich Ihnen einen längere Exkurs über den Begriff „Manipulation" ersparen[3]. Nur die Definition von Plack (1971) sei zitiert: „Manipulierung, das ist die Steuerung von Menschen mit Mitteln, die ihnen nicht bewußt sind, zu Zwecken, die nicht die ihren sind, aber ihnen als die ihren erscheinen sollen". Es sei nur auf die Schwierigkeiten hingewiesen, daß man nicht weiß, ob die Steuerung sich nur auf bewußte Lenkung durch einen Machtwillen bezieht oder auch auf Lenkung durch verinnerlichte Werte, daß Manipulation von Erziehung fast nicht zu trennen ist, daß die Unterscheidung von zulässiger und unzulässiger Manipulation von einem wertbesetzten erzieherischen Leitbild abhängig ist, daß einem Kind ohne solch ein von außen vorgesetztes Ideal keine Ziele als die *seinen* zugeschrieben werden können, und daß Manipulation sich so als ein normativer (wertender) Begriff von Aspektcharakter erweist. Die Beurteilung, ob zulässige Manipulation vorliegt oder nicht, ist daher nicht vollständig aufgrund erfahrungswissenschaftlicher Analysen zu treffen, sondern nur durch normative *philosophische* (ja, *moral*philosophische) Diskussion, die dennoch rational sein kann und sollte.

Gilt die Manipulationsthese für den Leistungssportler? Ist der Athlet, zumindest der Spitzenathlet manipuliert?

In der neuen Sportkritik werden je nach Anwendungssituation mindestens ein halbes Dutzend verschiedener Bedeutungen des Begriffs „Manipulation" verwendet, die sich nur teilweise überlappen und oft vermengt werden. Je nach Deutung muß die Antwort verschieden ausfallen.

Manipulation des Athleten wurde gesehen

1. in der Anpassung an Arbeitsnormen im Training;

2. in kritikloser Anpassung an das herrschende politische und gesellschaftliche System aufgrund von Erfolgsversprechungen und dosierten Belohnungen;

3. im Autoritarismus der „Vaterfigur" Trainer;

4. im verbandsdirigistischen Druck auf Athleten (Lehrgangs- und Wettkampfverpflichtungen);

5. in finanzieller Abhängigkeit von einer Förderinstitution;

---

3 Vgl. Sportwissenschaft 3, 26—28 (1973).

6. im Druck der öffentlichen Meinung, die ihre Erfolgserwartung dem Athleten aufdrängt oder einem versagenden Sportler mit einem Spießrutenlauf durch Schlagzeilen und Sportspalten droht;

7. in frühkindlicher Erziehung zur Leistungsbereitschaft durch Eltern oder Lehrer zu Wertorientierungen, die man kritiklos verinnerlicht;

8. im Fehlen selbstartikulierter öffentlicher Präsentation der sportlichen Leistung durch den Athleten, der „sprachlos verproduziert" werde (Prokop), weil er im allgemeinen nicht über Sprachfähigkeiten verfügt, um seine sportlichen Leistungen in originärer persönlicher Form kritisch zu überdenken und der Massenmedienöffentlichkeit zu präsentieren und so sein Selbst im sozialen Kontakt zu bestätigen und zu konstituieren.

Auf diese letzte Deutung möchte ich noch zurückkommen, weil sie neu und noch kaum diskutiert ist. Zuvor möchte ich aber ohne nähere Begründung[4] als These über die Manipulation des Sportlers festhalten:

These 4: Die Frage: „Wird der Leistungssportler manipuliert?" kann nicht einfach mit „ja" oder „nein" beantwortet werden. Zunächst ist zu klären, welche der erwähnten verschiedenartigen Deutungen des Wortes „Manipulation" im einzelnen Falle gemeint ist. Dabei sind gewisse Tendenzen zu einer dirigistischen Einflußnahme (unter Umständen bei Druck und Sanktionenandrohung durch Verbände, öffentliche Meinung und einzelne Funktionäre) im Spitzensport keineswegs zu bestreiten, obwohl sie in der Sozialkritik hinsichtlich ihrer Repräsentativität weit überbewertet werden. Meint „Manipulation" frühkindliche Beeinflussung, so ist sie von Erziehung praktisch nicht abzutrennen, und jeder wäre manipuliert. Zulässige wäre von unzulässiger „Manipulation" zu trennen — durch moral- und sozialphilosophische Kriterien. Jeder mündige Mensch ist nämlich moralphilosophisch als Person für seine Gegenwartsentscheidungen verantwortlich — und wenn er überhaupt Alternativen sieht und hat, ist er *relativ* frei, kann er *bedingt* frei entscheiden. So hat auch die Freiwilligkeit der sportlichen Leistung als sozialpsychologische Kategorie, als Erlebniskategorie durchaus ihren begrenzten analytischen Wert, selbst wenn insbesondere bei sehr jugendlichen Sportlern das Problem sich schärfer stellt, weil diese noch nicht genug Kritikfähigkeit und Übersichtsvermögen entwickelt haben, um bereits voll eigenverantwortlich entscheiden zu können. Die genauere Analyse ergibt also, daß in den meisten Bedeutungen des Ausdrucks „Manipulation" nicht typischerweise von Manipulation der Athleten gesprochen werden kann, wenn auch teilweise eine Berechtigung mancher Kritiken zuzugeben ist.

Zunächst aber zurück zur letzten Variante der Manipulationskritik, die behauptet, dem Sportler fehle jede Möglichkeit der öffentlichen Selbstpräsentation und damit auch der Selbstkonstitution: Gebauer (1972) hat kürzlich im Anschluß an Goffmans (1959) Theorie von der Selbstpräsentation der Persönlichkeit in der Gruppe durch darstellerische Leistungen (performances) versucht, zwischen der *Aktionsleistung* des Sportlers und der *Präsentationsleistung* zu unterscheiden. Eine Leistung wird ja nicht als solche, als pure Handlung anerkannt, wenn sie nicht einem kulturellen Wertmuster und einer gewissen Resonanz entspricht. Weltrekorde im Handstandgehen

---

[4] Hierzu vgl. wiederum Sportwissenschaft 3, 28—37 (1973).

oder Rückwärtslaufen nimmt niemand ernst. Die Aktionsleistung kann daher nur durch eine gewisse zugeordnete Präsentationsleistung dokumentiert, öffentlich bekannt und beurteilt werden.

Auch das Selbstbild, das Eigenimage des Handelnden, spiegelt sich nach Goffman notwendig in den Reaktionen der sozialen Umgebung. Man kann keine Personidentität gegen jede gesellschaftliche Umwelt und unabhängig von ihr ausbilden. Selbst Protestgruppen brauchen ihre Subkultur. Die Präsentationsleistungen werden durch Symbole, durch sprachliche Ausdrucksmittel, aber auch durch andere expressive Aktionen wie Gesten, Zeichen und demonstratives (unter Umständen öffentliches) Handeln erbracht. Nach Goffman sind eine ausdrucksreiche Sprachbeherrschung und andere Fähigkeiten, eben solche Präsentationsleistungen zu erstellen, Voraussetzungen für die erfolgreiche Bildung eines stabilen Selbst, das sich erst in der Gruppe in einer Vielfältigkeit von Kontakten und Reaktionsarten ausdrücken kann. — Gebauer meint nun, daß sehr junge, unkritische oder nicht sehr intelligente Spitzensportler weder über hinreichende sprachliche Artikulationsfähigkeiten noch über geschulte Fähigkeiten der Selbstpräsentation verfügen, um ihre Aktionsleistung durch eine geübte Präsentationsleistung für den Aufbau eines eigenständigen Selbstbildes und personaler Identität verwerten zu können. Ihre Leistung sei allzu sehr Aktionsleistung. Der Athlet schlüpfe sozusagen in „Identitätshülsen", die ihm andere vorhalten. Unter dem bloßen „Prinzip des Überbietens" sei die Vielfalt der Möglichkeiten des Selbstausdrucks auf die einzige „Dimension der bloßen Überbietung" des Rekords, auf das reine Resultat eingeschränkt. Die Ausdrucksmöglichkeiten, der Ausdruckswille und die Ausdrucksfähigkeit der Person würden so fast minimiert.

Es ist die Frage, ob Gebauer zusammen mit Goffman nicht zuviel Wert auf die personale Präsentationsleistung, auf die sekundäre Überformung der originären Aktionsvielfalt legt. Ist es nicht für manche Sportler schon eine sonst im normalen Leben kaum erreichbare Präsentation ihrer Aktionsleistungen und damit ihres Selbst, wenn sie in der Öffentlichkeit in sehr positiv bewertete Rollen schlüpfen können, selbst wenn ihnen andere die Szene für den Auftritt bereiten? Sicherlich ist der Sportler nicht geschult für Erfordernisse der Publizitätsgesellschaft, mehr zu scheinen als zu sein, eher im Gegenteil. Aber bietet nicht auch die Öffentlichkeit dem Nachwuchstalent von vornherein einen doch sehr bemerkenswerten Kredit an Wohlwollen, wenn er seine Aktionsleistung „eindrucksvoll" erbrachte oder nur erstrebte? Gewinnt der Spitzensportler nicht auch eine Vielfalt von neuen Erfahrungen im Training, im Wettkampf, auf Reisen, die ihm sonst im monotonen Alltag unerreichbar wären? Auch ist die soziale Interaktion des sportlichen Wettkampfes und der Vorbereitung nicht nur auf bloße Resultatorientierung zu reduzieren. Dies vermag nur ein Aspekt bloßer Außenbeurteilung zu hypostasieren. So eindimensional lebt der Sportler nicht in seinen Rekordwünschen, insbesondere nicht der Mannschaftssportler. Die Diskussion der Entfremdungsthese hat das schon gezeigt.

Im übrigen scheinen Goffman und Gebauer die Bedeutsamkeit der Präsentationsleistungen und der sozialen Reaktion für die Konstitution der persönlichen Identität, des Selbst, überschätzt zu haben, so wichtig die soziale Einbettung ist und so unrealistisch es wäre, sie zu übersehen. Das Selbst wird jedoch zum guten Teil auch durch eigene Stellungnahmen zu sich selbst mitgeprägt und mitkonstituiert: Nicht von ungefähr fand Steinbach (1967, 1968) heraus, daß selbst für die Selbststabilisierung

Entfremdung, Manipulation und das Selbst des Athleten

durch Leistungssport das Training des einzelnen, das oft ganz allein und isoliert von sozialen Reaktionen der unmittelbaren Umwelt stattfindet, mindestens ebenso wesentlich, wenn nicht wichtiger, ist als der Wettkampf oder die nachträgliche Zeremonie zur Feier des Erfolgreichen. Sogar Niederlagen können das Selbstbewußtsein eines Athleten mitstabilisieren, wenn er gegen große anerkannte Gegner ehrenvoll unterlegen ist. Die soziale Eingebundenheit des Sports und der sportlichen Leistung soll damit keineswegs geleugnet werden.

Da an der bewußt pointierten idealtypischen Überzeichnung des auf bloße Aktionsleistung verwiesenen Sportlers tendenziell einiges richtig ist, sollte man Möglichkeiten ausfindig machen, zur Aufklärung, zum kritischen Nachdenken — kurz: zur Emanzipation des Athleten beizutragen und zur Abwendung von sinnlosen und unnötigen Entfremdungserfahrungen sowie zur Minimierung der moralisch unverantwortlichen Manipulationsmöglichkeiten. (Gerade auch von Seiten der Verbände und der Öffentlichkeit sollten hierzu Initiativen ergriffen werden.) Der „stumm" auf seine Aktionsleistung verwiesene unkritische, leistungsfanatische Spitzenathlet ist wirklich ein etwas abschreckendes Bild. Gelegenheit zur Persönlichkeitsentfaltung sollte ihm gegeben werden.

Gibt es denn nun schlechtweg keine emanzipatorischen Chancen, die sich mit der Sportaktivität verbinden oder an diese anknüpfen können? Der Leistungssport könnte doch gerade auch nach dem Entwurf von Goffman ein Feld bereitstellen: nicht nur zur Verwirklichung neuartiger Aktionsleistungen, sondern zur demonstrativen Artikulation dieser Aktionsleistungen *als* Präsentationsleistungen oder zur Bereitstellung von „Aktionsmaterial" für die Umsetzung in Präsentationsleistungen, die auf einen nichtalltäglichen, wertbesetzten sozialen Widerhall treffen. Leistungssport gibt Gelegenheiten, Ansatzpunkte, Anreize, bereichsmäßige und handlungsschematische „Vorwürfe" als Basis für die (doch auch spielerische) Anknüpfung und differenzierte Entwicklung von Präsentationsleistungen. Die sportliche Leistung ist personale Tat, die als eigene Gestaltung erbracht und erlebt wird — und damit einen gewissen prägenden Wert für die Personkonstitution und -entwicklung, für das Selbst und seine soziale sowie Eigen-Darstellung besitzt. Die Person des Sportlers läßt sich von der Sportlerpersönlichkeit nicht scharf abtrennen. Das Selbst konstituiert und spiegelt sich in bewerteten und gedeuteten Handlungen wie in sozialen Reaktionen. Der Entwurf eines solchen Modells der Selbstkonstitution ist hierbei keine bloß beschreibende Theorie, sondern verknüpft mit einem normativen Appell im Sinne eines Leitbildes: in diesem Fall der idealtypischen Konzeption von mündigen, aufgeklärten Athleten.

Wenn die Sportler bisher die Fähigkeiten zu dieser Umsetzung nicht in ausreichendem Maße besitzen, so gilt es, Möglichkeiten für die Athleten zu schaffen, daß sie die für die Selbstkonstitution wesentlichen Präsentationsleistungen eben leichter erbringen können und rational und beurteilend verarbeiten können, daß sie sprachliche Artikulationsmöglichkeiten, Argumentationsweisen und „Auftreten" lernen. Ohne daß die Bedeutung des sportlichen Wettkampfes selbst, das öffentliche Auftreten unter den Augen eines kritischen Publikums für die letztere Aufgabe unterschätzt werden sollen, wäre darüber hinaus ein zum Leitbild gehörendes Programm der Aufklärung und Erziehung der Athleten zum kritischen Denken, Diskutieren und Stellungnehmen sinnvoll und erforderlich. Manche der erwähnten Manipulationsmöglichkeiten würden dann entschärft, ihrer Wirksamkeit beraubt werden, selbst wenn das Zusammenleben mit den Spitzensportlern unter Umständen sich nicht mehr nach dem Standardmuster autoritärer Trainer als herrschender Figuren des Über-Ich gegenüber unterwürfiger Gehorsamsabhängigkeit ausdrücken kann.

Und so utopisch ist ein solches Aufklärungsprogramm für Athleten nicht. Das „demokratische Training" wird in manchen Bereichen und sogar im Mannschaftssport — etwa bei den Ruderern Karl Adams in Ratzeburg — schon seit anderthalb Jahrzehnten praktiziert und verwirklicht in der Mitbestimmung der Sportler, in Fragen der Trainingsmethodik, des Trainingspensums, des strategischen Aufbaus der Rennmeldungen usw. Alle solche Fragen wurden der rationalen Diskussion unterworfen. Die Identifikation des einzelnen mit der in höherem Grade als eigene Gestaltung erlebten Leistung ist in solchem Falle höher als unter fremdbestimmtem Zwang, als bei bloßer Befehlsausführung. Die selbst mitbestimmte und selbst mitgestaltete Leistung ist zumeist einer bloß befohlenen erheblich überlegen, auch wenn die bloße Leistungseffektivität aus pädagogischer und moralischer Sicht nicht das Hauptziel darstellen sollte. Variation und Abwechslung — gerade auch durch kritische Diskussionen — sind beim Training möglich und erwünscht. Rationalisierung und Zwangseinordnung, Leistungsstreben und Autoritarismus sind nicht in jedem Falle gekoppelt, wie es die Sozialkritik am Sport zu einfach unterstellt. Insofern ist das Training nicht nur ein repressives Zwangssystem, kein Versklavungsprogramm.

Wenn vielen Sportlern, insbesondere den jüngeren, noch die kritische Übersicht über Rolle und Konsequenzen ihrer sportlichen Leistungen wie auch die sprachliche Artikulationsfähigkeit und das „Auftreten" zur „Präsentation" ihres Erfolges fehlen, so sollte eine solche „aufklärerische" Erziehung zu kritischem Denken doch jeweils schon das Leitbild sein, zu dem die Trainer, Betreuer und Mentoren (sie alle haben hier eine besonders hohe pädagogische Verantwortung) den jungen Athleten hinführen sollten — wenigstens in schrittweise versuchter Annäherung. Die kritische eigene, verantwortungsbewußte und relativ freie Entscheidung des Aktiven sollte idealerweise stets schon der Maßstab sein. Man sollte keinen Athleten in übertriebener Medaillenerwartung in eine leistungssportliche Fron zwingen — und man kann es in der Tat auch nicht.

Aussagen wie die einer jungen Turnerin (wer weiß, wie repräsentativ die Stellungnahme ist?) sollten den Führungskräften des Leistungssports zu denken geben, ob hier bisher nicht allerhand versäumt wurde: „Manchmal habe ich einfach keine Lust mehr ... Dann möchte ich alles hinschmeißen und irgendwo hingehen zum Tanzen. Aber dann überlegt man es sich doch wieder. Ich habe so viele Jahre für den Leistungssport geopfert, daß ich nicht alles Hals über Kopf aufgeben kann. Ich habe mich für den Leistungssport entschieden und muß so leben, wie es von mir verlangt wird". Diese Aussage wie auch die öffentliche Stellungnahme eines Deutschen Meisters: „Ob ich manipuliert werde oder nicht, ist mir völlig gleich. Wichtig für mich ist allein, ob ich oben auf dem Treppchen stehe", zeigen die partielle, aber eben auch nur partielle, Berechtigung der Sozialkritik an manchen „manipulativen" Tendenzen im Spitzensport auf. Die Möglichkeiten zur eigengewählten Selbstbereicherung und positiv-affektiv getönten, teils spielerischen Selbstdarstellung wie auch der sozialen Übungs- und Erfahrungsgelegenheiten im Sport und gerade auch im Leistungssport sind darüber nicht zu vergessen.

Entfremdung, Manipulation und das Selbst des Athleten

Ich möchte das zuletzt Gesagte zusammenfassen in

These 5: Für die Aufklärung, die kritische Fähigkeit des Athleten, über seine Rolle und die Bedeutung seiner Erfolge nachzudenken, wird bisher zu wenig gesorgt. Dabei lassen sich auch im Sport emanzipatorische Chancen zur Selbstdarstellung und Selbstreflexion wahrnehmen. Sportleistungen können zwar nicht automatisch eine Emanzipation des Athleten gewährleisten, aber sie bieten auch nach Gesichtspunkten einer sozialphilosophischen Interaktionstheorie der Selbstkonstitution und Selbstdarstellung (Goffman) nicht das einzige, aber *ein* Artikulationsfeld unter anderen für primäre, spontane Lebensleistungen, das gerade auch zur Präsentation des Selbst in der sozialen Umwelt und zur aktiven Selbststabilisierung durch Aktionsleistungen Möglichkeiten eröffnet. (Im übrigen löst der Leistungssport damit auch soziale Probleme, indem er in einem „Mythos" des tatenfreudigen Lebens Abenteuerersatz, symbolische Darstellungen archetypischer Rollenkämpfe bietet — für Aktive wie für Passive (vgl. Verf. 1972).)

Aus diesen thesenhaft zusammengerafften Ergebnissen der Diskussion leiten sich folgende Postulate für die Praxis her, die als drei weitere Thesen angeschlossen seien:

These 6: Um eventuellen „manipulativen" Gefährdungen zu wehren, sollte ein Aufklärungsprogramm für Athleten (baldigst) initiiert werden: Trainer und Betreuer sollten vom Wert der Leitidee überzeugt werden, daß Sportler kritisch über ihr Training reflektieren, dieses möglichst selbständig mitgestalten und auch sprachlich ihre Gedanken artikulieren können sollten. Für Mentoren wären hier wichtige Schutz- und Betreuungsaufgaben zu erfüllen, insbesondere, wenn es sich um sehr junge Spitzensportler handelt. Der mündige, kritikfähige und aufgeklärte Athlet sollte das Leitbild sein, dem man sich freilich nur schrittweise und sicherlich nur unvollständig nähern kann. Förderungsprogramme sollten sich am Sportler als mündigem Menschen orientieren und nicht am unter Druck gesetzten Rekordproduzenten.

These 7: Die Öffentlichkeit sollte von den Verbänden und von der Sportpresse über dieses Leitbild des mündigen Athleten und dieses Aufklärungsprogramm immer wieder informiert werden. Sie sollte lernen — dauernd wieder gesagt bekommen, daß sie kein moralisches Recht darauf hat, Leistungsverpflichtungen einzuklagen und den Athleten scharfer Kritik auszusetzen, daß sie vielmehr auch eine Art Schutzfunktion zu übernehmen hat, wenn sie so junge, unfertige Menschen als ihre Repräsentanten ansieht (auch z. B. ärztlichen Schutz gegen die unter Umständen gesundheitsgefährdenden Leistungswünsche der Athleten selbst und der Trainer). Sie muß lernen, daß das öffentliche Anprangern versagender Athleten und schon deren Wissen um diese mögliche Reaktion zudem keineswegs leistungsfördernd sind.

These 8: Die philosophische, zumal die sozialphilosophische Analyse und Diskussion des Leistungsverhaltens, insbesondere des sportlichen, sollte ausgedehnt und stark gefördert werden, um die verbreitete geistige Desorientiertheit angesichts der sozialen, philosophischen und intellektuellen Probleme des Sports gerade auch beim Themenkreis Entfremdung und Selbstfindung überwinden zu können.

Nach Berücksichtigung solcher und ähnlicher weiterer Postulate erst wird man die „emanzipatorischen", die Persönlichkeit mitprägenden Chancen, die auch in sportlichen Leistungen und im sportlichen Leistungsstreben liegen, aber sich nicht automatisch auswirken, sondern pädagogisch „gezündet" werden müssen, menschenwürdig nutzen können. Spitzenathleten sind auch Menschen, keine „maschinellen Medaillenproduzenten", keine Hochleistungsmuskelmaschinen, keine nützlichen Leistungsidioten oder „luxurierten Leistungsbiester". Theoretisch sieht das fast jeder Sportführer und jeder Trainer auch ein. Man sollte im einzelnen gezielter, unbürokratischer und humaner danach handeln. Und man sollte dabei auch nicht vergessen, daß Spaß, Humor und Spielerisches auch im Sport — und sogar im Leistungssport von heute — durchaus ihren Platz haben und behalten sollten.

Literatur

Adam, K.: Nichtakademische Betrachtungen zu einer Philosophie der Leistung. In: Leistungssport 2, 62—68 (1972).
Adorno, T. W.: Veblens Angriff auf die Kultur. In: Adorno: Prismen. Kulturkritik und Gesellschaft. München 1963, S. 68 –91.
— Stichworte. Kritische Modelle 2. Frankfurt 1969.
Böhme, J.-O., Gadow, J., Güldenpfennig, S., Jensen, J., Pfister, R.: Sport im Spätkapitalismus. Frankfurt 1971.
Bott, D.: Sport und Leistung. Hektographierte Thesen o. J.
Calvez, J.-V.: Karl Marx. Darstellung und Kritik seines Denkens. Olten-Freiburg 1964.
Dwertmann, F.: Sporthilfe: eine gemeinnützige Einrichtung? In: G. Vinnai (1972) (ed.), S. 56—81.
Ellul, J.: The Technological Society (1954). 4th ed. New York 1967.
Frayssinet, P.: Le sport parmi les Beaux-Arts. o.O. 1968.
Gabler, H.: Leistungsmotivation im Hochleistungssport. Ihre Aktualisierung und Entwicklung, dargestellt anhand einer empirischen Untersuchung von jugendlichen und erwachsenen Hochleistungsschwimmern. Schorndorf 1972.
Gebauer, G.: Leistung als Aktion und Präsentation. In: Sportwissenschaft 2, 182—203 (1972).
Goffman, E.: The Presentation of Self in Everyday Life. New York 1959.
Grass, G.: Sport ohne Stoppuhr. In: DSB (ed.): Deutscher Sport 2. München 1971, S. 18—25.
Habermas, J.: Soziologische Notizen zum Verhältnis von Arbeit und Freizeit. In: H. Plessner, H.-E. Bock, O. Grupe (ed.): Sport und Leibeserziehung. Sozialwissenschaftlichepädagogische und medizinische Beiträge. München 1967, S. 28 ff.
Hegel, G. W. F.: Phänomenologie des Geistes. 6. Aufl. Hamburg 1952.
Israel, J.: Der Begriff Entfremdung. Makrosoziologische Untersuchung von Marx bis zur Soziologie der Gegenwart. Reinbek 1972.
Krockow, C. v.: Sport und Industriegesellschaft. München 1972.
— Leistungsprinzip und Herrschaft (Vortrag Universität Karlsruhe 2. 5. 72). In: Beilage zu „Das Parlament" 1972, 33/72, 12. 8.
Lefèbvre, H.: Der dialektische Materialismus (1940). Frankfurt 1966.
Lenk, H.: Werte — Ziele — Wirklichkeit der modernen Olympischen Spiele. Schorndorf 2. Aufl., 1972.
— Leistungsmotivation und Mannschaftsdynamik. Schorndorf 1970.
— Philosophie im technologischen Zeitalter. Stuttgart u.a. 1971, 1972.
— Leistungssport: Ideologie oder Mythos? Zur Leistungskritik und Sportphilosophie. Stuttgart 1972.
— Gebauer, G., Franke, E.: Sport in philosophischer Sicht. In: H. Baitsch u.a. (ed.): Sport im Blickpunkt der Wissenschaften, München 1972, S. 11—40.
Marcuse, H.: Triebstruktur und Gesellschaft, 2. Aufl. Frankfurt 1970.
Marx, K.: Pariser Manuskripte 1844. Ökonomisch-philosophische Manuskripte. In: Marx: Texte zu Methode und Praxis II. Reinbek 1966.
— Engels, F.: Die Deutsche Ideologie. In: K. Marx, F. Engels, Werke III. Berlin 1959.
Offe, C.: Leistungsprinzip und industrielle Arbeit. Frankfurt 1970.
Peters, A.: Psychologie des Sports. Leipzig 1927.

Plack, A.: Manipulierung des Menschen und Menschenwürde. In: Th. Löbsack: Zu dumm für die Zukunft? Düsseldorf 1971, S. 34—58.
Prenner, K.: Leistungsgesellschaft, Leistungsmotivation und Sport. In: Die Leibeserziehung 20, 344—348 (1971).
Rigauer, B.: Sport und Arbeit. Frankfurt 1969.
Schacht, R.: Alienation. Garden City/N.Y. 1970.
Slusher, H.S.: Man, Sport, and Existence. A Critical Analysis. Philadelphia 1967.
Steinbach, M.: Pathocharakterologie menschlicher Höchstleistung. Med. Habilitationsschrift Mainz 1967, unveröffentlicht.
— Pathocharakterologische Motivationen sportlicher Höchstleistungen bei mehrdimensionaler Betrachtung maßgeblicher Bedingungen. Mainz 1968.
Vanderzwaag, H.J.: Toward a Philosophy of Sport. Reading/Mass. 1972.
Vinnai, G.: Fußballsport als Ideologie. Frankfurt 1970.
— (ed.): Sport in der Klassengesellschaft. Frankfurt 1972.
Weiss, D.: Sport — a Philosophic Inquiry. Carbondale etc. 1969.

L.P. Gorskij (Moskau)

Die Stellung von Turnen und Sport im System der gesellschaftlichen Werte*

1.

In der Soziologie und in der Philosophie unterscheidet man im allgemeinen Werte auf zwei Ebenen: gegenständliche und subjektive. Gegenständliche Werte sind objektiv existierende Gegenstände der Wirklichkeit (der Natur und der gesellschaftlichen Wirklichkeit), die von einzelnen Personen, sozialen Gruppen, Klassen und der Gesellschaft als Ganzem positiv oder negativ bewertet werden. Die Begriffe des Positiven und Negativen werden dabei durch folgende Alternativen konkretisiert: Nützlich oder schädlich, nützlich oder unnütz, fortschrittlich oder reaktionär, moralisch oder unmoralisch, fruchtbar oder unfruchtbar, usw. Zu den gegenständlichen Werten gehören: Naturerscheinungen als Träger von Naturreichtümern oder auch als Ursachen von Naturkatastrophen, vom Menschen geschaffene Gegenstände der materiellen Kultur, Gebrauchswerte von Waren, Handlungen von Personen, Werke der Kunst und Literatur, wissenschaftliche Werke, die Kultur der sportlichen Betätigung als Teil einer allgemeinen Kultur u.a.m.

Der Mensch als gesellschaftliches Wesen trifft seine Wertung — positiv oder negativ — manchmal zufällig, zuweilen bleibt er gesellschaftlichen Werten gegenüber gleichgültig. Auf einer bestimmten Stufe der gesellschaftlichen Entwicklung versucht die Gesellschaft, gewisse allgemeine Normen und Kriterien für die Qualifizierung gesellschaftlicher Werte aufzustellen. Diese allgemeinen Normen und Kriterien sind nun subjektive Werte.

Eine Wertanalyse der uns umgebenden Gegenstände und Erscheinungen wäre neben einer wissenschaftlich-beschreibenden unnötig, wenn nicht dieselben Werte zur selben Zeit gegensätzliche Bewertungen erführen.

Die Unterschiede in den Bewertungen sind nun nicht nur durch alters- und berufsbedingte Besonderheiten des bewertenden Individuums begründet, sondern

* Übersetzung aus dem Russischen.

auch durch Gegebenheiten weltanschaulicher, ideologischer und politischer Natur. In einer antagonistischen Klassengesellschaft z. B. werden Kriterien und Normen, die von Vertretern der herrschenden Klassen zur Beurteilung von gegenständlichen Werten aufgestellt wurden, zumeist als intersubjektive, allgemein menschliche Werte ausgegeben.

Aber jeder gegenständliche Wert, der ein Resultat menschlicher Tätigkeit ist und aus allgemeiner Sicht betrachtet wird, wird von der Gesellschaft als positive Erscheinung bewertet (so z. B. ästhetische und wissenschaftliche Tätigkeiten und deren Gesamtresultate in Form von Kunst und Wissenschaft), soweit sie als Ganzes eine wichtige Funktion zur Befriedigung von Bedürfnissen der Gesamtgesellschaft erfüllen. Positive und negative Bewertungen sind deshalb nur auf konkrete Exemplare oder Tätigkeiten und deren einzelne Resultate anwendbar.

Halten wir also fest, daß subjektive Werte von einer historischen Epoche zur anderen eine wesentliche Änderung erfahren. So wurden in der Urgesellschaft und in der Antike sportliche Spiele von der Gesellschaft positiv gewertet, während in der Feudalzeit unter dem Einfluß der kirchlichen Ideologie Sport von einem großen Teil der Gesellschaft nicht mehr so hoch bewertet wurde, obwohl das im Rittertum gepflegte System der kriegerisch-sportlichen Erziehung sehr hoch geschätzt wurde.

Da Turnen und Sport vor allem Formen einer Tätigkeit sind, die nicht unmittelbar in Form besonderer materieller Resultate, die außerhalb des Subjektes liegen, entfremdet wird, werden wir gesellschaftliche gegenständliche Werte vom Standpunkt jener gesellschaftlichen Tätigkeit, die zu ihrer Formierung führt, betrachten. Wir werden versuchen, diese Merkmale, die der sportlichen Betätigung und anderen Tätigkeiten gemeinsam sind, herauszulösen und ihre spezifischen Besonderheiten aufzuzeigen. Zum Schluß wollen wir dann einige Überlegungen zu den Gründen für die enorme Beliebtheit und die Perspektiven des Sports im Zusammenhang mit der sich vor unseren Augen vollziehenden wissenschaftlich-technischen Revolution anstellen.

2.

Turnen und Sport sind — in allgemeiner Sicht — gesellschaftliche Werte, die eine wichtige Komponente der menschlichen Kultur darstellen. Es gab jedoch in der Geschichte Perioden, in denen diese oder jene Formen der sportlichen Betätigung von den herrschenden Klassen negativ bewertet wurden (das beweist z. B. die Tatsache, daß die Olympischen Spiele im Jahre 394 n. Chr. vom römischen Kaiser Theodosius I. abgeschafft wurden). Sportliche Betätigung wurde zuweilen aber auch von der Gesellschaft in einem Maße überbewertet, daß die Überbewertung zu einer Unterbewertung anderer Tätigkeitsformen führte (wie z. B. in der Antike in Sparta).

Die sportliche Betätigung ist mit anderen gesellschaftliche Werte schaffenden Tätigkeitsformen eng verbunden. Archäologen, Ethnographen und Historiker des Sports bestätigen, daß es bereits im Paläolithikum Skulpturen und Abbildungen von Tieren gab, in denen deren Besiegung mit Speeren, Harpunen und Wurfspießen angedeutet war; und bei Völkern, die sich auf einer niedrigeren Stufe der gesellschaftlichen Entwicklung befanden, war es Brauch, alle möglichen Tierabbildungen im Sand mit verschiedenen Jagdwaffen zu besiegen, auf Tierattrappen zu schießen usw., bevor man auf die Jagd ging[5]. Bemerkenswert dabei ist, daß auf diesen Tierabbildungen die Lage des für die Erlegung wichtigsten Organes — des Herzens — schematisch angezeigt war. Eine Analyse und Interpretation (übrigens auch anderer Faktoren) lassen den Schluß zu, daß sportliche Übungen gleichsam von der Arbeit ins Leben gerufen wurden; denn gerade sie waren ein Training, um die Wirksamkeit der Arbeit des Jägers zu erhöhen. Eine Analyse und Interpretation des angeführten Beispiels und anderer archäologischer und ethnographischer Daten lassen auch den Schluß zu, daß die sportliche Betätigung in ihren Quellen nicht nur mit der Arbeit, sondern auch mit anderen Tätigkeiten verbunden war: So z. B. mit ästhetischer, rituell-magischer, semiotischer und wissenschaftlicher Tätigkeit, die alle im Endergebnis von der Arbeit, den Erfordernissen der Produktion, dem Existenzkampf des Urmenschen, der unter ungemein schwierigen Lebensbedingungen vor sich ging, determiniert waren[6].

Die Tatsache, daß vor einer Arbeitsleistung körperlich trainiert wurde, zeigt, daß es zur Zeit des älteren Paläolithikums sportliche Betätigung, körperliches Training und physische Erziehung gab. Da die Darstellungen von Tieren stilisierte Abbildungen existenter Lebewesen sind und keine Anzeichen von individueller Gestaltung ihrer Schöpfer aufweisen, sind wir mit ästhetischem Schaffen, mit der ältesten Malerei konfrontiert. Der Glaube daran, daß ein Tier auf der Jagd leichter zu erlegen sei, wenn man es vor der Jagd künstlerisch darstellt, ist ein beredtes Zeugnis von der Existenz der Magie und des Kultes. Die Identifizierung der Darstellung mit dem realen Objekt beim Vollzug magischer Riten in dem gleichzeitigen Bewußtsein, daß diese Identifizierung bei der Arbeit fiktiv ist, verweist auf die komplizierte, semiotische und psychische Aktivität im Menschen. Die Genauigkeit bei der Darstellung von Lebewesen, bei denen die Lage des Herzens markiert wurde, wie auch die Erkenntnis, daß dieses Organ das lebenswichtigste der Tiere ist, zeugt von der Fähigkeit des Menschen im Paläolithikum, Forschungsarbeit zu leisten, die bei weiterer Entwicklung zum Entstehen der Wissenschaft führte. Man konnte feststellen, daß die aufgezählten Tätigkeitsbereiche sich formierten und entwickelten, da sie der Optimierung der Arbeit dienten.

Sportliche Betätigung ist mit anderen Tätigkeitsbereichen aber nicht nur durch den gemeinsamen Ursprung verbunden. Im Lichte der heutigen systematischen und strukturellen Methoden der Forschung können wir vielmehr folgendes feststellen: Alle Betätigungsfelder stellen komplizierte dynamische Systeme dar. Sie unterscheiden sich untereinander durch den Gehalt und die Formen der Wechselwirkung ihrer Komponenten. Allerdings haben sie (bei der Einführung bekannter Abstrakta) die

---

5 Siehe N. I. Ponomarew. Die Entstehung und ursprüngliche Entwicklung der körperlichen Ertüchtigung (russisch). Moskau 1970, S. 70—71.

6 Wir leugnen natürlich nicht die Bedeutung der biologischen Voraussetzungen bei der Formierung der sportlichen Erziehung. „Die erste Voraussetzung jeder Menschheitsgeschichte" — behaupten Marx und Engels — „ist natürlich die Existenz lebender menschlicher Individuen. Daher ist der erste konkrete Faktor, der konstatiert werden muß, eine Körperlichkeit dieser Individuen und eine durch sie bedingte Beziehung zur übrigen Natur ... Jegliche Geschichtsschreibung muß von diesem natürlichen Grundsatz und den Artveränderungen ausgehen, denen sie durch die Tätigkeit des Menschen im Laufe der Zeit unterworfen ist".

gleiche Struktur. Ihre Struktur ist auch das Gemeinsame in den an konkretem Gehalt unterschiedlichen gesellschaftlichen Werten der Betätigung. Dieses Gemeinsame besteht darin, daß jede Tätigkeit die Existenz eines handelnden Subjektes, eines Objekts, auf das sich diese Tätigkeit richtet, und ein dabei erzieltes Resultat voraussetzt.

Alle Bereiche wertmäßiger gesellschaftlicher Betätigung und ihre positiven Ergebnisse befriedigen bestimmte gesellschaftliche Bedürfnisse und sind integrierte Bestandteile der Gesamtkultur eines Volkes und der ganzen Menschheit. Alle Arten wertmäßiger gesellschaftlicher Betätigung beeinflussen und befruchten sich in der Regel gegenseitig. Schon die Tatsache, daß die körperliche Erziehung (bei der Beachtung bestimmter Normen und Vorschriften) günstig auf die Gesundheit der Menschen wirkt, bedeutet, daß sie eines der wichtigsten Mittel zur Effektivierung anderer Tätigkeitsbereiche ist. Sportliche Tätigkeit, wie auch jede andere Aktivität, erfordert intensive Vorarbeit und die Aneignung bestimmter Bereiche der gesamten gesellschaftlichen Empirie, um bedeutsame und von der Gesellschaft positiv bewertete Resultate zu erzielen. Die Vorbereitung zur Aufstellung eines Rekordes in der einen oder anderen Sportart erfordert verstärktes Training, nicht nur in dieser einen Sportart, sondern auch in anderen. Die erfolgreiche Ausführung verschiedenartiger Tätigkeiten setzt daher einen langen und systematischen Arbeitsprozeß voraus. Verallgemeinert dargestellt erzielt derjenige die besten Resultate (bei anderen gleichwertigen Bedingungen), der über den besten Pädagogen verfügt.

Bei jeder Tätigkeit sind Wille, Interesse und Fähigkeit die wichtigsten Voraussetzungen, um bessere Ergebnisse zu erzielen. Bei der Ausführung einer jeden Tätigkeit muß man, wenn nicht bestimmte Regeln befolgen, so doch auf jeden Fall einige Verbote beachten. In vielen Tätigkeitsbereichen, so beim Sport, sind diese Regeln und Verbote so fest umrissen, daß diese Tätigkeiten als semiotische Systeme angesehen werden können, in denen die Objekte als autonom oder nicht autonom benutzte Zeichen angesehen werden und die komplexen Objekte sich aus elementaren, gemäß den vom System zugelassenen Regeln zusammensetzen[7].

Wir können auch feststellen, daß jede Art von Tätigkeit mit dem Prestige in Zusammenhang steht: Bei semiotischem Verständnis gilt jedes im Verlauf einer Tätigkeit erzielte Resultat als Zeichen, ja als Symbol persönlicher Selbstbestätigung. In allen Tätigkeitsbereichen gibt es auch ein ästhetisches Element (man denke an die Begriffe „eleganter Beweis eines Theorems", „schönes Fußballspiel"). Jeder weiß, daß nicht nur vom Menschen geschaffene Güter (z. B. Kunstwerke) ein Gefühl ästhetischer Freude hervorrufen, sondern auch die Güter der Natur: Tiere, Pflanzen, Felsen, Steine und ähnliches. Die Krone der Schöpfung — der Mensch, seine Schönheit, sein Körper, seine physischen Fähigkeiten, zu deren Vervollkommnung Körperkultur und Sport eine entscheidende Rolle spielen, ist in noch stärkerem Maße Anlaß zu ästhetischer Freude. In den Fällen allerdings, in denen körperliches Training ein bestimmtes System bildet, zu Zeichen wird, zu Mitteln, um Emotionen und andere allgemeine Werte auszudrücken und zu vermitteln, d.h. zu einem semiotischen System wird, das nicht nur eine Syntax, sondern auch eine Semantik hat, berührt der Sport die Kunst unmittelbar. Es ist kein Zufall, daß Sportarten wie die künstlerische

---

[7] Vergleiche Musik und Ballett in der Kunst; einige logisch-mathematische Systeme in der Wissenschaft; Schach und andere Spiele im Sport.

Die Stellung von Turnen und Sport im System der gesellschaftlichen Werte

Gymnastik und der Eiskunstlauf in letzter Zeit besonders populär geworden sind. Vielleicht ist es einer der spezifischsten Züge der menschlichen Psyche, daß der unmittelbare Zweck einer Tätigkeit und ihr Endziel (das heißt ihr Motiv) sich nicht nur unterscheiden, sondern oft sogar im Gegensatz zueinander stehen.

Wenn der Sportler sich auf den Wettkampf vorbereitet, unterliegt er notwendigerweise vielen negativen Emotionen. Er trainiert jedoch eisern, da er das Endziel im Auge hat, das das Motiv seiner Tätigkeit ist. Auch muß er in den Sportwettkämpfen seine persönlichen Interessen und Neigungen denen des Kollektivs unterordnen und das unmittelbare Ziel dem Motiv seiner Handlungen entgegensetzen. (Man denke nur an den Fußballspieler, der eine Torchance einem anderen Spieler überläßt, wenn dieser mehr Aussicht auf Erfolg hat.)

3.

Im Rahmen dieses Vortrages ist es nicht möglich, die Unterschiede zwischen sportlicher Betätigung einerseits und allen anderen Tätigkeitsbereichen andererseits klarzustellen. Wir werden lediglich einige Abgrenzungen zwischen sportlicher Betätigung und Arbeitstätigkeit betrachten.

Generell gesprochen kann jedes Naturprodukt oder jedes im gesellschaftlichen Tätigkeitsprozeß geschaffene Produkt Objekt einer Arbeitstätigkeit sein. Das bedeutet, daß die Objekte, auf die sich die Arbeitstätigkeit des Menschen richtet, außerhalb des Subjekts der Arbeit liegen. Das Objekt sportlicher Anstrengungen ist allein der Mensch, seine Triebkraft, seine Muskelkraft und sein Reaktionsvermögen, seine inneren Organe und der Zustand seines gesamten Organismus. Bekanntlich verändert der Mensch im Verlauf materieller Arbeitstätigkeit seine Natur und dabei seine physischen Möglichkeiten, indem er seine Umgebung verändert.

Allerdings vollziehen sich die Veränderungen der Trieb- und der Muskelkraft des Menschen infolge seiner Arbeit mittelbar, nämlich gemäß der Veränderung des Gegenstandes der Arbeit. Im Gegensatz dazu fördert körperliches Training, das den Organismus des Menschen unmittelbar verändert, die Arbeitsproduktivität im allgemeinen mittelbar. Ergebnisse der Arbeitstätigkeit werden durch die Nutzung künstlich geschaffener Werkzeuge erzielt, die eine Art Verbindung zwischen dem Subjekt und seiner Umwelt darstellen und durch die sich auch das Milieu verändert. Die Vervollkommnung der Arbeitsgeräte ist die wichtigste Voraussetzung für den Fortschritt der Arbeits- und der Produktionstätigkeit insgesamt.

Im Unterschied zur Arbeit wird eine Aufgabe im Prozeß der sportlichen Betätigung ohne Zuhilfenahme von Arbeitsinstrumenten verwirklicht. Die beim Sport benutzten Geräte sind keine Instrumente, sondern nur Mittel, um komplizierte künstliche Situationen zu schaffen, deren Analogien im Leben des Menschen auftreten können und von ihm eine äußerste Anspannung der Kräfte, höchste Leistungsfähigkeit, Geschicklichkeit und Schnelligkeit fordern. Selbst solche Sportgeräte wie Hockey- oder Tennisschläger sind keine Arbeitsinstrumente. Sie verleihen menschlichen Händen wie Arbeitsinstrumente neue Möglichkeiten, aber sie dienen nicht einer Veränderung von materiellen Objekten, die bei einer praktischen Tätigkeit angestrebt wird. Mit Hilfe der Instrumente wirkt der Mensch, indem er seine Energie, Geschicklichkeit und Erfahrung nützt, auf einen Gegenstand ein und ändert ihn in qualitativer und quantitativer Hinsicht bis zu einem Grad, daß wir zuweilen von der Entstehung neuer Gegenstände sprechen müssen, die vorher in der Natur nicht existiert haben und denen besondere Namen zugeteilt werden.

Bei sportlicher Betätigung jedoch vervollkommnet der Mensch seine physischen (und nicht nur seine physischen) Qualitäten. Die Unterschiede zwischen der Arbeit und einer sportlichen Betätigung sind, gemessen an den Endresultaten, außerordentlich wesentlich. Die im Arbeitsprozeß erzielten Resultate sind immer Objekte, die sich außerhalb des Menschen befinden; das vom Menschen geschaffene Produkt wird von seinem Produzenten bei der Warenproduktion entfremdet. Außerdem führt in der kapitalistischen Gesellschaft — wie K. Marx zeigte — eine solche Entfremdung zur Identifizierung der gesellschaftlichen Funktionen des Objektes mit seinen natürlichen Funktionen, zur Vergegenständlichung gesellschaftlicher Beziehungen („Warenfetischismus"). Die Resultate, die bei einer sportlichen Betätigung erzielt werden, werden aber nicht unmittelbar vom Subjekt entfremdet, sie verbleiben ihm und sind sein individuelles und persönliches Gut. Der von einem Sportler unter den gegebenen räumlich-zeitlichen historischen Bedingungen aufgestellte Rekord ist immer sein persönliches Gut in dem Sinne, daß er seinen Rekord nicht sofort zu einem Allgemeingut machen kann. Und in diesem Sinn ist das Prestige eines Rekordes analog dem Prestige einer wissenschaftlich-technischen Entdeckung oder Erfindung und dem Prestige von Kunstwerken.

Der Arbeitsprozeß ist nun dadurch gekennzeichnet, daß die Entdeckung eines Gesetzes, nach dem der eine oder andere Gegenstand hergestellt werden kann, in der Regel sofort in der Praxis Verwendung findet (wenn dies technische und andere Bedingungen erlauben) und das dadurch verhältnismäßig schnell den Massen zugänglich wird. Die Resultate, die der Mensch durch ständige sportliche Betätigung erzielt, begleiten ihn aber sein ganzes Leben hindurch, sind seine treuen Diener. Man kann sie weder kaufen noch verkaufen (auf jeden Fall nicht in dem Sinne, in dem Industriegüter verkauft werden). Kraft dieser „Nicht-Entfremdbarkeit" der Ergebnisse sportlicher Betätigung vom Subjekt treten im Leben eines Sportlers schwere Konfliktsituationen auf, nämlich dann, wenn seine Errungenschaften Kaufs- bzw. Verkaufsobjekt werden. Wenn ein Künstler ein von ihm geschaffenes Bild verkauft, so verkauft er nur das Bild, nicht aber sich selbst als physisches Wesen und bleibt in diesem Sinne frei und integer vom Einkaufs-Verkaufsakt. Ein Sportler, der seine Errungenschaften verkauft, verkauft in gewissem Sinne auch sich selbst, da seine Leistungen untrennbar von ihm selbst als körperlichem Wesen sind. In der kapitalistischen Gesellschaft kommt es dabei im Leben eines Sportlers oft zu vielen tragischen Konflikten.

4.

Die sportliche Betätigung ist als Begleiter der ganzen Menschheitsgeschichte, seiner Kultur und Zivilisation, nicht wegzudenken. Die überragende Rolle der körperlichen und sportlichen Betätigung in ihrem vollen Umfang wurde schon von den alten Griechen erkannt, einem hervorragenden Volk, das den Grundstein für die gesamte moderne europäische Kultur legte. Die Olympischen Spiele wurden hier über mehr als 600 Jahre regelmäßig durchgeführt. Deshalb wählten die Historiker

Die Stellung von Turnen und Sport im System der gesellschaftlichen Werte

nicht zufällig ihr Gleichmaß an Kontinuität als jenen harmonischen Vorgang, den man der Zeitrechnung zugrunde legte. Die Tatsache, daß die Griechen während der Olympischen Spiele heilige Waffenruhe erklärten und das Kriegführen auf griechischem Boden verboten, zeugt davon, daß die sportliche Betätigung für die Griechen ein hohes Allgemeingut war.

Wir können heute mit Vergnügen feststellen, daß die Beliebtheit des Sportes in unserer Zeit ständig zunimmt. Es gibt einige Gründe für die wachsende Popularität: Die körperliche und sportliche Betätigung spielt eine wesentliche Rolle bei der Erlangung von körperlich relevanten Eigenschaften wie Kraft, Geschicklichkeit, Ausdauer und Schnelligkeit, bei der Ausbildung von wichtigen geistigen Zügen des Menschen wie Kollektivgeist, Mut, Willensstärke und ähnlichen. Körperliche Betätigung trägt dazu bei, die Gesundheit des Menschen zu erhalten und zu festigen. Der Sport übt mittelbar auch auf andere Arten der gesellschaftlichen Tätigkeit einen günstigen Einfluß aus, fördert die Produktivität auf wissenschaftlichem Gebiet und trägt zu einer Leistungssteigerung auf allen Arbeitsgebieten bei. Körperliche und sportliche Betätigung ist eine unerschöpfliche Quelle der Freude und ein Mittel, psychische Streßerscheinungen des Menschen zu beseitigen. Der Sport ist jener fruchtbare Boden, auf welchem Bindungen zwischen Völkern und Nationen entstehen und sich erfolgreich entwickeln. Man könnte fortfahren, Gründe für die Beliebtheit der körperlichen und sportlichen Betätigung anzuführen. In diesem Zusammenhang möchte ich noch auf eine Ursache aufmerksam machen: Wie schon erwähnt, werden verschiedene Betätigungsformen nach einigen mehr oder weniger festen Gesetzen verwirklicht. Die Bewertung der Ergebnisse der Tätigkeit ist jedoch sehr schwierig. Die Menschheit verfügt nicht über genügend feste Kriterien, die es erlauben würden, ohne beträchtlichen Zeitverlust die Ergebnisse der Tätigkeit als positiv anzuerkennen. Oft kommt es vor, daß wenig bedeutende wissenschaftliche oder künstlerische Ergebnisse von Zeitgenossen hoch eingeschätzt werden, an hervorragenden Leistungen hingegen gehen sie gleichgültig vorüber. Wissenschaftler und Künstler werden häufig erst lange nach ihrem Tod berühmt. In diesem Zusammenhang genügt es, sich an das tragische Schicksal von N. Lobatschewski, eines der Begründer der nicht-euklidischen Geometrie, und von E. Galua, des Schöpfers der modernen Algebra, zu erinnern.

Im Sport sind zum Unterschied zu anderen Tätigkeitsbereichen Kriterien erarbeitet, die es in ausreichendem Maße erlauben, den Sieger zu ermitteln und festzustellen, wer schwächer und wer stärker ist — und dafür bedarf es keiner Jahrzehnte oder Jahrhunderte. Bedeutung und Verbreitung des Sportes steigen ständig. Bei der Erklärung der wachsenden Bedeutung des Sportes in der Gesellschaft der Zukunft wollen wir von folgender Hypothese ausgehen: Wenn bei der gesellschaftlichen Entwicklung keine Trennung und scharfe Gegenüberstellung von geistiger und körperlicher Arbeit entstünde, sich vielmehr geistige Arbeit harmonisch mit körperlicher verbände, so würde die Gesellschaft offenbar ein nicht so heftiges Bedürfnis nach ständiger Intensivierung sportlicher Betätigung empfinden. Auf jeden Fall hätte die Entwicklung des Sportes andere Ausmaße und Formen angenommen, wäre in anderem Tempo erfolgt. In der Urgesellschaft waren alle Betätigungsformen mit Arbeit verbunden. Erst mit der geschichtlichen Entwicklung lösten sie sich los und wurden eigenständige Betätigungen. Die Abtrennung und Loslösung materieller Tätigkeit von geistiger und die Trennung geistiger Betätigungsformen voneinander vollzog sich in den Anfängen des Altertums, in der Zeit, in der die Sklavenhaltergesellschaft entstand. Für diese gesellschaftlich-wirtschaftliche Struktur ist die geringschätzige Einstellung der herrschenden Klassen zur körperlichen und materiellen Arbeit kennzeichnend, was seinen Ausdruck in den Arbeiten der Philosophen dieser Zeit fand, in den Arbeiten Platons und Aristoteles. Möglicherweise erlaubte es gerade dieser Umstand den Menschen mit Kulturempfinden, die ungeheure Bedeutung und den Wert einer Tätigkeit wie der sportlichen wahrzunehmen. Da es für die Vertreter der herrschenden Klassen als schändlich galt, körperlich zu arbeiten (körperliche Arbeit verrichteten die Sklaven), begannen sie (sie führten dabei ständig Krieg), die dringliche Notwendigkeit körperlicher Ertüchtigung zu empfinden. Gerade deshalb wurde von den herrschenden Gesellschaftsschichten die körperliche Erziehung so sehr propagiert — die Olympischen Spiele in Griechenland wurden ein Kult körperlicher Vollkommenheit. In der Neuzeit wird durch die Bemühungen der großen sozialistischen Utopisten die Lehre von einer harmonisch entwickelten Persönlichkeit aufgrund der Vereinigung von geistiger und körperlicher Arbeit im kommunistischen System geschaffen. Diese Ideen fanden ihre wissenschaftliche Begründung in den Werken der Klassiker des Marxismus.

Überaus aktuell ist die Frage der Rolle der Wertcharakteristika der sportlichen Betätigung in der Epoche der sich vor unseren Augen vollziehenden wissenschaftlich-technischen Revolution. Bekanntlich besteht das Wesen der modernen wissenschaftlich-technischen Revolution in der Automatisierung und Mechanisierung der Arbeitsprozesse, denen die Kybernetik zugrunde liegt. In der Produktion finden Maschinen Anwendung, die nicht nur ohne Eingreifen des Menschen Arbeitszyklen nach einer vorhergehenden Programmierung durchführen, sondern die auch dieses Programm im Arbeitsprozeß zweckentsprechend ändern und korrigieren. Dadurch wird in der Produktion sehr viel körperliche Kraft gespart. Für die normale Entwicklung des menschlichen Körpers ist jedoch physische Anstrengung notwendig. Diese Krafteinsparung, bedingt durch die wissenschaftlich-technische Revolution, muß deshalb unbedingt kompensiert werden. Die Kompensation kann in der weltweiten und vielseitigen körperlich-sportlichen Betätigung bestehen.

Die moderne wissenschaftlich-technische Revolution erfordert eine vielseitige und harmonische Entwicklung der Persönlichkeit. Körperliche Ertüchtigung und Sport sind die Quellen der Gesundheit, physischer Vollkommenheit, großer Leistungsfähigkeit, moralischer und ästhetischer Erziehung. Die Entwicklung des Turnens und des Sports in breiten Bevölkerungsschichten erhöht die schöpferischen Möglichkeiten des Menschen, nimmt wesentlichen Einfluß auf die Entwicklung der Wirtschaft, Kultur und anderer Bereiche des Lebens. In der sozialistischen Gesellschaft werden laufend mehr Möglichkeiten für die Entwicklung von Turnen und Sport geschaffen; sie spielen eine immer größere Rolle im sozialen Fortschritt. Durch zahlreiche Forschungen wurde der günstige Einfluß systematischer sportlicher Betätigung auf die Gesundheit des Menschen, seine körperliche Entwicklung und geistige Arbeitsfähigkeit festgestellt. Studenten der Technischen Hochschulen, die regelmäßig Turnen und Sport betreiben, bewältigen auch leichter große wissenschaftliche Arbeitsanforderungen. In Industriebetrieben ist die Häufigkeit an Erkrankungen bei Arbeitern, die Turnen und Sport betreiben, um drei- bis viermal geringer, ihre Leistungsfähigkeit ist größer, die Menge der Ausschußware ist niedriger und Verletzungen sind seltener. Turnen und Sport erhalten die Gesund-

Die Stellung von Turnen und Sport im System der gesellschaftlichen Werte

heit und Kraft, vervielfachen die Lebensenergie, machen die Arbeit leichter und produktiver.

In vielen fortschrittlichen und von Optimismus getragenen Büchern (auch Romanen), die die Gesellschaft der Zukunft zum Thema haben, wird die Stärke des menschlichen Intellekts verherrlicht, erklingen Hymnen auf die Wissenschaft. Man stellt sich vor, daß für den Menschen der Zukunft nichts außer seinen intellektuellen Siegen eigenständige Bedeutung haben wird. Der Mensch der Zukunft wird als Mensch beschrieben, der nach Spinozas Worten weder weinen noch lachen müssen wird, sondern einzig und allein verstehen. Wenn das wirklich so sein wird, dann braucht der Mensch der Gegenwart kaum zu bedauern, daß er kein Mitglied der Zukunftsgesellschaft ist.

In Wirklichkeit aber wird der Mensch alle Seiten seines Wesens harmonisch entwickeln müssen — so auch seine körperlichen Kräfte —, indem er nach geistiger und körperlicher Vollkommenheit im Rahmen jener Möglichkeiten, die ihm die Natur verliehen hat, strebt. Die Menschheit ist nicht für die Wissenschaft geschaffen, sondern die Wissenschaft für die Menschheit. Das bedeutet, daß der Mensch alle Güter nutzen muß, die ihm die Natur gibt, die die Gesellschaft erarbeitet hat und die im Wesen seiner körperlichen Natur liegen. Der Mensch wird immer auf diese Werte ausgerichtet sein, die die Grundlage seiner Natur bilden, die ihn „lachen und weinen", und nicht nur verstehen und rechnen lassen. Und dieses objektiv notwendige Ausgerichtetsein auf das physisch Natürliche, Naturgegebene, Unmittelbare und Individuell-Intime wird immer die Grundlage und ein Stimulans für Fortschritte in Kunst und Sport, sowie für die Vervollkommnung materieller und geistiger Werte des Menschen sein.

Symposion

A. Wohl (Warschau)

1. Der moderne Sport ist eine gesellschaftliche Erscheinung, die sich im Lauf der historischen Entwicklung herausbildete. Während seiner über 150jährigen Entwicklung, die in mehreren Phasen verlief, traten in jeder Etappe neue Seiten und neue Möglichkeiten in Erscheinung. Er änderte seinen Inhalt, seinen Wirkungsbereich und seine Gestalt.

2. Es ist also festzustellen, daß die moderne Sportbewegung aufgrund von bestimmten Bedürfnissen und Bedingungen der Welt, in der wir leben, entstanden und gewachsen ist, einer Welt der Urbanisierung und Industrialisierung, und daß der Sport sich an den in dieser Welt vorgehenden Wandel anpaßt, wobei er gleichzeitig allmählich seinen eigenen Charakter verändert. Er beantwortet bestimmte gesellschaftliche Bedürfnisse und gleichzeitig unterstützt und entwickelt er diese Bedürfnisse.

3. Das bedeutet jedoch keinesfalls, daß diese Antworten eindeutig, ungezwungen, von jeglichen Bedingungen, vom Einfluß verschiedenartiger, oftmals widersprüchlicher gesellschaftlicher Kräfte frei ist. Im Gegenteil: es handelt sich dabei um Antworten, die neben unbestrittener Genugtuung und Hoffnung auch zahlreiche Enttäuschungen und Unzulänglichkeiten enthalten. Einerseits spiegeln sich in ihnen die Prozesse der Befreiung der Menschheit von Vorurteilen und Voreingenommenheiten, die sich im Lauf der Jahrhunderte gegenüber dem Körper und dem Körperlichen angesammelt haben, wobei gleichzeitig die neue Stellung des Körpers in der Rangordnung der gegenwärtig anerkannten Werte in ihm ihren Ausdruck findet; gleichzeitig aber kommen in ihm auch die mit diesem Prozeß untrennbar verbundenen Schwankungen, Einschränkungen und Diskriminierungen zum Ausdruck. Der Sport ist Träger der Unruhe und Echo der Konflikte, von denen die menschliche Welt zerrissen wird.

4. Man darf die Tatsache nicht ignorieren, daß der moderne Sport manchen authentischen menschlichen Bedürfnissen entspricht und daß er in dieser seiner Rolle einen der Abschnitte der Front bildet, an der um einen neuen Sinn und eine neue Richtung des Lebens gerungen wird, daß er aber gleichzeitig nicht nur durch diese Bedürfnisse determiniert wird, sondern vor allen Dingen durch die Wirklichkeit des Alltags, durch den Druck der herrschenden gesellschaftlichen Verhältnisse, durch die Marktgesetze, durch die Kommerzialisierung des Lebens, durch die gegenwärtig vorherrschende Moral und die bestehenden Sitten. Deswegen finden im Sport sowohl solche authentischen Werte, wie z. B. Freundschaft und Kameradschaftlichkeit, edler Wettbewerb und Streben nach Vollkommenheit ihren Platz, wie aber auch die Manipulierung dieser Werte. Der Sport vermochte sich Entartungserscheinungen und dem Druck der Interessen nicht zu entziehen; er konnte die Entfremdung der Sportinstitutionen selbst nicht verhüten und konnte nicht verhindern, daß sie die Werte, die der Sport vertritt, für ihm wesensfremde aktuelle Zwecke ausnutzten.

5. Es ist richtig, daß der Sport seiner Natur nach zu einem wichtigen Mittel wurde, mit dessen Hilfe sich der Mensch seiner eigenen Person zuwendet. Als Freizeitbeschäftigung verleiht er dem Menschen ein breites Feld, in dem er seine Persönlichkeit ausdrücken kann; er ermöglicht ihm das Erleben der Freude, die das Risiko des Spiels mit sich bringt, und erlaubt ihm, sich selbst in diesem Spiel auszudrücken, zwanglos mit dem Kollektiv zusammenzuwirken. Er zerbricht den Zwang, dem der Mensch infolge jahrhundertealter Sittensklaverei unterworfen war, und schafft die Bedingungen für ein freies Benehmen, das der zwanglosen Spielnatur des Sports entspricht. Im Sport findet der Mensch die Ausdrucksmöglichkeiten für sein Streben nach Vollkommenheit, für das Überwinden schon erreichter Positionen im Einklang mit der Losung: „weiter, höher, schneller". Er findet im Sport die Faszinierung des Kampfes, der nicht erniedrigt und entmenscht, sondern vervollkommnet

und humanisiert. Der Sport ist zu einem außerordentlich wirkungsvollen Faktor geworden, dank dem die jahrhundertealten lokalen, nationalen und rassischen Barrieren überwunden werden.

Aber es stimmt ebenfalls, daß der Sport an sich nicht imstande ist, das Leben und das Schicksal der Menschen zu verändern, die in ihm den Weg zur Identität mit ihrer eigenen Persönlichkeit suchen; daß er es nicht vermag, sie aus der Ausweglosigkeit des Sichverlierens in einer entmenschlichten Welt, der Verdinglichung des Menschen, in einer Welt, in der Geld oft nicht nur das Schicksal des einzelnen Menschen, sondern ganzer Völker bestimmt, zu befreien. Dem Teilnehmer an einer Sportbewegung kann er nur für einen kurzen Augenblick die Flucht aus der bitteren Wirklichkeit ermöglichen.

6. Es besteht also ein enger gegenseitiger Zusammenhang zwischen der Gestalt unserer Gesellschaft und der Gestalt des Sportes, wobei in dieser gegenseitigen Beziehung nicht der Sport, sondern die Gesellschaft und ihre historische Entwicklung tonangebend sind.

7. Hand in Hand mit dem gesellschaftlichen Fortschritt geht die immer deutlichere Aufdeckung des humanistischen Inhalts des Sports als eines Wertes, der mit dem Menschen und seinen Bedürfnissen verbunden ist. Um die Herauslösung dieses Inhalts aus dem Sport muß aber gerungen werden. Nur allmählich verbreitet sich das Verständnis dafür, daß der Sport ein Gut ist, das nicht mehr das Privileg von bevorzugten Gruppen und Schichten sein soll, sondern allgemein und allen zugänglich werden muß. Aber der Kampf um die Umwandlung des Sports in ein allgemeines Gut wird nicht nur innerhalb des Sportes selbst oder des einzelnen Menschen selbst geführt; er spielt sich vor allem außerhalb des Menschen ab. Um den Sport zu einem allgemeinen Gut zu machen, genügt es nicht, daß die Menschen danach streben, daß der Sport in ihrem Empfinden zu einem Erlebnis wird; man muß ihnen auch objektiv Zugang zu ihm verschaffen, damit der subjektive Wunsch sein Gegenstück darin finden kann, was die Sportbewegung jedem Menschen anzubieten hat.

8. Das Problem der Entfremdung und der Identität im Sport kann deswegen nur als Fragment des gesamten Problems der Entfremdung des Menschen in der heutigen Welt und des Strebens der Menschen nach ihrer Identität erfaßt werden, als Fragment ihrer breiteren Bestrebungen, die das Ziel haben, den Menschen zu seiner eigenen menschlichen Persönlichkeit und zu seinen eigenen menschlichen Bedürfnissen zurückzuführen.

V. E. Frankl (Wien)

Ich möchte vom Sport im weitesten Sinne sprechen, also vom Sport als einem humanen Phänomen, *diesseits* von Entartung und Mißbrauch. Der Zugang zu diesem Phänomen ist allerdings verstellt, solange unsere Analyse dem veralteten anthropologischen Modell verhaftet bleibt, dem zufolge der Mensch ein Wesen ist, das Bedürfnisse hat und darauf aus ist, diese Bedürfnisse zu befriedigen, und zwar letzten Endes nur zu dem Zwecke, Spannungen zu vermeiden, also das innere Gleichgewicht aufrechtzuerhalten bzw. wiederherzustellen. Mit anderen Worten, diese veraltete Motivationstheorie klebt noch immer an dem Konzept der sogenannten Homöostase, das der Biologie entlehnt wurde, in der Biologie selbst aber nicht mehr gilt. Längst hat L. von Bertalanffy nachweisen können, daß sich so wichtige biologische Phänomene wie Wachstum und Fortpflanzung keineswegs homöostatisch erklären lassen. K. Goldstein, der bedeutende Hirnpathologe, konnte sogar zeigen, daß erst das *geschädigte* Gehirn so sehr darauf aus ist, um jeden Preis Spannungen zu vermeiden. Ich selbst bin der Ansicht, daß es primär dem Menschen überhaupt nicht um irgendeinen Zustand innerhalb seiner selbst zu tun ist, sei es Homöostase oder was immer; vielmehr ist es dem Menschen — zumindest dem nicht neurotischen — um die Sachen und die Partner draußen in der Welt zu tun, und zwar nicht etwa als mehr oder weniger taugliches Mittel zum Zweck der Bedürfnisbefriedigung, sondern eben um ihrer selbst willen. Mit anderen Worten, menschliche Existenz ist zutiefst gekennzeichnet durch ihre Selbsttranszendenz; und auch Selbst*verwirklichung* ist nur erreichbar auf dem Wege über Selbsttranszendenz.

Um aber auf die überholte Hypothese zurückzukommen, nach der alle menschliche Motivation vom Homöostaseprinzip her bestimmt ist, möchte ich ihr die folgenden vier Thesen entgegensetzen: 1. Nicht nur, daß der Mensch in Wirklichkeit gar nicht darauf aus ist, um jeden Preis Spannungen zu vermeiden: der Mensch *braucht* vielmehr Spannung! 2. Der Mensch sucht auch Spannung. 3. Gegenwärtig findet er aber zuwenig Spannung. 4. Darum schafft er sich Spannung.

1. Es versteht sich von selbst, daß der Mensch nicht einer übergroßen Spannung ausgesetzt und ausgeliefert werden darf; wessen er bedarf, ist vielmehr eine gewisse, eine gesunde, eine dosierte Spannung. Jedenfalls ist nicht nur eine zu große Belastung und Beanspruchung pathogen, das heißt krankheitserzeugend; sondern ebenso kann auch ein Mangel an Beanspruchung, kann die Entlastung pathogen werden. W. Schulte sprach in diesem Zusammenhang einmal von der Entlastung als einem „Wetterwinkel" vegetativer Erkrankungen. Heute gibt sogar Solye — der bekanntlich den Streßbegriff geprägt hat — zu: „stress is the salt of life". Ich meine aber, wessen der Mensch bedarf, ist eine *spezifische* Spannung, wie sie sich nämlich in einem polaren Spannungsfeld etabliert zwischen ihm, dem Menschen, und einem Sinn, der gleichsam darauf wartet, von ihm — und ausschließlich von ihm — erfüllt zu werden. Erlebt sich der Mensch *nicht* von einer ihn persönlich ansprechenden Aufgabe her als angefordert und solcherart in adäquater Spannung gehalten, dann entwickelt sich nicht selten eine bestimmte, die sogenannte noogene Neurose. 2. Der Mensch sucht auch Spannung, sagte ich; im besonderen aber ist er eben auf der Suche nach sinnvollen Aufgaben, die ihn in gesunde Spannung zu setzen vermöchten. Es gibt so etwas wie einen „Willen zum Sinn". Dieses Konzept eines Willens zum Sinn ist längst auch schon empirisch validiert worden. Ich muß mich hier darauf beschränken, das Ergebnis einer Statistik zu zitieren, die von der höchsten psychiatrischen Instanz der USA, dem National Institute of Mental Health, veröffentlicht wurde und aus der hervorgeht, daß von 8000 Studenten an 50 amerikanischen Universitäten 16% ihre Lebensaufgabe darin sahen, „to make a lot of money", während der höchste Prozentsatz, nämlich 78%, angaben, daß sie sich letztlich um eines bemühten: "to find a meaning and purpose in their lives" — in ihrem Leben einen Sinn zu finden. 3. Heute aber ist es so, daß der Mensch vielfach seinem Leben eben keinen Sinn mehr abzugewinnen vermag. Er ist nicht nur — wie zu den Zeiten von Sigmund Freud — sexuell frustriert, sondern in erster Linie existentiell frustriert; und er leidet weniger — wie zur Zeit von Alfred Adler — an Minderwertigkeitsgefühlen, als vielmehr an einem Sinnlosigkeitsgefühl, einem Leeregefühl — an dem, was ich als das „existentielle Vakuum" bezeichnen möchte. Dies manifestiert sich hauptsächlich in Langeweile; und wenn im vorigen Jahrhundert Schopenhauer einmal gemeint hat, der Menschheit sei es anscheinend bestimmt, ewiglich zwischen den Extremen von Not und Langeweile hin und her zu pendeln, dann sind wir jetzt so weit, daß das Pendel nach dem ersten Extrem ausschlägt: in der "affluent society" haben weite Bevölkerungsschichten zwar Geldmittel, aber keinen Lebenszweck; sie haben genug, *wovon* sie leben können, aber ihr Leben hat kein Wozu, eben keinen Sinn. Unsere Gesellschaft ist auch eine Freizeitgesellschaft, und immer weitere Kreise haben immer mehr Zeit — aber nichts, wofür sie die Zeit sinnvoll aufwenden könnten. So kommt es denn, daß dem Menschen von heute im Verhältnis zu früheren Zeiten viel Not und Spannung erspart geblieben ist — so daß er es schließlich verlernt hat, beides zu ertragen: seine Frustrationstoleranz ist herabgesetzt, er hat verlernt zu verzichten. In eben dieser Situation aber erweist sich, wie recht Hölderlin hatte, wenn er sagte: Wo die Gefahr, dort wächst auch das Rettende. In der affluent society kommt zuwenig Spannung auf; aber nunmehr — und damit halten wir bei meiner vierten These — geht der Mensch daran, die Spannung, die ihm diese Gesellschaft schuldig geblieben ist, künstlich zu erzeugen: er *verschafft* sich die Spannung, die er braucht! Und er tut es, indem er von sich selbst etwas verlangt: er fordert von sich eine Leistung — und zwar nicht zuletzt das „Leisten" von Verzicht. Und es kommt dazu, daß er inmitten des Wohlstands beginnt, sich freiwillig etwas zu versagen — künstlich und absichtlich erzeugt er Situationen des Notstands! Und mitten in der Überflußgesellschaft beginnt er, sozusagen „Inseln der Askese" aufzuschütten — und ebendarin sehe ich nun die Funktion des Sports: Sport ist die moderne, die säkulare Askese. Aber der Mensch erzeugt nicht nur künstliche Not, sondern auch künstliche Notwendigkeiten: in einer Zeit, in der er kaum mehr gehen muß — er fährt doch mit dem Wagen — und kaum noch Stiegen steigt — er nimmt den Lift —, setzt er sich in den Kopf, auf Berge zu steigen; für ihn, „den nackten Affen", wie ihn ein Bestsellertitel nennt, besteht nicht mehr die Notwendigkeit, auf Bäume zu klettern; da setzt er sich in den Kopf, auf Felswände zu klettern — und es mag mir verstattet sein, den Klettersport in die Debatte zu ziehen, obgleich man zwar auf den Olymp klettern kann, aber nicht auf der Olympiade. Nun muß ich aber meine Deutung des Klettersports als einer künstlich geschaffenen Notwendigkeit gleich wieder einschränken: sie gilt nämlich nur bis zum dritten Schwierigkeitsgrad — darüber hinaus hat wohl noch kein Affe

jemals kletterische Leistungen vollbracht. Und ich bin überzeugt, die berühmten Affen, die auf den Felsen von Gibraltar herumklettern, wären nicht imstande, den Zuckerhut von Rio de Janeiro zu meistern, wie es in der Vorwoche einigen Tirolern und Bayern gelang. Aber erinnern wir uns an die Definition des sechsten Schwierigkeitsgrades, die da lautet: „hart an der Grenze des Menschenmöglichen". Das ist es nämlich: dem sogenannten extremen Kletterer ist es nicht nur darum zu tun, Notwendigkeiten zu erzeugen, sondern es geht ihm auch darum, Möglichkeiten zu erkunden — er möchte herausfinden, wo eben die „Grenze" des Menschenmöglichen liegt. Und siehe da: so wie den Horizont schiebt er auch sie mit jedem Schritt, den er auf sie zugeht, vor sich hin und immer weiter hinaus!

W. Schulte (Tübingen)*

Während Olympischer Spiele pflegt die Aufmerksamkeit auf den Kreis der für die Wettkämpfe Ausgelesenen, auf die Sieger oder gar Medaillenträger gerichtet zu sein. Sie haben ihre eigenen psychologischen Probleme. Sieg und Auszeichnung an so herausgehobener Stelle zu erfahren, ohne der Hybris, in welcher Variante auch immer, zu verfallen, ist keine Selbstverständlichkeit.

Demgegenüber soll in meinen Thesen der Blick nicht auf die eingestellt werden, welche im Rampenlicht stehen, sondern auf die, welche trotz jahrelanger unerhörter Anstrengungen, trotz anfangs berechtigter Aussichten dann doch ausscheiden mußten, deren hochgespannte Erwartungen dann aber nicht erfüllt werden konnten, kurz die, welche Enttäuschungen oder Niederlagen davontragen und dazu erleben mußten, wie andere ausgezeichnet wurden. Recht besehen ist der Kreis der so Betroffenen wesentlich größer als der der Herausgehobenen. Nur pflegt man sich um diesen Kreis weniger zu kümmern, bzw. ihn unzureichend abzuspeisen. Allerdings kann in nüchterner Einschätzung, in Nichtbeachtung oder Vernachlässigung, in der Unterbindung jeglicher Resonanzmöglichkeit auch eine Art Schutz vor unnötiger selbstquälerischer oder anklägerischer Aufbauschung enthalten sein. Auch gibt es Verlierer genug, die kritisch einschätzen, daß die, die gesiegt haben, überlegen waren und die um so leichter das Erlebnis von Enttäuschung und Niederlage nach geraumer Zeit adäquat bewältigen. Schwieriger wird es, wenn diese Überlegenheit nicht ohne weiteres einleuchtet und sich die Betroffenen als zu Unrecht eingestuft fühlen müssen.

Jedenfalls gibt es bei einigen nach Enttäuschung und Niederlage Krisen und Fehlentwicklungen, die u. U. sogar eine ärztliche oder psychotherapeutische Intervention erforderlich machen, sofern ihr nicht ausgewichen und von solcher nichts erwartet wird. Offensichtlich sind es Menschen mit niedriger Frustrationstoleranz, deren Ursachen in der Persönlichkeitsstruktur oder ungünstigen Kindheitserfahrungen zu suchen sind. Auch mögen unter ihnen einige wenige sein, die sich, ohne daß es ihnen bewußt war, in die Kampfbahn begeben haben, um neurotische Grundstörungen durch Hochleistungen zu kompensieren.

Ungünstig wirken sich die zeitlichen Verhältnisse aus, nämlich die Plötzlichkeit des Einbruchs der enttäuschenden Erfahrung, nachdem monate- oder jahrelang eine kaum noch erträgliche Anspannung vorausgegangen war. Die psychiatrische Erfahrung lehrt, daß schockartig erlebte extreme Belastungen im allgemeinen nicht so pathogen sind, wie man annehmen möchte. Dagegen kann der akute Wegfall einer protrahierten zielgerichteten Anspannung mit der plötzlichen Entlastung um so ernstere Folgen haben.

Mit welchen Reaktionen ist nun angesichts von derartigen Erlebnissen der Enttäuschung und Niederlage zu rechnen?

Als erstes mit Empörung und Verbitterung, kurz mit der Projektion eigenen Versagens nach außen. Die Niederlage wird nicht auf das eigene Konto gesetzt, sondern auf einmalige widrige Umstände, auf Fehlbeurteilungen von seiten der Schiedsrichter oder Fehlverhalten von seiten der Rivalen zurückgeführt. An Zustimmung aus den Reihen von Sympathisanten, von gleichgesinnten Interessenvertretern oder überhaupt von kampfeslustigen Naturen wird es nicht fehlen. Wer nach außen projiziert, bekommt im allgemeinen keine Neurose; wohl aber kann sich eine Atmosphäre anbahnen, die von Ressentiments, Querulanz und übertriebener Selbstbemitleidung geprägt wird. Märtyrerrollen werden oft monate- und jahrelang beibehalten und dienen dazu, das unverwundene Defizit bei sich und anderen immer wieder

---

* Walter Schulte ist am 19. 8. 1972 gestorben.

wettzumachen. Den Vorwurf, daß ihnen vermeintliches Unrecht widerfahren ist, brauchen sie förmlich, um vor sich und anderen einigermaßen renommiert leben zu können. Solche Verlierer verfehlen den Grundsatz, den seinerzeit Coubertin herausgestellt hatte: „Schön ist der Sieg, aber besser ist es, anständig gekämpft zu haben".

Der zweite Weg führt in Depression und Resignation. Hier wird umgekehrt der Zeiger der Schuld an dem Versagen auf die eigene Person gerichtet. Der Verlierer fühlt sich in seinem Selbstwertgefühl getroffen. Vielleicht hatte er, wenn es überhaupt unterentwickelt war, gehofft, im Leistungssport seine Ich-Stärke unter Beweis stellen zu können. Nun ist auch diese Chance vertan. Er traut sich immer weniger zu, er rückt ins zweite Glied oder scheidet aus. Er zweifelt an sich und stellt den Sinn nicht nur seiner Anstrengungen, sondern seines Lebens überhaupt in Frage. Er ist im besonderen auf Ich-Stützung von seiten seiner Freunde, seiner Gruppe, u. U. auch von seiten eines Psychotherapeuten angewiesen.

Die Vertreter der dritten Gruppe von Verlierern sind nicht robust und kritiklos genug, um das eigene Versagen nach außen verlagern oder kurzerhand abtun zu können. Sie sind sensitiver, störbarer und selbstkritischer; auf der anderen Seite aber auch zu zäh, ehrgeizig und sthenisch, um sich ohne weiteres mit Bescheidung und Rückzug begnügen zu können. Die stehen in einem Konflikt, der sie nicht zur Ruhe kommen läßt und der je nach Struktur und früherer Lebensentwicklung der Anlaß für protrahierte neurotische Fehlentwicklungen, für psychosomatische oder psychoneurotische Störungen abgeben kann. Hier liegt eine eindeutige Indikation für eine psychotherapeutische Einflußnahme vor, in deren Verlauf noch manche uneingestandenen, nicht wahrgehabten Triebfedern evident werden dürften.

Falsch wäre es nun, wenn durch diese Ausführungen der Eindruck entstanden wäre, mit diesen drei Formen der Fehlreaktionen: der Projektion nach außen, der Depression und der neurotischen Reaktion wären die Möglichkeiten einer Antwort auf Enttäuschung und Niederlage erschöpft. Den meisten Athleten gelingt die richtige Einschätzung der Situation und des eigenen Leistungsstandes, so daß sie nüchtern Folgerungen ziehen können, d. h. sich nach neuem Training besser konditioniert noch einmal stellen, oder aber sich mit bescheidenerer Rolle begnügen oder ganz zurückziehen. Es handelt sich ja um junge Menschen, denen kompensatorische Kräfte zur Verfügung stehen und die vor allem in ihrer Gruppe selbst eine wesentliche Stütze erfahren — die Gruppenerfahrung kann nicht hoch genug veranschlagt werden. Fehlentwicklungen sind die Ausnahme. Daß aber gelegentlich bei denen, die nicht im Rampenlicht stehen, Enttäuschung und Niederlage nach extremer Leistungs- und Erwartungsanspannung zu ernsthaften Krisen führen können, über die man nicht mit Selbstverständlichkeit hinweggehen sollte, sondern um die man sich kümmern sollte, u. U. sogar von seiten des Arztes und Psychotherapeuten, ist der Sinn dieser Bemerkungen. Von jeher wird zu den anerkanntesten menschlichen Leistungen gerechnet, recht zu verlieren.

B. Cratty (Los Angeles)

Meines Erachtens gliedern sich die Probleme der Entfremdung im Sport in drei Hauptbereiche:

1. Die Entfremdung des Sportlers von seiner Gesamtgesellschaft oder seine Identifizierung mit ihr durch die Art und Weise, wie er in seiner Gesamtgesellschaft tätig ist.

2. Das Ausmaß, in dem sich der Sportler mit der Mikro-Gesellschaft, an der er teilhat, identifiziert oder von ihr entfremdet fühlt: den Sportführern, den Trainern und den Wissenschaftlern, ob sie ihn unterstützen oder nicht.

3. Der dritte Bereich betrifft den Grad der Entfremdung oder Identifizierung, den der Sportler seinem eigenen Ich, seinem Seele-Körper-Komplex, seinem Geist und seinem ästhetischen Ich gegenüber empfindet.

Im Umgang mit der Gesellschaft, scheint mir, hängt das Ausmaß der Entfremdung oder Identifizierung, das der Sportler empfindet, von der Beschaffenheit und Natur der Antworten ab, die er auf verschiedene Fragen erhält:

Er fragt sich, ob sein Land ihn ausnutzt oder unterstützt. Er mag sich fragen, ob sein Land ihn ernährt oder ausbeutet. Er fragt sich vielleicht, ob sein Land sich mit seinen nach bestem Vermögen erbrachten Leistungen zufrieden gibt oder unglücklich ist, wenn es nicht zum Sieg reicht.

Paul Weiss hat darauf hingewiesen, daß es in jeder Gesellschaft um Spitzenleistungen gehe, daß die Jugend in körperlicher Hinsicht Hervorragendes zu leisten vermöge und daß es ein Verbrechen sei, die körperlichen Fähigkeiten junger Menschen auszunutzen, ohne ihnen auch noch andere Fertigkeiten zu vermitteln, mit denen sie später im Leben auf anderen Gebieten Hervorragendes leisten können. Und es scheint mir, daß die Entfremdung, Ausbeutung oder Nicht-Ausbeutung von Sportlern durch die Gesellschaft, in der sie sich befinden, nicht auf die aufsteigenden oder die sogenannten großen Nationen oder auf mittelgroße Völker beschränkt ist, sondern in wechselnder Form bei allen Nationen beobachtet werden kann.

Es scheint mir ferner, daß der Sportler, der sich entfremdet fühlt, manchmal nicht durch den Sport, sondern vielmehr durch schlechte Behandlung seitens der Trainer entfremdet worden ist.

Der Sportler von heute ist ein sehr überfeinertes Lebewesen. Er ist ein sehr intelligentes Lebewesen. Wenn er nicht diesen seinen Wesenszügen entsprechend behandelt wird, reagiert er negativ. Man sollte ihm helfen, die Gruppenspannungen zu verstehen, denen er sich, wenn er sich unter seinen Mannschaftskameraden befindet, ausgesetzt sieht.

Untersuchungen in unserem Lande sowie in Deutschland durch H. Lenk und andere durchgeführte Studien haben gezeigt, wie hoch der Grad der Ängste, Spannungen und Aggressionen unter den Mitgliedern leistungsstarker Sportmannschaften ist; ja, es hat sogar den Anschein, als seien diese gewissermaßen als optimale Voraussetzungen für die Erzielung hervorragender sportlicher Leistungen erforderlich.

Meines Erachtens macht sich der Sportler darüber Gedanken, ob der Trainer ihn betreut oder beherrscht. Es ist wichtig, in wieweit der Sportler intellektuell in seiner gegebenen sportlichen Situation mitwirken kann und inwieweit ihm dies gestattet wird.

Und weiter: wird ihm innerhalb der Mikro-Gesellschaft des Sports von seinen Verbänden Sicherheit gewährt, oder ist er ausgeschlossen? Wir haben es oft mit klinischen Fällen von Sportlern zu tun gehabt, die sich ausgeschlossen fühlten, sich aus irgendwelchen Gründen selbst gegen die gutgemeinte Unterstützung ihrer Mannschaftskameraden und Trainer abkapselten und sich dann, wenn die Anstrengungen des Wettkampfs und sogar der Lärm der Massen an ihren Nerven zerrten, ernsthafte Störungen erlitten.

Und schließlich glaube ich, daß es uns darum geht, ob der Sportler sich seinem Ich entfremdet fühlt oder ob er sich mit seinem Selbst, seinem körperlichen und seinem psychosozialen Ich identifiziert. Weiß er, weshalb er kämpft?

Nachdem wir die Motive von Sportlern, selbst von Berufssportlern in kapitalistischen Ländern, untersucht haben, wissen wir ziemlich sicher, daß Sportler nicht deshalb kämpfen, weil sie — wie Ratten bei psychologischen Experimenten — auf handgreifliche Belohnungen durch spontane Reflexe reagieren. Auch geht es ihnen nicht wesentlich um den Beifall der Gesellschaft, den sie erhalten. Wenn man sie fragt, warum sie sich so anstrengen und sich innerhalb einer Berufssportsaison 80mal im Jahr aufstellen lassen, erhält man immer häufiger die Antwort, daß sie es wegen der Beherrschung ihrer selbst und des Sports tun, wegen einer Leistung, die um der Leistung willen erbracht wird, und zu ihrer eigenen Selbstverwirklichung.

Mir scheint, daß der Sportler sich selbst in verschiedener Weise entfremdet sein kann: durch den Gebrauch von Medikamenten und durch die Überanstrengung seines Körpers, die zu Verletzungen und anderen physiologischen Reaktionen führt.

Meiner Ansicht nach haben wir als wissenschaftliche Führer der leitenden Männer des Sports, wegen unseres potentiellen Einflusses auf die Mentoren der Sportler, die Verpflichtung, den Sportler dahin zu bringen, daß er mit seiner gesellschaftlichen Umgebung in Übereinstimmung lebt. Wir hoffen, einen Sportler zu schaffen, der mit seinen Teamkameraden und dem Verband, der ihn trainiert, in gutem Einvernehmen steht; vor allen Dingen aber wollen wir Sportler heranbilden, die mit ihrem physischen und psycho-sozialen Ich in Einklang sind. Sport braucht nicht der Ausgleich für empfundene Unzulänglichkeiten und Unstimmigkeiten zu sein, als der er oft unter Psychologen behandelt wird. Ebensowenig sollte er die Arena darstellen, in der der untaugliche oder ungeschickte Beobachter von den Heldentaten des Befähigten zehrt. Ich meine vielmehr, daß der Sport seinen Platz in einer Umgebung erhalten sollte, deren Fluidum geistig und körperlich gesund ist und in der alle Zuschauer und Teilnehmer ihren vollen Beitrag zur Erreichung wahrhaft erhebender Ergebnisse leisten können.

Diskussion

Wohl nahm in einem zweiten zusätzlichen Teil seines Symposionsbeitrags zu dem Vortrag Lenks Stellung. Lenk stütze sich bei seiner Interpretation des Entfremdungs-Begriffs auf die Arbeiten von Schacht und Kaufmann, die den Marxschen Begriff wegen seiner Mehrdeutigkeit kritisieren. Während aber in der idealistischen Konzeption Hegels die Entfremdung als Kraft des Fortschritts auftritt und daher eine eindeutige Funktion innehat, sei Marx, ausgehend vom Standpunkt des Materialismus, gezwungen, das Phänomen der Entfremdung in der Entwicklung der menschlichen Gesellschaft von vielen verschiedenen Gesichtspunkten zu betrachten; vom Standpunkt der dialektischen Logik ist dies eindeutig und verständlich. Dagegen finden Lenks Einwände gegen die Sport- und Leistungskritik der Neuen Linken seine Zustimmung: Die Komplexität der Beziehungen zwischen den ökonomischen Verhältnissen und dem Sport erlaubt es nicht, die Sportbewegung eindeutig einzuschätzen, wie es bei der Neuen Linken geschieht; die negativen Erscheinungen im Sport sind gesellschaftlich bedingt; sie können deshalb nur beeinflußt werden durch eine reale Änderung der gesellschaftlichen Struktur.

Lenk bezeichnete in seiner Stellungnahme die Kritik Wohls als ein Mißverständnis: Zum einen favorisiere er nicht Hegels Konzept der Entfremdung gegenüber dem Marxschen; zum anderen vertrete er „durchaus die Ansicht, daß die Marxsche Theorie der Entfremdung sehr viele Aspekte hat und notwendig sehr viele Aspekte berücksichtigen muß. Aber gerade deswegen wäre eine terminologische Klarheit besser gewesen". Die Marxsche Theorie kritisiere er nicht, sondern er prüfe nach, „wieweit Marx' Feststellungen über Entfremdung in den fünf verschiedenen Punkten sich übertragen lassen auf den Leistungssport".

Gorskij betonte in einer abschließenden Bemerkung zu Lenks Vortrag die Notwendigkeit, bei der Anwendung von Marx' Lehre der Entfremdung das *Gesamt*system der sozialen Beziehungen zu berücksichtigen; aus diesem Grund ist es nicht möglich, die Frage der Entfremdung allein in bezug auf den Sport zu stellen. Die Marxsche Theorie ist zwar inzwischen historisch geworden, aber Marx erkannte bereits die Komplexität des Problems. Seine hauptsächliche Schlußfolgerung besteht in der Feststellung der Entfremdung der Gesellschaft (im 3. Band des „Kapitals"). Diese Art der Entfremdung falle weg, wenn die kommunistische Gesellschaft erreicht sei. Die Lenksche Darstellung des Problems der Manipulation ist sicherlich interessant, aber es müsse mit größerer Genauigkeit vorgegangen werden, insbesondere müsse das Konzept dessen, was der Sportler ausdrückt, präzisiert werden: Das Ausgedrückte stimmt mit den Normen der Gesellschaft überein oder weicht von ihnen ab. „Nicht immer wird etwas Gutes ausgedrückt, das ist es, was ich sagen wollte."

Im Mittelpunkt der Diskussion des Arbeitskreises stand nochmals die von Lenk vorgetragene Sicht der Entfremdungs- und Identitätsproblematik. Die Kritik an Lenks Auffassung, die Marxsche Entfremdungstheorie sei ungeeignet, *unverändert* auf Phänomene des Sports übertragen zu werden, und sportliche Leistung sei überwiegend weder als Entfremdung noch als Manipulation auszulegen, zielte vornehmlich auf drei Aspekte:

Die erste Position stellte die Brauchbarkeit der Marxschen Entfremdungstheorie zur Deutung des Sports überhaupt in Frage. Eine Analyse des Sports habe weniger der Rezeption großer philosophischer Systeme zu dienen, sondern dazu bedürfe es vielmehr einer „reflektierten wissenschaftlichen Methodik". Einige der Diskussionsredner lehnten sogar die Behandlung der Entfremdungsproblematik ab, da Entfremdungserscheinungen im Sport auszuschließen seien. Vielmehr sei der Sport als „organisches Verlangen des Menschen nach dem naturbedingten, gesunden Lebensrhythmus" zu interpretieren.

Andere Diskussionsbeiträge (Buggel, Erbach, Schafrik, DDR) markierten den zweiten Aspekt der Kritik. Danach ist Entfremdung als Ausdruck der Analyse des Kapitalismus anzusehen; die ökonomischen Bedingungen und Produktionsverhältnisse der kapitalischen Gesellschaft führen zwangsläufig zur Entfremdung der Athleten von ihrer Leistung. Im Sozialismus dagegen sei durch die Aufhebung der Trennung von Eigentum an Produktionsmitteln und Produzenten Entfremdung von vornherein ausgeschlossen und Identifikation eigentlich erst möglich. In diesem Sinne ist es nach Gorskij das Ziel der KPDSU, die durch die technische Revolution frei werdende Zeit, d. h. auch angesichts des Verlusts an schöpferischer Arbeit, für die allseitige und harmonische Entwicklung der Persönlichkeit nutzbar zu machen.

Der dritte Aspekt der Kritik an Lenks Thesen wurde von seiten der sog. Linken Sportkritik, d. h. von Anhängern neomarxistischer Gruppen (vor allem BRD), vorgebracht. Lenk wurde vorgeworfen, trotz unübersehbarer Entfremdungserscheinungen im Sport (Entfremdung von sich selbst, von anderen, von seinem Produkt) eine Apologie des Spitzensports geliefert zu haben. Zur Vermeidung von Entfremdungssituationen im Sport wurde empfohlen, Anstrengungen und finanzielle Mittel anstelle für den Spitzensport für sozialpädagogische Arbeit einzusetzen. Bemängelt wurde auch der „unpolitische" Wissenschaftsansatz Lenks, der nicht reflektiere, „welche Funktion ein solcher methodologischer Ansatz in einer kapitalistischen Gesellschaft hat".

Neben den Ausführungen Lenks fand besonders die von Frankl vorgenommene Interpretation der Entfremdungsproblematik Beachtung. Frankl geht davon aus, daß der Mensch auch der Entfremdung bedarf, nämlich insofern, „als es zum Wesen von Menschsein gehört, sich von sich selbst distanzieren zu können; ebenso gehört aber auch der Abstand zwischen der Realität und dem Ideal zum Menschsein dazu, und statistisch-empirische Forschung auf diesem Gebiet hat ergeben, daß hinsichtlich der Spannung zwischen Ich und Ich-Ideal sowohl ein Zuviel als auch ein Zuwenig die Entstehung von Neurosen zu begünstigen vermag".

Kurzreferate

Der Sport an seiner anthropologischen Grenze. J. M. Cagigal (Madrid)

Der Mensch ist dabei, sich über den Verlust des ökologischen Gleichgewichts, dessen Ursache in den ständigen Veränderungen seiner Umwelt liegt, bewußt zu werden. Doch eine andere, weit wichtigere Entwicklung belastet ihn, nämlich die seiner persönlichen Integrität. Die Erfindung der Maschine hat die Beziehung des Menschen zu seinem eigenen Bewegungsapparat verändert. Diese Veränderung hatte eine Störung des inneren Gleichgewichts zur Folge, die bis heute noch nicht behoben ist.

Zu solchen psychophysischen Belastungen kommt die Vermehrung der beruflichen und außerberuflichen Zwänge. Die zunehmende *Versachlichung* in Beruf und Privatleben nimmt dem Menschen wichtige Quellen seines Interesses und seiner Freude; sie untergräbt seine schöpferische Verbundenheit zu Pflichten und Aufgaben. Deshalb sind alle pädagogischen Versuche zur Erforschung der Ursachen solcher Belastungen und Zwänge sowie zur Wiederherstellung des Gleichgewichts zu fördern.

Dem Sport kommt nun angesichts dieser sozio-anthropologischen Situation die Rolle zu, den vernachlässigten Bewegungsapparat wieder zu beanspruchen. Dies ist der Beginn eines Prozesses, an dessen Ende die Wiederherstellung des psychophysischen Gleichgewichtes und die Wiedergewinnung der persönlichen *Autonomie*, die als Folge der Mechanisierung, der Anonymität und der Vermassung verloren gegangen waren, steht.

Konstanten des Humanen im Vollzug des Sports. J. Lotz (München)

Mit den Konstanten des Humanen sind jene bleibenden Grundhaltungen edler Menschlichkeit gemeint, die sich in den olympischen Tugenden auswirken wie z. B. Tapferkeit, Wagemut, Maßhalten, Anspannung aller Kräfte, Selbstzucht, Enthaltsamkeit, gesunder Ehrgeiz. Daraus erwächst eine Brüderlichkeit unter den Olympiakämpfern, bestimmt von Ehrlichkeit und Vertrauen. Im Bild der reifen Persönlichkeit fallen solche Eigenschaften zusammen. Die Wettkämpfe setzen eine gewisse Reife des Menschentums voraus und tragen, sinngemäß vollzogen, zu derselben Reife bei. Der olympische Kampf stellt gleichsam eine Einübung für den Kampf des Lebens dar. Eine Bestätigung dafür bieten die Erfahrungen Japans, nach denen es in erster Linie auf die menschliche Reife, nicht auf die Leistung ankommt. Übungen wie das Bogenschießen oder das Schwertfechten sind ein Läuterungsweg, auf dem der Mensch sein Oberflächen-Ich zurückläßt und in sein wahres Selbst eingeht; schließlich wird er eins mit dem Urgrund, der durch ihn hindurchwirkt und ihm das große Gelingen ohne Verzerren oder Verarmen, sondern gerade als Vollenden seines Menschentums gewährt.

Ideologische Probleme der Identifikation des Menschen im Sport*

L. Kleine/J. Schafrik (Berlin)

Da Sport eine *gesellschaftliche* Erscheinung ist, unterliegt die Möglichkeit oder Unmöglichkeit einer Identifikation des Menschen im Sport dem Umstand, daß das sporttreibende Individuum ein „Ensemble der gesellschaftlichen Verhältnisse" (Marx) ist. Hiermit erweist sich die subjektive Identifikation des Sportlers mit seiner Leistung lediglich als ein Moment einer wesentlicheren: der Identifikation *der Gesellschaft* mit der sportlichen Leistung. Die Normen solcher Beurteilungen machen die spezifische Stellung einer Gesellschaftsformation zum Sport kenntlich, aber auch zum Sportler selbst. Dahinter stehen real die grundverschiedenen Auffassungen vom Wesen des Menschen, wie sie Sozialismus und Spätkapitalismus hervorbringen. Während im Sozialismus der Sport ein untrennbarer Bestandteil der Allseitigkeit der Persönlichkeit ist, Ausdruck und Ergebnis der physischen und psychischen Leistungsfähigkeit des sozialistischen Menschen, nimmt der Sport unter den Bedingungen des späten Kapitalismus jene Gegenständlichkeit an, wie sie für die generelle Versachlichung aller menschlichen Lebensbereiche typisch ist. Daher kann die Identifikation des Sporttreibenden mit dem Resultat seiner Leistungen unter diesen Bedingungen sehr leicht jenen Surrogatcharakter annehmen, der es für die Zerrissenheit der Persönlichkeit unter den Bedingungen des Kapitalismus entschädigt.

S. Christiansson (Uppsala) stellte einige Überlegungen zum Sport auf der Grundlage von Aussagen Nietzsches, Jesu und des Apostels Paulus vor.

---

* Vollständige Fassung in: Theorie und Praxis der Körperkultur **21**, 1077—1080 (1972).

Emanzipation und Repression durch den Sport
Einführung. P. Rieger (Tutzing)

Dieses Thema wurde gewählt, weil Sport ein Element im gesellschaftlichen Prozeß darstellt, das gleicherweise den gesellschaftlichen Prozeß fördern, aber auch hemmen kann, und weil Sport wie jede gesellschaftliche Erscheinung sich auf Wertkriterien hin prüfen lassen muß, die eine Gesellschaft verfolgt. Es gibt keinen Freiraum, der der gesellschaftlichen Nachfrage und Kritik entzogen sein darf. Weiterhin wurde davon ausgegangen, daß die Begriffe „*Emanzipation*" und „*Repression*", wenn auch vielfältig gesetzt und schillernd, Begriffe sind, unter denen eine Wertdiskussion geführt werden kann, auch wenn verschiedene gesellschaftliche Systeme aufeinander treffen.

D. Henke (Tübingen)

Emanzipation und Repression durch den Sport

Es kann nicht Sinn dieses Beitrags sein, jeder möglichen Kritik am Sport Raum zu geben. Bei diesem Thema geht es ausschließlich um die Kritik am Sport, wie sie sich aus einer bestimmten Gesellschaftstheorie ableitet, eben aus jener Theorie, für die die Begriffe Repression und Emanzipation fundamental sind. Von ihrem Selbstverständnis her ist diese Theorie zwar die Kritik aller Kritik, also scheinbar doch der Ort, um jegliche nur denkbare und gedachte Kritik zur Sprache zu bringen. Nur meint der totale Anspruch sachlich etwas anderes als die Summe kritischer Themen.

Formal gibt das Thema vor, als sei nur die Anwendung von etwas Bekanntem auf ein Neues zu vollziehen, eben von jenem scheinbar abgeklärten Bezugsrahmen „Emanzipation und Repression" auf den Sport. In Wahrheit ist jenes übergeordnete Bezugsfeld nicht weniger strittig und eindeutig als der Sport, bedarf also gerade der hauptsächlichen Anstrengung, um identifiziert zu werden, wenn von seiner umfassenden Orientierungskraft der Sport als Problem profitieren soll. Vorschnell sichere Anwendungsergebnisse täuschen Voraussetzungen vor, die nicht vorhanden sind, und vertuschen Überzeugung und Demagogie. Zudem hat man bei der Formulierung des Themas die Begriffe nach einer sich dafür offensichtlich anbietenden Wertigkeit geordnet. Man hat das Positive vor das Negative gesetzt. Den Wertbegriff *Emanzipation* mit seiner wechselvollen Geschichte im Bewußtsein kultursetzender Menschheit stellte man vor jenen relativ jungen Begriff *Repression*, der eher die Stimme von erwachsender Subkultur gegen herrschende Kultur war und mit seinem Auftreten den Blick für die Abgründe des Errungenen zu schärfen suchte. In der Theorie, die hier zur Diskussion steht, hat aber die begriffliche Bezugnahme auf „Repression" eindeutig die Führungsfunktion. „Repression" markiert im Anspruch die analytische geschichtliche Bestandsaufnahme, bezeichnet das Vorgegebene. Und erst aufgrund dieser Realitätserfassung ist „Emanzipation" die „permanente Herausforderung", erhält erst von hier ihren deutlich ausmachbaren Sinn. Der umgekehrte Weg, der Emanzipation vor Repression definiert, verschweigt den notwendig vorangegangenen Versuch der Bestandsaufnahme oder macht den Vorgang begrifflicher Abgrenzung zu einem Akt freischwebender Spekulation, als ob man von Befreiung reden könnte, ohne zu wissen, wovon befreit werden solle. „Repression" wird also auch hier die Führung in der Selbstdarstellung dieser Theorie zu übernehmen haben.

Wir können hier davon ausgehen, daß die Sportkritik in vielen Detailaussagen bekannt ist. Sie hat Verbreitung und auch Gehör gefunden. Einige grundlegende Strukturen dieser Kritik sollen stichwortartig systematisiert werden.

Der Sport lebt wie die ihn tragende hochentwickelte *Industriegesellschaft* davon, daß er ständig von der Herausforderung getrieben ist, seine erreichten Leistungen wieder zu überbieten, um so einen permanenten Anreiz, eine permanente Inanspruchnahme und eine permanente Konkurrenz zu geben. Er enthält gerade in seiner sich ständig überbietenden Produktivität ein äußerst destruktives Moment. Was groß war, gilt nichts mehr, sofern es wieder überboten wird. Dafür sind alle Mittel recht. Die *Lust* als Ausdruck von Lebenskraft, die Lust, die der Mensch in der Tat empfindet, wenn er Widerstände überwinden kann — sie wird über diesem ständigen Rechnen vergessen.

Die Kritik konzentriert sich dabei im wesentlichen nicht auf den Sport als solchen, sondern auf den *Spitzensport*, weil dieser durch ein rigoroses, zuweilen brutales Eingehen auf die Normensteigerung alle auf unterer Ebene auftretenden Unzufriedenheiten, eventuell gar fruchtbaren Störungen, die eine Bewußtmachung ermöglichen können, im Keim erstickt. Der Protest richtet sich darum noch mehr als gegen den Leistungssportler selbst gegen den Handlanger des Spitzensports, gegen die Funktionäre, gegen die Sportwissenschaft, aber auch gegen Soziologie und Psychologie mit „falschem Bewußtsein", soweit sie alle nur dazu beitragen, daß dieser Steigerungsprozeß mit Schauwirkung noch besser funktioniert, Kräfte besser verfügbar werden. Es ist der vehemente Protest gegen die, die im Dienste dieses Prozesses operationalisieren und dadurch keine Besinnung aufkommen lassen.

Entlarvt wird in besonderer Weise die sog. *„Demokratisierung im Sport"*. Das ist die uralte „Strategie, Vertrauen und Überzeugung in den guten Willen einer Sache" zu legen. Toleranz lockert die heimlichen Schuldgefühle, die den Menschen bei seiner ständigen Selbstknechtung wachsen, und bindet ihn, davon nun befreit, noch mehr an die Außensteuerung durch den Leistungsdruck.

Mit dem Sport steht es wie mit der *Sexualität*. Ganz gegen ihre innersten Prinzipien leistet sich hier die Gesellschaft eine groß angelegte Befreiung. Das einzelne Glied der Gesellschaft erhält in eindrücklicher Weise demonstriert, daß es ein bis in sein Triebleben, bis in seine leiblich-körperliche Ausdruckskraft „freies Subjekt" ist. Im Grunde werden Trieb und Körper aber nun vollends unter die Maßgabe der Überflußgesellschaft gestellt. An den Werten ändert sich nichts. Sie erhalten lediglich wirksame Ausdehnung in die leibliche Dimension und so eine noch mehr bindende triebhafte Basis.

Alle *Leistungen*, sofern sie am „Wettbewerbs- und Konkurrenzkampf" orientiert sind und den vorgeprägten Formen öffentlichen „Vergnügens" entsprechen, alle Leistungen, die von hier ausgezeichnet werden mit glänzenden „Symbolen", mit

„Prestige" und verkommerzialisierter „Schönheit" umgeben — alle diese Leistungen machen den Individuen eine „Alternative" nur noch unmöglicher.

Man darf es dieser Theorie noch nicht prinzipiell zum Vorwurf machen, daß das, was sie als Lösung der „introjizierten Knechtschaft" entgegenstellt, sehr abstrakt ist: die radikale Umwertung, das Fragen nach den Bedürfnissen des Individuums, der Bruch mit dem Wohlvertrauten, die neue Sensibilität für potentielle Formen nicht-aggressiver, nicht-ausbeuterischer Welt. Diese Theorie — wenigstens in ihren besten Vertretern — weiß, daß sie vorausgreifende Konstruktion ist, und das im Unterschied zu manchen Theorien, von denen die Gegenwart lebt und die nicht wissen wollen, daß auch sie Konstrukte sind. Diese Theorie weiß auch, daß sie ohne die akademische, abstrakte Kunstsprache gar keine Sprache hätte. Sie weiß, daß sie große Schwierigkeiten mit der Verständigung hat, daß sich ihr für das, was sie sagen will, keine adäquate Sprache öffnet, weil die etablierten Verhältnisse mit der ihnen dienenden Sprache es gar nicht erlauben, sich begrifflich und in der Vorstellung auf eine Neues zuzubewegen und sich vom Alten zu entfernen. Gleichzeitig aber fühlt man sich so entfernt von dem etablierten „Universum", daß man sich mit den Begriffen dieses Universums nicht mehr „ausfindig" machen kann. Es fehlt eben noch die gemeinsame Basis, um nicht mehr abstrakt und akademisch und in unwirklich anmutenden Gedanken argumentieren zu müssen. — Die Hoffnung richtet sich also darauf, im Experiment der Praxis — und dafür soll nun in der Tat der Sport mehr und mehr ein Betätigungsfeld werden — Kategorien und Erlebnisformen der Selbstbestimmung, der Kooperation, der Solidarität, der Spontanität und der Kreativität zu gewinnen. In der Praxis will diese Theorie auch als Theorie erst voll zu sich finden.

Nicht ihr Wille und ihre Bereitschaft zur Veränderung dürfte deshalb der *Sportkritik* den Verdacht der Illusion einbringen. Illusionär wäre sie allein, wenn sie nicht mit der Resistenz des Vorherrschenden leben könnte. Jede Veränderung muß den Weg der Neumotivierung gehen. Das ist aber nie nur ein Prozeß der kognitiven Umstrukturierung. Die vorwärtstreibenden Dissonanzen müssen sich als neue Denkformen auch in neue Sozialformen, das heißt in leibhaft zu lebende Soziabilität auffangen lassen. Das Zerstören vorhandener Motivationen, ohne neue soziale Zuordnung zu schaffen, ohne sie mit neuen Lebens- und Erlebnismöglichkeiten zu verbinden, löst Angst aus und dadurch immer Projektionstendenzen, die nur noch mehr krampfhaft auf Sicheres lenken bis hin zum Durchbruch infantiler Mutter- und Vaterbindungen. Auch eine mit immensen Veränderungen arbeitende Sporttheorie muß das bei ihrer Aktualisierung bedenken, wenn sie nicht einen Bumerang-Effekt bewirken und von sich nur noch weiter wegtreiben will. Es könnte sonst in der Tat die Progression ein äußerst wirksamer Faktor der Reaktion sein. Hier träfe sich dann die Repression der Stabilität mit der Repression des Fortschritts.

Der Grund mancher Fehleinschätzung des Sports liegt vermutlich darin, daß man ihn ausschließlich auf der Seite der objektiven Gegenstandswelt sieht und in ihm nicht auch die a priori vorhandene Möglichkeit subjektiver Darstellung als eine Kategorie der Individuationserfahrung begreifen will. Dabei lassen sich gerade von dieser Komponente des Sports her einige seiner Entartungen besser erklären. Wie immer, sofern man ein Phänomen unter dem Gesichtspunkt des Individuations- und Identitätsprozesses zu beurteilen hat, entdeckt man, daß dieselben Mittel, die eben noch Ausdruck von Individuation und Identität sein konnten, nun einen neurotischen

Komplex signalisieren und von unterbrochener Dynamik zeugen. Im Zustand stagnierenden Prozesses, etwa weil man den altersbedingten Übergang vom Spitzensport zum Freizeitsport nicht verkraftet oder unter einem Niederlagen-Trauma leidet, neigt der einzelne Sportler viel mehr dazu, einem Resultatsfetischismus zu verfallen und sich mit „magischen Begriffen" beschreibend zu begleiten, wozu die Wissenschaftssprache und die diversen *Ideologien* einen beträchtlichen Schatz zur Verfügung stellen. Für die stagnierende Individuation aber, das Nichtfindenkönnen neuer Gegenwart, ist der Unterschied belanglos, in welcher Weise sich eine solche Rückwärtsschau verabsolutiert, ob sie den Sport total verurteilt oder glorifiziert. Daß dagegen das Erzählen, das Auflösen eines Ergebnisses oder einer größeren Lebensspanne in Geschichten, eine sehr viel adäquatere Weise der reflektierenden Selbstdarstellung aufgrund nicht gestörter Individuation ist, ist eine leider nicht genug gepflegte Möglichkeit sprachlich verarbeitender Begleitung des Sports. Aber auch hier ist das Hindernis eine nicht zu weit liegende Entartung: die unangenehm auftretende Penetranz mancher Sportgeschichten.

Ein ähnliches Moment der Subjektivität des Sports gilt es auch auf der Erlebnisebene der Klein- und Groß*gruppen* zu bedenken. Traditionelle Weisen gesellschaftlicher Darstellung sind heute nicht mehr repräsentativ für große Kreise, z. B. das Sichspiegeln in der Architektur, wozu früher ein geschlossenes Stadtbild wesentlich beitrug. Die Kunst erreicht auch nur bestimmte Schichten. Der Sport als sich darstellendes Spiel mit überschaubaren, sich wiederholenden Konstellationen der Arbeits- und Leistungszusammenhänge, die hohen Schwierigkeitsgrad und Spannung verkörpern, die Lernen aus Erfahrung durchsichtig machen, so daß man Entwicklung verfolgen kann, dieses Sportspiel brachte noch am ehesten die Erfüllung dieses Bedürfnisses. Wirksames Medium neben dem unmittelbaren Erleben ist die *Massenkommunikation*. Man möchte sich nur ungern vorstellen, was wäre, wenn bei fortschreitendem Darstellungs- und Emotionsstau der Sport nicht diese Ausdruckskraft hätte. Daß sich hinter dieser Funktion Gefahren verbergen, braucht nicht noch einmal erwähnt zu werden. Keineswegs wird man aber die von hier anstehenden Probleme dadurch lösen und schon gar nicht die Gesellschaft auch nur partiell verändern, daß man ihr dieses Spiel nimmt, indem man es samt seinen Akteuren diffamiert, also etwa erklärt, daß Ventile dieser Art das wahre Elend zu Unrecht entlasten und so die gewünschte Eskalation der Krise, aus der noch am ehesten ein Umbruch möglich werden könnte, verhindern. Der spielenden Kompensation der Arbeitswelt würde man hier schlichtweg erneut mit der Proklamation einer Arbeitswelt begegnen.

Daß der Sport, auch wenn man ihm eine eigenständige Kategorie der Selbstdarstellung zumessen muß, schon in dem Moment, in dem er in Erscheinung tritt und zu wirken beginnt, ein Politikum ist, bleibt unbezweifelt. Diese Tatsache muß er mit einigen signifikanten Phänomenen unserer Gesellschaft teilen. Er darf nicht aufhören, sich unverschminkt vor Augen zu halten, in welcher Weise er je und je, auch über seine eigenen Intentionen hinaus, ein Instrument gesellschaftlicher Bedürfnisbefriedigung und Interessensbehauptung ist und so in ein Machtfeld hineinragt, das er nicht mehr von sich aus und allein kontrollieren kann. Was ihm hier an Unterstützung versagt bleibt und was er selbst an notwendig klärender Dauerauseinandersetzung unterläßt, das mutet er in gesteigerter Form, und zwar unter nicht geringer

Belastung persönlicher Existenz, seinem Einzelglied zu. Alles wird davon abhängen, ob eine bessere Erziehung auch bessere Bedingungen der Auseinandersetzung schafft.

Angesichts einer Bewegung, die reale Bedürfnisse nicht ohne Faszination zum Austrag kommen lassen kann, muß es bedenklich stimmen, wenn nicht auch der Wille und das Vermögen zur Distanz die Faszination kritisch begleiten, ohne daß dadurch die Faszination des Sports aufgehoben wird. Die Pädagogik ist sich in einer repräsentativen Zahl ihrer Vertreter durchaus darin einig, worin der Mensch erzieherisch gestützt werden soll, um dieser Bedingung durchhaltend genügen zu können. Er müßte erstens über ein ausreichendes Maß innerer Bewegungsmuster verfügen, mit denen er sich voll identifiziert hat, wenn er nicht wehrlos jedwedem Druck von außen ausgesetzt sein soll, stattdessen ihn beurteilen und kontrollieren will. Zugleich dürfte aber seine eigene innere Stabilität nicht nach außen abschließen. Er müßte also zweitens sensibel bleiben für Korrektur durch Erfahrungen, sensibel für sich zeigende Defizite in der Gesellschaft. Innen- und Außensteuerung müßten je und je in einem ausgewogenen Verhältnis zusammenwirken. Dabei dürfte dem Sport diese erforderliche Einstellung kein unüberwindbares Hindernis zur eigenen Selbstentfaltung sein. Im Grunde könnte gar die von ihm intendierte Pädagogik des Spiels keine bessere Stütze erhalten. Erst die Distanz ermöglicht die individuell volle Entwicklung zur größtmöglichen Stärke. Die notwendige Sensibilität für gut funktionierende Abläufe durch Zusammenspiel verschiedenster Faktoren und darin eingeschlossen das Registrieren von Störungen ist ein anderes Moment. Zu beiden könnte er selbst anschaulich anleiten. — Letztlich handelt es sich darum, daß der einzelne Sportler nicht zu einer unkritischen, vielmehr freien Haltung gegenüber der Rollenerwartungen seiner Position gelangt. Die von hier sicher zuweilen unbequemen, aber notwendigen Entscheidungen gegen den gesellschaftlichen Erwartungsdruck dürfen zwar als Echo von dieser Gesellschaft noch keine Begeisterung erwarten, sollten aber auch nicht mehr mit repressiver Verstimmung rechnen müssen. Denn mit der dargestellten Haltung skeptischer Distanz geht es nicht um ein Wissen, von dem aus man sich verächtlich der Gegenwart mit ihren Problemen enthoben sieht. Es ist vielmehr die Haltung dessen, der gerade, weil er noch die Abgründe erkennt, zugleich begreift, daß er selbst unlöslich von ihnen umfangen ist. Fortschreitende Emanzipation ist nicht vom illusionären Übersteigen, aber auch nicht vom Aussteigen zu erwarten, am ehesten noch von der Beschleunigung durch prinzipielles Hinterfragen.

Diskussion

F. Henrich (München) weist darauf hin, daß das *Leistungsprinzip* zwar vornehmlich in überspitzter Form beim Hochleistungssport seinen Ort habe, ansonsten sei aber auch der „Spaziergänger" ein Leistungssportler, aber ohne die Gefahren unnötiger Repression. Sport könne nicht verallgemeinert als „repressiv" gelten. R. Schloz (Konstanz) glaubt nicht, daß auf „dem Wege des Klassenkampfes" Emanzipation denkbar ist, sondern daß vielmehr mehrere Beiträge zur Emanzipation zusammenwirken müßten. „Klassenkämpfer und Christen müssen sich zusammenfinden und gemeinsam diesen Beitrag zum Sport und zu dem zu leisten, wofür der Sport in der Gesellschaft steht". P. Rieger bezweifelt, ob der „Eigenraum Sport sich frei machen kann von den Bewertungsmustern und *Wertkriterien*, die eine Gesellschaft als für sie verbindlich betrachtet". D. Henke begegnet dem Einwand, die neue Sporttheorie sei so abstrakt, daß diese schwierig für Außenstehende zu begreifen sei. „Die Theorie sei dabei, das, was als potentiell erkannt wird, in politische Arbeit umzusetzen". — Was die *sportliche Leistung* anbeträfe, so müsse man deren „destruktives Moment" sehen, das nicht vergleichbar sei mit der Leistung des Spaziergängers, wohl aber mit dem „destruktiven Moment der Gesellschaft". — Sodann wird nochmals darauf hingewiesen, daß der Sport eine Rolle in der „Individuation" spielt, daß er sich auch „unreflektiert" durchsetze. *Reflexion* und Nichtreflexion stehen hier dialektisch nebeneinander.

Kurzreferate

Der Sport heutzutage, Möglichkeiten und Probleme — die Erfahrung Kubas.

M. R. Patterson (Havanna)

Es ist schwierig, in einem nur kurzen Beitrag die gegenwärtigen Probleme des Sports zu analysieren; und es ist auch deshalb schwierig, weil unsere Welt von einer gigantischen Schlucht, die leider immer tiefer und weiter wird, geteilt ist und gleichzeitig der Stand der technischen Entwicklung, der von einer Minderheit in dieser Welt erreicht wurde, diese Menschen trennt von der übrigen Welt, die — wie man sagt — unterentwickelt ist.

Wenn wir über *Emanzipation* und *Repression* im Sport sprechen oder über Verfremdung oder Beeinflussung des Individuums durch Sport, dann sprechen wir vielleicht über ganz verschiedene Dinge, über andersgeartete Probleme oder unterschiedliche Interpretationen in verschiedenen Welten, und zwar in einem Bereich, in dem es vielleicht nicht nur *graduelle*, sondern *essentielle* Unterschiede gibt. Es mag sein, daß wir schon Teil eines anderen Universums geworden sind und daß wir mit der Verwendung eines neuen Zeichenkodes beginnen sollten, um unsere Gedanken oder Begriffe in die komplexe Sprache der Eingeweihten zu übersetzen.

Wenn wir von Emanzipation in der *unterentwickelten Welt* sprechen, beziehen wir uns auf die Möglichkeit, einen Platz an der Sonne zu finden, die Schule besuchen zu können, täglich ausreichend Nahrung zu bekommen, Schuhe zum Schutz der Füße zu tragen und Sport treiben zu können, ohne ausgeschlossen zu werden, weil man Neger, Indianer oder „Cholo" ist, oder einfach, weil man arm ist. Wenn wir von Repression sprechen, beziehen wir uns auf den gesamten ökonomischen Komplex, sowohl intern wie extern, der den größeren Teil der Menschheit zwingt, von Aktivitäten wie Sport, Sportunterricht und Freizeitgestaltung fernzubleiben. Und genauso müssen wir, wenn wir über die für diese Betätigung erforderliche *Freizeit*, über Urbanisierung und Vergnügen sprechen, einige Unterschiede nicht in gradueller, sondern in wesentlicher Hinsicht erfassen.

Wie können wir von Leibeserziehung bei Kindern und Jugendlichen in einem Land sprechen, in dem ein großer Prozentsatz nicht einmal eine Schule besuchen kann, keine Vergnügungsmöglichkeiten hat und im Dunkel des Analphabetentums leben muß? Wie können wir von *Erholung* dort sprechen, wo die sozio-politischen und wirtschaftlichen Bedingungen von ausländischem Gedankengut durchdrungen sind, die nationale Würde verletzt, wo nicht nur die Möglichkeit der Freude vernichtet wird, sondern auch das größte menschliche Gut, die kreative Kraft zerstört ist?

Deshalb soll hier eine Einleitung zu einer Philosophie des Sports für Kuba bekanntgemacht werden:

1. Jeder Bürger sollte die Möglichkeit haben, systematisch am Sportunterricht, am Sport und an Freizeitbetätigungen teilzunehmen.

2. Der Anspruch der Arbeitnehmer auf Sportunterricht, Sport und Freizeitbetätigung müßte genauso abgesichert sein wie ihr Recht auf Arbeit, soziale Sicherheit, Wohnung, Ruhe und Gesundheit.

3. Sportunterricht und Sport sollten ein untrennbarer Teil der Erziehung sein, von der Grundschule bis zur Universität.

4. Die Lehrer und Professoren sollten zur Erteilung des Sportunterrichtes als eines integralen Teils der Erziehung ausgebildet sein.

5. Sport und Freizeitbetätigungen sollten auch den fernsten Teil des Landes erreichen.

6. Die Kommunikationsmittel und -träger sollten zugunsten dieser Aktivitäten eingesetzt werden.

7. Es sollten nicht nur die Schranken, die zwischen den einzelnen sozialen Schichten bestehen, verschwinden, sondern die Klassen selbst.

8. Die Sportanlagen, der Strand, die Berge und Seen müssen jedermann gehören und müssen auch jedem zu seinem Vergnügen zur Verfügung stehen.

Zu einigen sozialen Aspekten der Emanzipation der Frau im Sport der DDR*

E. Weidner (Leipzig)

Die Ergebnisse einer sportsoziologischen Erhebung weisen aus, daß 28% der befragten Frauen und Mädchen im Alter von 16—75 Jahren Sport, Spiel und Wandern bereits regelmäßig in ihre Lebensweise einbeziehen. Neu war die Erkenntnis, daß die zahlenmäßige Teilnahme der Frau an der selbständigen Sportbetätigung gegenüber dem Mann dominiert.

Die Auffassung zur *Emanzipation der Frau* im Sport wird in folgenden Thesen zusammengefaßt:

— Für die volle Gleichberechtigung der Frau reifen erst im *Sozialismus* alle notwendigen objektiven und subjektiven Bedingungen heran, weil die Frauenemanzipation einen Teil der sozialen Frage der Arbeiterklasse ausmacht und nur durch die Befreiung dieser Klasse selbst lösbar ist.

— Keine soziale Umwälzung kann ohne das „weibliche Ferment" vollzogen werden. Ohne gleichberechtigte Mitwirkung und Mitverantwortung der Frau ist die Entwicklung der sozialistischen Volkskörperkultur, die volle Verwirklichung der *Olympischen Idee* nicht möglich.

— Gleichheit der Frau vor dem Gesetz bedeutet noch nicht Gleichheit im praktischen Lebensvollzug. Jahrhunderte hindurch gewachsene und verhärtete Vorurteile und Vorbehalte müssen nicht zuletzt auch durch die eigene Aktivität der Frauen mit Unterstützung der Gesellschaft überwunden werden.

Der Frauensport an amerikanischen Universitäten. E. W. Gerber (Amherst)

Die nationale Philosophie hat das weibliche Geschlecht als schwach, passiv, nicht ehrgeizig, ängstlich, unerfahren und dekorativ definiert. Die Tatsache, daß der akademische Frauensport durch eine einzige, einflußreiche Institution kontrolliert wurde, machte es möglich, diese Philosophie durch ein behutsam gelenktes Wettbewerbsprogramm zu ersetzen. Für die amerikanischen Frauen bedeutete es einen Vorteil, daß eine solche Kontrolle sich nicht auf den gesamten Frauensport erstreckt; der Sport außerhalb der Schulen brauchte sich nicht an die von einer übergeordneten Behörde erlassenen Vorschriften zu halten. So ist diese zweite Form des Sportes ausschließlich durch die soziale Entwicklung wirklich nachhaltig beeinflußt worden. Da es immer einige Menschen gibt, die freiwillige oder versteckte Kontrollen ablehnen, hat sich in den Vereinigten Staaten der Sport außerhalb der Universitäten zu Formen entwickelt, die nationale Voreingenommenheit ad absurdum führen.

Männersport — Frauensport? Neue Gesichtspunkte in der Fragestellung.

U. Weiss (Magglingen)

Die Verfasserin wirft die alte Frage auf, warum prozentual mehr Männer Sport treiben als Frauen. Die Antwort auf diese Frage sucht sie nicht in anatomisch-physiologischen oder psychologischen Geschlechtsdifferenzierungen, sondern im Verhalten im Sport unter den Aspekten der Bewegung, der Leistung und der Spielsituation.

---

* Vollständige Fassung in Theorie und Praxis der Körperkultur 21, 1097—1100 (1972).

Entfremdung und Identität des Menschen im Sport

Emanzipation und Repression durch den Sport. C. Müller (Hamburg)

Der Sport ist kein freier, unabhängiger oder selbständiger Handlungsraum, sondern hat seine spezifischen Ausprägungen in den jeweiligen Gesellschaftsformen erhalten.

In gegenwärtigen Gesellschaftsformen ist das *Leistungsprinzip* der *Ideologie*träger zur Stabilisierung von Herrschaftsverhältnissen sowie zur Verschleierung bestehender Klassengegensätze.

Das totale, weil verinnerlichte *Leistungsprinzip* ist der Kern offener und hintergründiger Repression in der Gesellschaft, besonders klar im Sport.

Der Sport ist ein gesellschaftlicher Bereich, in dem Repressionen, also Herrschaft des Menschen über Menschen, aufzudecken und bewußt zu machen sind, d.h. emanzipatorische Ansätze in Gang zu setzen sind.

Emanzipatorische Ansätze beginnen bei der *Reflexion* über den bestehenden Sport und seine Erscheinungsformen. Sie müssen dahin weitergeführt werden, daß die gesellschaftlichen Ursachen repressiver Formen im Sport bewußt gemacht werden. Dadurch ist die Möglichkeit gegeben, das gesellschaftliche Bewußtsein im Bereich Sport dahingehend zu fördern, daß die Bevölkerung ihre eigenen Bewegungsbedürfnisse erkennt und Wege zu deren Befriedigung entwickeln kann.

Gesellschaftliches Bewußtsein birgt die Chance, den Sport den Menschen, vor allem der arbeitenden Bevölkerung, und nicht nur einer privilegierten Kaste von *Berufssportlern* zu erhalten, indem es die Menschen befähigt, die Vertretung ihrer eigenen Interessen durch politische Aktionen wahrzunehmen.

Selbstwert und Leiblichkeit

Einführung. G. Moser (Rottenburg)

Das hier gestellte Thema ist von geradezu reizvoller Vielseitigkeit. Eine philosophische Grundfrage steckt auf jeden Fall in der Thematik. Nicht jede Zeit und sicher nicht jede Denkrichtung würde *Selbstwert* und *Leiblichkeit* so unmittelbar nebeneinander nennen und gegenseitig zuordnen. Ist Selbstwert nicht vor allem oder nur eine seelische Angelegenheit? Was hat Leiblichkeit damit wirklich zu tun? Ist der Leib in mancher Verfaßtheit nicht geradezu Gegner des Selbstwerterlebens? Jedermann ist ersichtlich, daß wir von solchen Bedenken ausgehend bis zur Frage nach dem fundamentalen Verständnis des Menschen, des Verhältnisses Leib und Seele, bedrängt werden.

In theologischer Hinsicht ist das Thema als ausgesprochen appetitanregend zu bezeichnen. Besonders die christliche Theologie wird ja auch heute noch — allen gegenläufigen Argumenten und Nachweisen zum Trotz — verdächtigt, insgeheim und unentwegt einem leibgegnerischen oder leibfernen Spiritualismus zu huldigen und nicht loszukommen von der Liebäugelei mit einem dualistischen Welt- und Menschenverständnis. In Wirklichkeit gibt es keine *Religion*, in welcher der Stellenwert der Leiblichkeit höher angesetzt ist: Schöpfungsgeschehen, Menschwerdung und Auferstehung Jesu, leibhaftige Vollendung des einzelnen bis hin zum Glauben an den künftigen Kosmos sind für das Wirklichkeits- und Lebensverständnis des Christen bestimmend.

Der psychologische Aspekt gehört ohne Zweifel zu unseren Überlegungen. Erlauben Sie mir, ein kleines Beispiel anzuführen: Bei einem Besuch in einem Heim für behinderte Kinder führte mich die Gymnastiklehrerin zu einer Mädchengruppe. Minderwertigkeitskomplexe, mangelndes Selbstvertrauen, Mutlosigkeit und Ausfall von eigenen Initiativen traten in wenigen Minuten des Gesprächs offen zu Tage. Eine eindrucksvolle Wandlung der Szenerie ereignete sich, als die Mädchen — zum Ballspiel aufgefordert — Leistungen zeigten, den Ball werfen und fangen konnten. Ein Schauspiel der anwachsenden Selbstwerterfahrung durch beherrschte Leiblichkeit.

Allerdings: „Nicht erst die Grenzfälle körperbehinderter Kinder oder Versehrter machen deutlich, daß Sport nicht nur ein Mittel zur körperlichen Kräftigung darstellt, sondern auch zur Weckung neuer Lebensfreude, Steigerung des Selbstvertrauens. Schon der Leistungsvergleich und die Freude an einem noch so geringen Erfolg, ja allein das Gefühl, ‚spielend' die eigene Unbeholfenheit und äußere Hindernisse überwinden zu können, verleiht etwas an Souveränität und vermittelt nicht selten ein neues Lebens- und Kraftgefühl" (G. Söll).

Derartige Überlegungen könnten uns zu fürsorgerischen und sozialpädagogischen Perspektiven führen. Wie können möglichst viele, auch geistig und körperlich Behinderte, Alte, Lebensuntüchtige, energielose und gelangweilte Konsumwesen zu neuer Aktivierung und Selbstbestätigung geleitet werden?

Damit sind auch schon gesellschaftskritische Momente angesprochen. Wie schaffen wir Raum für Selbstentfaltung des einzelnen? Was versteht man heute unter Körperpflege und Sport in Schule und Öffentlichkeit? Was geschieht wirklich für den gesamtmenschlich fördernden Breitensport?[8]

Kurzreferate

Leiblichkeit aus biblischer Sicht eröffnet Sport und Kirche ein gemeinsames Funktionsfeld. I. Sassenrath (Bremen)

Wenn hier Aussagen gemacht werden über das Phänomen der Leiblichkeit des Menschen aus biblischer Sicht und aus diesen Aussagen Konsequenzen gezogen werden sollen, gehe ich aus von den Prämissen, daß 1. dem Menschen die Würde der *Gottebenbildlichkeit* zukommt, 2. Gott selbst in Jesus Christus leiblicher Mensch geworden ist, 3. Jesus Christus das Ende des menschlichen Seins, den Tod, leiblich überwunden hat. Als Gottes Ebenbild, als Geschöpf, das seinem Schöpfer ähnlich ist, kommt dem Menschen nach Gen. 1,28 b die Aufgabe zu, als Partner und Bundesgenosse Gottes, sozusagen als sein Sachwalter, über diese Welt zu herrschen. Hier werden die Merkmale der Weltoffenheit und Freiheit angesprochen, die einzig dem Menschen unter allen Lebewesen zukommen.

Die Weise nun, in der der Mensch die Begegnung mit der Welt, die Bewältigung und die Gestaltung seiner Umwelt, das Hinausreichen über diese Welt vollziehen kann, ist allein gegeben durch das Merkmal der *Bewegung*, das in der Bibel als Urprinzip beschrieben wird, durch das der Mensch eine „lebendige Seele" wurde. Dieses Urprinzip umfaßt Menschwerden und Menschsein. Dieser ursprünglichen göttlichen Bewegung kann der Mensch nur menschlich begegnen durch die Möglichkeit seines Leibes, seiner leiblichen Bewegung: z. B. sind Ausdruck, Mitteilung, Selbstdarstellung, Haltung, Gebärden des Menschen nur möglich durch leibliche Bewegung und werden nur sichtbar in der leiblichen Bewegung.

An dieser Stelle wird die Verbindung zum Sport, zu Leibesübungen, zur Leibeserziehung deutlich; haben doch diese Bereiche das eine gemeinsam: nämlich die leibliche Bewegung. Dabei geht es immer um das rechte Verhältnis zu Leiblichkeit. Indem der Mensch sich leiblich übt, die Natur erfährt oder sich im sportlichen Wettkampf stellt, mit seiner Bewegung frei spielt, immer befindet er sich in einem Prozeß der Bewegung, der sein Verhältnis zu sich selbst, zum Mitmenschen und zu den Umweltdingen betrifft. Der Leib des Menschen, der er (der Mensch) schlechthin selber ist, kann angesehen werden als ein sich in dauernder Entfaltung befindlicher. Menschliches Sein heißt geradezu: immer im Werden begriffen sein, immer neu entworfen werden müssen. Und diese dynamische Kraft des Werdens, das Ausgerichtetsein auf ein Ziel hin, wird sichtbar in der bewegten und sich bewegenden Leiblichkeit des Menschen. Wir können auch sagen: in dem bewegten und sich bewegenden Leib.

Daß Sport und Leibesübungen sich in ihren institutionellen Einrichtungen der leiblichen Bewegung annehmen, liegt in ihrem primären Aufgabenbereich; aber auch die *Kirche* kommt an der Leiblichkeit des Menschen nicht vorbei! Ihr besonderer Auftrag, ihr Dienst, trifft den leiblichen Menschen in dieser sichtbaren, wirklichen Welt.

Leibhaftes Personerleben im Sport. F. Hammer (Salzburg)

Sport ist keine Tat des „reinen" Geistes, sondern Personvollzug über den *Leib*, also grundsätzlich leibhaft, nicht bloß körperlich. Keine sportliche Leistung ohne das vorgängige *Leiberleben* des Tunkönnens und Tunwollens, der Kraft und Vitalität. Das Erlebnis der eigenen Leibesdynamik bleibt Ausgang und Ziel aller sportlichen Betätigung. Sie vermittelt die Erfahrung der Lebenslust und der ursprünglichen Macht. Beides ist in einer Zeit echter oder angelesener „Frustration" wichtig. Im Sport wird der Leib zum Realisierungsfeld von Mut, Ausdauer, Willen und Intelligenz der Person.

Jeder Sportler kennt aber auch die *Ermüdung*. Sie ist mehr als Unfähigkeit zur weiteren sportlichen Leistung. Sie betrifft auch Denkvermögen und Wollen. Der überanstrengte

---

8 Das Arbeitskreisreferat von T. Hirata ist in den Abschnitt „Sport in der Sicht von Weltreligionen" übernommen.

Mensch erfährt in leiblicher Unmittelbarkeit seine Ohnmacht. Vollkommenster Ausdruck dieses an das bloß Körperliche grenzenden Verhaltens und zugleich Ansatz zu seiner organischen Überwindung ist der tiefe, traumlose Schlaf mit seinem Gesamttonusverlust.

Lebt der Mensch aus der Verschränkung von Macht und Ohnmacht, so erfährt er doch seine Ohnmacht als solche nur auf dem Hintergrund des Könnens. Alles Ermatten, auch und gerade als körperlicher Kollaps, strebt nach Wiederherstellung selbstverfügender Kraft. Im Sport erlebt der Mensch leibhaft eindringlich die Macht-Ohnmacht-Dialektik seines Daseins, nicht ohne den Verweis auf den Mitmenschen. Möglichkeiten und Grenzen der eigenen Leistungsfähigkeit werden ja erst voll offenbar im fairen Wettkampf, im gegenseitigen Maßnehmen, das erst dann zur Aggression wird, wenn einer den Eigenwert des anderen grundsätzlich mißachtet.

Selbstwert und Leiblichkeit. R. Schloz (Konstanz)

Zuerst möchte ich einige Sätze zur Analyse des Begriffs *Selbstwert* sagen:
— Wertungen sind nur möglich im Rahmen von Wertsystemen, diese sind geschichtlich und kulturabhängig. Mit Mitteln der Erfahrungswissenschaften können nur bestehende Wertsysteme registriert und analysiert werden, jedoch lassen sich solche nicht wissenschaftlich stringent konstruieren. Deshalb ist z. B. nicht absolut, d. h. kultur- und geschichtsneutral, auszumachen, nach welchen Kriterien der Wert eines Objektes, einer Handlung oder eines Menschen zu bemessen sei. Es ist aber durchaus möglich, mit den Mitteln methodisch strenger Erfahrungswissenschaft und historischer Hermeneutik Aussagen über Funktion und Folgen der Realisierung von Werten zu machen sowie Prognosen zu treffen. Daraus erwächst innerhalb gewisser Grenzen die Möglichkeit rationaler Kontrollen von Wertsystemen. Allerdings zeigt die Kulturanthropologie ebenso wie jede demoskopische Untersuchung, etwa bei Wahlprognosen, daß einige Bereiche gegen Rationalisierung, Planung und bewußte Kontrolle resistent bleiben. Aus der Sozialpsychologie und der theoretischen Soziologie (G.H. Mead, E. Durkheim) wissen wir, daß das Selbstwertbewußtsein engstens mit der Bewertung durch soziale Bezugsgruppen, also von außen verbunden ist. Die *Psychopathologie* hingegen hat ohne jeden Zweifel die eminente Bedeutung hinlänglichen Selbstwertbewußtseins für das realitätsangemessene und befriedigungsgewährende, d. h. nicht neurotische Verhalten des Menschen nachgewiesen.

Nach diesen Überlegungen zum Stichwort Selbstwert liegt nun die Frage nahe, welches Wertsystem für die Sportwirklichkeit bestimmend ist bzw. sein sollte.

Eine schicksalhafte Formel spätantiker Philosophie lautete „sema soma": der Leib ist der Kerker der Seele bzw. des Geistes. Das Christentum hat diese Geringschätzung des Leiblich-Materiellen verhängnisvollerweise aufgenommen, und sie beeinflußte jahrhundertelang die abendländische Szenerie. Andererseits erwies sich der Ansatz der christlichen Anthropologie auch immer wieder als sperrig gegenüber dem Idealismus. Die Überzeugung, daß Gott Mensch, oder wie Johannes sagt, das Wort Fleisch geworden ist, ist ein Ausdruck dafür, daß alle Sinn- und Werthaftigkeit in den Bedingungen menschlicher Existenz Platz findet. Die leiblich menschliche Existenz des Jesus von Nazareth war für die abendländische Kultur wertprägend, wenn auch in einer sehr wechselvollen Geschichte voller Verdunklungen, Verkehrungen, Mißbräuche und Rückschläge.

Ich will nun versuchen darzustellen, welche Wertentscheidungen in Bezug auf den Begriff *Leiblichkeit* aus dem christlichen Wertsystem abzuleiten sind.

Scheinbar ist im Sport die *Selbstwerterfahrung* fast ausschließlich abhängig von der körperlichen Fitness. Sie entscheidet über den Erfolg. Schwäche und Behinderung gefährden die äußere Anerkennung und das Selbstbewußtsein. Die antike Vorstellung „mens sana in corpore sano" bzw. ihre logische Umkehrung, daß körperliche Beschränkung deklassierend sei, leistete dieser Anschauung Vorschub.

Das christliche Wertsystem ist aber eindeutig parteilich zugunsten der Schwachen und Begrenzten, zugunsten der Unterdrückten und Verlierer. Einzig diese Parteinahme ist nach meiner Meinung human. Diese Wertung findet Nachdruck und Bestätigung, wenn man die gesellschaftlichen Konsequenzen erwägt, die aus ihrer Realisierung bzw. einer gegenteiligen Wertung folgen. Die Alternative wäre ein Recht des Stärkeren. Deshalb muß die vordergründige Verknüpfung von Sport und *Leistung* als gesellschaftliches Bewertungsschema bekämpft und verändert werden. Der Wert des Leibes darf nicht quantifiziert werden.

Solange aber Leistungsfetischismus noch einen Platz im Sport hat, sind alle Parolen wie „Mitmachen ist wichtiger als gewinnen" nur dazu geeignet, unangemessene Deklassierungsverfahren zu kaschieren und zu betäuben. Solange Schul- und Vereinssport mehr auf den Drill von Fertigkeiten als den Erwerb von Fähigkeiten, mehr auf Zensur und Meisterschaft als auf Spaß, Erfüllung und Entfaltung ausgerichtet sind, bleibt der Sport hinter diesen christlichen Wertvorstellungen zurück. Wer sie teilt, muß versuchen, sie politisch durchzusetzen.

Der *Leib* ist Medium der *Kommunikation*. Wenn die christliche Überlieferung von der Menschwerdung Gottes redet, dann ist Verbindung, Partnerschaft, personale Beziehung gemeint. Daran ist bedeutsam, daß diese nicht nur im Spirituellen, Prophetischen, Verbalen bleibt. Diese Bewertung findet beispielsweise Ausdruck in der Eucharistie.

Wenn aber dem Leib solche kommunikative Bedeutung zukommt, daß er als ganzer menschliche Beziehung konstituiert, muß man die einseitige Ausrichtung der Industriekultur auf Rationalität und verbale Fähigkeiten kritisieren. Solche Einseitigkeit führt zu einer Selektion, welche Städter gegenüber Landbewohnern, Angehörige von Industrienationen gegenüber den Menschen der sog. Dritten Welt bevorzugt. Deshalb müssen Ausdrucksmöglichkeiten wie Mimik, Gestik, Gymnastik, Tanz und Erotik eine Aufwertung erfahren. Wiederum gilt es in dieser Richtung eine Revision des gesellschaftlichen Bewußtseins in Gang zu bringen, die durch die analytische Feststellung und den ethischen Appell allein nicht zu bewerkstelligen ist. Vielmehr müssen jene, die dieser Bewertung zustimmen, ihren Einfluß geltend machen und bildungspolitische Maßnahmen ergreifen mit dem Ziel, kommunikative Kompetenz auch im nichtsprachlichen Sinn als Menschenrecht zu verteidigen, nicht zuletzt deshalb, weil die Entwicklung zur Welt-Innenpolitik und zur *Friedens*sicherung außer ökonomischen und sozialen vor allem auch kommunikative Aspekte hat.

Der *Leib* ist Medium der *Gestaltung*. Die menschliche Bestimmung zur Weltgestaltung schließt Rückzug und Verkümmerung aus. In der Gestaltung von Objekten wird der Mensch sich seiner selbst gewiß. Deshalb verdient die Fähigkeit zu solcher Gestaltung Pflege.

Auch diese Wertung findet Bestätigung durch eine rationale Überprüfung der gesellschaftlichen Konsequenzen. Natürlich kann der Wert „Gesundheitspflege" mißbraucht werden zur Ausbeutung von Arbeitskräften. Aber der Verzicht auf sie mindert die Möglichkeiten der Umwelterfahrung und vergrößert Leiden. Es ist also notwendig, in der Gesellschaft Wertkategorien zu unterstützen, die den Menschen Gewinn an Gesundheit, Lebensfreude, Gestaltungsmöglichkeiten bringen. Der Konsum von sportlichen Spektakeln ist hierzu ebensowenig geeignet wie übersteigertes Spitzenleistungs-Training.

Diskussion

Die Diskussion beschäftigte sich in erster Linie mit dem Kurzreferat von R. Schloz. H. Patt (Dortmund) meinte, manche psychologischen Komponenten im Hinblick auf die Leiblichkeit und das Selbstwertgefühl müßten mehr beachtet werden. Das gesellschaftliche und sozialpsychologische Anliegen gelte es auch im Sport transparent werden zu lassen. H. Westhoff (Aachen) stellte den Satz des Juvenal (10. Satire Vers 356) richtig, den er von Schloz für nicht hinreichend interpretiert hielt. Gleiches gelte auch für das altgriechische Bildungsideal des kalos-kai-agathos, das einer sachgemäßen Interpretation bedürfe. G. Söll (Benediktbeuern) wollte Stellen ansprechen, die die Verdunklung der Leiblichkeit in der Geschichte des Christentums begünstigt hätten; ohne Zweifel sei es unter anderen auch Augustinus gewesen, der die Leibfeindlichkeit aufgrund seiner eigenen Lebenserfahrungen in das Bewußtsein der Christen eingebracht hätte. Dieser Dualismus sei aber schon relativ früh von manchem christlichen Denker überwunden worden. G. Teichtweier (Würzburg) hob hervor, daß bei aller Problematik des „Leistungsfetischismus" nun wiederum nicht ein Gegensatz dazu wie ein „Kult des Pauperismus" eintreten dürfe. R. Schloz meinte, daß es nötig sei, einen Maßstab zu haben, der „persontranszendent" und nicht „welttranszendent" sei; den entscheidenden Beitrag zur Humanisierung sehe er darin gegeben, daß der Sportler nicht durch Höchstleistung seine Anerkennung als Person erzwingen und erkämpfen muß, sondern daß seine Wertigkeit sich aus anderen Quellen speist. Erst dann sei es möglich, im Sport gelockert und frei in der Tat sich dessen gewiß zu werden, was man als Mensch kann.

Sport und Konflikt

Einführung. K. M. Bolte (München)

Als Thema für die soziologisch und sozialpsychologisch bestimmte Hauptveranstaltung dieses Kongresses wurde die Formulierung „Sport und Konflikt" gewählt. Das mag manchen in Erstaunen versetzen — denn bekanntlich wird anläßlich der Olympischen Spiele offiziell vor allem das verbindende und kooperative Element des Sports betont. „Sport verbindet die Völker" ist ein Satz, der in Zusammenhang mit der Olympiade immer wieder herausgestellt wurde, und eines der erklärten Ziele der Olympischen Spiele ist das der Völkerverbindung.

Jeder, der sich mit Problemen menschlichen Zusammenlebens beschäftigt hat — insbesondere der Soziologe also — weiß aber, daß überall dort, wo Menschen in Kontakt zueinander geraten, immer zwei Aspekte menschlicher Interaktion sichtbar werden, nämlich Kooperation und Konflikt. Es schien daher reizvoll, im Zusammenhang mit einer Veranstaltung, die — wie die Olympischen Spiele — gerade den kooperativen Aspekt des Sports in den Vordergrund rückt, auch den anderen Aspekt menschlichen Handelns in Verbindung mit Sport besonders zu thematisieren, nämlich den Konflikt.

Die Olympischen Spiele sind selbst eine im höchsten Grad konfliktträchtige Veranstaltung, worauf in der Literatur immer wieder hingewiesen wurde. Indem sie z. B. Leistungssport in der Form des Amateursports herausstellen, indem sie Sport in der Form von Wettkampfsport organisieren, indem sie Sportler aus aller Welt einerseits zusammenbringen, um sie doch gleichzeitig andererseits nach Nationen zu trennen, und indem sie zur Vorbereitung der Sportler und der Spiele eine Infrastruktur benötigen, die inzwischen gewaltige Ausmaße angenommen hat, enthalten sie Elemente, die als solche Konflikte produzieren oder in denen sich Konflikte widerspiegeln können. Leistungssport in Form des Amateursports bringt z. B. nicht selten für die betroffenen Sportler Konflikte zwischen ihrer Berufsrolle und ihren sportlichen Ambitionen, und er bringt generell den Streit um den Amateurstatus mit sich. Wettkampf schafft Konflikte schon bei der Auswahl derjenigen, die zum Wettkampf zugelassen oder entsandt werden sollen, und er bringt spezifische Formen des Konflikts hervor, wenn es sich um Mannschaftskämpfe handelt. Wenn man Sportler als Vertreter von Nationen oder nationaler Olympischer Komitees starten läßt, fließen politische Konflikte in den Sport hinein, wofür bei dieser Olympiade die Rhodesienfrage als Beispiel genannt werden kann. Und wenn man auf die Infrastruktur blickt, die eine moderne Olympiade benötigt, — d. h. auf all das, was vorher und gleichzeitig geschehen muß, damit das zentrale Ereignis, der sportliche Wettkampf der Olympiade, stattfinden kann, — so liegen hier vielfältige Konfliktmöglichkeiten zwischen Sportlern, Trainern und Sportfunktionären sowie zwischen sportlichen, wirtschaftlichen und politischen Interessen.

Dies sind nur einige Aspekte von Konflikt, die in direktem Zusammenhang mit Olympischen Spielen sichtbar werden. Es ließen sich weitere nennen und vor allem auch solche, die im Bereich des Sports außerhalb der Probleme der Olympischen Spiele auftreten.

Dreierlei ist mit diesen einleitenden Hinweisen herauszustellen:

— daß die Problematik „Sport und Konflikt" sicher eine der zentralen Fragen ist, mit denen sich Soziologen — bei ihrem grundsätzlichen Interesse am Mit- und Gegeneinander von Menschen — überhaupt befassen können, wenn sie ihre Aufmerksamkeit auf jene Bereiche menschlicher Aktivität und Interaktion richten, die wir als Sport umschreiben.

— daß es besonders sinnvoll erscheint, das Thema „Sport und Konflikt" bei einer Veranstaltung zu behandeln, die in Zusammenhang mit den Olympischen Spielen steht; gerade weil es bei ihnen primär um Völkerverbindung und internationale Kooperation geht, sollte es als wichtig und für den internationalen Sport als dienlich begriffen werden, wenn man sich mit den Erscheinungsformen, Ursachen und Wirkungen von Konflikten im Bereich des Sports befaßt. Man bewältigt Konflikte sicher nicht dadurch, daß man sie verschweigt, sondern vielmehr dadurch, daß man sie aufdeckt und sich mit ihnen auseinandersetzt.

— daß das Thema „Sport und Konflikt" so weit ist, daß es kaum möglich sein dürfte, alle Aspekte anzusprechen oder gar ausführlich abzuhandeln, die bisher im Zusammenhang mit ihm als bedeutsam anerkannt und analysiert worden sind. Was erreicht werden kann, ist allenfalls, gewisse Aspekte zu unterstreichen, deutlich zu machen, womit man sich wo z. Z. primär beschäftigt und wo hinsichtlich der bisherigen Forschung Unzulänglichkeiten, Lücken und offene Fragen liegen, mit denen es sich in den kommenden Jahren zu befassen gilt.

M. Gluckman (Manchester)

Sport und Konflikt*

Als Anthropologen interessieren mich die soziale Umwelt und die Auswirkungen des Sports; nur dazu kann ich mich sachkundig äußern. Bei dem Thema, über das ich gebeten wurde zu referieren, muß ich jedoch betonen, daß ich mich lediglich mit der Frage befassen kann, sofern es um kulturelle, standardisierte Konflikte zwischen einzelnen Gruppen einer „Gesellschaft" (und vielleicht der internationalen) „Gesellschaft" geht.

Den theoretischen Hintergrund, vor dem diese Probleme untersucht werden müssen, bilden einige von G. Simmel und von L. Coser (1956) nachgeprüfte Thesen, zusammen mit unabhängig davon von Sozialanthropologen durchgeführten Analysen, die ich in einer Reihe von Studien (Gluckmann, 1955 und 1965) zusammengetragen habe. Ich nehme an, daß Simmel, Coser und die Anthropologen in ihrer Behandlung des Themas davon ausgehen, daß jedes Gesellschaftssystem, auch ein relativ stabiles System, derart angelegt ist, daß es eine Reihe von unterschiedlichen Prinzipien, Werten und Loyalitäten zu verbinden sucht und daß jene Prinzipien etc. in gewisser Weise unabhängig voneinander und widersprüchlich sind, teilweise konfligieren und im Extremfall, wie die Marxisten es sehen würden, antagonistisch sind. Im zuletzt erwähnten Fall bergen die Prinzipien in sich bereits den Keim zu Kämpfen, die der

---

* Übersetzung aus dem Englischen.

äußere Ausdruck tieferliegender Interessen- und Wertkollisionen sind, Kämpfen, die zu Veränderungen des Systems führen müssen. Diese Konflikte innerhalb eines sozialen Systems verstärken die Kämpfe zwischen den einzelnen, während sie um die Erreichung ihrer Lebensziele wetteifern — seien es nun materielle Güter, Liebe zu einem Mann oder einer Frau, politischer Einfluß oder Macht usw. Es kommt zu dieser Verschärfung des Kampfes häufig deswegen, weil jede(r) glaubt, daß er/sie nicht nur egoistische persönliche Interessen, sondern auch Hoffnungen und Erwartungen einer bestimmten Kategorie oder Gruppe von Menschen vertritt. Der Kampf wird so durch die Zugehörigkeit zu einer Gesellschaftsgruppe emotional und wertmäßig aufgeladen. Zum Glück für den sozialen Frieden überschneiden sich, worauf Simmel hinweist, Gruppenzugehörigkeiten und Loyalitäten innerhalb einer Gesellschaft, so daß sie, selbst dann, wenn sie nicht kontrolliert werden, manchmal zu Entwicklungen führen, die eine Verschärfung der Kämpfe verhindern, und zwar durch Einsatz von entgegenwirkenden Regelungsprozessen oder durch Parteien, die mit den sich bekämpfenden verwandt sind, so daß sie vermitteln können.

Diese Auffassung von Gesellschaft leugnet nicht, daß es Situationen gibt, in denen der Kampf um Ressourcen und Macht zu tätlichem Angriff, Mord und Krieg führen kann; sie weist vielmehr auch darauf hin, daß in funktionierenden Gesellschaften, selbst jenen, die bitter entzweit sind, bremsende und verhindernde Kräfte in der Gesellschaftsstruktur selbst enthalten sind. Diese Auffassung habe ich folgendermaßen zusammengefaßt: Man muß untersuchen, „wie die Menschen sich aufgrund bestimmter ihnen innewohnender Loyalitätsgefühle bekämpfen, von der Anwendung von Gewalt aber durch andere entgegenstehende Loyalitätsgefühle, die ihnen von der Tradition vorgeschrieben sind, abgehalten werden. Das Ergebnis ist, daß Konflikte in einer bestimmten Struktur von Beziehungen ... zu der Wiederherstellung sozialer Kohäsion führen" (Gluckmann, 1955, S. 2).

Hiermit wird jedoch nicht bestritten, daß in Stammesgesellschaften manche Kämpfe zur Verdrängung von Gruppen aus der Gesellschaft führen können — vielleicht sogar nach einem Spiel. Kommt es aber bei gegebenen Produktionsbedingungen und gleichzeitigem, vorübergehendem Bevölkerungszuwachs zu einer Belastung der Ressourcen, dann müssen einige verdrängt werden. Kommt es jedoch nicht zu einer derartigen Krise, scheint der mäßigende Einfluß einander entgegenwirkender Loyalitätsgefühle sich positiv auszuwirken.

Sport und Spiel müssen in diesem sozialen Kontext gesehen werden. Da jeder Teilnehmer theoretisch zu den Wettkämpfen mit all seinen sozialen Rollen und Gruppenbindungen kommt, kann man wohl annehmen, daß diese in seinen Wettkämpfen mit anderen seine Handlungen kontrollieren. An dieser Stelle muß man einige der prägnantesten Thesen von Simmel und Coser betrachten, in denen sie behaupten, daß die Folgen eines Streites um so stärker empfunden werden, je enger und intimer die Beziehung der Streitenden ist, selbst wenn Bindungen anderer Art die Parteien zusammenhalten; und weiter, daß der Renegat, der Verräter und der Häretiker mehr gehaßt werden als der erklärte Feind, weil sie angeblich die höchsten Werte, so auch die Einheit der entsprechenden Beziehung, verraten. Gehen wir von Kämpfen zwischen Personen oder Personengruppen aus, die gesellschaftliche Gruppen repräsentieren, so müßte man befürchten, daß Verbitterung in den Wettkampf hineingetragen wird, da sich normalerweise befreundete Parteien gegenüberstehen; diesem Prozeß wird jedoch durch gegenläufige Bindungen, z. B. durch die geltenden Spielregeln (etwa bei Spielen zwischen Teilen eines amerikanischen Indianerstammes) entgegengewirkt. Handelt es sich hierbei jedoch um völlig getrennte Einheiten, so tritt das latente Element der Bitterkeit vielleicht nicht auf, sondern standardisierte Feindschaft, die in geringerem Maße durch entgegenwirkende Bande der Freundschaft und Loyalität gebremst wird, selbst wenn die beiden Einheiten die Geltung der Spielregeln anerkennen (z. B. bei internationalen Fußballspielen). Ein dritter Situationstyp ergibt sich bei Personen oder Mannschaften mit nicht so engen Beziehungen, die sich aber in einer tiefen und grundsätzlichen Konfliktsituation befinden (z. B. eine Begegnung zwischen Mannschaften aus Industrieländern und Ländern der dritten Welt, oder auch von ethnisch höheren und niedrigeren Schichten eines Volkes, oder auch von Nationen, zwischen denen starke Reibungen bestehen), deren Spiel aber nach bestimmten Regeln und vielleicht unter Leitung eines neutralen Schiedsrichters durchgeführt wird. Die Vielfalt sozialer Verhältnisse, unter denen Sportler an Wettkämpfen teilnehmen, läßt sich erweitern. Die Aufgabe sozial-anthropologischer und soziologischer Analysen ist es, herauszuarbeiten, wie die verschiedenen Kräfte und Prozesse bei bestimmten Sportarten in einer bestimmten sozialen Situation wirksam werden, Konflikte kontrollieren und sogar verringern oder die Konflikte auslösen und vertiefen. Meiner Ansicht nach ist das Gleichgewicht in jeder Situation häufig labil und die Waagschale kann sich leicht nach der einen oder anderen Seite neigen, so daß sich das Ergebnis nur mit Schwierigkeit voraussagen läßt. Ich bin davon überzeugt, daß die tatsächliche Form des Spieles, seine Regeln und Werte bedeutende Auswirkungen haben. Diese Wirkungen sind so groß, daß es sogar zu Freundschaften zwischen Wettkämpfern kommen kann, die nach ihrer sozialen Zugehörigkeit eigentlich eine größere Feindschaft entwickeln sollten. Dies ist zwar möglich: Ich muß jedoch betonen, daß ich bei den gegenwärtigen Erfahrungen nicht die Ansicht jener Optimisten teile, die glauben, daß das Abreagieren der Aggressionsgefühle bei Spielen dazu führen könne, daß Spiele Kriege als Ausdruck von Feindseligkeiten zwischen Nationen und anderen Gruppen ersetzen könnten; vielmehr können Spiele genausoviel Erregung und Aggressionen hervorrufen, wie sie bei Spielern und Zuschauern freisetzen: Es ist nicht hinreichend bewiesen, daß die bei den Zuschauern z. B. bei einem Fußballspiel hervorgerufene Erregung feindselige Gefühle bei den Anhängern von Mannschaften, die ja größere Einheiten repräsentieren, wahrscheinlich eher anheizt als mildert.

Ich möchte nun diese allgemeinen Thesen und die Probleme bei der Erforschung und Auswertung durch einige Beispiele veranschaulichen. Zunächst Beispiele aus Culins hervorragendem Werk, zusammengetragen aus den damals verfügbaren Quellen, über die „Spiele nordamerikanischer Indianer" (1907, S. 564f.). Diese Darstellungen zeigen, daß Spiele selbst zwischen völlig voneinander unabhängigen Gruppen, die voneinander glauben, der Gegner verwende Mittel der Zauberei, zumindest theoretisch in einer Atmosphäre absoluten Friedens und unbedingter Freundschaft ausgetragen wurden, was wie bei Olympischen Spielen in einer gemeinsamen Schlußfeier Ausdruck fand. Manchmal aber, insbesondere wenn es um hohe Einsätze ging, verschärften sich die Rivalitäten; auch waren bisweilen schwere Verwundungen und Kämpfe zu verzeichnen. Diese für die Indianer Nordamerikas gemachte Feststellung, daß bei hohen, insbesondere wohl hohen finanziellen oder anderen materiellen Einsätzen die Spiele verrohen, ist sicherlich bis zu einem gewissen Grade richtig; die Einsätze können aber auch das persönliche Ansehen oder das Prestige

Sport und Konflikt

der Gruppe betreffen. Wenn diese mit materiellen Vorteilen, wie z. B. beim Europapokal oder bei der Fußballweltmeisterschaft, verbunden sind, können manche Wettkämpfe die Grenzen der Spielregeln durchbrechen oder diese gerade noch eben einhalten. Infolge der Verrohung solcher Wettkämpfe durch internationale Leidenschaften, die zudem noch durch Unterscheidungen wie die in eine erste, zweite und dritte Welt oder durch traditionelle Rivalitäten und eine enorme emotionale Erregung geschürt werden, kann es für den Ring- bzw. Schiedsrichter im Grunde genommen unmöglich werden, seine Autorität zu wahren. Es ist letzten Endes den internationalen Verbänden zu verdanken, die bei ungebührlichen Auflehnungen gegen den Schiedsrichter Ausschlüsse verfügen können, daß der internationale Wettkampf weitergeht, was gleichzeitig erkennen läßt, wie stark die einzelnen Länder an der Beteiligung am internationalen Sportgeschehen interessiert sind.

Um an internationalen Wettkämpfen teilnehmen zu können, müssen die Mitgliedsnationen in gewissem Maße ihre Mannschaften disziplinieren und ihre Zuschauer zu beeinflussen versuchen. Fälle, in denen die Anhänger der eigenen Mannschaft um das Hotel ziehen, in dem das Gästeteam zu schlafen versucht, oder auch Hupen betätigen, lassen sich wohl nicht vermeiden. Das bemerkenswerteste Beispiel für die leidenschaftliche Entschlossenheit — anders läßt es sich wohl kaum bezeichnen — der Sportler einer Nation, an internationalen Wettkämpfen teilzunehmen, ist die Reaktion der südafrikanischen Regierung auf den Druck von innen als Reaktion auf den internationalen Boykott, Mitglieder weißer und anderer „ethnischer" Gruppen in derselben Mannschaft antreten zu lassen. Dieses Verlangen hat allerdings nicht dazu geführt, daß arabische Nationen gegen Israel antreten. Zweifellos aber ist dieses Verlangen angesichts der immer stärkeren Stellung, die der Sport in der Welt einnimmt, und angesichts seiner Bedeutung als eines der wenigen Elemente einer internationalen „Volkskultur" ein Faktor, der in der Welt von morgen von Bedeutung sein wird: Sport gibt den Menschen auf der ganzen Welt gemeinsame Idole, eine gemeinsame Sprache und gemeinsame Interessen. Wie jede Form der Zusammenarbeit führt er zwangsläufig zu Konflikten und infolgedessen zu Hader — doch die Kampfbereitschaft der Sportler *ist* in Wirklichkeit eine Form der Zusammenarbeit, nicht eine Form des Krieges (Bouet, 1969, S. 153f.)

Eines der bedeutenden Elemente in der Entwicklung gemeinsamer Idole und folglich der Kooperation beim Wettkampf ist, daß selbst aus einer sportlichen Kampfeslust heraus (im Gegensatz zur einfachen Aggressionstheorie, vgl. Bouet, 1969) sich Bewunderung für die Geschicklichkeit und Gewandtheit des Gegners entwickelt. Es gibt viele Beispiele dafür, daß selbst die parteiischste Masse zur Bewunderung des Muts, der Hartnäckigkeit und Geschicklichkeit bei den Sportlern der Gegenseite hingerissen wurde. Vielleicht ist das beste Beispiel die Art und Weise, wie die Masse bei den Olympischen Spielen 1936 in Berlin Jesse Owens wegen seiner Schnelligkeit und seiner zahlreichen Siege (Mandell, 1971, S. 226f.) feierte, obwohl er zu den „schwarzen Hilfstruppen der Amerikaner" (Kieran u. Daley, 1965, S. 161, 164) gehörte, wie die Nazipresse es bezeichnete, zu einer sogenannten „Rasse", die zu verachten ihr von der Propagandamaschinerie eingehämmert worden war. Hier waren sogar die Zuschauer, von denen viele meiner Ansicht nach oft wenig vom Sport verstehen, zur Bewunderung hingerissen. Noch erstaunlicher war die Freundschaft, die sich zwischen Jesse Owens und dem Deutschen Luz Long, der im Weitsprung nach Owens an zweiter Stelle stand, entwickelte. In einer Fernsehsendung in den USA hörte ich, wie Owens 1972 beschrieb, wie Long ihm (Owens), als die Gefahr bestand, daß er sich für das Finale im Weitsprung nicht werde qualifizieren können, dabei behilflich war, den Anlauf neu auszumessen, so daß er den Absprungbalken treffen konnte, und wie sie danach bis Kriegsausbruch miteinander in Verbindung blieben.

Ein solches Beispiel zeigt, daß die Entwicklung einer „Wertordnung im Sport" selbst eine Reihe von Werten schafft, die Wettkämpfer und Zuschauer beeinflußt, so daß trotz des Eifers die Sportler während des Wettkampfes in gemeinsamen Bemühen innerhalb des Kampfes vereinigt sind. Es gibt auch andere Beispiele, die man diesen gegenüber stellen kann, Fälle, in denen der Wettkampf nicht Bewunderung, sondern verstärkten Haß und Neidgefühle hervorrief und zur Verhärtung stereotyper Ansichten führte. Diese Einstellungen können tief in der nationalen und internationalen Geschichte wurzeln. Sie lassen sich jedoch auch sehr rasch aufbauen und können sich an einem einzigen Vorfall entzünden.

Ich hoffe, daß ich einige der vielschichtigen Probleme angerissen habe, die zu bewältigen sind, wenn man die Frage analysieren will, wie soziale Konflikte die Abhaltung internationaler Wettkämpfe beeinflussen und wie diese die künftige Entwicklung anderer Beziehungen berühren können. Wie wir jedoch aus anderen soziologischen Untersuchungen wissen, haben Stereotype ein langes Leben. In diesem Zusammenhang möchte ich einen makabren Scherz von O. Klineberg, ehem. Direktor des Unesco Tension Projekts, zitieren, um die Schwierigkeiten bei der Veränderung von Einstellungen über Rassen zu veranschaulichen: Ein Mann war davon überzeugt, daß er tot sei; kein Wort seiner Verwandten konnte ihn von dieser Idee abbringen. Schließlich schickten sie ihn zu einem Psychiater; doch ohne Erfolg. Endlich sagte der Psychiater zu ihm: „Sagen Sie mal, bluten Tote denn noch?" Der Patient erwiderte: „Natürlich nicht; jeder Idiot weiß das doch." Der Psychiater ergriff seine Hand, ritzte sie mit einem Skalpell und sagte: „Sehen Sie, Sie bluten, Sie sind nicht tot!" Der Patient hielt die blutenden Finger in die Höhe und rief erstaunt: „Mein Gott! Tote bluten ja doch!" So mögen auch die Leistungen von Jesse Owens, die die Bewunderung der deutschen, vielleicht faschistischen Massen fanden, in den Augen dieser Massen eine Ausnahme gewesen sein (obwohl auch noch andere Schwarze siegten), die nur bewies, daß er ein besonders großer Sportler war, gerade weil die meisten Schwarzen minderwertig waren. Je länger diese stereotypen Vorstellungen sich halten konnten, um so mehr war Owens zu bewundern, weil er all diese Handikaps überwunden hatte, d.h., je weniger er in das Klischee paßte, um so größer die Bewunderung für ihn, um so stärker wurde das Vorurteil bestätigt.

Spaltungen innerhalb einer Nation können sich auch störend auf Wettkämpfe auswirken, Verbitterung in die Spiele hineinbringen und Streit hervorrufen, zumindest genauso oft, wie in sportlichen Veranstaltungen Mitglieder dieser verschiedenen Gruppierungen in einer oder in verschiedenen Mannschaften zusammen oder gegeneinander spielen. Dies berührt zwangsläufig Zuschauer aus verschiedenen Lagern. Die Kämpfe zwischen den Anhängern der beiden Mannschaften von Glasgow, den Rangers, die angeblich die protestantische Bevölkerungsgruppe, und den Spielern von Celtic, die die katholische Bevölkerungsgruppe repräsentieren, sind ein bekanntes Beispiel. Es läßt sich kaum annehmen, daß die Spieler selbst, die in der schottischen Nationalmannschaft möglicherweise zusammen spielen, härter oder kampfeslustiger gegeneinander antreten als Spieler von anderen schottischen Mannschaften, obwohl sie seit vielen Jahren, trotz gelegentlichen Eindringens von Spielern aus anderen Mannschaften, in der schottischen Liga ein deutliches Übergewicht haben, da sie aus den größten Ballungsgebieten kommen. Hinter der Rivalität dieser beiden Zuschauergruppen verbirgt sich eine tiefe Feindseligkeit, die auf verschiedene Gründe zurückzuführen ist, eine Feindseligkeit, deren tragische Ergebnisse wir jetzt in Ulster sehen. Diese Art von Auseinandersetzungen zwischen den Zuschauern ist natürlich nicht auf derartige Situationen beschränkt: Bekanntlich kommt es in steigendem Maße zu Gewalttätigkeiten zwischen Zuschauern bei Fußballspielen, zu Kämpfen während der Spiele und danach, zu reinem Vandalismus einzelner Zuschauergruppen, insbesondere der Schlachtenbummler. Auch bei lateinamerikanischen Zuschauermassen kommt es zu Kämpfen: Es entzieht sich jedoch meiner Kenntnis, ob diese Kämpfe außerhalb des Spielfelds gleichermaßen zerstörerisch sind. Es ist schwierig, eine Erklärung dafür zu finden, weshalb sich in Europa diese Welle der Gewalt, des Rowdytums und des Vandalismus entwickeln konnte, weil uns dies zu Prozessen führt, die sich sowohl auf dem Sportplatz wie außerhalb abspielen. Oft muß man sich hierbei auf vage Vermutungen stützen. Durkheim (1895, Kap. III) hat in einer grundlegenden und bedeutenden These die Behauptung aufgestellt, daß ein gewisses Maß an „Verbrechen" einer bestimmten Art nicht nur normal, sondern für einen besonderen Gesellschaftstyp „gesund" sei. Er behauptete, daß Verbrechen deshalb begangen würden, weil keine Gesellschaft in der Lage sei, ihre Mitglieder vollständig zu sozialisieren: daher gebe es immer Menschen mit einer „anormalen" (so betonte er) psychischen oder physischen Konstitution, die „kriminell" seien, deren Existenz aber bei ihrer Bestrafung das gesellschaftliche Bewußtsein schärfen könnten. Eine Schärfung des sozialen Bewußtseins im allgemeinen würde, wie in einer Gesellschaft von Heiligen, bedeuten, daß gemeinhin als kriminell angesehene Handlungen nicht vorkommen würden, daß aber Handlungen, die heute verzeihlich erscheinen, dann mißbilligt würden. Verbrechen ist aber auch dann für eine Gesellschaft gesund, wenn der Kriminelle „ungesund" sein sollte, weil die Existenz von Verbrechen, die sich im Einzelfall doch verschieden darstellten, auch Neuerern die Existenz gestatte: Sokrates wurde zu recht als Verbrecher verurteilt, obwohl seine „Verbrechen" eine neue Gedankenwelt und ein neues Gefüge sozialer Beziehungen entstehen ließen. Wenn eines der Charakteristika moderner Industriegesellschaften darin besteht, ein hohes Maß an Vielfalt und sogar an Gegensätzen in der Lebensform, der sogenannten „Anti-Kultur" und der journalistischen Freiheit zu tolerieren, dann ist es wohl eine natürliche Folgerung der Analyse der Kriminalität bei Durkheim, daß zugleich das Verbrechen blüht. Da die Zahl gewinnbringender Verbrechen sicherlich begrenzt ist, weil — wie Hobsbawm (1959) es formulierte — „Piraten an rechtmäßigem Geschäft interessiert sind", würde man eine Welle sinnloser und unprofitabler Verbrechen (Vandalismus) erwarten. Dies ist charakteristisch für das Verhalten von Halbstarkenbanden an Spieltagen in England: Sie stürmen durch die Straßen der Städte, die sie besuchen, zerstören Geschäfte, Buden und Autos, rempeln Leute an und zerstören dann den Zug, mit dem sie gekommen sind. Bei einer solchen Zerstörungswut wird es zu Kämpfen kommen und gemeinen Überfällen, denn eine Reihe von Leuten greift unweigerlich zu den Waffen und richtet größeres Unheil an. Wenn ich dies erwähne, möchte ich gleichzeitig betonen, daß es nur Vermutungen sind, mit denen man das unterschiedliche Verhalten der Massen in den verschiedenen Ländern zu erklären sucht. Ich bezweifle nicht, daß eine Studie des sozialen Hintergrundes und der psychischen Dispositionen der Vandalen andere Probleme aufwerfen würde.

Bei dem Versuch, die Bedeutung solcher Verhaltensformen bei den Zuschauern zu bewerten, ist es wichtig, derartige Verhaltensänderungen in ihrem historischen Kontext zu sehen. Ich wurde einmal von einer englischen Zeitung gebeten, mich zu diesem Phänomen zu äußern; ich forderte den Reporter auf, in den Zeitungsarchiven zu prüfen, wie die Situation vor dem Krieg war, insbesondere während der Wirtschaftskrise und unmittelbar nach dem Kriege. Ich hatte vom Fußball in England den Eindruck, daß die Gewalttätigkeit nach 1955 bedeutende Ausmaße angenommen hatte, und zwar seitdem englische Mannschaften sich an Wettkämpfen in Europa beteiligten. Ich wollte wissen, ob die Erhöhung des Einsatzes, d. h. ein Platz für den Verein im internationalen Fußball, die Entwicklung der Gewalttätigkeit verstärkt hatte. Die Nachforschungen des Reporters in den Archiven über Nordengland enthüllten, daß mein Eindruck tatsächlich richtig war. Bei den Spielen in den höheren Klassen Ende der 50er Jahre war es zum ersten Male zu Gewalttätigkeiten gekommen. Vor dem Kriege war Gewalttätigkeit mehr oder weniger nur bei den Vereinen „vom Land", wie z. B. von Nord-Cheshire und Zentralwales, zu finden, wo örtlich beschränkte Mannschaften spielten und möglicherweise lokale Eifersüchteleien und Feindseligkeiten in den Spielen ausgetragen wurden. Eine von Frankenberg (1957) durchgeführte anthropologische Studie über ein Dorf in Zentralwales zeigte tatsächlich das Ausmaß, in dem eine Fußballmannschaft oder ein Chor das Prestige eines Dorfes in einer Reihe von Dörfern repräsentieren und wie die Leitung und Besetzung und Finanzierung einer solchen Mannschaft in die Gruppen- und Grüppchenbildung in einem Dorf hineinspielen kann, und zwar erheblich zu Lasten der sozialen Beziehungen (siehe auch Gluckmann, 1965, S. 101f., S. 263f.). Unter diesen Umständen kann die von dem Spiel selbst und von den lokalen Feindseligkeiten hervorgerufene Erregung noch durch interne Kämpfe verschärft werden und ein Sieg zur Rechtfertigung der verursachten Spannungen fast noch wichtiger sein. Mit der Einbeziehung derartiger Einheiten in nationale Organisationen hätte man annehmen sollen, daß die Feindseligkeiten abnehmen.

In den großen städtischen Gebieten mag dieser Prozeß etwas anders sein: Hier mag die Mannschaft zu einem der wenigen Ausgangspunkte für kollektive Aktionen der in der ganzen Stadt verstreuten Zuschauer aller Art (vgl. Elias u. Dunning, 1970; Gluckmann, 1959) werden; und mit der Entwicklung des internationalen Vereinsfußballes werden die Siege immer wichtiger. Natürlich ist man auch über schlechte Bodenverhältnisse äußerst verärgert (Britisches Wohnungsbauministerium, 1969).

Ich möchte wiederholen, daß die Spielregeln, die Frage, wie die Punkte gezählt werden, inwieweit die subjektive Ansicht des Schiedsrichters ausgeschaltet werden kann usw., von Bedeutung sind. Wo Wertungsrichter aufgrund schwieriger Beobachtungen bewerten müssen, wie z. B. bei Turm- und Kunstspringen, Reiten, Turnen, Box- und Ringkämpfen, oder zu entscheiden haben, ob ein Spieler ein Foul begangen hat, abseits war oder sich unsportlichen Verhaltens schuldig gemacht hat, besteht immer die Möglichkeit, daß behauptet wird, der Schiedsrichter sei nicht unparteiisch gewesen (z. B. Kieran u. Daley, 1965, S. 316, 348, 370). Die Ansicht, ein Schiedsrichter sei bei seiner Entscheidung in einem Kricketspiel, das doch nur von einer sehr begrenzten Zahl von Ländern ausgetragen wird, parteiisch gewesen, hätte beinahe zu Aufruhr geführt. Als englische Bowlesspieler bei ihrem Spiel in Australien zu Methoden griffen, die die Gastgeber und die Zuschauer des Gastgeberlandes als Einschüchterungsmethoden auslegten, wäre es beinahe zu einer Krise zwischen den beiden Ländern gekommen. Ähnliches ist auch bei anderen internationalen Begegnungen wie z. B. beim Davispokal und bei Olympischen Spielen vorgekommen.

Hier muß nun das Problem von verschiedenen Seiten beleuchtet werden. Die soziale Situation der Farbigen in Amerika veranlaßte einige von ihnen bei den Olympischen Spielen von 1968 auf dem Siegerpodest zum Gruß mit der geballten Faust, so daß sie zur Ordnung gerufen wurden. Obwohl die Verhältnisse für die Schwarzen sich gebessert haben, unterscheidet sich ihr Verhalten doch sehr von der Haltung, die Jesse Owens weiterhin einnimmt. Im Februar 1972 berichtete die Zeitschrift „Sports Illustrated" über ein Basketballspiel, bei dem Angehörige der Mannschaft der Universität Minnesota und die Zuschauer Angehörige der Mannschaft der Universität Ohio, die in Minneapolis siegte, tätlich angriffen. Der Trainer von Minnesota hatte seiner Mannschaft die Auffassung beigebracht, wonach „eine Niederlage schlimmer sei als der Tod, weil man mit einer Niederlage weiterleben müsse". Letzten Endes griffen aber eigentlich die schwarzen Spieler von Minnesota die weißen Spieler aus Ohio an. Ein Schwarzer aus Ohio sagte: „Hier ging es um ein Rassenproblem." Er wies darauf hin, daß er und ein weiterer Schwarzer zwar dort gewesen waren, aber nicht angegriffen worden seien. „Sie stürmten an uns vorbei und griffen sich die anderen Jungs." Der Hauptangreifer, ein Schwarzer, verteidigte sich mit den Worten, daß er sich rassisch beleidigt gefühlt habe. Der Untersuchungsbeauftragte stellte fest, daß es keinerlei rassische Untertöne gegeben habe, und sperrte zwei schwarze Spieler von Minnesota für die Dauer der Saison. Minnesota spielte das nächste Mal „zu Ehren" der gesperrten Spieler, anscheinend ohne Maßregelung — was darauf schließen läßt, daß die Kontrolle durch den Verband in jener Disziplin nicht scharf ist. Diese Darstellung zeigt, daß die Angriffe zumindest teilweise „rassisch" motiviert waren; angesichts der rassischen, nationalen und sonstigen Feindseligkeiten, die auf einen Wettkampf einwirken und Spieler und Zuschauer aufhetzen können, zeigt dieser Vorfall, daß die Kontrollausschüsse häufiger von den Möglichkeiten des Ausschusses Gebrauch machen müssen, die sich sowohl gegen einzelne als auch gegen die Förderer der Mannschaft richten können, wenn im Wettkampfsport der Streit nicht die Euphorie verdrängen soll.

Literatur

Bouet, M.: Les motivations des sportifs. Paris 1969.
British Ministry of Housing and Local Government: Report of the Working Party on Crowd Behaviour at Football Matches. London 1969.
Coser, L. A.: The Functions of Social Conflict. London 1956.
— Continuities in the Study of Social Conflict. New York 1967.
Culin, S.: Games of North American Indians. Washington 1907.
Durkheim, E.: Les règles de la méthode sociologique. Paris 1895.
Elias, N., Dunning, E.: The quest for excitement in unexciting societies. In: Lüschen, G.: The Cross-cultural Analysis of Sport and Games. Champaign/Ill. 1970.
Frankenberg, R.: Village on the Border. London 1957.
Gluckman, M.: Custom and Conflict in Africa. Oxford 1955.
— Football Players and the Crowd. The Listener, Februar 1959.
— Order and Rebellion in Tribal Africa. London 1963.
— Politics, Law, and Ritual in Tribal Society. Oxford 1965.

Hobsbawm, E. J.: Primitive Rebels. Manchester 1959.
Homans, G. C.: The Human Group. London 1951.
James, C. L. R.: Beyond a Boundary. London 1970.
Kieran, J., Daley, A.: The Story of the Olympic Games, 776 B.C. — 1964. A.D. Philadelphia 1965.
Kroeber, A. L.: Zuni Kin and Clan. American Museum of Natural History: Anthropological Papers Vol. XVIII, part 2, 1917.
Malinowski, B.: Magic, science and religion. In: Malinowski, B.: Magic, Science and Religion, and other Essays. Glencoe 1948.
Mandell, R. D.: The Nazi Olympics. New York 1971.

Z. Krawczyk, Z. Jaworski, T. Ulatowski (Warschau)

Die Dialektik des Wandels im modernen Sport*

1.

Die Anwendung der dialektischen Methode bei der Analyse des modernen Sports erscheint aus vielen Gründen gerechtfertigt. Im großen und ganzen stellt der Sport ein komplexes, vielschichtiges Phänomen und ein wesentliches Element der wirtschaftlichen, gesellschaftlich-politischen und kulturellen Veränderungen in der Welt von heute dar. Diese Veränderungen finden sowohl im Bereich der objektiven Phänomene als auch im Bereich der Vorbilder, Einstellungen und Erwartungen statt. Vor allem aber ist Sport von seinem Wesen her eine spontane Bewegung. In einem nur kurzen Zeitabschnitt hat er eine Ausdehnung erfahren, wie sie bisher bei keiner anderen sozialen Bewegung beobachtet wurde[1].

Als ein Bestandteil der Kultur hochentwickelter industrieller und urbanisierter Gesellschaften findet der Sport gleichzeitig seine Vorbilder in der Antike und in aristokratischen Traditionen. Er stellt daher eine der Brücken dar, die die Vergangenheit mit der Gegenwart verbinden. Er ist ein Bereich, in dem es zur Koexistenz und Auseinandersetzung mit den aus verschiedenen Epochen und sozialen Systemen stammenden Elementen kommt.

Der Sport hat die zwischen den Klassen und Nationen aufgerichteten Schranken schneller durchbrochen als alle anderen Elemente der Massenkultur. Darüberhinaus hat er aber auch die Funktion einer Art von Barometer, das den Druck der sozialen und politischen Spannungen anzeigt[2]. Er spielt auch eine wesentliche Rolle beim Auslösen und beim Abbau dieser Spannungen.

---

* Übersetzung aus dem Englischen.

1 Während es 1945 nur 56 Nationale Olympische Komitees gab, lag 1972 die entsprechende Zahl bei 127. Die Zahl der Sportler, die den internationalen Sportverbänden in den „olympischen" Sportarten angehören, beträgt heute 250 000 000.

2 Zahlreiche Autoren weisen auf den Zusammenhang zwischen Sport und sozialpolitischen Konflikten hin. So z. B. K. Heinilä: Notes on the Intergroup Conflicts in International Sport. In: G. Lüschen: The Cross-Cultural Analysis of Sport and Games. Champaign 1970. — J. W. Loy, J. F. Elvoque: Racial Segregation in American Sport. International Review of Sport Sociology 5 (1970). — E. Pudelkiewicz: Rasizm w sporcie (Rassismus im Sport). In: Z. Krawczyk: Sport w społeczeństwie w spółczesnym (Sport in der heutigen Gesellschaft). Warschau 1972.

Die Dialektik des Wandels im modernen Sport

Es könnte daher nützlich sein, den Sport sowohl in einem synchronen wie in einem diachronen System zu betrachten[3]. Wir wollen in dieser Arbeit den Versuch machen, die Hauptsymptome des heutigen Sports in ihren Auswirkungen zu untersuchen und gleichzeitig ihre Zusammenhänge aufzuzeigen, durch die eine funktionale Struktur entsteht, die jedoch auch — unter anderen Gesichtspunkten — eine dysfunktionale Struktur darstellt[4].

2.

Die Wurzeln des Sports reichen bis an die biologischen Bedürfnisse des Menschen heran[5]. Sein Wesen — die Bewegung — wird als Ziel selbst und als ein Mittel zur Erhaltung des „natürlichen" Existenzzustandes des menschlichen Organismus gesehen und stellt eine Versicherung für die Erhaltung der Bindung zwischen dem Menschen und seiner natürlichen Umgebung dar. Gleichzeitig ermöglicht der Sport eine sinnvoll dosierte Bewegung, die als Ausgleich für die unzureichende körperliche Betätigung des Menschen, die mit den Bequemlichkeiten im täglichen Leben in einer technologischen Zivilisation immer mehr nachläßt, angesehen werden kann.

Dieser spezifisch naturalistische Utilitarismus und gleichzeitige Hedonismus des Sports verliert langsam seine Daseinsberechtigung, wenn nicht nur aus persönlichen, sondern auch aus sozio-kulturellen Gründen der Perfektionismus der körperlichen Betätigung und Leistungsfähigkeit zu seinem Hauptinhalt wird. Wenn sportliche Erfolge als Ausdruck des Erfolges allgemein betrachtet werden, sind Rivalität und das Verlangen nach einer ständigen Vergleichsmöglichkeit und Meßbarkeit der eigenen Resultate mit denen anderer die Folge[6].

Aus diesem Grund ist der Höchstleistungssport vor allem eine Schöpfung des Augenblicks, während seine Zukunft aus Hoffnungen und der Errechnung von Erfolgschancen für Punkte und Medaillen, kniffligen strategischen Plänen und Verfahrenstaktiken der „gerüsteten Rasse" im Sport besteht, die entweder einen Sieg

---

3 Charakteristisch für den weitaus größten Teil der Arbeiten über die sozialen Aspekte des Sports ist es, daß die Analysen entweder nach historischen oder nach empirischen Gesichtspunkten vorgenommen werden. Versuche, diese beiden methodologischen Ansätze, die sich gegenseitig ergänzen könnten, zu verbinden, sind selten. Siehe dazu z. B. die Bibliographie in: M. M. Hoart: Sport in the Socio-Cultural Process. Dubuque.

4 In unserer Arbeit beruht die Analyse der Phänomene direkt auf den Grundprinzipien der dialektisch-materialistischen Methode im Sinne von K. Marx und seinen theoretischen Nachfolgern. Wir greifen auch bewußt auf die fundamentalen Kategorien des Funktionalismus zurück, vor allem auf die allgemein bekannten terminologischen Vorschläge von R. Merton. Siehe dazu R. Merton: Social Theory and Social Structure. Glencoe 1949, p. 30.

5 Es war kein Zufall, daß Ärzte und Physiologen als allererste unter den frühen Theoretikern der Körpererziehung und des Sports zu finden waren. Es liegt nahe, daß sie die Bedeutung des Sports für die Entwicklung der menschlichen Leistungsfähigkeit und Gesundheit am besten erkennen konnten. Ihre Argumente waren so überzeugend, daß selbst heute die Verfechter des Leistungssports nicht erkennen wollen, daß seine Funktionen sich eher in einer psycho-sozialen und kulturellen Richtung verlagert haben.

6 Mehr über das Thema Erfolg und Rivalität im Sport findet sich bei Z. Krawczyk: Sport — die Philosophie des Erfolges, und bei A. Ziemilski: Die erfolgreichen Sportler. In: Z. Krawczyk: Sport in der heutigen Gesellschaft. Warschau 1972.

oder einen besseren Platz bei Ausscheidungswettkämpfen erstrebt. So wird der Sport zu einer Schaubühne, auf der nur diejenigen auftreten können, die über außergewöhnliche körperliche Fähigkeiten und psychophysische Befähigungen verfügen, sich intensiven und umfassenden Trainingsvorschriften beugen und außergewöhnlich starke Beschränkungen ihres persönlichen Daseins auf sich nehmen. An einen Sportler, und nicht nur an den Spitzensportler, werden ungewöhnlich hohe Anforderungen gestellt. Dadurch wird der Abgrund immer breiter, der zwischen der verhältnismäßig kleinen Zahl von „Akteuren" bei einem sportlichen Spitzenereignis und dem Rest der jugendlichen und erwachsenen Bevölkerung klafft, die entweder Sport als Zeitvertreib und Erholung betreibt oder als Zuschauer in Erscheinung tritt.

Seine Funktion als Mittel zur Erhaltung und Bewahrung der körperlichen Entwicklung, Leistungsfähigkeit und Gesundheit erfüllt der Sport vor allem in seiner pädagogischen und spielerischen Form. Wo es aber um sportliche Spitzenleistungen geht, werden die gesundheitlichen und funktionellen Werte des Organismus für den Sportler und den Trainer nur soweit zu einer Tugend, wie sie einen sportlichen Erfolg gewährleisten können. So wird also aus dem eigentlichen Ziel ein Mittel, mit dem man ein Ziel, d. h. ein hervorragendes Ergebnis, erreichen kann. Beim Leistungssport beschränkt sich die Rolle des Arztes somit eher darauf, die negativen gesundheitlichen Folgen einer übermäßigen körperlichen Belastung auszuschließen, als die gesundheitsfördernden Möglichkeiten des Sports zu untersuchen.

3.

Von der Tradition der Hellenen hat der moderne Sport die Vorstellung der Rivalität zwischen Individuen übernommen, die unter der Voraussetzung gleicher Chancen um den Sieg kämpfen. Diese Auffassung stimmte voll und ganz mit der Ideologie des Liberalismus im 19. Jahrhundert überein[7]: Der Sport wurde als eine der wesentlichen Möglichkeiten angesehen, zu individuellem Erfolg zu gelangen. Dieser Erfolg wurde zwar auf sportlichem Gebiet errungen, aber er hatte doch auch eine gewisse Rückwirkung auf andere Lebensbereiche, vor allem in sozialer und in beruflicher Hinsicht.

Dieses Streben nach dem individuellen Erfolg im Sport ist auch von den sozialistischen Ländern anerkannt worden, weil es durch das marxistische Prinzip von der Selbstdarstellung und Selbstverwirklichung und durch die Vorstellung von einer ständigen Weiterentwicklung des Menschen gerechtfertigt wird[8].

---

[7] Es erscheint paradox, daß die aus der sozialpolitischen Erfahrung der westlichen Zivilisation entstandenen Auffassungen vom Liberalismus im 20. Jahrhundert verhältnismäßig weitgehend auch auf den Sport als solchen zutreffen. Danach könnte man die Hypothese vertreten, daß es genau genommen der moderne Sport ist, der das Verlangen der liberalistischen Ideologie nach Chancengleichheit zum Ausdruck bringt, die in der heutigen kapitalistischen Welt mehr oder weniger eine Utopie ohne Chance einer vollgültigen Anwendung darstellt.

[8] Zur marxistischen Auffassung von der Persönlichkeit siehe: M. Fritzhand: Myśl etyczna mlodego Marksa (Die Ethik des jungen Marx), Warschau 1961, 85—104, und T. M. Jaroszewski: Osobowośćii Wspólnota (Persönlichkeit und Gemeinschaft), Warschau 1971, 19—140.

Andererseits lautete das Motto der allerersten modernen Olympischen Spiele: Gemeinsame Spiele für alle Nationen. Dadurch wurden Voraussetzungen geschaffen, die eine langsame Verlagerung des Schwergewichts von individualistischen zu kollektivistischen Wertorientierungen im Sport gestatteten. Im 20. Jahrhundert wurde der Sport auf diese Weise zu einem bedeutenden Faktor für die Integration von Gemeinschaften auf der Basis sowohl traditioneller wie zeitgenössischer Werte: Er einte Städte und Regionen, Nationen und Staaten, geographische Zonen und schließlich Kontinente.

Wahrscheinlich sind gerade diese äußeren sozialen und politischen Umstände die Ursache für die spezifische Metamorphose des modernen Sports, bei dem sich die Spitzensportler selbst mit einer bestimmten sozialen Gruppe identifizieren, vor allem mit einer Nation und einem Staat[9]. Diese Situation hat einen starken Einfluß auf den Wandel von Inhalt und Funktion des modernen Sports. Es ist eine erhebliche Zunahme von Symbolgehalten festzustellen, in denen die zentralen Werte von Gruppen, nicht von Individuen, zum Ausdruck kommen. Die Sportler treten mehr denn je (nach ihrer eigenen und nach der sozialen Auffassung) nicht als einzelne, sondern als Mitglieder von Sportmannschaften auf, vor allem aber als Vertreter ihres Landes. Die Erfolge der Sportmannschaften symbolisieren in gewissem Maße die Weltposition bestimmter Nationen und Staaten und werden von der öffentlichen Meinung als Beweis einer solchen Position gewertet. Aus diesem Grunde werden die Vorstellungen von nationalen und politischen Werten in der Praxis der Sportbewegung von den universellen Prinzipien der Olympischen Ideologie durchbrochen.

Diese Tatsache schafft im Sport neue Dimensionen: Zu den Vergleichen und Rivalitäten der körperlichen Leistungsfähigkeit kommt die Bedeutung der Vergleiche und Rivalität auf breiterer Ebene hinzu, die über den Sport hinausgeht. So erlangen die symbolischen Zeichen der Staatszugehörigkeit der Wettkämpfer wie Nationalhymnen, Fahnen, Embleme usw. im Ritual der Sportveranstaltungen, vor allem der Olympischen Spiele, eine immer größere Bedeutung. So erhält, um es kurz zu sagen, auch das Verhalten im Sport einen symbolischen Wert[10], wodurch der Sport sogar eine noch größere Rolle für die Bildung und Förderung der höchsten, symbolischen Ausdrucksform der Kultur spielt.

4.

Vom antiken Sport und den aristokratischen Traditionen des 19. Jahrhunderts haben wir die Überzeugung übernommen, daß das Verhalten im Sport der Ausdruck spontaner und freier Handlungen und Erscheinungen und autonomer Wünsche sei:

---

9 Im Hinblick auf die verstärkten Bemühungen der Nationen und Staaten um eine Selbstidentifikation in der heutigen Welt kann man annehmen, daß die Entwicklungsmöglichkeiten des Hochleistungssportes noch nicht erschöpft sind. Seine Bedeutung wird im Gegenteil zunehmen, vor allem in den Ländern der Dritten Welt.

10 Unter dem Gesichtspunkt einer semantischen Kulturtheorie scheint die Interpretation des Zuschauersports auf einige äußerst interessante kognitive Effekte zu führen. Der Sport scheint vor allem eine wesentlich breitere und reichhaltigere semantische Grundlage zu haben, als allgemein angenommen wird. Siehe A. Tyszka: Symboliczne treści i komunikatywne funkcja sportu (Der symbolische Gehalt und die kommunikativen Funktionen des Sports). In: Z. Krawczyk: Sport in der heutigen Gesellschaft. Warschau 1972.

Verlangen nach der eigenen Gestaltung des Daseins, nach Befriedigung und Entspannung. Sport bedeutete früher in erster Linie Spiel und Freizeit; Perfektion bei der Beherrschung sportlicher Übungen wurde eher als Ausdruck angeborenen Talents und einer freien, spontanen und schöpferischen Betätigung betrachtet, weniger als Erfolg eines mit wissenschaftlicher Strenge rationalisierten Sporttrainings. Man vertrat die Auffassung von Amateurtum und Unparteilichkeit, um deren Einhaltung der olympische Sport sich heute so intensiv bemüht. In ihren traditionellen Formen stößt diese Idee im modernen Sport auf immer größere Schwierigkeiten.

Das überrascht keineswegs, wenn man sich vor Augen führt, daß die Sportergebnisse in den einzelnen Ländern und auf internationaler Ebene ständig miteinander verglichen werden. Talent und Eifer reichen zur Erlangung eines Meistertitels schon im eigenen Land nicht mehr aus. Und bei internationalen Ausscheidungen wird das noch schwerer. Um an der Spitze der Weltrangliste zu stehen, muß man sich einem genau geplanten Training unterwerfen, wozu nicht nur die harte Arbeit des einzelnen, sondern auch die Unterstützung und Betreuung durch eine ganze Gruppe hochqualifizierter Spezialisten zählt.

Hervorragende Sportler werden einem immer straffer organisierten Sporttraining unterzogen, das enorme Anstrengungen, Anforderungen und strenge Regeln erfordert. Den Wettkämpfern werden ausgezeichnete Trainingsmöglichkeiten geboten, und sie werden von hochqualifizierten und immer stärker spezialisierten Trainern, Ärzten und Wissenschaftlern betreut und überwacht[11]. Das bedeutet, daß die Erfolge der Wettkämpfer das Ergebnis einer gemeinsamen, häufig anonymen Arbeit von Dutzenden von Menschen sind, die in zahlreichen, speziell hierfür geschaffenen Institutionen tätig sind, ohne die ein Sportler in einem internationalen Wettkampf keine Chance hätte.

Der Druck der sportlichen Erfolge, mit denen die Grenze der menschlichen Leistungsfähigkeit erreicht wird, und das Streben nach Perfektion sind die Gründe, warum sich der Sport immer mehr auf die Technik zu verlassen beginnt. Diese Entwicklung setzt sich ebenso beim Bau von Sportstätten und -einrichtungen wie bei der Produktion von Sportausrüstungen oder in Gestalt moderner, wissenschaftlicher Meßgeräte durch, die für den technischen Fortschritt im Sporttraining unerläßlich sind.

Das bedeutet, daß der heutige Sport den Spitzensportlern Rollen überträgt, die sich gegenseitig widersprechen. Gemäß den Grundsätzen der Ideologie vom Amateurstatus sollten sie den Sport einerseits zum Vergnügen und zur Befriedigung ausüben. Andererseits ist damit aber so viel Aufwand an Zeit, Anstrengung, Konzentration auf die Aufgabe und Unterwerfung unter strenge äußere und innere Regeln verbunden, daß der Spitzensport sich immer weiter von den Vorstellungen vom freien Amateursport entfernt.

Das Prinzip von Coubertin — damit 100 Menschen sich einem körperlichen Training unterziehen, müssen 50 Sport treiben, damit 50 Sport treiben können, müssen 20 sich spezialisieren, damit 20 sich spezialisieren können, müssen 5 Rekorde aufstellen — ist heute von der Praxis im Sport weitgehend verlassen worden. Der hohe

---

11 Von diesem Gesichtspunkt aus ist es unerläßlich, eine Funktionsanalyse der Personen vorzunehmen, die heute die Betreuung von Sportwettkämpfern leisten. Es gibt nämlich keinen Zweifel darüber, daß die Zahl dieser Personen ständig zunimmt und daß die Spezialisierung für die Aufgaben bei Sportwettkämpfen rasch voranschreitet.

Leistungsstandard des internationalen Spitzensports macht eine Intensivierung des Trainings von frühester Jugend an erforderlich. Dadurch wird allerdings die natürliche Auslese als einziger Weg zur Entdeckung von Talenten in ihrer Wirkung eingeschränkt; die Basis der Hochleistungspyramide verkleinert sich. Diejenigen Sportler, die auf olympische Medaillen hoffen können, werden bereits auf den untersten Stufen der Erfolgsleiter „herausgesiebt". Der verbliebene Rest kann allein zur Erholung und zum eigenen Vergnügen Sport treiben oder aber auf den Rängen der Stadien sitzen und zuschauen.

Diese Tendenz wird verstärkt durch die Tatsache, daß die Bewerber für den Vereinssport immer häufiger nach einem genauen Plan einer Gruppe von Spezialisten ausgewählt werden: von Trainern, Ärzten und Wissenschaftlern. Der Weg zum größten Erfolg führt nicht über die Methode von ‚trial and error', sondern über ein Höchstmaß an objektiven, wissenschaftlichen Prognosen, wobei durch ein rationalisiertes System von Anreizen für die Sportler die beabsichtigten Enderfolge gewährleistet und Zufälligkeiten und unbekannte Faktoren bei den Sporterfolgen vermieden werden.

Diese Situation löst häufig einen Rollenkonflikt aus[12]. Das gilt vor allem für die Rolle des Sportlers und die Rolle des Schülers bzw. des Arbeitnehmers. Es ist häufig sehr schwierig, beide Rollen gleichzeitig zu spielen. Denn beide verlangen viel Aufwand an Zeit, Aufmerksamkeit, physischer und intellektueller Anstrengung und psychischer Bereitschaft.

5.

Es sind bisher einige Symptome und Tendenzen genannt worden, die für den heutigen Sport spezifisch sind. Sie lassen deutlich erkennen, daß man dieses Phänomen des 20. Jahrhunderts in seiner Gesamtheit und inneren Komplexität sehen muß. Nur so können wir zu den tieferliegenden Prozessen der Sportwirklichkeit vorstoßen, deren Entwicklung erkennen läßt, daß sie dazu tendiert, in ihr Gegenteil umzuschlagen. Wir haben es deshalb mit einem inkonsistenten und in sich widersprüchlichen Phänomen zu tun. Es folgt keinem mechanischen, sondern einem dialektischen Prinzip; es ist zwar differenziert, aber gleichzeitig ist es eine in sich verbundene und integrierte Struktur.

Wir sind deshalb der Ansicht, daß bei der Beschreibung und Analyse dieser interessanten sozialen Erscheinungen die folgenden methodologischen Prinzipien angewandt werden sollten: der heutige Sport sollte erstens als eine relative Einheit betrachtet werden, die ein spezifisches und wichtiges Phänomen der heutigen Gesellschaft und ihrer Kultur darstellt; zweitens ist es unerläßlich, die innere Differenzierung des Sports zu berücksichtigen. Sport als pädagogisches Mittel oder als pädago-

---

12 Solche Schlußfolgerungen erscheinen aufgrund der zahlreichen Untersuchungsergebnisse möglich, die die Abteilung für Soziologie des früheren Instituts für die Erforschung der Körperkultur in einem Forschungsvorhaben ermittelt hat, das die sozialen Merkmale einer Gruppe von mehr als eintausend polnischen Olympiaathleten zum Thema hatte. Siehe hierzu die Arbeiten von B. Krawczyk, M. Komorowska und M. Zürn in der Serie „Wyniki badań INKF" (Forschungsergebnisse des Instituts für die Erforschung der Körperkultur), Warschau.

gische Methode bedeutet etwas anderes als Freizeit- oder Leistungssport. Jeder dieser sportlichen Teilbereiche besitzt eine innere Autonomie, hat einen unterschiedlichen Inhalt, erfüllt unterschiedliche Ziele und soziale Funktionen, ist in unterschiedlicher Weise institutionalisiert und hat eine unterschiedliche soziale Bedeutung. Das Erkennen und Anerkennen dieser Differenzierung schafft eine rationale Grundlage für die Erstellung eines Sportmodells, dessen Teilbereiche sich gegenseitig unterstützen und ergänzen, die aber gleichzeitig ihre spezifischen Ebenen, Formen und Handlungsziele beibehalten.

Man muß weiter die Tatsache berücksichtigen, daß der Sport auch heute, wo er eine bedeutsame und dauerhafte Stellung in der Welt gewonnen hat, noch nicht alle Wünsche und Möglichkeiten des Menschen auf dem Gebiete der Körperkultur erfaßt hat. Man darf ihn deshalb nicht ohne weiteres mit einem anderem Aufgabenbereich gleichsetzen, obwohl beide derselben Wurzel entstammen — nämlich mit der Körper- und Gesundheitserziehung der jüngeren Generation, mit der Erziehung zur körperlichen Erholung, die der individuellen und universellen Gesundheitsvorsorge und der Erhaltung eines ökologischen Gleichgewichts zwischen dem Menschen als bio-sozialem Wesen und der ihn umgebenden Umwelt dienen. Die Förderung der Körperkultur darf nicht auf die aktive oder passive Beteiligung am Sport begrenzt bleiben. Sie macht ein weitreichendes Handlungsprogramm egalitären Zuschnitts erforderlich, das von nicht-sportgebundenen staatlichen und gesellschaftlichen Institutionen getragen wird, die an der planmäßigen Entwicklung der Volkswirtschaft, des Gesundheitswesens, der Sozialhygiene, der Kultur sowie des Erziehungs- und Bildungswesens mitwirken.

C. W. Sherif (Pennsylvania)

Gruppenkonflikt und Wettkampf: Eine sozialpsychologische Analyse*

Abgenutzte Mythen unseres kulturellen Erbes finden weiterhin ihren Niederschlag in der menschlichen Verhaltensforschung. Einer der schädlichsten Mythen besagt, daß eine letztgültige Erklärung für menschliche Beziehungen und menschliches Verhalten nur im Individuum selbst zu finden sei. Dieser Mythos führt vor allem dort zu Irrtümern, wo es um die Erforschung von menschlichen Tätigkeiten geht, bei denen Gruppenwettkämpfe oder Gruppenkonflikte eine Rolle spielen; mit diesem Thema möchte ich mich befassen.

Der Mythos ist falsch. Um ihn zu entkräften, muß man zwei Aufgaben lösen. Die eine macht eine Veränderung der Perspektive erforderlich, unter der wir menschliches Handeln betrachten; wir müssen die Blende vergrößern und die Brennweite der Linse verändern, die wir benutzen, um menschliches Handeln im Rahmen wissenschaftlicher Untersuchungen erfassen zu können. Im Brennpunkt der Sozialpsychologie steht das Individuum einschließlich all seiner Aktivitäten und Beziehungen zu anderen Personen und Gruppen, bei Berücksichtigung der sozialen Gegebenheiten, in die es von der Geburt bis zum Tode eingebettet ist. Diese Tätigkeiten, Beziehungen und Situationen haben strukturelle Merkmale, die für die Analyse des

---

* Übersetzung aus dem Englischen. Vollständige englische Originalfassung in: Sportwissenschaft 3, 138–153 (1973).

Verhaltens ebenso wesentlich sind wie die psychologischen Systeme, die im Zeitablauf entstehen, und die physiologischen Systeme, die diese stützen.

Die zweite Aufgabe bei der „Mythenjagd" ist sogar noch schwieriger. Es müssen Untersuchungen durchgeführt werden, um gesetzmäßige Beziehungen zwischen den Eigenschaften der psychologischen Systeme und solchen Merkmalen des soziokulturellen Systems herzustellen, die tatsächlich den Menschen beeinflussen. Der Sport stellt für diese Aufgabe ein ausgezeichnetes Modell dar. Wenn auch das Leben nicht immer ein Spiel ist, so veranschaulicht doch der Sport in hohem Maße, welche strukturellen Merkmale bei einer adäquaten sozialpsychologischen Analyse berücksichtigt werden müssen, z. B. die konkrete Handlungsstruktur selbst, die Struktur der Ziele, der Regeln für das Verhalten der einzelnen Menschen, der Beziehungen zwischen Beteiligten und Zuschauern. Wenn ich von Zusammenarbeit oder Wettkampf spreche, beziehe ich mich auf die Struktur von Handlungen. Ich betrachte weder die Kooperation als Äquivalent freundschaftlicher Gefühle und gegenseitigen Verständnisses, noch setze ich den Konflikt mit tiefer Feindseligkeit und Aggressivität gleich. Stattdessen werde ich mich primär mit den Bedingungen befassen, unter denen derartige psychische Ereignisse bei unterschiedlich strukturierten Tätigkeiten auftreten.

Zur individualistischen Konzeption des Gruppenkonfliktes

Die Mythen, die menschliches Verhalten allein vom Individuum her erklären, sind noch immer weit verbreitet, wie das große Interesse beweist, das zumindestens in den Vereinigten Staaten dem Buch von K. Lorenz "On Aggression" (1966) entgegengebracht wird. Ebenso wie Freud betrachtet er den Aggressionstrieb als eine höhere Form von physischer Energie, die abgebaut werden muß, um das körperliche Gleichgewicht wiederherzustellen; dabei stimmt er mit Freud darin überein, daß der Katharsis die Bedeutung zukomme, eine Entladung von Energie zu ermöglichen, bei der niemand zu sehr verletzt wird. Die Wirksamkeit der Katharsis beruht auf zwei Annahmen: 1. Wenn der Aggressionstrieb geweckt worden ist, baut einzig und allein eine aggressive Handlung die körperliche Spannung ab. 2. Der Abbau der Spannung verringert die Wahrscheinlichkeit einer erneuten Aggression so lange, bis die Triebenergie wieder mobilisiert wird.

Diese Annahmen wurden mit einer Reihe von Experimenten, die in Interaktionssituationen durchgeführt wurden, von Hokanson (1970) und seinen Mitarbeitern überprüft. Dabei wurden Kreislaufmeßgeräte zum Anzeigen von Spannung und deren Abbau verwendet. Die Befunde zeigen eindeutig, „daß eine offene Aggression nicht unweigerlich zu einem Abbau der physiologischen Spannung oder einem Abbau der nachfolgenden Aggression führt" (S. 85). Darüber hinaus „können auch nicht-aggressive Reaktionen von einer physiologischen Spannungsreduktion begleitet werden". Hierzu zählen sowohl die „freundlichen wie die selbstbestrafenden" Reaktionen. Das würde im letzteren Falle also lediglich bedeuten, daß das Individuum gelernt hat, daß es durch eine freundliche Handlung oder die Annahme einer leichten Strafe den aggressiven Handlungen eines anderen Individuums wirksam begegnen kann.

Neben der Untersuchung von Hokanson sprechen auch eine Vielzahl anderer Forschungsergebnisse dafür, daß die erfolgreiche Ausführung aggressiver Handlungen — weit entfernt davon, weitere Aggressionen zu verringern — das beste

Mittel ist, um die Häufigkeit aggressiver Reaktionen zu erhöhen (Scott, 1958, 1969; Berkowitz, 1962, 1964, 1965; Bandura, 1965; Bandura u. Ross, 1961; Bandura u. Walters, 1963; Walters, 1966). Diese Untersuchungen bezogen sich sowohl auf tierisches als auch menschliches Verhalten.

Aufgrund dieser Ergebnisse glaube ich, daß es höchste Zeit ist, von der Rechtfertigung des Sports auf der Grundlage der Katharsis abzurücken. Dieser Mythos hat dazu gedient, den Sport als einen sozialen Mechanismus zu rechtfertigen, in dem jeder, angefangen beim sich ungebührlich benehmenden Menschen über jugendliche Nachbarschaftsbanden, über den Bürger bis zum Berufssoldaten seine Aggression abreagieren kann. Der Sport hat vorteilhafte soziale Funktionen, aber der Grund hierfür ist nicht die Rechtfertigung als Katharsis. Die Sportforschung sollte nach anderen Gründen suchen.

Gruppenwettkampf und Gruppenbeziehungen

Wir brauchen nicht übermäßig abstrakt zu denken, um die Besonderheiten von Gruppensituationen und Begegnungen zwischen Gruppen zu erkennen. Trainer oder Beobachter wissen, daß sie nicht allein aufgrund der Einzelleistungen eines Menschen vorhersagen können, wie er sich im Mannschaftsspiel verhalten wird. Auch aus ihrem Verhalten im Training läßt sich noch nicht ganz die Leistung der Mannschaftsmitglieder in einem Spiel gegen eine andere Mannschaft vorhersagen. Jedes Zusammentreffen zweier Mannschaften hat seine spezifischen Eigenarten, die das Spiel beeinflussen. Derartige Eigenarten entstehen zum einen aus der aktuellen Wettkampfsituation heraus; zum anderen sind sie aber auch davon beeinflußt, welchen Ausgang frühere Begegnungen zwischen den beiden Mannschaften genommen haben, wie ihre bisherigen Beziehungen zueinander waren, welche Wertschätzung sie jeweils genießen, welche Mythen sich um sie ranken und in welchem Verhältnis sie zu übergreifenden Institutionen oder zu der Nation stehen, der sie angehören.

Wie Lüschen in seiner Arbeit über „Cooperation, Association, and Contest" (1970) dargelegt hat, setzt jeder Mannschaftskampf eine gemeinsame Beziehung zwischen den beteiligten Mannschaften voraus, damit es überhaupt zum Wettkampf kommen kann. Ein solches Zusammenwirken gegnerischer Mannschaften ist allerdings nicht auf Wettkampfsituationen beschränkt. Die gemeinsame Beziehung zwischen rivalisierenden Sportmannschaften ist vielmehr ein besonderer Fall von Gruppenbeziehungen, in denen sowohl Einigkeit darüber besteht, daß man kämpft, als auch darüber, daß eine bestimmte Handlungsstruktur und Spielregeln anerkannt werden, nach denen Leistungen beurteilt werden sowie zwischen fairem Spiel und Foul unterschieden werden kann.

Die Durchdringung kleiner Gruppensysteme durch strukturelle Eigenschaften und kulturelle Werte übergreifender soziokultureller Systeme dürfte offenkundig sein. Ich werde im weiteren Verlauf auf konkrete Beispiele ihres Einflusses aufmerksam machen.

Experimente mit Wettkämpfen zwischen Gruppen

Ich werde eine Zusammenfassung von drei Experimenten über Gruppenbeziehungen geben, die sich direkt auf die Sozialpsychologie des Sports beziehen, und diese durch Hinweise auf ähnliche Untersuchungen ergänzen, soweit die Ausführungen dadurch nicht unterbrochen werden. Obwohl die Experimente einigen bekannt sein dürften, treffen sie außergewöhnlich gut auf die Hauptpunkte zu, die ich aufzeigen möchte. Alle drei Experimente wurden von M. Sherif mit der Unterstützung von Studenten und Mitarbeitern angestellt (Sherif u. Sherif, 1953; Sherif, White u. Harvey, 1955; Sherif, Harvey, White, Hood u. Sherif, 1961; Sherif u. Sherif, 1969).

Alle drei Experimente dienten dazu, die Voraussetzungen für Gruppenbildung, Gruppenkonflikte und den Abbau von Gruppenkonflikten zu unterstützen. Jedes Experiment dauerte etwa 3 Wochen. Mit einigen Ausnahmen, die ich erwähnen werde, waren Plan und Ausführung der Experimente einander hinreichend ähnlich, so daß man sie als drei Wiederholungen des gleichen Vorhabens betrachten könnte. Jedes Experiment wurde in einem Sommerlager durchgeführt, das von direkten Einflüssen von außen isoliert war. Die Lager wurden speziell für Forschungszwecke eingerichtet und standen ausschließlich unter der Kontrolle des Forschungsprogramms. Um bestimmte Hypothesen nachprüfen zu können, wurden die Hauptphasen des Forschungsplanes vorher genau festgelegt.

Vom Standpunkt der Teilnehmer am Lager aus betrachtet war die Reihenfolge der Aktivitäten und Veranstaltungen völlig natürlich, und sie glaubten, daß diese im wesentlichen das Ergebnis ihrer eigenen Wünsche und Planung war. Die Teilnehmer waren sich niemals dessen bewußt, daß ihr Verhalten systematisch beobachtet wurde, da die Mitglieder der Forschergruppe die Aufgaben des üblichen Lagerpersonals übernommen hatten. Die Meßtechniken waren unauffällig oder in die üblichen Aktivitäten eines Sommerlagers eingebaut, so z. B. als Spiele oder neue Aktivitäten, die die übliche Routine auflockern sollten. Da die Teilnehmer 12jährige Jungen waren, sollte erwähnt werden, daß die Eltern und die Schulbehörden, die bei der Auswahl der Teilnehmer mitwirkten, über den Forschungszweck und -plan der Lager unterrichtet waren und daß die Jungen eingehend von Ärzten und Psychologen untersucht wurden, ehe sie ausgewählt wurden. Ich sollte auch erwähnen, daß die Hauptergebnisse über den Gruppenwettstreit und -konflikt seither durch weitere Experimente mit Mädchen sowie mit männlichen und weiblichen Erwachsenen bestätigt wurden. Für jedes Experiment wurden 20—24 Jungen sorgfältig nach folgenden Gesichtspunkten ausgesucht:

— Sie kannten sich gegenseitig nicht, so daß die Gruppen gleich zu Anfang gebildet werden konnten und eine frühere Bekanntschaft weder die Gruppenbildung noch die Gruppenbeziehungen beeinflussen konnte.

— Es handelte sich um normale, gesunde Kinder, die normale Schulleistungen zeigten und die bei Erwachsenen, Vorgesetzten in der Schule und in der Nachbarschaft beliebt waren. So brauchte nicht befürchtet zu werden, daß sie irgendwelche privaten Erlebnisse gehabt hatten, die im besonderem Maße aggressives Verhalten auslösen könnten. Aus dem gleichen Grunde stammten alle Jungen aus intakten Familien, deren Verhältnisse stabil waren.

— Aus dem sozialen Hintergrund der Jungen ergaben sich keine festgelegten Unterschiede, die für einige eine Gruppenbildung „unter ihresgleichen", für andere die Fortsetzung bereits vorhandener Konflikte nahegelegt hätten. Alle Jungen stammten aus Familien der Mittelschicht. In ihrer Vorgeschichte gab es keine ethnischen, rassischen oder religiösen Unterschiede, die sich hätten auswirken können.

Etwa 1 Woche lang beteiligten sich die Jungen gemeinsam an verschiedenen Aktivitäten innerhalb einer Gruppe, der sie zugeteilt worden waren, ohne daß es zu irgendeinem funktionellen Kontakt zwischen den Gruppen kam. Bei dem letzten Experiment war ihnen übrigens in der Anfangsphase nicht einmal bekannt, daß es noch eine andere Gruppe gab. Die Zuteilung zu den beiden Gruppen blieb dem Zufall überlassen, es wurde jedoch genau darauf geachtet, daß die Gruppen gleich groß waren und daß Interessen, sportliches Können und andere Fähigkeiten genau übereinstimmten. Jede Gruppe hatte 10—12 Mitglieder.

In diesem Anfangsstadium waren die Versuchsbedingungen so festgelegt, daß jede Gruppe von Jungen getrennt voneinander wiederholt gemeinsame Aktivitäten nach ihrem eigenen Wunsch ausführte. Die Anziehungskraft dieser Aktivität war deshalb hoch. Ihre erfolgreiche Ausführung setzte die Aufteilung und Koordination der Aufgaben voraus. Die Zielsetzung war bei den verschiedenen Aufgaben unterschiedlich, bei einigen hatten am erfolreichen Gelingen alle ihren Anteil, so z. B. beim Kochen und Essen, während der Anteil bei anderen Aktivitäten unterschiedlich war, so z. B. Benützen eines Bootes, das erst eine Weile über unwegsames Gelände getragen werden mußte, oder es kam ausschließlich auf die Ausführung der Aufgabe an, wie z. B. bei Nachtwanderungen. Die erwachsenen Betreuer rieten von Aktivitäten ab, die ausschließlich von einzelnen unternommen werden würden, und halfen bei der Ausführung gemeinsamer Aufgaben, die von den Jungen ausgewählt wurden. Ansonsten hatten sie die Aufgabe, möglichst wenig Anweisungen zu geben.

In diesem Stadium galt vor allem die Hypothese, daß mit der Zeit die Teilnahme an gemeinsamen Aktivitäten zur Bildung einer Gruppenstruktur, zu Gruppennormen, die das Verhalten bestimmten, und anderen Gruppenerscheinungen führen würde, so z. B. der Bezeichnung von Orten und Gegenständen als „unsere", Gruppennamen und ähnlichen. Diese Hypothese fand in allen drei Experimenten ohne weiteres ihre Bestätigung.

Bevor wir zur nächsten Phase der Experimente übergehen, muß ein Wort über die Wirkungen des größeren soziokulturellen Systems auf die Ergebnisse gesagt werden. Es ist daran zu denken, daß schon bei der Entscheidung für eine bestimmte Versuchsanordnung und für bestimmte Versuchspersonen die soziale Struktur und ihre Werte berücksichtigt werden müssen. In den Vereinigten Staaten beteiligen sich die meisten 12jährigen Jungen der Mittelschicht bereits an außerhäuslichen Sport- und Freizeitveranstaltungen. Sie haben nicht nur ein starkes Verlangen, an Aktivitäten teilzunehmen, wie sie sich in einem Ferienlager bieten, sondern sie kommen bereits mit dem Wunsch nach sportlichen Wettkämpfen, mit dem Wissen über Spiele sowie mit Regeln und Vorstellungen von sportlichem Verhalten dorthin. Letzteres spielt vor allem bei der Beurteilung der Ereignisse in der nächsten Phase, dem Gruppenkonflikt, eine wichtige Rolle. Als beide Gruppen beim dritten Experiment erfuhren, daß noch eine andere Gruppe im Lager war, bestand ihre erste Reaktion in dem Wunsch, einen sportlichen Wettkampf auszutragen.

Wettstreit und Konflikt zwischen Gruppen

Die Haupthypothesen der zweiten Phase galten den Bedingungen, die notwendig waren, um aus dem Wettstreit zwischen den Gruppen einen Konflikt entstehen zu lassen. Es hatten sich Gruppen gebildet. Bezüglich des sozialen Hintergrundes oder

Gruppenkonflikt und Wettkampf: Eine sozialpsychologische Analyse

der Fähigkeiten der einzelnen Mitglieder bestanden keine wesentlichen Unterschiede. Sie waren bereit, sich im Wettkampf zu messen — ein Ausdruck ihres kulturellen Hintergrundes. Die Hypothese beinhaltete *nicht*, daß ein Wettstreit unweigerlich zum Konflikt führen würde. Die Haupthypothese besagte vielmehr, daß über längere Zeit wiederholte wettkampfmäßige Aktivitäten zwischen zwei Gruppen, die fast ausschließlich dazu dienen, von den Mitgliedern beider Gruppen erstrebte wichtige Ziele zu erreichen, die jedoch nur von *einer* Gruppe erreicht werden können, eine ausreichende Voraussetzung dafür bieten, daß aus einem Konflikt eine offene Feindschaft entsteht. Neben dem Gruppenkonflikt wurde vorhergesagt, daß es zu ungünstigen Meinungen über die Fremdgruppe, zur Geringschätzung ihrer Mitglieder und zu einer starken sozialen Distanzierung zwischen den beiden Gruppen kommen würde. Die Bestätigung dieser Hypothese würde darüberhinaus beweisen, daß kulturelle, nationale, rassische, religiöse oder leistungsmäßige Unterschiede, die im Alltagsleben mit Sicherheit eine Rolle spielen, für das Entstehen eines Gruppenkonfliktes und seiner psychologischen Nebenerscheinungen nicht wesentlich sind.

Als die Gruppen den Wunsch nach Wettkämpfen äußerten, beschränkte sich die Forschergruppe darauf, eine Reihe von Sportwettkämpfen und anderen Wettkämpfen zu arrangieren, die die Jungen ausgewählt und beschlossen hatten. Bei diesem Turnier setzten die Betreuer Preise für die Gewinnergruppe aus. In dieser Hinsicht war das Turnier ein Sieg-Niederlage- oder Nullsummenspiel. Allerdings führten die Verschiedenheit der Veranstaltungen und die gleichmäßige Verteilung der Fähigkeiten in den Gruppen zu einer uneinheitlichen Erfolgssituation. Im Verlaufe des Turniers wurden die jeweiligen Gesamtergebnisse öffentlich angezeigt, wobei jeder Gewinn bei den Siegern große Befriedigung auslöste, während die Verlierer niedergeschlagen waren. Durch die Vergabe von Punkten bei den Wettkämpfen, die nicht direkt Mann gegen Mann stattfanden, gelang es, die Gesamtrechnung so zu beeinflussen, daß die beiden Gruppen während des gesamten Turniers sehr nahe beieinander lagen. Bei jedem Experiment entstand der Konflikt zwischen den Gruppen jedoch, schon lange bevor das Endergebnis bekannt war.

Um die Schilderung der langen und faszinierenden Geschichte so kurz wie möglich zu machen, möchte ich den Verlauf der Ereignisse mit einigen kritischen Vorfällen charakterisieren. Alle Wettkämpfe ließen zu Anfang guten Sportsgeist und guten Willen erkennen. Erst nach einer Reihe aufeinanderfolgender Siege und Niederlagen riefen die Sieger den Verlierern anstelle des traditionellen „zwei-vier-sechs-acht, wer hat uns Erfolg gebracht..." zu: „Zwei-vier-sechs-acht, wer wird von uns verlacht..." (engl.: appreciate — appre*hate*). Anschließend würdigte jede Mannschaft kritisch ihr eigenes Spiel, fand neue Entschuldigungen, indem sie das Gelände, die Ausrüstung oder das Verhalten der Gegner für ihre Niederlagen verantwortlich machte, freute sich gemeinsam über den Sieg und plante Strategien, mit denen sie beim nächsten Wettkampf die Gegner überlisten oder überspielen könnte.

Feindseligkeiten, die sich zuerst in Beschimpfungen ausgedrückt hatten, arteten dann in tätliche Auseinandersetzungen nach dem Spiel oder in der Nacht aus, wobei die eine oder andere Gruppe Tätlichkeiten plante und an den anderen selbst oder an deren Eigentum verübte, obwohl das nach den Regeln verboten war. Diese feindseligen Handlungen bestanden u. a. im Verbrennen der gegnerischen Fahne, dem Erstürmen der Unterkünfte der Gegenseite, und bei einem Experiment im Sammeln harter, unreifer Äpfel als „Munition", die, als die Betreuer es verboten, heimlich versteckt wurde, „nur für den Fall, daß wir sie brauchen".

Bei allen drei Experimenten war das Endergebnis nicht nur ein Gruppenkonflikt, sondern regelrechte Feindschaft, stereotype und negative Ansichten über die Mitglieder der anderen Gruppen, Herabwürdigung der Fähigkeit der anderen Gruppe und schließlich der hartnäckig geäußerte Wunsch, mit der anderen Gruppe nichts zu tun haben zu wollen. Diese Ergebnisse wurden durch die Beobachtungen, durch experimentell geschaffene Testsituationen und auch die Beurteilungen der einzelnen Mitglieder jeder Gruppe über die andere Gruppe und deren Mitglieder bestätigt. Sie wurden durch eine ähnliche Untersuchung von Avigdor (1952) bei Mädchengruppen und durch Versuche mit Erwachsenen von Blake, Shepard u. Mouton (1964) bestätigt.

Außerdem wurde, wie vorhergesagt, festgestellt, daß der Konflikt mit anderen Gruppen zu einer stärkeren Solidarität in der eigenen führte. Bei den Verlierergruppen wurde die vorübergehend vorhandene Absicht zur Auflösung verhindert, weil die Mitglieder immer wieder ihre starke Feindseligkeit gegenüber den Siegern betonten. Blake u. Mitarb. (1964) berichteten von stärkeren Neigungen zur Auflösung und neuerlichen Aggression bei Gruppen von Erwachsenen, die keine so starke Homogenität aufwiesen wie die Jungen im Lager. Während Jamous u. LeMaine (1962) feststellten, daß bei eindeutig ungleichen Gruppen die Verlierer sich rasch vom Gruppenwettkampf zurückziehen und Außenstehenden gegenüber aus ihren Aktivitäten ein Geheimnis machen, zeigt die Beobachtungsstudie von Jansyn (1966) an einer Jugendgruppe, daß Aggression gegenüber einer Fremdgruppe eine Möglichkeit ist, eine Gruppe zusammenzuhalten, deren Solidarität vorübergehend nachgelassen hat.

Wahrscheinlich noch wichtiger ist es, daß der Gruppenkonflikt zu einem deutlichen Wandel in der Status- und Rollenverteilung *innerhalb* der Gruppen führte. Bei einer Gruppe ging die Führung z. B. tatsächlich auf einen anderen über, als der frühere Anführer wenig Neigung für den Wettkampf zeigte und Konfliktsituationen vermied. In einem anderen Falle wurde ein starker Junge, der von seiner eigenen Gruppe in Schach gehalten worden war, weil er seine Kameraden einzuschüchtern versuchte, gegen die Verlierergruppe vorgeschickt und wurde so zum Helden seiner eigenen Gruppe.

Die Beobachtung, daß aggressive Handlungen keinerlei kathartischen Effekt auslösten und die Wahrscheinlichkeit weiterer Aggressionen nicht geringer wurde, war völlig eindeutig. Selbst nachdem die Gruppen sich entschieden hatten, den Kontakt mit der anderen Gruppe abzubrechen, setzten sie ihre aggressiven Beschuldigungen und tätlichen Auseinandersetzungen fort, wenn sie zufällig aufeinandertrafen.

Abbau von Gruppenkonflikten

Die Experimente, die ich beschrieben habe, wurden nicht wegen eines morbiden Interesses am Gruppenkonflikt unternommen, sondern wegen des Interesses am Abbau von Gruppenkonflikten. Deshalb war es notwendig, einen Konfliktzustand vor Augen zu haben, dessen Ursprünge bekannt waren, um ihn diagnostizieren und wirksame Methoden für seine Veränderung finden zu können. Der Konflikt selbst schränkte die Methoden ein, die als erfolgversprechend angesehen werden konnten.

Gruppenkonflikt und Wettkampf: Eine sozialpsychologische Analyse

Da diese Einschränkungen von den Mitgliedern der rivalisierenden Gruppen oft als glatte Unvernunft bezeichnet wurden, möchte ich sie kurz vom sozialpsychologischen Standpunkt aus betrachten. Zunächst ist zu beachten, daß jedes Gruppenmitglied das Verdienst seiner eigenen Gruppe und ihrer Mitglieder voll würdigte. In dieser Hinsicht ist an den Folgen, die der Gruppenkonflikt für das Verhalten hat, nichts unvernünftig, wenn man unter unvernünftig eine Änderung in den Gedankenvorgängen versteht.

Wir versuchten es bei jeder Gruppe zunächst mit moralischer Überzeugung, indem wir Ansprachen hielten, die darin gipfelten, „daß man seine Feinde lieben solle". Sie verstanden diese Botschaften sofort, wandten sie aber nur bei Mitgliedern innerhalb der (magischen) Grenzen ihrer eigenen Gruppe, nicht aber auf die andere Gruppe an, die nach ihrer Meinung außerhalb der Grenze von Humanität stand. Eine günstige Aussage über die andere Gruppe wurde von ihnen aufgrund ihrer unmittelbaren Erfahrungen mit deren Mitgliedern einfach nicht zur Kenntnis genommen. Ein führendes Mitglied einer Gruppe machte den offenbar vernünftigen Versuch, in einer Friedensmission zu der anderen Gruppe zu gehen. Nach Ansicht der anderen Gruppe war das eindeutig ein Trick, und sie jagten ihn davon. Die Mitglieder seiner eigenen Gruppe wiederum hatten dafür kein Verständnis, weil sie, wie sie äußerten, genau hätten vorhersagen können, was passieren würde.

In einer Reihe von Versuchen mit Erwachsenengruppen untersuchten Blake u. Mitarb. (1964) weitere systematische Tendenzen im psychologischen Verhalten. Wenn miteinander streitende Gruppen aufgefordert wurden, Vertreter zu benennen, die über eine Lösung ihrer Schwierigkeiten verhandeln sollten, versuchten die Vertreter, ihre eigenen Vorschläge durchzusetzen, ohne dem Standpunkt der anderen Gruppe große Beachtung zu schenken. Wenn sie Erfolg hatten, kehrten sie als Helden zurück, wenn sie aber versagt hatten, wurden sie von ihrer eigenen Gruppe als Verräter betrachtet. Wenn die Argumente der eigenen und der gegnerischen Gruppe durcheinander und nicht identifizierbar vorgetragen wurden, konnten die Mitglieder jeder Gruppe ihre eigenen Argumente erkennen. Es fiel ihnen hingegen wesentlich schwerer, die Argumente der anderen Gruppe zu erkennen. Am erstaunlichsten war, daß die Mitglieder jeder Gruppe gemeinsame Übereinstimmungen in ihren Argumenten nicht entdecken konnten. Es wurden Richter bestimmt, die über die Auseinandersetzungen entscheiden sollten, wobei die Richter von jeder Gruppe anfänglich für fair und unparteiisch gehalten wurden. Die Entscheidungen fielen natürlich für die eine oder andere Gruppe günstig aus, und die zufriedene Gruppe hielt den Richter auch weiterhin für fair und unparteiisch. Nicht so die Verlierer: derselbe Richter wurde kritisiert. Er war nicht unparteiisch, er hatte sein Urteil zu schnell gefällt; er wußte nicht genug von der Sache, um eine faire Entscheidung treffen zu können.

In unseren Experimenten waren nun bestimmte, offenkundige Methoden zum Abbau des Gruppenkonfliktes nicht durchführbar, weil das psychologisch zur Folge gehabt hätte, daß man sich bei den akzeptablen Möglichkeiten ausschließlich auf seine eigene Gruppe verlassen hätte.

Bei den Experimenten selbst wurden drei Bedingungen verändert und systematisch untersucht, um ihre Auswirkungen auf den Konflikt festzustellen. Die erste Veränderung bestand darin, dem gesamten Lager die Möglichkeit zu bieten, zum Wettkampf gegen ein anderes Lager anzutreten; diese Möglichkeit wurde akzeptiert. In dieser Zeit traten die verfeindeten Gruppen zusammen gegen den gemeinsamen

„Feind" an. Es kam jedoch nur zu einem vorübergehenden Abbau des Gruppenkonflikts. Hätten wir den Wettstreit gegen den gemeinsamen Feind fortgesetzt, hätten wir lediglich die Arena des Gruppenkonflikts erweitert.

Die zweite Veränderung bestand in einer Reihe von Kontaktsituationen zwischen den Gruppen als Partnern bei besonders attraktiven Betätigungen, für die jede Gruppe reichlich belohnt wurde, die aber keinerlei Abhängigkeit voneinander voraussetzte, weder bei der Teilnahme noch beim Gewinnen der Belohnungen. Diese Phase war Teil des dritten Experiments, wobei wir die psychologische Theorie untersuchen wollten, daß ein einträgliches Verhalten in Verbindung oder im Zusammenhang mit einem negativen Objekt den negativen Wert dieses Objektes in eine positive Richtung beeinflussen könnte.

Insgesamt wurden dreizehn solche Kontaktsituationen geschaffen, z. B. gemeinsames Verzehren eines ausgezeichneten Essens, wenn man sehr hungrig war. Ob die Belohnungen schließlich die Wirkung ausgelöst hätten oder nicht, konnten wir jedoch nicht feststellen, weil die beiden Gruppen alle dreizehn Gelegenheiten dazu benutzten, sich erneut zu beschimpfen, tätlich anzugreifen und ihrer feindseligen Haltung Ausdruck zu verleihen. In diesem Falle gaben die Forscher früher auf als die Jungen.

Während des dritten Experiments wurde eine letzte Versuchsbedingung eingeführt, die von folgender Überlegung ausging: Wenn es eine hinreichende Bedingung für das Entstehen eines Gruppenkonfliktes ist, daß Gruppen über einen längeren Zeitraum hinweg einen Wettkampf austragen, der nur mit Sieg oder Niederlage enden kann, dann ist anzunehmen, daß die Umkehrung dieser Verhältnisse eine notwendige Bedingung für die Reduzierung eines solchen Konfliktes ist. Die Aktivitäten müssen deshalb so strukturiert werden, daß sie die Gruppen zur Zusammenarbeit und nicht zur Konkurrenz zwingen. Da nun zunächst keine Gruppe mit der anderen etwas zu tun haben wollte, mußten die Erfolgsbedingungen sofort erfüllbar, sehr erstrebenswert und so beschaffen sein, daß jede Gruppe, die gleichermaßen nach Erfolgen strebte, sie nur durch gleichberechtigte Zusammenarbeit erreichen konnte. Wir bezeichneten diese Bedingungen als übergeordnete Ziele. Wir meinten, daß diese Ziele ausreichend erstrebenswert sein mußten, um andere Ziele der Gruppen zu überlagern.

Wir sagten voraus, daß die beiden Gruppen sich bei einer Serie von „übergeordneten" Zielen schließlich auf kooperativ strukturierte Aktivitäten einlassen würden. Mit der Zeit, so nahmen wir an, würden diese kooperativ strukturierten Aktivitäten, an denen sich beide Gruppen beteiligten, durch ihre kumulierende Wirkung die Feindseligkeit zwischen ihnen abbauen. Ich möchte hier hinzufügen, daß uns das zwar alles logisch erschien, daß aber damals niemand sicher war, daß sich die Vorhersagen bestätigen würden.

Die Vorhersagen wurden bestätigt. Einige Beispiele für übergeordnete Ziele werden veranschaulichen, wie es dazu kam: Es handelte sich einmal um eine vorgeblich drohende Wasserknappheit, deren Ursache nicht bekannt war und deren Behebung die Inspektion einer Wasserleitung von mehreren Meilen Länge während eines ganzen Nachmittags bei Temperaturen von über 35° Celsius notwendig machte. Die Gruppen wurden in vier Mannschaften aufgeteilt, wobei jede Gruppe in zwei Hälften getrennt wurde. Sie unternahmen die anstrengende Inspektion, freuten sich über ihren Erfolg und begannen prompt, sich wieder gegenseitig zu beschimpfen. In einem anderen Fall handelte es sich um die Beschaffung eines Filmes, für den beide

Gruppen und die Lagerleitung nicht genügend Geld hatten, so daß die Beschaffung davon abhängig war, daß sich alle in entsprechender Höhe an der Finanzierung beteiligten.

Als weitaus wirksamste Voraussetzung für den Abbau ebenso wie für die Entstehung von Konflikten, erwiesen sich jedoch starke körperliche Strapazen. Mit großem Enthusiasmus brachen die Gruppen auf, um nachts draußen zu zelten, wobei dafür gesorgt wurde, daß sie nicht zusammen zelteten. Als es Zeit zum Essen war, wollte der Lastwagen, der das Essen holen sollte, nicht anspringen. Der Fahrer bemühte sich vergeblich. Die Jungen der einen Gruppe machten einen Versuch, den Wagen anzuschieben. Er kam nicht von der Stelle. Die andere Gruppe schob auch. Noch immer keine Bewegung. Dann bemerkte jemand das starke Tau, daß sie früher zum Tauziehen benutzt hatten, und das zu anderen Zwecken mit ins Zeltlager genommen worden war. Sie schlangen es um die vordere Stoßstange des Lastwagens und beide Gruppen zogen mit voller Kraft an dem V-förmigen Tau im gleichen Rhythmus wie eine Rudermannschaft. Der Lastwagen sprang unter großer Freude an.

Dieser Vorfall war der Wendepunkt. Von da an begannen die beiden Gruppen gemeinsam Aufgaben zu erfüllen, die nicht unmittelbar mit übergeordneten Zielen zusammenhingen. Die zur Problemlösung angewandten Kooperationsmethoden waren zunächst ausgesprochen einfach. So hatten sie sich z. B. vor dem Essen am Eingang zum Speisesaal zusammengedrängt und sich gegenseitig weggeschoben, weil jeder erster sein wollte. Jetzt begannen sie spontan, sich darin abzuwechseln. Eine Gruppe lud die andere ein, am Abend zu ihnen ans Lagerfeuer zu kommen, wo sie Lieder und lustige Spiele aufführen würden, und regte dazu an, das doch abwechselnd zu tun. Eine Gruppe verwendete eine Geldsumme, die sie verdient hatte, dazu, für sich und die andere Gruppe kalte Getränke zu kaufen, obwohl die Summe ausgereicht hätte, für sich selbst neben Getränken noch belegte Brote zu erstehen.

Die übergeordneten Ziele trugen, kurz gesagt, mit der Zeit dazu bei, daß die Gruppen kooperativ strukturierte Aktivitäten übernehmen, die kooperativen Methoden wurden auf andere Situationen übertragen; zwischen den Gruppen entstanden freundschaftliche Beziehungen. Es ist wichtig, darauf hinzuweisen, daß sich die Gruppen nicht spalteten. Nicht alle Mitglieder waren sofort dafür, sich mit dem zunehmend freundschaftlicheren Verhältnis zwischen den Gruppen abzufinden. Ein Anführer stürzte fast darüber, als er sich dagegen wehrte, bis andere Mitglieder ihn davon überzeugten, daß er mit dem Verlust seines Einflusses bezahlen müsse, wenn er sie zurückhielte. Die eindeutigen und stereotypen Vorstellungen jeder Gruppe, die die anderen als „Angeber", „freche Kerle", „Stinker" bezeichnet und mit noch negativeren und nicht aussprechbaren Bezeichnungen belegt hatte, verschwanden langsam. Die anderen, so schien es jeder Gruppe, hatten sich der menschlichen Rasse angeschlossen.

Schlußbemerkungen

Abgesehen von den Parallelen, die man legitimerweise zwischen den verschiedenen psychologischen Prozessen bei kleinen Gruppen und größeren sozialen Systemen in bestimmten Situationen ziehen kann, möchte ich davor warnen, die Ergebnisse der Experimente, über die ich berichtet habe, zu weitgehend auf Sportereignisse anzuwenden. So fanden die Experimente z. B. in einer gewissen Isolierung von der übrigen Gesellschaft statt, in der andere Bezugsgruppen für den einzelnen vielleicht ein starkes Gegengewicht gegen den Ausbruch und die Fortsetzung des Gruppenkonflikts gebildet hätten. Die Forschergruppe erinnerte die Gruppen zwar an die Gesetze und Regeln des Sportwettkampfes, sie übte aber keine nachhaltige Autorität außerhalb der Sportveranstaltungen aus, weil sie den ständig zunehmenden Streit nicht verurteilte oder bestrafte.

Die Gruppen stimmten soweit wie möglich in der Zusammensetzung ihrer einzelnen Mitglieder überein und verfügten über die gleichen Mittel und die gleiche Macht. Wiederholt kämpften sie gegen ein und dieselbe Mannschaft. Bei einer neueren Untersuchung in organisierten Sommerlagern, die in vier — aus jeweils acht Gruppen zusammengesetzten — Feriendörfern abgehalten wurden, haben wir, wie zu erwarten war, festgestellt, daß am ehesten solche Gruppen zur Entwicklung starker Rivalität tendieren, die innerhalb der Gruppenstruktur ihres Dorfes etwa auf gleichem Niveau stehen. Wir können deshalb annehmen, daß der Ausbruch eines Konfliktes weniger wahrscheinlich ist, wenn bei Wettkämpfen Mannschaften gegen mehrere Gegner antreten, die unterschiedliches Ansehen genießen. Zu einem solchen Ausbruch kommt es am ehesten, wenn der Wettkampf zwischen Gruppen mit einem vergleichbaren Leistungsniveau stattfindet.

Lehnen wir allerdings die Parallelen zwischen diesen Experimenten und den Mannschaftswettkämpfen im organisierten sozialen Leben zu schnell ab, so sollten wir uns daran erinnern, welche Unmengen von sozialen Kräften zu einem Zusammenbruch der Gruppenzusammenarbeit führen können, die beim sportlichen Wettkampf aber unerläßlich ist. Besonders bedeutsam sind in diesem Zusammenhang die psychischen und sozialen Kräfte, die in Mannschaften investiert werden, sobald sie größere soziale Einheiten, wie z. B. Schulen, Gemeinden oder Nationen, vertreten. In einem solchen Falle ist Sieg oder Niederlage einer Mannschaft nicht mehr nur ein vorübergehendes und bedeutungsloses Ereignis. Die Mannschaft kann zum Symbol für den Zustand der Beziehungen zwischen größeren Gruppen werden, vor allem, wenn diese bereits konfliktgeladen sind.

Der Sport ist deshalb ein Modell für die kooperative Institutionalisierung und Regulierung potentieller Gruppenkonflikte. Die Einschränkungen dieses Modells beruhen auf der unbestreitbaren Tatsache, daß der Sport im eigentlichen Leben der Menschen zwar eine wichtige Rolle spielt, mit Sicherheit aber für größere Gemeinden und Nationen, zu denen die Sportmannschaften gehören, keine zentrale Bedeutung hat. Insofern ist das Modell zur kooperativen Regulierung von Gruppenwettkämpfen potentiell der Gefahr der Auflösung ausgesetzt, sobald die größeren Einheiten sich wichtigeren Fragen zuwenden.

Die Erhaltung des kooperativen Geben-und-Nehmens zwischen Gemeinden und Nationen ist dabei ein übergeordnetes Ziel für den Sport, damit die kooperativen Institutionen, die den Wettkampf zwischen den Mannschaften regulieren, bestehen bleiben können. Für größere Einheiten, die im Konflikt miteinander stehen, kann der Sport selbst allerdings nicht zu einem ausreichend erstrebenswerten übergeordneten Ziel werden, es sei denn, die Bedeutung des Sports würde unverhältnismäßig stark zunehmen. Dennoch habe ich den Eindruck, daß die Sportorganisationen ein echtes Interesse an dem kooperativen Geben-und-Nehmen der Nationen und an der Institutionalisierung von kooperativen Vereinbarungen haben, die denjenigen Gruppenkonflikt verhindern, der die Totenglocke für die Sportwettkämpfe zwischen den

Nationen läuten würde — nämlich den internationalen Krieg. Man würde dieses lebhafte Interesse wohl am besten befriedigen können, wenn man in bestimmten Umfange mit anderen Organisationen zusammenarbeiten würde, die sich mit Kunst, Wissenschaften, Arbeit, Gesundheit, Erziehung und Umweltfragen befassen und dabei lokale und nationale Grenzen überwinden.

Eine derartige Zunahme der internationalen Kooperation würde die Nationen mit einem übergeordneten Ziel konfrontieren, das für alle Menschen gilt — nämlich mit dem Überleben des Menschen in einem Zeitalter, in dem Nationen sich gegenseitig vernichten können und in dem dennoch einige, darunter meine eigene Nation, noch nicht akzeptiert haben, daß Unduldsamkeit gegenüber dem Krieg und seine Ächtung die einzige Garantie für die Menschheit sind.

Literatur

Avigdor, R.: The development of stereotypes as a result of group interaction. Ph. D. dissertation, New York University 1952.
Bandura, A.: Influence of models' reinforcement contingencies on the acquisition of imitative responses. J. Personality and Social Psychology **1**, 589—595 (1965).
— Ross, A.: Transmission of aggression through imitation of aggressive models. J. abnorm. soc. Psychol. **63**, 575—582 (1961).
— Walters, R. H.: Social Learning and Personality Development. New York 1963.
Berkowitz, L.: Aggression: A Social Psychological Analysis. New York 1962.
— Aggressive cues in aggressive behaviour and hostility catharsis. Psychol. Rev. **71**, 104—122 (1964).
— The concept of aggressive drive: Some additional considerations. In: Berkowitz, L.: Advances in Experimental Social Psychology, Bd. 2, 301—329. New York 1965.
Blake, R. R., Shepard, H. A., Mouton, J. S.: Managing Intergroup Conflict in Industry. Houston 1964.
Boulding, K.: Conflict and Defense. New York 1962.
Freud, S.: Civilization and Its Discontents. London 1930.
— Why War? In: Jones, E.: The Collected Papers of Sigmund Freud. New York 1959.
Hokanson, J. E.: Psychophysiological evaluation of the catharsis hypothesis. In: Megargee, E. I., Hokanson, J. E.: The Dynamics of Aggression. New York 1970.
Jamous, H., LeMaine, G.: Compétition entre groupes d'inégales ressources: Experience dans cadre natural, premier travaux. Psychologie Française **7**, 216—222 (1962).
Jansyn, L. R.: Solidarity and delinquency in a street corner group. American Sociological Review 600—614 (1966).
Lorenz, K.: On Aggression. New York 1966.
Lüschen, G.: Cooperation, association, and contest. Journal of Conflict Resolution **14**, 21—34 (1970).
Rappaport, A.: Fights, Games and Debates. Ann Arbor 1960.
Scott, J. P.: Aggression. Chicago 1958.
— Biological basis of human warfare: An interdisciplinary problem. In: Sherif, M., Sherif, C. W.: Interdisciplinary Relationships in the Social Sciences. Chicago 1969.
Sherif, M.: Intergroup Conflict and Cooperation: Their Social Psychology. London 1961.
— Harvey, O. J., White, B. J., Hood, W. R., Sherif, C. W.: Intergroup Conflict and Cooperation: The Robbers Cave Experiment. Norman 1961.
— Sherif, C. W.: Groups in Harmony and Tension. New York 1953.
— — Social Psychology. New York 1969.
— White, B. J., Harvey, O. J.: Status in experimentally produced groups. American Journal of Sociology **6**, 370—379 (1955).
Walters, R. H.: Implication of laboratory studies of aggression for the control and regulation of violence. The Annals of the American Academy of Political and Social Science **364**, 60—72 (1966).

B. Sutton-Smith (New York)

Konfliktsozialisierung im Spiel*

An anderer Stelle habe ich die These aufgestellt, daß man das Spielen als einen Anpassungsprozeß im Sinne des Bekanntwerdens mit Neuem verstehen sollte.[13] Es beruht auf idiosynkratischen Reaktionen auf Erfahrung und entwickelt bei den Spielenden ein Repertoire von Reaktionsweisen, die in neuen Situationen wieder eingesetzt werden können. Obwohl das Spielen auf der gesamten Welt verbreitet zu sein scheint, ist es in den Kulturen nur gering entwickelt, in denen die Kinder frühzeitig in den Arbeitsprozeß eingegliedert werden und die Verhältnisse später so karg sind, daß das Bedürfnis nach verschiedenen Handlungsrepertoires nur gering ist. In der modernen Welt hingegen, in der an die Rollen der Erwachsenen ständig neue Anforderungen gestellt werden, hat das Spielen eine enorme Verbreitung gefunden. Heute bauen sich immer mehr Kinder Phantasiewelten auf, verwöhnen imaginäre Kameraden und führen wechselnde Gesellschaftsdramen auf, als es jemals im Verlaufe der Menschheitsgeschichte für andere Kinder vorstellbar war.

Innerhalb des allgemeinen Phänomens „Spiel" (play) gibt es eine spezifische Form des Spiels (game), wo sich ein enger umgrenzter Anpassungsprozeß vollzieht. Diese Spielvariante, auf die sich die folgenden Ausführungen konzentrieren werden, steht im Dienste bestimmter, genau umrissener sozialer Ziele.

In einer Kultur z. B., in der es wichtig ist, die Gegensätze zwischen Verfolgung und Flucht erfassen zu lernen, weil manche Tiere und manche Menschen verfolgt und manche Tiere und manche Menschen geschont werden müssen, kann man es den Kindern nicht überlassen, diese Dinge in der Natur kennenzulernen. Zu wenige von ihnen würden überleben. Ein Spiel dient ihnen jedoch als eine Art primitiver Schule. Es löst die gestellte Aufgabe — nämlich Verfolgung und Flucht — aus ihrem gewohnten und häufig gefährlichen Zusammenhang heraus und bietet sie dem Auffassungsvermögen der Spieler in einer verbindlichen Form dar.

In der Konfrontation mit der Aufgabe und mit anderen Spielern lernt der Spieler in zunehmendem Maß, seine eigene Spielweise zu variieren, so daß er ein optimales Ergebnis erreicht. Die lose Struktur des Spiels fördert die individuelle Variationsfähigkeit bei der Suche nach einer besseren Antithese (besseres Suchen und besseres Ausweichen). So betrachtet, ist das Spiel ein Informationsmodell, und die Beteiligung an Spielen ist eine konkrete Möglichkeit, Informationen zu verarbeiten.

Wie das oben genannte Beispiel andeutet und wie hier nachgewiesen werden soll, scheinen Wettspiele in erster Linie der Verarbeitung von Informationen darüber zu dienen, wie man sich in einem antithetischen Rahmen verhalten soll: Wie man jagen oder flüchten, sich verstecken oder suchen, angreifen oder sich verteidigen, gefangennehmen oder retten, zusammenhalten oder sich zerstreuen, zusammenfügen oder zerstören, gewinnen oder verlieren soll. Aus diesen Gründen ist es gerechtfertigt zu sagen, daß Wettspiele Spielvarianten ermöglichen, um derartigen Systemen von kulturellen Antithesen zu dienen.

---

* Englische Originalfassung abgedruckt in: Sportwissenschaft 3, 41—46 (1973). — Das Referat wurde aus einem anderen Arbeitskreis hierher übernommen.

13 Zu diesem Artikel siehe E. Avedon, B. Sutton-Smith: The Study of Games. New York 1971; R. Herron, B. Sutton-Smith: Child's Play. New York 1971 oder B. Sutton-Smith: The Folkgames of Children. Austen 1972. Dort ausführliches Literaturverzeichnis.

Konfliktsozialisierung im Spiel

In einer früheren kulturvergleichenden Untersuchung haben Roberts und ich festgestellt, daß verschiedene Typen von Spielen in unterschiedlicher Weise über die gesamte Erde verteilt sind, und daß dort, wo man sie antrifft, häufig ein deutlicher Zusammenhang mit Konflikten in der Kindererziehung und mit den Übergängen zur Erwachsenenkultur besteht. So stellten wir z. B. fest, daß dort, wo Mädchen Nachlaufen und Fliehen spielten (Aufsuchen und Verlassen sicherer Orte), ein Konflikt in der Erziehung zur Unabhängigkeit vorlag (die Mädchen wurden sowohl belohnt als auch bestraft, wenn sie Ortsunabhängigkeit zeigten) und daß von diesen Mädchen erwartet wurde, daß sie ihr Heim verließen und in einen Haushalt außerhalb ihrer eigenen territorialen Gruppe einheirateten.

Aufgrund dieser Ergebnisse ist es möglich, unsere zuvor formulierte epistemische Definition (derzufolge das Wettspiel eine konkrete Methode zur Verarbeitung von Informationen über kulturelle Antithesen ist) durch die mehr bio-adaptive Definition zu ergänzen, wonach das Wettspiel auch eine Sozialisierung von Konflikten beinhaltet. Das soll bedeuten, daß bestimmte grundlegende Konflikte oder Krisen, mit denen sich eine Gruppe auseinandersetzen muß, ihren Niederschlag in der antithetischen Struktur der Spiele finden, so daß die idiosynkratische Variabilität des Spielers so programmiert wird, daß er den Konflikt bewältigen kann. Das hat dann wahrscheinlich den erzieherischen Erfolg, daß Spieler nach jahrelangem Spielen schließlich über ein großes Repertoire an adaptiven Fähigkeiten verfügen, die sowohl zur erfolgreichen Bewältigung der im Wettspiel auftretenden Antithesen, aber möglicherweise auch zur Lösung von Krisen im allgemeinen kulturellen Zusammenhang dienen können — beispielsweise, wenn das Verfolgen und Meiden bestimmter Menschen und bestimmter Tiere tatsächlich erforderlich wird. Die in Spielen erworbenen Fähigkeiten sind nicht nur für den einzelnen von Bedeutung, sie tragen auch dazu bei, daß die Gruppe den Problemen hierarchischer Macht begegnen kann. Eine langfristige Wirkung des Spielens beruht darin, daß ein beträchtliches Maß an Gruppeninformation über Möglichkeiten des Zusammenhaltens und der Führung in der Gruppe angesammelt werden kann.

Eine solche Betrachtung des Spieles entspricht der Ansicht von S. Freud, obwohl bei ihm die Betonung stärker auf dem persönlichen Konflikt und dem Abbau der persönlichen Spannung durch die Sozialisierung im Wettspiel lag. Ich selbst lege den Akzent mehr auf die allgemeine und begrüßenswerte Tatsache, daß Konflikte zu nützlichen Formen des kulturellen Lernens führen können. Andererseits steht die hier vertretene Auffassung aber auch mit der Betonung des Rollenspiels bei G. H. Mead und anderen im Einklang, obwohl im Gegensatz zu Mead das Schwergewicht auf dem kritischen Charakter der Antithesen als Kernstück der Wettspiele liegt und nicht nur auf den kognitiven Wechselbeziehungen, die man aus den Wettspielen ableiten kann. Bei der hier vorgenommenen Synthese der Ansichten von Freud und Mead beinhaltet die soziale Entwicklung und das soziale Leben einen unvermeidbaren Konflikt. Die meisten Beziehungen schließen auf der einen oder anderen Ebene nicht nur eine gegenseitige Bindung, sondern auch eine gegenseitige Entfremdung ein, und hierbei handelt es sich um eine normale, nicht um eine außergewöhnliche Erscheinung. In gewissem Sinne kann man also sagen, daß die Grundkonflikte, die im Alltagsleben statisch und unlösbar bleiben (wenn man einmal von der Psychopathologie absieht), im Rahmen von Spielen in dynamische Interaktion umgeformt werden. Täuschungen und Kriegslisten, Bestechungen und Heucheleien, die meistens der normativen Maske einer Gesellschaft widersprechen, werden in der perversen Gesellschaft der Wettspiele zu vollgültigen Hilfsmitteln. Sie werden Bestandteil des erworbenen Repertoires der Spieler.

Man kann die hier vertretene Auffassung vom Spiel dahingehend zusammenfassen, daß das eigentliche Spielen in erster Linie und vor allem ein Erkenntnisprozeß ist. Es ist ein Prozeß des Abstrahierens und Begreifens kultureller Krisenpunkte, indem man ihnen die Form spielerischer Antithesen verleiht. Darüber hinaus besteht die innere Anziehungskraft dieser Symbolisierung darin, das Ertragen von Antithesen in einer Weise zu ermöglichen, wie es außerhalb der Wettspiele meistens nicht möglich wäre. Ob ein solcher Spielprozeß allerdings auftritt oder nicht, ist von übergreifenden kulturellen Gegebenheiten sowie davon abhängig, ob es notwendig ist, die Mitglieder im Hinblick auf immer wieder auftretende Krisen zu sozialisieren. Spiele können also Konflikte sozialisieren. Aus diesem Grunde haben wir es vorgezogen, sie strukturell als die Spielform zu definieren, in der ein Kräftemessen mit ungewissem Ausgang stattfindet.

In einer früheren Arbeit haben Roberts und ich Spiele ausschließlich im Hinblick darauf untersucht, von welchen Determinanten die Spielergebnisse beeinflußt wurden — von Glück, Strategie oder Geschicklichkeit. Spiele sind jedoch derart komplex, daß es zahlreiche andere Klassifizierungsalternativen gibt; man kann sich mit der Organisation der Spiele, der Art der Ausführung oder den Gliederungen nach Raum und Zeit befassen. Die Gründe, warum wir hier vor allem die spielerischen Antithesen als Schlüssel zum Ganzen betrachten, sind vielfältig. Sie haben mit den oben dargelegten Annahmen über die Rolle des Konflikts im sozialen Leben sowie mit unseren früheren erfolgreichen Untersuchungen über die Bedeutung, die der Konflikt in den Spielen bei allen Kulturformen hat, zu tun. Darüber hinaus ist die Entscheidung heuristisch, und es lohnt sich zu untersuchen, wie weit sie uns bringen wird.

Wenn man diesen Gedankengang weiter verfolgt, kann man die Vielfalt der Spiele aller Kulturen vergleichen und die Frage untersuchen, welche Konflikte sie widerspiegeln. In früheren Untersuchungen haben Roberts und ich gezeigt, daß Wettkampfspiele, in denen körperliche Leistungsfähigkeit, Strategie und Glück eine Rolle spielen, nicht über die ganze Welt verbreitet sind. Die mit dem Gewinnen und Verlieren im Rahmen dieser Wettspielarten verbundenen Konflikte schienen nicht für alle Menschen gleichermaßen relevant zu sein. Zunächst schien es sogar so, als ob es Kulturen gäbe, denen Spiele völlig unbekannt sind. Später zeigte sich jedoch, daß das nur auf solche Spiele zutraf, bei denen Regeln, Mannschaften, Spielergebnisse und Gewinner eine Rolle spielten. In späteren Untersuchungen war ich über die offenbar weltweite Verbreitung der Phänomene erstaunt, die man meistens als Freizeitbeschäftigungen, Unterhaltungen oder Vergnügungen bezeichnet. Im Gegensatz zu den Spielen mit Wettbewerbscharakter gibt es dabei nur selten Wettkämpfe und nur selten Gewinner. Es handelt sich um Spiele, die die Spieler gemeinsam gestalten, in denen sie sich gemeinsam bewegen, singen, Reime sprechen und in Jubel ausbrechen. Wenn Wettkämpfe oder Ausscheidungen stattfinden, so meistens nur zwischen den Spielern und der (äußeren) physikalischen Umwelt oder zwischen den Spielern und der (inneren) psychologischen oder sozialen Art ihres eigenen Gruppenlebens in seinen herkömmlichen Formen. Bei diesen Spielen unterwerfen sich die Spieler entweder einer festen Ordnung, oder sie tolerieren innerhalb genau festgelegter Grenzen die Regellosigkeit. In beiden Extremfällen wird das Gruppenleben in seinem Normalzustand gefeiert, entweder durch Imitation oder durch Verspotten.

In mehreren neuen, recht vollständigen Zusammenstellungen von Spielen der Ureinwohner Australiens, Melanesiens und Polynesiens (zusammengestellt von den Studenten der Fakultät für Leibeserziehung an der Universität von Alberta, Kanada), wird gezeigt, daß mindestens ein Drittel bis die Hälfte aller Spiele zu dieser Art zählen. In ihrer elementarsten Form handelt es sich um Spiele wie Ringelreihen, wobei alle gemeinsam im Kreis tanzen und gemeinsam Texte singen, bis sie schließlich vor Schwindel umfallen. In einem weiter entwickelten Stadium bevorzugen sie das abwechselnde Seilspringen, wobei jeder das Können der anderen verfolgt und an die Reihe kommt, wenn die anderen einen Fehler machen. Oder wie bei dem Eskimospiel in Kaivaluk, wo jedes Kind so lange auf einem Eisblock herumgedreht wird, bis ihm zu schwindelig ist um weiterzumachen, so daß es von einem anderen Kind abgelöst wird. In seiner Untersuchung über die Spiele der Eskimos hat Glassford festgestellt, daß es bei etwa zwei Dritteln ihrer Spiele darum geht, die eigene Leistung zu testen. Auf einer noch höheren Stufe gibt es Spiele wie Steckbriefschreiben, bei denen jeder Teilnehmer eine Zeile zu Geschichten über eine Phantasiefigur beiträgt und die Blätter so lange weitergegeben werden, bis sie einmal die Runde gemacht haben und ihr vergnüglicher Inhalt schließlich laut vorgelesen werden kann. Die gemeinsame Tätigkeit löst sich in Vergnügen und Unordnung auf.

Ich habe mich deshalb so intensiv mit diesen Beschäftigungen befaßt, weil sie meiner Meinung nach entwicklungsmäßig und in kultureller Hinsicht die typischsten Grundformen der Spiele darstellen. Sie verkörpern die eigentlichen Formen der Zusammenarbeit und des Konflikts, ohne die mehr wettkampfähnliche Spiele nicht ausgetragen werden können. Wir wissen aus der Entwicklungspsychologie, daß Kinder unter 5 Jahren erhebliche Schwierigkeiten haben, ein gemeinsames Ziel zu verfolgen, obwohl sie etwa ab einem Alter von 3 Jahren dafür großes Interesse zeigen. Der willkürliche Gebrauch ihrer Macht über andere, ihr ständiges Verlangen danach, Mittelpunkt zu sein, ihre Ablehnung, übergeordnete oder untergeordnete Rollen anzuerkennen und ihre egozentrischen Drohungen, Bestechungen und Bitten (wie Susan Isaacs es ausgedrückt hat) erschweren eine Zusammenarbeit. In dieser Lage scheinen Spiele, bei denen es eine simple, geordnete Gemeinsamkeit gibt, zur Überwindung der Schwierigkeiten beizutragen, und zwar durch ihre relativ straffe Organisation, durch die Einfachheit und durch die maximale Formgebung des vorgeschriebenen Verhaltens durch andere Kinder.

Wer Kindern bei diesen geregelten Gemeinschaftsspielen zusieht, erkennt einen plötzlichen und erheblichen Kontrast zu ihren meist primitiveren Formen spielerischer Interaktion. Sie scheinen plötzlich vom Chaos zur Ordnung übergegangen zu sein. Wenn hinter diesen Spielen als Hauptmotiv der Wunsch nach Ordnung (oder besser der Konflikt zwischen Ordnung und Anarchie) steht, dann könnten wir annehmen, daß sie vor allem bei den Gruppen eine Rolle spielen, deren Überleben von dem festen Zusammenhalt der Gruppe abhängig ist. Die Beobachtungen bei Gruppen wie den Ureinwohnern Australiens und den Eskimos Kanadas sprechen sehr stark für diese Überlegung. Salter schreibt darüber: „In den meisten Gegenden hatte der Sieg im Spiel nur eine geringe Bedeutung, und dem Gewinner wird nur selten eine Trophäe überreicht. Die Beteiligung war fast hundertprozentig, da alle willkommen waren, die sich beteiligen wollten. Obwohl alle Spiele eine gewisse Übung voraussetzten, gestattete es das fehlende Streben nach dem Sieg auch den weniger Geübten, an dem Spiel teilzunehmen und daran Freude zu finden. Es gab wenige Spielregeln und diese waren so einfach, daß sie von Spielern aller Altersgruppen begriffen werden konnten. Die Einstellung der Spieler machte es möglich, daß die meisten Spiele ohne Schiedsrichter stattfinden konnten. Bei einem großen Prozentsatz der Spiele handelte es sich um Gruppenspiele und nicht um Mannschaftsspiele. Obwohl es sich also um einen Wettbewerb handelte, beherrschte dieser nicht das spielerische Element. Die Spiele dienten der Festigung der Beziehungen untereinander und sollten nach außen den guten Willen und den sozialen Umgang fördern".[14]

Wenn ein Spiel Regeln, Mannschaften, Resultate und Gewinner haben muß, dann sind die meisten Freizeitbeschäftigungen der Menschen keine Spiele. Wenn aber ein Spiel einfacher dahingehend definiert werden kann, daß es Regeln, einen Gegensatz der Kräfte und einen ungewissen Ausgang gibt, dann stellen diese Gruppenbeschäftigungen ebenso Spiele dar wie das Versteckspiel von Mutter und Kind. Bei diesen Spielen besteht der Unterschied zwischen Ordnung und Unordnung, Altruismus und Egoismus, Kontrolle und Impuls. Die Spieler versuchen, die Ordnung aufrechtzuerhalten, obwohl sie eigentlich gerne laut lachen würden, das Spiel unterbrechen würden, oder der einzelne seine Fähigkeiten gerne weiter demonstrieren würde, auch wenn dabei die Gefahr besteht, daß er zusammenbrechen oder albern wirken könnte. Der Sinn dieser allgemeineren Definition des Spiels ist darin zu sehen, daß dabei der allgemeine Menschenverstand und die verbreitete Verwendung dieses Begriffes berücksichtigt werden. So schien es ursprünglich keinen Sinn zu ergeben, wenn man annahm, daß sich das Buch von Eric Berne "Games People Play"[15] überhaupt mit Spiel im Sinne der strengeren Definitionen von Spiel befaßt. Wenn man aber das Messen der Kräfte, bei dem bestimmte Regeln gelten und der Ausgang ungewiß ist, zur Grundlage der Definition wählt, so trifft sie auch auf die Kreis„spiele" der Liebenden und Eheleute bei Berne zu und stellt somit die Verbindung zwischen dem modernen, ungebundeneren Sprachgebrauch und den allgemeineren Spielgewohnheiten der Menschen her.

Ich habe im Rahmen dieses Referates nicht genügend Zeit, ausführlich auf die anderen Gruppierungen spielerischer Antithesen einzugehen, die uns allen bekannt sind und die, wie ich fortfahren möchte, für ihre Ausführung eine Grundkenntnis in den eben beschriebenen Spielen voraussetzen. Ich habe auch nicht genügend Zeit, um meine Ansicht zu beweisen, daß es innerhalb jeder spielerischen Antithese eine geordnete Reihenfolge von aufeinander folgenden Spielen gibt, wobei jedes Spiel strukturell vom Niveau des vorhergehenden abhängig ist; ich habe hierfür an anderer Stelle Beispiele angeführt. Es handelt sich bei den anderen Antithesen, die in Spielen sozialisiert werden, kurz gesagt, um folgende:

Ordnung — Anarchie

Annäherung — *Vermeidung*	*Erfolg* — *Versagen*
Anerkennen — Ablehnen	Jagen — Überholen
Verfolgen — Fliehen	Bereichern — Verzichten
Angreifen — Verteidigen	

---
14 M.A. Salter: Games and Pastimes of Australian Aborigine. M.A. Thesis, University of Alberta 1967, S. 17.

15 New York 1964. Dt.: Spiele der Erwachsenen. Reinbek 1967.

Konfliktsozialisierung im Spiel

Nachdem das Verständnis für Ordnung und Anarchie geweckt ist, ergeben sich zwei größere Gruppierungen, wobei die erste sich auf die direkte Beziehung zu anderen Menschen (Annäherung — Vermeidung), die andere sich auf das parallele Verhalten anderen gegenüber bezieht, bei dem der Kampf gegen gewisse äußere Widerstände (Erfolg — Versagen) im Vordergrund steht. Innerhalb jeder größeren Gruppierung gibt es mehrere Untergruppen. Anerkennungs- und Ablehnungsspiele werden häufiger von Frauen gespielt. Auf der untersten Stufe werden sie zum Spiel in der Mitte des Kreises (Hanswurst), in höherem Alter zur Spielführerin (Mutter, Mutter, darf ich...) gewählt, noch später entscheidet der Zufall darüber, ob sie küssen oder geküßt werden (Flaschendrehen und Taschenlampenspiel). Es scheint dabei einen Zusammenhang zu dem traditionellen Konflikt der Frau zu geben, ob sie tatsächlich aus Liebe erwählt werden wird oder nicht. Wie wir bereits erwähnten, spielen bei Verfolgungs- und Weglaufspielen die Angst vor Fremden und die Gefahr des Unabhängigseins eine Rolle. Angriffs- und Verteidigungsspiele lassen einen eindeutigen Zusammenhang zu militärischer Tauglichkeit erkennen, sei es nun im Sinne von Strategie oder körperlicher Tüchtigkeit. Roberts und ich haben schon früher gezeigt, daß Strategiespiele in allen Kulturen bekannt sind, wo es Streitkräfte gibt. Die Bezeichnungen Jagen und Überholen gelten für alle Verfolgungsspiele, bei denen die Einzelkämpfer in verschiedenen Disziplinen kämpfen, aber — wie bei den klassischen olympischen Wettkämpfen — bei der Wertung miteinander verglichen werden. Eine Betrachtung der Stammeskulturen zeigt, daß diese Art von Spielen größtenteils damit etwas zu tun haben, daß man ständig auf die Jagd oder den Kampf vorbereitet sein muß. Bereicherungs- und Verzichtspiele sind Glücksspiele und hier deshalb so bezeichnet, weil sie bei allen Kulturen im Zusammenhang mit unsicheren wirtschaftlichen Verhältnissen anzutreffen sind. Psychoanalytische Gesichtspunkte sprechen — auf individueller Ebene — auch dafür, daß man auch grundlegende orale Befriedigungen mit in Betracht zieht.

Die Bedeutung für den Sport und die Aggression

Nach dieser Analyse des Spiels läßt sich die Auffassung kaum mehr vertreten, daß die Hauptaufgabe des Spiels in der Sozialisierung von Aggression bestünde — es sei denn, man verwendet den Begriff Aggression in einem sehr ursprünglichen und wenig eingeschränkten Sinne. Wie wir hier gezeigt haben, weist nur eine Gruppe von Spielen einen direkten Zusammenhang mit traditionellen aggressiven Handlungen wie Angriff und Verteidigung auf, und sie stellen, wie wir behauptet haben, nicht die eigentliche Grundform des Spieles dar. Im Hinblick auf diese Analyse erscheint es auch wenig sinnvoll, das Spiel als das menschliche Äquivalent der Kämpfe zwischen Tieren zu betrachten, wie das bei den Vertretern der vergleichenden Psychologie gelegentlich der Fall ist. Diese Voraussetzungen werden nur von bestimmten Spielen erfüllt. Möglicherweise liegt das Problem in der zu starken Verallgemeinerung des Aggressionsbegriffes bei der Erforschung von Spiel und Sport. Die meisten menschlichen Tätigkeiten sind auf bestimmte Ziele hin strukturiert, die nichts mit der Kontrolle der Aggression zu tun haben. Sehr konkrete Fragen, ob man z.B. anerkannt oder abgelehnt wird, ob man sich Fremden nähern kann oder ihnen aus dem Weg gehen sollte, ob man genügend Erfahrungen hat, um überleben zu können, ob man richtige Entscheidungen getroffen hat, das sind lebenswichtige Fragen des Menschen, die weit wichtiger für das Spiel sind als der Begriff der Aggression. Ich möchte meinen, daß Sportler und Zuschauer gleichermaßen in eine Vielzahl menschlicher Konflikte verstrickt sind, die ständig nach Vereinfachung (und nicht nach Zuspitzung) verlangen, wie sie im Sport und Spiel möglich sind. In einer von Normen bestimmten Gesellschaft ist Vereinfachung selten erwünscht. Immerhin kommt es aber auch bei normengesteuerten Abläufen gelegentlich zu vereinfachten Ergebnissen, und darauf müssen die Mitglieder einer Kultur immer vorbereitet sein.

Symposion

H. Cox (Cambridge, Mass.)*

Ich möchte den gestrigen Hinweis von Herrn Frankl aufgreifen, daß der Mensch Spannungen brauche, und daß wir bei den Olympischen Spielen daran denken sollten, daß eine Konfrontation vielleicht nicht falsch sei. Ich will drei Vorschläge machen, die vielleicht manchem Argument meiner Kollegen begegnen könnten. Diese beruhen auf der Überzeugung, daß es Zeit ist, die ursprünglichen Ziele erneut zu prüfen, um derentwillen die Olympischen Spiele neu begründet wurden.

Die Spiele wurden wieder ins Leben gerufen, um eine Weltbrüderschaft aufzubauen und zum internationalen Einvernehmen und Frieden beizutragen. In dieser Hinsicht ist der Erfolg in den Jahren des 20. Jahrhunderts nicht groß gewesen, in denen die modernen Olympischen Spiele ausgetragen wurden. Ich meine, daß die eigentlichen Ziele sogar nur durch grundlegende Änderungen in der Struktur und Planung der Olympischen Spiele verwirklicht werden können. Dazu möchte ich drei Punkte in Form von drei Vorschlägen für strukturelle Änderungen der Olympischen Spiele nennen.

1. In einem Zeitalter, in dem immer stärker die Forderung nach demokratischer Beteiligung bei allen Arten der Betätigung erhoben wird, sind die Olympischen Spiele noch immer von Grund auf aristokratisch und elitär. Es ist deshalb eine gewisse Entelitisierung und Fundamentaldemokratisierung der Teilnahme notwendig.

2. In einem Zeitalter, in dem wir erkannt haben, wie gefährlich eine übertriebene Loyalität gegenüber den unabhängigen Nationalstaaten ist, organisieren wir bei Olympischen Spielen den Wettkampf noch immer auf der Grundlage von Nationalmannschaften, Mannschaften, die unabhängige Nationalstaaten repräsentieren und die dadurch vermutlich die Loyalitäten gegenüber der politischen Organisationsform verstärken oder vertiefen, von der im 20. Jahrhundert die meisten destruktiven Konflikte ausgegangen sind.

3. Schließlich möchte ich daran erinnern, daß die Olympischen Spiele im Altertum und in der Neuzeit vollständig von solchen Auffassungen vom Sport beherrscht wurden, durch die die Kraft und die Leistungsfähigkeit von Männern betont werden. In einem Zeitalter, in dem die Frauen ihre Rechte zu fordern beginnen, sind die Olympischen Spiele weiterhin anachronistisch patriarchalisch, vielleicht sogar chauvinistisch.

Lassen Sie mich zu jedem dieser Punkte etwas hinzufügen — zunächst zum Elite-Problem. Auch bei den griechischen Spielen des Altertums gab es einige Menschen, die zusahen, während andere teilnahmen. Das Verhältnis von Zuschauern zu Teilnehmern war aber anders als bei den modernen Spielen. Wenn Sie berücksichtigen, daß sich einige Hundert Athleten an den klassischen Spielen in Olympia beteiligten, daß aber damals die Gesamtbevölkerung von Hellas nur einige Hunderttausende betrug, dann kam etwa ein Teilnehmer auf tausend Zuschauer. Wenn in der heutigen Zeit die Teilnehmerzahl bei den Olympischen Spielen auch auf mehr als Tausend angestiegen ist, so ist doch die Bevölkerungszahl in der Welt auf zwei Milliarden angestiegen, so daß heute ein Teilnehmer auf etwa zwei Millionen Fernsehzuschauer und den Rest der Bevölkerung kommt. Man muß sich also bei den eigentlichen Überlegungen in gewisser Weise auch mit einer Redemokratisierung oder, wenn Sie so wollen, einer Neuorientierung bei der Teilnahme an den Olympischen Spielen beschäftigen. Obwohl die olympischen Helden, wie Herr Gluckman sagte, in gewisser Weise Material für ein internationales Gespräch liefern, glaube ich, daß wir viel mehr nach Wegen suchen müssen, wie sich mehr Menschen an den Spielen beteiligen können, anstatt ihre Kräfte und Hoffnungen auf überlebensgroße Helden zu übertragen.

---

* Übersetzung aus dem Englischen.

Ich glaube, daß der zweite Punkt noch wichtiger ist. Damit meine ich, daß die Olympischen Spiele noch immer in anachronistischer Weise den Wettkampf auf der Basis von Nationalmannschaften organisieren. Es gibt in der Welt zahlreiche Gruppen, zwischen denen Spannungen bestehen: Klassen, rassische und ethnische Gruppen, religiöse Gruppen, Geschlechter und in zunehmendem Maße Altersgruppen. Trotzdem organisieren wir keine olympischen Wettkämpfe zwischen schwarzen und weißen Mannschaften, oder katholischen und protestantischen Mannschaften oder Frauenmannschaften und Männermannschaften. Wir organisieren sie hingegen auf der Basis einer viel gefährlicheren Art des internationalen Konflikts, nämlich auf nationaler Ebene. Damit gehen wir von dem klassischen griechischen Ideal ab, wo die Menschen Kommunen repräsentierten, Kommunen, die allerdings eine größere Unabhängigkeit besaßen als unsere heutigen Städte; dennoch meine ich, daß man die Entscheidung des Olympischen Komitees über die Art der Organisation der Mannschaften nicht als endgültig betrachten sollte. Ich würde es für möglich halten, die Olympischen Spiele auf der Basis anderer und weniger gefährlicher Prinzipien zu organisieren. Wenn Sie z. B. in das vor Ihnen liegende Programm blicken, so wird bei den Teilnehmern des heutigen Symposiums angegeben, daß sie aus Manchester, Warschau, München, Cambridge, Paris und Wien kommen. Ich selbst ziehe es vor, mit meiner Heimatstadt und nicht mit meinem Heimatland identifiziert zu werden. Ich glaube, daß wir bei diesem Kongreß einen Schritt in der richtigen Richtung gegangen sind. Ich glaube nicht, daß es sich um abenteuerliche Phantasien handelt, wenn man sich zukünftige Olympiaden in der Weise vorstellt, daß die Mannschaften nicht Nationen repräsentieren, sondern kleinere Kommunen, Städte oder Regionen, so daß bei den Olympischen Spielen viele Loyalitäten eine Rolle spielen würden, während heutzutage die Loyalität gegenüber dem unabhängigen Nationalstaat überbetont wird. Ich bin der Überzeugung, daß alle Vorzüge des internationalen Wettkampfes, wie Freundschaft und dergleichen, auch dann erreicht werden könnten, wenn nicht eine Nation gegen die andere anträte, wo dann die Verbindung mit nationalem Prestige fast unvermeidlich ist.

Abschließend möchte ich darauf hinweisen, daß die klassischen Olympischen Spiele in einer Periode der griechischen Geschichte ins Leben gerufen wurden, in der der archaische Kult der Erdgöttin Hera durch den Kult des Apoll abgelöst wurde, und daß bei diesen klassischen Olympischen Spielen nicht nur alle Teilnehmer Männer waren, sondern daß den Frauen sogar die Teilnahme als Zuschauer verboten war. Als die Spiele in der Neuzeit wieder ins Leben gerufen wurden, wurde, sozusagen als Verbeugung vor den Frauen, diesen die Beteiligung an den Spielen der Männer gestattet; aber es blieben primär Spiele für Männer, bei denen lediglich die an Frauen gestellten Leistungserwartungen etwas herabgesetzt waren. Sie beteiligen sich noch immer an Spielen, deren Struktur von maskulinen Fertigkeiten und maskuliner Tüchtigkeit bestimmt wird. Es gibt mehrere Mittel und Wege, mit denen herrschende Gruppen andere Gruppen unterwürfig halten. So kann z. B. ein Spiel den Stempel des Könnens und der Kräfte tragen, die der dominierenden Gruppe vertrauter sind. Und genau das ist, glaube ich, bei den Olympischen Spielen der Fall. Ich möchte hoffen, daß in einem imaginären olympischen Wettkampf der Zukunft das Vorstellungsvermögen der Menschen Wettkampfformen hervorgebracht haben wird, in denen die typische physiologische Überlegenheit des Mannes keine Rolle mehr spielt. Es gibt bereits heute Spiele, bei denen der physiologischen Kraft keine so große Bedeutung mehr zukommt, z. B. beim Bogenschießen, Schießen und Segeln. Ich würde deshalb viel lieber sehen, daß die den Olympischen Spielen eigene Tendenz zur Überbetonung der männlichen Tüchtigkeit etwas weniger verfolgt würde, damit wir Spiele hätten, bei denen alle Menschen beider Geschlechter gleichberechtigt zum Wettkampf antreten könnten.

J. Vuillemin (Paris)*

Um zu bestimmen, welche spezifische Art von Konflikt der Sport darstellt, soll eine Reihe von Unterscheidungsmerkmalen zusammengestellt werden. Ich nenne deren acht, obwohl sie vielleicht noch nicht genügen und wahrscheinlich auch nicht notwendig sind:
— Der Wettkampfsport unterscheidet sich vom einfachen Spiel, z. B. vom Spiel der Tiere, dem die Zweckgerichtetheit fehlt, oder vom Einzelsport, in welchem immerhin ein Wettkampf gegen sich selbst stattfindet. Das Ziel des Sportlers ist der Sieg.

---
* Übersetzung aus dem Französischen.

- Der sportliche Wettkampf spielt sich auf körperlicher Ebene ab und unterscheidet sich hierin von einem Rede- oder Gesangs-Wettstreit. Gewalttätigkeit und Risiko sind ihm nicht fremd.
- Der Wettkampf hat seine Regeln, man könnte sogar sagen, sein Ritual. Sport kann regelrecht gelernt werden und unterscheidet sich dadurch von einer bloßen Rauferei.
- Der sportliche Wettkampf unterscheidet sich von Streit, Krieg und politischer Auseinandersetzung, weil er spezialisiert und nicht total ist.
- Der Sieg ist das einzige Ziel des Sportlers. Mit Recht waren die Perser nach den Worten Herodots erstaunt darüber, welche Mühe sich die Griechen gaben, um einen Lorbeerkranz zu gewinnen, der ihnen im Gegensatz zu einem Sieg in Krieg oder Politik keine Macht versprach.
- Zeitpunkt und Ort des Wettkampfs werden unabhängig vom Willen des Sportlers festgelegt. Demgegenüber liegt die Kunst des Feldherrn, des Industriemagnaten oder irgendeines ehrgeizigen Menschen zum großen Teil in der Wahl günstiger Umstände.
- Der Sportler vollbringt eine Leistung, aber er schafft kein Werk, wie es bei den Wettbewerben der Dramatiker in Griechenland der Fall war. Das Kriterium des Erfolgs ist einfacher und objektiver als irgendwo sonst.
- Zu einem Wettkampf werden die Sportler aufgrund ihrer jüngsten, aber nicht ihrer früheren Leistungen oder Titel ausgewählt, wie es etwa bei einem Beamten der Fall ist.

Jede dieser Unterscheidungen beruht auf einer anderen Eigenschaft oder Tugend:
Die ersten beiden Unterschiede lassen an Mut als eine von der Aggression abgeleitete und umorientierte Form denken. Die dritte und vierte Unterscheidung beruht auf der Klugheit. Sport, Leibesübungen, Tanz und Musik sind Künste und stecken die Grenze zwischen Natur und Kultur ab. Phylogenetisch gesprochen scheint die Annahme von Regeln mit der „Kontrolle des Verhaltens im Kampf" in Beziehung zu stehen. Die fünfte und sechste Unterscheidung läßt an Mäßigung denken, an die Kunst des Siegers, sich im Sieg Zügel anzulegen in Erkenntnis dessen Flüchtigkeit. Kylon, Sieger auf der 35. Olympiade im Jahre 640 vor Christi Geburt, wurde bestraft, weil er im folgenden Jahr, am Jahrestag seines Sieges, die Tyrannis in Athen errichten wollte. Der Fehler eines Sportlers ist nicht der Fehler des Sports. Die Palaestra wird zur Schule der Weisheit und der Selbstbeschränkung. Die bewußte Nutzlosigkeit sportlicher Siege ist der beste Weg, die Hybris zu zähmen, die Gewalttätigkeit zu sublimieren, Tugend und Schönheit einander anzunähern durch das, was im Leben einer Finalität ohne Ende am nächsten kommt.

Bleiben noch die beiden letzten Unterscheidungen. In einer Zeit, in der man dazu neigt, Gerechtigkeit mit Gleichheit zu verwechseln, erinnern sie uns daran, daß wahre Gerechtigkeit durchaus die Auslese der Begabungen, die Härte der Disziplin und die Sanktion des Ereignisses anerkennt, auch wenn das Glück, d. h. die Götter daran nicht ganz unbeteiligt sind. Katharsis ist die schwierigste Kunst von allen, befreit sie doch den Menschen von seinem Neid.

Nicht zufällig hat der Sport den Philosophen Modell gestanden, als sie den Begriff des Konflikts und seiner moralischen Verinnerlichung, des Konflikts mit sich selbst, entwickelten.

„Du willst", so schreibt Epiktet in seinem Handbuch (XXIX), „bei den Olympischen Spielen siegen? Das will ich auch, bei den Göttern, denn das ist sehr verlockend. Aber bedenke, was vorher und nachher kommt, und erst dann mach' dich ans Werk. Du mußt dich einer strengen Disziplin und einer bestimmten Kost unterwerfen, du mußt Leckereien meiden, ein hartes Training zu bestimmten Stunden, in Hitze und Kälte, auf dich nehmen, du darfst frische Getränke oder Wein nicht nach Belieben trinken, kurz, du mußt dich ganz in die Hände deines Trainers wie in die eines Arztes begeben. Im Kampf mußt du Schwerarbeit leisten, vielleicht verrenkst du eine Hand oder einen Knöchel, du mußt viel Staub schlucken, vielleicht bekommst du sogar die Peitsche zu spüren und vielleicht verlierst du trotz allem. Bedenke alles wohl, und wenn du dann noch willst, so werde Athlet".

Sport und Konflikt

V. E. Frankl (Wien)

In der heutigen "affluent society" kommt in vielen Ländern und Bevölkerungsschichten die Notwendigkeit auf, künstliche „Not" zu erzeugen und „Inseln der Askese" künstlich aufzuschütten. Dort muß der Mensch gleichsam freiwillig jene Leistungen erbringen, deren Zwang ihm erspart geblieben ist; und vor allem muß er dort auch wieder lernen, was er verlernt hat — nämlich: Verzicht zu leisten. Es geht dabei freilich nicht nur um die Erzeugung künstlicher Notwendigkeiten, sondern auch um die Erkundung von Möglichkeiten. Denn der Mensch ist neugierig, wo die Grenzen seiner Möglichkeiten liegen — und siehe da, die Grenzen liegen nirgendwo. Denn so wie den Horizont schiebt der Mensch seine Grenzen mit jedem Schritt, den er auf sie zutut, immer weiter vor sich her. Bis an die Grenzen will aber der Mensch gehen. Er geht dadurch über sich hinaus, er schraubt seine Leistung hinauf, und darin ist das Wesen des Sports zu sehen.

In diesem Zusammenhang wird man nun verstehen, wenn ich eine ketzerische These in die Diskussion zu werfen wage — nämlich, daß der Mensch im Sport, im wohlverstandenen Sport, garnicht konkurrieren will mit den Konkurrenten, sondern eigentlich und letzten Endes mit sich selbst zu rivalisieren versucht. Und wenn das nicht der Fall ist, dann muß es, dann sollte es zumindest der Fall sein.

Wenn ich das ausspreche, so tue ich das nicht als Moralist, sondern im Bewußtsein meiner professionellen Verantwortung als Psychiater. Denn das, was in einer der psychotherapeutischen Schulen, der sogenannten Logotherapie, bezeichnet wird als Hyperintention und als Hyperreflexion, rächt sich, weil es letzten Endes zutiefst pathogen, Krankheitsneurosen erzeugend, ist. Das heißt, je mehr etwas forciert angestrebt, je mehr es forciert beabsichtigt wird, je mehr ein Zuviel an Absicht damit verbunden wird, umso mehr scheitert der Mensch. Es steht die Hyperintention sich selbst im Wege. Das Gleiche gilt nicht nur für Absicht, sondern auch für Aufmerksamkeit, für das, was in der Logotherapie als Hyperreflexion, als ein Zuviel an Selbstbeobachtung bezeichnet wird. Auch das führt zu einem Scheitern und steht den Intentionen im Wege. Am markantesten sieht man das ja in etwa 90% der Sexualneurosen, den Potenzstörungen und der Frigidität. Je weniger der Mann auf den Partner eingestellt ist, weil er versucht, sich selbst zu beobachten, sich zu beweisen, wie sehr er potent ist, desto mehr ist er impotent geworden. Je mehr eine weibliche Partnerin darau aus ist, sich zu beweisen, daß sie selbst sexuell voll erlebnisfähig ist, genau in demselben Maß scheitert auch sie und ist bereits frigid geworden.

Sie sehen also: Je mehr es dem Menschen um die Lust geht, desto mehr vergeht ihm auch schon die Lust. Meine These lautet deshalb: Je mehr es dem Menschen um den Sieg geht, umso mehr hat er sich auch schon seinen Sieg vergeben. Ich weiß, daß das sehr radikal klingt, aber ich bin bereit, wenn nicht persönlich, so doch in Form der Arbeiten meiner Mitarbeiter den Beweis dafür anzutreten. Ich möchte sagen, Erfolg muß erfolgen und läßt sich nicht erzielen.

Nun wird man aber fragen, wie es denn dann zu einem Wettkampf, zu einem Kampfsport komme. Vom psychiatrischen Standpunkt möchte ich behaupten, daß durch die Ausschaltung innerer Hemmungen und Hindernisse die Motivation des Sportlers „optimiert" wird, so daß es ihm mehr auf das Sich-Messen als auf das Besiegen des Konkurrenten ankommt. Denn je mehr ich darauf aus bin, den Konkurrenten auszuschalten, desto mehr ist mein Versuch zu siegen bereits verkrampft und nicht entspannt. Diese Verkrampftheit führt zu einer Erwartungsangst, zum Lampenfieber, wie wir es von den Berufsneurosen beispielsweise der Schauspieler ganz genau kennen. Aber auch im sportlichen Betrieb lassen sich die Gegenreaktionen gegen die Hyperreflexion — die sogenannte Technik der Dereflexion — und gegen die Hyperintention — die sogenannte Technik der paradoxen Intention — anwenden.

Im Logotherapie-Institut in San Diego hat Robert L. Korzet, einen Forschungsbericht angefertigt, in dem er schreibt:

"I am an athletic coach and very much interested in mental attitude and the effects it may have on winning or loosing in team sports. It is my contention, that logotherapy may be utilized or be applicable to situations that arise in athletics, i.e. pressure situation, pregame anxiety, fighting slumps, lack of confidence, sacrifice and dedication, and problem athletes. In my coaching experiences, I can now look back and see related incidents in sport that involve both individual and group behavior that might have been remedied with positive results occurring because of logotherapeutic technique. I am particularly enthused by the possibilities of the logotherapeutic conception of paradoxical intention presents in athletics. It also seems that this technique may be used in fighting a battling slump in baseball."

Lampenfieber und ähnliche Dinge müssen also nicht nur dort mit neuen Techniken bekämpft werden, wo sie — wie etwa bei Schauspielern — die Berufsneurose darstellen, also „auf den Brettern, die die Welt bedeuten", und dort, wo sie bei Sexualneurosen eine Rolle spielen, also in den Betten, die heute für viele Menschen die Welt bedeuten, sondern auch auf den Sportplätzen.

Kurzreferate

In dem Kurzreferat von R. Boileau, R. Larouche und F. Landry (Québec) „Die Teilnahme der Frankokanadier an den großen internationalen Spielen: Eine Untersuchung der sportlichen Beteiligung" wurde anhand von amtlichen Statistiken und empirischen Erhebungen die geringe Beteiligung der Frankokanadier am kanadischen Sport aufgezeigt. Als soziokulturelle Hauptursachen für diesen Sachverhalt wurde zum einen die spezifische Struktur der subkulturellen Werte der Frankokanadier, zum anderen deren Benachteiligung in verschiedenen Lebensbereichen herausgestellt und historisch interpretiert. Als Folge dieser verschiedenen hemmenden Faktoren sei unter frankokanadischen Sportlern eine gewisse Resignation anzutreffen, die es zu überwinden gelte.

R. Spirescu (Bukarest) schilderte in seinem Kurzreferat „Der Konflikt im Schulsport in Rumänien" Bemühungen, solche Sportarten in Schulen zu verbreiten, die als besonders förderlich für die Entwicklung der Schüler angesehen wurden. Trotz aller Anstrengungen seien dabei vielfältige Konflikte unvermeidlich gewesen, die er zunächst — aufgrund einer empirischen Erhebung — deskriptiv darstellte, um dann auf mögliche Konfliktlösungsstrategien einzugehen.

Diskussion

In der anschließenden Diskussion wurde von M. Klein (Köln), G. Lüschen (Urbana) und H. Wilmanns (München) darauf hingewiesen, daß in den verschiedenen Referaten zu ausschließlich auf das Problem der interpersonellen Konflikte eingegangen worden sei; dadurch sei die Möglichkeit, mit einem systemtheoretischen, stärker auf strukturelle Konflikte abzielenden Ansatz zu arbeiten, in den Hintergrund gedrängt worden. Im weiteren Diskussionsverlauf gelang es allerdings nicht, diese Anregung weiter zu verfolgen, da sich das Gespräch primär auf die Frage nach der empirischen Gültigkeit sowie nach der pädagogischen Relevanz der von C. W. Sherif beschriebenen Experimente in Jugendlagern konzentrierte. Die anschließende, vor allen Dingen von K. Marx (Haifa) und G. J. Groenman (Amsterdam) geführte Debatte über die logotherapeutische Methode und die Relevanz der von V. E. Frankl vorgetragenen Thesen für die Analyse des Sports führte ebenfalls nicht mehr zu der theoretischen Frage nach dem Zusammenhang zwischen „Sport und Konflikt" zurück.

Auf diesen Sachverhalt wies K. M. Bolte (München) abschließend hin. Die für jede Diskussion über das Thema „Sport und Konflikt" grundlegende Frage, ob Sport primär Konflikt schaffe, Konflikt sei oder Konflikt löse, sei kaum geklärt worden. Man sei sich allerdings einig gewesen — und darin sei der hauptsächliche wissenschaftliche Ertrag der Diskussionen zu sehen — daß der Sport nicht in der Lage sei, kathartische Funktionen zu übernehmen und so zum Abbau von Aggressionen in anderen Lebensbereichen beizutragen.

Der Beitrag des Sports zur Integration der Weltgesellschaft

Einführung. F. Henrich (München)

Das Thema des Arbeitskreises berührt eines der schwierigsten Probleme des Sports überhaupt und damit einen der wundesten Punkte moderner Olympischer Spiele, die Frage nämlich, ob der Sport einen Beitrag zur Integration der Weltgesellschaft leistet. Wer die Diskussion der letzten Tage um die Zulassung Rhodesiens zu den Olympischen Spielen aufmerksam verfolgt hat, konnte, falls er eine klare Brille zur Hand hatte, mühelos erkennen, daß der Spitzensport unserer Tage fast total in den Einfluß und damit die Abhängigkeit der Politik geraten ist. Es geht dabei nicht nur um die schlichte Tatsache der „innerpolitischen" Einflußnahme des jeweiligen politischen und gesellschaftlichen Systems auf den Sport, sondern um das Faktum, daß die großen Konfliktstoffe unserer unheilen Welt sozusagen „außenpolitisch" auf der internationalen, also Weltebene Olympische Spiele durch den Sport ausgetragen werden. An den einzelnen Sportler, der sich seit Jahren auf dieses „Fest der Jugend der Welt" vorbereitet hat — mit allem, was das für den einzelnen bedeutet — denkt in diesem großen politischen und ideologischen Ringkampf kaum jemand.

Es mutet einen wie ein Traum an, was sich Coubertin einst von den Olympischen Spielen erhoffte: Einen Beitrag zur internationalen Verständigung und zur Sicherung des Weltfriedens. Man könnte verzweifeln, wenn man sich die Geschichte der modernen Olympischen Spiele ansieht und ihren nicht geleisteten Beitrag zur internationalen Entspannung, zur Integration der Welt, zum Weltfrieden. Uns als den Gastgebern stünde es schlecht an, auf eine andere Jahreszahl als die des Jahres 1936 zu verweisen. Ist das, was uns der Sport auf Weltebene vorexerziert, nicht doch nur Fassade, Episode, Pause, Schonzeit?

In seiner 1950 erschienenen Arbeit "The Sporting Spirit" definierte George Orwell den Sport wie folgt: "it is war minus the shooting" (Sport ist „kalter Krieg"). In dem zu diesem Kongreß erschienenen Buch „Sport im Blickpunkt der Wissenschaften" weist G. Lüschen auf eine Reihe von Untersuchungen hin, die der Ansicht, daß der Sport zur internationalen Verständigung beitrage, widersprechen. Zahllos seien die Beispiele, in denen Konflikte geradezu heraufbeschworen wurden. Auch der Aufbau großer internationaler Sportorganisationen habe in der internationalen Verständigung nicht wesentlich weitergeführt.

Wollte man den Negativkatalog fortsetzen, so müßte man auf Fragenkomplexe wie Nationalismus, Prestigedenken, Demonstration der Überlegenheit des eigenen gesellschaftspolitischen Systems im Sport und vieles andere hinweisen, ganz zu schweigen von der Tatsache, daß Ländermannschaften z. T. voneinander isoliert werden und der Kontakt zwischen einzelnen zuweilen bewußt verhindert wird.

Doch wollte man so rigoros negativ die gestellte Frage nach dem Beitrag des Sports zur Integration der Weltgesellschaft beantworten, man verfiele dem gleichen Fehler der Ungerechtigkeit, der Unbarmherzigkeit und des irrealen Utopismus, dem leicht monokausal denkende Ideologen und gläubige Propagandisten eines geschlossenen Systems verfallen, die die Realität „Mensch" nicht ernst nehmen und damit auch nicht seine Freiheit zum Positiven oder Negativen. Sehr schnell könnte auch die Fassade einer sogenannten integrierten Weltgesellschaft aufgebaut werden, hinter der es sich noch weniger lohnen würde zu leben, als in der vorfindbaren, unglaublich mangelhaften und ungerechten Gegenwart.

Der internationale Sportbetrieb hat auch unübersehbare Positiva zu verzeichnen: Es kommt eben doch zum gegenseitigen Begegnen, Kennenlernen, Schätzen und Lieben. Es wächst eben doch so etwas wie Respekt vor dem anderen, seiner Art, Nationalität und Weltanschauung. Es kommt neben den Auseinandersetzungen auch zum gemeinsamen Fest. Wenn auch nur auf einige Tausend beschränkt, es kommt eben doch bei internationalen Sportbegegnungen zum Erlebnis der Zusammengehörigkeit, der Völkergemeinschaft, und sei es nur in der verbindenden Trauer darüber, daß man keine Medaillen gewann.

Es vollziehen sich in diesen Tagen Beiträge zur Integration der Weltgesellschaft in ungezählten, minimal kleinen Mosaiksteinchen, die nicht gleich politisch ausmünzbar, aber denoch real sind. Man darf auch den Sport in den an ihn gestellten Anforderungen nicht überfordern. Die vielen Opernfestspiele in aller Welt sind auch nicht besonders ergiebig, wenn man sie auf ihren Beitrag zur Integration der Weltgesellschaft abklopft. Wir sollten aber zum Nutzen der Menschen den Sport und die Olympischen Spiele von der ungeheuren Pathoswolke befreien, die uns für einige Tage ein Paradies des Friedens vorgaukeln will.

Aber selbst wenn man so kritisch hinschaut, verbleibt dem Sport eine unübersehbar wichtige Funktion im Hinblick auf die lebensnotwendige Integration der Weltgesellschaft.

L. Fleming (Windsor)

Der Beitrag des Sports zur Integration der Gesellschaft*

Auf der inneren Umschlagseite des Berichtes des Wolfenden-Komitees für Sport, der 1960 veröffentlicht wurde, sind die folgenden Worte aus dem Buche „Ends and Means" von Aldous Huxley zitiert:

> „Wie jedes andere Mittel, das der Mensch erfunden hat, kann der Sport guten und schlechten Zwecken dienen. Richtig verstanden kann er Ausdauer und Mut, ein Gefühl für ein faires Spiel und die Achtung vor Regeln, gemeinsames Streben und die Unterordnung der persönlichen Interessen unter die der Mannschaft lehren.
> Falsch verstanden kann er die persönliche Eitelkeit und die Eitelkeit der Mannschaft, das gierige Verlangen nach dem Sieg und den Haß für die Gegner, ein intolerantes Zusammengehörigkeitsgefühl und die Geringschätzung für Menschen fördern, die unter einem bestimmten, als durchschnittlich angenommenen Leistungsniveau liegen."

Hier wird von Huxley eine Zusammenfassung der Möglichkeiten gegeben, mit denen der Sport zur Integration der Gesellschaft beitragen kann, und es werden die Gefahren aufgezeigt, die genau die entgegengesetzte Wirkung auslösen können.

Dieser ambivalente Einfluß des Sports scheint heutzutage für die Zukunft der Menschheit gefährlicher zu sein als in irgendeiner früheren Zeit, und das aus drei Gründen:

---

* Übersetzung aus dem Englischen.

Erstens, weil in jüngster Zeit wie nie zuvor die Zahl der Menschen aller Altersstufen, die sich an den verschiedensten Sportarten beteiligt, zugenommen hat; zweitens, weil ein allgemeines Interesse am Sport in den vergangenen zwei Jahrzehnten dank der neuen Möglichkeiten der Massenkommunikation in fast allen Teilen der Welt auf eine enorm angewachsene Zuschauermenge übergegriffen hat; und drittens, weil zwischen Ideologien und Kulturen, die sich stark voneinander unterscheiden, durch die gleichen Massenmedien in der Phase einer raschen technologischen Entwicklung und sozialen Veränderung ein enger Kontakt hergestellt wird. Zerfall, Revolution und Konflikt stellen ständige Bedrohungen dar; und es besteht die Gefahr einer Massenvernichtung, und das in einer Zeit, in der im Bereich des Sports — wie bei den Künsten, den Wissenschaften und den Fortschritten der Industrie, oder — vor allem in der Familie — Männer, Frauen und Kinder in der gesamten Welt sich persönlich stärker dessen bewußt geworden sind, wie sehr das Interesse und die Freude an so vielen gemeinsamen, guten Dingen sie miteinander verbinden kann.

Es hat lange Perioden in der Geschichte gegeben, in denen der Sport als Teil der menschlichen Betätigung in den Hintergrund gedrängt oder als frivol oder sogar sündhaft verschrieen wurde, und dem alle ernsthaften und hochherzigen Männer und Frauen entsagen mußten. P. C. McIntosh gibt in seinem Buch „Sport in Society"[16] eine bewundernswert kurze Übersicht über die unterschiedlichen Einstellungen zum Sport im Verlaufe der Geschichte der westlichen Kultur, die von der Zeit der klassischen Olympischen Spiele bis zur Begründung der modernen Olympischen Spiele 1896 durch Pierre de Coubertin und bis zum heutigen Tage reicht. Er beschreibt außerdem die religiösen, philosophischen, politischen und sozialen Einflüsse, die zu diesen Veränderungen führten oder mit ihnen im Zusammenhang standen. Gelegentlich geriet der Sport in Verruf, weil er zu Vorstellungen von Grausamkeit wie zu Zeiten des Kaisers Tiberius entwürdigt wurde; zeitweise wegen einer übermäßigen und besessenen Betonung des Asketentums, die bis in die früheste christliche Theologie und das Brauchtum zurückgeht; und häufig unter dem Einfluß eines dualistischen Puritanismus, der ein größerer Gegner des Sports war als das Mönchstum. Es lohnt sich, sich daran zu erinnern, daß John Bunyan Hockey, Tanz und das Spielen der Buben mit einem gespitzten Holzklotz auf der Dorfwiese als Sünden bezeichnete!

Heute hat sich die Situation jedoch gewandelt. Die Gesellschaft ist demokratischer geworden, sie hat sich zunehmend von puritanischen Vorstellungen befreit; eine größere Anzahl von Sportarten ist immer mehr Menschen zugänglich geworden; die Emanzipation der Frauen hat ihnen die Möglichkeit gegeben, Sportarten auszuüben, die ihnen früher versperrt waren; der erzieherische Wert des Sports wird in zunehmendem Maße anerkannt; die ständig verbesserten Leistungen im Sport haben als Anreiz gewirkt, zu erkennen, was man erreichen kann — und als Folge davon haben Millionen erkennen gelernt, daß Spielen Spaß macht, in Form hält, das Gefühl des Wohlbefindens gibt, neue Freundschaften entstehen läßt und eine anregende Abwechslung von Schreibtisch, Fabrik und Küchenarbeit bietet. Das alles hat einige Enthusiasten bewogen, den Sport als Religion zu bezeichnen oder zu werten. Die Freude, die Schönheit, die künstlerische Vollendung, die Herausforderung und die Kameradschaft sind so groß, daß das verständlich erscheint. Aber jene, die von uns erwarten, daß wir den Sport als Religion betrachten, sind selbst

---

16 London 1963.

dazu nur bereit, wenn der Sport nach bestimmten Regeln ausgeübt wird, die von den Teilnehmern und Zuschauern anerkannt werden und für das Leben im allgemeinen gelten. Den Sport als Religion zu betrachten hieße, die Religion auf einen Bereich der menschlichen Betätigung zu beschränken, ihn zu einem Instrument der menschlichen Erfindung zu machen, aber der Sport reicht — wie Huxley sagt — alleine nicht aus, um die ethischen Prinzipien zu bewahren, nach denen er ausgeübt werden sollte, oder eine höchst unethische Haltung bei den Zuschauern zu verhindern.

P. C. McIntosh erinnert uns daran, daß ein Eishockeyspiel wie bei den Olympischen Winterspielen 1960 in Squaw Valley in einen wilden Faustkampf ausarten kann. Ein Wasserballspiel kann wie 1956 in Melbourne zu einem Blutbad werden. Cricket- und Fußballspiele können den Sinn einer sportlichen Veranstaltung einbüßen, weil die Zuschauer mit Flaschen werfen. Wer wollte vor einem solchen Schrein seine Andacht verrichten? Die Entehrung von Sport und körperlicher Leistungsfähigkeit der Jugend unter dem Naziregime ist eine heilsame Warnung gewesen.

Wollte man andererseits die Gesundheit und Entwicklung des Körpers, mit denen Gott uns ausgestattet hat, vernachlässigen, wollte man einem Kind, einem Jugendlichen oder Erwachsenen im Leben die Freude am Spiel nehmen, wollte man dem Sport die Bedeutung im Leben der Körperbehinderten absprechen (und hier muß man Sir Ludwig Guttmann für seine Olympischen Spiele für Gelähmte Hochachtung zollen[17]), so hieße das, die Religion eines wichtigen — in der Tat eines unentbehrlichen — Lebenselements zu berauben. Das Motto der alten Schule — „mens sana in corpore sano" — ein gesunder Geist in einem gesunden Körper — ist unvollständig und sollte wohl die Vorstellung erwecken, daß Körper und Geist getrennte Wesenheiten seien, daß der Körper durch körperliche Betätigung und der Geist durch Lernen entwickelt würde. Das vollständige Zitat, das von Juvenal stammt, ist weniger mißverständlich. Es lautet — „um einen gesunden Geist in einem gesunden Körper muß man beten".

Vor allem der Wettkampf wirft Fragen über den Beitrag des Sports zur Integration der Gesellschaft auf.

Die Bereitschaft, wie beim Sport zum Wettkampf anzutreten, kann ambivalent sein. Sie kann den Wunsch eines Menschen ausdrücken, sich mit einem anderen zu messen und sich ihm gegenüber zu behaupten. Hierzu würde der Christ sicherlich gerne eine Bemerkung über die Unmöglichkeit der Selbstrechtfertigung anfügen. Die Wettbewerbsfähigkeit, die in der Wirtschaft und häufig auch in der Politik als axiomatisch gilt, kann leicht zu einem Übel werden. In einer zu oft angewandten Form ist sie verantwortlich für einen großen Teil der größten Übel, die die Menschheit hart bedrängen.

Es hängt aber natürlich auch davon ab, wie man sich mißt, ob — wie im härtesten Wettkampf, wie wir ihn bei den Olympischen Spielen erleben — „echter Sportsgeist" oder „politischer Chauvinismus" die Oberhand gewinnen.

Es ist deshalb etwas über die Einstellung zu sagen, die von dem Schulreformer Kurt Hahn so nachhaltig betont wurde — daß nämlich der Sinn des Wettbewerbs eigentlich darin besteht, gegen sich selbst anzutreten und zu versuchen, ein großes Stück voranzukommen, indem man seine Technik und Fähigkeit verbessert oder seine eigene Stärke und Beweglichkeit entwickelt; und hierbei wirkt natürlich der-

---

17 Vgl. dazu S. 280–282.

jenige, der das Tempo bestimmt (oder ein anderer Wettkampfteilnehmer) als zusätzlicher Ansporn. Dabei muß man den eigentlichen Sinn und die Bedeutung dessen, was man tut, zu würdigen verstehen — damit man es tun will und besser tun will, und zwar nicht nur wegen der Medaillen, des Pokals, der Popularität oder der Anhänger. John Arlott machte die Bemerkung, daß vielleicht nur das Paradies der Ort sei, an dem niemand gewinnen müsse.

In dem eigentlichen Sinn des Sports liegt seine größte Chance zur Integration der Gesellschaft:

Erstens, weil er in jedem Falle Spaß macht, und dieses Kriterium trifft selbst dann zu, wenn man die mit zahlreichen Sportarten verbundenen Schmerzen und Belastungen berücksichtigt. Letzten Endes ist das Vergnügen die Frucht, die man beim Sport erntet. Der Sport wird entwürdigt, wenn er zu politischen oder rassistischen Zwecken mißbraucht wird. Es ist nicht einmal notwendig, sich bei einem Spiel hervorzutun, um daran Freude zu haben. Wenn es sich lohnt, etwas zu tun, lohnt es sich auch, es schlecht zu tun — was nicht bedeutet, daß man es nicht lieber besser machen würde. Man muß nur Spaß daran haben. Wie zum Himmelreich ist das hier die Einstellung eines Kindes. „In einer Zeit, in der es zu wenig Freude gibt" — und hier zitiere ich aus einem kürzlich erschienenen Artikel des Bischofs von Gloucester — „und in der der Beifall häufig im Protest untergeht, trägt alles, was die Anerkennung der Menschen für die Leistungen anderer Menschen verstärkt oder die eigene Freude vergrößert, dazu bei, die echten Werte des Humanismus zu bewahren". Das gilt für den Anfänger wie für den Sieger. Gott schuf den Menschen, damit er glücklich sei, als Kreatur der Freude.

Lassen Sie mich hier den Gedankengang des Bischofs weiter verfolgen, indem ich ein weiteres Attribut des Sports nenne. Damit meine ich (zweitens) die Ethik des Sports, denn „die Auffassungen von Fairneß, Gerechtigkeit, Achtung vor den Regeln und somit Achtung vor den Schiedsrichtern oder Unparteiischen, die über diese Regeln wachen, sind eine Grundbedingung für die bloße Existenz des Sports"; und „Mißachtung macht alles zu etwas Sinnlosem". Ein Spiel, das aus der Kontrolle geraten ist, ein Boxkampf, der durch einen Nierenschlag gewonnen wird, wenn der Ringrichter nicht hinschaut, ein Mensch, der die Regeln ständig zu seinen Gunsten auslegt, sind reine Zeitverschwendung.

Ethische Grundsätze gelten in allen Lebensbereichen, aber ihre Auswirkungen sind nicht immer unmittelbar zu erkennen. Da die Ethik im Sportstadion eine „unmittelbare" Ethik ist, hat sie eine so starke Bedeutung. Wenn man klar den Sinn erkennt, daß im Sport „ein Spiel gespielt wird", ist man eher bereit, sich in anderen Situationen ähnlich zu verhalten.

Antoine de Sainte Exupéry verweist darauf, daß „Spiele immer einen tiefen Sinn und eine starke Bedeutung haben, sonst würde ihnen die Erregung, das Vergnügen und die Kraft, uns anzusprechen, fehlen". Einige bezeichnen den Sport als das moralische Äquivalent des Krieges. Je größer die Herausforderung ist, desto größer ist natürlich die Forderung nach diszipliniertem Training, um eine optimale Leistung und Kondition zu erreichen, die Forderung nach anhaltendem Kampfgeist und Mut, nach gleichbleibender Konzentration und Kaltblütigkeit. Und es lohnt sich.

R. Bannister, K. Hahn und zahlreiche andere sind im übrigen der Überzeugung, daß Schwierigkeiten während der Pubertätsjahre besser gemeistert werden können, wenn ein Junge eine fordernde Betätigung findet, die den vollen Einsatz seines Körpers und Geistes voraussetzt. In einem Alter, in dem jugendliche Gewalttätigkeit zunimmt, hilft den Jugendlichen eine Beteiligung an solchen sie herausfordernden Tätigkeiten nicht nur, sondern sie verringert auch die Wahrscheinlichkeit einer schweren Erschütterung des Fundaments der Gesellschaft.

Obwohl die tiefste Befriedigung im Sport vielleicht nicht mit der gleichen Intensität empfunden werden kann, wenn ein Sportler altersmäßig seinen Höhepunkt überschritten hat — unabhängig davon, wo der Höhepunkt liegen mag —, so können doch die Sportler zu einer Zeit, in der man über immer mehr Freizeit verfügt, ihre Leistungsfähigkeit erhalten und körperlich anstrengende Sportarten bis über das mittlere Alter hinaus ausüben, vor allem dann, wenn das ohne Nachteile für ihr Familienleben möglich ist. Sie werden noch immer Freude an den Wohltaten und der Kameradschaft im Sport finden und die Jüngeren anspornen.

Für den Teilnehmer am Sport ist letzten Endes das Bewußtsein am wichtigsten, mit anderen ein tiefes, beglückendes Erlebnis der Selbstbestätigung zu teilen, vielleicht das Gefühl einer Feuertaufe gemeinsam mit denjenigen, die in den verschiedenen, auch den rauhesten Sportdisziplinen nicht gegeneinander, sondern miteinander wettstreiten. Sir Knox Cunningham hat 1964 in einer Rede vor dem Unterhaus gesagt: „Ich verachte jeden, der im Ring gekämpft hat — und je härter der Kampf ist, desto mehr trifft dies zu — und den Ring verläßt und für seinen Gegner nicht ein gewisses Gefühl der Zuneigung und Bewunderung, sondern Verbitterung und Groll empfindet". Die Sportler nehmen als Kameraden an Kämpfen teil, bei denen die trennenden Grenzen der Religion, der Kultur, der Rasse, der Hautfarbe und des sozialen Hintergrundes überwunden werden. Die Grenzen sind niedergerissen, und es entsteht oft eine feste und dauernde Kameradschaft. Dabei kann man ein Zusammengehörigkeitsgefühl verspüren, das einen schöpferischen oder sogar einen göttlichen Aspekt hat. Denn der Mensch erkennt die Höhen seiner in ihm ruhenden Kräfte nicht allein, sondern durch seine Beziehungen zu anderen Menschen.

Ich bin bei meinen Ausführungen bisher nicht auf den viel diskutierten Unterschied zwischen dem Berufssportler und dem Amateur zu sprechen gekommen. Sie werden besser als ich die unterschiedlichen Vorschriften kennen, die bei den verschiedenen Sportarten für die Anerkennung des Amateurstatus gelten, und ich verfüge nicht über das notwendige Wissen, um in diesen Dschungel vorzudringen. Obwohl der Berufssportler vielleicht häufiger in die Versuchung gerät, das sportliche Prinzip hinter den Geldpreis zurückzustellen, bin ich der Meinung, daß es sich hierbei eher um eine in der Öffentlichkeit hochgespielte Ausnahme als um eine Regel handelt. Obwohl es für den Berufsspieler häufig schwerer sein mag, sich über einen verlorenen Kampf zu freuen, bin ich trotz meiner begrenzten Erfahrungen doch der Überzeugung, daß der Berufssportler und der Amateur im allgemeinen die gleiche enge Kameradschaft im Sport erleben. Auf ihn, wie auf den Amateur, treffen einige Worte zu, die Baron de Coubertin geschrieben hat: „Manche Sportler" sagt er, „wissen, wie wertvoll gesunde Muskeln sein können und wie groß die dadurch erzeugte Befriedigung sein kann, es reicht aber nicht aus, nur ein Gefühl uneingeschränkter Freude hervorzurufen, denn dazu muß noch etwas weiteres hinzukommen — Altruismus. Denken Sie daran" fährt er fort, „wie wir vom Olympismus zum Evangelium gekommen sind. ‚Liebe Deinen Nächsten wie Dich selbst' fordert die Heilige Schrift und weist uns damit den Weg, der zur Erlösung führt".

Kurzreferate

Der Beitrag des Sports zur Integration der Weltgesellschaft. K. Möhlmann u. a. (Göttingen)

Die Fragestellung, welchen Beitrag der Sport zur Integration der Weltgesellschaft leisten kann, impliziert fälschlicherweise bereits, daß es einen Sport gibt, der an wie auch immer geartete Gesellschaftssysteme herangetragen und auf sie in weltweitem Maßstab integrierend wirken kann. Sowohl der Begriff der „Weltgesellschaft" als auch der „Integration" bedarf infolgedessen einer Konkretisierung und Differenzierung auf je spezifische Gesellschaftssysteme und Klassen.

Die Entstehung der Olympischen Spiele ist eine Folgeerscheinung der Verallgemeinerung der kapitalistischen Warenproduktion unter den Bedingungen verschärfter Konkurrenz. Die nationalen Gegensätze sind damit zugleich das Motiv für die Olympische Idee der Völkerverständigung, sie stellen zum anderen aber deren Schranken dar, die durch den Sport nicht überwunden werden können. Durch das Entstehen wesentlich verschiedener Gesellschaftssysteme unterliegt die Olympische Idee nun einer qualitiv neuen Beschränkung. Von einer integrierbaren Weltgesellschaft kann unter den Bedingungen unterschiedlicher Gesellschaftssysteme keine Rede sein.

Der Sport wird erst dann einen Beitrag zur Integration der Weltgesellschaft liefern können, wenn es eine solche Weltgesellschaft gibt. Das setzt die Schaffung von einheitlichen gesellschaftlichen Verhältnissen voraus, die den bürgerlichen Anspruch von Freiheit, Gleichheit, friedlichem Internationalismus etc. auf entsprechend materialer Basis auch real einlösen.

Ist der „Sport" ein Medium der Völkerverbindung? W. Bruns (Oldenburg)

Es fehlt nicht an Äußerungen, die die materielle Förderung des internationalen Medaillensports mit der Behauptung „begründen": Der Sport ist völkerverbindend! Unter welchen Voraussetzungen aber ist „Völkerverbindung" durch Sport zu erreichen?

Folgender Zusammenhang ist unbestritten: Verständigung ist ohne Verständnis des „anderen" Volkes nicht möglich. Voraussetzung für Verständnis sind Kenntnisse. Welchen Beitrag kann der Sport zur Kenntnisverbreitung leisten?

Der Aufmerksamkeitswert insbesondere der Olympischen Spiele könnte für verständigungspositive Maßnahmen genutzt werden. So könnte man beispielsweise in der vor- wie nachbereitenden Presseberichterstattung didaktisch geschickte, problemorientierte Reportagen über die soziopolitische Situation eines Teilnehmerlandes, seiner Entwicklung usw. bringen. Unter der Verantwortung der UNESCO wäre ein verständigungspositives Curriculum-Programm auszuarbeiten, das — den Aufmerksamkeitswert der Olympischen Spiele ausnutzend — in allen Teilnehmerländern realisiert werden müßte. So könnte man den Sport als Vehikel der Aufklärung benutzen, anstatt ihn für Systemvergleiche zu mißbrauchen.

Möglichkeiten des Sports als Mittel der Völkerverständigung. H. Westphal (Potsdam)*

Die mannigfaltigen internationalen Verbindungen wirken nicht automatisch im Sinne der Völkerverständigung. Sie können nur dann einen Beitrag zur Völkerverständigung leisten, wenn die Regeln des internationalen Sportverkehrs von allen vorbehaltlos respektiert werden. Dazu gehören u. a.: Die Anerkennung der rechtmäßigen Entscheidungen internationaler Wettkampfgerichte, die sportliche Fairneß, die Gewährung von Gastfreundschaft, der Verzicht auf Abwerbung von Sportlern, die Zuständigkeit nationaler Sportorganisationen für ein den Staatsgrenzen entsprechendes Territorium, die Absage an jede Form von Rassismus und Chauvinismus sowie die Gleichberechtigung der Sportorganisationen. Die Gleichberechtigung nimmt eine zentrale Stellung ein, weil sie ein fundamentales Recht jedes Sportlers, jeder Sportorganisation und eines jeden Volkes ist und erst eine Verständigung zwischen den Völkern ermöglicht. Auch wenn der Beitrag des Sports nicht überschätzt

---

* Vollständige Fassung in: Theorie und Praxis der Körperkultur 21, 1075—1076 (1972).

werden darf, so spielt er doch eine wichtige Rolle in der Verständigung der Menschen untereinander. Die Gefahr der Verletzung sportlicher Grundsätze ist nicht beseitigt. Deshalb stehen die internationalen Sportorganisationen auch weiterhin vor der Aufgabe, im Interesse der Völkerverständigung über die Einhaltung ihrer Prinzipien zu wachen.

Sport, Kirche und Weltgesellschaft. H. R. Weber (Genf)

Es ist zu wünschen, daß es im gegenwärtigen Sport zu einer Begegnung zwischen Ost und West kommt und hoffentlich gelegentlich auch zu einem echten Gespräch und nicht nur zu einer Manifestation der bestehenden Ost-West-Spannungen. Auffallend und beängstigend bleibt jedoch, wie wenig bis jetzt die viel explosivere Spannung zwischen Nord und Süd, zwischen den reichen westlichen und östlichen Industriestaaten und den wirtschaftlich armen Entwicklungsländern im Süden zur Sprache gekommen ist. Was tragen der Sport und die Olympischen Spiele dazu bei, diese Spannungen zu ertragen und für die Weltgemeinschaft fruchtbar zu machen? Wenn darauf keine Antwort kommt, versagt der Sport an einer der entscheidensten Fragen des Weltfriedens heute.

K. Stránai (Bratislava) referierte zum Thema: Les idées modernes des sports et des Jeux Olympique dans la société mondiale contemporaire. Grundlage seiner Aussagen war seine Überzeugung, daß die Olympische Idee es vermöchte, Frieden und integrative Begegnung zwischen den ideologischen Lagern in der Welt zu ermöglichen.

Diskussion

G. Kukushkin (Moskau) leitete die Diskussion ein mit einem weiteren Beitrag, in dem die Integrationsmöglichkeit durch die Olympischen Spiele positiv eingeschätzt wurde. Ähnlich äußerte sich auch S. Balogh (Budapest). G. Wonneberger (Leipzig) meinte, daß „Olympische Spiele eine Einheit von Widersprüchlichem (im Sinne der Dialektik) sind, nämlich einmal der Möglichkeit der Verständigung und sich kennenzulernen im Sinne der Olympischen Idee, aber auch in einem anderen Sinne, der Austragung des Kampfes, des Wettstreites zwischen Systemen und auch der Nationen". „Ich sehe darin eine Widerspiegelung der Realität und keinen Grund, die Olympischen Spiele zu verdammen und auch andererseits ihre Problematik nicht zu verkennen." P. Rieger (Tutzing) machte auf die verschiedene Interpretation des Nationenbegriffs aufmerksam. Er trat ein für einen internationalen Fond zur Finanzierung der Olympischen Spiele und der Olympiateilnehmer in aller Welt. Dadurch könnten nationale Spannungen abgebaut werden. W. Heinemann (Freiburg) sah in der jahrzehntelang bewährten Olympischen Idee auch weiterhin einen Ansatzpunkt zur Integration, auch über die verschiedenen wissenschaftstheoretischen Ansätze im Sport hinaus. H. Westphal (Potsdam) forderte zur Aktion auf, die Olympische Idee auch in der Tat zu verwirklichen und diese nicht immer (besonders vonseiten der jungen Leute) in Frage stellen zu lassen.

Sport – Persönlichkeit – Erziehung

H. von Hentig (Bielefeld)

Lerngelegenheiten für den Sport*

In einer klugen und kenntnisreichen Abhandlung zur Begründung des Sportunterrichts findet sich, nachdem alles ordentlich behandelt worden ist, was man heute dazu sagen muß, am Ende folgender Satz: „Wenn man weit ginge, wäre sogar die Frage denkbar, ob Sport überhaupt sinnvoll ist."

Nun, so „weit" will ich heute mit Ihnen gehen. Denn die Frage ist nicht nur denkbar, sie ist notwendig gerade für den, der so gründlich gar nicht zweifelt, sondern in erster Linie ein praktisches Problem lösen will: Was Kinder und junge Menschen von und zu dem lernen sollen, was unter dem Namen „Sport" geschieht und so ungeheure Aufmerksamkeit und Aufwendung beansprucht.

Wer *diese* Frage beantworten will, braucht Maßstäbe. Und die bekommt er am ehesten, wenn er sich vorzustellen versuchte, es gebe den Sport nicht in unserer Welt: Was wäre dann?

Ich möchte im ersten Teil meines Referats die — unmöglich originellen — Vermutungen mustern, die einem dazu in den Sinn kommen. In einem zweiten Teil möchte ich dann die Frage prüfen, wie der Sport zu einem Schulfach wird, und umgekehrt: was die Schule aus dem Sport macht. Dabei wird sich eine Diskrepanz zeigen zwischen den anthropologischen, gesellschaftlichen und individuellen Erfordernissen, die sich im Sport ausdrücken, und dem Kunstprodukt, mit dem die Erziehung darauf antwortet. Wie man diese Diskrepanz überwinden könnte, dazu möchte ich in einem dritten und letzten Teil einige Thesen aufstellen.

I. Was wäre, wenn es keinen Sport gäbe?

Wer andere an dieser Frage beteiligen will, schuldet ihnen Auskunft darüber, was er unter Sport versteht. Für meinen Zweck genügt es zu sagen: Sport ist alles, was sich „Sport" nennt, auch Angeln und Mini-Golf, auch Autosport und wenn Herr Meier — obwohl er mit der Straßenbahn fahren könnte — täglich 40 Minuten zu Fuß zur Arbeit geht, solange er dies ausdrücklich als „seinen Sport" versteht.

Nehmen wir also dem heutigen Menschen dies und zugleich vieles, was nicht Sport ist, aber durch den Sport zustande kommt: die Zuschauermassen in den Stadien und vor dem Fernsehschirm, die Sportmode und nicht zuletzt das Erziehungsmittel „Leibesübungen", und prüfen wir den Verlust wie den möglichen Gewinn.

a) Reale Bedürfnisse, die unbefriedigt blieben

Es ist nicht schwer, sich die Verkümmerungen auszudenken, die unser gewohntes Leben dadurch erlitte.

---
* Erweiterte Fassung in: Sportwissenschaft **2**, 239—257 (1972).

Sport — Persönlichkeit — Erziehung

Wir brauchen Bewegung. Ohne ausreichende Bewegung bei mehr als ausreichender Ernährung tritt bei vielen Menschen Verfettung ein, Kreislaufstörungen, Muskelschwäche, Gelenkerstarrung. Ohne ausreichende Bewegung fühlen viele sich unwohl, haben sie weniger Spaß am Essen und an der Ruhe, sehen sie häßlich aus, geraten sie in eine frühe Abhängigkeit von der Versorgung durch andere.

Wir suchen den Wettkampf. Das Kampfspiel ist eine Form der intraspezifischen Auslese, ein Mittel, durch das zugleich die Tüchtigkeit gesteigert und ein Ersatz für den tödlichen, die Art schwächenden Austrag der Rivalität geschaffen wird. Sportkampf ist Kriegsersatz — das ist der tiefere Sinn des Landfriedens, der in Griechenland für die Dauer der Olympischen Spiele ausgerufen wurde.

Wir bedürfen der Geselligkeit. In der arbeitsteiligen Gesellschaft sind wir sowohl abhängiger voneinander als auch einsamer. Die jeweilige Spezialisierung und Rationalisierung unserer Arbeit sind uns zum Getto geworden. Wir sehnen uns nach Tätigkeiten, die uns mit anderen vereinen, und zwar in einer Leistung, die alle gleichermaßen verstehen und schätzen.

Wir brauchen Öffentlichkeit, das Massenerlebnis, Circenses. Ob einer 6 Tage lang radfährt oder kunstvoll reitet, ob einer den Nanga Parbat besteigt oder den Kanal durchschwimmt — wir wollen es wissen und sehen, und er will es zeigen. Dabeizusein, wenn zwei Nationalmannschaften sich schlagen, wenn der Weltmeister niedergeboxt wird, wenn die Männer auf der Piste ihr Leben wagen, was keiner von uns mehr tut — das entschädigt für die Kleinheit und Monotonie unseres anonymen Arbeitsalltags. Aber nicht die Monstrosität ist das Wichtigste daran, sondern daß man Großes brüderlich, ohne Herabsetzung erlebt. Nähme man den Menschen die Helden des Sports, es blieben nur die „Helden" des Verbrechens, die Stars der Leinwand, die Reichen und Mächtigen — die uns ab-stoßen, uns demütigen, noch kleiner zurücklassen, als wir ohnedies sind.

Wir suchen Spannung, Höchstleistung, Abenteuer. Das Grenzerlebnis — das Erproben dessen, was gerade noch möglich ist — kann man im normalen Arbeitsleben nicht mehr haben. Berufe sollen verläßlich sein. Der Postdienst nach Grönland geht nicht mehr übers Packeis; die Arbeit im Bergwerk, der Bau von Wolkenkratzern, der Flug über die Anden wären verbrecherisch, spielten sie noch mit dem Risiko. So bleiben dem Menschen — außer dem Spielcasino, der Börse und der Politik — nur das Autorennen und die Eiger-Nordwand, der Marathonlauf und die Military, wenn er erfahren will, ob er in der Gunst der Götter steht oder nicht. Und das gilt nicht erst im Großen. Über die Latte zu springen, wenn ich *genau weiß*, daß ich sie schaffe, einen Ball ins Netz werfen wollen, wenn ich *immer* in Kondition wäre und die Verteidiger der anderen nie störten — das hätte keinen Reiz.

Wir suchen Sicherheit und darum ein gewisses Maß an Autarkie. Die Menschen beziehen ihre Sicherheit aus unterschiedlichen Quellen — aus der Erfahrung von Freundschaft und Solidarität, aus Herrschaft, aus Intelligenz, aus Anpassung, aus ihrem Glauben, je nachdem, was sie für die größere Gefahr halten. Es gibt Menschen, die vor allem ihrer eigenen Konstitution mißtrauen und denen darum ein Sicherheitsgefühl aus der Möglichkeit der körperlichen Selbstdisziplin erwächst. Sie beweisen sich, daß sie 100 Kilometer an einem Stück marschieren können — wenn es darauf ankommt.

Wir brauchen bestimmte physische Fertigkeiten. Wir brauchen sie noch immer für den einen oder anderen Beruf und im übrigen für den Notfall. Dann aber um so mehr — das weiß, wer inmitten unserer perfektionierten Welt ein Kind verbrennen oder ertrinken lassen mußte, weil er nicht klettern oder nicht schwimmen konnte; wer zusammengeschlagen wird, weil er nicht gelernt hat, sich zu wehren; wer auch nur den Zug versäumt, weil er nicht schnell genug laufen kann.

Solcher Art sind die Bedürfnisse, die wir mit Sport befriedigen, von der Lust ganz abgesehen, die er „an sich" bereitet — durch die Freude an der Geschwindigkeit, an dem eigenen Geschick, an der Übereinstimmung mit einem Element. Nicht jeder Mensch hat alle diese Bedürfnisse, und nicht alle Bedürfnisse fügen sich ohne Widerspruch zueinander. Aber sie sind alle da, real und mächtig.

b) Falsche Bedürfnisse, die wir los würden

Gegen das Argument von den Bedürfnissen, die ohne Sport unbefridigt blieben, steht ein anderes, sehr prinzipielles von den falschen Bedürfnissen, die der Sport, indem er sie befriedigt, bestärkt. Die Tatsache, daß es Bedürfnisse gibt und daß sie heftig oder sogar „elementar" sind, rechtfertigt weder sie noch ihre Erfüllung. In ihnen können sich überlebte Ideale, falsche Gewohnheiten, verpaßte Wahrnehmung, ein stehengebliebenes Bewußtsein manifestieren. Sie könnten überflüssig geworden sein, ohne daß wir es gemerkt haben.

Das Leben bringt im allgemeinen die Eigenschaften hervor, die es braucht und die zu ihm passen.

Bewegung ist für die heutigen Menschen weder in dem vorgestellten Maß Bedürfnis noch Lust noch Notwendigkeit — und schon gar nicht für *alle!* In unserer Welt muß man nicht so viel Muskeln, dafür aber gute Nerven und einen kritischen Verstand haben — und sich richtig ernähren. Kompensation sollte vernünftigerweise innerhalb jeder Arbeit gesucht und ermöglicht werden, nicht zu ihr.

Wettkampf ist entweder ein Atavismus oder dient der Rechtfertigung falscher Produktionsverhältnisse. Die natürliche Auslese haben wir längst und 1000fach durch Wissenschaft, Technik und soziale Maßnahmen unterlaufen.

Die *Geselligkeit*, die der Sport gewährt, ist anspruchslos, verdummend und für die größere Gemeinschaft gefährlich: sie ersetzt und verhindert dadurch die politische, pädagogische, soziale Gesellschaft.

Öffentlichkeit und Massenerlebnis einerseits und *Höchstleistung und Abenteuer* andererseits bringen sich gegenseitig hervor und sind beide ebenso maßlos wie irrational. Den Kanal, den Nanga Parbat und den Boxweltmeister kann nicht jeder bezwingen; das aber sichert den wenigen, die es können (oder die Gelegenheit dazu haben), die Aufmerksamkeit der Vielen; daß die Vielen darauf achten, wird seinerseits zum vorherrschenden Sinn solcher Leistungen; und das wiederum hindert, daß man sich an den eigenen erreichbaren freut oder an denen, die um einen herum aufgebracht werden. — Man sagt, die Massenerregungen im Stadion beugten den Massenhysterien vor der Reichskanzlei vor. Es könnte umgekehrt sehr wohl sein, daß sie sie vorbereiten.

Die *physische Selbstdisziplinierung* gewährt — jedenfalls in unserer Welt — nur falsche Sicherheit. Was uns gefährdet, ist weniger die fehlende Abhärtung als die übermächtig ungesunden Verhältnisse. Sport als „Gegengewicht" und Immunisierungsmaßnahme lenkt vom Kampf gegen die Vergiftung, Verödung, Verstraßung unserer Umwelt ab.

Physische Fertigkeiten für den Notfall — dagegen ist nichts einzuwenden, wohl aber dagegen, daß man daraus ein Programm für den Sport macht. Das ist der Anfang seiner Moralisierung; da beginnt die romantische Verschleierung, das Absehen von der Wirklichkeit, in der rund zehnmal soviel Kinder durch den Autoverkehr umkommen wie durch Verbrennen und Ertrinken!

Sport wird durch jene erste Bedürfnisliste — bewußt oder unbewußt — ideologisiert. Würden die Menschen nicht fortwährend durch Erziehung, staatliche Propaganda, das große Freizeitgeschäft, den kommerzialisierten Schausport und nicht zuletzt durch die Rhetorik der alten Herrenkultur mit der Sportmentalität indoktriniert, sie würden die Sportbedürfnisse willig fallen lassen und ihre Anstrengungen vernünftigeren Tätigkeiten zuwenden.

c) Möglichkeiten, die nicht ersetzbar wären

„Der Sport ist notwendig" — „der Sport ist überflüssig". Die Wissenschaft kann zu solchen pauschalen Gegensätzen nicht Stellung nehmen: sie kann nur die Einzelargumente prüfen — und das wiederum geht hier nicht. Aufgrund eines Überblicks über die Tatsachen kann sie immerhin versuchen, eine gedankliche Klärung einzubringen:

Zu allen Zeiten, in allen Kulturen hat es so etwas wie Sport gegeben, wenn denn Sport körperliche Tätigkeit meint, die Besitz und Macht nicht verändern, die weder Formen der Arbeit noch der Herrschaft sind. Dieses Phänomen hat sich vor allem in Stadtkulturen entwickelt und hat sie bis heute begleitet. In dem Maß, in dem die städtische Lebensform beherrschend geworden ist, hat auch die Bedeutung des Sports zugenommen. Wie auch immer man das genaue Verhältnis von Sport und Zivilisation bestimmt (Sport als Kompensation oder als Luxus oder als Beschwichtigung oder als Surrogat), die Menschen wollen ihn. Wem die Auswüchse des Sports mißfallen, der tadle — und ändere — die Lebensumstände, die ihn so zum Fetisch haben werden lassen. Der Fetisch freilich macht, daß die Menschen die Verhältnisse nicht ändern *wollen*. Sie werden zurückfragen: „Gehört unser Wollen nicht zu uns? Wer hat das Recht, es uns abzunehmen — es sei denn, er überzeugt uns!" Man könnte den Menschen klarmachen, daß sie gar nicht wollen, was sie zu wollen meinen, und daß das, was sie tun, nicht dorthin führt. Aber eben dazu braucht man mehr als Überzeugung — man braucht Erfahrung. Die Erfahrung, ob Sport notwendig oder entbehrlich ist, kann in dieser Lage nur durch ein verändertes Angebot von Sport gemacht werden. Dieses Angebot muß man erfinden und kann sich dabei darauf berufen, daß es die Funktion des Sportes gerade nicht ist, die Kultur zu bestätigen, wie sie ist, sondern ihr gegenüber frei zu bleiben.

Woraus auch immer man den Sport herleitet — aus dem Spieltrieb oder aus sakralen Handlungen oder aus Kampfübungen oder aus Jagdriten — stets sagt man damit: daß auch unter anderen gesellschaftlichen Bedingungen die Ausübung bestimmter körperlicher Bewegungen oder Tätigkeiten nicht dem „Bedarfsfall" — sei es der Routine, sei es dem außerordentlichen Ereignis — überlassen wurden. Der Mensch hat sich zwischen Muße und Arbeit, zwischen Friede und Kampf, zwischen Verzehr und Erwerb immer noch einen Zwischenbereich offengehalten — einen Bereich folgenloser Leistung.

Pierre Bertaux[1] hat dieser Möglichkeit einen sehr sinnfälligen Ausdruck gegeben. Er definiert Sport als eine Tätigkeit, die das Terrain nicht verändert. Arbeit (z. B. im Garten am Sonntagnachmittag), Kampf, Selbstdarstellung können uneigennützig, ja zwecklos sein und damit vielleicht sogar „Sport". Aber wenn sie in das Gelände eingreifen — wenn dadurch Bäume gefällt, Häuser zerstört, Denkmäler errichtet werden — können sie nicht Sport sein. Als „Sport" wären sie unsozial: sie beraubten andere dieser Möglichkeit. Darum, sagt Bertaux, sei Sport eine unserer Chancen, bei zunehmender Bevölkerungsdichte gleichwohl noch handeln zu können.

Aus der „Folgenlosigkeit" des Sports kann man zweierlei Folgerung ziehen: die seiner Freiheit und damit potentiellen Befreiungskraft einerseits und die seiner Ohnmacht andererseits — seiner beliebigen Verfügbarkeit für die Macht, die Gewohnheiten, die Systemzwänge. Diese Alternative wird ihre Konsequenzen für den Sport in der Erziehung — für seine Funktionsbestimmung (und damit die Lernziele, Inhalte und Verfahren) in der Schule — haben.

II. Wie Sport zum Schulsport wird

Wir haben durch unser Gedankenspiel gesehen,
— daß der Sport *vorhandene Bedürfnisse befriedigt*, und zwar meist „Kompensationsbedürfnisse"; in dieser Funktion ist der Sport nicht frei, aber auch nicht folgenlos; er hat eigene Wirkungsmöglichkeiten, kann eigene Forderungen stellen;
— daß dem Sport vorgeworfen wird, die Verhältnisse zu bestärken, die der Kompensation bedürfen, daß er eine *ideologische Funktion* habe; auch in dieser Funktion ist er nicht frei, so oder anders zu sein, und kann von sich aus keine kritischen Forderungen erheben;
— daß Sport durch seine *Folgenlosigkeit*, durch die Zwischenstellung zwischen Nichtstun und Ernstfall, zwischen Vorstellung und Realisation einen Freiraum bildet, der potentiell gegen die Systemzwänge — die „Bedürfnisse" ebenso wie die „Ideologien" — genutzt werden kann, statt sie in sich fortzusetzen; in dieser Funktion ist er frei und hat so viel Wirkungen und enthält so viel Maßstäbe, wie man in ihm anlegt, ja er kann von sich aus neue Bedürfnisse hervorbringen.

Wie verhält sich die Schule, die organisierte Erziehung, zu dieser Erscheinung mit ihren dreifältigen Möglichkeiten?

Die allgemeinen Richtlinien enthalten — in der eigentümlichen Naivität pädagogischer „Theorie" — alle drei Funktionen des Sportes gemischt. Daß in modernen Lehrplänen die dritte Funktion nachdrücklich betont wird, heißt nicht, daß sie eine Erfindung der neueren „emanzipatorischen" Pädagogik sei.

Eine gründliche Verlagerung des Gewichtes auf die dritte Funktion finden wir bei modernen Didaktikern. Ihre „Lernziele" reichen von
— das Könnenbewußtsein der Schüler durch ihnen adäquate Leistungen aufbauen
über
— ihre Mitverantwortung beanspruchen und dabei ihre Mitbestimmung ermöglichen,
— ihre Phantasie anregen,

---
1 Mutation der Menschheit — Diagnosen und Prognosen, Frankfurt 1963.

— ihren Anspruch auf Freude erfüllen

bis zu

— sie das Zuschauen und das Sich-Entspannen lehren oder auch gar nichts zu tun.

Hier spätestens ist das große Aber fällig, nicht nur: „*Aber* wie macht, operationalisiert, institutionalisiert, kontrolliert man das?" Nicht nur: „*Aber* wie sieht die Schulwirklichkeit dazu aus?" — sondern: „*Aber* dieselben Richtlinien — in ihrem weniger allgemeinen Teil —, die gleiche Curriculumplanung, die Schulpädagogik insgesamt widersprechen dem fast diametral". Der Sport erliegt gerade wegen der Idealität seines dritten Auftrags, gerade durch die trefflichen Präambeln den Systemzwängen der Gesellschaft und der Schule — wie kaum ein anderes Fach. Der Sportunterricht liefert ein perfektes Paradigma für das, was gesellschaftlichen Problemen und Chancen in der Schule überhaupt widerfährt:

— Sport wird eine *Pflicht*, für alle und für alle weitgehend gleich, obwohl die Notwendigkeiten und Möglichkeiten seiner Entdeckung, Entfaltung, Übung individuell höchst unterschiedlich sind und Pflicht den offenen Charakter (die dritte Funktion) zerstört: wenn der Schüler daran teilnehmen muß, muß eine Aufgabe vorgesehen sein, oder es handelt sich um eine reine Anwesenheitspflicht — detention.

— Sport wird ein *Fach*; man bestimmt alsbald seine Grenzen, man teilt die Zuständigkeiten auf, vermeidet Überschneidungen und isoliert dadurch nicht nur die Lernerfahrungen in der Schule (die Fächer) untereinander, sondern schafft auch ein Kunstprodukt gegenüber dem Leben.

— Sport wird auf der anderen Seite zu einem *Kompensationsmittel* für ungewollte Nebenprodukte der Schule selbst: für stundenlange Bewegungslosigkeit, für das Eingesperrtsein in geschlossenen Räumen, für den Mangel an Kommunikation und Interaktion unter den eigens zusammengeholten Kindern, für das Vorherrschen verbaler Belehrung, genauer: von nichtsinnlicher, nichtmotorischer, nichtaffektiver, nichtsozialer Erfahrung.

— Sport wird zum *Komplizen des Leistungsprinzips* der anderen Fächer, die ihrerseits das Leistungsprinzip der Produktionsgesellschaft fortsetzen oder vorbereiten. Die Ergebnisse im Sport sind leicht meßbar, aber nicht die Leistung, die den persönlichen Aufwand zur Überwindung von Schwierigkeiten bezeichnet. Eine Verwechslung der beiden liegt dauernd nahe und ist, weil man doch wissen will, wie weit man gesprungen, wie schnell man gelaufen ist, nur durch die Preisgabe der Leistungsfeststellung zu vermeiden. Mag diese Leistungsfeststellung in der Mathematik, in den Fremdsprachen, in der Physik sinnvoll sein. Im Sport ist sie unsinnig; es gibt keinen erfindlichen Grund dafür, warum verschiedene Menschen in ihm die gleiche Leistungshöhe erreichen sollen.

— Der Sport wird damit zu einem *Teil des allgemeinen Berechtigungssystems*; er verliert auch den Anschein von Freiheit und Folgenlosigkeit, die er haben könnte und sollte und die er als „benachteiligtes" Fach in „benachteiligten" Schultypen (in der alten Volksschule z. B.) wenigstens dadurch hatte, daß man keinen Wert auf ihn legte.

— Der Sport verbindet sich auf diese Weise ausgezeichnet mit *Disziplinierungsmaßnahmen, Charaktererziehung, Wettbewerbsfunktionen* — und dies alles anders als in alten Zeiten, in denen man sich zu Disziplin, Askese und Agon als Prinzipien der Kultur wie der Erziehung herzhaft bekannte; heute sind sie die Folge von Administration — bei artikuliertem Bekenntnis zu Selbstbestimmung und Spontaneität, zu „persönlichen Bestleistungen" und „individueller Leistungsfreude".

— Der Sport wird *Objekt der Verwissenschaftlichung* auch in der Schule. Optimierungsverfahren, Analysen von Bewegungsabläufen mit Hilfe von Computer-Simulationen, die Aufstellung von Taxonomien, die Kritik und Systematisierung der Lernzielfindung, die Programmierung einzelner Lernvorgänge, die wissenschaftliche Untersuchung der verbalen Belehrungsprozesse im Sportunterricht — all dies ist im Prinzip wohl unvermeidlich, in seiner gegenwärtigen Form und Wirkung jedoch so abstoßend wie verheerend. Die Wissenschaft — statt den Lehrern zu helfen — schüchtert die einen ein und verführt die anderen, mit Hilfe eines unerträglichen Jargons an ihren Problemen vorbeizuschwatzen.

— Der Sport wird ein Opfer unbesonnener — unpädagogischer! — *Pädagogisierung* und damit zu einem Vehikel von unkontrollierbaren Ideologien.

Was tun? — Nicht alles auf einmal und von Grund auf neu machen wollen; sich Spielraum schaffen und darin experimentieren; sich feste Maßstäbe setzen und an ihnen festhalten. Das gilt nicht nur für die Reformprozedur, das gilt auch für den hier betroffenen Gegenstand.

III. Einige Prinzipien — zahlreiche Angebote

Der Fachmann wird in dem harmlosen Titel, den ich meinem Referat gegeben habe, alsbald eine lehrplantheoretische Pointe gewittert haben. Wenn da nicht von Lehrabsichten (-gegenständen und -strategien), nicht von Lernzielen und auch nicht von Lernsituationen die Rede ist, dann bedeutet das etwas — so wird er sich gesagt haben —, vielleicht die nächste Welle der Curriculumrevision:
Nach

— den Anweisungen, was und wie zu lehren sei (Lernen ist eine Folge von Lehren);

— den Anweisungen, was und wie der Schüler lernen und dies nachweisen solle (Lernen ist eine aufweisbare Summe aufweisbarer Lernschritte);

— der Anweisung der Umstände, unter denen durchschnittliche Kinder bestimmte Dinge besonders gut, schnell und gern lernen können (Lernen ist eine Folge von geeigneten Erfahrungen)

folge nun der radikale Verzicht auf eine normative Didaktik überhaupt! An die Stelle von Lern- und Lehr-*plänen* trete ein breites Angebot von Lern-*möglichkeiten*, gleichsam eine Batterie ausgewählter „Verführungen", jedenfalls hier für den Sport.

Common sense und ein wenig praktische Erfahrung im Erziehungsgeschäft belehren einen, daß das kein aussichtsreicher Weg wäre und vielleicht nicht einmal ein guter, daß man vielmehr jene anderen drei didaktischen Anweisungen alle auch braucht. Lehrpläne, die Nichtpläne sind, kann sich ein Neill oder ein Makarenko leisten — Sonderpädagogen in Sondersituationen. Die öffentlichen Schulen brauchen etwas, wonach sich durchschnittliche Lehrer richten können.

Es ist denkbar, daß wir in einigen Bereichen der Erziehung die Lernvorgänge strenger programmieren, in anderen Bereichen dafür wirklich freie Gelegenheiten für freie Selbst- und Sacherfahrung schaffen. Nichts hindert im übrigen, daß diese Gelegenheiten — da sie nicht unendlich sein können — nach einem vernünftigen Plan oder wenigstens nach angebbaren und prüfbaren Prinzipien ausgewählt werden.

Als geplante Lernaufgaben können organisiert werden: der Umgang mit den Wissenschaften, mit der Politik, mit einzelnen Techniken.

Als freie Lerngelegenheiten können organisiert sein: die Erfahrungen mit unserem Körper, mit der sinnlichen Wahrnehmung, mit der Gestaltung (von Dingen, Lebensformen, von uns selbst), mit den verschiedenen sozialen Interaktionen, mit der Fülle der Berufs- und Freizeittätigkeiten.

Hierzu in aller Kürze einige Prinzipien und einige Verwirklichungsmöglichkeiten:

1. Prinzip: die Sporterziehung „entschulen"

Das heißt in erster Linie: Schule nicht für die wichtigste, richtigste, womöglich einzige Quelle von (positiven) Erfahrungen mit den eigenen körperlichen Leistungsmöglichkeiten, mit bekömmlicher und notwendiger Bewegung, mit sportlichen Techniken und sportlichem Spiel halten. Dies soll man ihr weder zumuten, noch soll sie es sich selber zuziehen.

„Entschulung" der Sporterziehung heißt also, aus Erziehung wieder Erfahrung machen: an das Leben zurückgeben, was sich in ihm vollziehen kann und bewähren muß. Dazu muß sich diese Umwelt freilich verändern — sie muß ihrerseits „erziehlich" werden. Solange sie das nicht ist, keine Gelegenheiten, Anreize und Hilfen für die Entdeckung, die Entfaltung, den Genuß des eigenen Körpers und seiner Funktionsmöglichkeiten gibt, kann die Schule das für sie tun — als Gelegenheit, Anreiz und Hilfe auch für die Erwachsenen. Sie „kann" — denn sie darf sich nicht zum Alibi für klimatisierte Steinwüsten, vergiftete Verkehrswege, verrauchte Konferenzzimmer, verlärmte Werkhallen, für die Sitz-, Steh- und Fahrdressuren unseres Arbeitslebens machen lassen.

Die Gelegenheiten, die sich bietet, können sein:

— Spielanlagen, Turnhallen, Geräte, Duschen, Schwimmbecken, Räume zum Tanzen; „rohes" Gelände zum Graben, Bauen, Feuermachen, Laufen, Sich-Verstekken, Klettern; offene Schuppen, in denen man auch in unserem Klima „draußen" sein und etwas arbeiten kann, z. B. Holzmachen für einen Kamin (den man sich dann auch bauen dürfen muß) oder etwas Sperriges konstruieren (ein Boot oder große Drachen, die man auch benutzen darf) oder auch nur Ball-kicken; Gärten, in denen man etwas anpflanzen, Tiere, mit denen man spielen (sich wild bewegen) kann — Esel, Ponys, Pferde, Hunde; Eisflächen im Winter;

— Helfer, Trainer, team-matching;

— Filme, Bücher, Mittel zur Selbstunterrichtung, Selbstbeobachtung, Selbstprüfung;

— Zeit, die hierfür freigehalten wird, vor dem Unterricht, nach dem Unterricht, in geeigneten Zwischenstunden; sehr viel mehr Zeit als die legendäre eine Stunde pro Tag; Zeit, die streng respektiert wird.

Die „Gesellschaft" müßte für vernünftige (sichere und vergnügliche) Schulwege sorgen; für Spielplätze sehr unterschiedlicher Art (auch für mittlere und große Kinder); für Radwege durch die Stadt, aus ihr hinaus und über Land (nicht neben den Autostraßen); für die Erschließung von Naherholungsgebieten; für offene Seeufer und reine Gewässer; für autonome von ihr subventionierte Jugendsportvereine mit Spezialisierungen und eigenen Trainern, für community centers mit Saunas, Massage, Gymnastik, Pingpong, Krokett, Boccia — den Angeboten für ältere Leute; für eine Unfallversicherung, die sich auf all dies erstreckt; und vor allem für Vorbilder unter den Erwachsenen: wenn *sie* keinen Sport treiben und fett und unbeweglich werden, oder nur Jet-Sport treiben, um damit jung und glücklich zu erscheinen, oder nur Asketen-Sport und darüber allen Humor verlieren, dann werden auch die schönsten „Gelegenheiten" nicht recht verführen.

Die Gesellschaft — also wir erwachsenen politischen Bürger — sollten schließlich dafür sorgen, daß Kinder mit größerer Selbstverständlichkeit wahrnehmen, was Körperbehinderung ist. Wir sollten durchsetzen, daß — wie in Schweden und z. Z. noch an einer Münchner Montessorischule — Kinder mit Geh-, Hör-, Seh- und anderen Schwächen, Spastiker, Contergankinder und Teilgelähmte mit unseren zusammen in der gleichen Klasse lernen — soweit dies um der Geschädigten willen vertretbar ist. Die Gesunden würden sich ihres eigenen Körpers freuen — seines mühelosen Funktionierens wie ihrer Möglichkeit, anderen zu helfen — und würden sich zugleich weniger auf ihre Gesundheit und sportliche Leistung einbilden: sie würden die besondere „Leistung" der Schwachen achten lernen.

2. Prinzip: den Fachcharakter der Sporterziehung aufheben

Das heißt in erster Linie: Wie es für die Kinder keine prinzipiellen Grenzen zwischen Lernen, Spiel und Leben gibt und geben muß, so auch keine zwischen theoretischem Unterricht und den dazugehörigen realen physischen Erfahrungen und Tätigkeiten. Die Erlebnisse und Spiele der Kinder sind immer zugleich, was die Taxonomen so säuberlich scheiden: kognitiv und affektiv und senso-motorisch und sozial. Diese Bereiche lassen sich nur künstlich und/oder aufgrund eines entsprechend angelegten Entwicklungsprozesses trennen.

Sport ist auch in der Wirklichkeit von anderen Tätigkeiten isoliert. Die Schule kann das nicht von sich aus ungeschehen machen wollen. Sport ist auch in sich hochgradig spezialisiert. Aber wenn einem ernst damit ist, daß unser immer einseitiger werdendes Leben der Kompensation bedarf, dann sollte gerade in der Schule (die sich pädagogisch und nicht abhängig zum Leben verhält) jede theoretische Arbeit ihren eigenen praktischen, jede mechanische Verrichtung ihren eigenen organischen, jede unbewegte und einsame Tätigkeit ihren eigenen bewegten und geselligen Ausgleich *enthalten*.

Der „Sport" sollte seinerseits die in ihm implizierten theoretischen Probleme zur Sprache bringen: was Ermüdung und was Erregung ist, was Angst bereitet und was imponiert; warum es Wettkämpfe gibt und wie Regeln zustande kommen; warum man die Schwäche der anderen achten sollte und wie man Opfer seines eigenen Ehrgeizes werden kann; was es mit der Sexualität auf sich hat und was mit der sportlichen Eitelkeit; wie die Städte, der Verkehr, die Ernährung, die Freizeittätigkeiten anders sein könnten und sollten; was die Olympischen Spiele sind, was sie nicht sind und was sie scheinen wollen; wie vielfältig man im Sport und zum Sport manipuliert werden kann. Dazu müssen Zeit, Kompetenz und Einrichtungen aufgewendet werden. Dinge, die wir dem Fächersystem geopfert haben: zum Sport gehören in diesem System dann nur eine Halle, ein Geräteschuppen und ein Verbandskasten.

3. Prinzip: den Sport „entideologisieren"

Das heißt: ihm einen Teil seiner pädagogischen Absichten nehmen, ihn entmoralisieren, ihn von falschen Erwartungen befreien (Charakterbildung, Abhärtung, Sozialisierung, Emanzipation und was der behaupteten Transferwirkungen mehr sind) — und das wiederum heißt in erster Linie: den Sportunterricht als *Pflicht* aufheben.

Es läßt sich, wie wir im ersten Teil dieses Referates gesehen haben, mancher gute Grund für den Sport finden, und man kann die Schüler darüber auch belehren. Motivieren wird sie das kaum. Solange sie klein sind, lassen sie sich durch solche Abstraktionen nicht beeindrucken und später haben sie ihre Einstellungen zum Sport längst gefaßt. Was wirkt und bleibt sind:

— angenehme Erfahrungen, also die Entdeckung einer eigenen Quelle von Lust
— Vorbilder
— Gewöhnung.

Zu allen dreien muß man die Kinder „verführen". Das ist nicht allein Aufgabe des Lehrers — es ist eine Folge von Gelegenheiten.

Auf „ursprüngliche Bedürfnisse" *können wir nicht zurückgreifen,* sie sind in der Kultur nicht mehr erkennbar und die, die wir erkennen — Toben, Lärmen, Neugierig- und Unvorsichtigsein, Spielen, Täuschen, Angeben etc. —, nehmen wir ihnen durch die Schule weg.

Auf „künftige Bedürfnisse" *lassen sich die Kinder nicht ein* und wenn sie es tun, haben wir ihre Selbstbestimmung offenbar gebrochen.

Auf „kompensatorische Bedürfnisse" *sollten wir uns nicht berufen,* sondern lieber die Lebensgewohnheiten und -umstände zu ändern suchen. Schon gar keine Motivation bietet uns die „Kompensation" für schlechte Schulgewohnheiten. Die Aufforderung: „Ihr müßt jetzt einen Dauerlauf machen, weil ihr 3 Stunden im Unterricht still gesessen habt!" — hat mich als Kind nicht überzeugt. Ich habe weder freiwillig still gesessen, noch fand ich dies durch den nicht minder unangenehmen Dauerlauf ausgeglichen.

Zur Entideologisierung und Entpädagogisierung gehört jedoch umgekehrt auch: daß man die Freude am sportlichen Können, am Leistungsfortschritt, an der Spezialisierung respektiert, daß man denen, die es wünschen und brauchen, Anforderungen und Hilfe dazu gibt. Adorno hat den Sport schlechthin als institutionalisierte Ersatzbefriedigung, als Pseudoaktivität mit masochistischen Elementen bezeichnet. Ich meine dagegen: Sport wäre auch dann nützlich und achtbar, wenn er nicht Spaß machte. Zum Glück macht er Spaß! — oder kann Spaß machen, wenn man ihn richtig betreibt. Ja, dies scheint die Hauptaufgabe der Sporterziehung zu sein: daß dieser Spaß wahrgenommen wird. Das aber setzt ein hohes Maß an Differenzierung voraus — nicht nur für jede Altersstufe, für Stadt und Land, für verschiedene Regionen, sondern für jedes Individuum.

4. Prinzip: den Sportlehrer „entprofessionalisieren"

Diese Forderung, die mir keine Freunde eintragen wird, bedeutet nicht: den Sportlehrer abschaffen, wohl aber seine Rolle verändern. Sehr einfach gesagt: er muß ein den Kindern angenehmer Mensch sein, und das heißt in erster Linie, selbst

Spaß an Kindern haben. Das sollte zwar jeder Lehrer, aber weil der Sportlehrer nicht eine „Sache" vermittelt, sondern das Kind direkt zu formen beansprucht, ist es ihm gegenüber mit Recht empfindlicher.

Entprofessionalisierung heißt nicht: der Sportlehrer sollte weniger können als bisher; im Gegenteil: er sollte z. B. mehr können als nur seine Sportarten und mehr wollen. Er sollte mit wenigstens einer ganz besonderen Fertigkeit „imponieren" können — und das nur selten tun! Er sollte bereit sein, außerhalb der ordentlichen Stunden für die Kinder da zu sein und in den Ferien mit ihnen Berge zu besteigen, zu segeln, zu rudern, Ski zu fahren.

Er sollte im übrigen darauf bestehen, daß die Wissenschaft *seine* Probleme behandelt. Die lauten nicht: biomechanische Bewegungsanalyse des Eisschnelläufers, oder prinzipielle Falsifizierbarkeit der Lernzielbestimmung, oder Erwerb sportartspezifischen Rollenverhaltens, sondern: Was bietet man für bestimmte Altersstufen an? Sind Unterrichtseinheiten von 45 Minuten sinnvoll und wofür? Soll man noch an Geräten turnen, deren Geschichte man doch kennt? etc.

Werden nicht immer die, die den Sport am meisten brauchen, davon fernbleiben, wenn man ihn nicht zur geregelten Pflicht macht? Ich stelle mir vor, daß die Kinder auf der Primarstufe frei sein sollten, zu den Sportstunden zu kommen oder ihnen fernzubleiben; sie werden nur fernbleiben, wenn sie triftige Gründe dazu haben, und diese wiederum kann man meist nicht in der Sportstunde selbst beheben. Auf der Sekundarstufe sollten sie dabeisein, aber nicht bei allem mitmachen müssen; sie sollten sich zwei Sportarten besonders wählen dürfen und haben einen Anspruch, in ihnen besonders gefördert zu werden. Danach sollten sie wieder frei bestimmen, ob sie am Sport teilnehmen; dies gilt in der Erwartung, daß sie bis dahin gelernt haben, ob ihnen Sport — und in welcher Form — bekommt oder nicht. Alle Schüler werden sich die Frage gefallen lassen müssen, warum sie wissen, was das archimedische Verdrängungsgesetz besagt oder wie Kaiser Barbarossa gestorben ist, aber selber nicht schwimmen können. Wenn wir ihnen in der Schule Vernunft beigebracht haben, sollte diese auch hier walten. Ist uns das nicht gelungen — zu ihrem Glück werden wir sie nicht zwingen können.

A. Ter-Owanessjan (Moskau)

Pädagogische Elemente des Sports*

In der UdSSR gilt der Sport unter anderem als Mittel und Methode der Körpererziehung, und gleichzeitig ist er eine gesellschaftliche Erscheinung, deren Funktionen über die Lösung pädagogischer Probleme hinausgehen. In diesem Vortrag wird der Sport als pädagogische Erscheinung behandelt, die auf die Erreichung einer optimalen Entwicklung der motorischen Fähigkeiten und auf einige Seiten der Psyche des Menschen ausgerichtet ist.

Als pädagogische Elemente des Sports bezeichnen wir die Abschnitte der Theorie und Methodik der Körpererziehung, deren Gegenstand die Untersuchung und Bestimmung des Wesens des sportlichen Trainings, deren Prinzipien, Mittel, Bedingungen und methodische Regeln sind, die richtungweisend für die Unterweisung in

---

* Übersetzung aus dem Russischen.

allen Sportarten sind und somit als pädagogische Gesetzmäßigkeiten im sportlichen Training auftreten.

Unser Vortrag basiert auf der Untersuchung der Konzeption und Entwicklung der wissenschaftlich-methodischen Elemente des sportlichen Trainings in Geschichte und Gegenwart in der UdSSR und auf der Analyse von Ergebnissen, die auf Grenzgebieten zwischen Körpererziehung und Sport und angrenzenden wissenschaftlichen Disziplinen erarbeitet wurden.

Bei der Durchleuchtung der ersten Stadien in der Entwicklung der wissenschaftlich-methodischen Elemente des sportlichen Trainings in der UdSSR ergaben sich drei, in ihren qualitativen Besonderheiten unterschiedliche Perioden: die erste reicht von 1917 bis 1930, die zweite von 1931 bis 1945 und die dritte von 1946 bis 1970.

In der ersten Periode wurden initiale Versuche unternommen, die bei der Gestaltung des sportlichen Trainings gemachten Erfahrungen zu verallgemeinern. Bei der Erarbeitung der wissenschaftlichen Elemente des Sports herrschte die medizinische Richtung vor, wobei Indikationen und Kontraindikationen für die Betätigung in den verschiedenen Sportarten eine Rolle spielten. In zahlreichen Untersuchungen wurden die negativen Folgen unrationell aufgebauter Übungen nachgewiesen. In den Lehrbüchern über die Körpererziehung wurde die Methodik des sportlichen Trainings nicht berücksichtigt; sie war hauptsächlich das Thema von Spezialisten in den einzelnen Sportarten.

Die Frage nach dem Nutzen des Sports als Mittel für die Körpererziehung war in jener Periode der Gegenstand scharfer Diskussionen. Kritisch gegenüber dem Sport verhielten sich mehrere Theoretiker der Körpererziehung, Ärzte und Pädagogen (Kazenelbogen, Bakaleinikow, Kramarenko, Sigmund, Nikitin, Kulshinskij, Elowikow u. a.).

Charakteristisch für die zweite Periode ist die Zunahme des Interesses für den Sport, seine ansteigende Popularität und seine Anerkennung als ein Mittel und eine der Methoden für die Körpererziehung. In dieser Periode erhalten die Prinzipien des sowjetischen Systems der Körpererziehung ihre volle Ausprägung: das Prinzip der Verbindung der Körpererziehung mit den Anforderungen des täglichen Lebens, das Prinzip der allseitigen Entwicklung der Persönlichkeit, das Prinzip der auf die Gesundheit ausgerichteten Körpererziehung.

In der Entwicklung der wissenschaftlich-methodischen Elemente des sportlichen Trainings ist diese Periode durch den Beginn systematischer Untersuchungen der Sportprobleme charakterisiert. Es erscheinen mehrere Arbeiten, in denen versucht wird, die in allen Fällen der Sportbetätigung wirksamen methodischen Elemente zu bestimmen (Nowikow, Grantyn, Osolin u. a.). Als grundlegende wissenschaftlich-methodische Leitsätze, als Anleitung für die Lösung von Aufgaben, die sich in der Unterweisung und beim sportlichen Training ergeben, finden die didaktischen Prinzipien der Einsicht, der Aktivität, der Zugänglichkeit, der Systematik und der Festigung Anwendung. Hierbei wird dem Prinzip der Einsicht eine grundlegende Bedeutung zuerkannt[1].

Die in den Jahren 1931 bis 1945 erschienenen Instruktionen über die einzelnen Sportarten unterschieden sich von denen der vorhergehenden Periode darin, daß sie

---

1 Dazu vgl. das Referat von N. G. Osolin, S. 167.

vorwiegend den Aufgaben an Ausbildungsstätten für Sportlehrer gewidmet waren und sich hauptsächlich mit Fragen der Beherrschung der Technik sportlicher Übungen befaßten. Zu erwähnen ist dabei der Einfluß hervorragender sowjetischer Sportler jener Zeit auf die Entwicklung der Methodik im sportlichen Training: Ibadulaew — in der Gymnastik; Sergejew, Osolin, Aleksejew, die Brüder Djatschkow — in der Leichtathletik, Petrow — im Eislaufsport, Schatow und Popow — in der Schwerathletik, die Brüder Arkadjew — im Fechten; Iwanow — im Ringen; Gradopolow — im Boxen u. a.

In der dritten Periode der wissenschaftlichen Forschung herrschen Themen vor, die den pädagogischen Problemen des Sports gewidmet sind. Zahlreiche Untersuchungen befassen sich mit der Technik sportlicher Übungen, mit der Methodik des Unterrichts und des Trainings in den einzelnen Sportarten. Es werden zielgerichtete analytische Arbeiten auf dem Gebiet der ausländischen und inländischen Erfahrung in der Vorbereitung von Sportlern durchgeführt. Die Ergebnisse der wissenschaftlichen Erforschung der Probleme des sportlichen Trainings werden zusammengefaßt und in ein bestimmtes System eingeordnet. Die physiologischen, biologischen, psychologischen und pädagogischen Untersuchungen des sportlichen Trainings werden enger verbunden.

Physiologen, Biochemiker und Psychologen benutzen nicht nur die Sportpraxis zum Studium der motorischen Aktivität des Menschen unter extremen Bedingungen, sondern sind bestrebt, methodische Ratschläge zu erteilen, wie die Ziele des sportlichen Trainings zu erreichen sind. Zur Bestimmung der Gesetzmäßigkeiten des sportlichen Trainings werden mathematische Methoden und die Kybernetik herangezogen. Es bilden sich wissenschaftliche Disziplinen, die sich den verschiedenen Aspekten der Sporttheorie, besonders der Soziologie des Sports, der Sportmedizin, der Physiologie des Sports, der Sport-Biochemie und den psychologischen Fragen im Sport widmen.

Diese Periode ist charakterisiert durch die Anerkennung des Sports als eines Hauptmittels zur Gewährleistung der physischen Vorbereitung der Menschen, aber auch als eines der Mittel, auf bestimmte Seiten der intellektuellen, volitiven und emotionellen Sphären des Menschen einzuwirken. Bestätigung fand der Gedanke einer Möglichkeit, durch sportliche Betätigung Vorstellungen von der Entfernung, dem Tempo und Rhythmus von Bewegungen zu schaffen und zu präzisieren, die Aufmerksamkeit und das Gedächtnis zu schärfen, gegen die geistige Ermüdung anzugehen, die intellektuelle Leistungsfähigkeit zu steigern und zur Lösung des weiten Aufgabenkreises auf dem Gebiet der Bildung und Erziehung beizutragen.

Das Studium der Entwicklungsgeschichte der wissenschaftlich-methodischen Elemente des Sports, der Praxis des sportlichen Trainings und einer Reihe von Problemen wissenschaftlicher Disziplinen, die sich mit Grenzgebieten der Theorie und Methodik der Körpererziehung befassen, sowie die in der sportlichen und sportpädagogischen Betätigung erworbenen Erfahrungen bieten die Basis, auf der verschiedene Theoreme zu den pädagogischen Elementen des Sports neu interpretiert werden. Dazu gehören die Begriffe „Sport treiben" und „sportliches Training", auch die Probleme, die sich auf die Prinzipien des sportlichen Trainings, die Mittel und Methoden des sportlichen Trainings, die Klassifizierung der Sportarten und schließlich auf Fragen des Aufbaues der sportlichen Übungen beziehen.

Sport treiben beinhaltet einen Prozeß der Lenkung des physischen Zustandes und der körperlichen Entwicklung, der Entfaltung einiger Seiten der Psyche, vorwiegend mittels spielerischer Betätigung. Im Laufe der Geschichte wurde sie zum Inhalt des Wettstreits im Grad des physischen Vorbereitetseins, der Beherrschung der Kunst der Bewegungen sowie der Lenkung von Tieren und Maschinen und der Entwicklung bestimmter Gebiete des Bewußtseins.

In seinem eigentlichen Sinn ist der Begriff „Sport treiben" ein Synonym des Begriffes „Leibeserziehung", wenn er auch enger gefaßt ist als diese, weil er den Gegenstand der Betätigung einschränkt.

Das sportliche Training ist eine Form der sportlichen Betätigung, deren Ziel es ist, die motorischen Fähigkeiten und einige Gebiete der Psyche des Sportlers für die Vorbereitung zur Teilnahme am Wettkampf optimal zu entwickeln. In diesem ist der Sportler bestrebt, hohe Leistungen in einer bestimmten Sportart zu erreichen, den Sieg über den sportlichen Gegner oder die Gegner zu erringen.

Demzufolge halten wir es für notwendig, streng zwischen den beiden Begriffen „Sport treiben" und „sportliches Training" zu unterscheiden.

Bei der Bestimmung der Aufgaben des sportlichen Trainings muß man von der Analyse der Einwirkung der motorischen Aktivität auf den Menschen ausgehen, aber auch von der Analyse der Anforderungen, die das „Sporttreiben" einerseits und der sportliche Wettkampf andererseits an den Sportler stellen.

Diesen genannten Ausgangsüberlegungen folgend kann man die Aufgaben des sportlichen Trainings wie folgt formulieren: 1. Kräftigung der Gesundheit, Besserung der körperlichen Entwicklung und der physischen Vorbereitung; 2. Beherrschung der Technik bestimmter Sportübungen und Erreichung der Vollkommenheit in ihrer Ausführung; 3. Entwicklung der Fähigkeit, beabsichtigte Bewegungen und Handlungen je nach sich ergebenden Umständen (Eigenarten des Gegners, äußere Umstände u. a.) und der Situation zu verändern; 4. Aneignung der erforderlichen Kenntnisse; 5. Entwicklung bestimmter Seiten der intellektuellen, volitiven und emotionellen Sphäre des Sportlers.

Es muß hier betont werden, daß das sportliche Training und die Teilnahme an sportlichen Wettkämpfen an und für sich nicht auf die Bildung politischer Ansichten, moralischer Grundsätze, sittlicher Vorstellungen, des ästhetischen Geschmacks und der Bedürfnisse im weitesten Sinne des Wortes einwirken. Deshalb muß man in die Aufgaben des sportlichen Trainings auch die Entwicklung der erwähnten Eigenschaften eines Staatsbürgers einbeziehen.

In der sportlichen Praxis und der Theorie des Sports ist es üblich, die Kräftigung der Gesundheit, die Förderung der körperlichen Entwicklung und das physische Vorbereitetsein (fitness) mit dem Begriff „physische Vorbereitung" zu bezeichnen, die Beherrschung der Technik sportlicher Übungen und die Erreichung der Vollkommenheit bei ihrer Ausführung mit „technischer Vorbereitung", die Entfaltung der Fähigkeiten, Bewegungen und Aktionen in Abhängigkeit von den Bedingungen und der entstandenen Situation zu verändern, als „taktische Vorbereitung", die Aneignung von Kenntnissen als „theoretische Vorbereitung". All das kann keinen Widerspruch hervorrufen. Was jedoch die Entwicklung bestimmter Seiten des Intellekts, des Willens, der Emotionen, der Bildung politischer Ansichten, moralischer Motivationen, sittlicher Vorstellungen, des ästhetischen Geschmacks und von Bedürfnissen betrifft, so ist der für diese Aufgaben übliche Begriff der „psychischen oder psychologischen Vorbereitung" nicht angebracht. Die Notwendigkeit einer rechtzeitigen oder unmittelbaren Einstimmung des Sportlers, die Vorbereitung seines Bewußtseins auf die Teilnahme an konkreten Wettkämpfen, alles das, was psychologische Vorbereitung genannt wird, muß unterschieden werden von der Herausbildung der staatsbürgerlichen Qualitäten eines Menschen, von der Entwicklung und Orientierung der Charakterzüge, die die Voraussetzung für die Erreichung des Zieles sportlichen Trainings im Prozeß der Übung und beim Wettkampf sind. Und diese Aufgabe muß definiert werden als Erziehung des Sportlers.

Eine Herausgliederung der aufgezählten Aufgaben ist deshalb zweckmäßig, weil sie in der wissenschaftlichen Erarbeitung der Probleme des sportlichen Trainings und in der praktischen Betätigung des Sportlehrers und des Sportlers einerseits als selbstständige Forschungsobjekte und andererseits in der Erfüllung einer Funktion hervortreten. Das Erreichen des Zieles eines sportlichen Trainings erfordert die Lösung jeder einzelnen dieser Aufgaben oder die Gewährleistung jeder einzelnen ihrer Seiten in Abhängigkeit von der Art der sportlichen Spezialisierung, der sportlichen Qualifikation und des Stadiums der Ausbildung.

Im Zusammenhang hiermit muß unterstrichen werden, daß, mit Ausnahme der Erziehung des Sportlers, die Lösung der übrigen aufgezählten Aufgaben im sportlichen Training keine sich selbst genügende Bedeutung hat. Der Sportler setzt sich nicht zum Ziel, die Formen und die Funktionen des Organismus zu entwickeln, stärker, schneller, widerstandsfähiger u. a. m. zu werden, d. h. unabhängig von seiner sportlichen Spezialisierung. Die Beherrschung der Technik einer sportlichen Übung und der sportlichen Taktik ist für ihn (und seinen Lehrer) nicht Selbstzweck. Man strebt danach, die sportliche Technik zu beherrschen, die körperliche Konstitution zu bessern, sich fit zu machen, zu lernen, wie eine Situation schnell zu bewerten und die richtige Entscheidung zu treffen ist, um besser zu springen, zu ringen, zu werfen, Fußball zu spielen usw.

Außerdem muß man in Betracht ziehen, daß die „Seiten" des sportlichen Trainings nicht isoliert voneinander existieren. Das Ziel des sportlichen Trainings wird unter der Bedingung der Realisierung seiner Aufgaben in Einheit und wechselseitigem Zusammenhang erreicht. Die Bedeutung der einzelnen aufgeführten Aufgaben des sportlichen Trainings (mit Ausnahme der Aufgabe „Erziehung des Sportlers") ändert sich in Abhängigkeit von der Sportart. In den verschiedenen Sportarten gibt es Sonderaufgaben und bestimmte Gesichtspunkte und die Arten der Vorbereitung im sportlichen Training gewinnen dominierende Bedeutung. Sie ändern sich in ihren gegenseitigen Beziehungen in Abhängigkeit vom Stand der Ausbildung für den Sport, der Trainingsperiode und den Besonderheiten des Grades der erreichten Vorbereitung des Sportlers.

Die Überlegungen bezüglich der gegenseitigen Verbindung der angeführten Aufgaben bezieht sich auf den Fall, daß als Ziel der Übungen die Erreichung hoher sportlicher Leistungen anvisiert wird. Wenn es sich jedoch um Sporttreiben handelt, einen weiter gefaßten Begriff als das sportliche Training, so kann man sich dem Sport widmen, um fit zu werden oder zu bleiben, die körperliche Entwicklung und die körperliche Leistungsfähigkeit zu fördern und erzieherische Aufgaben zu lösen. In diesen Fällen kann jede der hier aufgeführten Aufgaben zum Ziel der Sportausübung werden.

In jedem neuen Lebensabschnitt des Menschen können neue Ziele auftreten, die mit den Motiven zusammenfallen, die dazu anregen, sich dem Sport zu widmen oder ihn auf einer neuen Grundlage auszuüben. Die Ziele der sportlichen Betätigung beim Sporttreibenden, seiner Angehörigen und Lehrer können voneinander abweichen. Für die Eltern kann das Hauptziel der sportlichen Betätigung ihrer Kinder die Kräftigung der Gesundheit sein, für die Lehrer die Erreichung eines erzieherischen Ergebnisses, während für einen Menschen, der ein sportliches Training durchführt, das Ziel die Vorbereitung für die Teilnahme an Wettkämpfen bleibt. Wenn sich dieses Ziel ändert, dann kann und soll er weiter Sport treiben, sich trainieren, sich üben in einer Sportart oder nacheinander in mehreren; jedoch verliert diese sportliche Betätigung das, was das sportliche Training charakterisiert.

Die Überprüfung des Problems der Prinzipien zeigt, daß auch bis heute die in der Theorie und Methodik der Körpererziehung aufgestellten Prinzipien zu allgemein sind, zu unbestimmt und zu verschieden in der Aussage. Sie spiegeln nur unvollständig die heute gültige Vorstellung von den Gesetzmäßigkeiten der motorischen Aktivität des Menschen im Prozeß der sportlichen Betätigung wider. Demgegenüber hängt die Entwicklung der Sportpädagogik als selbständiges Wissensgebiet hauptsächlich davon ab, ob die pädagogischen Prinzipien auf den Gesetzmäßigkeiten des sportlichen Trainings beruhen.

In Abhängigkeit vom Aktionscharakter des Sportlers und des Sportlehrers können die Prinzipien des sportlichen Trainings in zwei Gruppen aufgeteilt werden: Zur ersten Gruppe rechnen wir Prinzipien, die Gesetzmäßigkeiten der Aktivität eines Sportlers unmittelbar im Prozeß der Lösung einer konkreten motorischen Aufgabe ausdrücken. Die zu dieser Gruppe gerechneten Prinzipien können berechtigt Prinzipien der Übung im sportlichen Training genannt werden. Zu ihnen gehören das Prinzip der Analyse — Synthese der Bewegungen, das Prinzip der Selbstkontrolle und das Prinzip der Variierung der Anstrengungen und der Bedingungen im Übungsprozeß.

Die Analyse und Synthese sind zwei Seiten eines einzigen Prozesses des Erkennens, Lernens und der Entwicklung[2]. Um die einzelnen Komponenten einer beliebigen Erscheinung zu erkennen, zu studieren, herauszulösen, müssen wir jede einzelne nach ihren Eigenschaften, nach ihren besonderen Ursachen und Folgen herausgliedern. Die Einheit des Psychischen und des Physischen im Menschen bedeutet, daß Analyse und Synthese Gesetzmäßigkeiten auch der praktischen Betätigung des Menschen sind.

Das Prinzip der Analyse — Synthese der Bewegungen diktiert uns die Notwendigkeit der Herausgliederung von Untersystemen der sportlichen Übungen, einzelner motorischer Qualitäten und taktischer Varianten, um sie isoliert zu erfassen, zu entwickeln mit nachfolgender Vereinigung zu einer komplexen Aktion, einer bestimmten Form der Tätigkeit.

Das Prinzip der Selbstkontrolle im Übungsprozeß beruht auf der Einheit des Bewußten und des nicht-Bewußtwerdenden in der motorischen Aktivität des Menschen. Eine ihrer grundlegenden Gesetzmäßigkeiten besteht darin, daß die Aktionen des Menschen, deren Kontrolle und die in ihre Ausführung einzubringenden Korrekturen als Einheit und in wechselseitigem Zusammenhang auftreten. Die Selbstkon-

---

2 Zum Begriff der „Entwicklung" vgl. N. G. Osolin, S. 167.

trolle im Übungsprozeß ist ein Prinzip des sportlichen Trainings, denn ohne die Entfaltung der Fähigkeit, momentan die Angemessenheit der eigenen Bewegung für die zu lösende Aufgabe, die sich ergebende Situation zu bewerten, kann unmöglich ein Erfolg in der sportlichen Betätigung ohne die Realisierung der bewußtgewordenen und sensorischen Kontrolle der auszuführenden Übung erreicht werden. Dieses Prinzip wurde Selbstkontrolle genannt; der Sportler muß selbst kontrollieren, wie weit die von ihm ausgeführte Bewegung den gestellten motorischen Aufgaben adäquat ist, und er muß diese Kontrolle unmittelbar im Prozeß der motorischen Aktivität realisieren.

Dieses Prinzip diktiert die Notwendigkeit einer ununterbrochenen rationalen und sensorischen Selbstkontrolle auf Seiten des Sportlers, seiner Bewegungen und Entschlüsse darüber, welche Korrekturen einzubringen sind.

Das Prinzip der variierenden Intensität im Übungsprozeß beruht auf der Abhängigkeit der physischen Entwicklung des Menschen von Charakter, Dauer und Intensität seiner Bewegungen unter konkreten Umweltbedingungen. Es basiert auf der Fitneß des Organismus, dem Grad seiner Anpassung an die bestimmten Formen der Übung und Belastung. Im sportlichen Training fordert dieses Prinzip die Anwendung eines breiten Spektrums von Anstrengungen und Bedingungsvariationen parallel zu den einzelnen Übungen.

Zur zweiten Prinzipiengruppe gehören die wichtigsten Ausgangsmaximen, die den Gesetzmäßigkeiten der vom Sportlehrer und Sportarzt programmierten Aktivität des Sportlers zugrunde liegen. Wir nennen sie Prinzipien des Aufbaues der Übungen im sportlichen Training. Zu dieser Gruppe gehören außer den von L.P. Matwejew als Gesetzmäßigkeiten des sportlichen Trainings genannten Leitsätzen (die Einheit der allgemeinen und speziellen Vorbereitungen des Sportlers, die Kontinuität des Trainingsprozesses, die allmähliche und optimale Steigerung der Trainingsanforderungen, die wellenförmige Variation der Trainingsbelastungen und der zyklische Charakter des Trainingsprozesses), schließlich auch das Prinzip der Individualisierung der Mittel und Methoden sowie das Prinzip der Kontrolle des Prozesses des sportlichen Trainings und seiner Resultate.[3]

Das Prinzip der Individualisierung der Mittel und Methoden des sportlichen Trainings beruht darauf, daß alle Menschen sich voneinander bezüglich morphologischer Gegebenheiten, des Charakters des Ablaufs physiologischer Prozesse, psychischer Eigenheiten und motorischer Möglichkeiten unterscheiden. Es ist jedoch bekannt, daß jeder Mensch in den verschiedenen Lebensaltern während eines Jahres, ja sogar in einer Zeitspanne von 24 Stunden, von seinem bedingt als Mittelwert angenommenen Zustand abweicht.

Das Prinzip der Individualisierung weist auf die Notwendigkeit hin, die individuellen Besonderheiten und den Zustand des Übenden zu berücksichtigen und auf dieser Basis den Übungsstoff, die Methodik und die Bedingungen für die Lösung der Trainingsaufgabe anzusetzen. Es verpflichtet dazu, die Besonderheiten und den Zustand des Menschen zu berücksichtigen, um sie entsprechend den Anforderungen einer bestimmten Sportart zu verändern, schwache Seiten zu beheben und die starken in noch größerem Maße zu entwickeln.

---

3 Dazu vgl. auch N.G. Osolin, S. 167.

Das Prinzip der Kontrolle des Trainingsprozesses und seiner Resultate kommt zum Tragen, wenn — im Gegensatz zu intuitiv, d.h. nicht immer bewußt, vom Sportler vorgenommenen Korrekturen und damit Strukturveränderungen im kontinuierlichen Ablauf der Bewegungen — dieser (nicht nur auf Initiative der handelnden Person) sich unterbricht, um bewußt Bewegungs- und Verhaltenskorrekturen einzubringen. Dieses Prinzip verlangt vom Lehrer, vom Sportarzt und vom Sportler selbst eine Überprüfung der Zweckmäßigkeit der Ausführung der Übungsaufgabe und die Kontrolle, wie weit die angewendeten Mittel, Methoden und Bedingungen den zu lösenden Aufgaben und dem Zustand des mit den Übungen befaßten Sportlers angemessen sind.

Die Untersuchung der Mittel und Methoden im sportlichen Training zeigt, daß die Begriffe „Mittel", „Methode" und „Bedingungen" in der Theorie und Methodik der Körpererziehung nicht deutlich genug differenziert werden. Als Mittel und Methoden im sportlichen Training sind nur solche Aktionen und Aktionsformen anzuerkennen, die mit der Ausführung sportlicher Übungen unmittelbar verbunden sind und vom Lehrer und Sportler im praktischen Unterricht angewendet werden.

Die Übung, das Wort und die Vorführung sind *dann* Mittel, wenn es darum geht, *wovon* gesprochen wird, *was* der Lehrer zeigt und *was* Gegenstand der Übung ist. Als Methoden treten sie dann auf, wenn es darum geht, *wie* gesprochen wird, *wie* der Lehrer etwas zeigt und *wie* die Übungen ausgeführt werden. Alle anderen Faktoren, die direkt oder indirekt auf die Erreichung der Ziele sportlichen Trainings einwirken, müssen zu den Bedingungen gerechnet werden, ohne die ein Training nicht realisierbar ist.

Unsere Untersuchungen ergaben, daß in der Theorie und Methodik der Körpererziehung bis heute begründete und pädagogisch gerechtfertigte Merkmale für eine Klassifizierung der Sportarten noch ungenügend definiert worden sind. Einer der Hauptgründe hierfür ist die Vermischung der Begriffe „sportliche Übungen" und „Sportarten". Sportliche Übungen (im weitesten Sinne „Körperübungen") sollten nur als Mittel zur Lösung von Aufgaben im sportlichen Training angesehen werden; die Sportarten aber sind Gegenstand der sportlichen Spezialisierung. Als Hauptmerkmal für eine Klassifizierung der sportlichen Übungen sollten daher die Aufgaben gelten, für deren Lösung sie angewendet werden. Was die Sportarten betrifft, so ist das wichtigste sportpädagogische Merkmal, nach dem sie sich unterscheiden, das Verfahren, nach dem der Sieger bei sportlichen Wettkämpfen bestimmt wird. Eben dieses Merkmal wurde von uns der Klassifizierung der Sportarten zugrunde gelegt.

Alle Sportarten teilen wir in fünf Klassen auf:

1. Sportarten der Athletik, die dadurch charakterisiert sind, daß die in ihnen erreichten Ergebnisse in erster Linie vom Entwicklungsniveau der motorischen Fähigkeiten des Menschen bestimmt werden.

2. Professionell angewendete Sportarten, die mit der Lenkung von Maschinen und Tieren verbunden sind.

3. Sportarten des Schießens, einschließlich Bogenschießen.

4. Sportarten, bei denen der Grad der entsprechenden theoretischen Ausbildung die Hauptrolle spielt.

5. Sportarten, die mit Bergsteigen, Wandern und Reisen verbunden sind.

In der Klasse der Sportarten der Athletik unterscheiden wir drei Unterklassen:
1. Die Resultate können mit Geräten gemessen werden; 2. die Resultate werden nicht mit Geräten gemessen und 3. die Resultate werden nach der Summe der Punkte bemessen, die aus den Daten für mehrere Sportarten errechnet werden. Aufgrund des gleichen Merkmals, d. h. dem Verfahren zur Ermittlung der Sieger, werden die Unterklassen der Athletik-Sportarten entsprechend nach Gruppen, Untergruppen, Arten und Varianten eingeteilt.

Die Untersuchung des Aufbaus der Übungen im sportlichen Training zeigt, daß in der Interpretation des Wesens seiner Struktur bis heute Ansichten herrschen, die sich zu einer Zeit gebildet hatten, als die Hauptaufgabe der Körpererziehung in der Gewährleistung eines für alle Mitmachenden einheitlichen Niveaus der körperlichen Fitneß galt.

Das Studium dieses Problems und die Analyse der Erfahrung beim Aufbau des Sportunterrichts, der von progressiven Sportlehrern durchgeführt wurde, bietet die Basis für eine andere Interpretation der Übungsstruktur. Es handelt sich um die Bestätigung der Notwendigkeit, die Aufgaben im Hinblick auf die Gewährleistung der physischen, technischen und taktischen Fitneß in allen Strukturelementen der Unterrichts- und Trainingsübungen zu lösen und nicht nur ihres Hauptteiles, wie es heute als zweckmäßig gilt. Hierbei werden diejenigen Hauptfaktoren zu verändern sein, die sich auf die Wechselbeziehung des Ganzen und des Teiles der erwählten Sportart als Übungsobjekt und die wechselseitigen Beziehungen zwischen dem Volumen und der Intensität als Übungsmethode beziehen.

Untersuchungen des Problems der mehrjährigen Planung des sportlichen Trainings von Kindern und Jugendlichen bietet die Grundlage für den Leitsatz, daß zwecks Gewährleistung einer solchen physischen Entwicklung der Kinder im Schulalter, die sie vorbereitet für eine gesellschaftlich nützliche Tätigkeit und ihnen in der Zukunft die Möglichkeit bieten könnte, hohe sportliche Ergebnisse zu erreichen, sportliche Mehrkämpfe mit allmählicher Abgrenzung der Sportarten je nach den Neigungen und Fähigkeiten der Schüler zum Hauptinhalt des Programms für die Körpererziehung in den mittleren Schulstufen gemacht werden müssen.

J. E. Nixon (Stanford)

Die Stellung des Sports im Lehrplan*

In dieser Arbeit werden unterschiedliche Aussagen gemacht, die Stellung und Rolle des Sportes im Lehrplan stützen können. Außerdem werden negative Einflüsse erörtert. Die Arbeit endet mit einer Aussage zur Bildungspolitik. Manche dieser Auffassungen könnten in gleicher Weise auf verschiedene Kulturen angewandt werden; andere sind vielleicht spezifischer. Die vorgetragenen Auffassungen besitzen Gültigkeit oder Stichhaltigkeit unterschiedlichen Grades. Die Mehrzahl von ihnen gründet sich auf viele Jahre beruflicher Erfahrung und der Urteilsfähigkeit einer großen Zahl von Lehrern, Trainern, Teilnehmern, Wissenschaftlern und anderen Interessenten am Sport in der ganzen Welt; einige Vorschläge können sich auf Forschungsergebnisse stützen.

---

* Übersetzung aus dem Englischen.

Der Begriff „Lehrplan" wird hier in erweitertem Sinne verwendet. „Lehrplan" bezieht sich auf alle Vorgänge, die zur Erreichung der gesetzten Ziele von der Schule offiziell genehmigt und bewußt organisiert werden. Unter diesem breiten Konzept sind alle organisierten Sportveranstaltungen, einschließlich Klassenunterricht für Leibeserziehung, innerschulische Sportwettkämpfe und Sportwettbewerbe der Schulen untereinander, als „lehrplanmäßig" zu verstehen. Ich beziehe mich dabei auf den Lehrplan in Schulen, Colleges und Universitäten.

Zunächst sei erwähnt, daß aus anthropologischen und historischen Forschungen hervorgeht, daß während der gesamten Geschichte der Menschheit der Sport und die körperliche Ertüchtigung in erkennbarer Form fundamentale Bestandteile jeder bekannten Kultur gewesen sind[4,5]. Diese Verallgemeinerung bildet einen der Grundpfeiler, auf denen das Gebäude der folgenden, die Beziehung zwischen Sport und Lehrplan aufzeigenden Abhandlung beruht.

Soziale und kulturelle Sanktionen

Die durch Kameraden und manche Erwachsene auf Kinder ausgeübte soziale Autorität ist von großem Einfluß. Man erwartet von Kindern, daß sie Spiele spielen und entsprechende sportliche Fähigkeiten erwerben, wenn sie bestrebt sind, beliebt zu sein und als Mitglied einer Gruppe akzeptiert und bekannt zu werden. Locke[6] sagt dazu: Die diesen sportlichen Leistungen zugeordnete soziale Autorität kann ihnen eine besondere Wertigkeit in der Welt des Kindes verleihen; aber eine unerwartet große Zahl von Kindern, die Sportunterricht besuchen, sind nicht ausreichend in der Lage, diese Fähigkeiten im Sport und Spiel zu erwerben.

Aus diesem Hinweis ergibt sich die Folgerung, daß der Sport nicht nur regelmäßig im Lehrplan enthalten sein sollte, sondern daß wir auch lernen müssen, wie man große Schülergruppen die Sportbefähigung wirkungsvoller lehrt.

Fünf soziale Funktionen des Sports[7]

Zahlreiche Sportwissenschaftler haben verschiedene Formen der Kategorisierung der sozialen Funktionen des Sports vorgeschlagen. Das folgende Modell umreißt in Kürze fünf solcher Funktionen:

a) Die sozial-emotionale Funktion. Es lassen sich drei Aspekte feststellen:

1. Zunächst einmal nennt man die persönliche Bewältigung alltäglicher Konflikte durch Teilnahme am Sport allgemein die „Ableitungsfunktion". Der Sport ist eine von der Gesellschaft sanktionierte Aktivität, die den sicheren und moralisch einwandfreien Abbau von Spannungen, Aggressionen, Frustrationen und anderen

---

4 B. Berelson, G.A. Steiner: Human Behavior: An Inventory of Scientific Findings. New York 1964, 89.

5 F.W. Cozens, F.S. Stumpf: Sports in American Life. Chicago 1953.

6 J.E. Nixon, L.F. Locke: Research on Physical Education. Kap. 38. In: R. Travers (ed.): Handbook of Research on Teaching. American Educational Research Association, 1972.

7 Vgl. C.L. Stevenson, J.E. Nixon: A Conceptual Scheme of the Social Functions of Sport. In: Sportwissenschaft 2, 119—132 (1972).

Affektzuständen, die bei anderen gesellschaftlichen Ereignissen vielleicht unverzeihlich wären, ermöglicht und sogar fördert. Durch den Sport lassen sich Gemütszustände wie etwa Freude, Trauer, Verzweiflung, Aufregung und Selbstzufriedenheit ausdrücken, ohne daß sie eine direkte Bedrohung für sich oder andere beinhalten. Die Zuschauer z. B. erfahren solche „Ableitung" durch „stellvertretende" Identifizierung mit der sportlichen Aggression, der sie beiwohnen. Die Bewältigung von Spannung und Konflikt bei einem Individuum steht außerdem in Beziehung zur „Aisthesis" bzw. zur Erzeugung von Empfindungen wie Freude, Erregung und Befriedigung, die ihrerseits vermutlich gegensätzliche Empfindungen wie Konflikt, Spannung und Frustration abmildern. Dies trägt vermutlich eher zur sozialpsychologischen Stabilität des Individuums bei.

2. Es wird behauptet, daß der Sport die Möglichkeit zur Entwicklung von Gemeinschaft, Kameradschaft und Freundschaft bietet. Der Sport wird als Mittel zur Reduzierung „gesellschaftlicher Unterschiede" zwischen Individuen und Gruppen angesehen. Es ist offenkundig, daß häufig ein ansehnlicher affektiver Oberbau auf und um einen bestimmten Sport und seine Aktiven in Form von Fördervereinen, Anfeuerungsgruppen und Clubs ehemaliger Sportler, denen die Inaktiven angehören, errichtet wird.

3. Ritualismus könnte man als eine erneute Bekräftigung einer Verpflichtung gegenüber der herrschenden sozialen Struktur und dem System kultureller Überzeugungen ansehen. Der Sport hängt sich oft den Mantel von Ritualen um. Als solche wirken sie im Sinne einer Milderung von Furcht und Angst. Die Regelmäßigkeit von Sportprogrammen und andere Wiederholungscharakteristika bestimmter Sportarten symbolisieren den Status quo einer Gesellschaftsordnung und bestärken die Vorstellung von der inhärenten Richtigkeit der kulturellen Werte und Überzeugungen, die Sport nach allgemeiner Ansicht verkörpert.

b) Die Sozialisations-Funktion. Es wird allgemein angenommen, daß der Schulsport dazu beiträgt, die Teilnehmer zu solch erwünschten sozialen Werten und Persönlichkeitsmerkmalen wie Führerschaft, Mitarbeit, Achtung vor den Regeln, Sportlichkeit, Selbstkontrolle, Zielstrebigkeit und Respekt vor dem Gegner zu erziehen. Man glaubt, daß diese Sozialisation mit Hilfe zweier wechselseitig voneinander abhängiger Prozesse, (a) „Formung" (modelling) und (b) Verstärkung, erfolgt. Die „Formung" macht den Teilnehmer mit konkreten Beispielen erwünschter Verhaltensweisen bekannt, aus denen sich die zugrundeliegenden kulturellen Anschauungssysteme ableiten lassen. Sie scheint dann am wirksamsten, wenn sie durch angesehene Einzelpersonen erfolgt, die die Fähigkeit haben, positiven Einfluß auszuüben. Nach der Verstärkungstheorie werden anerkannte Verhaltensweisen und Anschauungen belohnt und unerwünschte Verhaltensweisen und Anschauungen entweder ignoriert oder bestraft. Man glaubt, daß Sportprogramme häufig ein System von Sanktionen enthalten, die die Spieler je nach dem Grad, mit der die erwünschten Verhaltensweisen demonstriert werden, belohnen.

c) Die Integrationsfunktion. Manche Erzieher sind der Ansicht, daß die Teilnahme am Sport zur harmonischen Integration verschiedener Individuen in ein Kollektiv beiträgt und eine engere Identifizierung der Individuen mit diesem Kollektiv schafft. Der Sport stellt einen Weg zur sozialen Integration durch Mitgliedschaft in der Mannschaft und als Respräsentant der Schule dar. Eine verstärkte Integration von Individuen in größere Kollektive (die Stadt oder, in manchen Fällen, die Nation), ist dadurch möglich, daß es zu einer Identifizierung mit diesen sozialen Gebilden durch sportliche Bande kommt. Abzeichen, Medaillen, Trophäen und andere Auszeichnungen für sportliche Leistungen tragen ebenfalls zur Integrationsfunktion bei. Sie können persönlichen Integrationsbedürfnissen und institutionellen (symbolischen) Integrationsabsichten dienen.

d) Die politische Funktion. Zahlreiche Länder und politische Subsysteme benutzen den Sport als ein Instrument nationaler Politik. Eine Untersuchung[8] hat neun politische Kategorien ergeben, die offiziell sanktioniert werden und unter dem Einfluß einer Anzahl von Behörden der Regierung dazu beitragen, nationale Politik mittels Sport zu betreiben. Diese Kategorien sind 1. Propaganda, 2. internationaler „goodwill", 3. Erziehung, 4. Gesundheit, 5. Wirtschaft, 6. Militarismus, 7. Verbrechensverhütung und Resozialisierung, 8. Erholung und 9. Ritual und Zeremonie. Andere Einteilungssysteme sind möglich. Es ist jedoch klar, daß der Sport zur Verstärkung nationaler Einstellung und nationalen Ansehens benutzt wird. Gelegentlich wird auch ein Land den Sport als politisches Instrument benutzen, um Sanktion oder Ablehnung eines anderen Landes zu betreiben. Forschungsergebnisse über die politische Sozialisation durch den Sport sind spärlich. B. E. Stern[9] verbrachte ein Jahr in einem südamerikanischen Land und untersuchte die Beziehungen zwischen der Teilnahme 1. am Sport und 2. moralischer und politischer Sozialisation von Jugendlichen an einer Reihe von öffentlichen und privaten Höheren Schulen. Er behauptet, daß der Sport in modernen Gesellschaften eine starke sozialisierende Kraft ist und daß Sportprogramme einige der notwendigen Bedingungen für die Sozialisation wie z. B. Vorhandensein von Partnern, Vorbildern und sozialer Interaktion darstellen. Doch augenscheinlich sind es nur spärliche Forschungsergebnisse, die das Ausmaß anzeigen, in dem der Sport die Sozialisation entweder zu spezifischen Rollen (Teilnehmer, Zuschauer) oder zu diffusen Rollen (der demokratische Bürger, der sozialistische Mensch) erleichtert. Stern untersuchte, in welchem Maß die Teilnahme am Sport in Beziehung zu speziellen politischen Neigungen oder Verhaltensweisen steht. Ein umfangreiches Forschungsprojekt brachte sechs verschiedene Kriterien zur Sozialisation in Beziehung zu zwei Kriterien für die Sportteilnahme, sowie zu etlichen psychologischen und sonstigen, sich aus dem Zusammenhang ergebenden Sportfaktoren. Stern berichtet über sieben „prinzipielle Feststellungen", aus denen unterschiedliche Grade der Beziehung zwischen Teilnahme am Sport und moralischer und politischer Sozialisation hervorgehen. Er legt folgende Gesamtschlußfolgerungen dar:

— Die Sportteilnahme läßt keine zuverlässigen Voraussagen dieser politischen Sozialisation zu; aus wesentlichen demographischen Variablen wie sozialökonomischem Status, Religionszugehörigkeit und allgemeinem Engagement lassen sich weit stabilere Voraussagen ableiten.

— Schulsportprogramme, die meist weitgehend und systematisch durchorganisiert sind, haben einen stärkeren Sozialisationswert als weniger gut organisierte Programme.

---

8 J.E. Nixon: The Use of Sports as an Instrument of National Policy. Stanford University, Stanford/Cal. 1965.

9 B.E. Stern: The Relationship Between Participation in Sport and the Moral and Political Socialisation of High School Youth in Chile. 1971. Ph. D. Diss., School of Education, Stanford University, Stanford/Cal. Vgl. S. 147 in diesem Band.

— Die zeitliche Dauer der Teilnahme am Sport ist weniger wichtig zur Vorhersage von Sozialisationswirkungen als qualitative Variablen, wie etwa Art und Kontext der sportlichen Aktivität, Führungsstil und ähnliche Faktoren.

Stern befürwortet zusätzliche Forschungen, um die Parameter der Sportbeteiligung, die am stärksten und am wenigsten mit „guter Bürgerschaft" verknüpft sind, zu identifizieren und zu erklären.

e) Die soziale Mobilität. Außergewöhnliche Leistung im Sport war oft die Grundlage gesellschaftlicher Aufstiege oder der Verbundenheit mit höheren sozialen Schichten. Auch kann der Athlet „soziales Prestige" erlangen.

Öffentliche Erklärungen zur Sportpolitik

Die zentrale Bedeutung des Sports in Schulen und Colleges drückt sich in offiziellen Stellungnahmen und Empfehlungen von seiten angesehener Persönlichkeiten der Gesellschaft und des Staates aus. Ein Beispiel aus meinem eigenen Lande sei hier angeführt.

— Eindeutige Unterstützung für Schul- und College-Sportprogramme kommt von dem Rat des Präsidenten für Fitneß und Sport[10]. In seiner Sitzung am 26. Mai 1971 gab der Rat eine „Erklärung zu grundsätzlichen Ansichten" ab, in der es u. a. heißt:

„Alle Schulkinder vom Kindergarten bis zur 12. Klasse sollten dazu angehalten werden, an den täglichen Leibeserziehungs-Programmen teilzunehmen, die besonderes Gewicht auf die Entwicklung von Fitneß und sportlichen Fertigkeiten legen ... College- und Universitätsstudenten sollten dazu *angehalten* werden, an Sport-Programmen teilzunehmen, die besonderes Gewicht auf die Entwicklung von Fitneß und *Sportfähigkeiten* legen; man sollte für sie die Möglichkeit schaffen, an inneruniversitärem und rekreativem Sport und an Sportveranstaltungen der Universitäten untereinander teilzunehmen" (S. 1 f.).

In einer Publikation der Amerikanischen Gesellschaft für Gesundheit, Körpererziehung und Erholung (AAHPER)[11] werden folgende fünf Zielsetzungen von Leibeserziehungsprogrammen an Schulen und Universitäten aufgeführt:

1. den Studenten nicht nur bessere Leistungen bei Übungen, Spielen, Sport und Tanz, sondern auch in allen aktiven Lebenslagen zu ermöglichen.

2. Interesse an spontanem Bewegen zu wecken und Kenntnis der Mittel und Wege zu entwickeln, mit denen Individuen ihren Wunsch nach Bewegung realisieren können, um die wichtigen Zielsetzungen ihres Lebens zu erreichen;

3. das Verständnis für Raum, Zeit, Beziehungen zwischen Masse und Energie u. a. zu entwickeln;

4. das Verständnis für gesellschaftlich anerkannte persönliche Verhaltensweisen zu erweitern, unter besonderer Berücksichtigung der interpersonellen Wechselwirkungen in Sport und Spiel;

5. Herz, Lungen, Muskeln usw. durch zunehmend stärkere Belastungen in die Lage zu versetzen, erhöhte Anforderungen zu erfüllen.

Diese Aussagen unterstreichen die Bedeutung der bekannten Schulziele bezüglich des physischen Wohlbefindens und einer lebenslangen sportlichen Tauglichkeit für die gesamte Jugend.

---

10 H. Harrison Clarke (ed.): Physical Fitness Newsletter. University of Oregon, Vol. XVIII, No. 2, October 1971, 1.

11 This is Physical Education. Physical Education Division, American Association for Health, Physical Education, and Recreation. Washington/D.C. 1965.

Vermutlich sind solche deutlichen Aussagen nationaler Regierungs- und Ausbildungsorganisationen einflußreiche Faktoren, die zur Erhaltung des Sports als eines fundamentalen Elements in den Lehrplänen von Schulen und Universitäten in den kommenden Jahren wirksam sein werden.

Ein anderes Zeugnis über die Rolle des Sports im Lehrplan für gefährdete Schüler in innerstädtischen Schulen kommt von P. W. Briggs, Direktor der Schulen Cleveland, Ohio[12].

„... Ich habe festgestellt, daß Leibeserziehung und Sport etwas für die jungen Leute bewirken, das nirgendwo sonst in der Schule seinesgleichen findet. Ich habe junge Männer und junge Frauen gesehen, doch insbesondere junge Männer, die auf dem besten Wege waren, in Schwierigkeiten zu geraten — akademische und persönliche Schwierigkeiten, Schwierigkeiten mit dem Gesetz und anderes mehr. Wenn sie dann aber Erfahrungen mit Leibeserziehung und Sport sammeln konnten, schienen sie wieder zu sich selbst zu finden!" ... „Der Direktor einer innerstädtischen Höheren Schule sagte, daß in den letzten 3 Jahren 161 Jungen sich dem Football gewidmet haben und daß von diesen 161 keiner die Schule vorzeitig verließ — kein einziger. Zwölf dieser Jungen erhielten ein Stipendium und besuchten ein College. 45 Teilnehmer am Basketball waren ohne Schulversagen; 18 davon gingen mit Stipendien zum College. 89 widmeten sich der Leichtathletik ohne einen einzigen drop-out; neun davon erhielten besondere Stipendien. Es gab 32 Tennisspieler, von denen nur einer die Schule vorzeitig verließ, und 64 Baseballspieler, von denen drei Berufsspieler wurden und nur einer von der Schule abging. Die Statistiken dieser Schule während eines Zeitraums von 3 Jahren zeigen, daß es unter 391 Sportlern nur zwei Schulabgänger in einem Schulmilieu gab, in dem sonst 60% der allgemeinen Schülerschaft die Schule vorzeitig verlassen" ... „Dasselbe trifft für alle unsere innerstädtischen Höheren Schulen zu" ... Wir müssen deshalb „unsere Programme dazu benutzen, den Kindern in der Schule zu helfen, ihnen Disziplin zu vermitteln und sie zu lehren, wie man miteinander lebt — eine gemeinsame Aufgabe. Wir müssen den Sport dazu verwenden, dies durchzuführen".

Negative Einflüsse

Wir wollen nun kurz einige der negativen Einflüsse untersuchen, die die Rolle des Sports in den Lehrplänen hemmen können:

1. Manche Autoritäten im Erziehungswesen glauben, daß der Sport nur während der Zeit, in der die Kinder die Grundschule besuchen — also bis zur 6. Klasse oder bis zum Alter von etwa 12 Jahren —, seinen hauptsächlichen Beitrag zu den von der Gesellschaft für wichtig gehaltenen Sozialisationsprozessen leistet. Wenn das stimmt, dann würden es diese Persönlichkeiten nicht für notwendig erachten, weitere Schulstunden für die erforderliche Sportbetätigung und Leibeserziehung zu opfern. Man würde annehmen, daß andere Institutionen der Gesellschaft und die Familie reichlich Gelegenheit zu freiwilliger Sportbetätigung für ältere Kinder und Erwachsene bieten. Diese Art der Argumentation, die zwar nur selten in der Literatur über Erziehungsfragen oder die Soziologie des Sports offen ausgesprochen wird, scheint uneingeschränkt auf die Schulsysteme zuzutreffen, die den Sportprogrammen im offiziellen Lehrplan wenig oder keine Zeit widmen.

2. Ein Hindernis unserer Tage ist das finanzielle Problem, dem die Schulen und Universitäten gegenüberstehen. Die Schulbehörden sind gezwungen, die einzelnen Lehrplan-Anträge je nach ihrer Priorität in Bezug auf ihre Wirksamkeit zur Errei-

---

[12] P. W. Briggs: The Opportunity to be Relevant. Journal of Health, Physical Education, and Recreation, 41—45 (May 1970).

chung der Erziehungsziele einzustufen. Manche wünschenswerten Programme werden dabei eliminiert, obgleich ihr erzieherischer Wert anerkannt ist. In unserem Lande erleben wir die Eliminierung teurer Sportarten aus den gemeinsamen Sportprogrammen der Schulen und Colleges aufgrund ihrer hohen Kosten. Gleichzeitig macht man die Feststellung, daß die Anzahl der Mannschaften und der Teilnehmer bei bestimmten „billigeren" Sportarten wie etwa Fußball, Rugby, Volleyball und Judo ansteigt. Manche Schulen geben die interschulischen Sportprogramme gänzlich auf.

3. In manchen Ländern, in denen der Wettkampfsport nicht von Schulen und Universitäten, sondern von Sportvereinen getragen wird, kann man annehmen, daß diese Sportvereine auch weiterhin die Heimat des Wettkampfsports bleiben werden und der Sport auch in den kommenden Jahren keinen vorderen Platz im Lehrplan der Schulen einnehmen wird.

4. Einige Erzieher glauben, daß der Sport nicht „akademisch" sei, und sind nicht bereit, ihn in den akademischen Lehrplan aufzunehmen.

Schlußbemerkung

Bei der Abwägung der positiven und negativen Faktoren scheint mir das Übergewicht auf der positiven Seite zu liegen. Es mag daher nicht überraschend sein, zu hören, daß meiner Meinung nach in Zukunft der Sport einen bedeutenden Platz in den Lehrplänen von Schulen und Colleges behalten oder erhalten wird. Die Formen, die der Sport annehmen wird, die Organisationspläne, die Arten, wie er in den Lehrplan eingebaut wird, und ähnliche verwaltungstechnische Überlegungen, werden sich weiterhin erheblich voneinander unterscheiden. In der Zukunft werden wir bedeutsame Veränderungen in dieser Hinsicht erleben. Ich glaube, daß das „Wesen des Sports" — wenn man ihn richtig begreift und in die Tat umsetzt — von den Persönlichkeiten, die über Erziehungsfragen entscheiden, anerkannt und geschätzt werden wird; sie werden den Sport in die Lehrpläne der Schulen und Universitäten aufnehmen als ein fundamentales Element im Rahmen der allgemeinen Ausbildungsmöglichkeiten, die man allen Schülern und Studenten auf gemeinsamer Basis zugänglich machen sollte.

Literatur

Caillois, R.: Man, Play and Games. New York 1961.
Cratty, B. J.: Social Dimensions of Physical Activity. Englewood Cliffs/N.J. 1967.
Kenyon, G. S. (ed.): Aspects of Contemporary Sport Sociology. Chicago 1969.
Leonard, G. B.: Education and Ecstasy. New York 1968.
Loy, J. W.: The study of sport and social mobility: In: G. S. Kenyon (ed.): Aspects of Contemporary Sport Sociology. Chicago 1969.
Lüschen, G.: Social stratification and social mobility among young sportsmen. In: J. W. Loy, G. S. Kenyon (ed.): Sport, Culture and Society. New York 1969, p. 258—276.
— (ed.): The Cross-Cultural Analysis of Sports and Games. Champaign/Ill. 1970.
Sage, G. H. (ed.): Sport and American Society — Selected Readings. Reading/Mass. 1970.
Snyder, E. B.: Aspects of socialization in sports and physical education. Quest, Monograph XIV, p. 1—7 (1970).
Stern, B. E.: Socialization and political integration through sports and recreation. The Physical Educator, p. 129 (1968).
Ulrich, C.: The Social Matrix of Physical Education. Englewood Cliffs/N.J. 1968.

Symposion

E. Simon (Jerusalem)

Ich stimme mit H. von Hentig in so vielem überein, daß meine Ausführungen eher ein Kommentar zu ihm sein werden als ein Korreferat. Er sprach u. a. von einer dritten Möglichkeit zwischen oder über der „gezielten" Einzelleistung und der durch Gruppenzwecke und deren Wettbewerb gefährdeten Welt. Diese Möglichkeit nannte er „folgenlose Leistung und zwecklose Welt".

Man darf an Thomas Manns anmutigen Bericht über „Herr und Hund" erinnern. Bauschan hat sein Jagdziel bei dem gemeinsamen Spaziergang hinaus vor die Stadt wieder einmal nicht erreicht, und der Herr tröstet ihn: „Es war nichts, Bauschan ... Aber es ist nicht im mindesten nötig, ihn zu trösten, der Mißerfolg drückt ihn keinen Augenblick nieder. Jagd ist Jagd, der Braten ist das wenigste, und eine herrliche Anstrengung war es doch!"

Das nun gilt, falls es gilt, wohl mehr von Hunden als von Menschen. Der Autor hat sich aber auch über Sport und Mensch geäußert, z. B. in seinem letzten Werk, den „Bekenntnissen des Hochstaplers Felix Krull." Der Hochstapler, unterdessen zum Marquis avanciert, ist in Lissabon eingetroffen, hat schon im Zuge den dort ansässigen Professor Kuckuck kennengelernt und macht nun seiner reizenden Tochter Zouzou fleißig den Hof. Er spielt sogar Tennis mit ihr, obwohl er es nie gelernt hat, oder genauer: gegen sie, im double, und so trägt sie mit ihrem Partner einen allzu leichten Sieg davon. Der Professor kommentiert diese etwas ärgerliche Tatsache mit der Vermutung, ihr Gegner habe sie wohl aus Galanterie gewinnen lassen. Darauf erwidert Zouzou: „Du stehst dem Sport, lieber Papa, fern genug, um zu meinen, daß der Galanterie dabei irgendeine Rolle gebühre."

Auch diese zweite Äußerung Manns zum Thema Sport, obwohl schon etwas ernster, bleibt noch auf der hellen Weltseite und klingt nur fechterisch, keck und heiter, nicht aggressiv und bitter. Wenn aber später ein Stierkampf kommentiert wird, taucht der Schrecken vor uns auf, der die Entstehungszeit des Buches beherrschte: „Aber das war eben der Jux (auf Kosten des Stiers, des rettungslos verlorenen, wie immer der Kampf auch ausgehe), eben der Jux, der in die Andacht zum Blute volkstümlich einschlägig war."

Wie finden wir uns nun zurecht zwischen den drei Kombinationen: Sport als herrliche Anstrengung oder folgenlose Leistung, Sport im eleganten Florettstil des Tennis; Sport als massiger Auftakt zur volkstümlichen Musik aus Marsch und Blut?

Zunächst sei festgestellt: Erziehung zur sportlichen Fairneß im Schulalter ist etwas anderes als die Berufsvorbildung künftiger Sportler. Für ihre Gruppenkämpfe brauchen sie Korpsgeist, gutes Zusammenspiel mit Rücksicht auf die Mitspieler, aber auch die anfeuernde Unterstützung der Zuschauer, ihr Klatschen und Zurufen im dröhnenden Takt, besonders bei Wettbewerben zwischen Mannschaften verschiedener Nationen. Diese Hilfsaktionen sind offenbar förderlich für Höchstleistungen, aber pädagogisch gefährlich und auch politisch oft ein Sprengstoff.

Der erste, der sich gegen den Korpsgeist ausgesprochen hat, war Pestalozzi; er fürchtete seinen trennenden Einfluß zwischen den Gruppen mehr, als er seine zusammenhaltende Wirkung innerhalb der Gruppe schätzte. Proudhon hielt den Gruppenegoismus für gefährlicher als den individuellen, und John Stuart Mill entlarvte in seinem Essay „On Liberty" die öffentliche Meinung als den Diktator, welcher die Demokratie gefährden kann. Siegfried Lenz weiß in seinem Sportroman „Brot und Spiele" davon zu erzählen, wie selbst innerhalb desselben Clubs der Wettbewerb zwischen zwei Sportgrößen zu heimtückischen Sabotageakten führt.

Am grundsätzlichsten wird die Frage des Gruppenegoismus und ihres Wettbewerbs, also ein vom öffentlichen Leistungssport untrennbares Element, in Henri Bergsons Buch „Les deux sources de la morale et de la religion" (Die beiden Quellen der Moral und der Religion) behandelt. Seine Grundthese ist die folgende: Je kleiner die konkurrierenden Gruppen sind, desto eher ist ein friedlicher Ausgleich der Interessen durch rationale Argumentation und den Appell an moralische Instanzen herzustellen. Die größten Gruppen, bei denen diese Mittel im günstigsten Fall noch wirken mögen, sind Parteien oder Klassen innerhalb desselben Staates. Hier haben Schiedsgerichte aller Art eine Chance, den Gegnern gewalttätige Auseinandersetzungen zu ersparen.

Anders steht es, nach Bergsons Meinung (der ich mich leider anschließen muß), um den Zusammenstoß zwischen Staaten. Ohne eine überwölbende Menschheitsreligion, die uns alle als Kinder des einen Vatergottes, also als Brüder versteht, wird es immer wieder Kriege geben. Selbst der olympische Sport übernimmt sich, wenn er, gleichsam als Ersatzreligion, diese Funktion zu erfüllen glaubt.

Die Menschheitsreligion ist für Bergson mit keiner der bestehenden Kirchen identisch. Sie müßte der Glaube an die Propheten Israels und an Jesus sein, der auf dieser Erde praktiziert würde. Die nächste Annäherung an die Menschheitsreligion sah Bergson in der katholischen Kirche, zu der er, ein in Warschau geborener Jude, übergetreten wäre, hätten nicht Hitlers Pogrome seinen Stolz und seine Würde daran gehindert. Trotzdem verfügte er in seinem Testament, daß er auf einem katholischen Friedhof zu beerdigen sei, was auch geschah. Sie werden verstehen, daß ein religiöser Jude Bergson nicht auf diesem ganzen Wege folgen kann; er wird sich von ihm trennen, wo er von Jesus als Christus, d. h. als gekommenem Messias zu sprechen beginnt, und sich mit dem Glauben an die Propheten Israels und seine Patriarchen begnügen. Nach einer anderen Seite hin aber möchte ich über Bergson hinausgehen. Auch wir, die im Wagnis des Glaubens stehen, sollten unsere Bundesgenossen überall da aufsuchen, wo die Einheit der Menschheit ehrlich erstrebt wird, selbst wenn kein religiöser Glaube als Motiv dahinter steht, vor allem also bei humanistischen Sozialisten. Ich darf mich in dieser Haltung auf eine Stelle im palästinensischen Talmud berufen, welche Gott sprechen läßt: „Mögen sie mich nur verlassen, wenn sie meine Lehre beherzigen ...!"

Aus solchen Erwägungen heraus erlauben Sie mir, auf zwei Wege hinzuweisen, die ganz profan begründet worden sind, aber vielleicht Auswege aus unserem Dilemma „Sport und Konflikt" sein könnten.

Der erste Weg wurde von A. S. Makarenko, dem großen russischen Pädagogen nach der Revolution erfolgreich versucht, bis ihm die Schulbürokratie sein Werk aus den Händen schlug. Da er sein „Pädagogisches Poem" in der Prosa einer Arbeitskolonie für straffällig gewordene Jugend zu verwirklichen hatte, organisierte er sie militärisch in kleinen, streng disziplinierten Gruppen. Doch suchte er die Risiken dieser Struktur dadurch zu neutralisieren, daß die Zusammensetzung der Gruppen ständig wechselte, so daß sich kein Korpsgeist bilden konnte. Auch die Funktionen rotierten, wodurch die Befehlshaber von heute morgen wieder gehorchen mußten und die Gehorchenden befehlen durften.

Der zweite Weg wurde und wird zum Teil noch in den israelischen Kibbuzim versucht. Etwa 45% aller Mitglieder haben in einem der zahlreichen Ausschüsse Sitz und Stimme, natürlich zusätzlich zu ihrer Mitgliedschaft in der allgemeinen Versammlung, welche die höchste Instanz des Kibbuz bildet. Die Kinder haben ihre eigene kleine Landwirtschaft, im Anschluß an den Schulunterricht. Auch er wird unter das Rentabilitätsprinzip gestellt, nicht gerade um Defizite zu vermeiden, sondern um den Arbeitsernst zu erhöhen und die Arbeit weder zum Spiel noch zum pädagogischen oder therapeutischen Mittel herabzusetzen.

Es bleibt die Frage nach den Grenzen der Anwendung und den Übertragungsmöglichkeiten solcher Beispiele. Makarenko hatte die besondere Chance, sozial benachteiligte Jugend dadurch zu produktiven Hochleistungen zu bringen, daß er das ihnen aufgezwungene Minus durch ein Plus an Forderungen ausglich, mit denen sich diese identifizieren konnten. Dieses scheinbar paradoxe Wagnis glückte ihm, weil er ein charismatischer Pädagoge positivsozialer Richtung war. Hier liegt eine Grenze; denn Charisma ist nicht übertragbar und kann, falls es aus nur ideologischen Gründen imitiert oder vorgeschützt wird, ein gefährlicher Sprengstoff werden und ist es geworden.

In den Kibbuzim ist die weitgehende Aufteilung der Verantwortlichkeit und die Rotation der Verantwortlichen durch die zunehmende Spezialisierung und Technisierung eingeschränkt, aber nicht aufgehoben worden. Vielleicht ist dieser Prozeß in einer Leistungsgesellschaft unvermeidbar. In einer Erziehungsgemeinschaft, wie die Schule sie sein sollte, wäre es angebracht, Makarenkos Experiment und das der Kibbuzim, welche zum mindesten nicht mißglückt sind, wieder einmal unter Beweis zu stellen, besonders in der sportlichen Erziehung, als ein prophylaktisches Gegengift.

M. H. Rassem (Salzburg)

Im Folgenden sollen einige ergänzende Bemerkungen zum Thema: Sport als isolierte und integrierte Institution vorgetragen werden, wie sie sich mir unter den Gesichtspunkten der Kultursoziologie aufdrängen.

Der Sport ist eine soziale Tatsache („un fait social"), die von den politischen Instanzen als solche akzeptiert wird. Er wird deshalb auch von den bildungspolitischen Instanzen akzeptiert und natürlich von der praktischen Pädagogik. Aber es ist eins, etwas zu akzeptieren und zu fördern, und etwas anderes, seinen Sinn theoretisch zu begründen. Offensichtlich ist es kontrovers, welchen Sinn der Sport im pädagogischen Curriculum hat, bzw. welchen Sinn man ihm verleihen soll. Es wäre einfach, diese Sinnfrage zu beantworten, wenn man einen paramilitärischen Zweck im Auge hätte wie z. B. Platon und der sogenannte „Spötter" Lukian — oder paraökonomische Zwecke wie die deutschen Philanthropisten. Solche direkten Zweckbestimmungen sind sicher von großer Bedeutung, aber der Sport ist ein sehr komplexes Phänomen[13], das man rein teleologisch nicht fassen kann. Letztlich kann man keine Institution nur durch ihre Funktionen beschreiben.

Und zweifellos ist der Sport eine Institution, er ist ein künstliches Gebilde. Die Sports (Sportarten) beruhen in vielen Fällen auf natürlichen Handlungen des Menschen, aber doch sind sie künstliche Regelsysteme und Bedeutungssysteme, sie haben etwas Ritualistisches. Zwar sind diese Systeme oder Institutionen, wie alles Künstliche, veränderbar — aber trotzdem haben sie ein starkes Beharrungsvermögen. Sie üben eine gewisse Faszination und einen gewissen Zwang aus, ungefähr so wie ein gut gelungenes Bild oder Symbol, eine „Gestalt". Es ist nicht leicht, sich diesem formalen und semantischen (also nicht nur organisatorischen) Zwang zu entziehen; das gilt auch für nicht-kompetitive, für rein pädagogisch gemeinte oder für nur private Ausübung der Sportarten. Die sicher nützlichen pädagogischen Modalitäten, die H. von Hentig in seinem Referat vorgeschlagen hat[14], werden daran im großen und ganzen nichts ändern; der Unterschied von „Zwang" (Pflicht) und „Verführung" (Gelegenheit) betrifft wohl nur den Modus der Einleitung. Ob man ins Wasser geworfen oder hineingelockt wird — Schwimmen wird man so, wie die „patterns" der Schwimmkultur es vorschreiben. Der „freie Stil" ist kein spontaner Stil, sondern nur ein anderer als das Brustschwimmen. Das Mißtrauen gegen die Institutionen, wie es heute häufig formuliert wird, kann die Akzente verschieben, zugunsten etwa der Spontaneität, zuungunsten etwa der Autorität — aber es kann unmöglich das anthropologische Gesetz aufheben, nach welchem der Mensch in Institutionen lebt, weil er von kulturellen Errungenschaften zehrt.

Der Sport ist eine kulturelle Institution, aber eine besondere. Denn hier ist die Verschmelzung der kulturellen Regel mit der natürlichen Grundlage so dicht, daß wirklich eine „zweite Natur" entsteht. Wenn irgendwo, dann kann man hier von einer „Dialektik der Kultur mit der Natur" sprechen. Und dies ist sicherlich ein Grund, warum sich die Pädagogik seit Jahrtausenden für dieses Thema interessiert. In den Leibesübungen kann am ehesten und einfachsten die alte Forderung erfüllt werden, daß die Erziehung im Körperlichen beginnen müsse und daß ihre Ergebnisse in der erzogenen Person nicht nur intellektueller, sondern habitueller Art sein sollen. Es sollen körperlich fundierte Gewohnheiten gebildet werden, eben das, was man in der philosophischen Anthropologie „eine zweite Natur" nennt, eine kontrollierte Gewohnheit (habitus), die über die unwillkürliche hinausgeht. — Das pädagogische Interesse für den Sport wurde in der Philosophie dort wach, wo die Wendung gegen den Intellektualismus der Sophisten vollzogen wurde. In der Erziehung

---

13 Vgl. dazu Z. Krawczyk et al., S. 60–67 in diesem Band.
14 Vgl. S. 107–111.

der Neuzeit wird die körperliche Ertüchtigung offensichtlich da besonders betont, wo man einen extremen Spiritualismus oder einen extremen Dogmatismus, oder einfach das Nur-Literarische zurückdrängen will — zugunsten einer Ausbildung für das praktische, politische Leben, zugunsten einer wirksamen Moral. Das ist bei John Locke und David Hume ziemlich evident. Und in Kants Pädagogikvorlesung kommt sehr klar und differenziert heraus, daß die „Kultur der Gemütskräfte" einen physischen Unterbau haben muß — der nicht gegeben ist, sondern gebildet wird.

Ich will daraus eine vorsichtige, zurückhaltende Folgerung ziehen. Die positive Einstellung der Pädagogik zum Sport kann man negativ begründen, nämlich so: Die Pädagogik will verhindern, daß der einzelne Mensch seine persönliche „Dialektik mit der Natur" verliert, weil er dadurch jedenfalls einen fundamentalen Mangel an persönlicher Kultur und an „physischer Bildung des Geistes" (Kant) erleiden kann. Wie immer die Moral eines Menschen geistig fundiert sein mag, ohne eine gewisse psychophysische Widerstandskraft wird sie in den schwierigen Situationen des Lebens nicht durchgehalten werden können. Diese praktische, politische Erfahrung ist der einfache Grund, weshalb die Erzieher, die an den Charakter des Menschen denken, seinen Körper nicht zu vernachlässigen wagen.

Mit der Formulierung dieser Notwendigkeit ist nun freilich nichts Positives garantiert, d. h. es ist nicht garantiert, welche Rolle der gefestigte Charakter spielen wird, oder — um marxistisch zu sprechen — welche „Charaktermaske" er aufsetzen wird oder welche ihm aufgesetzt wird. — In jedem Falle bleibt das große Problem des „Transfers", das man etwa so ausdrücken mag: Kann die durch Sport erworbene „zweite Natur" als Haltung (Ethos und Attitüde) im Leben „durchgehalten" werden und wieviel von dieser in der Vitalsphäre formierten Kultur-Natur geht in das Leben als Ganzes ein? Es wird schwer sein, hier stringente und einigermaßen generelle Ergebnisse zu erbringen. Andererseits muß man sich davor hüten, die Existenz von Zusammenhängen abzustreiten, nur weil man sie wissenschaftlich nicht „exakt" erfassen kann — oder doch nicht so eindeutig fassen kann, wie jene antipositivistischen Autoren es wollen, die in ihrem Widerwillen gegen „systemstabilisierende" Kräfte dem Sport eine sehr hohe Transferleistung attestieren (etwa U. Prokop[15]; schon A. Peters[16] hat den Sportler als den eigentlich „betriebsamen" Typus unserer Zivilisation aufgefaßt).

Ich komme zu einem zweiten Teil, in welchem ich das soziale Faktum Sport, die Institution Sport etwas näher zu charakterisieren versuche. Ich möchte hier ein vergleichendes, ein komparatistisches Verfahren skizzieren; mehr als eine grobe Skizze ist es nicht. Ich meine, daß man den modernen Sport als Phänomen dann deutlich und profiliert erkennen kann, wenn man ihn mit ähnlichen, benachbarten Phänomenen vergleicht. Durch eine solche vergleichende Untersuchung würde sich zeigen, daß der moderne Sport eine „entmischte", eine von gewissen Elementen weitgehend gereinigte Institution ist. Oder, um es vorsichtiger auszudrücken, man kann in vielen modernen Sportarten eine Purifizierungstendenz beobachten. Und ebenso die gegenläufige Tendenz, nämlich das Wiedereindringen von Elementen, die zuerst ausgeschieden worden waren.

Dem modernen Sport fehlen zunächst die verbalen, mythologischen, theatralischen, erotischen Elemente, wie sie zum Beispiel das mittelalterliche (und barocke) „Turnier" aufweist. Der moderne Sport vollzieht sich schweigend. Die rituellen Anreden an den Gegner und an das Publikum beschränken sich auf ein Mindestmaß; rhetorische Schulung der Kämpfer in homerischem Ausmaß ist nicht notwendig. Auch treten die Mannschaften nicht als Repräsentanten mythologischer Mächte auf, sie repräsentieren lediglich Vereine oder Länder. Nun werden Sie sagen, daß der plaudernde Stadionsprecher und die Sportpresse längst dieses verbale Element hinzugebracht haben; ein französischer Autor[17] hat die „Tour de France" mit einem homerischen Epos verglichen und ganz allgemein spricht man von einer Art Mythologie, die der Sport erzeugt. Aber zweifellos ist diese Mythologie nicht direkt aus dem Sportritual entstanden, sondern additiv hinzugekommen. Es gibt andere Sportarten, etwa das deutsche Turnen, in denen das verbale Element mit der Zeit substrahiert wurde, wodurch eine gewisse Entpolitisierung erfolgte. Interessant ist die neueste

---

15 Soziologie der Olympischen Spiele. München 1971.
16 Psychologie des Sports. Leipzig 1927.
17 R. Barthes: Mythologies. Paris 1957.

Entwicklung, die sich abzeichnet in dem Angebot verbaler Schulung für Wettkämpfer, wie es H. Lenk am ersten Tag dieses Kongresses gemacht hat[18]. — Was nun das Erotische betrifft, so ist es latent (und vielleicht verdrängt) im modernen Sport vorhanden; aber es kommt nicht zu einem direkten sozialen Ausdruck und einer expressiven Aussage wie etwa im mittelalterlichen Turnier, ganz zu schweigen von dem Zweck eines archaischen Wettlaufes, den Partner einer „heiligen Hochzeit" zu bestimmen.

Das Purifizierungsprinzip zeigt sich auch im Kostüm, in der Kleidung des Sportlers, der in früheren Jahrhunderten meist in seiner zivilen Tracht abgebildet wird, also symbolisch nicht aus dem sozialen Kontext heraustritt — während er heute entweder rein funktionell gekleidet ist oder ein stilisiertes eigenes Kostüm hat. Es ist ein adrettes Kostüm und nicht die mit Dreck beschmierte nackte Haut der Griechen (Lukian, Anarcharsis 2 und 28). Der moderne Sport gehört nicht mehr in das „römisch" orientierte Zeitalter der Neuzeit, sondern schon in das „hellenische" — aber das heißt wohl, er ist stilisiert „klassizistisch". Der Übergang zur Gesichtsschminke der Television ist ihm möglich — die brutale Körperbemalung (eigentlich ein „Bewurf") der griechischen Athleten mit Ziegelstaub usw. gehört einem anderen Jahrtausend an.

Der Sport ist bekanntlich manchmal aus dem volkstümlichen Brauch, aus volkstümlichen Festen heraus-destilliert worden. In seiner strengen Form verzichtet der Sport dann auf gewisse Elemente des Brauchtums, also auf die Musik, auf das Trinken, auf Umzüge und auch Tumulte, auf den Zusammenhang mit dem Kalender und manchmal mit einem kirchlichen Fest. Diese Elemente kommen dann oft zurück, sie werden eventuell als Störung oder als „Auswüchse" empfunden. Manchmal werden sie bewußt hinzugefügt, wie etwa bei der Olympiade, die ein gewisses Zeremoniell entwickelt hat, das man nicht mit dem Demeter- oder Zeus-Kult antiker Spiele auf eine Stufe stellen wird, denn es ist keine „Religion" — wenn auch eine ernste „Bindung", die sich, trotz mancher Angriffe, Respekt verschafft hat.

Wichtig ist der Siegespreis. Das agonale Prinzip, das im Sport dominiert, bewirkt verschiedenartige Gratifikationen, aber man versucht auch hier, einen gewissen Purismus durchzuhalten. Es soll der Umschlag ins Kommerzielle verhindert werden. Das hat gute Gründe. Aber merkwürdig ist es, daß auch das Prinzip der Wette, also der finanziellen Herausforderung heute fast verschwunden ist, obwohl diese Art von „Engagement" in der Genesis des Sports (zum Beispiel in England) eine so große Rolle gespielt hat. Das Wetten ist heute eine Sache des Publikums, nicht des Sportlers selbst, der als Amateur nicht um seinen eigenen Sieg wetten darf. Diese Form der Herausforderung ist aus der aristokratischen Sphäre in den drittklassigen Zirkus abgesunken. — Aber auch direkte soziale oder politische Konsequenzen werden aus Sieg oder Niederlage nicht gezogen. Es gibt zwar ein „Sportprestige" privater und nationaler Art; aber es steht de facto keine private Existenz und auch nicht die Souveränität eines politischen Territoriums auf dem Spiel, wenn die Könige des Sports kämpfen. Es ist interessant, wie der Sport in seiner eigenen Bedeutungs-Sphäre bleibt, trotz der ungeheuerlichen Aufregung, die er manchmal verursacht.

Man könnte dieses Prinzip der Entmischung oder der Purifizierung noch in Bezug auf einige andere Elemente oder Momente diskutieren. Ich beschränke mich auf einen letzten Punkt: Der moderne Sport betont bekanntlich die Geschicklichkeit („skill"), den Charakter, den Willen, die Disziplin. Gewiß sind im Sport enthusiastische, auch rauschhafte Momente enthalten, „ilinx", um die Terminologie zu gebrauchen, die sich bei R. Caillois[19] findet. Aber dieses rauschhafte Element wird limitiert durch eine „asketische" Grundhaltung. Es wird mehr auf die Leistung des reinen Willens und des moralischen Charakters gesehen als auf die Ekstase um jeden Preis. Daher ist Diät zugelassen, aber Drogen sind verboten. Aber wo ist die Grenze zwischen dem „reinen Willen" und der Selbstsuggestion, der Hypnose durch einen Trainer? Man muß nur einen Blick in Berichte über die tibetanische Kultur werfen, um zu wissen, was Suggestion für die körperliche Leistung bedeutet. Im übrigen werden die Druckschriften und Akten dieses Kongresses manche Hinweise auf solche Geheimnisse enthalten und es wird klar werden, daß der philosophische Voluntarismus des 18. oder 19. Jahrhunderts heute eine verwirrende Begegnung mit medizinischen und psychologischen Praktiken durchmacht. Auch die Begegnung mit der Technik kann einen Umschlag bewir-

---

18 Vgl. S. 15–17.
19 R. Caillois: Die Spiele und die Menschen. München 1963.

ken. Denn die sportliche Geschicklichkeit hatte zwar stets „technische" Momente an sich — aber nicht im Sinne einer laboratoriumsmäßig und wissenschaftlich fundierten Grundlagenforschung, die heute stellenweise die puristische Trennung von Sport und Industrie schon aufhebt.

Versuchen wir nun, aus dem Gesagten einige Folgerungen für die Pädagogik anzudeuten. Die Frage ist, ob der purifizierte Sport, gerade weil ihm gewisse Elemente fehlen, besonders gut für pädagogische Zwecke dienen kann — oder ob gerade aus der „Spezialisierung" der Leibeserziehung Probleme für eine höhere, integrative Pädagogik erwachsen? Zunächst wird man feststellen: Der moderne Sport zeigt in seinem Stil und in vielen seiner Gattungen deutlich den Einfluß der Pädagogen — nicht nur ihrer manchmal etwas pedantischen Disziplin, sondern auch ihrer gestalterischen Schöpferkraft. Einige moderne Sportarten und Spiele sind die kreative Invention bestimmter, historisch bekannter Erzieher, oder mindestens die von diesen Organisatoren geleistete Normalisierung, Disziplinierung, Transformation gewisser volkstümlicher Spiele oder ritterlicher Exerzitien. Allerdings sind diese Erfindungen oder Transformationen nicht unter der sozialen Kontrolle der Pädagogik geblieben und auch nicht unter der Kontrolle bestimmter Vereinigungen oder sozialer Schichten. Diese Kreationen führen heute als Leistungssport oder Professionalsport ein durchorganisiertes, legendenumwobenes, öffentliches Leben; teilweise verlieren sie den puristischen Zug, teilweise verstärken sie ihn. Jedenfalls ist die heutige Pädagogik gezwungen, diese herkömmlichen Sports wieder auf die pädagogische Stufe zurückzuholen und da festzuhalten — das muß irgendwie möglich sein und wird jedenfalls versucht. Vielleicht werden neue Erfindungen von den gefährdeten Schulen ausgehen wie in den Tagen eines Thomas Arnold oder von volkstümlichen aktiven Humanisten, wie Gutsmuths einer war. Da und dort wird der Versuch gemacht werden, den puristischen Charakter des Sports an den Schulen zu mildern und eine direktere Verbindung zu suchen zu ästhetischen, sozialen, festlichen und auch politischen Elementen. Die alte Einheit der Leibesübungen mit Tanz und Theater, also mit Benehmen und Darstellung im weitesten Sinn, ist in einigen Schul- oder Hochschulsystemen noch erhalten — diese Einheit kann vielleicht wiederbelebt werden.

Man kann schwer voraussagen, welche Verbindungen der Sport in Zukunft eingehen wird, womit er sich mischt und wovon er sich trennt. Jedenfalls hat er, chemisch gesprochen, viele „Valenzen", die ihn zu neuen Verbindungen befähigen.

P.-O. Åstrand (Stockholm)*

Ich möchte mich bezüglich einiger häufig zu findender Verallgemeinerungen äußern. Um es gleich in einer provozierenden Form zu sagen: zwischen der Ideologie und Physiologie von Sport und Spiel einerseits und den Realitäten, denen sich Sportlehrer, Trainer und Sporttreibende auf der anderen Seite gegenübersehen, klafft eine breite Lücke.

Vom physiologischen und medizinischen Standpunkt aus betrachtet stellt körperliche Aktivität einen positiven und wesentlichen Teil menschlichen Lebens dar. Sie verbessert die kreislaufabhängige Leistungsfähigkeit und die Funktion der lokomotorischen Organe — der Muskeln, Gelenke und Sehnen. Dies sind unwiderlegbare Tatsachen. Darüberhinaus gibt es zahlreiche Äußerungen, in denen festgestellt wird, daß körperliches Training auch auf die geistige Gesundheit positive Auswirkungen hat. Betrachtet man den geradezu phantastischen Zuwachs an Kosten, der in den meisten hochtechnisierten Ländern für die medizinische Versorgung erforderlich ist, dann wird einem auch die Notwendigkeit einer energischen Bekämpfung der sogenannten degenerativen Erkrankungen, einschließlich kardiovasculärer Leiden, klar. Körperliche Inaktivität scheint einen bedeutenden Risikofaktor darzustellen. Das Ziel, daß wir anstreben sollten, ist *der Sport für alle*. Indessen gibt es Millionen von Schweden, Deutschen, Amerikanern etc., und zwar handelt es sich dabei jeweils um die Mehrheit der Bevölkerung, die körperlich faul und gewohnheitsmäßig träge sind. Als Sportlehrer, Gesundheitserzieher, Physiologen und Ärzte haben wir es versäumt, diesen Leuten entsprechende Motivationen, Argumente, Anregungen und Anweisungen zu liefern.

---

* Übersetzung aus dem Englischen.

Leute mit einer etwas differenzierteren Persönlichkeit, allerdings in der Minderheit, zeigen sich bestimmten Gesundheitsbelangen gegenüber aufgeschlossen und interessiert; das trifft z. B. für Fragen der Ernährung, des körperlichen Trainings, der Zahnpflege, der nachteiligen Wirkungen des Rauchens zu. Dabei handelt es sich um denselben Personenkreis, dem wir in den verschiedenen Zusammenkünften und Diskussionen gegenüberstehen. Unglücklicherweise können wir aber die meisten anderen Menschen mit unserer „Botschaft" nur unter größten Schwierigkeiten erreichen.

Ich will meine Klagen verdeutlichen:

1. In den Schulen können wir jeden einzelnen ansprechen. Im Biologieunterricht besteht aber z. B. die Neigung, Details zu analysieren; man zerreißt den Körper in einzelne Stücke und beschreibt den Aufbau und die Funktion isolierter Zellen und Organe, vergißt aber, die Zellen wieder zusammenzusetzen und über die Funktion und die Pflege des ganzen Körpers etwas zu sagen. In den Lehrbüchern der Physiologie für Medizinstudenten findet man in der Regel 999 Seiten, die mit derartigen Analysen angefüllt sind. Nicht einmal eine einzige Seite widmet man Fragen des körperlichen Trainings, der Ergonomie und präventiven Aspekten der medizinischen Physiologie. In Lehrbüchern der Biologie für College-Studenten kann man auf 20 Seiten eine ins einzelne gehende Darstellung des Zitronensäure-Zyklus nach Krebs finden und 10 Seiten, auf denen von der Biochemie des genetischen Codes die Rede ist. Die Auswirkungen körperlichen Trainings aber handelt man in ein paar Zeilen ab. Um es nun allgemein und in Form einer Bitte zu sagen: Das Thema Theorie und Praxis von Sport und Spiel sollte in den Schulen auf einer wesentlich breiteren Basis behandelt und in den Gesamtunterricht integriert werden.

2. Es kommt mir bedenklich vor, daß in vielen Schulen dem Gesichtspunkt des Wettkampfs zu viel Bedeutung beigemessen wird. In einer bestimmten Weise ist jegliche Form des Wettbewerbs etwas Undemokratisches, da der Erfolg ganz wesentlich von der naturgegebenen Veranlagung des einzelnen abhängt. Eine Minderzahl von Schülern und Studenten kann sich durch ein Wettbewerbsklima angeregt fühlen. Persönlich habe ich nie Anzeichen dafür gesehen, daß durch Sport und Spiel faires Verhalten, sportliche Haltung und Sozialisierung begünstigt werden. So möchte ich zum Beispiel die Unterstellung wagen, daß es zwei Arten von Spiel gibt: Das eine wird beim Unterricht der Klasse und in Anwesenheit des Lehrers gespielt; da läuft in gewisser Beziehung alles glatt und regelrecht ab. Wenn sich Mädchen und Jungen dagegen den „Feinden" von einer anderen Schule oder einem fremden Verein gegenübersehen, dann verbergen sie die gemachten Fehler, als ob es gälte, einen Test für die Erlangung einer wichtigen Schauspielerrolle zu bestehen. Nein, die Soziologie und Ideologie des Sports und der Spiele und auch die der Sporterziehung sind mit falschen Bewertungsmaßstäben geradezu überladen. Viele Leute sind angesichts der Zwiespältigkeit und des Mangels an Realismus im Bereich des Sports verwirrt und besorgt; dies trifft in besonderem Maße da zu, wo es um wettkämpferische Aktivitäten geht.

Viele Menschen schätzen den Wettkampf und sind in der Lage, seine anregenden und erzieherischen Elemente positiv zu verarbeiten. Meiner Meinung nach betreibt man in Schweden eine kluge Politik. An den Schulen und Universitäten sind Lehre und Lehrplan fast ausschließlich auf allgemeines Training und körperliche Ertüchtigung hin ausgerichtet. Zeit und Mittel, die auf kompetitive Sportarten und auf das Training von Leistungssportlern verwandt werden, sind dagegen beschränkt. Man bemüht sich vielmehr darum, Dienstleistungen und Erziehung für jedermann verfügbar zu machen, wobei sowohl der Behinderte als auch der körperlich Gesunde eingeschlossen sind. Schüler und Studenten, die hinsichtlich Wettkampfsport begabt und interessiert sind, regt man an, einem der vielen, von den Schulen normalerweise unabhängigen Sportclubs beizutreten. Nach Beendigung der schulischen Ausbildung ist es dann für den ehemaligen Studenten ganz natürlich, seine sportlichen Aktivitäten im Rahmen des Sportvereines weiterzuführen.

3. In den Lehrplänen der Ausbildungseinrichtungen wird zu viel Wert auf spezifische, sehr konstruiert und künstlich wirkende Aktivitäten gelegt; und das auf Kosten von Übungsprogrammen, die sich auch für einen Menschen eignen würden, der älter als 25 Jahre ist. Und nun eine Frage: Wie viele von denen unter Ihnen, die älter als 30 Jahre alt sind, haben während der letzten Jahre Hochsprung, Turnen am Barren, Fußball, gestoppten Hundertmeterlauf oder etwa das Stehen auf dem Kopf oder auf den Händen geübt?

Diskussion

Diese Art von Betätigung eignet sich für junge Leute. Eine Erziehung indessen, die den „Sport für alle" anstrebt, um auf diese Weise den einzelnen zur Fortführung einer sportlichen Betätigung auch nach Beendigung seiner Schulzeit anzuregen und zu motivieren, wird trotz aller gebotenen Dringlichkeit bis heute vernachlässigt.

Angesichts dieser Situation berührt es merkwürdig, wenn man dann auf den gewohnheitsmäßig inaktiven 40jährigen stößt, der aufgerüttelt und erschreckt vom Herztod eines Freundes, oder, nachdem er eine zunehmende Atemnot beim Treppensteigen bemerkt hat, sich dazu entschließt, nun endlich etwas zu tun. In der Regel weiß er dann nicht einmal, wie er sein Vorhaben verwirklichen soll und schadet sich möglicherweise selbst, indem er die Dinge am verkehrten Ende beginnt.

Diskussion

Ter-Owanessjan: Ich möchte einige Worte zum Vortrag von Herrn von Hentig sagen. Ich glaube nicht, daß es sinnvoll ist, den Sport als Lehrgegenstand zu liquidieren, weil es doch darum geht, was und wie überhaupt gelehrt werden soll. Ich würde einen anderen Vorschlag machen: darauf zu verzichten, noch in der Mittelstufe elementare Leibesübungen zu lehren, und stattdessen ein wirkliches Sportprogramm anzubieten, das die Kinder nicht unbeteiligt lassen kann.

Die zweite These von Herrn von Hentig war die, daß man im Sport nicht die Zielgerichtetheit unterstreichen solle. Wir können vielleicht die gesellschaftliche Bedeutung des Sports im Unterricht nicht erhöhen, aber deshalb verschwindet sie noch nicht. Und was soll Schlechtes daran sein, wenn wir mit den Kindern darüber sprechen, wozu das führen kann, wenn sie Sport treiben?

Die dritte These war die, daß der Sportpädagoge entprofessionalisiert werden solle. Wir können doch aber dem, der Kindern sportliche Bewegungen beibringt, der die körperliche Entwicklung der Kinder überwacht und sie mit Hilfe des Sports erzieht, nicht den Namen „Pädagoge" verweigern.

Simon: Ich habe in Israel einmal eine halbe Deprofessionalisierung des Sportlehrers dadurch herbeizuführen versucht, daß ich für die höheren Schulen gefordert habe, der Sport solle nicht die einzige Qualifikation eines Lehrers sein, sondern er solle zugleich ein anderes Fach vertreten, vielleicht Biologie oder Englisch. Meine Begründung war doppelt: Ich wollte dadurch erstens dem Sportlehrer seinen Korporalscharakter nehmen und ihn zu einem vollberechtigten Mitglied des Lehrerkollegiums machen; zweitens glaubte ich, daß sein Sportunterricht auch bei den Schülern besser ankommen würde, wenn er nicht einseitig auf dieses Fach eingestellt wäre.

von Hentig: Herr Ter-Owanessjan, ich glaube, daß unsere Standpunkte sich ähnlicher sind, als es zunächst scheint. Ich habe nicht von einer Liquidierung des Sports oder des Sportlehrerberufs in der Schule gesprochen. Meine Frage war vielmehr, ob wir tatsächlich im Unterricht all diese erhabenen Ziele ansteuern sollen, die wir als Werte des Sports bezeichnen. Mir schiene das so widersprüchlich zu dem, was ich als Sinn des Sports ansehe.

Sicher, es gibt Sozialisationsprobleme, Probleme sozialer Schichten, nationale Probleme — aber warum sollen sie gerade durch Sport gelöst werden? Das würde einen Druck auf den Schüler und den Lehrer ausüben, einen Druck, den wir immer fühlen, wenn wir etwas erreichen wollen; man wird dabei ein bißchen an Kant erinnert.

Herr Nixon hat über „soziale Funktionen des Sports" gesprochen. Ich möchte ihn fragen, ob er es nicht besser „gelegentliche Effekte des Sports" hätte nennen sollen. Denn diese Funktionen können doch so einfach nicht operationalisiert werden. Wir können hoffen, daß sie eintreten, sicher können wir nicht sein. Und manche unserer Maßnahmen wie Verpflichtung zur Teilnahme am Unterricht oder der Stundenplan können dazu führen, daß gerade das nicht eintritt, was wir erhofft haben.

In der Frage der Deprofessionalisierung des Sportlehrers würde ich Herrn Simon zustimmen, aber noch ein wenig weiter gehen. Ich gehe davon aus, daß es nur eine Aufgabe des Lehrers ist, im engen Sinn zu lehren, d. h. Information zu vermitteln. Er hat drei weitere: er soll zweitens Gelegenheiten, Anlässe schaffen, Erfahrungen zu machen, man könnte auch sagen: Lernsituationen organisieren. Er soll drittens ein Modell dafür sein, wie Menschen sein können, wenn sie diese und jene Fähigkeiten haben, wie man Erfolg und Mißerfolg verarbeitet — ich sage ein Modell, nicht: ein Vorbild, kein perfekter Mensch, aber ein Mensch, der mit dem lebt, was er lehrt. Viertens muß er ein Freund sein für seine Schüler, der sie schützt, nicht zuletzt vor ihnen selbst, vor übertriebenem Ehrgeiz, vor sozialem Druck in der Klasse usw. Das ist es, was ich Deprofessionalisierung nenne: Lehrer haben häufig nur ihr Fach im Auge, Biologie oder Mathematik, und vergessen, daß das nur eine ihrer Aufgaben ist.

Nixon: Ich würde gern von Herrn von Hentig etwas über das Problem der Auswahl der Unterrichtsinhalte in der Schule hören, nicht nur über den Sport. Das ist ein Problem, das uns alle angeht. Warum soll Sport zu den Gegenständen gehören, die wir in der Schule anbieten? Und noch etwas: Wir sprechen hier von Sport so, als sei er immer dasselbe. Wir sollten berücksichtigen, daß er je nach dem Kontext, in dem er steht, etwas anderes sein kann. Bewegungserziehung in der Grundschule, freiwillige Aktivität im Rahmen von Schulsportgruppen, Wettkampfsport in Universitätsmannschaften, Freizeitsport für Erwachsene usw. sind etwas anderes und haben andere Funktionen.

von Hentig: Herr Nixon, ich baue in Bielefeld zwei Versuchsschulen auf, in denen ich das von Ihnen angesprochene Problem zu lösen suche.[20] Man kann Kinder nicht einfach all den vielen schönen Gegenständen, die es gibt, aussetzen und hoffen, daß sie schon richtig auswählen werden. Man kann ihnen die Wahl aber auch nicht richtig abnehmen. Das ist vielmehr eins der höchsten Ziele mit unseren Schülern, daß sie lernen, wie man auswählen soll — nicht nur im Sport. Und wir tun das, indem wir allmählich die physische, intellektuelle und soziale Umgebung des Kindes auswerten. Unterricht beginnt deshalb in einer kleinen Gruppe in einem Raum, in dem alles zu finden ist, was zum Lernen anregen soll. Dann wird die Gruppe vergrößert, andere Räume werden einbezogen, die Kinder müssen hinausgehen, um ihre Lernmaterialien zu finden. Das muß langsam entwickelt werden. Kinder müssen erkennen, warum es Sprachunterricht, Mathematik, Geographie gibt. Es gibt z. B. nicht Sprache in unserem Leben, es gibt Gespräche mit bestimmten Personen über bestimmte Gegenstände. Sprache ist wie die anderen Fächer eine Abstraktion, die wir in der Schule vornehmen. Das müssen Kinder lernen.

C. Casvikis (Athen): Mir scheint eine große Gefahr für das Individuum und den Sport in den Thesen zu liegen, die Herr von Hentig vertreten hat. Ikarus ist bei seinem Versuch, zu den Sternen zu fliegen, ins Meer gestürzt, weil das Wachs an seinen Flügeln schmolz. Tausende von Jahren später, im Zeitalter der Wissenschaft und der Technik bereiten sich die Astronauten unserer Tage durch gründliches Training unter ständiger wissenschaftlicher Kontrolle auf ihre Unternehmen vor. Wir sollten unsere Schulen dafür ausrüsten, daß sie eine vergleichbare Aufgabe erfüllen können, und sollten die Schüler dazu verpflichten, an Kursen, die sie auf die Aufgaben ihres Lebens wissenschaftlich vorbereiten, teilzunehmen. Thesen wie die von Herrn von Hentig können das Chaos, das zwischen Schule und Wettkampfsport besteht, nur vergrößern.

von Hentig: Ich verstehe die Sage vom Flug des Ikarus anders als Sie. Die Griechen wollten nicht sagen, daß Ikarus eine bessere Ausbildung als Flieger benötigt hätte, sondern daß er nicht hätte versuchen sollen, zur Sonne zu fliegen. Und genau das ist es, was ich sagen will: Wir sollen nicht versuchen, Dinge mit Sport zu tun, die mit ihm nicht getan werden können oder sollten.

Auch die weitere Diskussion nahm vor allem auf die Thesen von Hentigs Bezug. Drei Fragenkreise wurden dabei angesprochen:

— Wieweit ist die Teilnahme am schulischen Sportunterricht den Schülern freizustellen?
— Was ist unter der Forderung nach Entprofessionalisierung des Sportlehrerberufs zu verstehen? Ist sie zu unterstützen?
— Wie ist die Aussage zu bewerten, Sport könne ein „Freiraum" sein?

---

20 Dazu vgl. H. von Hentig: Das Bielefelder Oberstufen-Kolleg. Stuttgart 1971. Ders.: Die Bielefelder Laborschule. Stuttgart 1971.

Diskussion

Zur ersten Frage äußerten sich Åstrand, Burnup (Großbritannien) und Crum (Holland). Burnup und Crum stimmten von Hentig grundsätzlich zu, wollten die Wahlfreiheit jedoch auf die Sekundarstufe eingeschränkt wissen. Die Begründungen dafür waren unterschiedlich. Burnup hielt ein breites, verflichtendes Angebot in der Primarstufe für notwendig, damit Schüler das kennenlernen, unter dem sie später wählen sollen. Crum unterschied den Sportunterricht der Sekundarstufe vom Bewegungsunterricht der Primarstufe. Bewegung sei die Grundlage der Kommunikation mit der Welt; diese Grundlage systematisch aufzubauen, sei eine unverzichtbare Aufgabe der Erziehung bis etwa zum 10. Lebensjahr. — Aus medizinischer Sicht kam Åstrand zu etwas abweichenden Empfehlungen. Es gibt, so führte er aus, zwar bisher keine Evidenz, aber sehr viele Hinweise dafür, daß ein Mangel an physischer Aktivität während des Wachstums negative Auswirkungen hat. Diese Auswirkungen werden dem einzelnen erst in den nächsten Lebensjahrzehnten deutlich, daher denkt er als Kind nicht an sie. Bis etwa zum 12. Lebensjahr kann man Kindern freistellen, ob sie zum Sportunterricht kommen wollen: ihr Bewegungsdrang muß allenfalls gebremst werden. Doch von da an spielen pädagogische Tricks und vielleicht auch ein wenig Zwang eine Rolle. Ein Kind wird nicht freiwillig zum Zahnarzt gehen wollen und muß es doch im Interesse seiner Zukunft tun. Sport ist so vielseitig, daß für jeden eine Aktivität zu finden ist, die ihm gefallen wird. Doch man kann ihm in seinem eigenen Interesse nicht freistellen, ob es überhaupt etwas tun will.

In der Fortsetzung seines Beitrages nahm Crum auch zur zweiten der genannten Fragen Stellung. Der geforderte Bewegungsunterricht auf der Primarstufe erfordere einen sehr viel höheren Grad an Professionalisierung — gemeint wohl: beruflichem Können — als derzeit realisiert, wenn er sinnvoll sein solle. Dem entgegnete von Hentig: Ihm schwebe nicht ein Bewegungsunterricht vor, sondern ein Schultag, in dem Situationen eingebaut sind, die auf natürliche Weise Bewegungen erfordern, die dem Kind Freude machen. In solchen Situationen könne dann der Lehrer helfend eingreifen: „Siehst Du, Klettern macht man besser so!" Das erfordere allerdings ein hohes Maß an „professional skills", aber wohl in anderem Sinne als von Crum gemeint. Von anderer Sicht aus wandte sich Hunold (Berlin-DDR) gegen von Hentigs These: Wenn Sport viele Funktionen hat und zu verschiedenen Zwecken eingesetzt werden kann, muß jemand benannt werden, der das Sporttreiben der Jugendlichen steuert und die Verantwortung dafür trägt; das könne aber nur der Lehrer, und zwar der so weit wie möglich professionalisierte Lehrer sein.

Zum dritten Problem äußerten sich Finke und Lange (beide Bundesrepublik Deutschland). Finke bezweifelte, ob es richtig sei, im Sport einen Freiraum, ein mögliches Kompensationsmittel innerhalb einer durch Leistungsdruck gekennzeichneten Schule zu sehen. Er würde so zum „Komplizen des Leistungsprinzips" mißbraucht. Man müsse vielmehr auch in den anderen Fächern die Leistungsanforderung relativieren. Lange wandte sich überhaupt gegen die Berechtigung von Freiraum-Theorien: Jeder Raum, auch der des Sports, sei mit anderen gesellschaftlichen Kräften so verflochten, daß die Behauptung, hier bestünde ein Freiraum, nur der Verschleierung eben dieser Verflechtung dienen könne.

Sport und Persönlichkeit*

Z. Zukowska (Warschau)

Über den Einfluß des Sports auf die Persönlichkeit von Jugendlichen**

Die schnelle Entwicklung des Sports unter verschiedenartigen Bedingungen stellt die Pädagogen vor neue Probleme. Wir sprechen heute vom Leistungssport, vom Schulsport und vom Erholungssport. In jeder seiner Arten, auf allen Stufen und in verschiedenen Formen der sportlichen Aktivität und der Sportinteressiertheit der Jugend ist der Sport ein Faktor erzieherischer Tätigkeit. Weil Kinder und Jugendliche sich für den Sport besonders stark interessieren, können die Pädagogen mit seiner spontanen Entwicklung nicht einverstanden sein. Es werden deswegen Forschungen über die verschiedenen Gesichtspunkte des Sports durchgeführt, besonders solche, die Gesetzmäßigkeiten der Realisationsbedingungen, der pädagogischen Verfahren und der Organisation des Jugendsports entdecken sollen. Für den Sportlehrer ist es wichtig, diese Gesetzmäßigkeiten zu kennen und zu beobachten, damit er in seiner Arbeit vor allem den aus erzieherischen Gründen wichtigen Elementen des Sports den Vorrang geben kann.

Die pädagogische Theorie und die auf dieser gegründete Praxis müssen zu den Faktoren gehören, welche das Antlitz des Sports als Ganzes gestalten und die Wege zu seiner Entwicklung weisen. Das wird es den für den Sport Verantwortlichen erleichtern, die mit ihm verbundene pädagogische Problematik zu überdenken, seine Aufgaben und Einflußmöglichkeiten auf die Persönlichkeit der Jugendlichen klarer zu sehen. Es handelt sich darum, daß dieser Sport eine Haltung ausbilden soll, die gesellschaftlichen Wert besitzt. „Die Sportler sollen gleichzeitig zu wertvollen Menschen und zu Mitgliedern ihres Volkes erzogen werden" — schreibt Stefan Woloszyn.[21]

Gleichzeitig geht es um eine Organisation des Sports, die dem Sportler in der richtigen erzieherischen Atmosphäre und bei voller Mitarbeit des Sportlehrers zur vollen Meisterschaft verhilft. Die Ergebnisse der Forschungen bilden für den Leistungssport eine konkrete Hilfe. Um diesen Prozeß zu vervollkommnen, müssen

---

* Die Beiträge Casvikis, Matwejew, Neamtu, Petrowa-Lazarowa, Przeweda, Stern, Zukowska wurden in anderen Arbeitskreisen vorgetragen und sind wegen ihrer inhaltlichen Nähe hier eingeordnet (Anm. der Red.).

** Englische Originalfassung als Sonderdruck der Academy of Physical Education, Warschau, veröffentlicht.

21 Wołoszyn, S.: W sprawie modelu wychowania sportowego oraz potrzebie pedagogicznego kodeksu trenera sportowego (On the model of sport education and on the need for a pedagogical code of the sport coach). Kultura Fizyczna 7/1969.

sowohl die Meinungen der Sportlehrer wie auch der Sportler dazu bekannt sein. Das kann eine zielbewußte und sichere erzieherische Tätigkeit erleichtern.

Dabei ist hinzuzufügen, daß der Weg des Sportlers zur Meisterschaft nicht ohne Einfluß auf die Entwicklung der Persönlichkeit des jungen Menschen bleiben kann. Je nachdem, wie dieser Weg verläuft, wird der Charakter dieses Einflusses sein: er kann positiv oder negativ, aber er wird immer mittelbar, nicht unmittelbar sein. Der Sport ist nicht das einzige Mittel der Jugenderziehung, sondern nur eines von vielen.

Um vom Einfluß des Sports auf die Persönlichkeit der Jugendlichen zu sprechen, müssen wir zunächst fragen, welche Stelle er in der neuzeitlichen Erziehung einnimmt. Das auffälligste Zeichen der Erziehung ist ihre Vielseitigkeit. Zur vielseitigen Entwicklung des Menschen trägt neben der Geistesbildung, der polytechnischen Ausbildung, der moralischen und ästhetischen Erziehung auch eine vielseitige körperliche und sportliche Erziehung bei. Die Aufgaben der letzteren können unmittelbar sein, wenn sie sich aus der Eigenart des Prozesses ergeben; sie können mittelbar sein, wenn sie auf der Möglichkeit der gleichzeitigen Realisierung mit den Aufgaben der Geistesbildung und der moralischen und ästhetischen Erziehung beruhen.[22]

Neben der Stellung und der Rolle des Sports im Arsenal der Mittel, die auf die Jugend erzieherisch einwirken, ist auch seine Verbindung mit der Realisierung der höheren Ziele der modernen Erziehung zu betrachten. Zuerst muß dabei die Vorbereitung auf die aktive Teilnahme des Menschen am gesellschaftlichen Leben genannt werden. Neben der Funktion der Anpassung an die sich verändernden Lebensbedingungen in der Stadt (Gesundheit, Abhärtung, Lebensfähigkeit und körperliche Tüchtigkeit), die der Sport erfüllt, soll er Gelegenheit dazu geben, daß in kleinen Gruppen soziale Bindungen entstehen; er soll lehren, miteinander zu leben, zu handeln und aufgrund geltender Normen in der Gruppe die Mitverantwortung zu tragen. Die mit dem Sport verbundenen Erlebnisse sollen Gelegenheit zur Entwicklung des Nationalgefühls und des internationalen Zusammengehörigkeitsgefühls bieten. Auf der Ebene des ehrlichen Sportkampfes und der Grundlage des „fair play", wo der Bessere siegt, festigen Sporterlebnisse das Gefühl der Zugehörigkeit zum Vaterland und der internationalen Solidarität. Gute Sportler können nachahmenswerte Vorbilder für die Angehörigen eines Volkes sein.

Als zweiter Punkt der Realisierung der Aufgaben der Körpererziehung und des Sports ist die Vorbereitung auf die Berufsausübung zu nennen. Richtige körperliche Haltung kompensiert z. B. den einseitigen Charakter der Arbeitsbewegungen und ihren schädlichen Einfluß. Die Korrekturübungen sollten so gewählt werden, daß sie der Haltung und den im gegebenen Beruf ausgeführten Bewegungen entsprechen. Die Entwicklung der körperlichen Tüchtigkeit befähigt den Menschen zu schnellen und präzisen Bewegungen bei der Ausübung seines Berufes (z. B. eines Handwerkers, Chirurgen, Malers); sie verleiht ihm Widerstandsfähigkeit bei der Arbeit und die Kraft zu großen Belastungen. Der körperlich Beschäftigte kann sich den sich ändernden Bedingungen und Standorten der Arbeit leichter anpassen. Die sportliche Betätigung ist imstande, die Erkenntnisprozesse des Menschen, besonders das Denken,

---

22 Zukowska, Z.: Problematyka wychowacza w pracy nauczyciela wychowania fizycznego (Educational problems in the work of the teacher of physical education). Kultura Fizyczna 3,5/1963; Kalinowski, A., Zukowska, Z.: Metodyka wychowania fizycznego (Methodics of physical education). Warsaw 1969.

aktiver und intensiver zu gestalten, ohne daß die Gesundheit dadurch Schaden erleidet.

Das dritte höhere Ziel sollte die Vorbereitung der Jugend auf die Anteilnahme an der Kultur sein. Die Übung in manchen Sportarten und in der Touristik erzeugt Gewohnheiten und Ansprüche, die einer guten Erholung des erwachsenen Menschen dienen, denn aktive Erholung im Einklang mit den Werten der Kultur fördert seine körperliche und psychische Gesundheit. Ein anderes Beispiel ist die Vorbereitung zum Anschauen von Sportveranstaltungen. Das kann u. a. durch die Entwicklung eines aktiven oder auch passiven Interesses am Sport erreicht werden. Ein „Kiebitz" mit Sportkenntnis, mit Interesse für eine Sportart, mit Begeisterung für den Sport ist ein reifer Teilnehmer an der Körperkultur.

Wie aus den Untersuchungen von A. Tyszka und A. Ziemilski[23] hervorgeht, ist der Sport ein von der Gesellschaft anerkannter Wert geworden, der andere nichtsportliche Werte, die für die Entwicklung der Persönlichkeit des Sportlers nicht minder wichtig sind, wie Erfolg in der Schule, auf der Hochschule und bei der Berufsarbeit, in den Hintergrund gerückt hat. Die genannten Autoren weisen auf die besondere Rolle der Faktoren hin, welche den Verlauf des Erziehungsprozesses im Sport bedingen. Welche Faktoren sind es? Wovon hängt der positive Einfluß des Sports auf die Persönlichkeit der Jugend ab?

Aus dem Panorama der möglichen Probleme konzentrieren wir uns auf einige wichtige Fragen. Aufgrund des aus empirischen Untersuchungen stammenden Materials analysieren wir in unserem Bericht folgende ausgewählte Themen: Zusammenarbeit Trainer — Sportler, Führungsstil im Sport, soziale Bindung in der Sportgruppe und die erzieherische Atmosphäre im Sport.

Trainer — Sportler

Die sogenannten sportlichen Haltungen (gesellschaftlich-moralische und wertvolle) werden im Verlauf des Trainings und der Sportkämpfe ausgebildet — unter dem Einfluß, neben anderen Faktoren, der wissentlich gelenkten erzieherischen Tätigkeit. Wovon hängt der positive Einfluß dieser Einwirkung ab, und welche Elemente bedingen ihn?

In der Sportgruppe muß eine solche Meisterschaft ausgebildet werden, die aus dem Sport ein persönlichkeitsbildendes Element macht, das dauernde Bindungen und Gefühle zeugt.[24] Die im Mittelpunkt dieses Prozesses stehende Person ist der Trainer.[25] Von seiner Zusammenarbeit mit dem Sportler hängt zum großen Teil die Effektivität des Trainings ab.

---

23 Tyszka, A.: Socjologiczna analiza pojecia sukcesu sportowego (A sociological analysis of the concept of sport success). Wychowanie Fizyczne i Sport 5,6/1963; Ziemilski, A.: Wzory ról społecznych w sporcie wyczynowym (Patterns of social roles in performance sport). Sport Wyczynowy 6/1969.

24 Molak, A.: Sport jako czynnik osobotwórczy (Sport as a personality-forming factor). Studia Pedagogiczne, vol. XX.

25 Karolczak, B.: Trener jako centrum procesu nauczania (Coach as the centre of the teaching process). Piłka nozna 12/1968.

Sport und Persönlichkeit

Der Trainer und seine Persönlichkeit waren Gegenstand wissenschaftlicher Untersuchungen. Unter anderem aus den Untersuchungen L. Lachowiczs[26] erfahren wir, wie die Trainer selber den Trainer in der didaktisch-erzieherischen Betätigung sehen und wie ihn die Sportler sehen. Als Vorzüge und Hindernisse erachten die Trainer: Gerechtigkeitsgefühl, Ausdauer, den Glauben an die eigene Kraft, Ungeduld, Schüchternheit und Böswilligkeit. Als besonders unerwünschte Merkmale erachten sie dagegen: geringes Fachwissen, Eigensinn, übermäßigen Alkoholkonsum und Ungerechtigkeit. Die Sportler dagegen erwähnen der Reihe nach: übermäßigen Alkoholkonsum, Nervosität, mangelnde Selbstbeherrschung, Begünstigung und geringes Fachwissen.

In bezug auf die Faktoren, welche die Autorität des Trainers bedingen, sind die Meinungen der Trainer und der Sportler ziemlich einheitlich. Geschätzt werden sowohl die Berufskenntnisse des Trainers wie seine Charaktereigenschaften, sein Intellekt und seine Haltung in der Erziehungsarbeit.

Etwas anders sieht das Problem der Autorität des Trainers bei der Arbeit mit Sportlerinnen aus. Aufgrund anderer Eigenschaften der Frauen, besonders der psychischen, und anderer Beweggründe für das Training war dieses Problem Gegenstand besonderer Untersuchungen.[27] Hauptsächliche Bedingungen für die Autorität des Trainers sind nach Ansicht der untersuchten Frauen Wohlwollen, Nachsicht und Geduld. Die genannten Eigenschaften können als typisch und eigentümlich für diese Gruppe betrachtet werden. Bei dieser Gelegenheit heben die Frauen verschiedene Formen des Wohlwollens hervor, indem sie das Verhältnis zur Sportlerin als „herzlich, väterlich", als voller „Verständnis und Nachsicht", als „mütterlich", als „gut, geduldig, zugänglich, freundschaftlich" usw. bezeichnen. Die zweite Stelle nehmen solche Eigenschaften ein wie großes Fachwissen, Intelligenz und solche Charaktereigenschaften wie Entschiedenheit und, was damit verbunden ist, Konsequenz bei Anforderungen und Strenge im Training. Nach Ansicht der Getesteten soll der Trainer auch noch sein: objektiv — „zu allen das gleiche Verhältnis haben", „nicht intim werden", „loyal sein", „nicht anmaßend sein", Selbstgefühl besitzen — „sich selbst schätzen und moralisch führen". Gefühl für Humor, Selbstbeherrschung und Pflichtgefühl sind hochgeschätzt. Wundern kann uns, daß nicht viele Befragte körperliche Tüchtigkeit und Organisationssinn als autoritätsbedingende Eigenschaften nannten. Es könnte doch scheinen, daß gerade diese die Arbeit des Trainers anerkennenswert machen.

Charakteristisch sind die Äußerungen, die betonen, der Trainer müsse die Frauenpsyche kennen, um gut zu arbeiten. Sie heben bei dieser Gelegenheit hervor, ein guter Trainer müsse „diskret" und „ernsthaft" sein, „er müsse eine entsprechende Haltung" der Sportlerin gegenüber einnehmen, müsse „mit gutem Beispiel vorangehen". Ehrlichkeit und pädagogischer Takt muß ihn kennzeichnen; er soll ver-

---

26 Lachowicz, L.: Niektóre aspekty problemu osobowości trenera (Certain aspects of the problem of the coach personality). Sport Wyczynowy 8,10/1965; Lachowicz, L.: Uwagi o pedagogicznym charakterze zawodu trenera (Remarks about the pedagogical character of the coach's profession). Kultura Fizyczna 6/1962.

27 Zukowska, Z.: Zagadnienie współpracy trener — zawodniczka w opinii kobiet uprawiajacych różne dyscypliny sportu (The problems of cooperation between the coach and the sportswomen in the opinion of women practicing various sport disciplines). In: Wybrane zagadnienia sportu kobiet (Selected problems of womens' sport). Warsaw 1971.

stehen, in schwierigen Augenblicken zu trösten. In der Zusammenarbeit mit dem Trainer schätzen die Befragten gegenseitiges Verständnis und Vertrauen, das Wissen und die Erfahrung des Trainers und seine Nachsicht, sein Wohlwollen und seine Ausdauer.

Die Zusammenarbeit Trainer — Sportler kann in zwei Stufen eingeteilt werden:
1. Für den jungen, unerfahrenen Sportler ist der Trainer derjenige, der in sportlichen, erzieherischen und anderen Belangen leitet, er ist also die führende Person.
2. Der Trainer hört nicht auf, den Sportler zu führen, aber die Führungsmethoden ändern sich. Er tut es diskret, befiehlt nicht, sondern gibt Ratschläge, er fordert nicht, er fördert die Selbständigkeit des Sportlers. Es ist also die Haltung eines Beraters, die wichtig ist.

Die Arbeit von Trainer und Sportler soll als Resultat Siege bei Wettbewerben bringen. Ein Sieg ist ein sehr kompliziertes Problem. Seine Voraussetzungen bilden u. a. die persönlichen Eigenschaften des Sportlers, das Verhältnis zwischen dem Sportler und dem Trainer und viele andere im entscheidenden Moment des Sportkampfes dramatisch sich häufende Probleme.

Als Maß der Persönlichkeit des verlierenden Sportlers wird seit langem sein Verhältnis zur Niederlage betrachtet. So betrachtet z. B. E. Geblewicz[28] die Stellungnahme zum Mißerfolg als ein wichtiges Merkmal der sportlichen Haltung, welche den Mißerfolg als aufschlüsselnde Situation für die eigenen Fehler betrachtet.

Aber nicht so sehr das Verhältnis zur Niederlage zeugt vom Wert des Trainers und des Sportlers wie ihre Reaktion auf einen Sieg. Ein Sieg ist nur dann eine Etappe zu weiteren Erfolgen, wenn Trainer und Sportler konsequent zur ständigen Vervollkommnung streben.

Der Führungsstil in einer Sportgruppe

Mit der Frage der Leitung einer Sportgruppe haben sich viele Pädagogen beschäftigt, u. a. A. Molak, B. Czabański, W. Srokosz[29].

Die verständige Leitung der Sportgruppe ist eine Bedingung zur Verbesserung der Form des Sports. Sie bleibt auch nicht ohne Einfluß auf die individuelle Entwicklung des Sportlers. Mit schematischen Lösungen kann in der Wirklichkeit des Sports nicht operiert werden. Der Trainer muß beachten, daß es Gruppen gibt, die sich gern unterordnen, aber auch solche, die unabhängig sein wollen. Die Leitung einer Sportgruppe muß auf demokratischer Grundlage beruhen. Nur in einer solchen Atmosphäre bilden sich Haltungen aktiver Selbständigkeit, sachlicher Analyse und Einschätzung der eigenen Möglichkeiten. Der Sportler lernt, das Training selbst zu planen, Belastungen stufenweise zu erhöhen, sich vor dem Wettbewerb richtig aufzuwärmen. Das bleibt nicht ohne Einfluß auf seine Persönlichkeit. Der Trainer ist dabei Leiter des Trainingsprozesses, wird anspruchsvoller und wohlwollender Organisator des Trainings, der die Initiative der Sportler berücksichtigt und sich um ihre Angelegenheiten und Bedürfnisse bekümmert.

---

28 Geblewicz, E.: Postawa sportowa (Sporting posture). Wychowanie Fizyczne i Sport 3/1960.

29 Molak, A.: Kierowanie zespołem sportowym — dominacja czy integracja? (Guiding a sports team — domination or integration?). Sport Wyczynowy 4/1968; Czabański, B.: Trener i zespół (The coach and the team). Sport Wyczynowy 3/1969; Srokosz, W.: Kierowanie zespołem sportowym (Guiding a sports team). Sport Wyczynowy 10/1968.

Das Gegenteil von demokratischer Führung ist die autokratische Einstellung, die Gehorsam fordert, aber oft Widerspenstigkeit und Erbitterung erzeugt. A. Molak[30] empfiehlt daher eine integrierende, auf der Autorität des Trainers beruhende Leitung. Die Autorität des Trainers darf aber die schaffende Eingebung des Sportlers nicht hemmen, sondern muß sie fördern. Die integrierende Leitung führt zur Bildung eines wirklichen Kollektivs, behaupten die oben angeführten Pädagogen. Was soll ein solches Kollektiv charakterisieren? Der Trainer wertet jedes Mitglied der Gruppe aufgrund der ihm gestellten Aufgaben. Gleichzeitig entstehen in der Gruppe spontane Kontakte, werden neue Normen gebildet. Deshalb kann von einer formalen und nicht-formalen Struktur des Kollektivs gesprochen werden. Um auf eine solche Gruppe einzuwirken, muß man ihren inneren Aufbau kennen. Gemäß ihrer Struktur, sowie der in ihr vom einzelnen Sportler eingenommenen Position kann die nichtformale Struktur auf die Entwicklung seiner Persönlichkeit Einfluß haben. Für die Wirksamkeit der erzieherischen Maßnahmen ist es wünschenswert, daß der Erzieher seine Arbeit und seine Erfolge mit den Zielen der Gruppe verbindet.

Die Motive, die das Kollektiv leiten, bedingen das Gefüge der Gruppe, und das Gefüge hat auf den Erziehungsprozeß unmittelbaren positiven Einfluß. Damit sind gleichzeitig die Sportleistungen des Kollektivs verbunden sowie die in ihm herrschende Atmosphäre. Die Ziele des Trainers müssen mit denen der Gruppe identisch sein, er muß ein Mitglied der Gruppe werden. Davon wird in großem Maße der Einfluß auf die Persönlichkeit der Sportler abhängen.

Die soziale Bindung in der Sportgruppe

Einen anderen Gegenstand der Forschungen der Sportpädagogen bildet die soziale Bindung in der Sportgruppe. Solche Forschungen führten u. a. A. Molak, W. Stawiarski, M. Pilikiewicz und andere durch.[31] Aus ihnen geht hervor, daß Leistungen in großem Maße abhängig sind von der Kameradschaft in der Gruppe, von Sympathien und Antipathien, davon, wie der Trainer es versteht, kritisch zu werten und die Partner gerecht zu beurteilen, von seiner gleichen Einstellung gegen alle Mitglieder, der gerechten Verteilung der Pflichten und der objektiven Beurteilung der Effekte der Arbeit.

Pädagogische wie organisatorische Fehler in der Leitung der Gruppe lockern sowohl die formale wie auch die tatsächliche Bindung innerhalb der Gruppe. Neben den sportlichen Kontakten in der Gruppe sind auch die persönlichen zu beachten.

Wie aus den genannten Untersuchungen hervorgeht, erachten 75% der Sportler ihr Verhältnis zur Gruppe als gut, 25% bezeichnet es als schlecht. Die negative Beurteilung hat folgende Ursachen: Altersunterschiede, Streitigkeiten, mangelnde Zusammenarbeit („jeder für sich"), ein schlechter Trainer.

---

30 Molak, A.: Kierowanie zespołem sportowym — dominacja czy integracja? (Guiding a sports team — domination or integration?). Sport Wyczynowy 4/1968.

31 Molak, A.: Socjometria na usługach sportu (Sociometry at the service of sports). Sport Wyczynowy 7,9/1967; Stawiarski, W., Zarek, J.: Niektóre aspekty nieformalnej structury społecznej zespołów sporowych w świetle badań socjometrycznych (Certain aspects of the informal social structure of sports teams in the light of sociometric research). Wychowanie Fizyczne i Sport 3/1968; Pilikiewicz, M.: Stosunki interpersonalne w zespole piłkarskim a ich wpływ na efektywność gry (Interpersonal relations in a football team and their influence on the effectiveness of the play). Sport Wyczynowy 2,3/1968.

Die soziale Bindung innerhalb der Sportgruppe übt u. a. auf die in ihr herrschende erzieherische Atmosphäre Einfluß aus. Vom Maß der Integration der Gruppe hängen u. a. Sportleistungen ab, besonders bei Mannschaftsspielen. Interessante Untersuchungen in dieser Richtung führte u. a. Frau H. Norkiewicz[32] durch. Auf Beobachtungen und soziometrische Verfahren gestützt stellte sie Mannschaften für das Korbballspiel zusammen und schuf dabei drei experimentelle Gruppen: eine innerlich sehr verbundene, eine innerlich zerstrittene und eine dritte. Nach 1jähriger Arbeit mit diesen Gruppen und gestützt auf die Ergebnisse der zwischen diesen ausgetragenen Spiele zieht sie folgende Schlüsse:

1. Eine größere Einheitlichkeit der Gruppe bedingt bessere Sporterfolge; geringere Integration bringt weniger Erfolge.

2. Jede Sportgruppe muß auf persönliche Bindungen gestützt sein, da diese größtenteils ihre Integration beeinflussen.

3. Die Integration der Gruppe beeinflussen folgende Faktoren: die Anzahl der Personen in der Gruppe, die Einheitlichkeit in bezug auf das Geschlecht, auf das Alter, auf die soziale Stellung, auf die Bildung, auf die Umgangsmanieren, die Motive der Zugehörigkeit zur Gruppe, die Anpassung der Aufgaben für die Gruppe an die Möglichkeiten und Fähigkeiten ihrer Mitglieder und die Mittel zur Realisation.

4. Das Verhältnis der Mitglieder der Gruppe zu den Aufgaben, Mustern und Stereotypen der Gruppe beeinflußt ihre Integration.

5. Die von den Mitgliedern bewußt akzeptierte Rolle und soziale Stellung in der Gruppe hat Einfluß auf die Integration.

Wie aus diesen Thesen zu schließen ist, kann die gesellschaftliche Bindung in der Sportgruppe unter zwei Gesichtspunkten betrachtet werden: ihrem Einfluß auf die Sporterfolge und dem Einfluß auf die Ausbildung der Persönlichkeit.

Die erzieherische Atmosphäre im Sport

Außer den erwähnten Faktoren, die den erzieherischen Einfluß des Sports auf die Persönlichkeit der Jugend bedingen, darf die erzieherische Atmosphäre im Sport nicht übersehen werden.

Ein Element der wünschenswerten erzieherischen Atmosphäre ist vor allem die harmonische Zusammenarbeit des Trainers mit Sportaktivisten, dem Arzt, dem Sportorganisator, dem Kampfrichter und dem Journalisten. Sogar den Kommentator der Sportveranstaltungen können wir als unseren Verbündeten betrachten, wenn er mithilft, Zuschauer von Sportveranstaltungen zu erziehen. Hinzuweisen ist auch auf die Notwendigkeit der Zusammenarbeit des Trainers mit dem Elternhaus oder der Schule. Gemeint ist ein solches Klima, das nicht nur für das Entstehen einer aktiven Teilnahme der Sportler am Sport selbst günstig ist, sondern auch bei der Vorbereitung für die Berufsarbeit und für andere ebenfalls wichtige gesellschaftliche Funktionen.

---

32 Norkiewiczowa, H.: Integracja grupy sportowej a jej wyniki w zawodach sportowych (Integration of a sports group and its effects in sport contests). Wychowanie Fizyczne i Sport 4/1970.

Besonders wichtig für die erzieherische Tätigkeit ist der gleichgerichtete Einfluß, die systematische und konsequente Ausbildung der Haltung der Jugend.[33] Beachtenswert ist auch das Vorbild der Menschen, die auf die Jugend Einfluß ausüben. Zum Erfolg der Erziehung im Sport trägt auch die gut beherrschte Technik bei, das geschickte Ausnützen von Situationen sowie die verständige Organisation eines geeigneten Gesellschaftskreises in der Sportgruppe. Mit anderen Worten gesagt, es geht um die pädagogische Vorbereitung der Menschen, die für die Erziehung des Sportlers verantwortlich sind. Und wenn es schon nicht die Vorbereitung im vollen Sinne des Wortes ist, so ist es wenigstens ein pädagogisches Gefühl und das Bewußtsein der Arbeit mit einem jungen Menschen, die Verantwortung für sein Schicksal.

Obwohl wir uns der vielen objektiven Schwierigkeiten bewußt sind, deren Quelle hauptsächlich der Gegensatz ist zwischen den der Jugend empfohlenen Verhaltungsregeln einerseits und der gesellschaftlichen Wirklichkeit andererseits, sind wir der Meinung, die erzieherische Tätigkeit im Sport lohne sich. Es geht nämlich um die Formung der Persönlichkeit junger Menschen, die für diesen Einfluß besonders empfänglich ist, die strenge Trainingsarbeit freiwillig auf sich nimmt und sich den Vorschriften des Sportkampfes unterordnet, dessen Devise lautet: Es siegt der Bessere.

Kurzreferate

Der Beitrag des Sports im Prozeß der Persönlichkeitserziehung.* A. Hunold (Berlin)

Die sozialistische Gesellschaft betrachtet die allseitige Entwicklung der Persönlichkeit als eines der edelsten Ziele und eine ihrer größten Errungenschaften. In diesem gesamtgesellschaftlichen Prozeß nimmt der Sport unter anderen Bereichen wie Arbeit, Kultur und Bildung einen bedeutenden Stellenwert ein. Denn „sozialistische Persönlichkeiten entwickeln sich in ihren Arbeitskollektiven, im Ringen um höchste Ergebnisse im sozialistischen Wettbewerb, beim Lernen, im Sport und bei der Aneignung der Schätze der Kultur, bei der Teilnahme an der Leitung und Planung unserer Gesellschaft auf allen Gebieten"[34].

Auf der Grundlage unserer Verfassung trägt der Sport im Prozeß der Persönlichkeitserziehung dazu bei, Lebensfreude und Erholung zu spenden, Gesundheit und Bildung zu fördern, Wettbewerb und Leistungsstreben zu beflügeln, Freundschaft und Charakterstärke zu gewinnen, Liebe und Treue zur sozialistischen Heimat zu entwickeln, Verteidigungsbereitschaft und Wehrbefähigung zu fördern, Brüderlichkeit und Zusammenarbeit in den Beziehungen mit den Sportorganisationen der sozialistischen Länder zu entwickeln und Frieden und Völkerfreundschaft im Geiste der Olympischen Idee zu festigen.

Unter der sachkundigen Leitung einer immer stärker ansteigenden Zahl pädagogisch qualifizierter Kader leisten folgende Ausbildungsbereiche im Sport der DDR für die Erziehung allseitig entwickelter Persönlichkeiten einen wirksamen Beitrag:

Die Fähigkeits- und Fertigkeitsentwicklung. Sie ist in der freiwilligen sportlichen Tätigkeit für das Vollbringen sportlicher Leistungen ausschlaggebend. Sportliche Fähigkeiten, mit denen die Sportler ihre Beziehungen zur Wirklichkeit realisieren, dienen der Erfüllung von Interessen und der Befriedigung von Bedürfnissen. Das trägt zur Herausbildung von Über-

---

* Vollständige Fassung in: Theorie und Praxis der Körperkultur **21**, 1101—1102 (1972).

33 Zukowska, Z.: O wspólny front wychowanczy w sporcie (For a common educational front in sports). Sport Współczesny 5/1971.

34 VIII. Parteitag der Sozialistischen Einheitspartei Deutschlands, Bericht des Zentralkomitees an den VIII. Parteitag der SED. Berlin 1971, S. 70.

zeugungen vom gesellschaftlichen Sinn des Sports bei und führt zu Korrekturen der persönlichen Einstellung gegenüber den im Sport zu realisierenden Bedingungen und Beziehungen.

Der Prozeß der Kenntnis- und Erkenntnisgewinnung. Kenntnisse und Erkenntnisse über die sportgerechte Lebensweise, über Gesetze, Taktiken und Regeln der Sportart, über die Funktion des Organismus, über sportpolitische und sporthistorische Ereignisse und über die Normen des gesellschaftlichen Zusammenlebens im Sozialismus sind eine wichtige Grundlage für die Überzeugungs- und Einstellungsbildung sowie für die Verhaltensweisen der Persönlichkeit.

Die Gewinnung von Verhaltensnormen und Gewohnheiten. Sie werden von den Aufgaben des Sports in unserer sozialistischen Gesellschaft, den Regeln der Sportart, der Fairneß, von den Wechselbeziehungen des Sportlers im Kollektiv und von seinem erstrebten sportlichen Leistungsziel bestimmt. Wir führen den Prozeß der sportlichen Tätigkeit mit dem Ziel, diese Normen zu verinnerlichen. Sie sollen vom Sportler als richtig erkannt und für das eigene Verhalten als gültig erachtet werden.

Eine vergleichende Betrachtung der Persönlichkeitsprofile von Hochschulsportlern aus acht verschiedenen Sportarten.* G. H. Sage (Greeley)

In den letzten Jahren haben sich Psychologen und Sportpädagogen zunehmend für eine Beschreibung der Persönlichkeit des Sportausübenden interessiert. Sie sind dabei von der allgemeinen Voraussetzung ausgegangen, daß Sportler einer bestimmten Sportdisziplin typische und definierbare Persönlichkeitsmerkmale aufweisen, die mit denen von Sportlern anderer Sportarten nicht übereinstimmen.

Als Teilabschnitt eines größeren Projektes zur Erforschung von Sozialisation und Sport beschäftigt sich die vorliegende Studie mit Persönlichkeitsprofilen von Universitätssportlern, die in einem Zeitraum von 10 Jahren Mitglieder von Sportmannschaften in acht verschiedenen Sportarten waren. Der Zweck dieser Arbeit bestand darin, die Profile von Hochschulstudenten aus acht verschiedenen Sportdisziplinen an der University of Northern Colorado zu untersuchen und herauszufinden, ob zwischen den Persönlichkeitsprofilen von Mannschaften verschiedener Disziplinen signifikante Unterschiede bestehen. Des weiteren war festzustellen, ob bei den Sportarten Persönlichkeitsunterschiede bestanden, wenn die Mannschaften auf zeitlicher Basis in zwei Gruppen aufgeteilt wurden.

Die Grundpopulation dieser Untersuchung bestand aus aktiven Sportlern (Lettermen, N = 646) der Hochschulmannschaft der University of Northern Colorado (UNC) in der Zeit von 1962 bis 1971 mit Teilnehmern aus acht verschiedenen Sportarten (Football, Basketball, Baseball, Ringen, Turnen, Schwimmen, leichtathletische Laufdisziplinen, Tennis). Zur Persönlichkeitsbeurteilung der Sportler wurde der „Edwards Personal Preference Schedule" (EPPS) verwendet. Dem EPPS wurden die Studenten der Northern Colorado University seit 1960 unterzogen; EPPS-Bewertungsskalen sind von 80% (N = 532) der untersuchten Sportler vorhanden. Der EPPS umfaßt 225 paarig angeordnete Aussagen; die Untersuchungsperson muß sich für diejenige der beiden Aussagen entscheiden, die am besten auf sie zutrifft. Der Test mißt 15 voneinander relativ unabhängige normale Persönlichkeitsvariablen.

Die allgemeine, multivariate Nullhypothese, die besagt, daß Sportler der Hochschulmannschaft aus acht verschiedenen Sportdisziplinen ähnliche Persönlichkeitsprofile haben, kann mit einer Zuverlässigkeit von 5% als gesichert betrachtet werden. Dieses Ergebnis steht mit den Daten von Singer (1969) im Einklang, der zwischen studentischen Baseball- und Tennisspielern keine Unterschiede fand, ebenso wie mit der Untersuchung von Rushall (1968) über verschiedene Kategorien des Hochschulsportes mit unterschiedlichem Leistungsniveau. Übereinstimmung besteht auch mit den Beobachtungen von Kroll u. Crenshaw (1968), daß studentische Football-Spieler und Ringer ähnliche Persönlichkeitsprofile aufweisen. Andererseits steht das Ergebnis der vorliegenden Erhebung im Widerspruch zu Forschungen, über die Ogilvie (1968a, b) und Kane (1966) berichtet haben.

---

* Übersetzung aus dem Englischen. Vollständige Fassung in: Sportwissenschaft 2, 408—415 (1972).

Sport und Persönlichkeit

Das Ergebnis dieser Studie, daß zwischen Sportlern acht verschiedener Disziplinen keine signifikanten Unterschiede bestehen, legt nahe, daß der Versuch, aus begrenzten Versuchsunterlagen die Annahme sportspezifischer Persönlichkeitstypen zu verallgemeinern, wie es einige Untersucher in jüngerer Zeit getan haben, mit großer Vorsicht unternommen werden sollte. Obwohl die Sportler der University of Northern Colorado in dieser Untersuchung als Gesamtgruppe kein nationales oder internationales Leistungsniveau erreichten, müssen sie doch als sehr gut in ihrer Sportart eingestuft und als eine Gruppe betrachtet werden, die eine sportliche Elite repräsentiert. Wenn tatsächlich verschiedene Sportarten Persönlichkeiten mit sportspezifischen Merkmalen entweder anziehen oder entwickeln, hätten sich diese Unterschiede in dieser Studie zeigen müssen; denn alle Versuchspersonen waren in ihrer Sportart mindestens 4 Jahre lang wettkämpferisch tätig, manche sogar 10 Jahre; und alle waren in ihrer Sportart erfolgreich.

Man tut gut daran, Behauptungen wie die von Ogilvie (1968b) und Ogilvie u. Tutko (1966) über das Vorhandensein von Persönlichkeitsdimensionen, die für den sportlichen Erfolg wesentlich sind und die die Sportler in verschiedenen Sportarten voneinander unterscheiden, mit Mißtrauen zu betrachten. Es soll hier nicht der Versuch gemacht werden, in Abrede zu stellen, daß diese und andere Untersucher Unterschiede zwischen Sportlern aus verschiedenen Sportgruppen gefunden haben; man darf jedoch annehmen, daß das Gewicht ihrer Beobachtungen in diagnostischer und prognostischer Hinsicht gering ist.

Die allgemeine multivariate Nullhypothese, daß Sportler der Hochschulmannschaft in verschiedenen Sportarten, wenn sie auf zeitlicher Basis aufgeteilt wurden, ähnliche Persönlichkeitsprofile haben, kann für fünf der Sportarten (Tennis war bei dieser Analyse nicht miteingeschlossen) als gesichert betrachtet werden. Bei zwei Sportarten, Football und Ringen, bestanden signifikante Unterschiede in den Persönlichkeitsprofilen innerhalb der Sportart. In einer Zeitspanne von 10 Jahren traten bei den meisten der untersuchten Sportarten keine signifikanten Veränderungen der Persönlichkeitsprofile der sie betreibenden Athleten auf.

Die in den Sportarten Football und Ringen gefundenen Ergebnisse sind nicht leicht zu interpretieren. Beim Football unterschied sich die Erfolgsliste der beiden Mannschaften, die während der beiden Zeitabschnitte untersucht wurden, erheblich. Von 1962 bis 1966 gewannen die Mannschaften 19 Spiele und verloren 26, ohne eine Meisterschaft zu gewinnen, während von 1967 bis 1971 36 Spiele gewonnen und 8 verloren wurden; dazu wurden 3 Konferenzmeisterschaften gewonnen, obwohl der Spielplan dem der Jahre von 1962 bis 1966 ungefähr entsprach. Die Tatsache, daß die Mannschaften der Jahre 1967 bis 1971 stärker erfolgsorientiert, dominanter und aggressiver waren und weniger Führung benötigten, könnte mit den unterschiedlichen Leistungen im Football zusammenhängen. Eine solche Schlußfolgerung stünde jedoch auf schwachen Füßen, insbesondere da Kroll (1967) bei Ringern, Kroll u. Carlson (1967) bei Karate-Mannschaftsmitgliedern, Parsons (1963) bei Schwimmern, Singer (1969) bei Baseballspielern und Rushall (1968) bei verschiedenen Gruppen von Sportlern über keine signifikanten Unterschiede in den Persönlichkeitsprofilen von talentierten und weniger talentierten Sportlern berichteten. Dagegen fanden Kroll u. Peterson (1965) signifikante Unterschiede zwischen verlierenden und gewinnenden Football-Mannschaften.

Die Ringerriegen der UNC waren Meister bei der Rocky Mountain Conference in 29 der letzten 30 Jahre, wobei sich das Können der Teilnehmer während der letzten 10 Jahre nicht wesentlich verändert zu haben scheint. Die Tatsache, daß die Ringer der Jahre 1967 bis 1971 ein geringeres Bedürfnis aufwiesen, sich anzuschließen und passiv anzupassen, trägt wenig von Bedeutung zu dem bei, was bereits an recht umfangreicher Literatur über die Persönlichkeit von Ringern vorhanden ist.

Kane, J.: Personality description of soccer ability. In: Research in Physical Education, 1/1966.

Kroll, W.: Sixteen personality factor profiles of collegiate wrestlers. In: Res. Quart. **38**, 49—57 (1967).

— Carlson, B. R.: Discriminant function and hierarchial grouping analysis of karate participants' personality profiles. In: Res. Quart. **38**, 405—411 (1967).

— Crenshaw, W.: Multivariate personality profile analysis of four athletic groups. Paper presented at the Second International Congress of Sport Psychology. Washington/D.C. 1968.

Kroll, W., Peterson, K.: Personality factor profiles of collegiate football teams. In: Res. Quart. 36, 433—440 (1965).

Ogilvie, B.C.: Psychological consistencies within the personality of high level competitors. In: Journal of the American Medical Assn. 1968a.

— The personality of the male athlete. Academy Papers, No. 1 (The American Academy of Physical Education), 45—51, 1968b.

— Tutko, T.A.: Problem Athletes and How to Handle Them. London 1966.

Parsons, D.R.: Personality traits of national representative swimmers — Canada 1962. Master's thesis, University of British Columbia 1963.

Rushall, B.S.: An evaluation of the relationship between personality and physical performance categories. Paper presented at the Second International Congress of Sport Psychology. Washington/D.C. 1968.

Singer, R.N.: Personality differences between and within baseball and tennis players. In: Res. Quart. 40, 582—588 (1969).

Der Einfluß spezialisierter Körpererziehung auf 11—15jährige Schüler der Sportklassen in der CSSR. F. Sykora, I. Havlíček, S. Gájer, E. Rehor (Bratislava)

„Das Ziel der Erziehungs- und Bildungsarbeit in der ČSSR ist es, die harmonische Entwicklung, Erziehung und Bildung aller Kinder und Jugendlichen zu sichern und sie auf das Leben und die Arbeit unter den Bedingungen der sozialistischen Gesellschaft vorzubereiten". Ausgehend von diesen Zielen konzipierten wir Aufgaben, Inhalte, Methoden und Formen der Sportvorbereitung der 11—15jährigen bewegungsbegabten Jungen und Mädchen. Für dieses Projekt wurden im Jahre 1964 neun experimentelle Schulklassen eingerichtet. Die Untersuchung bezog sich auf die 6. und 9. Klasse der 9jährigen Grundschule in der Zeit von 1964/1965 bis 1968/1969. Als Probanden dienten 246 Jungen und 253 Mädchen, für die Unterrichtsprogramme aufgestellt wurden, die eine allgemeine Körperentwicklung mit Mitteln allgemeiner und spezieller Vorbereitung realisierten. Während des ersten Jahres lag das Gewicht mehr auf der allgemeinen Körpervorbereitung, in den folgenden mehr auf der spezielleren. Der zeitliche Aufwand betrug pro Woche 9—12 Stunden.

Ergebnisse

1. Die vorgeschlagene Form der Sportvorbereitung ermöglicht eine abgestimmte Erziehungseinwirkung von Familie, Schule und Sportorganisation sowie die Gestaltung eines günstigen Tagesablaufes für den Schüler.

2. Die Entwicklung der Bewegungsleistungsfähigkeit verlief auf einem qualitativ höheren Leistungsniveau als bei der Allgemeinpopulation. Es wurde ein ausgeprägter Einfluß auf die Entwicklung jener Bewegungsfähigkeiten festgestellt, die bei der Erreichung der Leistungsfähigkeit in der gegebenen Spezialdisziplin spezifisch sind. Bei den Mädchen äußerte sich der Einfluß der spezialisierten Vorbereitung auf die Bewegungsleistungsfähigkeit ausgeprägter als bei den Jungen.

3. Im Verlauf des Experiments kam es zu einer auffallenden sportlichen Leistungsdifferenzierung der Schüler, wobei Mädchen wieder eine beschleunigtere Entwicklung der Sportleistungsfähigkeit im Vergleich zu den Jungen zeigten. In den Disziplinen Leichtathletik, Sportgymnastik und Schwimmen übertrafen Mädchen und Jungen der Untersuchungsgruppe die gesamtstaatlichen Normen ihrer Altersgruppe beträchtlich. In der Sportgymnastik und im Schwimmen erreichten einige Mädchen die Spitzenleistungsfähigkeit der Erwachsenenklasse.

Die Ergebnisse zeigen, daß zielbewußte Sportvorbereitungen im Umfang von wöchentlich 9—12 Stunden keine negativen Einflüsse auf die Gesundheit und die körperliche Entwicklung der 11—15jährigen Schüler ausüben, sondern zu ihrer harmonischen Ausbildung, Erziehung und Vorbereitung auf das Leben in unserer Gesellschaft beitragen.

Bildung und Sport. A. Stoitschew, A. Datschewa (Sofia)

Körpererziehung ist ein Teil der Bemühung um die Bildung der Menschen. Sie läßt ein System positiver Eigenschaften, sittlicher Normen und Tugenden entstehen wie: kollektive und kameradschaftliche Gefühle, Geselligkeit, Diszipliniertheit, persönliche Verantwortlichkeit.

1970 wurden 3490 Schülersportler aus 18 Sportarten untersucht. Die Untersuchungsdaten bestätigen, daß ein Zusammenhang besteht zwischen dem Trainingsprozeß und solchen Faktoren, die als Kennzeichen einer allseitig gebildeten Persönlichkeit gelten können. Im einzelnen läßt sich z. B. ermitteln: 72,6% der befragten Schüler schätzten den Einfluß des Sports auf die Entwicklung der Persönlichkeit selbst positiv ein. Die sozialisierende Funktion des Sports geht dabei über die Schulgrenzen hinaus, da er bei der Jugend frühere Selbständigkeit, breiter gestreute Interessen, höhere geistige Bedürfnisse ausbildet. Insbesondere zeigten die untersuchten Sportler ein überdurchschnittliches Interesse an Fragen der Kultur, der Kunst und Problemen ihrer späteren Berufsausbildung. Insgesamt zeigen die Untersuchungen, daß der Sport, wie er von den untersuchten Schülern betrieben wurde, einerseits die Grundlage für die Erreichung von sportlichen Spitzenleistungen legt, andererseits Menschen ausbildet, die der Gesellschaft nützlich sind.

Motivationen, kognitive Funktionen, Aggression und Gesetzgebung im Sport.
C. Casvikis (Athen)

Sport ist ein anschauliches Feld der Bewährung und Erprobung sozialer Verhaltensweisen, da in ihm körperliche Aktion stets affektiv und kognitiv begleitet und verarbeitet wird. Die Häufigkeit von Aggression im Sport hängt — neben der je individuellen Sozialisation — auch von der Ausstattung der Sportstätten und der Wirksamkeit der staatlich autorisierten Gesetzgebung zum Wettkampfsport ab.

Das Verhältnis zwischen der Teilnahme am Sportunterricht und der moralischen und politischen Sozialisation der High-School-Schüler in Chile. B. E. Stern (Stanford)

Es wurde versucht, durch Befragung von 1500 High-School-Schülern herauszufinden, ob die Beteiligung am Sportunterricht eine mögliche Ursache für soziales und politisches Lernen sein kann. Folgende sechs Aspekte der Sozialisation wurden herangezogen:

1. Einsicht in die Notwendigkeit politischer Funktionen
2. Bereitschaft, legale Mittel zu verwenden, um sozialen und politischen Wandel herbeizuführen
3. Politische Toleranz
4. Reife im moralischen Urteil
5. Soziales Vertrauen
6. Schulische Aktivität

Die Teilnahme am Sportunterricht korreliert mit den Bedingungen 1, 2 und 5. Für die übrigen Kriterien ergaben sich keine signifikanten Beziehungen.

Pädagogische Aspekte des Jugendsports. R. Przeweda (Warschau)

Die Auseinandersetzung um die pädagogischen Aspekte des Jugendsports geht darum, ob der Sport veredelt oder verdirbt, ob er das Gute im Menschen fördert oder negative Eigenschaften des Menschen entwickelt und freilegt. Diese ambivalenten Wirkungsmöglichkeiten auf die Persönlichkeit des jungen Sportlers haben vor allem drei Ursachen:

Die *erste Ursache* liegt in der Struktur des Sports. Je nachdem, in welchem Bereich dieses so weitverzweigten Gebietes (Leistungssport, Breitensport, Schulsport usw.) sich der Sportler befindet, kann der Einfluß auf seine Persönlichkeit verschieden sein.

Die *zweite Ursache* liegt in den im Sport enthaltenen Widersprüchlichkeiten:
— strenge Auslese der Begabten — Ausschluß der Unbegabten;
— Streben nach dem Sieg durch die Anwendung von Wettkampftaktiken, was zu Störungen ethischer Normen des Zusammenlebens zwischen Menschen führen kann;
— die Anforderungen des Leistungssports, Trainingsintensität und -umfang sind mit anderen gesellschaftlichen Pflichten (Arbeit, Weiterbildung, Familienleben) nicht mehr vereinbar.

Die *dritte Ursache* erwächst aus der Tätigkeit der Menschen, die den Sport leiten und seinen Charakter bestimmen. Sie zeigen — vereinfacht dargestellt — zwei Grundhaltungen: Die eine, die ich die „technokratische Tendenz" nennen möchte, ist gekennzeichnet durch die Unterordnung des Sportlers unter das Streben nach dem Rekord. Seine Bedürfnisse werden nur berücksichtigt, wenn sie auf die Erhöhung des Leistungsniveaus zielen; es handelt sich hier um das Modell eines Menschen im Dienste des Sports.

Die andere Auffassung möchte ich als „humanistische Tendenz" bezeichnen. Sie berücksichtigt in erster Linie den Menschen, wobei die Aufgabe des Sports in der Befriedigung der ureigenen Bedürfnisse des Menschen heute und in der Zukunft besteht. Dies ist das Modell eines Sports im Dienste des Menschen.

Diese beiden Richtungen, die sich im Erwachsenensport herausgebildet haben, strahlen auch auf das Gebiet des Jugendsports aus. Dabei sind die Auswirkungen beider Tendenzen sogar schärfer ausgeprägt und folgenschwerer; denn die erzieherische Rolle des Sports gründet auf der humanistischen Auffassung, während die pädagogischen Verirrungen vor allem von der technokratischen Tendenz herrühren. Obwohl der humanistische Wert des Sports anerkannt wird, beginnt die technokratische Tendenz in der Welt zu überwiegen. Dies weckt Befürchtungen um die Zukunft des Sports und löst auch Bestrebungen einiger internationaler Organisationen aus, die sich für die Erhaltung der hohen Sportideen in unveränderter Gestalt einsetzen. Trotzdem bleiben Zweifel, ob diese meist auf äußerliche Humanismus-Symbole im Sport zielenden Versuche seine Entwicklungsrichtung ändern können. Wir dürfen jedoch nicht daran zweifeln, daß es unsere Aufgabe ist, im Jugendsport die Werte zu fördern, die eine harmonische Persönlichkeit gestalten und die Jugend zu edelmütigen Menschen erziehen helfen.

Sport als gesellschaftliche und pädagogische Erscheinung. L. P. Matwejew (Moskau)

Es wurde versucht, einige allgemeine soziale und pädagogische Funktionen des Sports zu bestimmen, über die unter Sportsoziologen der unterschiedlichsten Wissenschaftsauffassungen Übereinstimmung besteht. Dabei unterschied Matwejew zwischen dem Massensport, dem er vor allem erzieherische und gesundheitspolitische Funktionen zuschrieb, und dem Spitzensport, in dem ein allgemein-menschliches Streben nach Überschreitung eigener Leistungsgrenzen Befriedigung finden könne. Obwohl selbstverständlich Massensport und Spitzensport in einem engen Interdependenzverhältnis stünden, sei es gerade der Spitzensport, der zur Erziehung allseitig entwickelter, schöpferischer Persönlichkeiten beitragen könne, sofern die sozio-ökonomischen Verhältnisse dies zuließen.

Die Stellung der Körpererziehung in den pädagogischen Systemen und ihre gesellschaftlich-historische Bedeutung. N. Petrowa-Lazarowa (Sofia)

Es wurde auf die engen Beziehungen zwischen jeweils herrschenden sportpädagogischen Systemen und historischen Gesellschaftsformationen hingewiesen; und es wurde die These formuliert, daß mit dem Entstehen neuer sozialistischer Gesellschaften, die auf wissenschaftlicher Planung und Leitung beruhen, auch die Sportpädagogik einen zugleich wissenschaftlichen und volksfreundlichen Charakter annähme.

Die Soziologie, Ethik und Politik des Sportes. Skizze eines Systems.
O. Neamtu (Bukarest)

Nur die interdisziplinäre Zusammenarbeit zwischen der empirischen Soziologie und den normativen Disziplinen Ethik und Politik ermöglicht eine vollständige wissenschaftliche Erfassung sportlicher Phänomene. In dem umfassenden Begriff der „Körperkultur" fließen diese empirischen und normativen Elemente zu einem fruchtbaren theoretischen Begriff von zugleich gesellschaftswissenschaftlicher und gesellschaftspraktischer Bedeutung zusammen, der sich an dem Ziel orientiert, „einen ganzheitlichen Menschen zu formen, der fähig sein soll, eine soziale Persönlichkeit zu werden".

Sport und Persönlichkeit

Sportethik. J. Jantschew (Sofia)

Jede menschliche Tätigkeit, damit auch Sport, hat einen ethischen Aspekt. Aus dieser Tatsache ist die Notwendigkeit einer relativ selbständigen wissenschaftlichen Disziplin zur Untersuchung des sittlichen Faktors im Sport abzuleiten. Diese Disziplin hätte zwei Hauptaufgaben: erstens die Untersuchung der sittlichen Eigenschaften des Sportlers und zweitens die Aufstellung eines ethischen Systems für die Sporttreibenden. Die zweite Aufgabe, die einer „Sportethik", ist lösbar, wird aber derzeit kaum angegangen. Sportethik wäre eine wissenschaftliche Disziplin, die auf der Grundlage der marxistisch-leninistischen Ethik Fragen wie die nach der Pflicht, dem Gewissen und dem Vertrauen des Sportlers, aber auch dem sozialistischen Patriotismus oder Internationalismus im Sport behandelt.

Über die methodologischen Funktionen der Theorie der Körpererziehung.
A. D. Nowikow (Moskau)

Die Theorie der Leibeserziehung bildet einen wichtigen Teil der Sportwissenschaften, der insbesondere die Ziele, Aufgaben und Prinzipien der Körpererziehung, die Ausarbeitung eines Begriffssystems und die Bestimmung eines kategorialen Apparats für die theoretische Erfassung der Körpererziehung zum Gegenstand hat. Unter den Gesellschaftswissenschaften sind historische und theoretische zu unterscheiden. Die Theorie der Erziehung gehört zu den letzteren. Die Differenzierung der pädagogischen Kenntnisse führte zur Entstehung einer Theorie der Körpererziehung und zu ihrer Entwicklung auf der Grundlage des Marxismus-Leninismus.

Die qualitative Verbesserung der Theorie der Körpererziehung ist von drei Bedingungen abhängig:

— Wieweit sind ihre Aussagen zu quantifizieren?
— Wieweit gelingt es, Körpererziehung als Steuerung und die Theorie der Körpererziehung als Theorie von den Gesetzen dieser Steuerung aufzufassen?
— Wieweit kann die Zusammenarbeit zwischen anderen wissenschaftlichen Disziplinen und der Körpererziehung verwirklicht werden?

Curriculumtheorie und Sport*

Einführung. H. Röhrs (Heidelberg)

Wie in der allgemeinen Curriculumdiskussion beginnen Unklarheiten schon bei dem Versuch einer *Abgrenzung zwischen* dem, was künftig wohl noch der *Didaktik und Methodik* vorbehalten bleiben darf, und dem, was zum Spezifikum der Curriculumtheorie werden soll. Soweit die sich gegenwärtig immer wieder zeigende überlappende und zuweilen geradezu auswechselbare Verwendung der Begriffe Didaktik und Curriculum als Übergangsschwierigkeit angesehen werden darf, so wäre unter Curriculumtheorie die spezielle Funktion einer Zielanalyse und -kontrolle zu verstehen. Auf dem Hintergrund der Didaktik, die als Theorie der Bildungsinhalte und -gehalte die Lehr- und Bildungsrelevanz einer Kultur und ihrer zeitgeschichtlichen Repräsentanz zu analysieren hat, fällt der Curriculumtheorie die besondere Aufgabe zu, die Zielproblematik zu erhellen — sei es nun hinsichtlich der Aufstellung der Lehr- und Lebensziele oder ihrer Operationalisierung und Kontrolle. Damit wird die Taxonomie zu einem Kernstück der Curriculumtheorie.

Mehr als in jedem anderen Fache wird im Sport vor dem Einsatz von Expertengruppen, die mit politischer Autorität, öffentlicher Legitimität und kritisch fachlicher Qualifikation den möglichen *Lernzielkatalog* auf dem gesellschaftspolitischen Hintergrund erörtern, die Vorklärung dessen unabdingbar, was unter Sport, Bildung durch Sport sowie Lernen im Sport zu verstehen ist.

Wir gehen hier davon aus, daß *sportliche Bildung* als ein integrativer Faktor in jedem Curriculum betrachtet werden muß. Die pädagogische Gewichtung des Faches Sport ergibt sich aus der Tatsache, daß eine konsistente Menschenbildung nur unter

---

* Das Thema dieses Arbeitskreises mag hohe Erwartungen geweckt haben. Erstens hätte man denken können, daß verschiedene pädagogische Konzeptionen auf ihre Konsequenzen für ein Sportcurriculum in einem weiten Sinn verfolgt würden. Für „Curriculum in einem weiten Sinn" wäre dabei etwa die Bestimmung aufzunehmen gewesen, die P. Kläß in einem Kurzreferat vorschlug: „Curriculum erstreckt sich auf die gesamten Bedingungen und Maßnahmen planmäßiger Erziehung in den öffentlichen Erziehungsinstitutionen. Es umfaßt die Problemkreise: Lernziele, Lerninhalte, Lernorganisation, Lernkontrollen, Unterrichtsmethodik, Unterrichtsmittel und -materialien, Lehrplan, Schulorganisation, Lehrerbildung und -fortbildung sowie schließlich die Verfahren der Lernzielfindung und -entscheidung".

Diese Erwartung erfüllte sich nicht. Schon das Einleitungsreferat von H. Röhrs schränkte (im Einklang mit der in der Bundesrepublik gängigen Auffassung) Curriculumtheorie auf „die spezielle Funktion einer Zielanalyse und -kontrolle" ein, und die westdeutschen Diskussionsbeiträge und Kurzreferate — und sie bildeten die Mehrheit — hielten sich weitgehend an diese Einschränkung. Ein zweites ist damit bereits angedeutet: Mit Ausnahme des Hauptreferates von Ruth Abernathy und des Kurzreferates von M. Verhaegen stammten alle Beiträge aus der BRD. Die Begegnung und Auseinandersetzung mit Curriculumansätzen etwa aus sozialistischen Ländern, aus Schweden oder England blieb damit aus.

Der folgende Bericht sollte unter Berücksichtigung dieser Einschränkungen gelesen werden. Er folgt nicht immer der zeitlichen Reihenfolge der Beiträge, sondern versucht vorrangig eine Gliederung nach angesprochenen Problemen.

Einbezug sportlicher Aktivitäten und Bewährungsproben möglich wird. Erst der leibeserzieherisch liberalisierte Mensch wird auch geistig frei von Repressionen. Es ließe sich daher geradezu ein Grundaxiom formulieren, das die Interdependenz von leibeserzieherischer Qualifikation und der personalen Tragfähigkeit des Bildungskonzepts zum Ausdruck bringt. Unter diesem Aspekt betrachtet sind sowohl die körperphysiologische Funktionssteigerung als auch die gesundheitsfördernde Wirkung des Sports sekundäre Faktoren, die eingehen in die integrative Bildungswirkung, die als solche didaktisch bewußt gemacht sein will. Daraus ergibt sich für den Sportunterricht eine Lernzielperspektive, die die rationale Einordnung sportlicher Aktivitäten in den Lebensplan erforderlich macht.

In diesem Zusammenhang bedarf auch das *Transferproblem* als Frage nach der Übertragbarkeit der im sportlichen Bereich erworbenen Qualifikationen — insbesondere als soziale Strategie, fair play und sensomotorisch begründete Kommunikationsfähigkeit — erneut der gründlichen und kritischen Erörterung. In allen Untersuchungen wird sich voraussichtlich indessen zeigen, daß die Entfaltung sozialer Grundtugenden durch den Sport und ihre Transferierbarkeit auf andere Lebensbereiche in entscheidendem Maße von der Art der Motivation für den Sport abhängt, d. h. von der Lernziel- und Lebensperspektive, der der Sport additiv oder integrativ zugeordnet wird. Erst wenn es gelingt, ein existentiell begründetes Verhältnis zum Sport anzubahnen, der nicht nur als unabwendbares Modefach oder als Gegenmittel gegen die Zivilisationskrankheiten oder gar als repressives Instrumentarium der herrschenden Klasse betrachtet wird, kann der Sport seine integrative Bildungsfunktion erfüllen. Dafür ist dann in der Tat notwendig, daß die sportliche Aktivität im sozial orientierten Rahmen zu einer je eigenen Leistung führt, die weder durch eine Norm erzwungen noch durch bloße Disziplin fremdbestimmt ist. Der Sport muß vielmehr als Bildungselement zu einem fundamentalen Bestandteil der Lebensgestaltung werden.

Aus diesem Grunde muß eine Beschreibung der sportlichen Lernziele die *gesamte Schul- und Lernperspektive* einbeziehen. Nur im Rahmen der allgemeinen Lern- und Bildungsziele, deren integrierender Faktor der Sport darstellt, kann eine Klärung der speziellen sportlichen Ziele erwartet werden.

Aufgrund einer Situationsanalyse gilt es schließlich, Qualifikationsstrukturen zu gewinnen, die ergänzend die Persönlichkeitsbildung beeinflussen sowie ihre herausfordernde Beanspruchung von seiten der modernen Gesellschaft ausgleichen. Die curriculumrelevanten Qualifikationen, die bei einer Revision zu berücksichtigen wären, sind die gesunde Leiblichkeit als Voraussetzung für ein ausgewogenes Selbst- und Weltverständnis, die Spielfähigkeit als sensitiv-kommunikative menschliche Grundhaltung, die Selbstbeherrschung als die Kehrseite der Spielfähigkeit, die sich beweglich und verbindlich auf wechselnde Lagen einzustellen vermag, ohne die innere Haltung als Ausdruck des existentiell wirksam gewordenen fair play zu verlieren.

Angesichts der komplexen Elemente für ein Schulsportcurriculum ist die Frage nach einer *sportlichen Grundbildung* von großer Bedeutung. Unter sportlicher Grundbildung ist das Ergebnis eines Lehrgangs zu verstehen, der den sportlichen Verstehenshorizont beispielhaft dadurch ausweitet, daß die grundlegenden praktischen Aktivitäten gelernt wurden. Das didaktische Ziel der Grundbildung ist die Sicherung der fundamentalen Voraussetzungen für die erleichterte Erlernung und Einübung weiterer Aktivitäten. Über die Struktur eines Schulsportcurriculum, das eine derartige sportliche Grundbildung zu vermitteln vermag, ist bislang lediglich zu sagen, daß das sensomotorische Lernen etwa am Beispiel eines gymnastisch-leichtathletischen Lehrgangs, der ergänzt wird durch Schwimmen und Ballspiele, curriculare Elemente enthält, die als Grundbildung jede weitere Entwicklung zu sichern vermögen, weil ein vielseitiger sensomotorischer Lernprozeß ein Bewegungsverhalten einzuüben half, das offen bleibt für weitere Bewegungsentwürfe und -gestalten. Die sportliche Grundbildung muß dabei altersspezifisch und zyklisch vermittelt werden. Sie sollte bis zum 14. Lebensjahr bei Entfaltung klarer Schwerpunkte abgeschlossen und von vornherein begleitet sein von einer altersspezifischen Form der Frühaufklärung über Körperschäden und ihre Rückwirkung auf die Lebensgrundbefindlichkeit.

Angesichts der Tatsache, daß gegenwärtig in erhöhtem Maße die altersspezifische sportliche Betätigung im Vorschulalter und für das hohe Alter gefordert wird, ist es dringend notwendig, darauf hinzuweisen, daß Sich-Bewegen und Sporttreiben für den Menschen eine Lebensaufgabe darstellen. Daher ist die *Förderung eines altersstufengemäßen Konzepts* notwendig, das an die sportliche Grundbildung anschließt und die gesamte Lebensentwicklung begleitet. Im Zusammenhang mit einer sportmedizinisch orientierten Aufklärung muß sie den Sport zu einem selbstverständlichen Begleitphänomen des Lebens machen, das nicht nur Schäden heilt, sondern vorbeugend wirkt sowie Lebenskraft und -freude spendet. Erst unter dieser Voraussetzung besteht eine gewisse Gewähr dafür, daß die Mehrzahl der Menschen nicht unwissend von körperlichen Gebrechen wie Bandscheibenschäden, Gelenkversteifungen, Kreislaufschwächen befallen wird. Daß auch die einseitig gestaltete sportliche Betätigung diese Schäden bewirken kann, ist ein Grund mehr dafür, die Funktionsweise der sportlichen Grundbildung und den altersspezifischen Einfluß des Sports auf den Menschen aus dem Blickpunkt aller sportwissenschaftlichen Disziplinen zu erforschen.

In unserer industrialisierten Leistungsgesellschaft ist diese Zielstellung des Sports weitgehend unter dem (für den sportlichen Normalbürger) einschüchternden Aspekt des Spitzensports vernachlässigt worden. Das Ziel eines Sportcurriculum muß es aber sein, auf dem *Fundament einer sportlichen Grundbildung eine kontinuierliche Entwicklung* einzuleiten, die bis ins hohe Alter für jede Entwicklungsstufe curricular strukturierte Aktivitäten vorsieht. Nur unter Berücksichtigung dieser sportlichen Lebensperspektive sind selbst im Alter von 70 Jahren auf den verschiedenen sportlichen Gebieten Leistungen möglich, die von sportlich mäßig geübten 20jährigen nicht erreicht wurden. Wichtig daran ist, daß es sich nicht um einseitig erkaufte Spitzenleistungen handelt, sondern um eine kontinuierlich geübte Leiblichkeit auf dem Fundament einer guten sportlichen Grundbildung.

R. Abernathy (Seattle)

Leibeserziehung, Sport und die Frage nach dem Brennpunkt einer wissenschaftlichen Disziplin*

Es ist Zweck dieses Vortrags, einige Entwicklungen in der Erforschung von Leibeserziehung, Sport und menschlicher Bewegung aufzuzeigen, die eine Auswirkung auf den Lehrplan haben. Wahrscheinlich betrifft die bedeutendste Überlegung

---

* Übersetzung aus dem Englischen.

dabei in den Vereinigten Staaten in den letzten 5—7 Jahren die Entwicklung von Theorien, Modellen und Begriffsvorstellungen auf verschiedenen Arbeitsgebieten. Eines der Probleme in jedem dieser sich ändernden Bereiche war die Verwirrung bei der Anwendung der Terminologie und die daraus resultierende Schwierigkeit, zu gemeinsamen Auffassungen über verschiedene Aspekte der Erziehung, der Leibes- und Gesundheitserziehung und auch anderer Gebiete zu kommen.

So entstehen z. B. neue Wissensbereiche als Ableger traditioneller Arbeitsgebiete — etwa Biophysik und Mechanik der menschlichen Bewegung. Solche neuen theoretischen Entwicklungen sind in erster Linie Versuche, ein Gebiet zu erklären, eine ihm angemessene Betrachtungsweise zu finden oder zu untersuchen, was bekannt ist oder angenommen wird, was zu beobachten ist oder erlebt wird. Der wesentliche Zweck besteht darin, unvereinbare Feststellungen miteinander in Beziehung zu bringen oder aus dem Einzelfall zum Universellen hinzuführen. Letztlich ist eine Theorie eine Extrapolation von den konkreten und unmittelbaren Sachverhalten zu nachfolgenden Abstraktionsstufen. Um ein Beispiel in bezug auf den Lehrplan zu nennen: Eine Erziehungsauffassung besteht aus vier Grundannahmen: „Lernen ist die erwünschte Reaktion: Lehren ist ein Akt von systematischer Darbietung von Reizen und/oder Hinweisen: Ausbildung ist das totale Reizmilieu, innerhalb dessen systematische Reize und erwünschte Reaktionen ablaufen; und der *Lehrplan* bildet die Hauptquelle für Reize, welche man in den zu verwendenden Instruktionsprogrammen findet" (McDonald u. Leeper, 1965). In diesem Zusammenhang wird der Lehrer als die erste Stufe gesehen — eine Persönlichkeit mit früheren Erfahrungen und internalisierten Werten, in einer professionellen Rolle wirkend. Der Schüler wird aufgefaßt als ein davon getrenntes Persönlichkeitssystem mit eigenem einmaligen Erfahrungs- und Wahrnehmungsschema. Man ist der Meinung, daß das Lehr-Lern-System richtiger als ein „Unterrichtssystem" bezeichnet wird, da es mehr ein soziales als ein Persönlichkeitssystem ist. Die sozialen Grenzen sind das Klassenzimmer mit Lehrern, Schülern, Lehrmaterialien, sozialen Normen und dergleichen. Weiter entfernt von dieser Stufe ist der *Lehrplan*. Man unterscheidet hier zwei getrennte Handlungskomplexe: der erste, der Lehrplan, schafft die Handlungspläne und der zweite, der Unterricht, setzt die Pläne in die Tat um.

Diese exemplarische Betrachtung ändert sich im Grunde nicht, sondern erweitert sich eher noch auf der Basis der mehr allgemeinen Vorstellung, daß der Lehrplan nichts anderes ist als ein Plan von Lehr- und Lerngelegenheiten, in dem eine Reihe von Kenntnissen zum Zwecke der Erhaltung oder Modifizierung von Verhaltensweisen Anwendung finden.

Der Lehrplan, gleichsam als Vorplanung betrachtet, bedarf gewisser Verallgemeinerungen, die sich auf Kenntnisse über den Schüler stützen, über seinen Entwicklungsstand, seine Lernbereitschaft, sein häusliches und kulturelles Milieu und die sozialen Werte sowie andere Umstände, welche die „Entscheidung, was zu lehren ist", beeinflussen. Neben diesem Prozeß der Hintergrundbestimmung besteht die Notwendigkeit, den innerhalb zeitlicher und situativer Grenzen zu bewältigenden Lehrstoff zu bestimmen. Derartige Erwägungen sollten sich von einer anderen Abstraktionsstufe her ergeben.

Der Weg, um den Tatsachen, Anschauungen und Ideen auf einem Gebiet näherzukommen, ergibt sich durch eine gewisse, Zug um Zug ablaufende Organisation. In etablierten Prüfungsbereichen oder klassischen Disziplinen wurde die Art und

Weise, wie der Lehrstoff zu bewältigen ist, eindeutig festgelegt. Diese allgemeine Übereinstimmung trifft nicht in demselben Maße für die sich entwickelnden Gebiete zu. Gewiß ist die Art der Prüfung in den sich entwickelnden Arbeitsgebieten durch eine Reihe von Befragungsmethoden, die in vielen Bereichen Anwendung finden, gekennzeichnet. Allerdings ist die Struktur einer wissenschaftlichen Befragung nicht auf ein einzelnes Gebiet beschränkt. Zahlreiche Disziplinen betrachten viele Phänomene auf viele verschiedene Arten. Tatsächlich kann die Anwendung einer großen Vielfalt von Befragungsmethoden charakteristisch sein für eine sich neu formende Disziplin. So befaßt man sich dann nicht nur mit den Mitteln, mit denen Kenntnisse auf einem Gebiet entdeckt und verifiziert werden, sondern auch mit der Definition und Beschreibung bestimmter Phänomene wie auch mit der Art und der Bedeutung dieser Kenntnisse.

Leibeserziehung

In den Vereinigten Staaten bezog sich der Begriff „*Leibeserziehung*" (physical education) mehrere Jahrzehnte lang speziell auf Schul- und College-Programme für Gymnastik, Spiele, Sport, Tanz und Wassersport, desgleichen auf die Ausbildung von Personal zur Durchführung derartiger Programme. In diesen *angewandten* Programmen stammt der Lehrstoff aus zwei Quellen. Die erste Quelle ist die Unterrichts- und Lehrplan-Theorie, die zweite gewisse Theorien über menschliche Bewegung. Zwar gab es in den 1940er Jahren einige Versuche, als einen „Brennpunkt" die menschliche Bewegung zu identifizieren. Doch es kam nicht zur allgemeinen Anwendung dieses Terminus oder zur Anerkennung der Theorien — bis zur nationalen Konferenz über die Interpretation der Leibeserziehung Ende 1961 (Athletic Institute, 1962). Bei dieser Konferenz brachten Leibeserzieher von Grundschulen, Höheren Schulen und Colleges, Sporttrainer und -direktoren sowie Vertreter verschiedener Berufsorganisationen ihre Sorge um die menschliche Bewegung zum Ausdruck und betonten die Notwendigkeit einer schlüssigen Theorie. Anschließend gab es eine Reihe von Untersuchungen und Konferenzen; doch keine führte zu einer allgemeinen Übereinstimmung.

Die Konferenzberichte der ersten Akademie-Studien der „Großen Zehn"[35] wurden nicht überall akzeptiert. Gleichzeitig ist jedoch anzumerken, daß sich ein langsamer Umschwung zur Anerkennung hin entwickelt hat. Die zunehmende Häufigkeit von Konferenzen und Veröffentlichungen, welche sich mit Theorien der menschlichen Bewegung befassen, deutet auf steigendes Verständnis und eine geschärfte Blickrichtung hin. Obgleich aber die Tendenz der Verallgemeinerungen zunehmend klar wird, spiegelte die *Anwendung* in der Schule diesen Wechsel der Begriffsvorstellung nicht wider. Wo man die Konzepte explorierte, war eine Bereicherung festzustellen. Diese geschärfte Anerkennung der Lehr-Lern-Theorie und der aus den Untersuchungen der menschlichen Bewegung hergeleiteten Theorie war erregend. So sind etwa die Untersuchungen in bezug auf das Körperschema, die Art der individuellen „Ganzheit" und die beginnende Differenzierung zwischen Wachstum und Entwicklung bei der Festlegung der Bewegungsmuster ein Beispiel für einen solchen Wechsel. Da sich dies in den Erziehungs- und Verhaltenszielen

---

35 Die zehn größten amerikanischen Universitäten (Big Ten).

widerspiegelt, ist anzunehmen, daß sich auch die Programme ändern werden. Die Erforschung der Bewegung kann zum Beispiel jungen Menschen dabei helfen, die Veränderlichkeit im Reifungsprozeß wie auch die Unabwendbarkeit von Veränderungen zu verstehen. Die Methode des „Wer kann" ist insofern eindeutig gerechtfertigt. Ein anderes Beispiel könnte man aus einer Untersuchung über die Zusammensetzung ausgewählter Aufgaben ableiten. Eine solche Untersuchung würde sich damit zu befassen haben, welchen Einfluß die verschiedenen Aktivitäten haben oder zu welcher Verbesserung sie führen. Auch die Bedeutung des Rituals bei Sportereignissen für Zuschauer und Teilnehmer wird zu einer provokanten Forschungsaufgabe.

Die Ausbildung von Leibeserziehern hat sich in einem Zeitraum von 50 Jahren von der rein technischen zur beruflichen und sogar professionellen Seite hin entwickelt. Wahrscheinlich besteht Bedarf für jede dieser Seiten. Technische Vollkommenheit kann entstehen aus hingebungsvoller Leistungspraxis und -analyse, dies war bei weitem häufiger der Fall als theoretisches Vorgehen. Viele Studenten werden in ihrer beruflichen Wahl bestimmt durch eigene Erfahrungen, die ihnen etwas bedeuteten. Sie haben mitunter Schwierigkeiten, ihre Blickrichtung von einer praktischen Erfahrung zu einer allgemeineren Ansicht über diese Erfahrung hin zu verändern.

In den Vereinigten Staaten sieht man nur geringe Veränderungen in der Leibeserziehung für Höhere Schüler. Die Schulvorstände berichten immer noch, daß dies einer der schwierigeren Bereiche ist, soweit es die Anerkennung von Ergebnissen der Lehr-Lern-Theorie und den sich ändernden Lehrstoff betrifft. Wie erwähnt, sind in Programmen für kleinere Kinder größere Änderungen eingetreten, und an manchen Colleges und Universitäten wandeln sich auch die sogenannten „professionellen Lehrpläne" (professional curricula) rasch.

Allzu lange wurden die Ausbildungsprogramme für Lehrer in der Leibeserziehung dadurch bestimmt, daß man ein Lehrerzertifikat verlangte. Man ist der Ansicht, daß die zu starke Hinwendung zu beruflichen Zielen teilweise verantwortlich ist für die verzögerte Ausreifung der Theorie. Die Zertifikationsmethode setzte Kurse in der Erziehungstheorie (professionelle Kurse), Kurse in einer Reihe von praktischen Aktivitäten (technische Kurse) und einige Zeugnisse in den wesentlichen (beruflichen) Kursen des Fachgebietes voraus. Derartige Kurse waren bekannt unter Namen wie Kinesiologie, Geschichte und Philosophie sowie Organisation und Durchführung oder Verwaltung von Programmen. Diese Trias sogenannter Theorie-Kurse wurde beträchtlich erweitert; so findet man zum Beispiel heute in den College-Verzeichnissen mit zunehmender Häufigkeit Kurse in der Physiologie der Leibesübungen, in Wachstums- und Bewegungsabläufen, in motorischem Lernen, in gesellschaftlichen Bedingungen von Bewegungsformen und -abläufen wie auch in der Geschichte des Tanzes oder der Konditionierung für maximale Leistung. Auch Kursen in Motivation, in Choreographie, im Aufbau von Spielen und in der Spiel- oder Sportstrategie schenkt man heute Aufmerksamkeit. Zu den besonderen Voraussetzungen für Lehrer gehören mitunter auch speziell auf dem Gebiet der Leibeserziehung gesammelte Erfahrungen in der Methodenlehre, Programmentwicklung und Klassenführung. Insgesamt beschränkt man sich nicht mehr auf eine Untersuchung des Prozesses; die Betonung liegt sowohl auf dem *Warum* und dem *Was* als auch auf dem *Wie*.

Sport — Persönlichkeit — Erziehung

Sport

Trotz heißer Diskussionen und einflußreicher Ratgeber in den 1930er Jahren zeigte sich erst vor 6 oder 7 Jahren ein zunehmendes Interesse am Wesen des Sports als eines Studiengebiets. Auch hier herrschte Verwirrung bezüglich der Bedeutung von Begriffen. Der Definition nach könnte eine Gruppe die Bedeutung des Wortes in einer genau festgelegten Reihe von Wettbewerben gegen die Zeit, gegen eine Mannschaft oder gegen sich selbst sehen — dies in Weiterführung und Ausdehnung der Vorstellung vom Gegner, von Aggression oder Kampf. Doch der „Sport" als *der* Wissensstoff für das angewandte Gebiet der Leibeserziehung ist möglicherweise viel zu eng gefaßt. So ist zum Beispiel Leibeserziehung mehr als nur eine Konditionierung für sportliche Leistung, und Studien in bezug auf das Körperschema muß man in einem breiteren Rahmen sehen als nur vom Umkleideraum aus. Unmittelbares Interesse am Ästhetischen und Ausdrucksvollen erfordert, daß man sich — auch über das Basketfeld hinaus — mit Fragen des Rhythmus befaßt. Der gesamte Bereich des Tanzes, sei es nun Tempeltanz, zeitgenössisches Tanzen oder Ballett, wäre sonst ausgeschlossen.

Sport ist eine Realität in allen Bereichen des modernen Lebens. Die Akzente werden indes unterschiedlich gesetzt, je nachdem, ob er zweckgebunden ist oder der Muße dient. Wo der Langstreckenlauf ein Bestandteil der „Rites-of-passage" ist, unterstützt die Gesellschaft vielleicht den professionellen Langstreckenläufer, vielleicht auch nicht, ob er nun Amateur ist oder für sein Laufen bezahlt wird. Falls in dieser Gesellschaft ein Bedürfnis besteht für stellvertretende Wettbewerbe im Zuschauersport oder für die Aufrechterhaltung einer Gemeinschaft durch Erinnerung an gemeinsame Erfahrungen, kann „Sport" wiederum zu einschränkend sein. Wenn auch Sport als eine theoretische Formulierung vielleicht nicht das Gesamtbild wiedergibt, so bilden doch die Befragungsergebnisse sicherlich einen gewissen Brennpunkt — und zwar einen reichhaltigen.

Ein anderes Gebiet des Sportinteresses basiert auf Organisationsmodellen, welche von formlosen Nachbarschaftsgruppen bis zum Clubsport und schließlich zu den vielschichtigen Sportorganisationen an Schulen und Colleges sowie der regionalen, nationalen und internationalen Verbände von und für Amateur- und Berufssportler variieren. Es ist offensichtlich, daß die Teilnahme an jedweder Leistungsklasse vom Spiel bis zur Arbeit schwanken kann.

Die Gültigkeit der Leibeserziehung als angewandtes Programm beruht auf der dominierenden Theorie des *sich bewegenden Menschen*. Das Sportverständnis und -wissen als Faktor des menschlichen Erlebens basiert ebenfalls, zumindest teilweise, auf Bewegungsphänomenen. Man überlege deshalb einmal, ob Spiele als Nachahmung oder Wiederholung ernsterer menschlicher Erlebnisse entstehen oder als ein Weg, die größere und unberechenbarere Welt auf handlichere Dimensionen zu reduzieren. Der Sport könnte auch ein Weg sein, sich selbst auf einen weit weniger ernsten, gleichsam stellvertretenden Kampf auf Leben und Tod in einer „Welt" bekannter Regeln zu prüfen. Andererseits könnte für manche Leute Selbstbeherrschung auch vom Laufenlernen oder Seilhüpfen herrühren. Überlebenspraktiken können frühere menschliche Erlebnisse rekapitulieren, ob nun mit Tanz, Bogen, Schwert oder Schlinge. Der Sport kann Erlebnisse mit maximalem Angstpotential und minimaler echter Bedrohung vermitteln. Diese Umgestaltung der Realität spiegelt eine gesellschaftliche Erkenntnis dahingehend wider, daß das Risiko zwar erhalten bleibt, doch Leben und Gesundheit durch Gerätschaft, Regeln oder Publikumsreaktion geschützt sind.

Menschliche Bewegung

Ein Weg, theoretische Formulierungen für das Studium der menschlichen Bewegung zu erhalten, basierte auf einer Reihe scheinbar einfacher Fragen. Diese Fragen wurden von Waltz (1972, 109—115) als Leiterin einer Lehrplan-Untersuchungsgruppe an der Universität von Washington entwickelt. Zunächst wurde der Begriff *Bewegung* (movement) gewählt, hauptsächlich deswegen, weil es sich als unmöglich herausstellte, über Leibeserziehung oder Sport oder Tanz zu diskutieren, ohne in die emotionalen Obertöne des *persönlichen* Erlebens verwickelt zu werden. Die Bedeutung des Bewegungsaktes und die ihm zugeordneten Begriffe begrenzten die Kommunikationsfähigkeit. Dies forcierte zwangsläufig die Suche nach gemeinsamen oder universellen Elementen. Dieser Erfahrungsprozeß ist nicht neu. In einem so affektgeladenem Gebiet wie diesem muß man „wertfreie" symbolische Formen finden.

Sobald man eine Entscheidung hinsichtlich des Brennpunktes getroffen hatte, zeigten sich vier Grundbereiche von Fragen:

— Was ist das Phänomen? Beschreibe es. Unterscheide zwischen bewegend (moving), Bewegung (movement) und Bewegung (motion).

— Wie kann man sich bewegen? Was sind die reziproken Wechselwirkungen zwischen Struktur, Funktion und Bewegung?

— Warum gibt es Unterschiede in der Bewegung (moving)? Individuen zeigen identifizierbare und idiosynkratische Bewegungsbilder. Gruppen von Individuen zeigen gewisse Gemeinsamkeiten in der Zeit-, Kraft- und Raumausnutzung. Spiele und Tanzrituale spiegeln eine Veränderlichkeit von Werten wider. (Unterfragen könnten sein: Warum suchte Jahn die Beherrschung natürlicher Elemente? Warum basierte der Sokol auf Massenreaktion? Welches sind Zeugnisse des „territorialen Imperativs" im Sport? Warum unterscheiden sich Tempeltänze vom schwedischen oder russischen Ballett?)

— Welches ist die Bedeutung und die Signifikanz von „bewegen" (moving) und „Bewegung" (movement)? Warum war in den Vereinigten Staaten der hauptsächliche Streit in den späten 1920er und frühen 1930er Jahren eine Kontroverse zwischen denjenigen, welche die formalen im Gegensatz zu den informalen Programmen oder, besser, Prozessen unterstützten? Warum richtete sich das Hauptaugenmerk auf die Frage „Systeme oder Sport"? Warum besteht man heute auf einer Wahl zwischen Ballett und zeitgenössischem Tanz?

Besteht heute ein Konflikt in den Ansichten zwischen denjenigen, welche Bewegungsstudien unterstützen, und den Verfechtern der Sporttheorie, oder ist dies eine Folge verschiedener Felderfahrungen? Ob ein theoretisches Rahmenwerk ausreichend ist, läßt sich auf zweierlei Art prüfen. Erstens wäre festzustellen, ob die Theorie in der Praxis funktioniert oder nicht, und zweitens, ob sie hinreichend komplex ist, um die Bestandteile der Phänomene selber angemessen erforschen zu können.

Eine Folgerung in dieser Zeit der Betonung des rationalen Menschen und des Wissens zu seinem eigenen Besten könnte es geben für einen theoretischen Test der irrationalen Erwartungen des rationalen Menschen. Mit anderen Worten: Ein Bereich echter Sorge könnte der Reichtum an *Affekt* in Sport, Spiel und Tanz sein. Diese Aktivitäten bilden einen Teil des Testlaboratoriums für die Bewegungstheorie.

Die theoretische Basis der Bewegungsstudien beim Menschen wird als relativ kleiner, aber bedeutsamer Aspekt des Studiums des Menschen angesehen. Das Hauptanliegen in Künsten und Wissenschaften ist ein fortschreitendes Verständnis des Menschen sowohl als rationales als auch empfindungsfähiges Wesen. Auf lange Sicht könnten die phänomenologischen Folgen und die persönliche Bedeutung weit wichtiger sein als die Gewinnpunktzahl. Die Kombination von Untersuchungen auf diesem Gebiet könnte einen größeren Beitrag leisten, als man heute allgemein erwartet.

Wie zu Beginn ausgeführt, bestand der Zweck dieser Arbeit darin, einige Anschauungen über Leibeserziehung, Sport und menschliche Bewegung als Aspekte eines Studiums, das sich mit dem „sich bewegenden Menschen" befaßt, wiederzugeben. Anhaltspunkte für die Programmplanung und den Lehrplan waren darin enthalten, doch mag eine Zusammenfassung nützlich sein.

Die Leitsätze waren:

1. Leibeserziehung ist im wesentlichen ein Programm von Schulen oder anderen *Institutionen* für Übungen, Tanz, Spiele und Sport mit dem Ziele, Verhaltensweisen aufrechtzuerhalten oder in Richtung auf bestimmte, vorher festgesetzte Ziele zu verändern.

2. Der Wissensstoff für Leibeserziehung schließt wesentliche Daten aus Studien der menschlichen Bewegung ein, welche für institutionelle Ziele geeignet sind. Die *Daten* sind wertfrei, werden jedoch wertgeladen in Übereinstimmung mit der Interpretation der Lehrplantheorie, die für die Nutzanwendung in einer Weise, welche den vorherbestimmten Zielen angemessen ist, entwickelt wurde.

3. Sport und Tanz sind im wesentlichen universell. Als solche sind sie gültige und reichhaltige Kernpunkte von Untersuchungen wie auch lohnende und anregende Bestandteile des menschlichen Erlebens. Sie spiegeln ferner soziale, religiöse und politische Werte in Zeit und Ort wider. Die Aspekte dieser Werte können Berufs-, Erholungs- und andere persönlich-individuelle Ziele darstellen. Eine Förderung von Aktivitäten und Aktiven mag auf dem Zweck der Bereicherung oder Ausnutzung basieren. Man könnte viele andere Beispiele anführen, doch sollte die *Tatsache* der *Wert*haftigkeit klar sein.

4. Das Studium des Menschen in der Bewegung ist ein legitimes und (hoffentlich) wertfreies Untersuchungsgebiet. Der Untersuchungsspielraum kann so breit oder so begrenzt sein, wie die Forscher in einer Reihe von Fächern ihn sich vorstellen. Die Ausdehnung der Untersuchung richtet sich je nach der Leibeserziehung, dem Sport, dem Tanz sowie verschiedenen therapeutischen Fächern und kann materiell zur Kunstausübung beitragen. Auch hier gestattet der Untersuchungsspielraum Freiheit für die Exploration, und, wie auch immer das Gebiet bezeichnet werden mag, ermöglicht es eine erregende und herausfordernde Fragestellung.

Literatur

Abernathy, R.: This side of the mountain: the view from my bias. 44th Annual Conference Report of the Western Society for Physical Education of College Women. Fullerton, Cal., 47—58 (1968).
— Vorwort in: Barrow, H. M.: Man and His Movement. Philadelphia 1971.
— Waltz, M.: Toward a discipline: first steps first. Quest **2**, 1—7 (April 1964).
The Athletic Institute. Bericht der National Conference on Interpretation of Physical Education. Chicago/Ill. VI—65 (1962).
Beatty, W. H.: Theories of instruction for what? A projection. In: Theories of Instruction. Washington/D. C.: Association for Supervision and Curriculum Development, 114—118 (1965).
Brown, C.: The structure of knowledge of physical education. Quest **9**, 53—67 (December 1967).
Conner, F. E., Ellena, W. J.: Curriculum Handbook for School Administrators. Washington/D. C. 1967.
Diem, L.: Individualization — specialization — socialization: three aspects of an educational programme in sports. In: JOHPER **13**, 95—103 (1971).
Felshin, J.: Physical Education: An Introduction. In: Singer et al.: Physical Education: An Interdisciplinary Approach. New York 1972.
Fraleigh, W.: Bases for a valid approach to theory building in physical education. 44th Annual Conference Report of the Western Society for Physical Education of College Women. Fullerton, Cal., 82—85 (1968).
Fraleigh, W. P.: A prologue to theory building in physical education. Quest **12**, 26—33 (Spring 1969).
Frazier, A.: New insights — toward what ends. In: A. Frazier (ed.): New Insights and the Curriculum. Washington/D. C. 1963.
Hart, M. M. (ed.): Sport in the Socio-Cultural Process. Dubuque/Iowa 1972.
Hunt, V.: Movement behavior: a model for action. Quest **2**, 69—73 (April 1964).
InLow, G. M.: The Emergent in Curriculum. New York 1966.
International Congress of Sport Psychology, 2nd. Psychology of Sport. Washington/D. C. 1968.
Jewett, A. E.: Implications from curriculum theory for physical education. Academy Papers Nr. **2**, 10—18 (1968).
Kaelin, E. F.: The well played game: notes toward an aesthetics of sport. Quest **10**, 16—28 (May 1968).
Kleinman, S.: Toward a non-theory of sport. Quest **10**, 29—34 (May 1968).
Locke, L. F.: The movement movement. JOHPER **37**, 26—27, 73 (1966).
Lowe, B.: The aesthetics of sport: the statement of the problem. Quest **16**, 13—17 (June 1971).
Loy, J. W., jr.: The nature of sport: A definitional effort. Quest **10**, 1—15 (May 1968).
Macdonald, J. B., Leeper, R. R.: Theories of Instruction. Washington/D. C., VII—118 (1965).
Mackenzie, M. M.: Toward a New Curriculum in Physical Education. New York 1969.
Metheny, E.: Significant forms of movement behavior. In: Bericht über die National Conference on Interpretation of Physical Education. Chicago/Ill. 1962.
— Movement and Meaning. New York 1968.
— (ed.): This is Physical Education. Washington, D. C. 1965.
— Physical education as an area of study and research. Quest **9**, 73—78 (December 1967).
Miller, D. M. (ed.): The art and science of human movement. Quest **2** (April 1964).
— Russel, K. R.: Sport: A Contemporary View. Philadelphia/Pa. 1972.
Owen, J. W.: Physical education and sport in a changing society. JOHPER **12**, 24—30 (1970).
Phenix, P. H.: The architectonics of knowledge. Quest **9**, 28—41 (December 1967).
Physical Education Division Committee. Guide to excellence for physical education in colleges and universities. A position paper. Washington/D. C. 1970.
School Health Education Study. Health Education: A Conceptual Approach to Curriculum Design. St. Paul 1967.

Schwab, J. J.: Problems, topics, and issues related to the structure of knowledge. Quest 9, 2—27 (December 1967).
Singer, R., et al.: Physical education: An Interdisciplinary Approach. New York 1972.
Slusher, H. S., Lockhart, A. (ed.): Anthology of Contemporary Readings. 2nd ed. Dubuque/Iowa 1970.
— The existential function of physical education. NAPECW Report, 129—135 (1964).
Smith, N. W.: Movement as an academic discipline. JOHPER 35, 63—64 (November-December 1964).
Snygg, D.: A Learning Theory for Curricular Change. In: Using Current Curriculum Developments. Washington/D. C., NEA, 109—115 (1963).
Stanley, S.: Physical Education: A Movement Orientation. Toronto 1969.
Tyler, R. W.: Basic Principles of Curriculum and Instruction. Chicago. 25th ed., 1966.
Ulrich, C., Nixon, J. E.: Tones of Theory. Washington/D. C. 1972.
Waltz, M.: Curriculum. 47th Conference Program and Annual Report of the Western Society for Physical Education of College Women. Ellensburg, Washington: Central Washington State College, 109—115 (1972).

Diskussion (I)

In der Diskussion wurde von mehreren Teilnehmern bemängelt, daß Frau Abernathy vor allem über die motorischen/physischen Ziele der Leibeserziehung gesprochen habe. Curriculumentwicklung könne aber nur dann zu einer grundlegenden Verbesserung des Unterrichts führen, wenn diese Einseitigkeit überwunden würde (Artus, Bergner, Kleindienst, Lange: alle BRD). Das bedeute im einzelnen:

— Man müsse sich der Frage stellen, warum bestimmte sportliche Fertigkeiten (wie eine Technik des Hochsprungs) überhaupt gelernt werden sollen (Bergner).
— Auch das Lernen im affektivem Bereich könne und müsse geplant werden wie das Erlernen einer sportlichen Technik (Artus).
— Lernen dürfe nicht auf eine Anzahl unzusammenhängender Ziele hin geplant werden, sondern sei unter einer übergeordneten Leitidee (policy making) zu diskutieren (Artus).
— Curriculumentwicklung müsse zunächst von einer Antwort auf die Frage ausgehen, ob die Gesellschaft so, wie sie ist, akzeptiert werden kann oder nicht. Wenn diese Frage umgangen würde, führe das zwangsläufig zur Bejahung eines Sportunterrichts, der an das Gegebene anpasse und damit eine „Verdoppelung von Realität" darstelle (Lange).

Abernathy: Ich glaube, daß die Frage nach dem *warum*? sportlichen Lernens niemand zur Zufriedenheit aller beantworten kann. Was die Werte des Sports sind, hängt jeweils davon ab, wer ihn treibt: ein Jugendlicher oder ein Erwachsener, ein Mensch auf dem Lande oder in der Stadt. Zudem bin ich überzeugt, daß die Werte, die wir am Sport zu erkennen glauben, weitgehend auf denen beruhen, die in der Gruppe und der Gesellschaft, der wir angehören, anerkannt werden. Das betrifft im Hinblick auf die Leibeserziehung z. B. die jeweiligen Wertvorstellungen über den Leib, über Gesundheit und Krankheit oder über das Spiel.

Natürlich können und sollen wir über Leitideen sprechen. Doch was konkret zu welchem Ziel gelernt werden soll, kann nur für den einzelnen, allenfalls für eine gesellschaftliche Gruppe gesagt werden. Jeder in diesem Raum hat andere Erfahrungen mit Sport gemacht, so daß die gleiche Aktivität jedem etwas anderes bedeuten, bei jedem andere Wirkungen auslösen und für jeden andere Werte haben kann.

Curriculumentwicklung hat daher auszugehen von den Wünschen der Menschen, für die ein Curriculum gemacht wird. Allein dadurch enthält sie immer schon eine Tendenz zum sozialen Wandel. Aber ich bin nicht der Meinung, daß irgendjemand von uns das Recht hat, darüber zu verfügen, was andere Menschen mit welchem Ziel zu tun haben. Denn genau diese Anmaßung löst die politischen Katastrophen aus, die Sie verhindern wollen.

Lange: Bedeutet das, daß sie für jede gesellschaftliche Gruppe ein eigenes Curriculum entwerfen wollen?

Abernathy: Das Ideal wäre tatsächlich ein eigenes Curriculum für jede Gruppe, doch das ist nicht praktikabel. Daher ist es nach meiner Meinung notwendig, daß Experten (in unserem Fall Sportwissenschaftler) den direkten Kontakt mit der Schule suchen, mit Eltern, Kindern und Lehrern arbeiten, um ihre Wünsche und Bedürfnisse zu erfahren und die Gemeinsamkeiten (common views) zu ermitteln, auf denen sich ein Curriculum begründen läßt. Ich halte es jedoch nicht für richtig, eine solche Leitlinie der Schule von außen aufzuzwingen.

Bergner: Es darf aber nicht bei einer Ermittlung der geäußerten Gruppeninteressen bleiben. Sie müssen daraufhin hinterfragt werden, wie sie zustande gekommen sind und welche Berechtigung sie haben.

Kurzreferate

Zur Curriculum-Revision in den USA, in England und Schweden.* K. Paschen (Hamburg)

In den *USA* hat sich die Curriculum-Revision in den letzten 50 Jahren aus der progressiven Pädagogik Deweys, aus der empirischen Erziehungswissenschaft, der behavioristischen Psychologie und den Sozialwissenschaften entwickelt und wird heute als Kreisprozeß mit permanenter Revision verstanden. Kennzeichen dieser wissenschaftlichen Curriculum-Revision sind: ihre Zukunftsperspektive, ihre Dimensionen Gesellschaft-Kind-Sache, rationale Begründung aller Entscheidungen, Konsensus aller Gruppen über die allgemeinen Erziehungsziele, empirische Kontrolle ihrer Hypothesen, Operationalisierung der speziellen Lernziele, Verbindung von Lernzielen, Lernerfahrungen und Methoden, Evaluation der Lernziele, Methoden, Inhalte und der Organisation.

1. Ging es zunächst um Gesamtlehrpläne der Schulen, so entstanden ab 1957 nach dem sogenannten „Sputnikschock" als Gegenströmung Fachcurricula, besonders für die naturwissenschaftlichen Fächer. Seit 1968 erhebt sich Widerstand gegen die Curriculum-Revision, weil sie die Grundprobleme der Schule nicht gelöst hat: Chancengleichheit, Individualisierung, Demokratisierung und Emanzipation. Außerdem ist in der neueren Entwicklung die kognitive Ausrichtung der Schule so stark betont, daß die emotionalen, affektiven und psychomotorischen Bereiche der Schulbildung zurückgedrängt werden.

2. Nur für die Elementarstufe gibt es neue Gesamtcurricula. Neben der Musik- und Kunsterziehung hat besonders die Leibeserziehung unter der neuen Entwicklung Rückschläge zu verzeichnen. Es ist bis heute den Leibeserziehern nicht gelungen, die „Struktur ihrer Disziplin" (Bruner) wissenschaftlich aufzuweisen und zu begründen.

Der amerikanische Sportlehrerverband AAHPER hat auf seiner Jahrestagung 1971 ein neues Ziel für die Leibeserziehung propagiert: „Qualitative Verbesserung des menschlichen Lebens". So wichtig dieser Aspekt ist, so begründet er in seiner sehr weiten Fassung aber nicht die Struktur dieser Disziplin. Die amerikanischen Kollegen befürchten deshalb, daß ihr Fach in Zukunft aus dem Kanon der obligatorischen Schulfächer in die Gruppe der fakultativen Aktivitäten gedrängt wird.

3. Ähnliche Entwicklungen sind in *Schweden* und in *England* zu beobachten. Die schwedische Curriculum-Revision nach amerikanischem Muster hat 1940 mit der wissenschaftlichen Vorbereitung und mit Schulversuchen begonnen und ist ausgerichtet auf den vorausberechneten Bedarf an Fachleuten in Wirtschaft, Industrie, Wissenschaft und Verwaltung. Inzwischen ist die 9jährige Oberschule eingeführt und sind Gesamtcurricula für alle Schulstufen und -arten entwickelt worden. Die „Gymnastik" als Schulfach ist von drei auf zwei Wochenstunden zurückgefallen, ihr Hauptakzent liegt mehr in den Schüler-Sportvereinen.

In England gibt es seit etwa 1960 die Curriculum-Revision nach amerikanischem Vorbild. Allerdings liegt hier die Initiative bei den Lehrerverbänden und neuerdings in einem School Council, der auf breiter Basis Curriculum-Forschungen anregt und finanziert. In dieser Entwicklung ist die Leibeserziehung ebenfalls in Schwierigkeiten geraten, vor allem wohl, weil über ihre Ziele und Inhalte kein Konsensus besteht (Games—Physical Education—Movement Education—Carry-over-Sports).

* Ausführliche Fassung in: K. Paschen: Die Curriculum-Revision in den USA, in Schweden und in England und ihr Einfluß auf die Leibeserziehung. Ahrensburg 1972.

Sport — Persönlichkeit — Erziehung

Zur Schulreform in Belgien. M. Verhaegen (Liege)

Die wichtigsten Eigenarten dieser Reform sind:

— ein System von Kern-, Zusatz- und Wahlfächern mit steigender Wahlfreiheit im höheren Schulalter; ein zusätzliches Angebot an Förderkursen zum Ausgleich von Schwächen

— kontinuierliche Lernkontrollen zugunsten der einmaligen Abschlußprüfungen

— Förderung von Gruppenarbeit auf allen Altersstufen

— besondere Betonung der psychologischen, medizinischen und pädagogischen Betreuung der Schüler.

Für die Leibeserziehung wurde auf der Grundlage systematischer Experimente (1967 bis 1968) ein neues Programm entwickelt. Es sieht 3 Stunden wöchentlich Pflichtunterricht vor und bietet zusätzlich zwei Einheiten von je 2 Stunden zur Wahl an. Leibesübung wird in diesem Programm als ein Teil der Gesamterziehung verstanden, der wie jedes andere Fach mit seinem Inhalt und seinen Methoden seinen Beitrag leistet zur Entwicklung der verschiedenen Aspekte der Erfahrung und des Verhaltens, die Voraussetzung sind für ein aktives und durch ständige Initiative gekennzeichnetes Leben.

— Die Schüler sollen über das Unterrichtsziel informiert werden, die von ihnen verlangten Aufgaben sind zu begründen.

— Nicht-direktive Weisen des Vorgehens sind zu bevorzugen, damit sich jeder Schüler in der ihm angemessenen Art einer Aufgabe zuwenden kann.

— Ausgang der Arbeit ist eine als „Ganzes" („holon" nach Koestler) verstandene pädagogische Situation, die der Lehrer herbeiführt. Sie soll die Phantasie und Kreativität des Schülers anregen und ein Verhalten unterstützen, das Irrtümer eingesteht und Fehler zu korrigieren sucht.

— Die Beobachtung des Verhaltens der Schüler durch den Lehrer gemeinsam mit den Mitschülern nimmt einen zentralen Platz ein. Dabei spielt die Leibeserziehung für die Beobachtung der motorischen Entwicklung, aber auch des sozialen Verhaltens — besonders im Sport — eine bedeutende Rolle.

Probleme der Revision des Sportcurriculum. J. Funke (Berlin)

In einer Analyse der bisher bekannt gewordenen Bemühungen um die Revision des Sportlehrplans in der BRD ist festzustellen, daß eine im Ansatz halbierte Curriculumtheorie rezipiert wurde. Das Fach diskutiert seine eigenen Entwicklungsmöglichkeiten losgelöst von dem gesellschaftlichen pädagogischen Gesamtauftrag der Schule einfältig im Zusammenhang der Entwicklungen des nationalen und internationalen Sports. Für eine Begründung des Faches werden kaum Lösungsmöglichkeiten angeboten.

Tatsächlich ist diese Frage aber nur aus dem curricularen Gesamtzusammenhang heraus zu diskutieren. Im Ensemble aller Fächer wird der Bildungsauftrag der Schule verwirklicht. Das einzelne Fach trägt seinen spezifischen, durch kein anderes Fach zu ersetzenden Teil zur Verwirklichung des Gesamtzieles bei.

Die wichtigste Voraussetzung für Konzeption und Begründung des Curriculums ist daher das Vorhandensein eines einheitlichen, weltanschaulich und gesellschaftlich fundierten Erziehungs- und Bildungsauftrages der Schule, der im Curriculum pädagogisch umgesetzt wird. Alle Bereiche des Curriculums müssen diesen Auftrag widerspiegeln und zugleich muß jeder Teilbereich seine spezielle, akzentuierte Zielsetzung im Gesamtrahmen verfolgen.

Genau dieser einheitliche Auftrag entschwindet aber in einem Gesellschaftssystem, das sich selbst als „pluralistisch" interpretiert. Die immanent vorhandene Stringenz der Zielsetzung wird ideologisch verschleiert und dargestellt als eine Pluralität gleichberechtigter Erziehungs- und Bildungsziele. In der Theorie des Curriculums wird entsprechend der Auseinandersetzung um die gesellschaftlich und individuell vernünftigen Ziele verlagert in eine „Findung" oder „Setzung" von „Lernzielen". Diese Theorie spiegelt vor, daß beliebig viele solcher „Lernziele" von unentscheidbar gleicher Dignität und Qualität bereitliegen sollen und zwischen ihnen eine von der Wissenschaft nicht zu vertretende Entscheidung nötig ist. Statt einer begründeten, stringenten Zielsetzung für das Curriculum und seine Teile werden dann auch Ausweichinstanzen als Angelpunkte der Revision bemüht, so besonders das „Schülerinteresse". Dabei löst dies als Emphase nichts, sondern diese unerforschte Variable des Curriculum wirft neue Probleme auf.

Insgesamt ist zu bemerken, daß hinter die aus der Lehrplantheorie bekannte Erkenntnis zurückgefallen wird, daß die Lehre in der Schule Produkt eines gesellschaftlichen Kampfes ist, der um die ideologische und praktisch-technische Qualifizierung des Nachwuchses geführt wird. In diesem Kampf setzen sich die herrschenden Interessen gemäß ihrer objektiven Machtverteilung durch. Der Lehrplan ist dementsprechend auch keine „gewachsene", „gewordene" Struktur, sondern ein Plan, der von Menschen in konkreten historischen Situationen mit bestimmten Erwartungen und Intentionen hergestellt wird. Es gilt, diesen Gesellschaftsprozeß im demokratischen Zusammenwirken von Betroffenen und fortschrittlichen Wissenschaftlern neu zu organisieren und den humanen Interessen zum Zuge zu verhelfen. Diese Aufgabe ist nur im Zusammenhang mit einer Kultur- und Gesellschaftskritik zu leisten. In den Prozeß der Revision des Curriculums und in die Theorie der Veränderung selbst gehört Zielfixierung, gesellschaftliches Engagement, Stellungnahme und Entscheidung für das politisch Richtige und Vernünftige hinein.

Die Dringlichkeit dieses Anliegens wird vor allem auch darin ansichtig, daß die bisher angesetzten Fachziele unserer Bildungspläne einer ideologiekritischen Untersuchung selten standhalten. Der Katalog, der hinter den Zielformeln sichtbar werdenden tatsächlichen Funktionen ist der Preis, um den sich das genuine humane Anliegen einer Kultivierung der menschlichen Lebensweise und Lebensverhältnisse, das mit einer „Leibeserziehung" angestrebt sein könnte, nur gegenüber den herrschenden, das Erziehungswesen bestimmenden Kräften durchsetzen läßt. Sport in der Schule wird nur unter der Bedingung zugelassen, daß er einen adäquaten Beitrag zur ideologischen Identifikation des Nachwuchses mit den bestehenden Gesellschaftsstrukturen leistet und daß er die physische Seite der Produktivkraft Mensch entwickelt. Beides zusammen, die einseitige ideologische Fixierung und die dementsprechend auch der tatsächlichen Entwicklung der Produktivkräfte nur ungenügend folgende physische Vervollkommnung, ergibt den konkreten historischen Stand der „Leibeserziehung" in der Schule.

Didaktische Probleme der Lehrer und Motivationsverluste der Schüler sind nur die Symptome für die tiefer gelegenen Ursachen.

Von einer „Theorie der Leibeserziehung" freilich, die sich an individuellen Erlebnisqualitäten bei der Sportausübung festzumachen versucht, ist hier keine weitere Aufklärung zu erwarten. Der Aufgabe einer geplanten Schulung und Entwicklung der körperlichen Wesenskräfte des Menschen auf der Basis einer realistischen gesellschaftlichen Perspektive hat sich die traditionelle „Leibeserziehung" bis jetzt entzogen.

Aber auch gegenüber der bisher artikulierten linken Kritik ist Skepsis geboten. Die hier veranschlagten Zielsetzungen, die bewußt antithetisch zu den zuvor kritisierten Zielsetzungen und Begründungen formuliert sind, lassen ein Problem für die weitere Curriculumdiskussion erkennen, das philosophisch-theoretisch und praktisch-politisch zugleich ist. Ein Abweis jeglicher, vielleicht subjektiv als unbequem empfundener Forderungen, z. B. der nach diszipliniertem Verhalten, nach Kontrolle der geleisteten Arbeit und nach Leistungstüchtigkeit ist im Rahmen einer „Verweigerungsstrategie" nicht legitim. Die Verweigerung muß sich ausweisen lassen anhand einer genauen Bestimmung des gesellschaftlich objektiv notwendigen Grades an Repression, der an der gesellschaftlich erreichten Stufe der materiellen Kultur zu messen ist.

Der Begriff der „Emanzipation" muß deshalb z. B. so angewendet werden, daß er die Befreiung des Menschen aus seinen „naturwüchsigen" Zwängen beinhaltet, die die Fesseln der Vergesellschaftung und eines anfälligen, gebrechlichen, kostbaren und fordernden Körpers zugleich sind. Hierbei ist die auch gesellschaftlich bedingte Notwendigkeit zu betonen, die Entwicklung und Kultivierung der physischen Wesensseite des Menschen bewußt zu betreiben und dafür auch das entwickelte Instrumentarium wissenschaftlich fundierter Trainingsmethoden, gezielter Lehrprogramme und materieller Hilfen einzusetzen. Dies freilich so, daß die Zielsetzung offen und ihre Begründung einsichtig ist, so daß falsche Funktionalisierungen ausgeschlossen werden können.

Emanzipation. Zielproblematik in einem Curriculummodell des Schulfaches Sport.
H. J. Neu u. a. (Marburg)

Ausgangspunkt einer didaktischen Analyse des Schulfaches Sport muß die Konkretisierung des Phänomens Sport in der historisch-gesellschaftlichen Entwicklung und Realität der BRD sein. Nur durch eine historisch-soziologische Betrachtungsweise kann man die Bedingungen und Möglichkeiten einer Änderung von Inhalten und Strukturen im Sport erkennen. Nachfolgend muß mit Hilfe realutopischer Modelle, ausgehend von der Wirklichkeit, diese letzten Endes als eine zu verändernde angesehen werden. Es wäre Illusion, den Zirkel der Reproduktion der gegebenen Verhältnisse durch ein individual-emanzipatorisches Modell durchbrechen zu wollen. Stattdessen muß bewußt werden, daß die individuelle Emanzipation von der kollektiven, gesamtgesellschaftlichen abhängig ist, d. h. die Verwirklichung von Emanzipation muß auf mehreren Ebenen angestrebt werden. Einmal im Unterricht selbst, um die Individuen von Unterdrückungs- und Herrschaftsmechanismen im Lehrer-Schüler-Interaktionsprozeß freizusetzen, zum anderen durch den Einsatz der Schüler, Eltern, Studenten und Lehrer zur Demokratisierung der bestehenden Entscheidungsinstanzen, sowohl des schulischen als auch des außerschulischen Sports.

Es soll hier ein Modell kurz skizziert werden, das die Möglichkeiten emanzipatorischen Handelns und Denkens im Sport aufzeigt. Als erkenntnisleitendes Interesse der gesellschaftlichen Emanzipation gilt: Aufhebung der gegebenen Herrschaftsverhältnisse, die gekennzeichnet sind durch den Widerspruch von gesellschaftlicher Produktion und privater Aneignung der Güter; Befreiung von der Herrschaft des Menschen über den Menschen beinhaltet Befreiung der individuellen Strukturen (Verhalten, Bewußtsein, Charakter), der sozialen Strukturen (Institutionen, Entscheidungsprozesse, Organisationsformen) sowie der ökonomischen Strukturen (Produktionsverhältnisse).

Bei der Frage, welchen Beitrag der Sportunterricht für diesen Emanzipationsprozeß leisten kann, ist davon auszugehen, daß Erkennen von Abhängigkeit, Unmündigkeit, Unterdrückung, Fremdbestimmung sowie die Tätigkeit zur Selbst- und Mitbestimmung, zur Mitwirkung und letztlich zu veränderndem Handeln prinzipiell in jeder Fachdisziplin erlernbar ist. Es soll jedoch dabei die Schwierigkeit nicht übersehen werden, die in der Transformation von Bewegung in Sprachprozesse vorliegt. Da jedoch emanzipatorisches Handeln hauptsächlich über Sprache initiiert wird, muß deswegen verstärkt versucht werden, Grundprobleme des Sports im Unterricht auch durch Diskussionen zu thematisieren.

Die Beschränkung auf die formale Bewegung als eigentlichem Forschungsgegenstand der „Leibeserziehung" — verdeutlicht im „Sensomotorik-Ansatz" — verursachte eine Fehleinschätzung der Möglichkeit, mit Hilfe von Kybernetik und Systemtheorie Emanzipation verwirklichen zu können. Die Rationalität dieses theoretischen Bezugssystems kann durchaus Unterdrückungsmechanismen aufrechterhalten.

Das Modell der Handlung als einer Kette von Fertigkeiten muß deshalb vielmehr durch einen komplexen, hierarchischen Aufbau von mehreren Handlungsebenen ersetzt werden. Die Befreiung aus partialisierten Handlungssystemen kann zwar nur im Produktionsbereich geschehen, doch gilt es, den Menschen im Reproduktionsbereich dazu erst in die Lage zu versetzen. Diese Orientierung des Sportunterrichts auf den Menschen im Produktions- (Arbeit) und Reproduktionsbereich (Freizeit) muß hierzu verstärkt die Neusetzung von sportdidaktischen Inhalten, Organisationsformen und Methoden berücksichtigen. Trotz der Schwierigkeit der Operationalisierung und stringenten Ableitung aus dem Oberbegriff Emanzipation sind Kriterien wie Solidarität bei kollektivem und verantwortlichem Handeln und gleichzeitiger Selbstregulation — nicht wie bisher als gruppendynamische Abfallprodukte — zu behandeln und in Entscheidungssituationen innerhalb der Kleingruppe gezielt anzusteuern.

Erziehung zum Freizeitsport als Problem und Aufgabe der Schule. H. Meusel (Gießen)

Die jährliche Arbeitszeit hat sich in den letzten 100 Jahren etwa von 4000 auf 2000 Stunden reduziert. Entsprechend hat sich die Erwartung der Lebenserfüllung für den Menschen heute in erhöhtem Maße in die Freizeit verlagert. In diesem Zusammenhang scheint der gezielte Ausbau von Möglichkeiten der Sportaktivität in Anpassung an verschiedene

Curriculumtheorie und Sport

„Grundtypen" (Blücher) der Freizeit — z. B. der Arbeitspause, des Wochenendes und des Urlaubs — und die Entwicklung eines Konzeptes der „Erziehung zum Freizeitsport in der Schule" vordringlich der Untersuchung und Lösung zu bedürfen.

Ein solches Konzept steht zunächst vor grundsätzlichen *Schwierigkeiten:*
— Wie werden im Jahre 1980 oder 2000 die Möglichkeiten und Formen des Freizeitsports, wie die Bedürfnisse des Freizeitsportlers aussehen, auf die Erziehung zum Freizeitsport vorbereiten soll? Wie ist das Recht des Kindes auf Erfüllung der Gegenwart, Erfüllung des Augenblicks mit der Pflicht des Erziehers in Einklang zu bringen, das Kind für die Bewältigung künftiger Lebenssituationen auszustatten?

Ohne die künftige Freizeit und den künftigen Freizeitsport en détail zu kennen, dürfen wir aus der gegenwärtigen Situation und ihren Entwicklungstendenzen bei aller Zurückhaltung schließen, daß die folgenden *Qualifikationen* die Bewältigung auch der künftigen Lebenssituation Freizeit und Freizeitsport zumindest erleichtern werden:

Im *motorischen* Bereich:
— Erwerb sportmotorischer Fertigkeiten mit aktuellem Freizeitwert.
— Erwerb einer allgemeinen sportmotorischen Minimalqualifikation zur Anwendung vorbeugenden und erholenden Sports und als Ausgangsbasis für den erleichterten Erwerb neuer freizeitbezogener sportmotorischer Fertigkeiten.

Im *affektiven* Bereich:
— Ein stabilisiertes Interesse an Sportaktivität.

Im *kognitiven* Bereich:
— Einsicht in die präventive und regenerative Wirksamkeit sportmotorischer Aktivitäten.
— Orientierung über technische und organisatorische Möglichkeiten zur Realisierung von Freizeitsport.

Um die Vermittlung eines solchen Minimalkatalogs freizeitsportbezogener Qualifikationen im Sportunterricht der Schule zu sichern, sind u. a. folgende Forderungen an die *Revision des Sportcurriculum* zu stellen, zu wägen und aufeinander abzustimmen.

Im *motorischen* Bereich:
— Sicherung einer allgemeinen, auch präventiven und regenerativen Gesichtspunkten genügenden sportmotorischen Minimalqualifikation durch eine verbindliche allgemeine sportliche Grundausbildung.
— Verstärkte Berücksichtigung von Sportarten mit erhöhter regenerativer und präventiver Wirksamkeit gemäß dem Wandel in der Morbiditätsstatistik.
— Verbreiterung des Angebots schon im Rahmen der Minimalqualifikation um besonders freizeitgerechte sportmotorische Fertigkeiten als Orientierungsstufe für eine spätere interessenbezogene Auswahl der life-time-Sportarten.
— Einbeziehung von Kursen mit Sportarten von erhöhtem Freizeitwert in den Pflichtunterricht. Hierher gehören vor allem Sportaktivitäten mit geringem technischen Aufwand und solche, die auch im höheren Alter noch betrieben werden können.

Eine Stabilisierung des Sportinteresses (*affektiver* Bereich) scheint uns realisierbar u. a. über
— die Reduzierung des primären Aspektes der Fertigkeitsvermittlung zugunsten einer verstärkten Weckung und Förderung von Bewegungsfreude, kinästhetischen Sensationen und Erfolgserlebnissen auf dem Wege der Auswahl besonders geeigneter Sportarten, besserer Individualisierung der Lernprozesse und erhöhter Bewußtheit der in diesen erworbenen Erfahrungen.

Im *kognitiven* Bereich ist das Curriculum zu ergänzen um die Vermittlung freizeitsportbezogener Kenntnisse:
— Kenntnisse über die präventive und regenerative Wirksamkeit von Sportaktivitäten
— und eine kritische Auseinandersetzung mit den Produkten der Freizeitsportkonsumindustrie.

Diskussion (II)

In mehreren Beiträgen wurde die Ansicht geäußert, daß das Curriculum-Modell Robinsohns[36] für die Entwicklung eines Sportcurriculum nicht ausreicht. So führte Paschen am Ende seines Kurzreferates aus, der Dreischritt Lebenssituationen — Qualifikationen — Curriculumelemente trüge in sich die Gefahr einseitiger Deduktionen. Eine Alternative sah er in einer induktiven Curriculumentwicklung, die ausgeht von dem Entwurf neuer Unterrichtseinheiten, mit Innovationen, die von Lehrern geprägt sind, die unzufrieden sind mit bisherigen Inhalten, Methoden und Formen der Leibesübung, und die sofort in Zusammenarbeit mit Curriculum-Experten in der Schulpraxis erprobt, ständig weiterentwickelt und verbessert werden.

Mehrere Diskussionsbeiträge (Funke, Naul, Weichert, alle Bundesrepublik Deutschland) wiesen auf die Problematik eines solchen Ansatzes hin. Dabei zeigten sich zwei Interpretationen dessen, was „induktive Curriculumentwicklung" heißen könnte. Weichert verstand darunter eine Umkehrung des Robinsohnschen Dreischrittes, also einen Ausgang von den gegebenen Inhalten der Leibeserziehung (Sportarten), denen Funktionen (Lernziele) experimentell und theoretisch zuzuordnen seien. Ein solches Vorgehen, so meinte er, lasse prinzipiell keine Innovationen zu. Funke verstand „induktiv" als ausgehend von Unterrichtsexperimenten, die erkannte Mängel beheben sollen. Er wies darauf hin, daß dann Kriterien zu entwickeln seien, nach denen die Experimente auf ihren Innovationsgehalt hin beurteilt werden können.

Paschen gab die Bedeutung dieser Probleme zu und betonte, daß ein induktives Verfahren nicht allein stehen könne. Die Experimente seien von Anfang an durch eine Lernziel-Evaluation zu begleiten. Als Beispiel für den von ihm vorgeschlagenen Weg nannte er den von ihm betreuten Versuch „Tägliche Bewegungszeit" an Hamburger Grundschulen.

Ebenfalls ausgehend von einer Bemerkung Paschens entstand eine kurze Diskussion über die Operationalisierung von Erziehungszielen. Paschen hatte die Meinung geäußert, Erziehungsziele (general educational aims) seien im Unterschied zu Lernzielen mittleren Abstraktionsniveaus nicht operationalisierbar. Dieser Ansicht widersprach Artus (BRD). Forschungsergebnisse wie die attitude scales von Kenyon zeigten einen vielversprechenden Ansatz zur Operationalisierung von Lernzielen, der auf andere affektive Bereiche übertragen werden könnte.

Als Beispiel, wie eine pädagogische Leitidee operationalisiert werden könne, erläuterte er eigene Versuche zum Begriff der Emanzipation. Emanzipation zerfalle in „Erkenntnisfreiheit" und „Handlungsfreiheit". Handlungsfreiheit könne weiter untergliedert werden in „gesellschaftliche Freiheit" und „Bereitschaft, gemäß der persönlichen Erkenntnisfreiheit zu handeln". Ginge man dann von einer materialistischen Fassung des Begriffs „Freiheit" aus, so ließen sich die angegebenen Kategorien durchaus weiter operationalisieren.[37]

Lange wies darauf hin, daß es sich bei dem von Artus Vorgetragenen nicht um eine logische Operation der Ableitung handele. Richtig wäre vielmehr, den Begriff „Zuordnung" zu verwenden, weil er deutlich mache, daß es sich dabei um Entscheidungen handelt, wie die Leitidee „Emanzipation" auszulegen sei und welche ihrer Aspekte akzentuiert werden sollen. Mit dieser Einschränkung sei ein solches Verfahren zur Konkretisierung von Erziehungszielen jedoch geeignet.

Der letzte Beitrag des Arbeitskreises, das Kurzreferat von Kläß, enthielt Gedanken zum „Beitrag der Sportwissenschaften zur Erstellung des Sportcurriculum". Er betonte u. a. die Notwendigkeit, bei der Erstellung von Curricula den jeweils letzten Wissensstand *aller* Sportwissenschaften aufzunehmen und nicht einzelne überzubetonen, wie sich das etwa in der einseitigen biologisch-medizinischen Ausrichtung einiger Sportcurricula zeige. Curriculumentscheidungen seien weder ausschließlich wissenschaftlich noch ausschließlich politisch zu führen, Normentscheidungen und Interessendurchsetzung seien konstitutiv für Konstruktion und Revision.

---

36 S.B. Robinsohn: Bildungsreform als Revision des Curriculum. 3. Auflage, Neuwied 1971.
37 Vgl. H.-G. Artus, V. Menzen: Curriculumreform durch Unterrichtsmodelle. In: E. Jost (Hrsg.): Sportcurriculum. Schorndorf, 185—217 (1973).

Zur Planung und Gestaltung des Sportunterrichts*

Prinzipien des Sportunterrichtes.** N. G. Osolin (Moskau)

Der Gesamtprozeß sportlicher Vorbereitung besteht aus drei miteinander verbundenen Aspekten: Erziehen, Lehren und Entwickeln.

Erziehen ist ein pädagogischer Prozeß, der zielgerichtet die psychische Seite des Menschen beeinflußt, um Weltanschauung, Moral und Formen des menschlichen Zusammenlebens zu ermöglichen, bestimmte Charakter- und Willenszüge zu entwickeln. Lehren betrifft die Verbesserung der motorischen Fertigkeiten, die Entwicklung von Kraft, Schnelligkeit und Ausdauer, sowie Trainingspläne, Kenntnisse über Massage usw. Entwickeln ist die gezielte Einwirkung auf Organe und Systeme des Sportlers mit dem Ziel, ihre Funktionstüchtigkeit zu erhöhen; hierbei handelt es sich vor allem um morphologische, physiologische und biochemische Veränderungen, die im Organismus beim Training stattfinden.

Diese drei Komponenten der sportlichen Ausbildung bilden, bedingt durch die Einheit des menschlichen Organismus, einen einheitlichen Prozeß. Wie spezifisch einzelne Einwirkungen auf ein Organ oder System des Menschen auch sein mögen, sie betreffen indirekt immer das ganze System.

Die Lehre nimmt bei Anfängern einen breiten Raum in der Ausbildung ein, begleitet aber auch die sportliche Ausbildung des Spitzensportlers. Im folgenden möchte ich einiges über grundlegende Prinzipien der Sportlehre sagen. Diese Prinzipien stammen z. T. aus der Pädagogik und wurden nach den Anforderungen des besonderen Faches weiterentwickelt. Andere sind aus den Besonderheiten der Körpererziehung entstanden.

— Bewußte Mitarbeit des Trainierenden. Der Sportler muß wissen, wie und wozu er trainiert. Das garantiert eine bessere Ausführung der Bewegung und besseren Erfolg bei der Verbesserung von Kraft, Schnelligkeit und Ausdauer.

— Das Prinzip des erziehenden Lehrens. Methoden der Lehre sind so auszuwählen, daß jeder Kontakt mit dem Schüler zugleich erzieherischen Zielen dient.

— Das Prinzip der Vielseitigkeit. Nur eine vielseitige, auf den Gesamtorganismus abgestellte Grundausbildung schafft die Flexibilität, die Fehlentwicklungen bei späterer Spezialisierung ausschließt.

— Das Prinzip der Systematisierung. Es bestimmt die Auswahl der Übungen und die Anwendung der Mittel und Methoden und kann dreifach angesehen werden. Erstens sind methodische Regeln einzuhalten (vom Bekannten zum Unbekannten, vom Leichten zum Schweren, vom Einfachen zum Komplizierten), damit der Organismus schrittweise an höhere Belastungen gewöhnt wird. Zweitens ist an der Wiederholbarkeit der Übungen festzuhalten, da nur sie die Ausbildung beständiger reflektorischer Verbindungen sichert. Der dritte Aspekt der Systematisierung besteht in der Herstellung von systematischen Beziehungen zwischen allen Komponenten der sportlichen Lehre.

— Das Prinzip der Anschaulichkeit. Vor allem über technische Hilfsmittel vermittelt, vergrößert es ebenfalls die Effektivität der Lehre.

— Das Prinzip der Individualisierung. Es realisiert sich vor allem durch perspektivische Jahrespläne und ihre ständige Korrektur.

Die Verflechtung dieser und anderer — hier nicht genannter — Prinzipien im Prozeß der sportlichen Lehre ist zu betonen.

---

* Kurzreferate aus verschiedenen Arbeitskreisen.
** Übersetzung aus dem Russischen.

Sport — Persönlichkeit — Erziehung

Schulsport auf freiwilliger Basis.* S. Stensaasen (Oslo)

Der Zweck des 1970 an einigen Schulen in Norwegen begonnenen und noch andauernden Experiments besteht im folgenden:
— empirisch einen Plan für funktionelle Kooperationsformen zwischen Organisationen und Institutionen, die für die Leibeserziehung der Schüler zuständig sind, zu untersuchen. Es wird von der Vorstellung ausgegangen, daß der Schulsport als eine Art Klammer zwischen der Leibeserziehung in der Schule und dem in Sportvereinen betriebenen Sport dienen kann.
— für die Schüler Unterweisungsmöglichkeiten für Betätigungen, die sich für sie als nützlich und vergnüglich erweisen für Spiel und Sport, für das Leben im Freien, für den schulischen und außerschulischen Bereich und für das spätere Leben zu schaffen.

Das Experiment ist wie folgt angelegt:
— Die Schüler können einmal in der Woche freiwillig an einer Unterweisungsstunde in einer Sportart, die sich unmittelbar an den Schulunterricht des betreffenden Tages anschließt, teilnehmen.
— Die folgenden Sportarten werden gelehrt: Fußball, Handball, Leichtathletik, Schwimmen, nordischer und alpiner Schilauf, Wandern mit Kompaß und Karte sowie Volkstanz.
— Die Unterweisung wird von Sportlehrern oder Instruktoren, die einen anderen Beruf ausüben, erteilt. Es wird die Meinung vertreten, daß in manchen Landesteilen der Schulsport nur dann erfolgreich betrieben werden kann, wenn man auch Instruktoren anwirbt, die nicht Lehrer sind. Demzufolge wird die Tätigkeit von Instruktoren, die nicht hauptberuflich Lehrer sind, als ein wichtiger Aspekt des Experiments betrachtet. Die Zusammenarbeit dieser Instruktoren wird gefördert; es finden unter Führung des Experimentleiters regelmäßig Kontakttreffen statt.

Das Sample umfaßt 203 Personen, die ungefähr 70% einer Gesamtschülerzahl von 370 ausmachen. Jungen und Mädchen sind annähernd gleich stark vertreten. Alle Schüler, die übrigens die 5., 6. und 7. Klassen besuchen, erhielten die Möglichkeit, sich an einer oder mehreren der angebotenen Aktivitäten zu beteiligen. Die Schüler kamen aus vier Schulen, von denen zwei in ländlichen und zwei in städtischen Bezirken der gleichen Gemeinde unweit Oslos lagen.

Alle Klassen sind annähernd gleich stark vertreten. Es gibt weder im Alter noch in geschlechtlicher Hinsicht Unterschiede in der Beteiligung oder Nichtbeteiligung am freiwilligen Schulsport.

Von den 203 Teilnehmern beteiligen sich 140 Schüler an einer einzigen Aktivität, 49 an zwei und 14 an drei Sparten.

Die angebotenen Aktivitäten und die Zahl der Teilnehmer pro Sportdisziplin lauten wie folgt:

Fußball (nur Jungen)	(71)
Handball (nur Mädchen)	(42)
Leichtathletik	33
Schwimmen	27
Nordischer Schilauf	26
Alpiner Schilauf	9
Orientierungslauf	38
Volkstanz	29

Ballspiele stoßen offenbar bei den Schülern auf das größte Interesse. Diese Tendenz stimmt mit Ergebnissen, die der Autor (Stensaasen, 1969) im Rahmen einer Studie über junge Heranwachsende an Schulen veröffentlichte, überein. Auch dort erwiesen sich Ballspiele als die beliebtesten Sportarten. Bei den anderen Sportarten konnte der Orientierungslauf die höchste und der alpine Schilauf die niedrigste Teilnehmerzahl auf sich vereinen.

Obwohl die Schüler freiwillig an dem Experiment teilnehmen, sind sie regelmäßig anwesend und bleiben nur ganz selten dem Unterricht fern.

---
* Übersetzung aus dem Englischen.

Zur Planung und Gestaltung des Sportunterrichts

Im ersten Jahr des Experiments (1970/71), mit dem sich der vorliegende Bericht beschäftigt, wurden Messungen zur Bestimmung charakteristischer Trends der Teilnehmer und Nichtteilnehmer im Hinblick auf eine Reihe von Variablen vorgenommen.

Um einige anfängliche Charakteristika der beiden Schülergruppen zu unterstreichen, werden Ergebnisse zu den folgenden Fragen ausgewählt:

1. die Beliebtheit der Leibeserziehung bei den Schülern,
2. das Verhalten der Schüler im Hinblick auf außerschulische Betätigung, z. B. Vereinsmitgliedschaft, Teilnahme an Wettkämpfen, am Training, etc. und
3. die Leistungen des Schülers in einem theoretischen Schulfach.

Die Schüler wurden aufgefordert, mitzuteilen, wie *gerne sie alle Unterrichtsfächer an der Schule hatten*. Die Ergebnisse zeigen, daß die Leibeserziehung sowohl bei Teilnehmern wie bei Nichtteilnehmern zu den beliebtesten Unterrichtsfächern zählt. Dies deckt sich auch mit früheren Ergebnissen des Verfassers (Stensaasen, 1969) aufgrund einer vorangegangenen Untersuchung von annähernd 1200 Jugendlichen im Alter zwischen 14 und 16, die auch der Leibeserziehung den ersten oder zweiten Rang in der Beliebtheitsskala zumaßen. Die Teilnehmer zeigten als Gruppe eine größere Vorliebe für die Leibeserziehung als die Gruppe der Nichtteilnehmer.

Eine offene Frage, bei der die Schüler sagen sollten, ob sie mit einem spezifischen Aspekt der an der Schule gelehrten Leibeserziehung besonders zufrieden waren, ließ keinen Unterschied zwischen den Angehörigen der beiden Gruppen erkennen.

Ballspiele waren in beiden Gruppen sehr beliebt. Andere Sportarten und Turnen werden verhältnismäßig häufig erwähnt, wohingegen das Ausdauertraining unter den Schülern nicht viele Anhänger zu haben scheint.

Ungefähr ein Viertel der Teilnehmer und ein Drittel der Nichtteilnehmer stellen fest, daß es im Sportunterricht Dinge gibt, die ihnen nicht behagen. Das Ausdauertraining, das nur bei wenigen beliebt war, wird allerdings selten als etwas erwähnt, mit dem die Schüler nicht zufrieden sind. Die im Sportunterricht verwendeten Geräte scheinen auszureichen, da keiner der Schüler seine Abneigung gegen irgendeine Art von Geräten vorbrachte. Aber eine *ganze Anzahl* der Schüler, die ihre Abneigung gegen spezifische Dinge erwähnten, erklärten sich *unzufrieden mit der Art des Unterrichts*.

Die Teilnehmer scheinen in stärkerem Umfang als Nichtteilnehmer an außerschulischen Aktivitäten teilzunehmen; 63% der ersten und 45% der zweiten Gruppen geben an, Mitglied in einem Klub oder Verein zu sein.

Die Sportvereine haben in beiden Gruppen bei weitem die höchsten Mitgliederzahlen. Die Teilnehmer beteiligen sich dabei in stärkerem Umfang am Vereinsgeschehen als die Nichtteilnehmer. 50% der Teilnehmer und weniger als 30% der Nichtteilnehmer sind Mitglieder in einem Sportverein. Andere Vereine scheinen die Schüler nur sehr wenig zu interessieren.

Ein etwas größerer Teil der Teilnehmer als der Nichtteilnehmer beteiligt sich aktiv am Wettkampfsport; die Prozentsätze lauten 60% und 40%.

Da sich die Teilnehmer in größerem Maß für den Sport und verwandte Bereiche zu interessieren scheinen als Nichtteilnehmer, wäre es nicht unangemessen zu erwarten, daß die Teilnehmer auch höhere Ziele verfolgen als die Nichtteilnehmer. Um die Ziele der Schüler zu ermitteln, wurden sie aufgefordert, sich vorzustellen, daß sie gegen neun andere Schüler ihres Alters in einer Sportart, die sie alle gleich gut beherrschten, antreten sollten. Das Verfahren zur Aufzeichnung der Ziele der einzelnen Schüler bestand darin, eine Reihe von zehn nach der Größe gestaffelten Kreisen, deren größter links auf dem Blatt eingezeichnet war, zu verwenden. Die Testpersonen wurden aufgefordert, ihr Ziel in diesem Wettkampf anzugeben, indem sie einen der Kreise markierten, wobei der größte Kreis bedeutete, daß sie versuchen würden, als Sieger hervorzugehen, und der kleinste, daß sie sich damit begnügten, der Zehnte oder Letzte der Teilnehmer zu werden. Dieses Verfahren ist eine geringfügig abgewandelte Form der von Rand (1963) bei Experimenten über Leistungsmotivation verwendeten Technik.

Ungefähr 66% der Teilnehmer wollten um den Sieg kämpfen, während die entsprechende Zahl für die Nichtteilnehmer bei 55% lag. Der Unterschied zwischen den Zielen der beiden Gruppen ist 0,269 und erreicht somit nicht die üblichen Signifikanzbereiche. Das zur Bestimmung der Ziele der Schüler angewandte Testverfahren hat somit keine signifikanten Unterschiede zwischen den beiden Gruppen erkennen lassen.

Wir betrachteten schließlich noch die *Leistungen der Schüler in einem der theoretischen Unterrichtsfächer*, und zwar der schriftlichen Arbeit in Norwegisch.

Die Teilnehmer haben hierbei eindeutig bessere Ergebnisse erzielt als die Nichtteilnehmer. Der Unterschied zwischen den Mittelwerten der beiden Gruppen erwies sich als signifikant und betrug zuverlässig 1%.

Die folgenden Ausführungen werden ungeachtet ihrer Schlüssigkeit vorgelegt:

1. Es scheint, als sei die praktische Durchführung des Schulsports, wie sie im vorliegenden Experiment vonstatten ging, auch anderweitig anwendbar. Der gegebene Lehrinhalt scheint einen beträchtlichen Teil der Schüler zu veranlassen, freiwillig am Schulsport teilzunehmen. Es ist von ebensolcher Bedeutung, daß Leibeserzieher und Instruktoren aus anderen Berufssparten bei dieser Aufgabe befriedigend zusammenwirken. Ähnliche Lösungen zum Problem der Instruktoren ließen sich möglicherweise auch anderweitig mit Erfolg verwenden.

2. Die vorgetragenen Erkenntnisse weisen darauf hin, daß es bei gewissen Variablen Unterschiede zwischen den teilnehmenden und den nichtteilnehmenden Schülern gibt. Demzufolge könnte es sich als schwierig erweisen, die möglichen differentiellen Ergebnisse des Experiments aufzuzeichnen und zu bewerten.

3. Die festgestellten initialen Unterschiede wiesen möglicherweise auch darauf hin, daß das an Schulkinder gerichtete Angebot, sich freiwillig am Schulsport zu beteiligen, nicht notwendigerweise alle Schüler anspricht, und daß insbesondere diejenigen, die am dringendsten über die schulische Leibeserziehung hinaus noch zusätzlichen Unterricht benötigen, zu diesen Schülern zählen.

Forslag til skoleidrettens organisasjonsmønster. Norsk skoleblad 524 (1972).
Johannessen, Ø.: Har vi lov til å drive skoleidrett? Norsk skoleblad 1030 (1972).
Læreplan for forsøk med 9-årig skole. Oslo 1960.
Rand, P.: Distortion and selectivity. A study of behavior toward achievement-related information. Oslo 1963.
Reichenbach, M.: Gedanken zur weiteren Entwicklung des Schulsports. In: ThPKK **21**, 388—396 (1972).
Stensaasen, S.: Interesse for kroppsøving og idrett blant skoleelever. Oslo 1969.
Sørheim, B.: Har vi lov til å drive skoleidrett? Norsk skoleblad 1398 (1972).

Berufstätige Jugend und Sport. H. Bloss (Berlin)

Zu den zentralen Gedanken Pierre de Coubertins gehört das Postulat einer Erziehung des Menschen zur Ganzheit, wobei der leiblichen Erziehung eine entscheidende Rolle zukommt. Diese Forderung ist auch heute noch von aktueller Wichtigkeit. Dies zeigt die Situation der berufstätigen Jugend mit Berufsschulpflicht, von der hier die Rede ist.

In der BRD gibt es 1,63 Mio. berufstätige Jugendliche im berufsschulpflichtigen Alter von etwa 14—19, die sich in 86,1% Lehr- und Anlernlinge, 12,6% Ungelernte und Arbeitslose sowie 1,3% mithelfende Familienangehörige unterteilen (Stand: 1969; nach Bundesamt für Statistik). Von diesen Jugendlichen erhalten nur etwa 7—10% Sportunterricht in der Berufsschule; der weitaus größte Teil der berufstätigen Jugendlichen von 14—19, die insgesamt immerhin rund 2/3 aller Jugendlichen dieser Altersjahrgänge umfassen, bleibt somit von der Leibeserziehung ausgeschlossen — im Gegensatz zur Gymnasial- und Realschuljugend, der ein Unterricht in Leibesübungen von mindestens 2 Stunden wöchentlich garantiert ist.

Diese Tatsache steht im Widerspruch zu wesentlichen Grundrechten des Grundgesetzes. Während sich aus dem Grundrecht auf freie Entfaltung der Persönlichkeit der Anspruch auf Bildung und Erziehung auch im leiblichen Bereich ergibt, impliziert das Grundrechtspostulat der Chancengleichheit, daß den Berufsschülern in gleicher Weise ein Unterricht in Leibeserziehung gewährt wird wie den Schülern anderer weiterführender Schulen.

Empirische Untersuchungen haben gezeigt, daß die Berufsschüler viel zu wenig Sport betreiben — im Vergleich etwa zu den Gymnasialschülern. Die Hauptgründe dafür sind einmal die hohe zeitliche und physische wie psychische Belastung während der Berufsausbildung und zum anderen eine unzureichende Dauermotivierung für den Sport durch die Hauptschule. Daraus ergeben sich nicht nur individual- und sozialpsychologische Probleme, sondern auch wirtschaftlich-gesellschaftliche Folgerungen; denn der Volkswirtschaft der BRD entstehen allein durch sog. Bewegungsmangelkrankheiten verursachte Arbeitsausfälle Verluste in Höhe von ca. 20 Mrd. DM jährlich.

Der Einführung eines Sportunterrichts für Berufsschüler stehen vor allem drei Hindernisse im Weg:

1. Die unzureichende gesetzliche Basis des Berufsschulsports;
2. Die fehlende Verankerung des Studienfaches Sport in den Ausbildungs- und Prüfungsordnungen für Diplomhandels- und Gewerbelehrer;
3. der Mangel an geeigneten Sportstätten.

Diese Schwierigkeiten sind jedoch nicht unüberwindbar. Wenn zu ihrer Behebung bisher so wenig geschah, so nicht zuletzt deswegen, weil der bestehende Mangel-Zustand als selbstverständlich und deshalb unabänderlich hingenommen wird.

Mit der Überwindung der aufgezeigten Schwierigkeiten ist aber erst ein erster Schritt auf dem Wege zur Einführung eines Sportunterrichts für berufstätige Jugendliche getan. Von ebenso entscheidender Bedeutung wird die inhaltliche Ausgestaltung dieses Sportunterrichts sein, d. h. die Lösung der curricularen Probleme im Hinblick auf die Lernziele, Lerninhalte, Lernverfahren und Lernorganisation. Dabei stellt sich insbesondere die Frage der Wertigkeit und Priorität der drei zentralen Lernzielbereiche Bewegungseigenschaften, Bewegungsfertigkeiten und soziales Verhalten. Sie ist nur zu beantworten, wenn übergreifende Ziele und Leitideen angegeben werden, unter denen ein Sportunterricht für berufstätige Jugendliche stehen soll.

Als eine solche Leitidee sehen wir den Emanzipationsbegriff der Kritischen Theorie an, wie er von der „Kommission zur Reform der Hessischen Bildungspläne" entwickelt wurde. Danach ist oberstes Ziel aller Erziehung, „die Fähigkeit des Schülers zur Analyse gesellschaftlicher Zusammenhänge und damit sein Selbstverständnis und seine Handlungsfähigkeit in der jeweiligen historischen Situation zu fördern". Für die spezifische Situation des Sportunterrichts an Berufsschulen wären von dieser Zielvorstellung her etwa folgende Lernziele zu formulieren:

1. Der Sportunterricht soll dazu beitragen, daß der Berufsschüler kritisches Bewußtsein entwickelt und seine spezifische gesellschaftliche Situation erkennt, die sowohl aus der Benachteiligung der beruflichen Ausbildungsgänge wie der Benachteiligung des Sportunterrichts an Berufsschulen resultiert.

2. Der Sportunterricht soll den Berufsschülern spezifische Formen der Kommunikation und Kontaktfindung ermöglichen, die in der rationalisierten Arbeitssituation in der Regel nicht mehr möglich sind.

3. Der Sportunterricht soll das Bewegungsbedürfnis erhalten bzw. erneut wecken, das unter den derzeitigen Bedingungen der Arbeitswelt zu verkümmern droht.

4. Der Sportunterricht soll dem Berufsschüler insbesondere solche Sportarten anbieten, die sich als zukunftsorientiert und freizeitrelevant erweisen.

5. Im Sportunterricht der Berufsschule sollen das Spiel, das Lernen im Spiel und die vom Konkurrenzdruck freie spielerische Situation im Vordergrund stehen, da sie Chancen der Selbstverwirklichung und Entwicklung sozialer Verhaltensdispositionen bieten, die im Arbeitsleben vieler nicht mehr realisierbar sind.

Sportlerkollektiv und Persönlichkeitsentwicklung.[*] H. Schwidtmann (Leipzig)

Der Referent geht davon aus, „daß das Kollektiv Grundbedingung der Persönlichkeitsentwicklung, wesentlichste Organisationsform und zugleich Ziel der Erziehungsarbeit ist". Er weist nach, „daß erfolgreiche sportliche Tätigkeit kollektives Verhalten der Sportler

---

[*] Vollständige Fassung in: Theorie und Praxis der Körperkultur 21, 1106—1108 (1972).

erfordert, die sportliche Leistung im Sport der DDR kollektiv determiniert ist und bestimmte Besonderheiten des kollektiven Zusammenschlusses die Kollektiverziehung günstig beeinflussen". Nach der exemplarischen Darstellung des Referenten „werden die Erziehungsaufgaben vor allem durch eine zielgerichtete pädagogische Führung der Kollektiverziehung im Sport realisiert".

Glorifizierung des Individualismus ist in ihrem Wesen nichts anderes als die Manipulierung der Persönlichkeit, die der Imperialismus aus seiner historischen Misere, echte Erziehungsalternativen nicht hervorbringen und schon gar nicht realisieren zu können, auch im Sport praktizieren muß. Das erschwert die Lösung pädagogischer Probleme jugendlicher Leistungssportler erheblich. Das Kollektiv im Sport in der sozialistischen Gesellschaftsordnung bietet wesentliche Voraussetzungen zur praktischen Lösung pädagogischer Probleme jugendlicher Leistungssportler: denn das ist nicht nur die Summe einzelner Individuen. Es ist ein sozialer Organismus, in dem es Vollmachten und Verantwortlichkeiten, wechselseitige Beziehungen und ein gegenseitiges Vertrauensverhältnis gibt, die im Interesse einer allseitigen Persönlichkeitsentwicklung wirken und auch pädagogisch entsprechend geführt werden.

Schulsport als Funktion der Sportlehrerpersönlichkeit. K.E. Buchmann (Lüneburg)

Schulsport hat, im Rahmen des traditionellen Fächerkanons, eine exponierte Stellung. Schüler erleben Sportunterricht anders als Unterricht in anderen Fächern. Schlagworte mögen eine Andeutung geben:
Motorik, Lustgewinn, andere Kleidung, andere Räume, Geräte, emotionale Gestimmtheit (Freude und Angst), Risikoverhalten, normalerweise (?) keine Bücher und Hausaufgaben, häufigere und freiere psycho-soziale Interaktion, Trennung der Geschlechter, Erleben der eigenen Körperlichkeit. Auch die Person des Sportlehrers wird von den Schülern anders erlebt: Kleidung, Figur, Dynamik, Aktivität, Emotionalität, Kontakt.

Der Sportlehrer hat häufig auch ein anderes *Selbstkonzept* von sich als andere Lehrer: seine Arbeitsstätte ist oft extern, er vergleicht sich mit dem Trainer und dem Erzieher zugleich, er erlebt sich und den Sport selten als politisch; er fühlt sich nicht anerkannt, ihn belastet Älter-werden mehr als andere Lehrer.

Die Begeisterung für den Sportunterricht in den Klassen des Primarbereichs weicht in der überwiegenden Anzahl der Schüler im Bereich der gymnasialen Oberstufe einer Abwendung vom traditionellen Sportunterricht. Der Dreh- und Angelpunkt für diese Tatbestände ist (nach Meinung des Verfassers) in der Person des Sportlehrers zu sehen. Sein Verhalten, seine Einstellung zum Sport im Rahmen der gesamten Erziehung, seine Gewöhnung an eine nicht-demokratische Einbahn-Kommunikation, seine mangelnden Kenntnisse über Lernprinzipien im Bereich des Verhaltens und sein — in den allermeisten Fällen — fehlender Ansatz zu einer Denkerziehung läßt den Sportunterricht nicht besser werden, als er derzeitig zu sein scheint. Technische Mittler können genau diese Tendenz einer Personen- oder/und Objektfixiertheit unterstützen und damit angemessenes Verhalten bei Schülern verhindern.

Als weiterer und wichtiger Punkt — bereits in einer Sportpädagogenausbildung — ist zu nennen: Erstellen, Verfolgen, Verwirklichen und Überprüfen von kurz- und langfristigen Zielen des Unterrichts.

Leibesübungen im Schulunterricht. J. Targa (Porto Alegre)

Der Referent stellt die These auf, daß mit einem Schulsportunterricht von zwei oder gar nur einer Stunde pro Woche keine Erfolge zu erzielen seien. Als Beweise führt er Erfahrungen aus dem Bereich der Philosophie, Psychologie, Pädagogik, Soziologie, Physiologie und Didaktik an und empfiehlt die Einführung der täglichen Sportstunde; wo dies noch nicht zu realisieren sei, sollten dem Sportunterricht mindestens drei Wochenstunden zugestanden werden. Zur Untermauerung seiner Forderungen wünscht der Referent wissenschaftliche Untersuchungen zur Ermittlung optimaler Übungsintervalle. Derartige Forschungsvorhaben müßten von staatlichen Institutionen angemessen unterstützt und ihre Ergebnisse durch internationale Informationszentralen veröffentlicht werden.

Zur Planung und Gestaltung des Sportunterrichts

Die Brauchkunst und Wissenschaft des T'ai-Chi Ch'uan. G. Tan (Taipeh)

Einleitend weist der Referent auf das beträchtliche Alter seiner Disziplin hin und erklärt, bei ihr handle es sich sowohl um eine Brauchkunst als auch um eine Wissenschaft, und die beiden Elemente seien untrennbar miteinander verbunden. T'ai-Chi Ch'uan, dessen Name von seinem Begründer T'ai-Chi abgeleitet wird, soll unter Fu Hsi als therapeutisches Mittel gegen Gelenkerkrankungen eingeführt worden sein. Seine Prinzipien sind:

— die kreisförmige Bewegung;

— die Dialektik;

— die Erhaltung des (Zentral-)Gleichgewichts.

Als Qualitäten führt Tan an:

— langsames Bewegungstempo, das in günstigem Verhältnis zur Herzarbeit steht;

— die Bewegung muß in Übereinstimmung mit der Körperbalance sein;

— die Bewegung erfolgt ohne Unterbrechungen;

— Spannung und Lösung folgen immer in kontinuierlichem Wechsel.

Nach Auffassung des Referenten ist T'ai-Chi Ch'uan die Grundübung für die Erhaltung der Gesundheit und eines langen Lebens. Er meint, die Zukunft dieser Disziplin werde möglicherweise noch glänzender als ihre Vergangenheit sein.

Medizinische Probleme des Schulsports

Einführung. H. Weidemann (Freiburg)

Die Auffassung von Sportmedizinern und Sportlehrern über die Belastbarkeit des in der Entwicklung befindlichen jungen Menschen hat sich in den vergangenen 15 Jahren von Grund auf geändert. Während in früheren Arbeiten die Warnung vor einer Überlastung des jugendlichen Organismus durch Sport häufig im Vordergrund stand, kann heute eher eine Warnung vor einer körperlichen Unterbeanspruchung der Jugendlichen, besonders im Schulsport, ausgesprochen werden. Aufgrund zahlreicher Arbeiten in der ganzen Welt über den Einfluß systematisch betriebener Leibesübungen auf die Herz- und Kreislauffunktion und andere Organsysteme sind wir heute zu der Aussage berechtigt, daß das jugendliche Herz- und Kreislaufsystem bei Belastung die gleichen Anpassungen entwickelt, die wir vom Erwachsenen kennen, und daß dieses System ohne Schaden wesentlich intensiver belastet werden kann, als früher angenommen wurde. Von orthopädischer Seite erfährt die Forderung nach einer Verbesserung des Schulsports sowohl in quantitativer als auch in qualitativer Hinsicht fast noch stärkere Unterstützung. Die Bedeutung der Haltungsschäden durch Mangel an körperlicher Bewegung mit ihren Folgen wird immer wieder hervorgehoben.

C. Bouchard (Quebec)

Einige körperliche und physiologische Probleme des Schulsports*

In dem vorliegenden Bericht sollen einige Probleme des Schulsports geprüft und festgestellt werden, inwieweit zeitgenössische Forschungsarbeiten die strittigen Themen klären.

Heterogenität der Beteiligten

Es ist wohlbekannt, daß die meisten muskulären und organischen Faktoren der Körperkraft sich während des Wachstums nach einem Modell verhalten, das der allgemeinen Entwicklungskurve von Scammon nahekommt. Dieser allgemeine Gradient ist jedoch nur eine mittlere Distanzkurve und sagt nichts aus über interindividuelle Unterschiede bei den Schulaltersgruppen. Es ist leider selten, daß Gruppen von Kindern und Jugendlichen in körperlicher und motorischer Beziehung homogen sind.

Was sind die Hauptursachen dieser großen individuellen Entwicklungsunterschiede? Werden die jungen Menschen unter Berücksichtigung von Geschlecht und Alter eingeteilt, so müssen wir vor allem folgende Faktoren berücksichtigen:

---

* Übersetzung aus dem Französischen.

1. Erbfaktoren: Der Einfluß des genetischen Code auf die Entwicklung ist jetzt gut belegt. Hier finden wir teilweise die Erklärung für die großen morphologischen Unterschiede bei Sporttreibenden während des Wachstums. Der Beitrag der Erbfaktoren zur Entwicklung der Motorik ist jedoch unklarer. Die neuen Arbeiten von Klissouras (1971) scheinen jedoch anzudeuten, daß selbst die Wirksamkeit des Sauerstofftransportsystems bei Belastung weitgehend durch den genetischen Code determiniert sein könnte.

2. Das Niveau der biologischen Reife der Teilnehmer ist bei den Mitgliedern einer gegebenen Sportlergruppe sehr verschieden. Ein erheblicher Anteil der Varianz der interindividuellen Unterschiede läßt sich durch diesen Faktor erklären. Als Beispiel sei darauf hingewiesen, daß eine Sportmannschaft, deren chronologisches Alter konstant ist, aus Teilnehmern zusammengesetzt sein kann, deren biologisches Alter Unterschiede von 3 bis 6 Jahren aufweist.

Das Niveau der biologischen Reife hat aber einen erheblichen Einfluß auf die somatische Entwicklung und die körperlichen Eigenschaften. Wenn wir für jedes chronologische Alter der Adoleszenz eine Einteilung der Individuen eines Geschlechtes in drei Gruppen entsprechend verschiedenen Stufen der biologischen Reife vornehmen, werden wir jeweils biologisch „Retardierte", biologisch „Normale" und biologisch „Akzelerierte" feststellen können.

Für jedes chronologische Alter werden die biologisch „Akzelerierten" deutliche Vorteile in morphologischer Hinsicht bieten: Sie werden im allgemeinen größer, schwerer und breiter sein. Überdies werden wir gleichartige Unterschiede auf dem Sektor des Herzvolumens und der Atemkapazität beobachten können (Hollmann u. Bouchard, 1970). Rous u. Vank (1970) kommen zu ähnlichen Schlußfolgerungen durch eine Analyse der Beziehung zwischen dem chronologischen Alter, somatischen Alter und Skelettalter und der Arbeitskapazität von Kindern.

Wir stellen fest, daß das gleiche Phänomen bei der statischen Muskelkraft erkennbar ist. Jones (1949) bediente sich des Skelettalters, um das Niveau der biologischen Reife dieser Jugendlichen zu bestimmen. Sie wurden mit 11 Jahren ihrem Skelettalter entsprechend in drei Gruppen eingeteilt und longitudinal bis zum Alter von 17 Jahren beobachtet. Der Verfasser hat festgestellt, daß die Gruppe der biologisch Akzelerierten den anderen Gruppen von 11 bis 17 Jahren überlegen ist. Zu Beginn und am Ende der Adoleszenz sind die „Akzelerierten" und die „Retardierten" durch eine Standardabweichung, in der Zwischenphase jedoch durch zwei getrennt.

3. Sozioökonomische Faktoren

Einflüsse des sozioökonomischen Milieus auf die körperliche Entwicklung und die motorische Leistung sind anscheinend tatsächlich vorhanden. Der Faktor „sozioökonomisches Milieu" umfaßt die Auswirkungen sehr einflußreicher Größen, wie z. B. Ernährung, Erziehung, vorbeugende hygienische Maßnahmen, Betreuung, die Gelegenheit, Sport treiben zu können usw. Alle diese Elemente scheinen nicht ohne Folgen zu sein (Tanner, 1962, 1964). Die Wissenschaftler sind allgemein der Meinung, daß günstige sozioökonomische Bedingungen zum Beispiel einen höheren Wuchs und ein größeres Gewicht zur Folge haben als ungünstige Bedingungen, wie sie bei sozial schlechter gestellten Gruppen angetroffen werden.

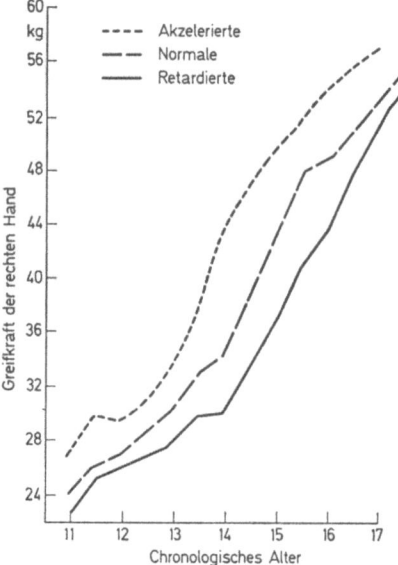

Abb. 1. Entwicklung der Greifkraft der rechten Hand bei Knaben, die je nach Skelettalter in drei Gruppen eingeteilt sind. Longitudinal beobachtet (Jones, 1949)

Die Schlußfolgerungen sind weniger klar, was die sportlichen Leistungen anlangt. Green (1967) hat an Schülern und Schülerinnen der ländlichen und städtischen mittleren Schulen von Alberta (Kanada) aufgezeigt, daß keinerlei erhebliche signifikante Unterschiede zwischen dem Jugendlichen dieser beiden sozialen Gruppen hinsichtlich des Quotienten „maximaler Sauerstoffverbrauch durch Körpergewicht" bestehen.

4. Training und Geschicklichkeitsniveau: Jene Teilnehmer, die ein ernsthaftes sportliches Training absolvieren oder über ein hohes Geschicklichkeitsniveau verfügen, können eine Schulsportgruppe stören. Um die Gefahren im Zusammenhang mit der Sportausübung im Rahmen sehr heterogener Gruppen zu verringern, sollte man unserer Ansicht nach erkennen, daß die Errichtung einer Sonderklasse für Trainierte und motorisch besonders Begabte wohl begründet ist, sobald die Größe der Schulanstalt dies zuläßt.

Negative Auswirkungen auf das Wachstum

Seit mehreren Jahren ist der Schulsport wegen des ihm eingeräumten Umfanges Anlaß für zahlreiche Einwände von seiten der Eltern, der Erzieher und manch anderer Autoritäten geworden. Es wird die Ansicht vertreten, daß intensives Training sich negativ auf das Wachstum auswirken würde. Wir werden unsere Besprechung dieser angeblich negativen Folgen auf einige der am meisten umstrittenen Probleme beschränken, und zwar den Einfluß auf den Entwicklungsrhythmus, auf die Skelettentwicklung und schließlich die Einflüsse auf das Sauerstofftransportsystem.

1. Entwicklungsrhythmus: Mehrere Verfasser behaupten, daß die intensive körperliche Aktivität im Alter der ersten Schulstufe hemmend auf die Entwicklung des Kindes wirke. Yakovliev (1965) befürchtet einen Wachstumsstillstand bei Kindern der ersten Schulstufe, die in übertriebenem Maße Kraftübungen machen. Andere, wie Meirhage (1958), warnen vor einer zu frühzeitigen Spezialisierung von Kindern im Wachstum, da dies zu „Disharmonien in der Entwicklung" führen könne. Vor allem während der Pubertät, wenn der Heranwachsende eine erhebliche Beschleunigung in der Entwicklung zur biologischen Reife mitmacht, sei am wenigsten Maß gehalten worden. Eine intensive körperliche Betätigung in dieser Periode könnte die für den Wachstumsschub erforderliche Energie erschöpfen (Krogmann, 1955). Die Orthopäden selbst empfehlen in einer Umfrage, über die Fait (1961) berichtete, den Wettkampfsport wegen der Gefahr einer schweren Schädigung der Zentren des Knochenwachstums bei Heranwachsenden auf reife Kinder zu beschränken. Eine offensichtliche Verlangsamung des Wachstumsrhythmus in dieser Periode ist bei besonders aktiven Kindern dieses Alters nachgewiesen worden (Fait, 1951; Reichert, 1971)

Andere Untersuchungen zeitigten Ergebnisse, die von den zitierten abweichen. Die Resultate von Åstrand (1963) und Andrew (1972) bei Kindern, die intensiv Schwimmsport betreiben, geben uns die Möglichkeit, Erklärungen für die Unstimmigkeiten vorzuschlagen, nämlich daß die Art der Betätigung, die Häufigkeit, die Dauer und die Intensität des Trainings, das Alter der Beteiligten, die Dauer (in Jahren) der Beobachtung der Probanden Faktoren sind, die zu verschiedenen Schlußfolgerungen führen können. Åstrand (1963) und Andrew (1972) zufolge beschleunigt ein einige Jahre durchgeführtes Schwimmtraining den Wachstumsrhythmus in dem Sinne, daß die biologische Reife bei diesen Kindern offensichtlich früher eintritt. Sie sind in allen Altersstufen größer und der Abstand vom Mittelwert wird während der Trainingsjahre immer deutlicher.

2. Skelettentwicklung: Hat intensives und jahrelang fortgesetztes Training signifikante Wirkungen auf die Entwicklung des Skelettes? Es ist schwierig, auf diese Frage zu antworten, denn Längsschnittuntersuchungen über die Auswirkungen des Trainings auf Kinder im Schulalter sind selten. Bejahende Antworten sind jedoch zahlreich und mehrere Autoren behaupten, daß das intensive körperliche Training das Knochenwachstum beim Kind verzögere.

Untersuchungen an Tieren lassen dagegen auf positive Einflüsse des Trainings auf die Breitenentwicklung der Knochen schließen.

Kinder im Schulalter scheinen in ihrer Knochenentwicklung durch die übliche Sportausübung in Schule und Verein nur wenig beeinflußt zu werden. Parizkova (1968) fand bei einer Längsschnittuntersuchung an 96 Jungen, die vom 11. bis zum 15. Lebensjahr beobachtet worden sind, keinerlei Unterschiede hinsichtlich der anthropometrischen Knochenmaße in Gruppen, die nach dem Ausmaß der Teilnahme am Training zusammengestellt waren. Wir selbst konnten in einer Querschnittsstudie feststellen, daß bei konstantem Niveau der Knochenreife eine intensivere Teilnahme an sportlichen Übungen nur geringfügige Unterschiede hinsichtlich der äußeren Körpermaße bewirkt (Bouchard u. Mitarb., 1968).

3. Sauerstofftransportsystem: Auf dem Gebiet der Herzkreislauffunktionen sind die sogenannten unheilvollen Einflüsse des sportlichen Wettkampfes lange Zeit diskutiert worden. Folgt man einer verbreiteten Auffassung, läuft ein Kind, das vor seiner Reife körperlich zu stark belastet wird, Gefahr, sich folgenschwere Herzkreislaufstörungen zuzuziehen. Man empfiehlt daher äußerste Vorsicht in bezug auf Sportausübung in dieser Lebensperiode und legt nahe, die volle Entwicklung des Herzens abzuwarten, bevor man sich an hochintensive Leistungen wagt.

In letzter Zeit haben dagegen Forscher Ergebnisse veröffentlicht, die im allgemeinen die Tendenz haben, die Behauptungen dieser Schule zu entkräften. Zunächst ist festzuhalten, daß im wissenschaftlichen Schrifttum kein einziger Fall erwähnt wird, bei dem durch das Training bei vorher gesunden Kindern eine Herzkreislauferkrankung ausgelöst worden wäre. Nach Iwanow (1965) z. B. führt die Teilnahme an sportlichen Übungen bei Jugendlichen beiderlei Geschlechts zu einer Herzentwicklung, die jener der Nichtsporttreibenden überlegen ist. Dieser signifikante Unterschied wurde auch von Keul u. Mitarb. (1961, 1962) in einer Untersuchung beobachtet, bei der das Herzvolumen von 50 jungen Athleten von 15 bis 18 Jahren und 48 Untrainierten von 16 bis 17 Jahren verglichen wurde. Erstere hatten ein um 21% größeres Herzvolumen als die Untrainierten und einen signifikant höheren Herzvolumen/Körpergewicht-Quotienten. Wir selbst stellten die hypertrophierenden Effekte der wiederholten körperlichen Übung auf das Herzvolumen bei einer Untersuchung an Kindern von 8 bis 18 Jahren fest (Bouchard u. Mitarb., 1968). Die Längsschnittstudie von Cermak (1968) an Jugendlichen von 12 bis 15 Jahren bestätigt ebenfalls diese Veränderungen des Herzvolumens.

Andererseits beobachtete man am jungen Erwachsenen (Åstrand u. Rodahl, 1970) unter systematischem Training und bei hervorragenden Schwimmerinnen (Åstrand u. Mitarb., 1963) eine Zunahme des Blutvolumens und des Gesamthämoglobins. Mehrere Untersuchungen über die Langzeitwirkungen des Trainings auf die körperliche Leistungsfähigkeit des Kindes (Åstrand, 1963; Buchberger, 1971; Hollmann u. Bouchard, 1970; Keul u. Mitarb., 1961, 1962; Parizkova, 1968) zeigen auch die positiven Effekte der regelmäßigen körperlichen Betätigung auf, Effekte, die mit jenen beim Erwachsenen vergleichbar sind. Die Reaktion auf den Reiz des Trainings soll von etwa 12 Jahren an ausgezeichnet sein, wenn man die Steigerung der Atemkapazität untersucht (Ikai, 1971).

Åstrand u. Mitarb. (1963) bestätigen nach Befragen früherer Wettkampfschwimmerinnen, daß diese jungen Frauen, die während ihres Wachstums ein intensives Training mitmachten, keinerlei Organschäden erlitten haben.

Gefahren des Übertrainings

Empirische Beobachtungen zeigen, daß manche besonders intensiv trainierenden Kinder einen Abfall der körperlichen und geistigen Leistung boten und zerstreut, müde, vergnügungssüchtig und zänkisch wurden. Tatsächlich kommt es vor, daß das körperliche Training manchmal derartige Wirkungen hat. Wie der Erwachsene kann auch das Kind sich überanstrengen, wenn es gelegentlich einer seine Anpassungsfähigkeit übersteigenden Belastung ausgesetzt wird.

Im *Stadium der Überanstrengung* erleidet das Kind einen langdauernden Leistungsabfall wie beim Übertraining. Dieser Zustand geht mit allgemeinen Anzeichen von Schwäche, Ermüdbarkeit und Hypotonie einher.

Trainiert das Kind, ohne seinem Körper Zeit zur Anpassung oder Erholung zu lassen, so häuft es Ermüdung an und, anstatt sich anzupassen, wird seine Leistung immer schlechter. Es gibt mehr Energie aus, als es speichern kann.

Der *Zustand der Übertrainiertheit* des Kindes ist dann gekennzeichnet durch etliche oder eine Vielzahl folgender Erscheinungen: allgemeiner Abfall der sportlichen Leistung (Counsilman, 1968; Ryan, 1968), allgemeiner Schwächezustand (Counsilman, 1968; Karpovich, 1965), Konzentrationsschwäche, emotionale Labilität (Karpovich, 1965), gestörte neurovegetative Steuerung (Kereszty, 1971) und eine Reihe weiterer wohlbekannter und anderwärts eingehend behandelter Symptome (Kral, 1957; Kereszty, 1971).

Verletzungsgefahren

Die geläufigste Hypothese, die besonders im Widerstreit der Meinungen steht, besagt, daß das Muskel- und Skelettsystem des jungen Menschen im Wachstum, insbesonders vor der Geschlechtsreife, nicht imstande sei, einige der Belastungen, die bei einem sportlichen Wettkampf auftreten können, zu verkraften. Von einer derartigen Hypothese ausgehend muß man nahezu zwangsläufig schließen, daß wegen der geringeren Widerstandsfähigkeit des Muskel- und Skelettsystem des jungen Menschen im Wachstum die Gefahren eines Sportunfalls größer sind als beim Adoleszenten und beim Erwachsenen. Angesichts der Bedeutung dieser Frage müssen wir zugeben, daß zu diesem Thema noch wenige Daten vorhanden sind. Zu den einschlägigsten gehören die Angaben im Bericht 1968 der AAHPER, der den Titel „Desirable athletic competition for children of elementary school age" trägt. In dem Bericht heißt es:

„Die vielleicht ausführlichste Quelle ist der Bericht von Hale (1961) über Verletzungen in einer 5-Jahresperiode bei 771 810 Little League Baseball Spielern. Während dieser Zeit gab es 15 444 Verletzungen, die ärztliche Hilfe erforderlich machten. Diese Zahl entspricht einer Häufigkeit von 2%, die nach Ansicht des Untersuchers angesichts der Zahl der Gefahrenmomente (allein schon 148 000 000 pitched balls) bemerkenswert niedrig ist. Hauptursache der vom Arzt gemeldeten Verletzungen (etwa 65%) war der Ball — „pitched", geworfen oder geschlagen. Die häufigsten Verletzungen waren Abschürfungen und Prellungen (52%), gefolgt von Brüchen (19%) — hauptsächlich der Finger, Verstauchungen (13%), Rißquetschwunden (10%), Gehirnerschütterungen (3%) und Zahnverletzungen (3%). Ausgleiten war die Hauptursache bei Verletzungen der unteren Extremitäten (39%). Es ist beachtenswert, daß bei der Little League Gruppe von 8- bis 12jährigen weniger und leichtere Verletzungen zu verzeichnen waren als bei der Gruppe der 13- bis 15jährigen Spieler."

Weiter unten heißt es dann in dem Bericht:

„Jede Überlegung über Sportverletzungen während der Wachstumsjahre muß die Möglichkeit in Betracht ziehen, daß körperliche Dauerschäden die Folge sein können. Die am häufigsten erwähnte Art von Sportverletzung ist vielleicht die Schädigung der Epiphysen der langen Röhrenknochen. Krogman (1955) warnt zum Beispiel vor der Gefahr der Dauerschädigung der langen Röhrenknochen in den Jahren vor der Geschlechtsreife. Sein Standpunkt wird von etwa 69% der 1952 zwecks einer Übersicht befragten orthopädischen Chirurgen unterstützt, die angaben, daß die Präpubertätsjahre eine Periode sind, in der die Gelenke ungewöhnlich verletzungsanfällig sind".

Die Ansichten über das Thema sind jedoch geteilt, selbst unter den Fachleuten, wie die dem gleichen Bericht entnommenen folgenden Zeilen erkennen lassen:

„Eine etwas großzügigere Ansicht äußerte Shaffer, der behauptet, daß trotz der potentiellen Anfälligkeit der Epiphyse für Verletzungen Epiphysenverletzungen nicht häufig vorkommen. Er weist darauf hin, daß die Schädigung der wachsenden Knochen in den Jahren rund um die Pubertät eine ganze Reihe von Ursachen hat und nicht nur durch Sportverletzungen oder selbst Traumen bedingt ist. Weiter sagt Shaffer, daß die Orthopäden sich durchaus nicht darüber einig sind, daß Epiphysenverletzungen im Spitzensport öfter vorkommen als bei gewöhnlichen Spielen. Auf die geringe Häufigkeit von Epiphysenverletzungen wird auch von Larson u. McMahan (1966) hingewiesen, die bei einer Untersuchung von 371 Sportverletzungen bei 15jährigen und jüngeren Knaben fanden, daß nur 1,7% die Epiphysen betrafen. Sie weisen darauf hin, daß der Großteil der eventuell auftretenden Wachstumsstörungen Epiphysenverschiebungen sind, die mit geringer Wahrscheinlichkeit von Dauerschäden wieder eingerichtet werden können".

Zusammenfassung

Die (konservativen) Meinungen, die sowohl von Erziehern als von Wissenschaftlern geäußert worden sind, haben vielleicht dazu beigetragen, den Schulsport in sehr enge, von einem Übermaß an Vorsicht diktierte Grenzen zu verweisen. Die derzeit verfügbaren Forschungsarbeiten zu dieser Frage tragen indes nur wenig zur Untermauerung der hinsichtlich der Sportausübung von Schülern geäußerten Bedenken bei, selbst wenn die Gruppen für die Wettkämpfe recht heterogen sind. Wir haben bei dem gegenwärtigen Wissensstand den Eindruck, daß übermäßige Vorsicht, die zu Befürchtungen und Hemmungen gegenüber dem Sport führt, für alle nachteiliger ist als eine aufgeschlossenere Haltung gegenüber Sportausübung und Körpertraining bei Schülern.

Kurzreferate

Aus dem Hauptreferat und den Kurzreferaten von K. Hirata u. M. Wakita, Osaka (Physique und physical fitness of Japanese High School pupils), H. Seyffarth, Oslo (Die Schulkinder brauchen eine neue Form der physischen Erziehung), E. Kozinski, Warschau (Gesundheitliche Funktionen der Körpererziehung in der Schule) und J. Zurita, Mexico (Sports and recreation for educate children during their free time), die umfassende statistische Untersuchungen von allgemein-sportmedizinischem Interesse durchführten, lassen sich folgende Ergebnisse zusammenfassen, die für die künftige Entwicklung des Schulsports von sportmedizinischer Sicht aus wichtig sind:

— Genetische Faktoren bestimmen die Entwicklung der körperlichen Leistungsfähigkeit; ein genetischer Code legt die Kapazität des Sauerstofftransportsystems fest.
— Eine Beurteilung der Leistungsfähigkeit nach dem chronologischen Alter ist unverantwortlich; für jeden Schüler ist das biologische Alter (Knochenkerne; Entwicklungsmerkmale nach Zeller) zum Maßstab der Leistungsfähigkeit zu machen.
— Der früher meist im negativen Sinn gebrauchte Begriff „Akzeleration" ist nach übereinstimmenden Ergebnissen nicht mehr in dieser Form berechtigt; die Begriffe retardiert, normal entwickelt und akzeleriert sind zuverlässig definiert; Akzeleration bedeutet Vorteile im morphologischen Bereich: größer, schwerer, breiter, stärker.
— Es gibt keine negativen Effekte des Schulsports auf das Wachstum; Langzeituntersuchungen über den Einfluß des Schul- und Wettkampfsports auf die physische und psychische Entwicklung und speziell auf das Knochenwachstum ergaben keine negativen Einflüsse.
— Pathologische Veränderungen des Skelettmuskelsystems, die bereits vor Schuleintritt vorliegen, lassen sich nicht im Rahmen der normalen Schulsportstunde heilen, sondern erfordern spezielle Übungsprogramme.
— Das Sauerstofftransportsystem ist im Jugendalter ebenso trainierbar wie im Erwachsenenalter. Ausdauerbelastungen rufen keine Schäden am gesunden jugendlichen Herz-Kreislauf-System hervor.

Spezielle Untersuchungen mit trainingsphysiologischen Fragestellungen von W. Ehrenstein u. A. Fichtner, München (Untersuchungen über die Kreislaufbelastung beim Circuittraining an 9- bis 16jährigen männlichen und weiblichen Versuchspersonen), B. Schmücker, Köln (Zur Problematik der cardio-pulmonalen Reizsetzung im Grundschulalter), H. Rieckert, Ulm (Kreislaufregulation und Trainingsadaptation bei Jugendlichen im Schul- und Leistungssport), erbrachten zusammengefaßt folgende Ergebnisse:

— Die Untersuchungen zeigen übereinstimmend mit allen bisher bekannten Längsschnittuntersuchungen über den Vergleich „nur Schulsport" gegenüber „zusätzlich regelmäßig Leistungssport" sowie allen systematischen Trainingsuntersuchungen, daß der mögliche Trainingseffekt zusätzlicher Sportstunden in hohem Maße sowohl von der Trainingsintensität und -dauer als auch besonders von der Trainingshäufigkeit abhängt.

— Trainingsversuche mit Schulkindern der vorpuberalen Phase weisen darauf hin, daß die Trainierbarkeit des cardio-pulmonalen Systems und der Muskulatur im Kindesalter, wahrscheinlich infolge fehlender Sexualhormone, gering ist.

— Cardio-pulmonale Leistungssteigerungen im Zuge von Trainingsprogrammen bei Kindern der vorpuberalen Altersstufe sind vermutlich allein auf eine Koordinationsverbesserung zurückzuführen.

Die Ergebnisse einer speziellen vergleichenden Arbeit legte P. Sterew (Sofia) in seinem Referat „Der Einfluß des Sportunterrichts auf die physische Entwicklung und Leistungsfähigkeit der Jungen und Mädchen" dar. Sterew untersuchte 17 000 sporttreibende Jungen und Mädchen vom 7. bis 18. Lebensjahr und verglich ihre physische Entwicklung und Leistungsfähigkeit mit 16 000 Nichtsportlern in Abhängigkeit von der jeweils ausgeführten Sportart. Neben den bereits bekannten Fakten, daß Sportler hinsichtlich ihrer cardio-pulmonalen Leistungsfähigkeit und motorischen Eigenschaften den Nichtsportlern in allen Altersstufen überlegen sind, lassen sich folgende Ergebnisse herausstellen:

— Die *Körpergröße* ist bis zum 8./9. Lebensjahr bei sport- und nichtsporttreibenden Jungen gleich. Ab dem 10./11. Lebensjahr haben Basketballspieler, Handballspieler, Schwimmer und Fußballspieler einen größeren Zuwachs als Ringer, Turner und Nichtsporttreibende. Turner und Ringer sind nach dem 12. Lebensjahr kleiner als Nichtsporttreibende. Für Mädchen ergaben sich dieselben Gesetzmäßigkeiten mit geringeren Differenzen.

— Die *Sprungkraft* ist bei Handball-, Basketballspielern, Turnern und Leichtathleten am besten, bei Ringern und Fußballspielern am schlechtesten entwickelt.

— Die stärkste *relative Kraft* entwickeln die Turner und Ringer, die schwächste die Basketballspieler.

— Die *Gewandtheit* ist bei Turnern am besten, bei Basketball-, Fußballspielern und Schwimmern am schlechtesten ausgebildet.

— Alle Parameter der physischen Leistungsfähigkeit sind mit Ausnahme der Gewandtheit bei den Jungen besser als bei den Mädchen entwickelt.

Literatur

AAHPER: Desirable athletic competition for children of elementary school age. Washington, D. C.: American Association for Health, Physical Education and Recreation 1968.

Andrew, G.M., Becklake, M.R., Guleria, J.S., Bates, D.V.: Heart and lung functions in swimmers and non athletes during growth. J. appl. Physiol. **32**, 245 (1972).

Åstrand, P.O., Engström, L., Eriksson, B., Karlberg, P., Nylander, I., Saltin, B., Thoren, C: Girls swimmers. Acta paediat. (Uppsala) Suppl. 147 (1963).

— Rodahl, K.: Textbook of Work Physiology. Toronto 1970.

Bouchard, C., Hollmann, W., Herkenrath, G.: Relations entre le niveau de maturité biologique, la participation à l'activité physique et certaines structures morphologiques et organiques chez des garçons de 8—18 ans. Biométrie humaine **3**, 101 (1968).

— Poirier, M.C.: Jugend und Sport. In: W. Hollmann (ed.). Zentrale Themen der Sportmedizin. Berlin 1972.

Buchberger, J.: Der Einfluß verschiedener Trainingsarten auf die Arbeitskapazität von Jugendlichen. Schweiz. Z. Sportmed. **19**, 3 (1971).

Bugard, P.: L'usure par l'existence. Bruit, rythme de vie, automation, ergonomie. Paris 1964.

Cermak, J.: Die Änderungen des Herzvolumens in der Entwicklungsperiode bei 12—15jährigen Knaben im Vergleich mit den Veränderungen der somatometrischen Grundkriterien. Cardiologia (Basel) 53, 99 (1968).

Counsilman, J. E.: The Science of Swimming. Englewood Cliffs 1968.

Fait, H.: An analytical study of the effects of competitive athletics upon junior high school boys. Ph. D. Dissertation, University of Iowa 1951.

Fait, F. F.: Should the junior high schools sponsor interscholastic athletic competition? (JOHPER). February, 20 (1961).

Green, H. J.: Urban and rural differences in the work capacity of Alberta secondary school students as measured by the Åstrand predicted maximal oxygen intake test. Research unit report 4. University of Alberta 1967.

Hale, C. J.: Injuries among 771,810 Little League baseball players. J. Sport Med. (Torino) 1, 3 (1961).

Hollmann, W., Bouchard, C.: Untersuchung über die Beziehungen zwischen chronologischem und biologischem Alter zu spiroergometrischen Meßgrößen, Herzvolumen, anthropometrischen Daten und Skelettmuskelkraft bei 8—18jährigen Jugendlichen. Z. Kreisl.-Forsch. 59, 160 (1970).

Ikai, M.: Growth. In: L. Larson (ed.): Encyclopedia of Sport Sciences and Medicine. New York 1971.

Iwanow, S. M.: Jugendherz und Sport (II). Theorie und Praxis der Körperkultur 14, 69 (1965).

Karpovich, P. V.: Physiology of Muscular Activity. 6th ed. Philadelphia 1965.

Kereszty, A.: Au sujet du problème de la diminution de rendement des sportifs. La Médecine sportive 1960. Rapport du congrès de Moscou 1958.

— Overtraining. In: L. Larson (ed.). Encyclopedia of Sport Sciences and Medicine. New York 1971.

Keul, J., Reindell, H., Roskamm, H.: Trainingsauswirkungen beim Jugendlichen. Der Sportarzt 12, 254—258 (1961).

— — — Zur Belastbarkeit des jugendlichen Organismus. Herzvolumen und Leistungsfähigkeit bei Jugendlichen nach langjähriger Trainingsbelastung. Int. Z. angew. Physiol. 19, 287 (1962).

Klissouras, J.: Heritability of adaptive variation. J. appl. Physiol. 31, 338 (1971).

Kral, J. A.: L'image clinique de surentraînement. Med. Sport. Anno XI (3), 71 (1957).

Krogman, W. M.: Factors in physical growth of children as they may apply to physical education. American Academy of Physical Education. Prof. Contributions 3, 114 (1955).

Larson, R. L., McMahan, R. O.: The epiphysis and the childhood athlete. J. Amer. med. Ass. 196, 607 (1966).

Motylianskaja, R.: Surtension physique chez les jeunes sportifs. Poumon, respiration et sport. 1er congrès européen de médecine sportive. Prague 1965.

Parizkova, J.: Longitudinal study of the development of body composition and body build in boys of various physical activity. Hum. Biol. 40, 212 (1968).

Reichert, J. cité dans McKelvey, G.: Coaching, when should it start? In: J. W. Taylor: Proceedings of the first International Symposium on the Art and Science of Coaching. Toronto 1971.

Rous, J., Vank, L.: Comparing calendar, somatic and skeletal age when determining working capacity of children. In: M. Macek (ed.). Proceedings of the second symposium of pediatric group of working physiology. Praha 1970.

Ryan, A. J.: The physician and exercise physiology. In: H. B. Falls (ed.): Exercise Physiology. New York 1968.

Segal, L.: Quelques aspects psychologiques du surentraînement. Document miméographié non daté.

Tanner, J. M.: Growth at Adolescence. Oxford 1962.

Tanner, J.: Education et croissance. Neuchatel 1964.

Yakovliev, V. G.: La formation des qualités physiques chez les enfants d'âge scolaire. Document I.N.S. no. 539 traduit du russe 1965.

Sport und Lebensalter

Einführung. E. Jokl (Lexington)

Die einleitende Betrachtung beschäftigt sich mit einem aktuellen Problem, dessen Neubeurteilung nötig wurde, als immer mehr gut trainierte ältere Männer und Frauen in sportlichen Wettkämpfen auftraten, dem Problem: körperliches Training und Altern.

Es ist erst 20 Jahre her, daß von den „National Institutes of Health" in den USA eine umfassende Studie über anatomische und funktionelle Veränderungen bei Männern und Frauen zwischen 30 und 90 Jahren durchgeführt wurde. Die Untersucher beschrieben eine einheitlich abnehmende Tendenz der folgenden Parameter: Grundumsatz, Arbeitsleistung, Herzzeitvolumen, Vitalkapazität, Atemgrenzwert, Nervenleitungsgeschwindigkeit, Wassergehalt des Körpers, Filtrationsrate der Niere und renale Plasmadurchströmung.

Ähnliche Befunde waren für einzelne physiologische Parameter bereits früher erhoben worden. Sid Robinson vom Harvard Fatigue Institut hatte schon vor 40 Jahren berichtet, daß die Fähigkeit des Herzens zur Frequenzsteigerung bei Belastung mit dem Alter abnimmt. Professor Hollmann in Köln stellte 1960 eine stetige Abnahme der maximalen Sauerstoffaufnahme fest, die ein Maß der körperlichen Leistungsfähigkeit darstellt.

In krassem Gegensatz zu diesen Untersuchungen standen Beobachtungen an einer großen Zahl von Männern und Frauen im mittleren und höheren Alter, die aktiv Sport trieben.

Savolainen aus Finnland gewann 1952 in Helsinki mit 45 Jahren eine Bronzemedaille im Wettkampf am Reck. Der Schweizer Meister im 10-km-Gehen, Schwab, war 48, als er bei den Olympischen Spielen 1948 startete; der 3. im 50-km-Gehen, Johnson aus Großbritannien, war 48; der 2. im Marathonlauf, Richards, 49; der Hürdenläufer Finlay 40. Die beiden französischen Tennismeister Borotra und Cochet kamen 1952 mit fast 55 Jahren noch bei mehreren internationalen Turnieren in die Endrunde. Tilden war 47, als er den 24jährigen Weltmeister Don Budge schlug. Der britische Ruderer Jack Beresford, 5facher Olympiasieger im Rudern, nahm an seinem 50. Geburtstag an einer Ruderregatta teil. Der Schweizer Bergsteiger Chevalier aus Genf erkletterte mit 74 Jahren die Jungfrau. Der 49jährige Tibetaner Dawa Tondu führte die Trägerkolonne der britischen Everestexpedition an. Zwei frühere Weltrekordschwimmer, Arne Borg aus Schweden und Johnny Weissmüller aus den USA, schwammen mit 50 Jahren 100 m in 60 sec.

Diese Einzelbeobachtungen verlangten eine systematische Untersuchung des Problems: körperliches Training und Altern. 1952 untersuchte ich alle 1704 Teilnehmer des Deutschen Altersturnfestes. Jeder führte eine Vielzahl vorgeschriebener Übungen aus. Die Ergebnisse der Untersuchungen, die 1954 veröffentlicht wurden, ließen keinen Zweifel daran, daß trainierte alte Leute leistungsfähiger sind als untrainierte junge. Dieses Resultat warf die Frage nach Art und Reichweite der Wirkungen eines langdauernden körperlichen Trainings auf den Vorgang des Alterns auf. Während der letzten 20 Jahre habe ich dieser Frage verschiedene Studien gewidmet:

1. Körperliches Training verlangsamt den Rückgang der Kondition, der im Alter auftritt, speziell die Abnahme der Muskelmasse, und bremst die in unserer Überflußgesellschaft so häufig auftretende Adipositas.

2. Körperliches Training verlangsamt das Tempo der im Laufe der Jahre abnehmenden Befähigung zu sportlichen Übungen der Art, wie sie z. B. bei dem Turnfest 1952 von allen Teilnehmern verlangt wurden. Eine erhöhte körperliche Leistungsfähigkeit, wie sie bei den Altersturnern zu beobachten war, hat weitreichende Auswirkungen. Zu diesen gehören physiologische, psychologische und soziale Anpassungsvorgänge, deren günstiger Einfluß auf den Status der Senioren durch vergleichende Untersuchungen an Altersturnern und Altersheimbewohnern beschrieben werden konnten.

Körperliches Training schützt vor einer Anzahl von Erkrankungen, die man bisher für „natürliche" Folgen des Alterungsvorganges hielt. Unter diesen Erkrankungen stehen ischämische Herzerkrankungen an erster Stelle.

Abgesehen von wenigen bemerkenswerten Ausnahmen, schließen sich „Fett" und „Fitneß" gegenseitig aus. Die Körper der meisten durchtrainierten Sportler besitzen nur 5—7% Fettgewebe. Im Gegensatz dazu besteht der Körper des 50jährigen Durchschnittsamerikaners zu 20 bis 25% aus Fett. In diesem Zusammenhang ist es wichtig zu wissen, daß im großen und ganzen die Adipositas nicht genetisch programmiert ist; z. B. zeigten Röntgenaufnahmen des weichen Gewebes der Brust- und Bauchwand einejiger Drillinge, d. h. dreier erwachsener Personen mit gleichen Erbanlagen, unterschiedliche Dicke der Fettschichten. Entscheidend dafür waren verschiedene körperliche Aktivität und Eßgewohnheiten. Die These von der genetischen Programmierung des Fettansatzes ist eindeutig widerlegt.

Adipositas ist ein „coronarer Risikofaktor", einer von mehreren, die in epidemiologischen Studien an einer großen Zahl von Personen festgestellt wurden. Ein Beispiel für Studien dieser Art ist die Framingham-Studie. Auch hohe Cholesterinkonzentrationen im Blut und elektrocardiographische Anomalien wie z. B. die Umkehrung der T-Welle in mehreren Ableitungen stellen Risikofaktoren dar. Das zeigte die retrospektive Analyse der Anamnesen von Patienten, die einen Herzinfarkt erlitten hatten.

Neuere Untersuchungen haben gezeigt, daß eine genetisch determinierte Wechselbeziehung zwischen intellektueller und motorischer Begabung besteht. Ob sich diese beiden Begabungen entfalten oder nicht, hängt nur von der Umwelt ab, in der der Mensch lebt. Im Lichte dieser neueren Erkenntnis, die eine verborgene Verknüpfung dieser beiden Entwicklungspotentiale sieht, sind klärende Untersuchungen dringend notwendig. Sie könnten auch im Hinblick auf die vielen hervorragenden geistigen und künstlerischen Leistungen gerade alter Menschen neue Konsequenzen ergeben. Wahrscheinlich besitzen viele von ihnen auch größere motorische Fähigkeiten, als man zur Zeit annimmt. Wenn sich die Richtigkeit dieser Annahme beweisen läßt, ist es an der Zeit, daß die Öffentlichkeit auf dem Gebiet der präventiven Gerontologie umdenken lernt.

Die Lebenserwartung ist, ebenso wie die geistige und körperliche Leistungsfähigkeit, durch das Erbgut jedem Menschen vorgegeben. Ihre Realisierung ist jedoch abhängig von den Umwelteinflüssen.

Dafür ein Beispiel: Das genetische Potential für „Langlebigkeit" hat sich in historischen Zeiträumen nicht verändert. Aber der Europäer oder Amerikaner lebt jetzt im Durchschnitt 30 Jahre länger als seine Vorfahren vor 100 Jahren. Die Quellen, aus denen wir sowohl unser Wissen als auch unsere motorischen Fertigkeiten schöpfen, fließen heute reichlicher als je zuvor. Aber in Sozialprogrammen, die sich bessere Lebensbedingungen für den alten Menschen zum Ziel setzen, fehlt es noch an Bemühungen, auch die körperliche Agilität des alten Menschen zu fördern.

Das Leben ist endlich. Aber die Art, wie alte Leute ihren Lebensabend verbringen, spiegelt eine große Vielfalt individueller Lebensgestaltung wider.

1966 nahm ich zusammen mit dem Cardiologen Dr. Paul Dudley White und dem Archäologen Professor Nelson Glueck an einer wissenschaftlichen Konferenz teil, die unter der Leitung der UNESCO in Israel stattfand. Dort erlebten wir das alljährliche Ereignis des „3-Tage-Marsches" zur Hauptstadt des Landes, an dem über 25000 Menschen teilnahmen. Unter den Teilnehmern war ein 100jähriger Mann, zu dem ich nach Erreichen des Zieles sagte: „Ist es nicht erstaunlich, daß Sie in Ihrem Alter sich an diesem strapaziösen Unternehmen beteiligt haben?" Er erwiderte: „Welchen schöneren Tod könnte ich finden, als auf dem Weg nach Jerusalem zu sterben?"

P. O. Åstrand (Stockholm)

Physiologische Grundlagen des Sports in verschiedenen Lebensaltern*

In der Physiologie der Muskelarbeit und des Sports handelt es sich im wesentlichen um chemische und physikalische Vorgänge, die bei der Umwandlung chemisch gebundener in mechanische Energie auftreten. Bei manchen Sportarten ist der Energiebedarf der Muskeln sehr gering, so zum Beispiel beim Schießen, bei anderen wiederum sehr hoch. Die gesamte während eines Hochsprungs freigesetzte Energie beschränkt sich auf einige Kilo-Kalorien, dagegen werden bei einem Marathonlauf wahrscheinlich um 2500 bis 3000 Kilo-Kalorien verbraucht, wobei die Wärmeentwicklung so hoch ist, daß dies genügen würde, die Kerntemperatur des Körpers von 37 auf 80 bis 90° Celcius zu steigern, wenn dies nicht durch wärmeregulatorische Mechanismen verhindert würde, die für eine entsprechend wirksame Wärmeabgabe sorgen. Das geschieht hauptsächlich durch Verdampfen von Schweiß, wobei indirekt auch das Blut beteiligt ist. Bei diesem Vorgang muß ein Minimum von 4,5 l Schweiß produziert werden. Die Hauptenergielieferanten beim Hochsprung sind ATP und Kreatinphosphat, möglicherweise auch einige Gramm Glykogen, die durch einen anaerobischen Abbau utilisiert werden. Zur Aufrechterhaltung einer ausreichenden Geschwindigkeit während eines Marathonlaufes sollte der Läufer mindestens 500 g Kohlehydrate zum Betrieb seiner „Verbrennungsmaschine" zur Verfügung haben um 500 bis 600 l Sauerstoff zu utilisieren.

Ich habe diese Einführung gewählt, um darzustellen, daß der Begriff „Sport" vom physiologischen Standpunkt her gesehen nicht als eine Art Schirm dienen kann, unter dem eine einfache und verallgemeinernde Darstellung davon gegeben wird, wie Angehörige verschiedener Altersgruppen auf sportliche Tätigkeit reagieren oder wie sie in der Lage sind, Spitzenleistungen zu erreichen. Wir müssen vielmehr die Art einer körperlichen Leistung unter verschiedenen Gesichtspunkten betrachten:

---

* Übersetzung aus dem Englischen.

1. Energieentwicklung (aerobisch, bzw. anaerobisch), 2. Neuromuskuläre Funktionen (Muskelstärke, Technik), 3. Psychologische Funktionen (Motivation, Taktik, etc.).

Es ist wohl bekannt, daß bei intensiver Arbeit großer Muskelgruppen, wenn diese nicht länger als 2 min dauert, dem anaerobischen Prozeß, einschließlich des Abbaus von Glykogen in Milchsäure, eine höhere Bedeutung zukommt als dem aerobischen Vorgang (mit Sauerstoffversorgung). Bei einer 2 min dauernden Arbeit, die mit höchster Intensität erfolgt, besteht ein Verhältnis von 50:50; geht die Arbeitszeit darüberhinaus, dann kommt langsam dem aerobischen Prozeß die höhere Bedeutung zu. Es erscheint heute gesichert, daß die Zahl der Muskelzellen in der menschlichen Muskulatur bei einem Embryonalalter von 4 bis 5 Monaten einen endgültigen Stand erreicht. An den Skelettmuskeln des Menschen finden sich zwei Arten von Muskelzellen: langsam kontrahierende rote Fasern und schnell kontrahierende weiße Fasern. Grundsätzlich verfügen die langsamen Fasern über ein Enzymsystem zur Lieferung aerobischer Energie; sie haben darüber hinaus einen hohen Gehalt an Myoglobin und verfügen über ein wohl-entwickeltes, dichtes kapilläres Netzwerk. Die schnell kontrahierenden Fasern, die relativ stärker sind, weisen eine höhere Konzentration von Enzymen auf, die der anaerobischen Energielieferung dienen. Die mechanischen Eigenschaften der Muskelzellen hängen anscheinend von der Art des Motoneurons ab, von dem sie innerviert werden, und sind damit angeboren. Die Art der Enzymsysteme und des Stoffwechselverhaltens können innerhalb gewisser Grenzen durch Training modifiziert werden. Auf diese Weise kann die aerobische Leistung durch aerobisches Training der weißen, im Grunde „anaerobischen" Fasern, verbessert werden.

Eine unvermeidbare, sich aus der geweblichen Beschaffenheit des Skelettmuskels ergebende Konsequenz besteht darin, daß ein Individium, das von vornherein mit relativ wenigen Muskelfasern ausgestattet ist, nicht erwarten kann, eine Muskulatur „aufzubauen", die so kräftig und voluminös ist wie bei einer Person, die von ihrer Veranlagung her über weit mehr Fasern verfügt. Weiterhin wird es einem Menschen, der Talent zum Sprinten hat, niemals möglich sein, im Langlauf eine Olympische Goldmedaille zu gewinnen. Er verfügt einfach nicht über die dafür erforderliche Art von Muskulatur. Indem sie für die Untersuchung von Muskeln die Nadel-Biopsie-Technik anwandten, fanden Edström u. Ekblom (i.Dr.) heraus, daß Gewichtheber über fast zweimal soviel weiße wie rote Fasern verfügten. In Gewebeproben, die Läufern und untrainierten Personen entnommen worden waren, betrug das Verhältnis zwischen den beiden Faserarten ungefähr 50:50. Eine derartige Querschnittsstudie beweist nicht die Hypothese von der natürlichen Begabung als dem ausschlaggebenden Faktor für ein gutes Leistungsvermögen hinsichtlich einer bestimmten Sportart; sie liefert aber immerhin einige Hinweise, die eine derartige Annahme als berechtigt erscheinen lassen. Ich will noch ein anderes Beispiel dafür liefern, wie „undemokratisch" die Chancen verteilt sind, die über eine Teilnahme an Olympischen Spielen bestimmen. Ekblom (1971) untersuchte zwei 20 Jahre alte Männer. Das maximale Sauerstoffaufnahmevermögen, welches auf das maximale aerobische Leistungsvermögen schließen läßt, betrug bei beiden nahezu 45 ml $\times$ kg^{-1} $\times$ min^{-1}; dies entspricht einem Wert, der für untrainierte männliche Versuchspersonen typisch ist. Beide trainierten eine ganze Reihe von Jahren sehr intensiv und erreichten auch überraschend gute Leistungssteigerungen. Indessen trat nach 1jährigem Training keine weitere Steigerung ihrer maximalen Sauerstoffaufnahmevermögen mehr auf;

Physiologische Grundlagen des Sports in verschiedenen Lebensaltern

dabei befanden sich ihre Maxima (60 bis 65 ml O_2 pro kg und min) weit unterhalb der Werte, die notwendig sind, um mit Erfolg an Leistungswettkämpfen im Mittel- und Langstreckenlauf teilzunehmen (max. $V_{O_2} \geq 80$ ml $\times$ kg^{-1} $\times$ min^{-1}).

Bei der Untersuchung des körperlichen Leistungsvermögens wandte man der Analyse des aerobischen Prozesses im Muskel und des Sauerstofftransportsystems große Aufmerksamkeit zu und erhielt dabei zum Teil interessante Ergebnisse. Abb. 1 zeigt zusammenfassend die Variationen hinsichtlich des maximalen Sauer-

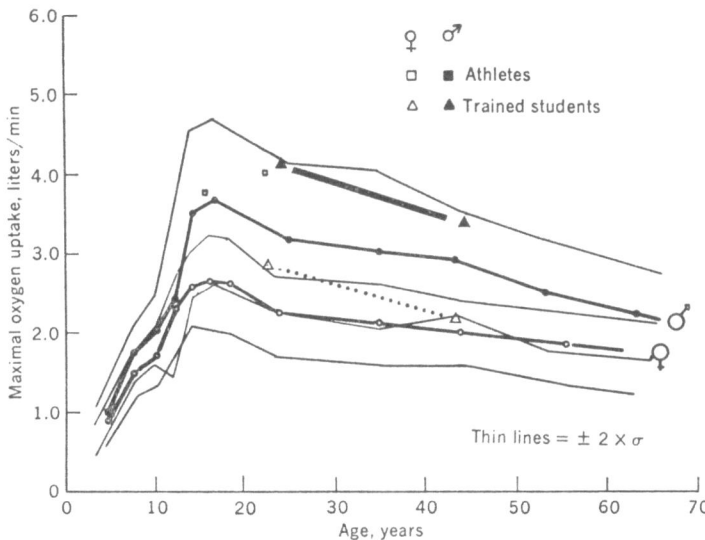

Abb. 1. Maximale Sauerstoffaufnahme in bezug auf das Alter bei 350 Versuchspersonen. Es sind Daten über 35 weibliche und 31 männliche Versuchspersonen enthalten, die einmal im Alter von 25 Jahren und dann noch einmal 20 Jahre später untersucht wurden

stoffaufnahmevermögens in Abhängigkeit von Geschlecht und Alter; außerdem gibt sie eine Übersicht über die Effektivität des Sauerstofftransports im Körper und das Vermögen der aerobischen Enzyme, den aerobischen Prozeß zu bewältigen. Die maximale aerobe Kapazität stellt ein klassisches und zugleich immer noch unübertroffen geeignetes Maß zur Bestimmung der individuellen Fähigkeit dar, schwere Muskelarbeit über min oder Std. hinweg zu leisten. Je nach der Art der gewählten Belastung wird sie in Litern pro min oder bezogen auf das Körpergewicht der Versuchsperson (ml $\times$ kg^{-1} $\times$ min^{-1}) angegeben. Mädchen erreichen die Höchstentwicklung ihrer maximalen aeroben Kapazität normalerweise früher als Jungen, besonders wenn man bei der Bestimmung das Körpergewicht berücksichtigt. Dies erklärt den Umstand, daß junge Mädchen so erfolgreich an Olympischen Spielen teilnehmen, wie zum Beispiel im Schwimmen. Durch entsprechendes Training kann man ein hohes maximales Sauerstoffaufnahmevermögen bis zum 20. Lebensjahr aufrechterhalten; ab einem Alter von 30 bis 35 Jahren ist ein Rückgang unvermeidbar.

In Abb. 1 sind Daten enthalten, die sich auf zwei Gruppen von Sportstudierenden beziehen, von denen die eine aus 35 Frauen im Durchschnittsalter von 22 Jahren bestand, während sich die andere aus 31 Männern im durchschnittlichen Alter von 26 Jahren zusammensetzte (Åstrand, 1952). Beide Gruppen wurden 20 Jahre später wieder untersucht. Dabei wurden maximales Sauerstoffaufnahmevermögen, Herzfrequenz, Lungenventilation und Lungenvolumen gemessen. Während dieser vergangenen 20 Jahre waren die meisten von ihnen als Sportlehrer tätig gewesen, das heißt, daß sie sowohl im Beruf als auch in ihrer Freizeit körperlich tätig waren. Das Körpergewicht der Frauen lag bei der letzten Untersuchung im Durchschnitt 2,5 kg unter demjenigen, welches 1949 gemessen worden war, während das Gewicht der Männer im Durchschnitt um 2,7 kg höher lag. Das maximale Sauerstoffaufnahmevermögen lag immer noch über dem Durchschnitt, aber ohne Ausnahme war ein Rückgang festzustellen. Der durchschnittliche Abfall betrug 20% für die Männer und 22% für die Frauen (1% pro Jahr!). In Abb. 2 finden sich personenbezo-

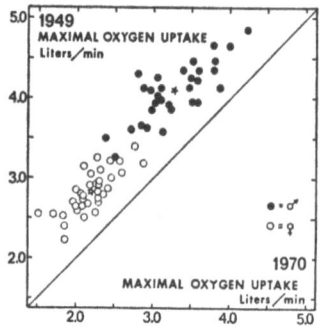

Abb. 2. Maximale Sauerstoffaufnahme, welche während maximaler Belastung auf dem Fahrradergometer einmal im Jahre 1949 und dann wieder im Jahre 1970 bei 35 weiblichen und 31 männlichen Versuchspersonen ermittelt wurde. Die Identitätslinien sind dargestellt

gene Daten über das maximale Sauerstoffaufnahmevermögen. Wir stellen fest, daß der Rückgang der maximalen aeroben Kapazität starken Schwankungen unterworfen ist. Da es sich hinsichtlich der Trainingsbedingungen um eine recht homogene Gruppe handelt, lassen diese Daten keine Analyse zu, die Auskunft darüber gibt, ob regelmäßiges körperliches Training zur Aufrechterhaltung besserer Sauerstofftransportverhältnisse und des Utilisationsvermögens beiträgt, wenn man alternde Menschen mit solchen vergleicht, die eine mehr sitzende Lebensweise haben. Es gibt Untersuchungsergebnisse von Hollmann (1965) und Grimby u. Saltin (1966), die darauf hinweisen, daß der Rückgang des maximalen Sauerstoffaufnahmevermögens im Alter bei trainierten Personen geringer ist als bei solchen, die körperlich nicht aktiv sind.

Der durchschnittliche Rückgang der maximalen Herzfrequenz entspricht im großen und ganzen den Beobachtungen, die wir bei Querschnittsuntersuchungen in unserem Department machen konnten (von 196 auf 181 bei den Frauen, von 194 auf 182 bei den Männern). Auch hier lassen sich starke Unterschiede hinsichtlich des individuellen Verhaltens feststellen (Abb. 3). Bei manchen Testpersonen entsprach die Herzfrequenz von 1949 derjenigen, die 1970 festgestellt wurde, bei anderen wiederum war zwischen 1970 und 1949 ein Rückgang von 40 Schlägen pro min zu

Physiologische Grundlagen des Sports in verschiedenen Lebensaltern

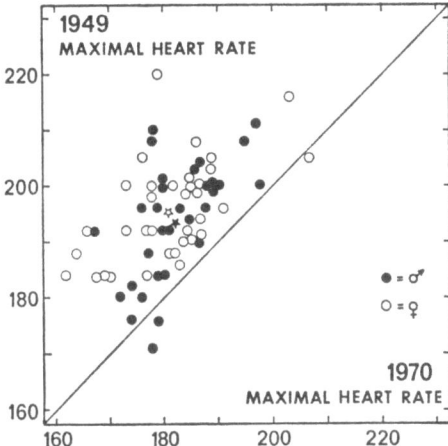

Abb. 3. Maximale Herzfrequenz, gemessen während maximaler Fahrradergometer-Belastung im Jahre 1949 und dann wieder im Jahre 1970. Es handelt sich um dieselben Versuchspersonen wie bei Abb. 2

verzeichnen. Eine signifikante Beziehung zwischen der Veränderung hinsichtlich der maximalen Herzfrequenz und dem Rückgang des maximalen Sauerstoffaufnahmevermögens besteht nicht. 43 der Versuchspersonen erreichten bei submaximaler Arbeit auf dem Fahrradergometer im Jahre 1970 dieselben Werte wie 1949 (innerhalb einer Schwankung von 0,1 l pro min). Die Herzfrequenz während des steady state war bei einigen Testpersonen höher, bei anderen gleich, in einer dritten Gruppe im Jahre 1970 niedriger als 1949. Indessen — und das ist etwas verwirrend — besteht keine erkennbare Beziehung hinsichtlich der Reaktion auf eine vorgegebene submaximale

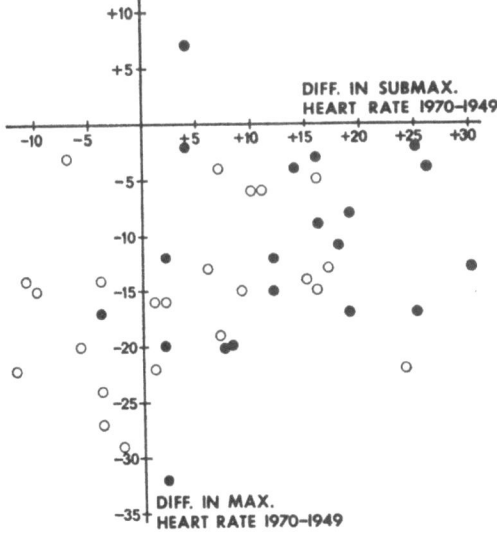

Abb. 4. Individuelle Daten, die den Unterschied hinsichtlich der Herzfrequenz bei einer gegebenen submaximalen Sauerstoffaufnahme (Abszisse) und bei maximaler Herzfrequenz (Ordinate) zeigen. Die Untersuchungen wurden jeweils 1949 und 1970 durchgeführt

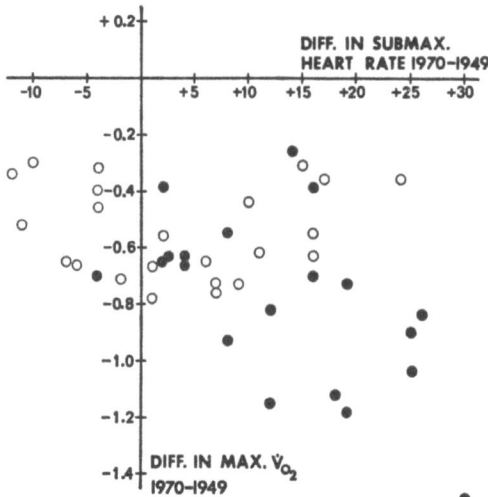

Abb. 5. In dieser Darstellung wird der Unterschied hinsichtlich der submaximalen Herzfrequenzen in Beziehung zum maximalen Sauerstoffaufnahmevermögen des Individiums verdeutlicht (siehe Abb. 4)

Sauerstoffaufnahme zu den beiden Zeitpunkten, auch nicht hinsichtlich der Veränderungen in Bezug auf die maximale Herzfrequenz und die maximale Sauerstoffaufnahme (Abb. 4 und 5). Mit anderen Worten bedeutet das, daß die Herzfrequenz, die bei submaximaler Standardbelastung bei verschiedenen Gelegenheiten im Verlauf mehrerer Jahre ermittelt wird, keinen Hinweis auf die Veränderungen im maximalen Sauerstoffaufnahmevermögen des betreffenden Individiums zu liefern vermag.

Ein Nomogramm zur Ermittlung des maximalen Sauerstoffaufnahmevermögens, modifiziert von I. Åstrand (1960), basierte auf Daten, die im Jahre 1949 an diesen Sportstudenten gewonnen worden waren. Aus diesem Grunde ist es von Interesse festzustellen, in welcher Weise die Voraussage des maximalen Sauerstoffaufnahmevermögens bei submaximaler Arbeitslast am Fahrradergometer mit den echten Maxima übereinstimmt, die 1970 errechnet wurden. Unter Benutzung des von I. Åstrand eingeführten Korrekturfaktors für verschiedene Lebensalter betrug das vorausgesagte durchschnittliche maximale V_{O_2} 2,2 l pro min für Frauen; der tatsächlich ermittelte Wert betrug 2,2 l pro min. Das für die Männer vorausgesagte Maximum lag bei 2,9 l pro min, dieser Wert lag um 10% unter dem tatsächlich gemessenen Maximum (3,28 l pro min). Damit wird bestätigt, daß die Voraussage des maximalen Sauerstoffaufnahmevermögens unter Zugrundelegung der submaximalen Herzfrequenz ganz zufriedenstellende Werte bringt, wenn man den für eine Gruppe von Versuchspersonen errechneten Mittelwert in Betracht zieht; dagegen läßt die Genauigkeit bei der Bestimmung der Individualwerte zu wünschen übrig. Lassen Sie mich nun eine Bemerkung über den das Alter berücksichtigenden Korrekturfaktor machen, der von I. Åstrand aus der folgenden Beziehung errechnet wurde:

$$\frac{\text{gemessener Wert der maximalen Sauerstoffaufnahme}}{\text{vorausgesagte maximale Sauerstoffaufnahme}}.$$

Physiologische Grundlagen des Sports in verschiedenen Lebensaltern

Der Faktor ist nicht einfach das Resultat von Veränderungen, die hinsichtlich der altersbedingten, maximalen Herzfrequenz auftreten. Ein Faktor, der auf der „typischen" maximalen Herzfrequenz basiert oder auf einer Extrapolation von Daten über die Herzfrequenz im Verhältnis zum Sauerstoffaufnahmevermögen, gemessen während einer Reihe von submaximalen Arbeitsbelastungen bis zum Maximum, hat die im folgenden beschriebenen Schwächen. Welches ist die typische maximale Herzfrequenz für Menschen verschiedener Alter? Abb. 6 faßt Daten zusammen, die hin-

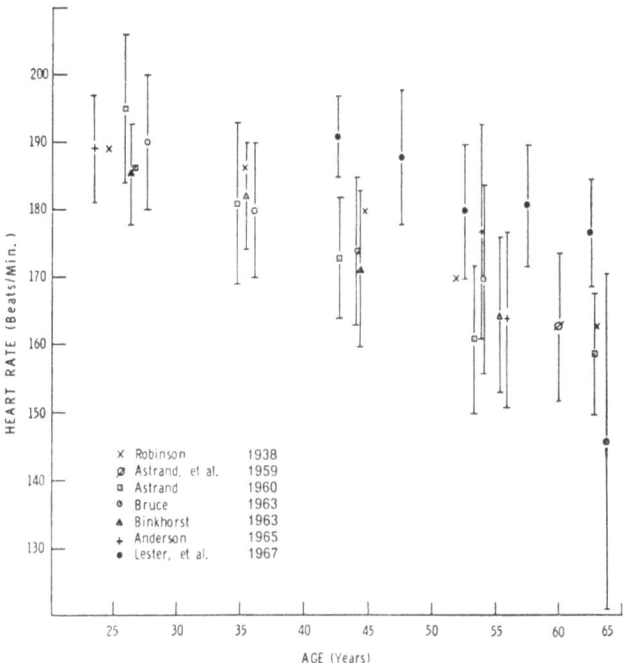

Abb. 6. Maximale Herzfrequenzen bei Versuchspersonen unterschiedlichen Alters, ermittelt bei mehreren, verschiedenen Untersuchungen. Zusammengestellt von Haskell u. Fox (1969)

sichtlich der maximalen Herzfrequenz durch in verschiedenen Laboratorien angestellte Versuche gewonnen wurden. Die Streuung ist ziemlich entmutigend. Meiner Meinung nach ist der numerische Wert eines Korrekturfaktors, den man bei submaximalen Arbeitsbelastungserprobungen anwendet, um die aerobe Kapazität des Individuums vorauszusagen, nicht so entscheidend und wichtig. Das Problem liegt vielmehr in den großen individuellen Unterschieden hinsichtlich der maximalen Herzfrequenz innerhalb einer gegebenen Altersgruppe (Standardabweichung: $\pm$ 10 Schläge pro min). Bei jeder Art von Studie und Untersuchung ist es aber erstes Ziel, die Werte für das Individuum zu ermitteln.

In diesem Zusammenhang möchte ich auch daran erinnern, daß zusammen mit dem Rückgang des maximalen Sauerstoffaufnahmevermögens und der maximalen Herzfrequenz bei Altersgruppen, die jenseits des zweiten Dezenniums liegen, ein Rückgang des maximalen Herzleistungsvermögens und des Schlagvolumens verbunden ist. Gleichzeitig werden Herzvolumen und Herzgewicht größer. Blutvolumen und Gesamthämoglobinmenge halten sich jedoch ziemlich konstant (Lit. bei Åstrand u. Rodahl, 1970). Das bedeutet, daß das Herzvolumen, für sich betrachtet, einen schlechten Indikator für die individuelle Sauerstofftransportkapazität darstellt; dies trifft ganz besonders zu, wenn das Alter der Versuchsperson unberücksichtigt bleibt. Aber auch innerhalb einer Altersgruppe findet man große individuelle Unterschiede hinsichtlich der Beziehung zwischen Herzvolumen und maximalem Sauerstoffaufnahmevermögen.

B. Eriksson hat sich diesem Thema eingehender gewidmet. Er hat Nachuntersuchungen an einer Gruppe junger Schwimmerinnen durchgeführt, die schon einmal eingehend getestet worden waren, und zwar zu einer Zeit, als sie sehr intensiv trainierten (Åstrand et al., 1963). Im Vergleich mit „normalen" Mädchen wiesen diese Schwimmerinnen charakteristische hohe Werte für das maximale Sauerstoffaufnahmevermögen, Herzvolumen, Blutvolumen und Lungenvolumen auf. Jetzt, ungefähr 10 Jahre später, sind auch diese Mädchen mit einigen wenigen Ausnahmen körperlich inaktiv, und hinsichtlich ihres maximalen Sauerstoffaufnahmevermögens und Blutvolumens erweisen sie sich als ziemlich „normal" oder sogar als unter dem Durchschnitt liegend. Sie weisen jedoch immer noch große Herzen und Lungenvolumina auf. Einige von ihnen stellten sich freiwillig für ein einmonatiges Trainingsprogramm zur Verfügung (1 bis 2 Trainingseinheiten pro Woche). Eriksson konnte eine 15%ige Zunahme des maximalen Sauerstoffaufnahmevermögens feststellen. Hinsichtlich des Herz- und Lungenvolumens traten keine Veränderungen auf.

Die ehemaligen Sportlerinnen behalten also offensichtlich ihre erhöhten statischen Dimensionen bei, also solche, die für Individuen mit großer aerober Kapazität normal sind. Wenn sie dann jedoch gewohnheitsmäßig längere Zeit körperlich inaktiv waren, sinkt ihr maximales Sauerstoffaufnahmevermögen ab.

Wenn wir nun zu unseren früheren Studenten zurückkehren, so ist festzustellen, daß die Vitalkapazität bei grober Betrachtung unverändert blieb, daß das Residualvolumen zugenommen hatte und deshalb bei den meisten Versuchspersonen nach 20 Jahren eine Zunahme der totalen Lungenkapazität festzustellen war (Abb. 7). Diesen Befund vermag ich nicht zu erklären.

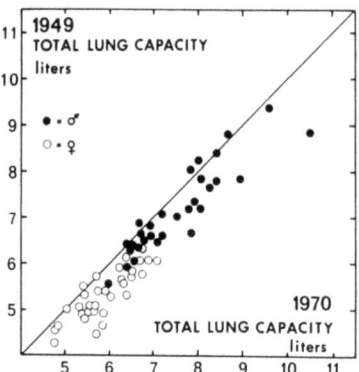

Abb. 7. Totales Lungenvolumen, gemessen 1949 und wiederum 1970. Es handelt sich um dieselben Versuchspersonen wie in Abb. 2

Bis jetzt habe ich nicht den Versuch unternommen, „Sport" und „Alter" zu verknüpfen. Ich will es nun aber doch tun, indem ich nachdrücklich feststelle, daß es logisch ist, wenn man jenseits des 25. bis 30. Lebensjahres einen Rückgang des körperlichen Leistungsvermögens in den Sportarten feststellt, die einen großen Energieaufwand und viel Muskelkraft erfordern. Ein derartiger Rückgang spiegelt sich auch in den Ergebnissen von Laboruntersuchungen über die menschliche Muskelkraft und Verbrennungsvorgänge bei verschiedenen Altersgruppen. Wenn es jedoch darum geht, die hinter diesen Zerfallserscheinungen stehenden Primärfaktoren zu benennen, müssen wir kapitulieren. So sehen wir uns zum Beispiel immer noch folgender ungelöster Frage gegenüber: Welches sind die limitierenden Faktoren im Sauerstofftransportsystem? Atmung, zentraler Kreislauf, peripherer Kreislauf, Enzymsysteme einschließlich mitochondrialer Aktivitäten, Regulationsmechanismen? Hinsichtlich der Lungenventilation gibt es kein ausreichend definiertes Maximum. Sogar während einer maximalen und anstrengenden Belastung ist eine Versuchsperson noch in der Lage, die Ventilation zu steigern. Offensichtlich stellen die Atemmuskeln nicht den den Luftaustausch limitierenden Faktor in den Lungen dar. Zwischen dem maximalen Sauerstoffaufnahmevermögen und der Förderleistung des Herzens besteht eine enge Korrelation: Bei einem Individium mit maximalem V_{O_2} von 3 l pro min erreicht das Herzminutenvolumen 20 l. Der Mensch, dessen maximale aerobe Kapazität bei 6 l pro min liegt, weist ein maximales Herzminutenvolumen von 40 l auf. Für das Schlagvolumen mag es ein anatomisch definiertes oberes Limit geben, welches tatsächlich von gut trainierten Individuen erreicht wird. Kaijser (1970) berichtete, daß bei Versuchspersonen, die hyperbarischem Druck ausgesetzt waren, durch die verbesserte Oxygenisation des arteriellen Blutes keine positive Beeinflussung des körperlichen Leistungsvermögens zu erreichen war. Er zog jedoch nicht in Betracht, daß die in der inspirierten Luft bestehende hohe Sauerstoffspannung möglicherweise ungünstige Auswirkungen auf die Enzymsysteme und den Kohlendioxydtransport hat. Durch in unserem Laboratorium durchgeführte Versuche wurden die Beobachtungen von Nielsen u. Hansen (1937) bestätigt, daß das maximale Sauerstoffaufnahmevermögen und die maximale Arbeitszeit einer Versuchsperson, die mit einer bestimmten Geschwindigkeit läuft, deutlich höher werden, wenn die Raumluft statt eines normalen Sauerstoffanteils einen solchen von 50% enthält. Diese Untersuchungen legen die Vermutung nahe, daß in der Arbeitsmuskulatur Mitochondrien und Enzyme zur Verfügung stehen, die in der Lage sind, den aerobischen Stoffwechsel über das normale Maximum hinaus zu steigern, wenn zusätzlicher Sauerstoff angeboten wird. Damit ist es ohne Zweifel gerechtfertigt, wenn man zusätzliche Sauerstoffzufuhr als eine Maßnahme betrachtet, die auf die Doping-Liste des Wettkampfsportes gehört.

Ebenso muß erwähnt werden, daß bei einer geringen Verminderung des Sauerstoffgehaltes im arteriellen Blut etwa dadurch, daß man die Versuchsperson sauerstoffarme Luft atmen läßt oder ihr Kohlenmonoxyd zuführt, ein Absinken des maximalen Sauerstoffaufnahmevermögens bewirkt wird. Offensichtlich kann im Normalfalle nicht damit gerechnet werden, daß den Mitochondrien ein Überfluß an Sauerstoff zur Verfügung steht. Wenn die Hypothese zutrifft, daß normalerweise im Skelettmuskel eine mehr als ausreichende Zahl von Mitochondrien zur Verfügung steht, dann muß eine Erklärung dafür gefordert werden, daß die Zahl und Größe der Mitochondrien im Gefolge eines Trainings zunehmen (Kiessling et al., 1971; Morgan et al., 1971).

Es gibt eine so große Zahl verschiedener Sportarten, daß es fast jedermann möglich ist, eine Disziplin zu finden, die den eigenen Möglichkeiten und Bedürfnissen entspricht; dies gilt für alle, vom Schwerbehinderten bis zu den Olympiateilnehmern und vom Kind bis zum Pensionär. Für die meisten von uns sollte jedoch der Wettkampf mit anderen nicht im Vordergrund stehen, sondern der Wunsch, einen Sport zu betreiben, der muskuläre Anstrengung erfordert, eine wohltuende aktive Erholung gewährleistet, die Funktionen des Sauerstofftransportsystems, der Muskeln und der Gelenke bessert und sich außerdem auf den Ernährungszustand günstig auswirkt: Durch den gesteigerten Kalorienverbrauch wird das Individium veranlaßt, mehr zu essen, gleichzeitig wird das Risiko der Gewichtszunahme gemindert. Die Aufnahme von Eiweiß, der meisten Vitamine, von Eisen und anderen wesentlichen Nahrungsbestandteilen korreliert normalerweise mit der täglichen Kalorienzufuhr. Aus diesem Grunde ist jemand, der sich große Kalorienmengen zuführt, weniger von den Gefahren der Mangelernährung bedroht.

Die Literatur, in der die positiven Auswirkungen des körperlichen Trainings dargestellt werden, ist fast unbegrenzt. Glücklicherweise bedeutet intensives Training nicht notwendigerweise eine maximale Beanspruchung des Sauerstofftransportsystems, der Grad der Intensität kann auch im submaximalen Bereich liegen. Somit können positive Auswirkungen auch bei älteren Menschen erreicht werden. (Weitere Lit. bei Åstrand u. Rodahl, 1970; Davies u. Knibbs, 1971; Ekblom, 1969; Kilbom, 1971; Pollock et al., 1971; Saltin et al., 1969).

Aktiver Sport ist für alle Altersgruppen als ein positiver Gesundheitsfaktor anzusehen.

Literatur

Åstrand, I.: Aerobic work capacity in men and women with special reference to age Acta physiol. scand. **49**, Suppl. 169 (1960).

Åstrand, P.-O.: Experimental Studies of Physical Working Capacity in Relation to Sex and Age. Copenhagen 1952.

— Engström, L., Eriksson, B.O., Karlberg, P., Nylander, I., Saltin, B., Thorén, C.: Girl swimmers with special reference to respiration and circulatory adaptation and gynaecological and psychiatric aspects. Acta paediat. scand. Suppl. 147 (1963).

— Rodahl, K.: Textbook of Work Physiology. New York 1970.

Davies, C.T.M., Knibbs, A.V.: The training stimulus. Int. Z. angew. Physiol. **29**, 299 (1971).

Edström, L., Ekblom, B.: Difference in size of red and white muscle fibers in quadriceps femoris of normals and athletes. Accepted for publication in Scand. J. clin. Lab. Invest.

Ekblom, B.: Effect of physical training on oxygen transport system in man. Acta physiol. scand. Suppl. 328 (1969).

— Physical training in normal boys in adolescence. In: C. Thorén (ed.): Pediatric Work Physiology. Acta paediat. scand. **217**, Suppl. 60 (1971).

Grimby, G., Saltin, B.: Physiological analysis of physically well-trained middle-aged and old athletes. Acta med. scand. **179**, 513 (1966).

Haskell, W.L., Fox, S.M.: Physical activity and the prevention of coronary heart disease. Mal. cardiovasc. **10**, 189 (1969).

Hollmann, W.: Körperliches Training als Prävention von Herz-Kreislaufkrankheiten. Stuttgart 1965.

Kaijser, L.: Limiting factors for aerobic muscle performance. Acta physiol. scand. Suppl. 346 (1970).

Kiessling, K. K., Piehl, K., Lundquist, C. G.: Effect of training on ultrastructural features in human skeletal muscle. In: B. Pernow, B. Saltin: Muscle Metabolism During Exercise. New York 1971.

Kilbom, Å.: Physical training in women. Scand. J. clin. Lab. Invest. 28, Suppl. 119 (1971).

Morgan, T. E., Cobb, L. A., Short, F. A.: Effects of long-term exercise on human muscle mitochondria. In: B. Pernow, B. Saltin: Muscle Metabolism During Exercise. New York 1971.

Nielsen, M., Hansen, O.: Maximale körperliche Arbeit bei Atmung O_2-reicher Luft. Skand. Arch. Physiol. 76, 37 (1937).

Pollock, M. L. et al.: Effects of walking on body composition and cardiovascular function of middle-aged men. J. appl. Physiol. 30, 126 (1971).

Saltin, B., Hartely, L. H., Kilbom, Å., Åstrand, I.: Physical training in sedentary middle-aged and older men. Scand. J. clin. Lab. Invest. 24, 315 (1969).

H. Roskamm (Bad Krozingen)

Grenzen und Altersabhängigkeit der Anpassung des Herzens an körperliche Belastung

Bei Hochleistungssportlern in Ausdauerwettbewerben kommt es zu einer chronischen physiologischen Mehrbelastung des Herzens. Das resultierende Sportherz zeigt in hervorragender Weise die Anpassungsmöglichkeiten des menschlichen Organismus an vermehrte Belastungen. Die Grenzen der Anpassungsmöglichkeit des Herzens an körperliche Belastung müssen immer wieder neu überdacht werden, die Gefährdungsmöglichkeiten mit modernen Methoden erneut untersucht werden, weil Stärke und Ausmaß des dem Herzen zugemuteten körperlichen Trainings heutzutage erheblich höher liegen als vor 30 oder 40 Jahren. Entsprechend konnten in der damaligen Zeit auch nicht solch beträchtliche Herzvergrößerungen nachgewiesen werden, wie wir sie heute feststellen. Das zeigt sich z. B. in dem nicht wesentlich vergrößerten Herzen eines damals so hervorragenden Langstreckenläufers wie Paavo Nurmi.

Demgegenüber stellen wir heute gelegentlich nahezu auf das Doppelte der Norm vergrößerte Herzen fest. Die Vergrößerung des Herzens ist jedoch nur bei Sportlern in Ausdauerwettbewerben feststellbar. Gewichtheber und Kurzstreckenläufer z. B. haben keine Herzvergrößerung. Die in diesen Sportarten vorkommenden Belastungen der peripheren Muskulatur führen zu keinen ausreichend hohen und vor allem ausreichend langen kardialen Belastungen.

Die Herzgewichte von Sportlern, die akut während der aktiven Laufbahn verstorben sind, erreichen Werte bis um 500 g. Bei den zugrunde liegenden Einzelwerten ist jedoch zu berücksichtigen, daß die meisten Werte vor mehr als 10 bis 20 Jahren gewonnen wurden. Im modernen Leistungssport sind in extremen Fällen sicherlich noch etwas stärkere Herzhypertrophien zu erwarten.

Die Hypertrophie des Sportherzens zeigt sich auch im EKG. Als klinischer Ausdruck der Linkshypertrophie des Sportherzens konnten erhöhte R-Zacken linkspraekordial nachgewiesen werden. Die zunehmende Häufigkeit des unvollständigen Rechtsschenkelblockes mit zunehmender Herzgröße wird als Zeichen der Rechtshypertrophie gewertet.

Im Grenzbereich der sportlichen Herzhypertrophie könnten dem Herzen theoretisch zwei Gefahren erwachsen:

1. eine relative Coronarinsuffizienz,

2. eine primäre Beeinträchtigung der Muskelfunktion des Herzens.

Zunächst zur Frage der relativen Coronarinsuffizienz des physiologisch hypertrophierten Sportherzens.

Folgende am Menschen nachweisbaren Befunde könnten Hinweis für eine Myokardischämie sein:

Angina pectoris; ischämische ST-Senkungen; Laktatproduktion bzw. Abnahme der Extraktion; starke Abnahme des coronarvenösen Sauerstoffdruckes; Anstieg des enddiastolischen Druckes im linken Ventrikel.

Können diese Befunde nun bei Höchstbelastungen hypertrophierter Sportherzen nachgewiesen werden?

1. Das EKG des Hochleistungssportlers zeigt bis zu Höchstbelastungen mit Herzfrequenzen von 200 bis 210 keine ischämischen ST-Senkungen. Das gilt auch, wenn die Höchstbelastungen unter Sauerstoffmangelbedingungen erfolgen, z. B. bei 16% O_2 in der Inspirationsluft.

2. Die Laktatextraktion des Myokards nimmt bei starken Belastungen von Sportlern nach Ergebnissen von Keul et al. nicht ab, sondern sogar deutlich zu.

3. Der coronarvenöse Sauerstoffdruck nimmt, ebenfalls nach Ergebnissen von Keul et al., bei starken Belastungen von Sportlern nicht entscheidend ab.

Zusammenfassend gibt es also, auch unter Hinzuziehung moderner Untersuchungsmethoden, keine Hinweise für eine relative Coronarinsuffizienz des Sportherzens, selbst nicht unter Höchstleistungsbedingungen.

Gibt es nun Hinweise für eine primäre Beeinträchtigung der Myokardfunktion des hypertrophierten Sportherzens? Diese Frage ist wiederum aktuell geworden, nachdem bei künstlich erzeugter Druckhypertrophie im Tierversuch und auch bei druckbelasteten Vitien des Menschen schon im Stadium der vollen Kompensation Hinweise für eine reduzierte Kontraktilität erhoben wurden.

Gilt dieser Befund für jede Art und für jedes Ausmaß der Hypertrophie? Ist Hypertrophie nicht ein uneingeschränkt positiver Anpassungsvorgang? Fordert sie in jedem Fall ihren Preis? Trägt die hypertrophierte Faser von Anfang an einen funktionellen Defekt in sich? Diese Fragen müssen für das Sportherz beantwortet werden, wenn der Cardiologe auch weiterhin bei der Beurteilung der extremen Leistungsanforderungen im modernen Hochleistungssport auf sicheren Füßen stehen will. Darüber hinaus ist zu erwarten, daß gerade die Ergebnisse, die wir bei der physiologischen Hypertrophie des Sportherzens gewinnen, uns einen entscheidenden Beitrag zur Bewertung des biologischen Phänomens Hypertrophie geben werden. Das hypertrophierte Sportherz ist in diesem Sinne für die allgemeine Medizin ein wertvolles Modell.

Grenzen und Altersabhängigkeit der Anpassung des Herzens an körperliche Belastung

Folgende am Menschen nachweisbaren Befunde können Hinweis für eine primäre Beeinträchtigung der Muskelfunktion sein:

1. Eine gestörte Fluß-Volumen-Beziehung, d. h. eine Abnahme des Verhältnisses von Schlagvolumen zu enddiastolischem Volumen bzw. von Schlagvolumen zur Gesamtherzgröße bei harmonischer Herzvergrößerung.

2. Eine gestörte Fluß-Druck-Beziehung, d. h. ein überhöhter Anstieg z. B. des enddiastolischen Druckes im linken Ventrikel bei Steigerung des Herzminutenvolumens.

3. Eine Abnahme der isovolumetrischen Kontraktilitätsindices.

Können diese Befunde nun beim hypertrophierten Sportherzen nachgewiesen werden?

1. Die Beziehungen zwischen Schlagvolumen und enddiastolischem Volumen sind beim hypertrophierten Sportherzen die gleichen wie beim normalen Herzen. Auch beim hypertrophierten Sportherzen werden ungefähr $^2/_3$ des enddiastolischen Volumens pro Herzschlag als Schlagvolumen herausgeworfen. Die Auswurffraktion muß wie beim normalen Herzen mit ungefähr 67% im Mittel angenommen werden. Das zeigt das angiokardiographisch demonstrierte enddiastolische und endsystolische Volumen eines mäßig hypertrophierten Sportherzens. Ältere Auffassungen über ein sehr kleines Schlagvolumen und ein unverhältnismäßig großes Restblut, die insbesondere auf externe Schlagvolumenbestimmungen und kymographische Untersuchungen beruhten, müssen korrigiert werden. Das Sportherz zeigt im Herzspitzenbereich häufig abgeschwächte Pulsationen, vergleichbar dem voll kompensierten Aorteninsuffizienzherz, bei dem das totale Schlagvolumen trotzdem 200 ccm betragen kann. Schlagvolumen und Restvolumen sind beim Sportherzen in gleichem Verhältnis vergrößert, dadurch ändert sich die Auswurffraktion nicht.

Die Vergrößerung des Schlagvolumens ist der entscheidene Befund in der Hämodynamik des Sportherzens. Gegenüber dem untrainierten Normalherzen ist es schon im Ruhezustand erheblich vergrößert. Die Beziehungen zwischen Schlagvolumen und enddiastolischem Volumen können bei Sportlern selbstverständlich nur in Einzelfällen untersucht werden, in denen aus klinischen Gründen eine Indikation z. B. zur Angiocardiographie besteht.

Da es sich bei Sportherzen jedoch um eine harmonische Vergrößerung aller vier Herzhöhlen handelt, ist eine Untersuchung des Verhältnisses von Schlagvolumen zur Gesamtherzgröße ausreichend. Die Beziehungen zwischen Schlagvolumen und Gesamtherzgröße sind beim hypertrophierten Sportherzen die gleichen wie beim normalen Herzen. Mit zunehmender Herzgröße kommt es zu einer entsprechenden Vergrößerung des Schlagvolumens in Ruhe und auch, wie hier dargestellt, bei körperlicher Belastung.

2. Die Fluß-Druck-Beziehungen sind beim hypertrophierten Sportherzen gegenüber dem normalen Herzen etwas verschoben. Die gleichen Herzminutenvolumina werden nach Ergebnissen von Bevegard et al. mit etwas erhöhtem Pulmonalkapillar-

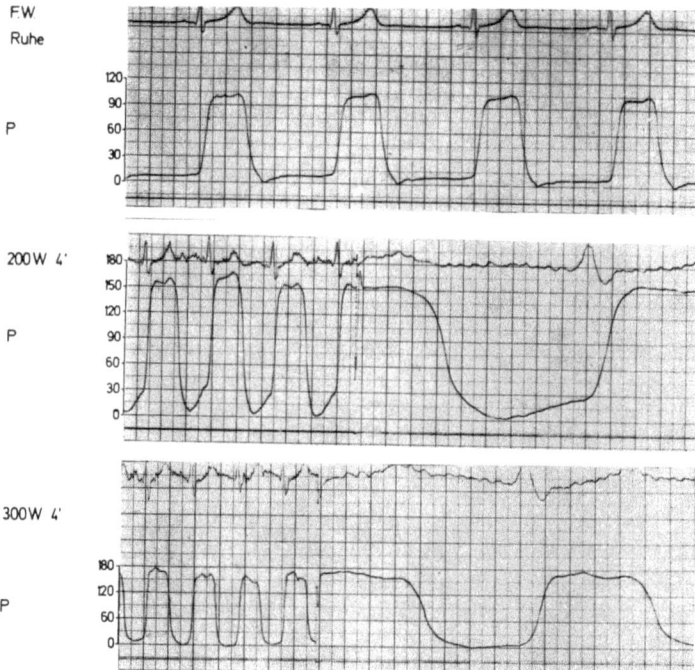

Abb. 1. Ausschnitte aus einer Originalkurve des Hochleistungssportlers F.W. Dargestellt ist die mit dem Tipmanometerkatheter Statham P 866 gewonnene Druckkurve des linken Ventrikels in Ruhe, bei 200 und 300 Watt Belastung. Bei 200 Watt kommt es zu einem starken Anstieg des enddiastolischen Druckes im linken Ventrikel auf Werte um 30 mmHg. Bei 300 Watt hat sich der enddiastolische Druck wieder vollkommen normalisiert

druck gefördert. Abb. 1 zeigt die Druckkurve des linken Ventrikels eines Hochleistungssportlers in Ruhe sowie bei 200 und 300 Watt Belastung. Bei 200 Watt kommt es zu einem deutlichen Anstieg des enddiastolischen Druckes auf Werte um 30 mm Hg. Bei sehr hoher Belastung mit 300 Watt normalisieren sich die enddiastolischen Drucke jedoch wieder. Dieses Verhalten ist bei Hochleistungssportlern die Regel. Die Normalisierung bei Höchstbelastung weist darauf hin, daß der Anstieg bei mittlerer Herzfrequenz kein Zeichen einer Herzinsuffizienz ist; die Erklärung erfolgt später.

3. Zur Beurteilung der isovolumetrischen Kontraktilitätsindices des hypertrophierten Sportherzens wurden zusammen mit Wink und Schweikhart Katheter-Tip-Manometer-Untersuchungen im linken Ventrikel in Ruhe und bei Belastung an 9 Hochleistungssportlern durchgeführt. Im Prinzip wurden die gleichen Kontraktilitätsindices verwandt wie auch bei der Untersuchung des untrainierten Normalherzens. Die entscheidenen Größen sind der Druck im linken Ventrikel, die maximale Druckanstiegsgeschwindigkeit, die mit Hilfe eines Differenziergliedes fortlaufend gewonnen wird, sowie der maximale Quotient $\dfrac{dp/dt}{p}$, der ein Maß für die Verkürzungsgeschwindigkeit der kontraktiven Elemente in der isovolumetrischen Phase ist (Abb. 2).

Trotz erheblicher Einwände zu der theoretischen Ableitung dieser Größen, die kürzlich noch einmal von Nobel zusammengefaßt wurden, haben sie sich nach Ergebnissen von Nejad et al. doch als weitgehend unabhängig von der Vor- und Nachbe-

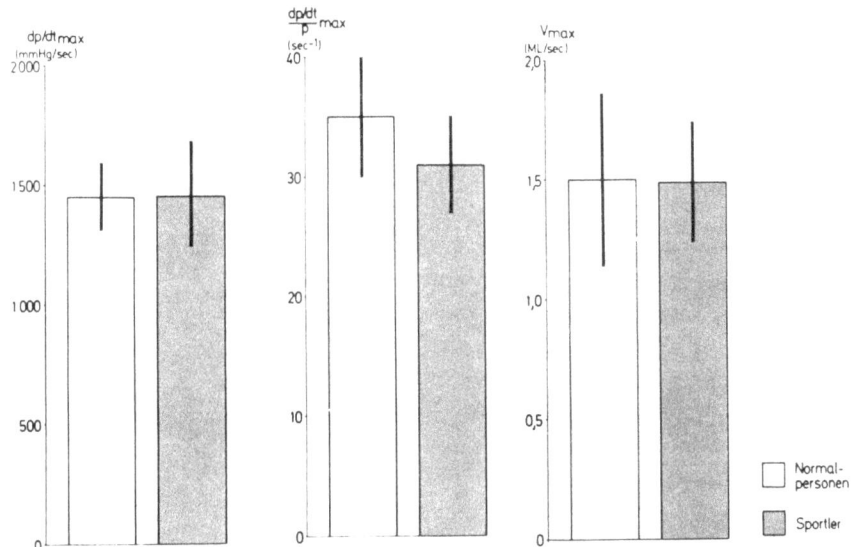

Abb. 2. Mittelwerte ±1s von dp/dt_{max}, $\dfrac{dp/dt_{max}}{p}$ und V_{max} bei 9 Hochleistungssportlern im Vergleich zu Normalpersonen (H. Roskamm et al.). Die Kontraktilität des hypertrophierten Sportherzens ist im Ruhezustand nicht herabgesetzt

lastung des Herzens erwiesen und können somit als brauchbare empirische Kontraktilitätsindices verwandt werden. Wichtig erscheint vor allem, daß die Steigerungsfähigkeit dieser Indices bei einem und demselben Probanden geprüft wird, also ein Hinweis für die Kontraktilitätsreserve gewonnen wird.

Da Parmley zeigen konnte, daß sich die Eigenschaften der serienelastischen Elemente durch eine Hypertrophie nicht ändern, ist ein Vergleich zwischen dem hypertrophierten Sportherzen und dem Normalherzen zulässig. Die entsprechenden Vergleichsuntersuchungen haben wir bei 11 Normalpersonen durchgeführt, sie waren bis zu einer Belastungsstufe von 200 Watt belastbar. In Abb. 3 sind die Einzelwerte der maximalen Druckanstiegsgeschwindigkeit dp/dt_{max} in Relation zu dem Produkt aus Herzfrequenz und systolischem Druck des linken Ventrikels aufgetragen. Mit zunehmendem Anstieg der Herzarbeit, von Ruhe bis zu 150 und 200 Watt, kommt es zu einer exponentiellen Steigerung der maximalen Druckanstiegsgeschwindigkeit. Der höchste gemessene Einzelwert betrug 8088 mm Hg/sec.

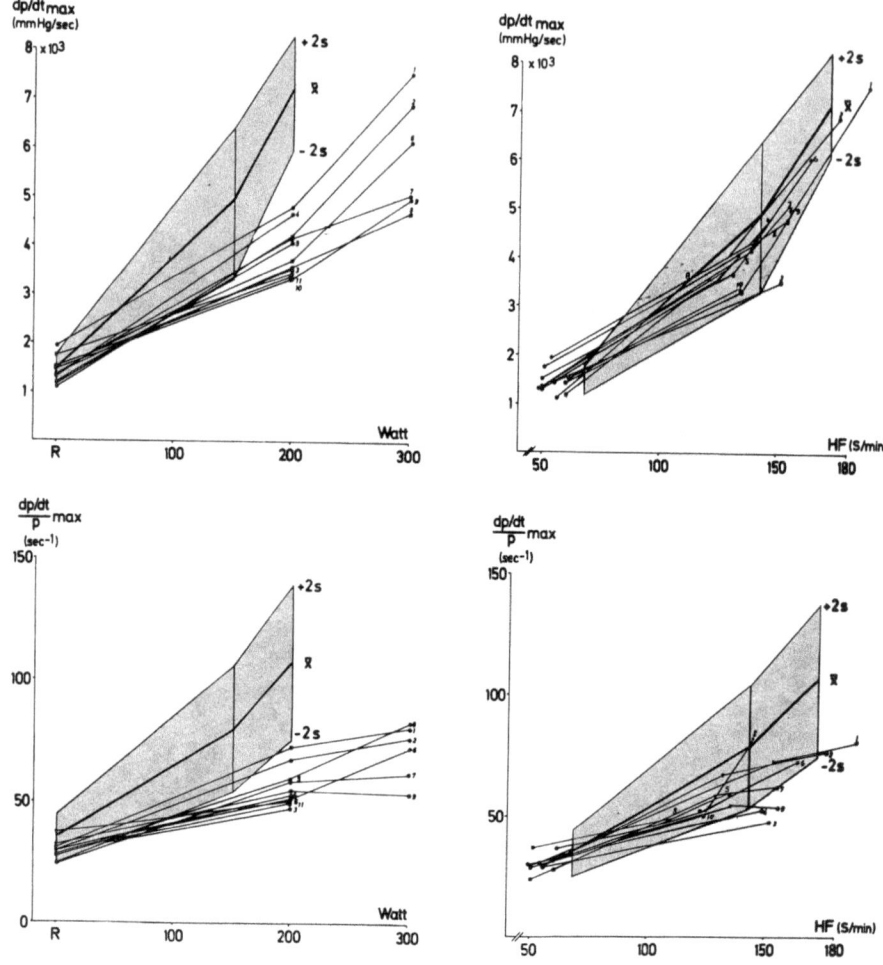

Abb. 3. Einzelwerte von dp/dt_{max} und $\dfrac{dp/dt_{max}}{p}$ von 10 Hochleistungssportlern in Relation zur Belastung in Watt und zur Herzfrequenz in Ruhe und bei Belastung. Zusätzlich ist der Bereich ± 2s von untrainierten Normalpersonen aufgetragen

Ähnlich wie die maximale Druckanstiegsgeschwindigkeit, die keine reine Kontraktilitätsgröße ist, verhält sich der Quotient $\dfrac{dp/dt_{max}}{p}$; auch er zeigt eine wesentliche Steigerung der Einzelwerte von Werten um 35 im Ruhezustand auf Spitzenwerte um 120 sec^{-1} bei 200 Watt Belastung.

Abb. 4 zeigt, daß die maximale Druckanstiegsgeschwindigkeit und die Kontraktilitätsindices $\dfrac{dp/dt_{max}}{p}$ und V_{max} im Ruhezustand beim Sportler (rechts) gegenüber dem Normalherzen (links) nicht reduziert sind, und zwar trotz niedriger Herzfrequenz beim Trainierten. Diese Ruhewerte können als gut vergleichbare Basiswerte

Grenzen und Altersabhängigkeit der Anpassung des Herzens an körperliche Belastung

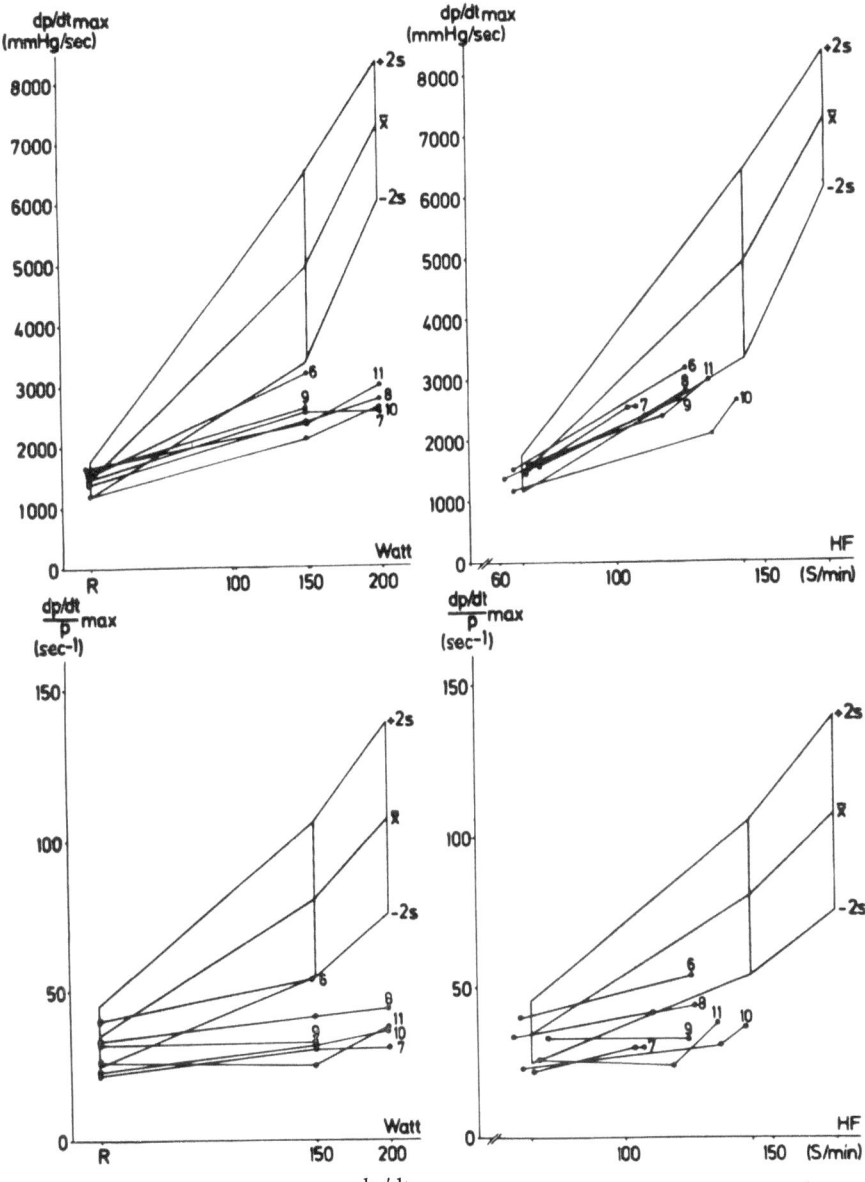

Abb. 4. Einzelwerte von dp/dt$_{max}$ und $\frac{dp/dt_{max}}{p}$ in Relation zur Belastung in Watt und zur Herzfrequenz in Ruhe und bei Belastung bei Normalpersonen 1 Std nach Gabe von 10 mg Pindolol (Visken ®). Zusätzlich ist der ± 2s-Bereich von Normalpersonen ohne β-Rezeptoren-Blockade eingetragen

angesehen werden, da sie im Gegensatz zu Herzinsuffizienzpatienten, bei denen schon im Ruhezustand ein erhöhter Sympathikusantrieb bestehen kann, bei Normalpersonen und Sportlern nicht durch eine nennenswerte Sympathikusaktivität bestimmt werden. Darauf weist auch die praktisch fehlende Reaktion auf β-Rezeptorenblockade hin. Die nicht unterschiedlichen Ruhewerte gegenüber Normalpersonen können somit als Hinweis für eine nicht reduzierte Muskelfunktion des hypertrophierten Sportherzens gewertet werden.

Ein ganz anderer Befund ergibt sich jedoch bei körperlicher Belastung. Bei 200 Watt-Belastung liegen sämtliche Einzelwerte von dp/dt_{max} und $\frac{dp/dt_{max}}{p}$ bei Hochleistungssportlern erheblich niedriger als bei untrainierten Normalpersonen. Bei der Höchstbelastung von 300 Watt werden nicht so hohe Werte erreicht wie bei der Höchstbelastung von 200 Watt bei Normalpersonen. Werden diese Kontraktilitätsindices jedoch auf die Herzfrequenz bezogen, dann ist der Unterschied zwischen Normalpersonen und Sportlern nicht mehr so groß. Die maximale Druckanstiegsgeschwindigkeit bei Belastung liegt im unteren Normalbereich, ebenso der Quotient $\frac{dp/dt_{max}}{p}$; dieser verläßt in einigen Fällen jedoch den unteren Normalbereich. Diese Ergebnisse zeigen mit Sicherheit eine geringere Kontraktilität des hypertrophierten Sportherzens bei gleicher Belastung an. Die reduzierte Kontraktilitätssteigerung des Sportherzens bei einer bestimmten Belastung ist zunächst ein überraschender Befund, insbesondere wenn man bedenkt, daß die Schlagvolumina erheblich höher liegen als beim untrainierten Herzen. Die wesentlich niedrigeren Kontraktilitätswerte bei einer gleichen Belastung von 200 Watt sind jedoch sicherlich zum überwiegenden Teil Ausdruck des verringerten Sympathikusantriebes der trainierten Herzen bei diesen Hochleistungssportlern. Darauf weisen Untersuchungen von Trap-Jensen hin, der nach Training auf den gleichen Belastungsstufen einen niedrigeren Noradrenalinspiegel im Plasma nachweisen konnte. Der verringerte Sympathikusantrieb führt zu einer geringeren Herzfrequenz bei Belastung und zu einer geringeren Kontraktilitätssteigerung. Hochleistungssportler verhalten sich ähnlich wie Normalpersonen unter β-Rezeptorenblockade. Bei β-Rezeptorenblockade erfolgt die Reduktion der Sympathikusaktivität bei Belastung am Herzen, beim Hochleistungssportler in den trainierten peripheren Muskeln. In beiden Fällen kann die gegenüber der Norm reduzierte Kontraktilitätssteigerung zu einer Steigerung des enddiastolischen Druckes führen. In beiden Fällen ist dieser nicht Ausdruck einer Herzinsuffizienz, sondern Folge eines reduzierten Antriebes von außen. Werden die Kontraktilitätsparameter auf die Herzfrequenz bezogen, wird der Unterschied zwischen den Hochleistungssportlern und den Normalpersonen erheblich geringer. Jedoch auch bei gleicher Belastungsherzfrequenz lassen sich beim Untrainierten höhere Kontraktilitätswerte als beim Trainierten nachweisen, so daß man annehmen muß, daß sich der trainingsbedingt reduzierte Sympathikusantrieb während Belastung auf die Kontraktilität stärker auswirkt als auf die Herzfrequenz, die ja auch durch Vagusentzug oder auch bei totaler Denervation noch deutlich gesteigert werden kann. Es ist anzunehmen, daß sich bei Sportlern mit maximalem Sympathikusantrieb die Kontraktilitätsindices in gleichem Maße steigern lassen wie bei Normalpersonen. Entsprechende Untersuchungen über Stimulierung des Sympathikusantriebes durch maximale körperliche Belastung sind nicht möglich. Anderweitige maximale pharmakologische Stimulationen des Sympathikusantriebes, z. B. mit Isoproteronol-Infusionen sind wegen der Gefahr ektopischer Reizbildung nicht zumutbar. Eine maximale Stimulation des hypertrophierten Sportherzens wäre jedoch möglich, wenn die maximale körperliche Belastung mit untrainierten Muskelgruppen erfolgen würde.

Die Untersuchungen an Hochleistungssportlern und an Normalpersonen nach β-Rezeptorenblockade haben uns sehr deutlich gezeigt, daß selbst solch direkte cardiale Meßgrößen wie maximale Druckanstiegsgeschwindigkeit, Kontraktilitätsindices und der enddiastolische Druck im linken Ventrikel in einem entscheidenen Maße durch die Peripherie über einen veränderten Sympathikusantrieb reguliert werden. Diese Befunde sind für die cardiale Funktionsdiagnostik von großer Bedeutung. So wurde z. B. bislang ein erheblicher Anstieg des enddiastolischen Druckes während körperlicher Belastung entweder auf eine myocardial bedingte Kontraktilitätsabnahme oder auf eine Abnahme der Dehnbarkeit des Herzens bezogen. Auch hier zeigt sich wieder, in welchem Maße das Modell Hochleistungssport zu neuen Erkenntnissen für die Funktionsdiagnostik in der Cardiologie führen kann.

Zusammenfassend haben wir somit keine Hinweise für eine relative Coronarinsuffizienz oder für eine davon unabhängige Beeinträchtigung der Muskelfunktion des physiologisch hypertrophierten Sportherzens. Die Ergebnisse am Sportherzen weisen mit darauf hin, daß es Hypertrophieformen gibt, die mit den am menschlichen Herzen anwendbaren Methoden keine Abnahme der Kontraktilität aufweisen. Die vorgetragenen Befunde mögen insgesamt die Auffassung mit unterstützen, daß Hypertrophie zunächst ein uneingeschränkt positiver Anpassungsvorgang ist; das schließt selbstverständlich nicht aus, daß bei Überschreiten eines kritischen Ausmaßes, wie es im Hochleistungssportbereich nicht vorkommt, in ihr selbst liegende Faktoren zur Insuffizienzentstehung beitragen können. Bei der Hypertrophie des Sportherzens wird ein solches Stadium jedoch nie erreicht, das kritische Herzgewicht von Linzbach wird praktisch nie überschritten.

Kommen wir zu der zweiten Frage, nämlich der nach der Altersabhängigkeit der Anpassungsmöglichkeiten des Herzens. Anpassung erfordert eine über das altersübliche Maß hinausgehende Leistungsanforderung. Dieses wirft die Frage der Belastbarkeit des Altersherzens auf.

Die Herzmuskelzelle soll nach Linzbach keinen direkten Alterungsprozeß durchmachen. Was primär altert, sind die Gefäße. Dabei ist es schwierig, zwischen einem normalen Alterungsprozeß, den man als Physiosklerose bezeichnet, und einer vermehrten Häufigkeit von pathologischen Gefäßveränderungen mit zunehmendem Alter zu unterscheiden. Veränderungen am Myokard sollen allein Folgen der Gefäßveränderungen sein. Sie bestehen in einer vermehrten Einlagerung von Bindegewebe und in einer zunehmenden Durchsetzung des Myokard mit kleinen Nekrosen und Narben.

In welcher Weise wird dadurch die Funktion des Herzens geändert? Die Abnahme der maximalen Sauerstoffaufnahme und der maximalen Herzfrequenz mit zunehmendem Alter sind altbekannte Befunde. Nach Untersuchungen von Granath et al. sind Schlagvolumen und Minutenvolumen in Ruhe und bei Belastung beim älteren Menschen herabgesetzt. Kompensatorisch ist die AVD erhöht. Während es bei jüngeren sogar zu einem geringen Abfall des PCP bei Belastung kommt, wird bei älteren ein Anstieg beobachtet. Dieses wurde als Hinweis für eine physiologische Altersinsuffizienz gewertet. Weitere Untersuchungen von Granath konnten jedoch zeigen, daß nach Gabe von Digitalis keine Besserung dieser Befunde erfolgt. Daraufhin wurden die Befunde als Ausdruck einer reduzierten Dehnbarkeit des alternden Herzens gewertet, weiterhin muß an eine altersabhängige geringe Aktivierung des Sympathikusantriebes, vergleichbar der bei Sportlern, gedacht werden.

Auf dem Boden dieser Befunde ist der Begriff einer physiologischen Altersinsuffizienz wahrscheinlich nicht zu halten. Vielmehr muß mit zunehmendem Alter mit einer zunehmenden Häufigkeit latenter Herzinsuffizienzen gerechnet werden. Daraus möchten wir folgern: Nicht generelle Konsequenzen im Sinne einer Warnung vor hoher körperlicher Belastung im Alter, sondern systematische ärztliche Voruntersuchungen, um diejenigen Personen herauszufinden, die im Alter pathologische Veränderungen aufweisen.

Die zunehmende Häufigkeit von morphologischen Veränderungen der Coronargefäße mit zunehmendem Alter hat immer wieder dazu geführt, vor einer zusätzlichen Myokardhypertrophie durch körperliches Training zu warnen. Es muß jedoch darauf hingewiesen werden, daß es mit einem üblichen Trainingsprogramm im Erwachsenenalter nur sehr schwer möglich ist, eine Herzhypertrophie und eine Herzvergrößerung zu erreichen.

Wir haben eine Gruppe von 20 bis 25jährigen gesunden Normalpersonen jetzt knapp 3 Jahre lang bis zu täglich 1 Std mit Herzfrequenzen um 160 auf Fahrradergometern trainiert. Zu unserer großen Überraschung kam es im Verlauf dieser 3 Jahre zu keiner Herzvergrößerung (Abb. 5). Die Leistungsfähigkeit ist in den ersten Mona-

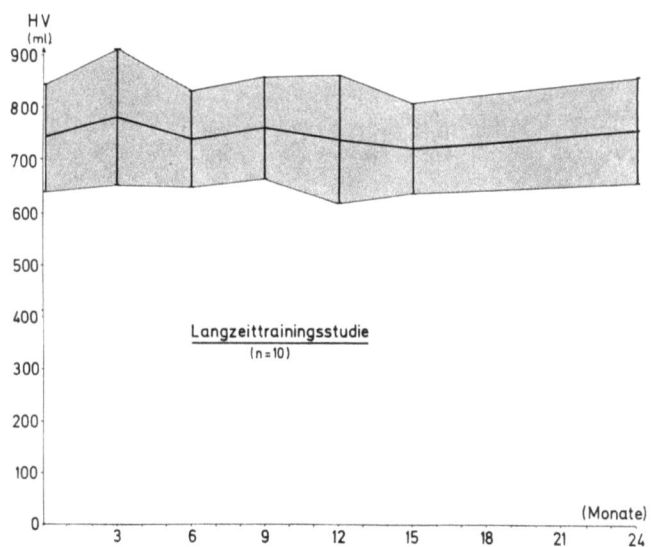

Abb. 5. Mittelwerte und ± 1s Bereich des Herzvolumens (HV) in ml während eines 24 Monate dauernden Langzeittrainingsprogramms bei zehn 20 bis 25jährigen männlichen Normalpersonen

ten beträchtlich angestiegen, sehr bald kam es jedoch zur Herausbildung eines Plateaus. Demgegenüber konnte Cermak bei 12 bis 15jährigen Knaben mit einem regelmäßigen körperlichen Training, welches nach Intensität und Dauer das von uns durchgeführte Erwachsenentraining auf keinen Fall übertraf, eine deutliche Herzvergrößerung erzielen. Daraus ergeben sich wesentliche Schlußfolgerungen für die Praxis des Hochleistungssportes.

Wenn die Vergrößerung der anatomischen Kapazitäten des Herzens ein wesentliches Trainingsziel ist, muß mit dem Training frühzeitig begonnen werden. Auf die großen Anpassungsmöglichkeiten des menschlichen Herzens weisen insbesondere Befunde hin, die man bei Patienten mit von Kindheit an großer Druckbelastung des rechten Ventrikels erheben kann. Eine 25jährige Patientin hat z. B. im rechten Ventrikel einen Druck von 140/6:11 mmHg. Im EKG zeigt sich eine starke Rechtsherzbelastung. Die maximale Druckanstiegsgeschwindigkeit und die Kontraktilitätsparameter entsprechen denen eines normalen linken Ventrikels. Diese Herzen zeigen keine Schwächedilatation. Trotz der starken Belastung des rechten Ventrikels, dessen Druckbelastung ungefähr dem 5fachen der Norm entspricht, kommen diese Patienten nicht in eine Rechtsherzinsuffizienz. Zusammen mit dem Myokard konnte sich auch das Koronargefäßsystem frühzeitig anpassen.

Die hier diskutierten Befunde sollen folgendes unterstreichen: Die Anpassungsmöglichkeit des menschlichen Herzens ist altersabhängig; die von uns heutzutage gesehenen Grenzen der Anpassung beziehen sich darauf, daß mit dem körperlichen Training frühestens im jugendlichen Alter, beim Ausdauertraining häufig sogar erst nach dessen Abschluß begonnen wird. Vom rein biologischen Standpunkt aus gesehen sind die Grenzen sicherlich wesentlich hinauszuschieben, wenn viel früher mit dem Training begonnen wird. Die gewaltigen Anpassungsmöglichkeiten bei von Kindheit an vorhandener Mehrbelastung des Herzens können ohne langjährige tierexperimentelle Arbeit und ohne Einbezug einer unantastbaren ethischen Verantwortung nicht zu Ende gedacht werden.

S.P. Letunow (Moskau)

Die Adaptation des Organismus an Muskelarbeit in Abhängigkeit vom Lebensalter*

Die Leistungsfähigkeit steigt allmählich im Verlauf des Wachstums und der Entwicklung des kindlichen Organismus, erreicht das Maximum im reifen jugendlichen Alter und fällt nach einer bestimmten Stabilisation wieder ab. Dieser Ablauf in der Leistungsfähigkeit läßt sich am Beispiel der Sportler verfolgen, die ihr ganzes Leben vom Jugendalter bis zum hohen Alter dem Sport gewidmet haben.

Die Altersveränderungen der sportlichen Leistungsfähigkeit spiegeln sich in gesetzmäßigen Veränderungen der Adaptationsdaten wider. Ausgehend von der Tatsache, daß der Organismus ein kompliziertes dynamisches selbstregulierendes und selbststeuerndes System ist, können wir ein allgemeines strukturelles kybernetisches Schema des Adaptationsprozesses geben. Im Schema der Regulierung der Muskeltätigkeit wird zu Beginn eine bestimmte Bewegungsaufgabe gegeben, deren verschiedenartige Information in Sensoren, im Vegetativum und in Bewegungsketten transformiert wird und zahlreiche regulierende und adaptative Einwirkungen hervorruft. Als Hauptproblem der Regulierung der Muskeltätigkeit ist die energetische Versorgung des Organismus im Zusammenhang mit dem gesteigerten O_2-Bedarf zu betrachten. Damit ist unmittelbar verbunden die Intensivierung der wichtigsten

_____
* Übersetzung aus dem Russischen.

Funktionen des Organismus: des Nerven-, Kreislauf- und Atmungssystems, der endokrinen und Stoffwechselmechanismen sowie der Zelltätigkeit, wo sich die funktionelle Aktivität der Mitochondrien gesetzmäßig steigert.

Mit dem Alter verändern sich gesetzmäßig die energetischen Möglichkeiten des Organismus, und folglich das Tätigkeitsniveau der untergeordneten Funktionssysteme, die ihn versorgen. Dafür spricht anschaulich die Kurve des maximalen O_2-Verbrauchs bei maximaler Muskelleistung. Sie steigt allmählich vom Kindes- bis zum Erwachsenenalter an und sinkt wesentlich im höheren Alter. Dieselbe Gesetzmäßigkeit kommt in der Kurve der Lungenfunktionen und in den Veränderungen der maximalen Herzfrequenz zutage. Interessant ist die Tatsache, daß sich die Pulsfrequenz im Alter von 21 bis 25 Jahren bei den maximalen Belastungen in engen Grenzen hält (186 ± 10 Schläge pro min), dann aber wesentlich geringer wird, besonders im Alter von 50 bis 60 Jahren, wo die Pulsfrequenz im Durchschnitt nicht mehr als 156 ± 13 Schläge pro min beträgt. Die O_2-Aufnahme pro kg Körpergewicht ist am geringsten im Kindesalter und am größten im Alter von 21 bis 25 Jahren. Im Alter von 50 bis 60 Jahren nimmt diese Größe erheblich ab.

Ein weiteres Beispiel der altersabhängigen Voraussetzungen des Organismus für Adaptationsvorgänge stellt die Muskulatur dar. Das relative Skelettmuskelgewicht bei Kindern unterschiedlichen Alters beträgt 25 bis 27% der gesamten Körpermasse, aber bei Erwachsenen 42 bis 45%. Beim Altern des Organismus nimmt das relative Muskelgewicht wieder ab. Mit dem Alter verändert sich die Muskelkraft gesetzmäßig (sie erreicht ihr Maximum im Alter von 20 bis 30 Jahren), was von morphologischen und Innervationsfaktoren bestimmt ist. Weiterhin verändert sich die Leitfähigkeit und die Reaktionsfähigkeit des neuromuskulären Apparates. Mit dem Alter und unter dem Einfluß des Trainings kommen die wesentlichen Veränderungen in den intrazellulären Strukturen (Mitochondrien) vor, die den energetischen Zyklus zustande bringen. Beim Altwerden senkt sich deren Zahl, die Oxydationskapazität nimmt auch ab. Das gilt auch für die Hypodynamie.

Es ist zur Zeit bewiesen, daß das physische Training zu einer Zunahme und Vergrößerung der Mitochondrien in der Skelett- und Herzmuskulatur beiträgt. Einzelne Zellen können bis 5000 und mehr Mitochondrien enthalten. Dadurch bereichert sich das energetische System, seine Vorräte vermehren sich. Insbesondere wird die Skelettmuskelhypertrophie als einer der wichtigsten Faktoren der struktuellen und funktionalen Vervollkommnung und der Erhöhung der Reserve des energetischen Systems des Organismus betrachtet. Eine große Bedeutung hat die angeborene und erworbene Eigenschaft eines Menschen beim sportlichen Training. Es ist bekannt, daß der energetische Bestand eines Menschen sowohl von den ererbten genetischen Eigenschaften als auch durch Umwelteinfluß bestimmt wird. Sogar unter Berücksichtigung der Altersgesetzmäßigkeiten kann man folglich den alten Vorstellungen nicht zustimmen, daß der Organismus den genetisch vorbestimmten energetischen Bestand besitzt und ihn um so schneller erschöpft, je höher der Stoffwechselumsatz ist. Die Untersuchungsergebnisse anderer Autoren, darunter auch der sowjetischen, zeugen davon, daß systematisches Training in jeder Altersstufe (auch beim Altwerden) ein recht hohes Tätigkeitsniveau der Skelettmuskulatur aufrechtzuerhalten in der Lage ist, obwohl das energetische Zellenpotential (ATF) mit dem Alter abnimmt.

Die Adaptation des Organismus an Muskelarbeit in Abhängigkeit vom Lebensalter

Weiter zeigt sich, daß der Anstieg der Herzfrequenz während maximaler Arbeit bei jungen Sportlern niedriger ist als bei Erwachsenen. Bei den älteren Leuten ist er am geringsten. Die Differenz zwischen dem Pulsfrequenzniveau in Ruhe (durchschnittlich 66 Schläge/min) und der maximalen Beschleunigung (180 ± 10) beträgt 114 Schläge pro min, bei den Erwachsenen mit der Spannweite von 50 bis 190 ± 10 Schläge erreicht der Arbeitsanstieg 140 Schläge/min, und bei den älteren Leuten mit der Spannweite von 72 bis 153 ± 13 Schläge übertrifft der Anstieg durchschnittlich 84 Schläge nicht.

Bei gut trainierten Sportlern läßt sich weiter nachweisen, daß es nach einem Lauf mit 80% der Leistungsfähigkeit und maximaler Dauer eine ausgeprägte Steigerung des Minutenvolumens gibt, die fast 3mal so groß wie die Ausgangsdaten ist. Gleichzeitig kommt es zu einer adäquaten Senkung des peripheren Widerstandes. Wesentlich steigert sich die Geschwindigkeit des muskulären Blutflusses (mehr als 5mal); und die sogenannte Blutschuld (oder die Nacharbeitshyperämie), die in der Regenerationsperiode nicht groß ist, erhöht sich bis zu 76 ml. Wir schätzen solche Reaktion als günstig ein. Bei den nicht genügend trainierten Sportlern und besonders oft bei älteren Leuten (nach unseren Untersuchungen in 10% der Fälle), ist das Zusammenwirken der Regulation des Minutenvolumens, des vaskulären Tonus und der lokalen vaskulären Reaktionen nicht gegeben, womit die zweite, weniger günstige Reaktionsvariante bestimmt wird. Die in ersten Nacharbeitsminuten vorkommende muskuläre Blutflußvergrößerung bei den Älteren wird wahrscheinlich hauptsächlich von den lokalen vaskulären Reaktionen gewährleistet; denn das Herzminutenvolumen erhöht sich ganz wenig oder verringert sich sogar im ersten Moment nach der Arbeit; der periphere Widerstand senkt sich wenig oder steigt sogar an. In diesem Zusammenhang ist die Geschwindigkeit des Blutflusses nicht groß, und die „Blutschuld" vergrößert sich bis zu 168 ml pro min.

Auf solche Weise wird die Adaptation von nicht immer gleichen physiologischen Kreislaufregulationsmechanismen realisiert. Dabei vermindert wahrscheinlich die nicht so effektive Adaptation bei den älteren Leuten die Leistungsfähigkeit, deren Niveau vom Belastungscharakter abhängt. So fanden wir zum Beispiel bei der submaximalen Ausdauerbelastung in 100% der Fälle bei älteren Sportlern eine günstige Reaktion des allgemeinen und lokalen Kreislaufs, und die Arbeitsdauer erreichte dadurch 55 min; der gesamte Arbeitsumfang betrug 65000 kgm. Bei der Kraftausdauerbelastung derselben Probanden wird eine ungünstige Reaktion in 40% der Fälle, eine relativ günstige Reaktion in 40% der Fälle und eine günstige Reaktion nur in 20% der Fälle vermerkt. Die Arbeit dauerte durchschnittlich nicht mehr als 13,5 min, und der erfüllte Arbeitsumfang betrug 16000 kgm. Bei der Schnelligkeits-Ausdauerbelastung ist in allen Fällen nur eine relativ günstige Reaktion zu vermerken. Das biologische Alter bestimmt hauptsächlich den Charakter und den Grad der Adaptation.

In den letzten Jahren untersuchten wir die Wechselbeziehung zwischen vegetativen Funktionen und den Bewegungsfunktionen und dem biologischen Reifegrad der jungen Sportler. Es ist festzustellen, daß die jungen Sportler eines Alters, deren Geschlechtsreife höher ist (besonders Akzelerierte), sich durch höhere sportliche Leistungen auszeichnen und die höheren Adaptationskennziffern der vegetativen Funktionen haben.

Junge akzelerierte Geher verbrauchen z. B. bei allen Pulsfrequenzstufen (150, 170, 196) mehr Sauerstoff; aber bei der Umrechnung auf die Körpergewichtseinheit tritt bei ihnen ein sparsamer O_2-Verbrauch ein. Der Umfang der Ventilationsvergrößerung bei Akzeleranten ist auch größer. Die Leistung auf der 200 Meter-Strecke in der 3 km-Distanz ist immer besser bei Akzelerierten bei allen Pulsfrequenzen. Der hohe Sauerstoffpuls zeugt von der effektvollen Herzarbeit. Aber bei der Umrechnung des Sauerstoffverbrauchs auf die Arbeitszeiteinheit (auf 1 sec) ist zu vermerken, daß bei Akzeleranten ein vermehrter O_2-Verbrauch im Vergleich zu Retardierten (physisch Spätentwickelten) zutage tritt.

Interessante Gesetzmäßigkeiten offenbaren sich in Untersuchungen der Nebennierenmarkhormone. Experimentelle Untersuchungen zeigen, daß nach den Wettkämpfen für Geher eine vermehrte Ausscheidung von Adrenalin, Noradrenalin, Dopa und Dopamin bei den Akzeleranten im Vergleich zu Retardierten zu beobachten war. Die Senkung dieser Kennziffern nach dem Wettkampf bei den Retardierten zeugt vom bedeutenden Einfluß der Nebennierenmarkfunktion. Es muß darauf hingewiesen werden, daß die Akzeleranten in diesen Wettkämpfen besser abgeschnitten haben als ihre retardierten Altersgenossen.

Wir unterstreichen, daß der Alterungsprozeß einen ausgeprägten individuellen Charakter hat. Unterschiedlich schnell nehmen verschiedene Funktionen bei einem und demselben Individuum und eine und dieselbe Funktion bei verschiedenen Menschen ab. Das ist z. B. an den Daten der Adaptation des Herzens an die Muskelarbeit zu betrachten.

Bei der unmittelbaren Registrierung der Vektorkardiogramme während der Muskelarbeit zeigt sich die günstigste Reaktion bei älteren Leuten mit gemäßigt ausgeprägten Altersveränderungen. Die Verminderung der Schlingengröße von QRS geht bis zu 60%, bei der Pulsbeschleunigung bis zu 200% der Ausgangsdaten. Bei Leuten mit mehr ausgeprägten Altersveränderungen verringert sich QRS der Vektorkardiogramme nicht mehr als um 10 bis 12%, bei der Pulsbeschleunigung bis zu 175%. Bei Ateriosklerosis bekommt man die ungünstigste Variante. Es kommt nicht zu einer Verminderung, sondern zu einer Vergrößerung von QRS im Durchschnitt um 30%, bei der Herzfrequenzsteigerung von mehr als 190%.

Wenn wir die Grenzen der Regulierung und der Adaptation an die Muskelarbeit besprechen, können solche Anpassungserscheinungen nicht verschwiegen werden, die von strukturellen und funktionellen Wandlungen begleitet sind, die sich am Rande der Physiologie und Pathologie befinden. Falsch ist die Meinung, daß die Adaptationsprozesse des Organismus immer reibungslos und zweckmäßig sind.

Die Erfahrung der ärztlichen Kontrolle zeugt davon, daß extreme Bedingungen bedeutende Störungen der Homöostase sogar im trainierten Organismus hervorrufen können. Diese Störungen hindern manchmal die weitere Verbesserung der Adaptationsmöglichkeiten.

Die Adaptation des Organismus an Muskelarbeit wird manchmal durch bedeutende funktionelle Wandlungen und sogar durch strukturelle Veränderungen erreicht. In einigen Fällen entstehen klinische Äußerungen von vorpathologischen Zuständen. Beispiele sind die Überanstrengungshypertonie, die hämodynamische

Die Adaptation des Organismus an Muskelarbeit in Abhängigkeit vom Lebensalter

Überanstrengung des Herzens, die übermäßige Belastung des Myokards und sogar dessen Schädigung, die Erscheinungen des Übertrainings, die durch Störungen im vegetativen Nervensystem mit nachfolgenden Regulationsstörungen des Organismus bedingt sind. Die Deutung der Entstehung dieser Veränderungen wird noch diskutiert und ist nicht eindeutig. Die Anzahl der Veränderungen nimmt mit dem Alter zu. Nach unseren Untersuchungen beträgt zum Beispiel die Entwicklung von Myokardüberanstrengung in einem vorübergehenden Stadium bei jungen Sportlern 18% aller registrierten Fälle. Bei Untersuchungen der jungen Hochleistungssportler werden manchmal Störungen der Repolarisation zusammen mit vorübergehenden Störungen des Herzrhythmus vermerkt. Aber selbstverständlich trägt die übermäßige Anstrengung in jedem Alter zu derartigen Störungen bei. Diese Anstrengungen rufen falsche Wechselbeziehung zwischen katabolischen und anabolischen Prozessen hervor.

Es ist als eine unbestreitbare Tatsache anzunehmen, daß Körperkultur und Sport mächtige Faktoren in der Entwicklung der funktionellen Möglichkeiten des Organismus sind und zur Erhaltung einer recht hohen Leistungsfähigkeit im Alter führen.

Als Voraussetzung für eine effektive Ausnutzung des physischen Trainings im Kindes- und Jugendalter müssen Bedeutung und Reihenfolge der Bewegungsübungen von verschiedenem Charakter den Altersbesonderheiten entsprechen. Somit ist im Kindesalter die Aufmerksamkeit hauptsächlich den relativ kurzzeitigen Schnelligkeits- und Kraftschnelligkeitsbelastungen zu schenken. Es wird damit die Speicherung des energetischen und funktionellen Potentials des Organismus sowie die Entwicklung der Regulationsmechanismen gewährleistet.

Die vom Kindesalter an vielseitige Entwicklung des Organismus ist eine unverrückbare Bedingung für die frühsportliche Spezialisierung, besonders in solchen Sportarten wie Schwimmen, Eiskunstlauf, Turnen und andere, wo einige morphologisch funktionelle Besonderheiten des kindlichen Organismus für den Beginn der sportlichen Vervollkommnung am günstigsten sind.

Eine Auswahl der Sportart nach den genetischen, morphologisch-funktionellen und psychologischen Besonderheiten und Eigenschaften des Sportlers ist eine gewisse Garantie für die Adaptationsfähigkeit des Organismus, die für das Erreichen der sportlichen Rekordleistungen notwendig ist. Das bezieht sich insbesondere auf jene Sportarten, in denen die Resistenz gegenüber Sauerstoffmangel wichtigste Bedingung für hohe sportliche Leistungen ist.

Die Erfahrung der vieljährigen Forschungen zeigt, daß die Erhaltung sportlicher Leistung, die Verschiebung des Alterungsprozesses und die Vorbeugung gegen die im Alter auftretenden Erkrankungen am besten unter der Bedingung des stetigen, im Laufe des ganzen Lebens aktiven Bewegung realisiert werden. Dem höheren Lebensalter entsprechen dabei am besten die dauernden submaximalen Belastungen, die keine Überanstrengung des Organismus bedingen.

Eine besondere Beachtung ist dem System des physischen Trainings der erwachsenen Bevölkerungsgruppen nach dem 40. bis 45. Lebensjahr zu schenken, wo der stabilisierte funktionelle Zustand zu schwanken beginnt und die Symptome des beginnenden Alterungsprozesses anwachsen.

J. Shephard (Toronto)

Die Rolle des Lebensalters im Sport*

Über den Zusammenhang zwischen körperlicher Aktivität und der allgemeinen Lebenserwartung oder der Wahrscheinlichkeit eines Herzinfarktes gibt es eine umfangreiche Literatur, über die eine Übersicht in diesem Rahmen nicht gegeben werden kann (Evang u. Andersen, 1966). Es genügt die Feststellung, daß andauernde körperliche Aktivität der Gesundheit förderlich ist, wir aber noch keinen schlüssigen Beweis für die Zusammenhänge haben. Folgende Mechanismen werden als ursächlich besonders hervorgehoben: 1. Die Entwicklung einer kollateralen Blutversorgung in ischämischen Bezirken des Herzmuskels, 2. eine Verminderung der körperlichen Belastung während des täglichen Lebens infolge einer Verbesserung der körperlichen Leistungsfähigkeit und einer Verringerung des Körpergewichtes, 3. die Verbrennung von überschüssigem Fett aus der Nahrung, 4. die Befreiung von emotioneller Belastung und 5. eine Abnahme der Gerinnbarkeit des Blutes.

Jede Verbesserung der kollateralen Blutversorgung im Myokard ist von anhaltender Wirkung, während die anderen Vorteile körperlicher Tätigkeit nur so lange bestehen, wie eine vermehrte körperliche Aktivität aufrechterhalten wird. Hier sehen wir das Dilemma des Ex-Sportlers. Entmutigt durch sinkende Leistung, gibt er seinen gewählten Sport auf, fährt aber fort, kräftig zu essen, und ist im Alter von 40 Jahren adipöser als seine Kollegen mit sitzender Lebensweise, und er raucht und trinkt auch mehr. Sein Herz ist größer im Vergleich zu einem gleichaltrigen Mann, der von Jugend an inaktiv war. Die Herzgröße kann die gleiche sein wie bei den Personen, die weiterhin Sport treiben. Vielleicht zeigt sich hier eine genetische Anlage, indem der Mensch mit einem von vornherein großen Herzen sich dazu entschließt, Sportler zu werden. Es ist aber auch möglich, daß nach Beendigung der Wettkampfzeit der Sportler körperlich aktiver bleibt als jemand, der ständig eine sitzende Lebensweise führt. Weiterhin besteht keine Sicherheit dafür, daß auf unserem Röntgenbild das Herzvolumen von Myokard dargestellt wird, ein großer Teil des beobachteten Röntgenschattens kann ein vermehrter Fettgehalt und vermehrtes Bindegewebe im Herzmuskel sein (Reindell et al., 1967; Roskamm et al., 1966).

Es wurde diskutiert, ob das große Herz eines ehemaligen Sportlers mit einer relativ schlechten Sauerstoffversorgung der einzelnen Myokardfasern einhergehen würde. Einige Autoren haben ein vermehrtes Auftreten von pathologischen Veränderungen des ST-Segmentes im EKG bei früheren Sportlern gefunden, andere (Saltin u. Grimby, 1968; Pyorala et al., 1967) berichten hingegen von normalen EKG-Befunden. Offensichtlich besteht hier die Notwendigkeit zu weiteren Untersuchungen. Es ist aber zu vermuten, daß die kritischen Faktoren für dieses Herz in dem Ausmaß bestehen, in dem Herzmuskulatur durch weniger vaskularisiertes Gewebe ersetzt wurde, und weiterhin in dem Ablauf der Rückbildung der anfänglich adaptiven Reaktionen auf die Hypertrophie des Herzens, insbesondere die Entwicklung des Kapillarbettes und der intrazellulären Enzymsysteme.

Junge Sportler haben allgemein einen erheblichen Vorteil gegenüber älteren. Der junge Nichtsportler hat ein VO_{2max} von nicht mehr als 42 ml/kg × min bzw. von 3 l/min. Im Gegensatz dazu erreichen die besten Ausdauersportler Werte von 80 bis

---

* Übersetzung aus dem Englischen.

85 ml/kg × min bzw. 5 bis 6 l/min; Werte von 65 bis 70 ml/kg × min sind typisch für den Ausdauersportler. Bei der Bevölkerung mit sitzender Lebensweise nehmen die Werte ungefähr um 5 ml/kg × min/Jahrzehnt ab zwischen dem 25. und 65. Lebensjahr. Mindestens 5% dieser Verschlechterung beruht auf einem Anstieg des Körpergewichtes. Dieser funktionelle Verlust schreitet bei Sportlern mindestens genauso schnell fort wie bei Nichtsportlern. Über eine Abnahme von 5, 6, 7 und 8,5 ml/kg × min/Jahrzehnt wird in der Literatur berichtet (Saltin u. Grimby, 1968). Leider kann nicht genau angegeben werden, wieviel von dieser Abnahme der Leistungsfähigkeit unvermeidlich ist, und wieviel ein mit dem fortschreitenden Alter weniger intensives Training bewirkt. Die praktischen Konsequenzen erscheinen klar. Der Sportler, der gegenüber einem wenig körperlich aktiven Menschen einen Vorteil von 60% im Alter von 25 Jahren hat, wird auch mit 65 Jahren noch einen 60%igen Vorteil haben, vorausgesetzt, daß er aktiv sportlich bleibt. Es wurde behauptet, daß ein erheblicher Teil dieses Vorteils eines Sportlers genetischen Ursprungs ist, da der Sportler, der seinen gewählten Sport aufgibt, meistens eine um 35 bis 40% größere aerobe Kapazität behält als ein gleichaltriger Mensch. Es kann aber auch sein, daß viele Sportler einige aktive Gewohnheiten beibehalten. Mit Sicherheit zeigen Mädchen, die das Wettkampfschwimmen aufgegeben haben, einen sehr schnellen und dramatischen Verlust ihrer Leistungsfähigkeit.

Die äußere Atemarbeit begrenzt bei Normalpersonen mit sitzender Lebensweise selten die körperliche Leistungsfähigkeit. Bei den Hochleistungssportlern, die Ventilationsgrößen von 140 bis 200 l/min haben (Saltin u. Åstrand, 1967) liegen solche Werte jedoch nahe bei dem Atemgrenzwert (AGW) eines normalen jungen Mannes. Der Atemgrenzwert scheint bei Sportlern nicht viel größer zu sein als bei Nichtsportlern (Cumming, 1969). Menschen mit überwiegend sitzender Tätigkeit haben Schwierigkeiten, mehr als 75% ihres Atemgrenzwertes während einer 15minütigen körperlichen Belastung aufrecht zu erhalten (Shepard, 1967); so ist es verständlich, daß auch der junge Sportler seine äußere Atemarbeit sehr in Anspruch nehmen muß. Die Kraft der Atemmuskulatur vermindert sich um ungefähr 10% pro Jahrzehnt, und der normale Erwachsene verliert 8 bis 9% seines Atemgrenzwertes pro Jahrzehnt (Moser, 1971). Man kann dies mit einer Abnahme der maximalen Sauerstoffaufnahme um 10 bis 11% in Einklang bringen. Es bestehen keine Daten über das Verhalten des Atemgrenzwertes im Alter bei Sportlern. Es wird angenommen, daß das Verhalten nicht von dem bei Normalpersonen abweicht, so daß die Ventilation bei einem älteren Sportler kein erhebliches Problem sein sollte im Vergleich zu einem jüngeren Sportler.

Bei einem jungen Erwachsenen erreichen während starker körperlicher Belastung ungefähr 75 bis 80% der Atemluft die Alveolen (Shephard u. Bar-Or, 1970). Die übrige ventilatorische Anstrengung verliert sich weitgehend infolge einer schichtweisen Inhomogenität der Luft innerhalb der feineren Luftwege. Es wäre zu vermuten, daß ein Sportler durch eine langsamere Atemgeschwindigkeit einen erheblichen Vorteil gewinnen würde; in der Praxis aber wird jeder derartig ermöglichte Vorteil durch den Bedarf an einem großen Atemvolumen wieder ausgeglichen.

Im Alter erhöht sich die Totraumventilation. Ein Grund hierfür ist das frühere Einsetzen einer unproportionierten Hyperventilation. Mit der Abnahme der Muskelkraft und der Beeinträchtigung ihrer Mikrozirkulation sammelt sich vermehrt bei einem niedrigeren absoluten und möglicherweise auch einem niedrigeren relativen

Sauerstoffverbrauch Milchsäure an (Kay u. Shephard, 1969; Shephard et al., 1968). Es kommt auch zu einer stellenweisen Zerstörung des alveolären Gewebes mit leichterem Kollabieren der kleinen Luftwege und einem Mißverhältnis zwischen Ventilation und Durchblutung.

Wenn die äußere Atemarbeit zunimmt, so wird ein Punkt erreicht, an dem der Sauerstoffverbrauch durch Atemarbeit die vermehrte Sauerstoffaufnahme durch gesteigerte Ventilation übersteigt. Im höheren Lebensalter besteht aus mehreren Gründen die Möglichkeit, daß es zu einer Vorverlagerung dieses kritischen Punktes kommt. Einmal besteht eine erhebliche Steigerung der Atemarbeit. Diese wird verursacht durch eine vermehrte Gewebsviskosität und Abnahme der Elastizität der Brustwand (Delhez u. Petit, 1966; Bertolini, 1969), das Kollabieren der Atemwege in einem früheren Stadium der Exspiration und infolge kumulativer bronchitischer Reaktionen bei Schäden durch Tabakgenuß und luftverunreinigenden Substanzen. Gleichzeitig kommt es zu einem Absinken des maximalen Herzzeitvolumens, und als Folge davon sinkt die Sauerstoffaufnahme pro Liter Atemvolumen ab. Beim chronischen Raucher kann die Linksverschiebung des kritischen Punktes ausreichen, die Leistung durch die Atemarbeit zu begrenzen. Bei Nichtrauchern, die weiterhin Sport treiben, scheint dies weniger wahrscheinlich zu sein, obwohl hier bislang keine gesicherten Daten vorliegen.

Mit fortschreitendem Alter kommt es zu einem Absinken der maximalen Diffusionskapazität. Da aber im allgemeinen auch gleichzeitig der Gastransport im Blut (Q) absinkt, werden Übertragungsprobleme vermieden. Es kann manchmal der Fall eintreten, daß die Größen der Diffusionskapazität und des Blutgastransportes oder von V_A und dem Blutgastransport nicht übereinstimmen. Im letzteren Fall bleibt die potentielle Diffusionskapazität eines schlecht ventilierten Membranbereichs der Lunge nicht ausgenutzt. Dies sind weitgehend die Auswirkungen von gehäuften Schäden durch Tabakgenuß und luftverunreinigenden Stoffen.

Die effektive Sauerstofftransportkapazität des Blutes und das maximale Herzschlagvolumen sind relativ altersunabhängig. Somit bleibt die Hauptvariable die maximale Herzfrequenz. Fällt diese von 195/min im Alter von 25 Jahren auf 155/min im Alter von 65 Jahren, so kommt es unweigerlich zu einer 5%igen Minderung des Sauerstofftransportes. Eine weitere potentielle Variable ist die Verteilung des Herzminutenvolumens. Während einer submaximalen Belastung wird ein erheblicher Teil des gesamten Blutvolumens, nämlich etwa 20%, in die Haut geführt. Mit fortschreitendem Alter steigt dieser Prozentsatz an. Die vermutliche Ursache hierfür ist, daß eine unverändert große Hautdurchblutung aus einem abnehmenden maximalen Herzzeitvolumen aufrechterhalten werden muß. Es ist auch möglich, daß die Wirksamkeit der Wärmeableitung durch das Schwitzen mit dem Lebensalter abnimmt. Unabhängig von dem Mechanismus ist das Endergebnis ein Absinken der maximalen arteriovenösen Sauerstoffdifferenz bei älteren Personen (Grimby et al., 1966). Dies ist ein wichtiger Grund dafür, daß der Verlust der aeroben Kapazität um 10 bis 12% pro Lebensjahrzehnt das Ausmaß der Abnahme des maximalen Herzzeitvolumens überschreitet.

Im höheren Lebensalter kommt es weiterhin zu einer Steigerung der Arbeitsbelastung des Herzens. Die Gründe hierfür liegen in einem normalen Anstieg des Blutdruckes im Alter (May et al., 1968) und auch in einer Abnahme der Kontraktionskraft (Montoye et al., 1971). Der Spielraum zwischen der Transportkapazität und dem Verbrauch von Sauerstoff ist jedoch so groß, daß es unwahrscheinlich ist, daß ein älterer Sportler jemals den kritischen „Überkreuzungspunkt" erreichen wird.

Teilweise beruht der Anstieg des Sauerstoffdruckes im gemischt-venösen Blut mit zunehmendem Lebensalter auf einer relativ gesteigerten Hautdurchblutung. Es scheint aber auch ein echter Anstieg des Sauerstoffdruckes in den Gefäßen zu bestehen, die venöses Blut aus der Muskulatur ableiten. Als Ursache hierfür kann die gesteigerte Distanz zwischen den Kapillaren und einer Verminderung der Aktivität des intrazellulären Oxydationssystems angesehen werden. Im Herzen können die einzelnen Myofibrillen an Größe zunehmen, während sie an Zahl abnehmen. Da es nur eine Kapillare pro Myofibrille gibt, wird der Diffusionsweg naturgemäß gesteigert.

Mit höherem Lebensalter kommt es zu einer deutlichen Verminderung der meisten Enzymreaktionen. Dies kann nicht nur mittels der traditionellen Warburg-Methode nachgewiesen werden, sondern auch durch in-vivo-Beobachtungen. So nimmt die Reaktion, in der die energiereichen Phosphate gespalten werden, um 50% zwischen dem 25. und 75. Lebensjahr ab, während die glycolytische Kapazität um 20% ihres Wertes absinkt (Margaria, 1966). Manche Autoren haben angenommen, daß die Erschöpfung der Enzymsysteme ein fundamentaler Vorgang des Alterns ist. Enzyme werden sowohl durch unspezifische Blocker als auch durch Metabolite inaktiviert, die dem echten Substrat ähneln. Es wurde die Hypothese aufgestellt, daß die Zelle nicht mehr in der Lage ist, neue Enzyme zu erzeugen, um das inaktivierte Material zu ersetzen.

Mit dem Altern des Körpers wird ein zunehmender Teil der meisten Organe durch Fett und Bindegewebe ausgefüllt. Obwohl also der ältere Sportler scheinbar ein Herz von der gleichen Größe wie in seiner Jugend aufweist, enthält dieses Herz doch einen kleineren Teil aktiver Muskelfasern und, vielleicht als eine Kompensation für den Verlust der elastischen Elemente im Muskel, eine Zunahme des elastischen Gewebes (Bertolini, 1969). Gleichzeitig werden die Kollagenfasern enger aneinander gebunden und resistenter gegen seitliche Deformierung. Dieser Prozeß der Entwicklung von vermehrten Kreuzverbindungen zwischen Makromolekülen wird verschiedentlich als grundsätzliches Charakteristikum des Alterns angesehen. Die resultierenden Veränderungen in der Gewebeviskosität haben wesentliche Konsequenzen für den Sportler, zum Beispiel eine Steigerung der Atemarbeit und ein erhöhtes Druck-Zeit-Integral für das Herz (Montoye et al., 1971), ein Absinken von Geschwindigkeit und Stärke des systolischen Druckanstieges und ganz allgemein eine weniger wirksame Übertragung der Stoffwechselaktivität in körperliche Leistung.

Das Alter führt auch zu einer Häufung geringfügiger Gewebsveränderungen, die einzeln unbeachtet bleiben, aber gehäuft funktionelle Bedeutung erlangen. Die Degeneration der Bandscheiben der Wirbelsäule führt zu einer zunehmenden Kyphose. Der Gehalt an Chondroitinschwefelsäure der Rippenknorpel wird vermindert, und es besteht eine steigende Ablagerung von Calciumsalzen sowohl in den Knorpeln als auch in den costo-vertebralen Gelenken. Die Lunge selbst zeigt einen normalen oder sogar gesteigerten Gehalt an elastischem Gewebe; aber trotzdem sind die elastischen Kräfte der Lunge vermindert, wahrscheinlich wegen eines Anstieges des alveolären Durchmessers. Es kommt hierdurch zu einer Veränderung der Form des Brustkorbes mit einer Weitstellung der Brustwand und, was noch wichtiger ist, einem vorzeitigem Kollaps der Atemwege während der Ausatmung.

Literatur

Bertolini, A. M.: Gerontologic Metabolism. Springfield/Ill. 1969.
Cumming, G. R.: Correlation of athletic performance with pulmonary function in 13—17 year old boys and girls. Med. and Sci. in Sports 1, 140 (1969).
Delhez, L., Petit, J. M.: Fonction ventilatoire et exercise physique chez l'homme normal d'age avancé. Rev. educ. phys. 6, 1 (1966).
Evang, K., Andersen, K. L.: Physical Activity in Health and Disease. Baltimore/Md. 1966.
Grimby, G., Nilsson, N. J., Saltin, B.: Cardiac output during sub-maximal and maximal exercise in active middle-aged athletes. J. appl. Physiol. 21, 1150 (1966).
Kay, C., Shephard, R. J.: On muscle strength and the threshold of anaerobic work. Int. Z. angew. Physiol. 27, 311 (1969).
Margaria, R.: Energy production for muscular work in the aged. Proc. 7th Int. Congress Gerontol. Vienna, June 26, 1966.
May, S. H., Avila, V., Margouleff, D.: Hearts in the tenth decade. A study of one hundred nonagenarians. Arch. intern. Med. 121, 141 (1968).
Miller, C. W., Tietz, W. J.: Aortic ejection time and pulsewave velocity alterations with age in dogs. Fed. Proc. 26, 668 (1967).
Montoye, H. H., Willis, P. W., Howard, G. E., Keller, J. B.: Cardiac pre-ejection period. Age and sex comparisons. J. Geront. 26, 208 (1971).
Moser, J. M.: Maximum voluntary ventilation: man. In: P. L. Altman, D. S. Dittmer (ed.). Handbook of Respiration and Circulation. Federation of American Societies of Experimental Biology. Bethesda, Md. 1971.
Pyorala, K., Karvonen, M. J., Taskinen, P., Takkunen, J., Kyronseppä, H.: Cardiovascular studies on former endurance athletes. In: M. J. Karvonen, A. J. Barry (ed.): Physical Acitivity and the Heart. Springfield/Ill. 1967.
Reindell, H., König, K., Roskamm, H.: Funktionsdiagnostik des gesunden und kranken Herzens. Stuttgart 1967.
Roskamm, K., Reindell, H., König, K.: Körperliche Aktivität und Herz- und Kreislauferkrankungen. München 1966.
Saltin, B., Åstrand, P.-O.: Maximal oxygen uptake in athletes. J. appl. Physiol. 23, 353 (1967).
— Grimby, G.: Physiological analysis of middle-aged and old former athletes. Comparison with still active athletes of the same ages. Circulation 38, 1104 (1968).
Shephard, R. J.: The maximum sustained voluntary ventilation in exercise. Clin. Sci. 32, 167 (1967).
— Allen, C., Benade, A. J. S., Davies, C. T. M., diPrampero, P. E., Hedman, R., Merriman, J. E., Myhre, K., Simmons, R.: Standardization of sub-maximal exercise tests. Bull. Wld Hlth Org. 38, 765 (1968).
— Endurance Fitness. University of Toronto 1969.
— Bar-Or, O.: Alveolar ventilation in near-maximum exercise. Data on pre-adolescent children and young adults. Med. and Sci. in Sports 2, 83 (1970).

Symposion

J. Dumazedier (Paris)*

Wie kann man Sport besser in den Lebensablauf von Menschen aller Altersstufen eingliedern, und zwar in allen Gesellschaftsschichten? Um den richtigen Weg zu einer angemessenen Politik und Pädagogik der sportlichen Aktivität zu finden, muß die tatsächliche Situation in den hochindustrialisierten Gesellschaften erforscht werden. Die medizinischen Informationen, die uns heute zuteil geworden sind, haben uns — so interessant sie auch waren — doch nicht die wichtigsten wissenschaftlichen Unterlagen geliefert und konnten es auch gar nicht.

Die wichtigsten Probleme beruhen dabei auf folgenden zwei Tatsachen: 1. die meisten Menschen geben ihre sportliche Betätigung mit dem Eintritt ins Erwachsenen-Alter auf; 2. Sport als Freizeitbetätigung wird durch andere Freizeitbeschäftigungen abgelöst. Durch eine breite Befragung einer repräsentativen Personengruppe in Frankreich hat die INSEE im Jahre 1967 festgestellt, daß nur 8% aller Franzosen über 14 Jahren sich noch regelmäßig sportlich betätigen, während 14% unregelmäßig sportlich tätig werden. Vom Schulalter bis zum 30. Lebensjahr sinkt die regelmäßige sportliche Betätigung durchschnittlich von 80% auf 13%. Dabei geben 2mal mehr Frauen als Männer ihre sportliche Aktivität auf, und 3mal mehr Arbeiter als Angehörige freier Berufe. Mehr als $^3/_4$ aller Erwachsenen über 30 Jahren betätigen sich sportlich so, als seien sie schon 70 Jahre alt.

Wirklich repräsentative Sondierungen dieser Art in anderen hoch-industrialisierten Gesellschaften wären sehr aufschlußreich; denn es ist zu vermuten, daß man auch bei den Nationen, die als besonders sportlich aktiv gelten, ähnliche Überraschungen erleben wird, wenn auch das Niveau der praktischen Betätigung hier etwas höher liegen mag.

Unseres Wissens gibt es in keinem Land einen wirklichen Massensport, ist in keinem Land die sportliche Betätigung eine Freizeitgestaltung der Menschen aller Altersklassen, obwohl in manchen Ländern große Anstrengungen in dieser Richtung unternommen und Spitzensportler gefördert werden, letzteres mit Erfolg. Wir müssen uns vor Schlagworten hüten, wir müssen vielmehr die Realität der sportlichen Betätigung auf allen Altersstufen untersuchen, um die Methoden und Strukturen entsprechend ändern zu können.

Das wichtigste Problem, das es in dieser Hinsicht zu lösen gilt, besteht darin, zu klären, auf welche Weise sportliche Betätigung Menschen aller Altersklassen und aus allen Schichten der Bevölkerung Befriedigung verschaffen kann. Ohne die Erfahrungen der Sporterzieher kommt man hier nicht aus. Allerdings genügen auch diese nicht, um sich Klarheit über die Tausende und Millionen von Menschen zu verschaffen, die sportlicher Betätigung bisher verständnislos gegenüberstanden. Ärztliches Wissen muß die biologischen Grenzen und Möglichkeiten des menschlichen Körpers aller Altersstufen festlegen und beurteilen können; aber die Medizin genügt wieder nicht, um die (psychologischen) Motivierungen und Lebensweisen in den einzelnen sozialen Gruppen zu durchleuchten. Hierzu sind nur Psychologie und Soziologie in der Lage. Ist es nicht merkwürdig, daß in Industrie-Gesellschaften vom kapitalistischen Typ viele Millionen Mark, Dollar oder Franc für Marktstudien ausgegeben werden; aber Mittel zur Finanzierung der für eine Sportpolitik der Menschen aller Altersstufen erforderlichen soziologischen Studien fehlen? Ist es nicht unnormal, für Sportveranstaltungen, wie etwa die Olympischen Spiele, Unsummen auszugeben, aber keine Gelder für soziologische Untersuchungen von Zuschauern, Sportlern, Sportfunktionären und Organisatoren bereitzustellen?

Der Sport wird erst an dem Tage zum Massensport, an welchem er zur Freizeitbetätigung, zum Hobby aller geworden ist. In Sportkreisen und in der Leibeserziehung zieht man einen

---

* Übersetzung aus dem Französischen.

Trennungsstrich zwischen Sport und Freizeit. Was soll denn in den Augen dieser Leute der Sport für den Menschen sein, der seine Schul- oder Berufsarbeit des Tages hinter sich hat? Der Sport ist doch wirklich ein Hobby unter vielen, das allerdings nur von einer Minderheit gewählt, von der Mehrheit aber abgelehnt wird. Diese Wahl setzt eine von bestimmten Wertvorstellungen gelenkte Entscheidung voraus, wobei diese Wertvorstellungen mit anderen Freizeit-Werten in Konflikt treten. Eine musikalische Betätigung oder eine sportliche Aktivität kann mehr oder weniger Schwierigkeiten aufwerfen. Aber a priori unterscheiden sie sich nicht voneinander, jedenfalls nicht für ihre Adepten. Wenn wir unsere Chancen verbessern wollen, zu einem Massensport zu kommen, müssen wir erreichen, daß der Sport als Hobby im Rahmen aller sonstigen Freizeitbeschäftigungen aufgefaßt wird. Ideologische, moralische, religiöse und sogar mystische Vorstellungen machen es aber unmöglich, sportliche Aktivitäten mit den gleichen Augen anzusehen, wie es die meisten Menschen tun, die sich Gedanken darüber machen, wie sie Feierabend, Sonntag und Urlaub am besten gestalten.

Wenn man erreichen will, daß die sportliche Betätigung alle Altersstufen erfaßt, und nicht nur auf die Schuljugend beschränkt bleibt, sollte man sich Gedanken darüber machen, ob nicht die Sport-Regeln geändert werden sollten. Diese Regeln sind nämlich eigentlich nur für den Leistungssport aufgestellt worden, gelten also nur für einen Menschen unter Tausenden. Sie sind immer komplizierter geworden, sind mehr und mehr standardisiert worden. Sie sind nicht im Hinblick auf den Massensport konzipiert worden, der sportlich mäßig Begabten, die sich keinen zu strengen Regeln und Zwängen unterwerfen wollen, Freude am Leben bringen soll. Ich habe in manchen Dörfern in Brasilien unvorstellbare Zahlen von Spielern auf Plätzen der verschiedensten Größen nach flexiblen, selbstgemachten Regeln spielen sehen. Das ist Sport als Spiel für alle! Eine solche schöpferische Begeisterung müßte geweckt werden, um zu einem Massensport zu gelangen.

Wie soll man aber den Menschen von frühester Jugend an die Liebe zum Sport als Hobby einimpfen? Das ist natürlich Aufgabe der Schule. Leider erweckt die sportliche Erziehung in der Schule aber nur bei wenigen Kindern Liebe zum Sport; den meisten verleidet sie ihn so sehr, daß sie nach dem Verlassen der Schule überhaupt keinen Sport mehr betreiben. So kommt es, daß weniger als $1/5$ aller Schulabgänger im Alter von 30 Jahren noch Sport treiben. Der Sportunterricht in der Schule sollte nicht als Ausgleich zu den anderen Unterrichtsfächern aufgefaßt werden, die sportliche Erziehung sollte vielmehr darauf ausgerichtet werden, das Kind mit einer Form der Erholung und des Kräftesammelns vertraut zu machen, die es als Erwachsener sein ganzes Leben lang pflegen kann. Hierzu ist es wahrscheinlich nötig, den Sportunterricht in der Schule ganz umzugestalten. Alle sollten dazu veranlaßt werden, ein Minimum an sportlicher Betätigung zu leisten, um ihre Gesundheit zu verbessern, um ihren Körper auf das heutige Leben vorzubereiten und um Ausgleich zu einer spezialisierten, oft sitzenden Lebensweise zu finden. Die Frage ist nur, wie beschaffen dieses Minimum sein müßte. Es braucht nicht notwendigerweise langweilig zu sein. Es sollte nicht so sein, daß nur ein Hobby Freude macht; auch die Erfüllung von Pflichten aller Art, schulischer, beruflicher und anderer Pflichten, könnte Freude bereiten. Das ist ein Motivierungsproblem, eine Frage der Methode, des persönlichen Geschicks, usw.

Der größte Teil der körperlichen Betätigung in der Schule müßte einer Freizeit-Situation so weit wie möglich angenähert sein, wenn man alle Chancen ausnützen will, wenn man Jungen und Mädchen eine dauerhafte Liebe für eine sportliche Freizeitbetätigung, also für den echten Massensport, in allen Altersstufen und unter allen gesellschaftlichen Bedingungen, vermitteln will.

Wir können die sportliche Betätigung der Massengesellschaft für das Jahr 2000 nur dann richtig planen, wenn wir unsere heutige Situation ohne großes Wortgeklingel richtig analysiert haben und wenn wir bereit sind, die erforderlichen Reformen von Aktivitäten, Strukturen und Einstellungen in Angriff zu nehmen. Hierzu bedarf es einer zukunftsgerichteten Soziologie der sportlichen Aktivität. Wir können nicht einfach das Vergangene wiederholen, auch eine Verbesserung des Vergangenen genügt nicht. Unsere heutige Gesellschaft braucht vielmehr schöpferische Phantasie und wissenschaftliche Forschungsarbeit, wenn es ihr gelingen soll, die sportliche Betätigung in das tägliche Leben aller Menschen zu integrieren.

Symposion

A. C. Puni (Leningrad)

Eines der wichtigsten Probleme in Theorie und Praxis des modernen Sports ist die Bereitschaft der Sportler zur Aktivität unter extremen Bedingungen eines sportlichen Wettkampfes. Die Wettkampfbereitschaft ist ein vielschichtiges Phänomen. In ihr verbinden sich eine ideelle, seelische, funktionelle, spezielle (technische, physische, taktische und theoretische) Bereitschaft und eine psychische Bereitschaft zu einer Einheit.

Das Problem der psychischen Wettkampfbereitschaft im Sport ist sowohl ein pädagogisches als auch ein psychologisches Problem. Je weiter die wissenschaftliche Forschung voranschreitet, um so deutlicher tritt die Wichtigkeit einer theoretischen Untersuchung dieses Problems anhand von Fakten hervor, die in Spezialuntersuchungen gewonnen werden. Damit würde den in der Praxis tätigen Trainern die Möglichkeit gegeben, diese theoretischen Erkenntnisse zur Lösung von Fragen der Methodik bei der psychologischen Wettkampfvorbereitung in den verschiedenen Sportarten anzuwenden.

Heutzutage zeichnen sich verschiedene Auffassungen zum Verständnis des Wesens der psychischen Bereitschaft ab. Ein Urteil darüber kann man sich anhand der Veröffentlichungen der Kollegen P. A. Rudik (UdSSR), E. Gueron (Bulgarien), M. Epuran (Rumänien), M. Vanek (Tschechoslowakei), P. Kunath (DDR) und anderer bilden.

Dieses Referat hat nicht die Aufgabe und bietet auch nicht die Möglichkeit, die genannten Auffassungen zu untersuchen. Nur eines ist festzustellen: welchen Standpunkt auch immer die Verfasser einnehmen — sie alle kommen letztlich unweigerlich zu dem einen Schluß, daß eine Untersuchung aller Fragen der psychologischen Vorbereitung eines Sportlers auf den Wettkampf notwendig ist.

Heutzutage ist es völlig klar, daß es unzureichend ist, bei einer Untersuchung der psychischen Bereitschaft zum Wettkampf (nur) die funktionale Einstellung zu berücksichtigen. Als viel ergiebiger muß die persönliche und systembedingte Einstellung eingeschätzt werden. Sie kommt darin zum Ausdruck, daß die psychische Wettkampfbereitschaft als Modell des psychischen Bereitschaftszustands der Persönlichkeit zu einer konkreten Tätigkeit betrachtet wird, hier zur Aktivität unter extremen Bedingungen eines sportlichen Wettkampfes. Ein derartiges Vorgehen basiert auf bestimmten theoretischen Voraussetzungen.

Nach der Theorie des dialektischen Materialismus tritt eine gemeinsame Eigenschaft der Materie — die Bewegung — in untrennbarer Einheit mit relativer Ruhe in Erscheinung, bei der sich die qualitative Bestimmtheit des Phänomens über die Dauer des einen oder anderen Zeitabschnitts in einem relativ stabilen Zustand erhält, der jedoch die Unaufhörlichkeit der Bewegung der Materie nicht zerstört. Gleichermaßen wird die Dynamik der psychischen Aktivität — das Produkt der Arbeit eines materiellen Organs, des Gehirns — ebenfalls charakterisiert durch eine untrennbare Einheit mit relativer Ruhe in Form von sich über einen bestimmten Zeitabschnitt stabil haltenden psychischen Zuständen. Einer davon ist auch der Zustand der psychischen Wettkampfbereitschaft.

Er tritt als gemeinsamer Hintergrund in Erscheinung und nimmt auf den Ablauf der psychischen Prozesse in verschiedenen Ebenen des Aufbaus in der Struktur einer in sich geschlossenen psychischen Aktivität Einfluß. Diese hat die Orientierung des Sportlers unter den sich verändernden Verhältnissen eines Wettkampfes und eine zweckmäßige Selbstregulierung seiner Handlungen, die zum Erreichen eines hohen sportlichen Ergebnisses führen sollen, zum Ziel.

Der Zustand der psychischen Wettkampfbereitschaft hat eine Struktur, die sich aus vielen Komponenten zusammensetzt. Dazu gehören: ein gesundes Selbstvertrauen des Sportlers; das Streben, aktiv unter Einsatz aller Kräfte bis zum Ende um das Erreichen des Wettkampfziels, den Sieg, zu kämpfen; ein optimaler Grad der emotionalen Erregung; große Unempfindlichkeit gegenüber unangenehmen inneren und äußeren Einflüssen unterschiedlichster Art; die Fähigkeit, sein Handeln, Denken, Fühlen, das gesamte Verhalten unter den veränderlichen Bedingungen eines sportlichen Wettkampfes, in einer gespannten, erregenden Wettkampfatmosphäre bewußt zu steuern.

Die Struktur des Zustands der psychischen Bereitschaft ist ein System, in dem alle Glieder miteinander verbunden und beweglich sind, in dem jedoch stets ein treibendes Glied vorhanden ist. Mit anderen Worten: dieses System ist ein dynamisches System.

Die Dynamik hängt nicht von einer spontanen Aktivität des Systems ab, sondern wird durch äußere Gründe bestimmt, die über die inneren Gegebenheiten wirksam werden. Die

Folge davon ist eine Veränderung der Funktionen des Gesamtsystems. Sie verlangt seine Optimierung adäquat den Bedingungen der Aktivität.

Auf der Basis von Arbeiten sowjetischer und ausländischer Spezialisten auf dem Gebiet der Sportpsychologie und auf der Basis der von den Mitarbeitern des Referenten, A. D. Ganjuškin, R. M. Zagajnow, Ju. Ja. Kiselew, I. N. Klimow, N. S. Pučkowa und S. N. Belousow, Ju. V. Sysoew, Ju. L. Chanin und anderen in den letzten Jahren durchgeführten Untersuchungen wird der Zustand der psychischen Wettkampfbereitschaft wie folgt betrachtet: erstens, als Zustand der Anpassung an die bevorstehende Aktivität und zweitens als Zustand, der über den gesamten Wettkampfablauf andauert und die psychische und praktische Aktivität des Sportlers im Laufe des Wettkampfes beeinflußt.

Des weiteren werden in diesem Referat Unterlagen aufgezeigt, die die treibenden Glieder im System des Zustands der psychischen Bereitschaft bei Spitzen-Turnern und -Boxern betreffen und die Faktoren, die diese Glieder in der Zeit unmittelbar vor Wettkampfbeginn bestimmen. Darüber hinaus wird die Dynamik des Systems im Wettkampfverlauf dargestellt.

Diese Angaben wurden mit Hilfe einer breiten Skala von Methoden in Untersuchungen gewonnen, die 1969 bis 1971 von A. D. Ganjuškin und N. S. Pučkowa (an Turnern) und von R. M. Zagajnow und S. N. Belousow (an Boxern) durchgeführt wurden.

Aus der graphischen Darstellung des maximalen Korrelationsweges (nach Vychand) geht hervor, daß im Zeitraum vor dem Wettkampf in der Struktur des psychischen Bereitschaftszustands bei Turnern die führende Stellung von dem Bestreben zu kämpfen eingenommen wird, das eng verbunden ist mit einem gesunden Selbstvertrauen und einem Grad der emotionalen Erregung. Die hierfür bestimmenden Faktoren sind ein hoher Grad an technischer und physischer Vorbereitung der Turner sowie das klare Erkennen der Verantwortung für das Auftreten im Wettkampf (überall gilt: $z = 0{,}302$ bis $0{,}463$ bei $p = 0{,}01$ bis $0{,}001$). Bei den Boxern nimmt das gesunde Selbstvertrauen die führende Stellung in dem System ein, das verbunden ist mit dem Wunsch zu kämpfen und mit der technischen und taktischen Vorbereitung sowie dem Können der Sportler (hier gilt: $z = 0{,}771$ bis $0{,}803$ bei $p = 0{,}001$).

Somit beweisen die Fakten, daß eine spezielle Vorbereitung der Sportler die Grundlage ist für das Bestreben zu kämpfen in Verbindung mit einem gesunden Selbstvertrauen bei den Turnern einerseits und für das gesunde Selbstvertrauen in Verbindung mit dem Bestreben zu kämpfen bei den Boxern andererseits. Das ist auch verständlich, da der Zustand der psychischen Wettkampfbereitschaft selbst ein notwendiges Glied im weitaus größeren Begriff der Bereitschaft des Sportlers zur wettkämpferischen Aktivität ist.

Die erwähnten treibenden Glieder optimieren das gesamte funktionale System und werden gleichsam auf den erwarteten Wettkampfausgang projiziert.

In einem Zustand der psychischen Bereitschaft beginnt der Sportler den Wettkampf. Es ist wichtig, daß dieser Zustand über den gesamten Wettkampfverlauf anhält.

Hier jedoch schon nimmt auch bei den Boxern im System der psychischen Bereitschaft das Bestreben die führende Stellung ein, aktiv unter Einsatz aller Kräfte bis zuletzt um den Sieg, nicht nur um das Erreichen des gesteckten Ziels, sondern um ein höheres sportliche Resultat, zu kämpfen.

Nach den Werten der Korrelationsanalyse hat das Bestreben, den Kampf um den Sieg bis zum Ende zu führen, eine sehr positive Beziehung ($z = $ von $0{,}638$ bis $0{,}876$ bei $p = 0{,}001$) zum Selbstvertrauen, der technischen und taktischen Vorbereitung und dem Können der Boxer; außerdem aber auch zur Ausdauer ($z = 0{,}638$ bei $p = 0{,}001$), d. h. zu einem bestimmten Grad der physischen Vorbereitung der Boxer.

Im Verlauf eines Wettkampfes ist der Zustand der psychischen Bereitschaft jedoch dem Einfluß einer Vielzahl von Faktoren unterworfen und kann sich folglich ändern. Daher kommt im System der psychischen Bereitschaft des Sportlers der Unempfindlichkeit gegenüber Störungen besondere Bedeutung zu.

Nach den Angaben von R. M. Zagajnow steht die Unempfindlichkeit gegenüber Störungen in einem positiven Zusammenhang mit dem Vermögen des Boxers, Methoden der Selbstregulierung anzuwenden ($z = 0{,}523$ bei $p = 0{,}01$) und mit der Eigenschaft, selbständig zu handeln ($z = 0{,}663$ bei $p = 0{,}001$). Das heißt: hier wird die bewußte Regulierung der Handlungen, Gedanken und Gefühle, die das Bestreben, den Wettkampf bis zum Ende zu führen, und das Selbstvertrauen stärken, zum treibenden Element in dem System. Ein Beweis hierfür ist auch das Vorhandensein eines negativen Zusammenhangs zwischen der Unempfindlichkeit des Sportlers gegenüber Störungen und der Notwendigkeit, daß die Umgebung, das heißt die Atmosphäre, in der der Wettkampf abläuft, in Ordnung ist ($z = -0{,}797$ bei $p = 0{,}001$).

Ein Beweis für die Dynamik des Systems des psychischen Wettkampfbereitschaftszustandes und die Notwendigkeit, dieses ständig zu optimieren, sind auch die Untersuchungsergebnisse von A.D. Ganjuškin, die durch Beobachtungen und Interviews gewonnen wurden.

Auf die Frage: „Hat sich Ihr psychischer Zustand im Verlaufe des Wettkampfes verändert?" antworteten 95% der Turner positiv: „Ja, er hat sich geändert." In 76% der Fälle standen die Turner — trotz des vorhandenen Selbstvertrauens — vor dem ersten Gerät und besonders am ersten Wettkampftag (der Pflicht) unter einer extremen Anspannung. Vermutlich spielte hier die emotionale Erregung, die den optimalen Grad überschritten hatte und dadurch eine gewisse Disharmonie in das Funktionieren des Gesamtsystems hereinbrachte, eine Rolle.

Die Anspannung nahm nach Durchführung der Übungen am ersten Gerät in 76% der Fälle ab. Dabei wuchsen (gleichzeitig) das Bestreben zu kämpfen und das Selbstvertrauen. Bei einem Mißerfolg sank das Selbstvertrauen, das Bestreben, bis zum Ende zu kämpfen, wurde umgeformt; es tauchten Gedanken auf wie: „lohnt es überhaupt weiterzumachen?" In 43% der Fälle änderte sich der Zustand in Abhängigkeit davon, an welchem Gerät sie ihre Übungen absolvieren mußten: war es ein „schwieriges" Gerät, dann entstanden Angstgefühle, Unsicherheit, Unlust, Anspannung; war es ein „Lieblings"-Gerät, dann waren es Sicherheit und der Wunsch, sich auszuzeichnen. In 27% der Fälle hing die Änderung des Zustands von den erhaltenen Bewertungsnoten ab, vom Platz, der im Mehrkampf erreicht worden war. All dies beeinflußt natürlich auf die eine oder andere Weise die Zwischen- und Endresultate des Wettkampfes.

Die Änderungen des psychischen Zustands sind am ersten Wettkampftag stärker ausgeprägt, am zweiten weniger deutlich. Als indirekte Bestätigung für die Dynamik des psychischen Zustands der Turner können — nach A.D. Ganjuškin — die durchschnittlichen Noten für die Durchführung der Übungen beim Zwölfkampf im Turnen dienen. Danach zeigt sich deutlich, daß die durchschnittliche Note für die Durchführung der Pflichtübungen am ersten Gerät niedriger als am zweiten ist. Für die Übung am dritten Gerät jedoch verringert sich die Note um 0,2 Punkte infolge des Absinkens des optimalen Erregungsgrads. Danach wird der psychische Zustand wieder optimiert, und es folgt ein Ansteigen der Noten. Die niedrigsten Noten erhalten die Turner für die Übungen am letzten Gerät, wahrscheinlich schon infolge der zunehmenden Ermüdung. Am zweiten Wettkampftag sind die Noten höher und ausgeglichener. Offensichtlich ist auch der Zustand der psychischen Bereitschaft stabiler.

Sehr wesentlich ist, daß die Turner der Spitzenklasse es verstehen, den psychischen Bereitschaftszustand durch bewußte Selbstregulierung beizubehalten. Dazu z.B. die Meinung der Weltmeisterin im Achtkampf des Jahres 1970, Ljudmilla Turiščeva: „Früher hatte ich vor der ersten Übung mehr Angst. Das zeigte sich auch an den Noten. Jetzt sind alle ausgeglichen. Die Noten sind im ersten Augenblick von Bedeutung. Bei einem Mißerfolg kann das ärgerlich sein; ich mache mich aber dann davon frei und stelle mich auf die nächste Übung ein. Das führt zum Erfolg. Der Zustand ist der gleiche — sowohl am 1. wie am 2. Tag."

Eine objektive Bestätigung hierfür sind die Noten, die L. Turiščeva für ihre Übungen bei den Weltmeisterschaften in Ljubljana im Jahre 1970 erhielt.

Wettkampftag	Pferdsprung	Stufenbarren	Schwebebalken	Boden
I..........	9,7	9,7	9,15	9,7
II..........	9,6	9,8	9,5	9,9

Besondere Erwähnung verdient die niedrige Note für die Durchführung der Pflichtübung am Schwebebalken. Es kann sein, daß sich hier der Einfluß eines ideo-motorischen

Faktors bemerkbar machte, der dadurch entstanden war, daß die Turnerinnen die mißlungene Durchführung der Übung durch die beste Turnerin der Mannschaft, T. Lazakovič, die eine Bewertung von nur 8,0 Punkten erhielt, gesehen hatten.

Die dargelegten Fakten gestatten es, noch einmal den zu Beginn erwähnten Hauptgedanken hervorzuheben: der Zustand der psychischen Wettkampfbereitschaft ist eine in sich geschlossene Darstellung der Persönlichkeit, ein dynamisches System, in welchem alle Glieder miteinander verbunden und beweglich sind; jedes dieser Glieder kann zu verschiedenen Zeitpunkten vor der Aktivität im Wettkampf unter dem determinierenden Einfluß ihrer Gegebenheiten eine dominierende Stellung einnehmen und entweder das Gesamtsystem optimieren oder in ihm eine Disharmonie hervorrufen. Und da der psychische Bereitschaftszustand als gemeinsamer Hintergrund der gesamten psychischen und praktischen Aktivität des Sportlers erscheint, zieht dieser unweigerlich bestimmte Folgen nach sich, die das endgültige sportliche Ergebnis beeinflussen.

Die Frage der wechselseitigen Verbindung und Wirkung der strukturellen Komponenten des psychischen Wettkampfbereitschaftszustands ist eine der entscheidenden Fragen des Gesamtproblems. Eine weitere Spezialuntersuchung dieser Frage eröffnet neue Perspektiven sowohl für psychologische Untersuchungen als auch für die Lösung von Fragen hinsichtlich der Steuerung des Prozesses einer psychologischen Wettkampfvorbereitung, der Regulierung und Selbstregulierung des Zustands der psychischen Bereitschaft zur wettkämpferischen Aktivität.

Kurzreferate

Die Rolle des Lebensalters im Hochleistungssport. Z. Y. Chourbagi (Damaskus)

Es gibt keine Beschränkungen des Teilnehmeralters bei den Olympischen Spielen. Unter den Teilnehmern findet man Vertreter der Jungen, der Erwachsenen und der Alten. Diese Beobachtung trifft auch für die Sieger bei den Olympischen Spielen zu. So finden sich z. B. unter den Siegern der Olympischen Spiele von Mexico im Jahre 1968 ein junges Mädchen von 15 Jahren und auch ein Mann von 66 Jahren[1].

Der Verfasser fand in seinen Statistiken, daß 81% der Olympiasieger weniger als 30 Jahre alt waren, 15% waren zwischen 30 und 42 Jahre alt, und 4% waren älter als 42 Jahre (Tabelle 1).

Tabelle 1. *Alter der Olympiasieger*

Alter	%	
17—29 Jahre	81	
30—42 Jahre	15	
43—55 Jahre	3	
56—68 Jahre	1	
	100	Mittel = 24 Jahre

Die Aufstellung des Alters der Olympiasiegerinnen zeigt, daß 95% weniger als 30 Jahre alt sind, während 5% 30 Jahre und älter sind (Tabelle 2).

Tabelle 2. *Alter der Olympiasiegerinnen*

Alter	%	
14—29 Jahre	95	
Über 29 Jahre	5	Mittel = 20 Jahre

[1] Das junge Mädchen ist die amerikanische Schwimmerin Susan Pedersen, der alte Mann ist der Schweizer Sieger beim Segeln Louis Noveraz.

Kurzreferate

Die Ergebnisse bei den Olympischen Spielen haben immer gezeigt, daß jede Sportart zur Erreichung hoher Plazierungen ungefähr einen bestimmten Altersabschnitt erfordert. Zum Erwerb einer Olympiamedaille im Schwimmen müssen der Schwimmer und die Schwimmerin jung sein, während beim Segeln, Schießen und Dressurreiten dieser Altersabschnitt nicht erforderlich ist. Der Grund hierfür ist, daß die verschiedenen olympischen Sportarten verschiedene Grade von Ausdauer, Kraft, Schnelligkeit, Gelenkigkeit und Geschicklichkeit erfordern.

Folgende Altersstufen werden für die olympischen Sportarten empfohlen, unter Berücksichtigung ihrer verschiedenen Ansprüche an die körperliche Leistungsfähigkeit:

Charakteristik des Sports	*empfohlenes Alter*	
	Mann	*Frau*
a) Sport mit hohem Anspruch an Ausdauer, Kraft, Schnelligkeit, Gelenkigkeit und Geschicklichkeit	vor dem Alter von 30 Jahren	vor dem Alter von 24 Jahren
b) Sport mit hohem Anspruch an einen der Faktoren und mittlerem an einen anderen	vor dem Alter von 42 Jahren	vor dem Alter von 36 Jahren
c) Sport mit Anspruch an die Geschicklichkeit	Das Alter ist unwesentlich	

15% der hervorragenden Sportler und Sportlerinnen haben das Training vor dem Alter von 10 Jahren begonnen, 45% begannen das Training im Alter von 10 bis 14 Jahren und 40% begannen das Training nach dem Alter von 14 Jahren. Das mittlere Anfangsalter für sportliches Training ist 13 Jahre (Tabelle 3).

Tabelle 3. *Alter bei Trainingsbeginn*

Alter	%	
5— 9 Jahre	15	
10—14 Jahre	45	
15—19 Jahre	40	
	100	mittl. Alter = 13 Jahre

In der Tat scheint der Beginn des systematischen sportlichen Trainings ungefähr im Alter von 10 bis 14 Jahren vom wissenschaftlichen Standpunkt aus am besten fundiert zu sein, und zwar aus zwei Gründen: a) biologisch kann das Kind vor dem Alter von 10 Jahren das verlangte harte sportliche Training nicht aushalten, b) psychologisch kann ein Kind in diesem Alter die Gesetze des Sports und des Spielens nicht begreifen, deren Regeln von den Sportfunktionären festgelegt wurden. Bei solchen Kindern ist die sportliche Tätigkeit eine freie Übung, voll von Freude und kindlicher Einbildungskraft.

Alter der Olympiasieger. K. Hirata (Nagoya)

1. Das Durchschnittsalter liegt bei den männlichen Sportlern höher als bei den weiblichen.
2. Die jüngsten Sportler finden wir bei den Schwimmern (vor allem beim Freistil über 1500 m).
3. Die Eisläufer (besonders beim Kunsteislauf) und die Skiläufer (besonders in den alpinen Disziplinen) gehören ebenfalls zu den jüngeren Sportlern.
4. Die ältesten Sportler sind denen beim Seglern (vor allem beim Drachen-Segeln). Ein hohes Durchschnittsalter haben auch die Reiter und Schützen.
5. In der Leichtathletik und beim Skifahren sind die Langstreckenläufer bzw. Langläufer im Durchschnitt älter als die Kurzstreckensportler. Beim Schwimmen ist es umgekehrt.
6. Im allgemeinen sind Sportler, bei denen es auf die Geschicklichkeit ankommt, älter als die, die Muskelkraft brauchen. Nur die Eiskunstläufer bilden eine Ausnahme.

Jugendsport und Sportmedizin

Einführung.* F. Landry (Quebec)

Die Verbindung der beiden Ausdrücke Jugendsport und Sportmedizin läßt eine offenbar gelungene und nützliche, allerdings nicht alles einschließende Verwandtschaft durchblicken. Gleichwie die Betrachtung des Sports für die Jugend sich auf nur einen Teil des Prozesses des menschlichen Wachsens, Entwickelns und Existierens einstellt, so stellt auch die Sportmedizin nur einen Bruchteil der Disziplinen dar, die alle zur Darstellung eines allumfassenden Bildes vom Sport beitragen. Ärzte, die sich mit Sportmedizin befassen, sind in den meisten Ländern der gleichen Meinung, daß Sportmedizin vor allem eine Verhütungsmedizin ist. Ihre Aufgabe liegt darin, zu bestimmen, ob und inwieweit der Sportler „in Form" oder „nicht in Form" in Bezug auf seine Gesundheit ist und inwieweit er eine gewisse Sportart ausüben darf. Medizinisches Wissen und Behandlung, die bei der Ermittlung von Gesundheits- und Fähigkeitsgrenzen von „Normalen" und „Übernormalen" angewendet werden, stellen noch eine junge Entwicklung in mehr als einem Teil der Welt dar.

Der Begriff Sportmedizin wurde oft auf die Kontrolle des Trainings von Athleten begrenzt. Dieses Gebiet hat jedoch an Umfang und Kompliziertheit so zugenommen, daß es heute nur noch interdisziplinär behandelt werden kann. In dieser neuartigen Zusammenarbeit fungiert der Arzt:

— um somatische und psychologische Rückfälle, die sich im Training und im Wettkampf ergeben, zu beobachten und zu behandeln,
— um sich für eine positive Fortsetzung und vernünftige Gesundheitspflege einzusetzen,
— um Athleten und Trainer über die Verhütung von Traumen und Verletzungen sowie sofortige kompetente Behandlung, wenn immer nötig, zu unterrichten.

K. Lange-Andersen (Bergen)

Über die Brauchbarkeit arbeitsphysiologischer Charakteristika bei Voraussagen über die kindliche Gesundheit*

Nach einhelliger Meinung spielen körperliches Training und Sport bei der Vorbeugung gegen Krankheiten eine wichtige Rolle; ebenso ist man sich hinsichtlich ihrer günstigen Auswirkungen auf die körperliche, seelische und soziale Gesundheit einig. Indessen ist es nicht ganz leicht, diese Auffassung beweiskräftig zu belegen. Viele Trainings-Experimente vermitteln zwar eine gute Vorstellung davon, wie und

---

* Übersetzung aus dem Englischen.

in welchem Umfang eine biologische Anpassung im Gefolge gesteigerter muskulärer Aktivität stattfindet; die Ergebnisse dieser Untersuchungen sind jedoch nur in bescheidenem Umfang geeignet, uns über die Bedeutung körperlicher Aktivität im Hinblick auf die Gesundheit Aufschluß zu geben.

Zur Untersuchung dieses Problems wurden Bevölkerungsgruppen, die sich hinsichtlich des Umfangs ihrer körperlichen Aktivität unterschieden, auf bestimmte Gesundheits-Kriterien hin verglichen. So wurde z. B. berichtet, daß das Vorkommen des Myokardinfarkts bei körperlich aktiven Bevölkerungsgruppen weniger häufig ist als bei solchen, die zu einer mehr geruhsamen Lebensweise neigen (Morris, 1953); dem widersprechen jedoch Untersuchungsergebnisse wie die von Chapman in Kalifornien (1957) und Stamler in Chicago, die keine wesentlichen Unterschiede zwischen diesen Gruppen feststellen konnten. Bei einer über 12 Jahre laufenden Langzeitstudie im Rahmen des Framingham-Projektes konnte festgestellt werden, daß eine aktive Lebensweise, ein kraftvoller Händedruck, eine hohe Vitalkapazität und eine niedrige Ruhe-Herzfrequenz mit einer unter dem Durchschnitt liegenden Mortalität in Folge cardio-vasculärer Erkrankungen verbunden ist. Eine andere in den USA durchgeführte Longitudinal-Studie zeigte, daß zwischen in der Freizeit geübter körperlicher Aktivität und selteneren Vorkommen ischämischer Herzkrankheiten eine deutliche Beziehung besteht, wogegen dies aber für Personen, die im Rahmen ihrer Berufstätigkeit körperlich aktiv sind, nicht zutrifft (Rosenman, 1970).

Diese und andere widersprechende Ergebnisse epidemiologischer Untersuchungen können zum Teil durch Schwierigkeiten und Unzulänglichkeiten erklärt werden, die den Methoden anhaften, welche man bei der Bewertung gewohnheitsmäßiger körperlicher Tätigkeitsmuster anwendet.

Diese Schwierigkeiten können indes überwunden werden, wenn man arbeitsphysiologische Charakteristika für die Bewertung einsetzt. Diese können nämlich mit großer Genauigkeit gemessen werden und — innerhalb gewisser Grenzen — geben sie tatsächlich das Muster der individuellen körperlichen Aktivität und auch den Grad des Engagements im Sport wider.

Die Untersuchung der Bedeutung arbeitsphysiologischer Charakteristika als Risiko- oder Gesundheitsfaktoren[1] ist für die Forschung unzweifelhaft von entscheidender Bedeutung, da sich die epidemiologische Situation der modernen Gesellschaft in einer Richtung gewandelt hat, in der das Environment, ökologische Größen und Verhaltensweisen einschließlich derjenigen, die sich auf gewohnheitsmäßige körperliche Aktivitäten beziehen, eine Rolle spielen, die für die Entwicklung und den Verlauf vieler Krankheiten und Behinderungen von zunehmender Bedeutung ist.

Wichtige Hypothesen

Die wichtigeren aus einer Reihe von Hypothesen, die zur Überprüfung anstehen, ergeben sich aus den nachfolgenden Fragen:

---

[1] Risikofaktoren sind beobachtbare oder meßbare Charakteristika der klinisch Gesunden, welche es ermöglichen, das Vorkommen von Gesundheitsschädigungen vorauszusagen oder eine Prognose zu stellen. Der Begriff „Gesundheitsfaktor" wurde vorgeschlagen, um das Gegenteil eines Risikofaktors zum Ausdruck zu bringen, das heißt, ein Charakteristikum, welches mit einem Krankheitsvorkommen zu assoziieren ist, das hinsichtlich seiner Häufigkeit unter dem Durchschnitt liegt; das Vorkommen von Verletzungen oder Behinderungen soll hier mit eingeschlossen sein.

„Stellt eine Verringerung der maximalen aeroben Kapazität einen Risikofaktor bei gleichzeitig bestehender gesundheitlicher Schädigung im Bereich des cardiorespiratorischen Apparates dar?"

„Vermag eine gut ausgebildete Rückenmuskulatur das Vorkommen von Lumbal-Syndromen zu verringern?"

Diese und ähnliche Fragen können zufriedenstellend nur beantwortet werden, wenn man sich auf die Ergebnisse von Langzeitstudien mit größeren Populationen stützen kann. Über derartige Untersuchungen ist noch nirgendwo berichtet worden. Aus diesem Grunde sollte man den Wert arbeitsphysiologischer Charakteristika hinsichtlich ihrer Spezifität und Empfindlichkeit, etwa bei der Erarbeitung von standardisierten, gesundheitsbestimmenden Größen, zur Zeit noch mit großer Zurückhaltung beurteilen.

Indessen legen praktische Erfahrungen, gestützt durch experimentell geführte Nachweise (vgl. Reville, 1970; Fox et al., 1971), die Vermutung nahe, daß zwischen körperlichem Leistungsvermögen und Gesundheit eine positive Beziehung besteht. Wir wollen uns deshalb für den Augenblick die Auffassung zu eigen machen, daß zum Beispiel durch eine verringerte maximale aerobe Kapazität ein Risikofaktor gegeben ist und daß eine hohe maximale aerobe Kapazität einen positiven Gesundheitsfaktor bedeutet. Auf dieser Basis wollen wir einige praktische Probleme besprechen, welche sich aus dieser Annahme möglicherweise ergeben. Zwei Probleme sind im Hinblick auf präventive Maßnahmen von Wichtigkeit. Das eine besteht in der Frage, wie eine verringerte aerobe Kapazität definiert und identifiziert werden sollte, das andere ergibt sich bei der Bestimmung der Methode, mittels welcher dieser Zustand — falls bestehend — am bestem behoben oder reduziert werden kann. Gleichzeitig damit wäre die Frage zu klären, in welchem Lebensalter dies zu geschehen hat.

Definition und Identifikation der erniedrigten maximalen aeroben Kapazität

Das Problem, welches in der Herstellung einer Beziehung zwischen optimaler körperlicher Leistungsfähigkeit und Gesundheitszustand besteht, wurde vor einigen Jahren von einer Experten-Gruppe der Weltgesundheitsorganisation diskutiert (Optimum physical performance capacity in adultes. Wld. Hlth. Org. techn. Rep. Ser. 1969, No. 436). Die Gruppe kam zu dem Ergebnis, daß zum augenblicklichen Zeitpunkt keine Empfehlung hinsichtlich eines optimalen Levels für körperliche Leistung ausgesprochen werden kann; gleichzeitig wurde jedoch der Hoffnung Ausdruck gegeben, daß es gelingen könnte, Standardwerte von Populationen zu ermitteln, die, soweit feststellbar, noch nicht den schädigenden Einflüssen ausgesetzt sind, die unsere moderne, zu körperlicher Inaktivität anhaltende Zeit mit sich bringt.

Falls dieses Konzept aufgegriffen wird, wird es möglich sein, auf der Basis statistischer Kriterien Normalwerte zu ermitteln; das heißt, daß zum Beispiel die obere und untere Grenze des Normalbereiches in Bezug auf die maximale aerobe Kapazität definiert werden kann, und zwar mittels der durchschnittlichen $\pm$ 2 Standard-Abweichungen, wobei allerdings vorausgesetzt werden muß, daß das Charakteristikum in der betreffenden Population normal verteilt ist. Für den Augenblick darf man einen Wert, der niedriger liegt als derjenige, der die untere Grenze des Normalbereiches bezeichnet, als einen Risikofaktor betrachten, während Werte, die innerhalb oder oberhalb des Normalbereiches liegen, als quantitative Gesundheitsfaktoren angesehen werden können. Standardwerte, die auf diesem Prinzip basierend ermittelt wurden, stehen für die Bevölkerung Norwegens zur Verfügung; es handelt sich dabei um die Altersgruppen zwischen 8 und 80 Jahren.

Die Identifizierung einer Person mit einem arbeitsphysiologischen Risikofaktor ist ein Problem der Belastungsprüfung. Über die hierfür zur Verfügung stehenden Methoden kann man sich in einer ganzen Reihe von Veröffentlichungen orientieren; hier soll ein kürzlich erschienenes Handbuch erwähnt werden, welches von der Weltgesundheitsorganisation unter dem Titel „Grundlagen der Belastungsprüfung" veröffentlicht wurde.

Die maximale aerobe Kapazität kann durch die Bestimmung der maximalen Sauerstoffaufnahme ermittelt werden; diese wiederum erfaßt man entweder mittels der direkten oder der indirekten Methode. Das erste Verfahren ist die Methode der Wahl; indessen ist diese Untersuchung zeitraubend und teuer, außerdem handelt es sich — im Prinzip — um eine in der Forschung übliche Methode. Das letztere Verfahren ist einfach und billig; mit Hilfe einer gelernten Kraft kann es für breitbasig angelegte Untersuchungen benützt werden. Diese Methode hat allerdings den Nachteil der Ungenauigkeit. Es gibt jedoch eine indirekte Methode —, und diese soll hier vorgeschlagen werden — welche für die Identifikation von Personen, die eine abnormal niedrige Funktion aufweisen, einen hinreichenden Grad von Genauigkeit bietet (K. Lange-Andersen, i. Vorb.). Bei diesem Verfahren wird die Versuchsperson dreimal, bei jeweils verschiedener Belastung, auf dem Fahrrad-Ergometer getestet; jede Testperiode dauert 5 min, wobei während der letzten Minute die Herzfrequenz erfaßt wird. Diese wird dann zur Arbeitsleistung in Verhältnis gesetzt und das Ganze auf Standard-Diagramme übertragen, auf welchen die Grenzen des Normalbereiches eingetragen sind. Auf diese Weise gelingt es, die mit hohem Risiko belasteten Personen zu erfassen.

Trainingseffekt bei Erwachsenen

Benestad (1972) hat die verfügbaren Informationen über die Wirkung körperlichen Trainings bei Erwachsenen zusammengefaßt. Die maximale aerobe Kapazität kann im Verlauf eines 3 bis 6 Monate betriebenen regelmäßigen Ausdauer-Trainings um 10 bis 20% verbessert werden. Geschlechtsunterschiede bestehen hier nicht, die Trainierbarkeit geht aber offensichtlich im zunehmendem Alter zurück.

Querschnittsstudien an einzelnen Bevölkerungsgruppen haben einige Aufschlüsse über die Beziehung zwischen Alterungsprozeß und maximaler aerober Kapazität geliefert; ebenso wurden körperlich aktive Männer hinsichtlich der gleichen Fragestellung mit solchen verglichen, die eine ruhigere Lebensweise pflegen (Lange-Andersen, 1966). Obwohl sich bei den körperlich aktiven Leuten höhere Durchschnittswerte ergaben als bei den anderen, zeigte sich, daß hinsichtlich der Geschwindigkeit des Alterns kein Unterschied besteht, soweit der jeweilige Grad körperlicher Aktivität aufrechterhalten wird. Sportler, die zwischen 20 und 30 Jahren über eine hohe maximale aerobe Kapazität verfügen, verlieren diese weit schneller als der normale Mensch, wenn sie ihr Training abbrechen (Eriksson et al., 1971).

Es gibt keinen ausreichenden Nachweis dafür, daß der Altersverlauf in Bezug auf die körperliche Leistungsfähigkeit eines klinisch gesunden Individuums einem Schema folgt, welches — abgesehen von der ererbten Gen-Konstitution — einmal vom Grad der Fitneß, der am Ende der Adoleszenten-Periode besteht, und zum anderen von dem Grad gewohnheitsmäßiger körperlicher Aktivität während des Erwachsenenlebens bestimmt wird.

Darüberhinaus kann während des Erwachsenenalters nur ein ganz geringer Zugewinn an maximaler aerober Kapazität erzielt werden; dieser erfordert dazu hartes und regelmäßiges Training. Trainingsprogramme dieser Art sind jedoch für den normalen Menschen sowohl in seelischer als auch in sozialer Hinsicht kaum zumutbar.

Die sich aus dieser Darlegung ergebenden Schlußfolgerungen bestehen im wesentlichen in der Aussage, daß maximale aerobe Kapazität und risikomindernde arbeitsphysiologische Charakteristika am besten und mit optimalem Erfolg im Kindes- und Jugendalter trainiert werden können.

Wie steht es dann mit der Trainierbarkeit des heranwachsenden Kindes?

Die Trainierbarkeit während des Kindes- und Jugendalters

Parizkowa und Sprynarowa veröffentlichten 1967 die Ergebnisse einer Langzeitstudie, in deren Verlauf 96 Jungen, deren Alter zwischen 11 und 15 Jahren lag, jährlich einmal untersucht worden waren. Die Kinder hatte man in Untergruppen eingeteilt, die sich am jeweiligen Muster ihrer gewohnheitsmäßigen körperlichen Aktivität orientierten. Die Studie ergab unzweideutig, daß regelmäßiges Training auf den Körperbau, auf Körperhaltung und maximale aerobe Kapazität einen begünstigenden Einfluß ausübt.

Ekblom (1971) führte ein kontrolliertes Trainings-Experiment durch, an dem 14 Jungen, die zum Beginn der Untersuchung 11 Jahre alt waren, teilnahmen. Sie wurden 32 Monate lang beobachtet und waren in zwei Gruppen eingeteilt, eine Trainings- und eine Kontroll-Gruppe. Das Ergebnis zeigte, daß die trainierten Jungen einen größeren Zuwachs an maximaler aerober Kapazität aufwiesen als diejenigen, die in der Kontroll-Gruppe waren; dieser Zuwachs überstieg auch das aufgrund des normalen Wachstums zu erwartende Maß. Dies (und andere Untersuchungsergebnisse) deuten darauf hin, daß im Jugendalter sowohl im Hinblick auf physiologische als auch auf einige morphologische Charakteristika eine gute Trainierbarkeit besteht.

Indessen sind individuelle Kapazitäten und interindividuelle Variationen im Hinblick auf eine Verbesserung der Körpercharakteristika durch Training während der Kindheit und des Jugendalters nicht gründlich genug erforscht. Einen gewissen Einblick in das Problem erlaubt die Untersuchung von Spitzensportlern. Erwachsene Spitzensportler, die sich Langzeitbelastungen unterziehen, besitzen eine maximale aerobe Kapazität, die diejenige des durchschnittlichen Menschen gleichen Alters um 100% übertrifft. Hochleistungssportler stellen sicherlich nur einen kleinen Teil der Gesamt-Population dar, und sie rekrutieren sich mit Wahrscheinlichkeit aus der Gruppe, in der eine Überlegenheit hinsichtlich körperlicher Leistungsfähigkeit schon genetisch angelegt ist.

Zur Untersuchung der Frage der Trainierbarkeit während des Kindes- und Jugendalters wurden auch junge Schwimmer herangezogen. Viele der erfolgreichsten Schwimmer beginnen ihr Training bereits im frühen Kindesalter, und einige erreichen ihren Leistungsgipfel, bevor sie ins Erwachsenenalter eingetreten sind. Dieser Sachverhalt bietet eine besonders günstige Gelegenheit zur Untersuchung der biologischen Anpassung an ein im Kindes- und Jugendalter durchgeführtes Training. Es ergibt sich die Gelegenheit, jugendliche Spitzenschwimmer mit gleichaltrigen Schülern zu vergleichen.

Dieses Verfahren wurde von einer ganzen Reihe von Untersuchern angewandt. Åstrand et al. (1963) untersuchten Schwimmerinnen und fanden heraus, daß deren maximale aerobe Kapazität um 10% höher lag als diejenige anderer Mädchen gleichen Alters. Seliger (1968) fand ähnliches beim Vergleich von normalen Schuljungen mit Schwimmern. Lange-Andersen u. Magel (1970) untersuchten 10 junge Schwimmer der norwegischen Spitzenklasse und stellten sie 42 normalen Schuljungen gegenüber, die durch eine Zufallsauslese erfaßt worden waren. Die untersuchten Personen waren ungefähr 17 Jahre alt. Der Vergleich lieferte wichtige funktionelle Unterschiede. Bei einem Vergleich auf der Basis des Körpergewichts erwies sich, daß die Schwimmer den normalen Schuljungen hinsichtlich der maximalen Sauerstoffaufnahme um 20% überlegen waren. Die durchschnittliche maximale Sauerstoffaufnahme lag bei den Schwimmern bei 4,33 l/min oder bei 59 ml/min/kg Körpergewicht. Diese Zahlen entsprachen denjenigen, welche man bei hochtrainierten amerikanischen Schwimmern ermittelt hatte, die der Weltelite angehören (Magel u. Faulkner, 1967). Dieser Vergleich legt die Vermutung nahe, daß die norwegischen Schwimmer etwa zu der Zeit, zu der sie das Ende der Wachstumsakzeleration erreicht hatten, gleichzeitig am Limit ihrer physiologischen Anpassungsfähigkeit angekommen waren oder zumindest dicht davor standen. Diese Feststellung bezieht sich selbstverständlich nur auf ein Limit, das bei dieser besonderen Art des Schwimm-Trainings erreicht werden kann.

Die Schlußfolgerung, die aus experimentellen und epidemiologischen Untersuchungen gezogen werden kann, besteht darin, daß eine Verbesserung der maximalen Sauerstoffaufnahme bis zu 20% durch ein Training während der jugendlichen Wachstums-Akzeleration erreicht werden kann. Dem gleichlaufend ist eine Optimierung der funktionellen anatomischen Dimensionen, womit die Größe des Herzens, der Lunge, etc. gemeint ist. Es gibt Hinweise darauf (Eriksson et al., 1971), daß dann, wenn die Versuchspersonen nach einer körperlich aktiven Periode in der Jugendzeit eine ruhigere Lebensweise annehmen, die verbesserte maximale aerobe Kapazität auf das Durchschnittsniveau der Gesamt-Population absinkt, wobei aber der optimierte morphologische Zustand unverändert bleibt.

Schlußfolgerungen

1. Es scheint, daß die Zeit gekommen ist, in der epidemiologische Forschungen nachhaltig unterstützt werden sollten, die sich mit der Bedeutung arbeitsphysiologischer Charakteristika befassen. Dies trifft insbesondere im Hinblick auf deren Rolle als Risiko- und Gesundheits-Faktoren zu, mit deren Hilfe ein projektiver, auf die kindliche Gesundheit bezogener Standard entwickelt werden kann.

2. Die arbeitsphysiologischen Testmethoden sind standardisiert. Es gibt ein einfaches Verfahren, das erlaubt, mit hinreichender Genauigkeit diejenigen Kinder zu ermitteln, die eine ungewöhnlich schlechte körperliche Leistungsfähigkeit aufweisen.

3. Die Hinweise, die das mit einer geminderten körperlichen Leistungsfähigkeit verbundene Gesundheits-Risiko belegen, reichen aus, um die Forderung nach einem vorbeugenden körperlichen Trainings-Programm für Kinder mit abnorm niedriger Leistungsfähigkeit zu rechtfertigen.

Literatur

Åstrand, P.-O., Engström, L., Eriksson, B., Karlberg, P., Nylander, I., Saltin, B., Thorén, C.: Girl swimmers. Acta paediat. Suppl. **147**, 75 (1963).

Benestad, A. M.: Virkningen av fysisk aktivitet på den aldersbetingede reduksjon av arbeidskapasiteten. To be published in Tidsskr. f. Den norske lægefor.

Chapman, J., Goerke, L., Dixon, W., Loveland, D., Phillips, E.: Measuring the risk of coronary heart disease in adult population groups. The clinical status of a population group in Los Angeles under observation for two to three years. Amer. J. publ. Hlth **47**, 33—42 (1957).

Ekblom, B.: Physical training in normal boys in adolescence. Acta paediat. scand. Suppl. **217**, 60—63 (1971).

Eriksson, B., Engström, I., Karlberg, P., Saltin, B., Thoren, C.: A Physiological analysis of former girl swimmers. Acta paediat. scand. Suppl. **217**, 68—71 (1971).

Fox III, S.M., Naughton, J.P., Haskell, W.L.: Physical activity and the prevention of coronary heart disease. Ann. clin. Res. **3**, 404—432 (1971).

Kannel, W.B.: Habitual level of physical activity and risk of coronary heart disease. Canad. med. Ass. J. **96**, 811—812 (1967).

Lange-Andersen, K. Shephard, R.J., Denolin, H., Varnauskas, E., Masironi, R.: Fundamentals of Exercise Testing. World Health Organization. Geneva 1971.

— Magel, J.: Physiological adaptation to a high level of habitual physical activity during adolescence. Int. Z. angew. Physiol. **28**, 209—227 (1970).

— Work capacity of selected populations. In: P.T. Baker, J.S. Weiner (ed.): The Biology of Human Adaptability. Oxford 1966.

Magel, J., Faulkner, J.A.: Maximum oxygen uptakes of college swimmers. J. appl. Physiol. **22**, 929—933 (1967).

Morris, J.N., Heady, J.A., Raffle, P.A.B., Roberts, C.G., Parks, J.W.: coronary heart disease and physical activity of work. Lancet **2**, 1053—1057, 1111—1120 (1953).

Parizkowa, J., Sprynarowa, S.: Longitudinal study of the changes of body composition, body build and aerobic capacity of boys of different physical activity from 11—15 years. 2. Int. Seminar. Ergometry. Institut für Leistungsmedizin, Berlin 1967.

Reville, Ph.: Sport for all. Physical activity and the prevention of disease. Council of Europe. Council for Cultural Co-operation. Strasbourg 1970.

Rosenman, R.H.: The influence of different exercise patterns on the incidence of coronary heart disease in the western collaborative group study. In: D. Brunner, E. Jokl (ed.): Physical Activity and Aging. Baltimore 1970.

Seliger, V.: The influence of sport training on the efficiency of juniors. Int. Z. angew. Physiol. **26**, 309—322 (1968).

Kurzreferate

In den ersten Referaten wurden Ergebnisse der Leistungsprüfung an Kindern und Jugendlichen vorgetragen.

St. Royce (Milwaukee) schilderte in seinem Referat „A measurement of fitness in adolescence" einen einfachen Test, mit dem die Leistungsfähigkeit und aerobe Kapazität Jugendlicher beurteilt werden kann. Die Untersuchungspersonen werden danach aufgefordert, innerhalb von 10 min so weit wie möglich zu laufen. Sofort im Anschluß an diese Laufbelastung wird die Pulsfrequenz registriert. Das Verhältnis von zurückgelegter Wegstrecke und Pulsfrequenz ergibt einen Leistungsquotienten, den der Autor als Fitneß-Index bezeichnet. (In der Diskussion wurden Bedenken gegen diesen Test geäußert, da die Belastung nicht exakt dosierbar und wohl auch zu hoch sei, um nur den aeroben Stoffwechsel zu beanspruchen).

K. Asano (Tokio) untersuchte in „Aerobic power and heart volume of Japanese adolescence" spiroergometrische Leistungsfähigkeit und Herzvolumen bei 175 gesunden, untrainierten japanischen Jungen und 136 Mädchen im Alter von 9 bis 20 Jahren. Die maximale Sauerstoffaufnahme wurde bei einer Laufbelastung gemessen, das Herzvolumen

Jugendsport und Sportmedizin

röntgenologisch bestimmt. Die maximale Sauerstoffaufnahme stieg bei Jungen bis zum 20. Lebensjahr und zwar bis auf 3,5 l pro min. Bei Mädchen stieg sie bis zum 15. Lebensjahr auf 2,0 l pro min. Dieser Anstieg der maximalen Sauerstoffaufnahme setzte bei Mädchen 3 Jahre früher ein und zwar in erster Linie zwischen dem 9. und 13. Lebensjahr, während sie sich bei Jungen im Alter von 12 und 16 Jahren am stärksten steigerte (Abb. 1). Im 9. Le-

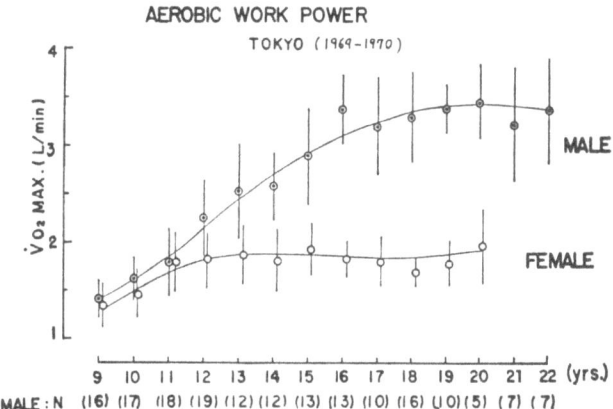

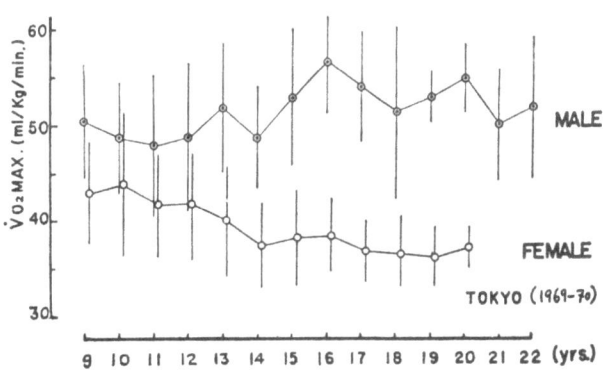

Abb. 1

bensjahr lag das durchschnittliche Herzvolumen bei beiden Geschlechtern bei durchschnittlich 360 ml. Bei den Jungen kam es bis zum 17. Lebensjahr zu einem deutlichen Anstieg des Herzvolumens bis auf 680 ml, dann stellte sich ein Plateau ein. Bei den Mädchen stieg das Herzvolumen auf 560 ml im 14. Lebensjahr. Es lag also um 20% niedriger als bei den Jungen (Abb. 2). Bei der Berechnung des Herzvolumens fiel auf, daß bis zum 17. Lebensjahr vor allem der Durchmesser in der Frontalebene zunahm, während sich der Tiefendurchmesser vor allem in dem Lebensalter von 9 bis 12 Jahre vergrößerte. Die maximale Sauerstoffaufnahme korrelierte mit dem Herzvolumen statistisch signifikant bei Jungen und

Sport und Lebensalter

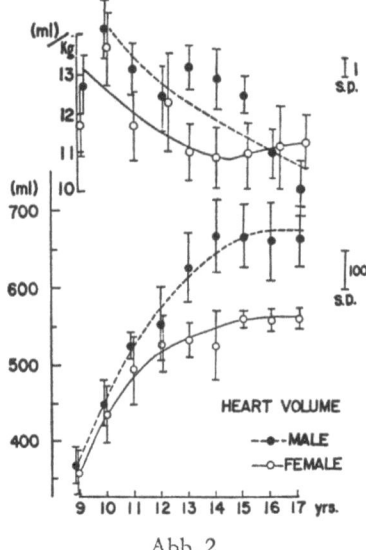

Abb. 2

Mädchen im Alter von 9 bis 17 Jahren, besonders in der Altersgruppe von 9 bis 11 Jahren war die Korrelation ausgeprägt (Abb. 3). Grundsätzlich stimmen diese Ergebnisse überein mit ähnlichen Untersuchungen in Deutschland an Kindern verschiedenen Lebensalters.

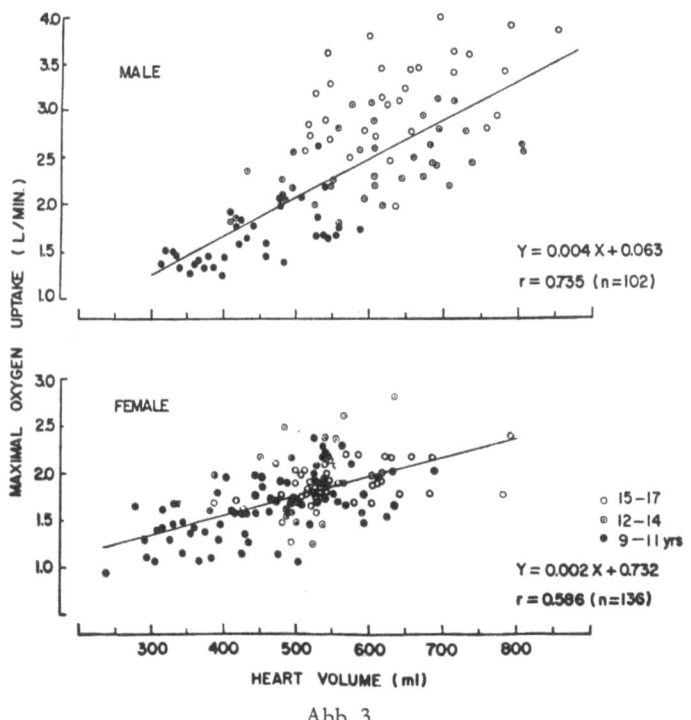

Abb. 3

Jugendsport und Sportmedizin

J. A. Mondria (Mar del Plata) untersuchte in seinem Referat „Atmungskapazität und Atmungsfunktion" bei 70 Kindern verschiedener Altersgruppen Vitalkapazität und Atemfrequenz und fand bei 5jährigen Kindern nur $1/3$ der Vitalkapazität des Erwachsenen, bei 6 bis 12jährigen Kindern war sie bis auf die Hälfte angestiegen und bei 10 bis 12jährigen bis auf 60%. Die Atemfrequenz lag bei Kindern fast doppelt so hoch. Der Autor folgert daraus, daß bei Kindern Atemübungen durchgeführt werden sollten und Atemhindernissen wie Haltungsschäden, Thoraxdeformationen, Atemweghindernisse wie Nasenpolypen und Nasenmißbildung rechtzeitig vorgebeugt bzw. diese beseitigt werden müssen.

In den folgenden Referaten wurden weitere anthropometrische und organfunktionelle Beobachtungen an Normalpersonen und gut trainierten Jugendlichen mitgeteilt.

K. Ratschew (Sofia) untersuchte in „Die Altersdynamik und Vervollkommnung der physischen Eigenschaften bei der Sportvorbereitung der Jugend" die Altersentwicklung von physischen Eigenschaften von Kindern und Jugendlichen. Die Schnelligkeit hatte bei beiden Geschlechtern bis zum 10. Lebensjahr ihren Höhepunkt erreicht. Er untersuchte die Altersentwicklung von Schrittlänge und -frequenz und der Laufgeschwindigkeit bei 1400 Personen im Alter von 3 bis 21 Jahren (Abb. 5). Diesen Ergebnissen wurden die Durch-

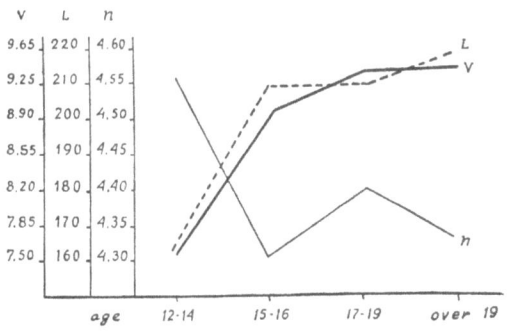

Abb. 4a. Graphische Darstellung von Schrittfrequenz, Schrittlänge und Laufgeschwindigkeit, trainierte männliche Sprinter.
——n = Schritte pro sec; - - - 1 = Schrittlänge (cm); ——v = Geschwindigkeit (m/sec)

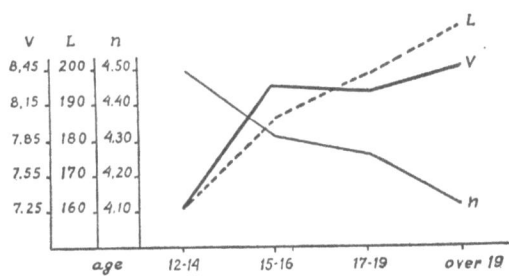

Abb. 4b. Gleiche Darstellung wie Abb. 4a; jedoch trainierte weibliche Sprinter

schnittswerte von bulgarischen Sprintern gegenübergestellt (Abb. 4a, 4b). Die Schnelligkeit ließ sich am besten fördern durch „schnelle Übungen", bei älteren Kindern in Kombination mit Kraftübungen, während sie durch isometrisches Krafttraining nicht beeinflußt wurde.

Sport und Lebensalter

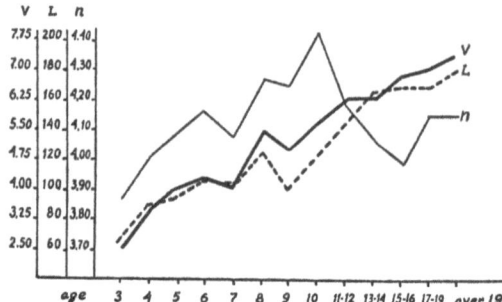

Abb. 5. Gleiche Darstellung wie Abb. 4a; jedoch untrainierte Männer

S. Popow (Sofia) verfolgte in „Längsschnittuntersuchung der physischen Leistungsfähigkeit von Kindern im Alter von 3 bis 15 Jahren" die physische Leistungsfähigkeit bei 200 Kindern vom 3. bis zum 15. Lebensjahr. Er fand den stärksten jährlichen Leistungszuwachs im Vorschulalter. Die Laufgeschwindigkeit stieg im Beobachtungszeitraum von 12 Jahren um 260% bei den Jungen, 240% bei den Mädchen. Beim Standweitsprung betrug der Leistungszuwachs 403% bzw. 386%. Die stärkere Überlegenheit der Jungen war besonders eindrucksvoll beim Schlagballweitwurf, wo es zu einem Leistungsanstieg in den 12 Jahren um 1207% kam, im Vergleich zu 855% bei Mädchen, die im Durchschnitt nur 58% der Wurfweite der Jungen erreichten. Die sporttreibenden Kinder übertragten in beiden Geschlechtern nichtsporttreibende in allen drei Disziplinen: Lauf, Sprung, Wurf. Die geschlechtlich früher entwickelten Jungen, beurteilt an den sekundären Geschlechtsmerkmalen, waren den anderen überlegen, während beim Mädchen das Einsetzen der Menstruation eher einen hemmenden Einfluß auf die Leistung hatte.

V. Seliger et al. (Prag) untersuchten in „Physical performance capacity of youth in Czechoslovakia" 2500 Jugendliche in den Altersgruppen von 12, 15, 18 und 25 Jahren auf dem Land und in der Stadt nach anthropometrischen Kriterien und mit der Fahrradergometrie und verglichen die Ergebnisse mit den Untersuchungen an 388 Athleten. Sie fanden mit zunehmendem Alter eine Abnahme der subkutanen Fettschicht, die bei Athleten stärker ausgeprägt war. Die Ergometerbelastbarkeit ging bei zunehmendem Alter zurück, bei Athleten jedoch wesentlich geringer. Die maximale Sauerstoffaufnahme blieb konstant bis zum 18. Lebensjahr, fiel dann aber bis zum 25. Lebensjahr bei Nichtsportlern deutlich ab, während sie bei Athleten konstant blieb. Die größte funktionelle Anpassung fand man bei Personen, die Sportarten mit vorwiegender Beanspruchung durch Geschwindigkeit und Ausdauer betreiben. Wie diese Ergebnisse zeigen, lag die durchschnittliche Leistungsfähigkeit der Tschechen im Vergleich zu anderen europäischen Nationen relativ hoch; es fand sich kein grundsätzlicher Unterschied zwischen Stadt- und Landbevölkerung.

S. Rutenfranz (Gießen) machte in „Physical performance capacity determined as W 170 in youth" ausgedehnte Leistungsprüfungen auf dem Fahrradergometer bei 326 Kindern und 401 Jungen, wobei man die Belastung so wählte, daß eine Pulsfrequenz von 170/min erreicht wurde. Bis zum 18. Lebensjahr kam es bei beiden Geschlechtern zu einem kontinuierlichen Leistungszuwachs. Nach dem 18. Lebensjahr differierte aber die Leistungsfähigkeit stark je nach beruflicher Betätigung, wobei bei vorwiegend sitzend tätigen Jugendlichen die Leistung am niedrigsten lag. Training in einem Verein verbessert die Leistungsfähigkeit erst nach der Pubertät, weil dann bei Untrainierten die Freizeitaktivität stärker abnimmt, vor allem durch die Motorisierung.

In den folgenden Vorträgen wurden die physischen Auswirkungen eines athletischen Trainings bei Kindern und Jugendlichen mitgeteilt. P. Apor und V. Ölveczky (Budapest) berichteten in „Die Entwicklung physiologischer Parameter und der Sportleistung von Kinderwettkämpfern" über die Vitalkapazität, die maximale Leistung bei der Ergometerarbeit und die maximale Sauerstoffaufnahme, den Sauerstoffpuls und den Herzvolumenquotienten bei 8 Kinderschwimmern. Dabei zeigte sich, daß im frühen Kindesalter mit modernen und intensiven Trainingsmethoden in dieser Altersklasse die aerobe Kapazität um 20 bis 100% im Vergleich zu nicht sporttreibenden Altersgenossen sich steigern läßt. Pathologische Auswirkungen eines 5jährigen Langzeittrainings bei Kindern konnten nicht nachgewiesen werden.

L. Komadel, I. Havlícek und E. Rehov (Bratislava) untersuchten in „The influence of four years sport training on the physical development of pupils aged eleven to fifteen Years" 450 Schüler, die ein regelmäßiges Training in Leichtathletik, Gymnastik und Schwimmen durchführten. In der 4jährigen Beobachtungszeit war die physische Entwicklung bei Kindern, die Leichtathletik und Schwimmen betrieben, deutlich beschleunigt, und zwar waren die Leichtathleten im Durchschnitt körperlich größer und die Schwimmer körperlich schwerer als nicht sporttreibende Altersgenossen. Nur die Turner zeigten sowohl bei den Mädchen als auch bei den Jungen eine verzögerte körperliche Entwicklung. Sporttreibende Kinder wachsen besonders intensiv im 12. und 13. Lebensjahr, langsamer in der Periode vom 14. bis 15. Lebensjahr, bei Mädchen verschob sich das Wachstum auf 1 Jahr früher. Im Vergleich zur Normalbevölkerung wachsen Jungen und Mädchen gleichmäßiger ohne Wachstumsschübe. Somit trägt sportliches Training zu einer kontinuierlicheren körperlichen Entwicklung in der kritischen Pubertätsphase bei.

S. Merhautowa (Prag) berichtete in „Die Adaptionsfolgen der Hypodynamie und der Anteil der Körperkultur an der Sicherung der gesunden, allseitigen Entwicklung der neuen Generation" über Untersuchungen, die auf die Ermittlung von Unterschieden der Entwicklung von Großstadtkindern im Pubertätsalter zielten. Die Ergebnisse zeigten, daß bei seit ihrem 10. Lebensjahr intensiv sporttreibenden Kindern die Entwicklung der körperlichen Tüchtigkeit im 13. Lebensjahr wesentlich gleichmäßiger war. Dagegen wiesen nicht sporttreibende Kinder markantere Unterschiede im morphologischen und funktionellen Parameter auf. Ein Vergleich heute lebender, nicht sporttreibender Kinder der o. g. Altersstufe mit Untersuchungsergebnissen, die vor 10 Jahren an damals 13jährigen Großstadtkindern ermittelt wurden, brachte zwar keine Unterschiede in der somatischen Entwicklung, aber ein Nachlassen des Niveaus der für die Entwicklung der motorischen Funktion wichtigen Kennzahlen. Die Referentin folgerte deshalb, daß der obligatorische Sportunterricht in der Schule für Großstadtkinder keine ausreichende Kompensation der Hypodynamik bringt.

P. Slantschew (Sofia) untersuchte in seinem Referat „Die physische Entwicklung der Sportler" Auswirkungen verschiedener Sportarten auf die physische Entwicklung von Sportlern anhand von 32 anthropometrischen Kriterien, die er mit ähnlichen Untersuchungen an Normalpersonen verglich. Turner waren im Durchschnitt kleiner, mit langem Rumpf und stark entwickelter Schultergürtelmuskulatur. Volleyballspieler waren größer, mit langen, aber weniger kräftigen Armen, schwach entwickeltem Brustkorb, aber mit besonders kräftigem Becken und stärkerer Beckenmuskulatur; Basketballspieler waren groß bei relativ kurzen Armen und die Muskelkraft besonders des Rumpfes war unterdurchschnittlich entwickelt. Bergsteiger waren eher klein mit langem Rumpf und verfügten über besonders starke Muskelkraft in den Armen. Der Brustkorb dagegen war nur schwach entwickelt.

In dieser unterschiedlichen Entwicklung der anthropometrischen Parameter bei verschiedenen Sportlern sieht der Autor einen indirekten Beweis für eine spezifische Einwirkung unterschiedlicher Sportarten auf die physische Entwicklung des Menschen.

R. Shephard (Toronto) fand in „Sport for youth — the eskimo approach" bei kanadischen Eskimos im jugendlichen Alter eine ungewöhnlich hohe kardiopulmonale Leistungsfähigkeit im Vergleich zu Jugendlichen, die in Toronto leben. Die maximale Sauerstoffaufnahme lag bei Eskimojungen bei 63 ml/kg × min, bei Toronto-Jungen bei 51 ml/kg × min, bei Mädchen entsprechend bei 53 bzw. 41 ml/kg × min. Auch unter Berücksichtigung der Tatsache, daß die Toronto-Kinder wesentlich fetter waren, beurteilt an der Hautfaltendicke an drei verschiedenen Körperstellen, lag die relative maximale Sauerstoffaufnahme bei Eskimo-Kindern wesentlich höher. Die Muskelkraft dagegen war bei beiden gleich.

Dies konnte jedoch darauf zurückgeführt werden, daß die Kraft des Faustschließens bei Eskimo-Kindern nicht so entwickelt war, weil die Hände fast ständig durch dicke Handschuhe gegen Kälte geschützt werden. Für die höhere Leistungsfähigkeit bei Eskimo-Kindern scheinen mehr äußere Umstände und weniger genetische Faktoren verantwortlich zu sein. Bei Eskimo-Kindern, die in ihren Familien ein mehr „städtisches" Leben führten, lag die Leistungsfähigkeit um 30% niedriger als bei den Eskimo-Kindern, die z. B. ihre Väter auf der Jagd begleiten und in ihrer Freizeit viel Bewegungsspiele mit Hunden durchführten.

R. W. Grueninger (Kenosha) verglich in „Physical growth, body size, and physique in relation to motor performance" das körperliche Wachstum mit der physischen und psychischen Entwicklung von Schülern. Ein verzögertes oder schlechtes körperliches Wachstum ging stets einher mit verminderter physischer Leistungsfähigkeit. Der Autor fand Hinweise dafür, daß zwischen der physischen Entwicklungund der Schulleistung eines individuelle, jedoch nicht generelle Beziehung besteht.

W. Areno (Rio de Janeiro) wies auf die Notwendigkeit und auch auf die Gefahren des Sports im Kindes- und Jugendalter hin, vor allem in den verschiedenen Phasen der Pubertät.

A. Hunold (Berlin) ging in „Leistungsnormen als medizinisches und pädagogisches Problem"* auf die Bedeutung von Leistungsnormen im Jugendsport ein. Diese von Pädagogen und Sportmedizinern aufgestellten Normen sollen Jugendliche zu höheren körperlichen und sportlichen Leistungen anregen. Durch das Erwerben von Abzeichen, Auszeichnungen und Diplomen bei verschiedenen sportlichen Veranstaltungen, z. B. auch der Spartakiade-Wettkämpfe würden neue Kräfte erweckt, Erfolgserlebnisse vermittelt, das Selbstbewußtsein Jugendlicher gefördert und eine höhere soziale Stellung im Staat gesichert. Somit seien Leistungsnormen in der sozialistischen Gesellschaft der DDR für Kinder und Jugendliche ein bedeutsames Mittel zur Entwicklung wertvoller Persönlichkeitsmerkmale.

F. Novakovic (Tuttlingen) bezweifelte, daß das Prinzip von Leistungsnormen im Sport zu Hochleistungen führt und befürchtet vor allem eine Vermassung im Sport.

Gegen den Begriff der Vermassung verwahrte sich Hunold. Im Streben der Jugend nach sportlicher Leistung erblickt er einen Prozeß, der in der DDR als Einheit von physischer Vervollkommnung und sozialistischer Erziehung gestaltet wird und in dem allseitig entwickelte Persönlichkeiten geformt werden.

---

* Vollständige Fassung in: Theorie und Praxis der Körperkultur **21**, 1112—1114 (1972).

Sport im höheren Lebensalter

Einführung.* V. Seliger (Prag)

Es ist ein allgemeines biologisches Gesetz, daß ein lebender Organismus entsteht und nach einer bestimmten Lebensdauer zu existieren aufhört. Während der Lebenszeit der Individuen spricht man von Kindheit und Adoleszenz, wenn der Organismus wächst und sich entwickelt, später vom Erwachsenenalter. Zu Beginn dieser Periode zeigen die Individuen ihre volle Kraftentfaltung, sehr bald jedoch erscheinen die biologischen Symptome des Alterns. Während im Verlaufe der Wachstumsphase die funktionellen Fähigkeiten des Organismus zunehmen, beginnen sie in der Erwachsenenphase bald geringer zu werden. Der Fortschritt der medizinischen Wissenschaften erweiterte die aktive Phase des hohen Alters und die Dauer voller funktioneller Fähigkeiten; der Mensch ist in der Lage, über einen längeren Zeitraum hinweg am Produktionsprozeß teilzunehmen, und die menschliche Lebensdauer ist eindeutig verlängert.

Die Bewegung hat sich als ein wichtiger Faktor bei der Ausgestaltung des Funktionsgrades des Organismus erwiesen. Es ist wohl bekannt, daß Menschen mit guter körperlicher Leistungsfähigkeit viel widerstandsfähiger gegen Störungen ihres inneren Gleichgewichts sind. Dies beruht auf Anpassungsvorgängen an aktive körperliche Bewegungen. Zusammen mit dieser spezifischen Adaptation vollzieht sich auch eine nichtspezifische, die sich als besonders wichtig erweist, da sie die Widerstandsfähigkeit gegenüber den Streßsituationen des täglichen Lebens steigert. Gegenwärtig wird der Tagesablauf des menschlichen Lebens mehr und mehr mit verschiedensten Reizen überlastet, die zu einer rascheren Ermüdung führen und die Regulationsmechanismen des inneren Gleichgewichts erheblich belasten. Als Beispiele für Stimuli dieser Art können die alltäglichen statischen Belastungen des Körpers durch Arbeit im Sitzen oder im Stehen, zahlreiche psychische Streßsituationen bei der Arbeit oder anderen Tätigkeiten, Lärm, Infektionen etc. dienen. Folgerungen sind, daß einerseits die Gesellschaft versucht, diese Reize, die den Organismus in so ungünstiger Weise beeinflussen, zu beseitigen; andererseits, daß wir versuchen, die Folgen dieser Streßsituationen zu verringern, indem wir die Widerstandsfähigkeit des Organismus steigern. Körperliches Training hat sich als eine sehr gute Maßnahme zu diesem Ziel und Zweck erwiesen. Die moderne präventive Medizin kann nachweisen, daß zwischen den Haupttodesursachen im Bereiche der Herz-Kreislauferkrankungen und der täglichen körperlichen Aktivität des Individuums ein enger Zusammenhang besteht. Die Weltgesundheitsorganisation hat deshalb öffentlich auf die Notwendigkeit optimaler körperlicher Betätigung des Menschen als eines wichtigen Faktors zur Vermeidung von Zivilisationskrankheiten hingewiesen.

---

* Übersetzung aus dem Englischen.

Sport und Lebensalter

W. Hollmann (Köln)

Der Einfluß von Ausdauertraining auf kardio-pulmonale und metabolische Parameter im Alter

Die Alterungsvorgänge im menschlichen Organismus sind funktionell gekennzeichnet durch eine Reduzierung der Adaptationsfähigkeit und der Leistungsfähigkeit. Diese Symptome können aber auch beim jungen Menschen beobachtet werden als Folge eines Trainingsverlustes. Es stellt sich daher die Frage: Ist es möglich, zumindest einigen der sogenannten „Alterungsvorgänge" durch körperliches Training zu begegnen? Als bekannt wird vorausgesetzt, daß nur Ausdauertraining, nicht Kraft- oder Schnelligkeitstraining die organische Kapazität positiv beeinflußt.

Soweit es eigene Untersuchungen betrifft, stammen die im folgenden mitgeteilten Befunde von 236 ausdauertrainierten und untrainierten gesunden männlichen Personen des 6. bis 8. Lebensjahrzehnts. Etwa die Hälfte von ihnen war ausdauertrainiert, die andere Hälfte untrainiert. Als Voraussetzung für die Definition „ausdauertrainiert" sehen wir ein tägliches Training von mindestens 10 min Dauer mit Belastungsintensität von mindestens 50 bis 70% der maximalen Kreislaufleistungsfähigkeit an, wobei simultan große Muskelgruppen dynamisch beansprucht werden müssen. Das trifft z. B. zu für Sportarten wie Laufen, Radfahren, Schwimmen, Rudern, Skilanglauf, Rasenballspiele u. a. 50 bis 70% der maximalen Kreislaufleistungsfähigkeit entspricht bei gesunden männlichen und weiblichen Personen des 3. Lebensjahrzehnts einer Pulsfrequenz von 130 bis 150 pro min. Als adäquat gilt ebenfalls ein 3mal wöchentlich durchgeführtes Ausdauertraining von je 30 min Dauer unter Einbeziehung der vorgenannten Kreislaufbeanspruchungsgröße.

Ein besonderes Charakteristikum der von uns untersuchten ausdauertrainierten Personen war, daß 32 von ihnen erst jenseits des 40. Lebensjahres, einige erst nach dem 50. oder gar 60. Lebensjahr ihren Ausdauersport begonnen hatten. Niemand von ihnen war Leistungssportler gewesen oder hatte sich früher intensiv mit Sport befaßt. Die Hauptmotivation zur Aufnahme eines Ausdauertrainings nach dem 40. Lebensjahr waren gesundheitliche oder kosmetische Gesichtspunkte.

Im Folgenden werden die wichtigsten Parameter des kardio-pulmonalen Systems und des Metabolismus beim Untrainierten und Ausdauertrainierten einander gegenübergestellt.

Die maximale Sauerstoffaufnahme, das Bruttokriterium der kardio-pulmonalen Kapazität, erreicht bekanntlich bei männlichen Personen mit dem 18. bis 19. Lebensjahr, bei weiblichen mit dem 14. bis 16. seinen Gipfelwert und nimmt bei nicht sporttreibenden Personen jenseits des 30. Lebensjahres ab. Der Durchschnittsmann des 60. Lebensjahres hat ca. $1/3$ bis $1/4$, die keinen Sport betreibende Frau dieses Alters $1/4$ bis $1/5$ der früheren Maximalkapazität eingebüßt. Dabei wird von Durchschnittswerten ausgegangen (Hollmann, 1965; Reindell et al., 1967; Robinson, 1964).

War im 2. und 3. Lebensjahrzehnt Leistungssport in Ausdauersportarten betrieben und nach Beendigung der sportlichen Laufbahn kein Training mehr durchgeführt worden, so ist der kardio-pulmonale Leistungsverlust (absolut) weitaus größer als bei stets inaktiv gewesenen Personen (Robinson, 1964).

Abb. 1 stellt das Verhalten der maximalen Sauerstoffaufnahme und der Herzgröße in den verschiedenen Lebensdezennien bei Normalpersonen und ausdauertrainierten gesunden älteren Personen dar. Hier soll zunächst nur die maximale Sauerstoffauf-

Sport im höheren Lebensalter

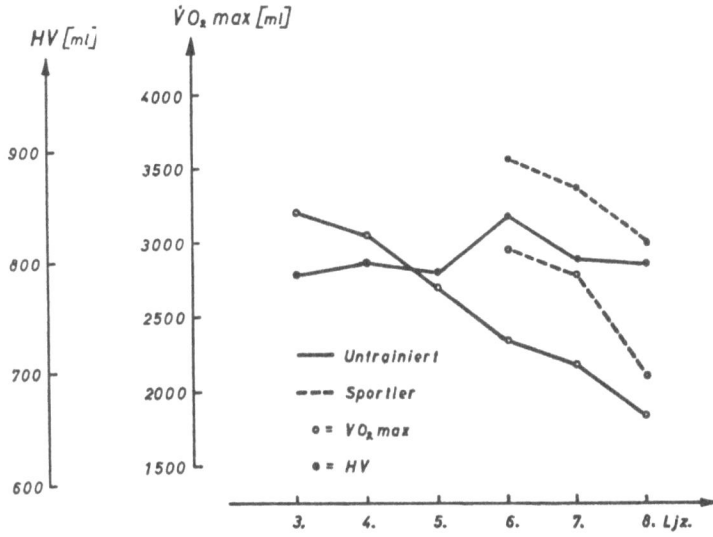

Abb. 1. Die maximale Sauerstoffaufnahme (VO$_{2max}$) und das Herzvolumen (HV) bei ausdauertrainierten und untrainierten männlichen Personen des 6. bis 8. Lebensjahrzehnts. Aufnahme des Ausdauertrainings nach dem 40. Lebensjahr

nahme beachtet werden. Die Differenzen zwischen ausdauertrainierten, die erst jenseits des 40. Lebensjahres ihren Sport begonnen hatten, und untrainierten männlichen Personen im 6. und 7. Lebensjahrzehnt sind hoch signifikant ($p<0,001$), im 8. Lebensjahrzehnt signifikant.

Gleiches ist bei der relativen maximalen Sauerstoffaufnahme (VO$_2$ max/kg) zu sehen. Dieser Wert liegt für eine 75 kg schwere männliche Durchschnittsperson des 20. Lebensjahres bei 40 ml/kg. Als Mittelwert von 65 trainierenden Personen des 6. Lebensjahrzehnts fanden wir demgegenüber 42 ml/kg, bei gleichaltrigen untrainierten 31 ml/kg. Im 7. Lebensjahrzehnt veränderten sich die Werte auf 37,8 ml/kg bzw. 30 ml/kg. Die Differenzen waren in jedem Falle hoch signifikant ($p<0,001$). Die gleiche Beobachtung ist bezüglich der fettfreien Körpermasse zutreffend (Skinner et al., 1964).

Während die Sauerstoffaufnahme auf gegebenen Belastungsstufen im Laufe des Lebens praktisch keine Veränderung erfährt, wachsen mit zunehmender Arbeitsintensität die altersbedingten Differenzen im Atemminutenvolumen auf den einzelnen Belastungsstufen an. Während im Vergleich des 3. und 4. Lebensjahrzehnts der Ventilationsaufwand der älteren nur im Grenzbereich der Leistungsfähigkeit schwach signifikant größer ausfällt, finden sich im Vergleich des 3. zum 5. Lebensjahrzehnts schon in mittleren Belastungsstufen hoch signifikante Unterschiede in der Ventilationsgröße (Hollmann et al., 1970).

Wie Abb. 2 zeigt, bedingt Ausdauertraining auch im höheren Alter eine signifikante Reduzierung des Atemminutenvolumens für eine gegebene Sauerstoffaufnahme im submaximalen Arbeitsbereich. Die maximal erreichbaren Ventilationswerte überhaupt liegen beim Trainierten signifikant höher (Brunner, Jokl, 1970; Fischer et al., 1965; Hollmann, 1965; Reindell et al., 1967).

Sport und Lebensalter

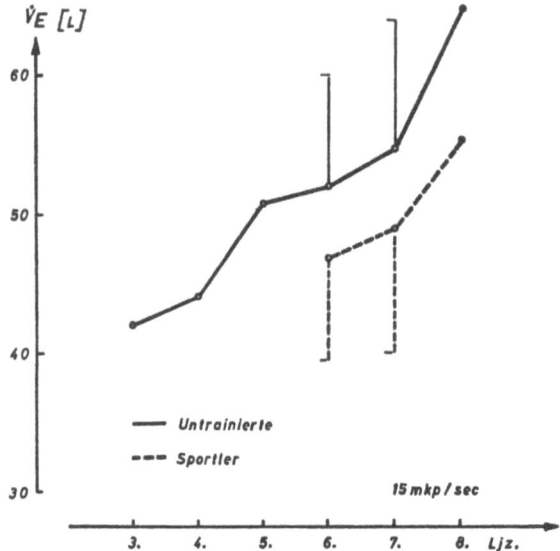

Abb. 2. Das Atemminutenvolumen (VE) bei ausdauertrainierten und untrainierten männlichen Personen des 6. bis 8. Lebensjahrzehnts bei einer Belastungsstufe von 15 mkp/sec

Die maximale Herzschlagfrequenz nimmt vom Kindes- bis zum Greisenalter bei beiden Geschlechtern ab (Gadermann et al., 1969; Hollmann, 1963). Dieser Vorgang, dessen Ursache im Detail noch unbekannt ist, läßt sich durch Training nicht beeinflussen. Hingegen weisen sporttreibende Personen noch im 7. Lebensjahrzehnt auf gegebenen Belastungsstufen eine signifikant niedrigere Pulsfrequenz auf als untrainierte (Abb. 3). Diese Differenz war bei unseren Untersuchungen im 8. Lebensjahrzehnt allerdings kaum noch zu beobachten.

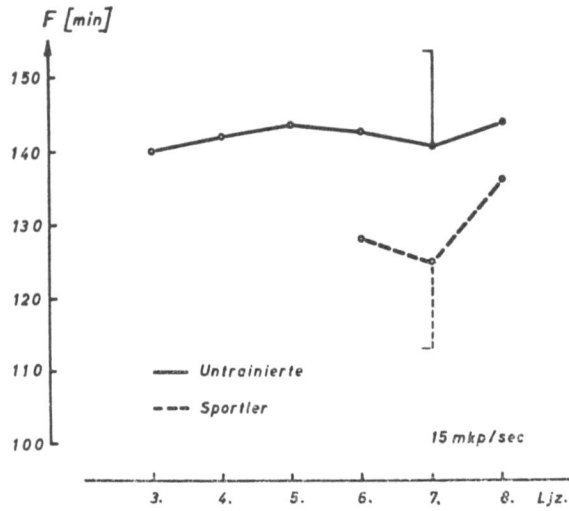

Abb. 3. Die Pulsfrequenz bei ausdauertrainierten und untrainierten männlichen Personen des 6. bis 8. Lebensjahrzehnts bei einer Belastungsstufe von 15 mkp/sec

Entsprechend den angegebenen Daten weisen ausdauertrainierte ältere Personen hoch signifikant größere Werte für den Sauerstoffpuls auf identischen Belastungsstufen auf als gleichaltrige untrainierte (Barry et al., 1966; Gadermann et al., 1969; Grimby, Saltin, 1966; Hollmann, Bouchard, 1966; Hollmann et al., 1970; Reindell et al., 1967). Diesen Unterschied sahen wir bei unseren Untersuchungen im 8. Lebensjahrzent nicht mehr.

Das maximale Schlagvolumen nimmt im höheren Alter ab (Grimby, Saltin, 1966). Demgegenüber weisen ausdauertrainierte Personen im 5. bis einschließlich 7. Lebensjahrzehnt hoch signifikant größere Schlagvolumina auf bei gleich großen Herzvolu-

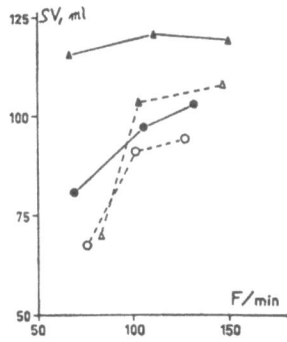

Abb. 4. Das Schlagvolumen bei jungen und alten Personen unter standardisierten Arbeitsbedingungen (nach Strandell et al.)

mina. Abb. 4 demonstriert die altersbedingten Unterschiede in der Schlagvolumengröße in Relation zu einer gegebenen Pulsfrequenz bei jungen und älteren Personen im Sitzen und Liegen.

Entsprechend der verringerten maximalen Schlagfrequenz und dem reduzierten Schlagvolumen nimmt im Laufe des Lebens das maximal erreichbare Herzminutenvolumen ab. Darüberhinaus ist auf gegebenen Belastungsstufen bei älteren Personen das Herzminutenvolumen in Relation zur Sauerstoffaufnahme reduziert. Da Training nur das Schlagvolumen zu verändern vermag, ist der Gesamteinfluß auf das maximale Herzzeitvolumen relativ gering.

Waren die Alterssportler früher keine Hochleistungssportler in Ausdauersportarten, so fanden wir bei trainierenden und nicht trainierten männlichen Personen der 6. und 7. Lebensdekade nur relativ geringe Unterschiede. Sie schwanden gänzlich im 8. Lebensjahrzehnt. Signifikante bis schwach signifikante Differenzen traten hingegen im Quotienten Herzvolumen/Körpergewicht (ml/kg) zwischen beiden Gruppen auf, da das Körpergewicht der von uns untersuchten Nichtsportler jeweils höher lag. Das gilt für das 6. und 7. Lebensjahrzehnt, während im 8. auch dieser Unterschied nicht mehr verzeichnet wurde.

Hochsignifikante Differenzen wies der Herzvolumenäquivalentwert im 6. und signifikante im 7. Lebensjahrzehnt auf. Das gilt insbesondere auch für den Herzvolumenäquivalentwert 130 (Abb. 5), der selbst in der 7. Lebensdekade noch hoch

Sport und Lebensalter

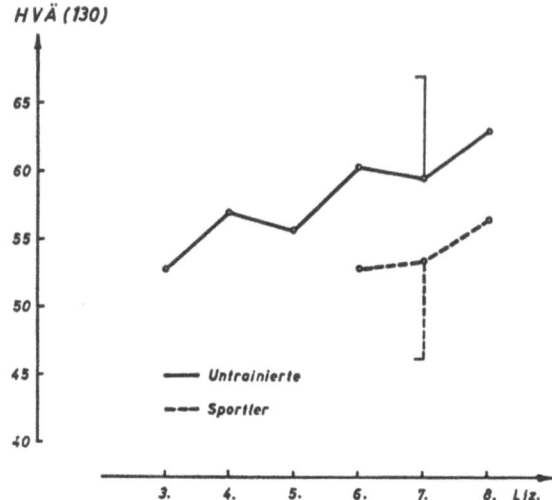

Abb. 5. Der Herzvolumenäquivalentwert 130 bei untrainierten und ausdauertrainierten Personen des 6. bis 8. Lebensjahrzehnts

signifikante Differenzen erkennen ließ. Somit gelingt es dem Ausdauersport treibenden Älteren, für eine gegebene Herzgröße eine höhere cardio-pulmonale Effektivität zu erzielen (Reindell et al., 1967). Der systolische Blutdruck tendiert auf gegebenen Belastungsstufen mit zunehmendem Alter zu höheren Werten (Hollmann, 1963; Hollmann et al., 1970; Reindell et al., 1967) (Abb. 6). Signifikant geringere systolische Druckwerte sind bei ausdauertrainierten älteren Personen bis zu Beginn

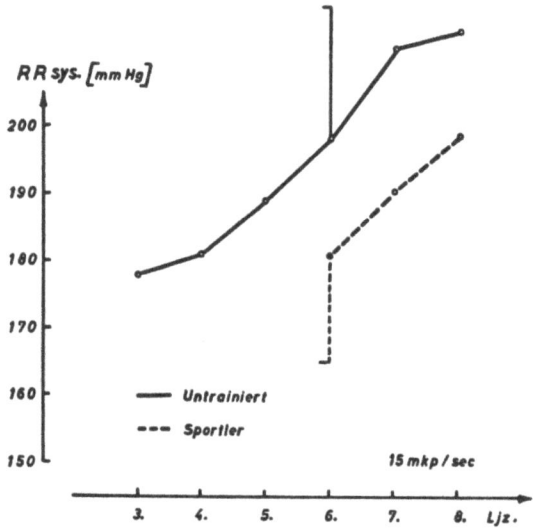

Abb. 6. Das systolische Blutdruckverhalten bei ausdauertrainierten und untrainierten männlichen Personen des 6. bis 8. Lebensjahrzehnts bei einer Belastung von 15 mkp/sec

des 8. Lebensjahrzehnts nachweisbar (Barry et al., 1966; Hollmann et al., 1970; Skinner et al., 1964). Der unblutig gemessene diastolische Blutdruck steigt für eine gegebene Belastungsstufe ebenfalls im Laufe des Lebens an (Hollmann et al., 1970). Hingegen fällt innerhalb ein- und derselben Altersgruppe mit zunehmender Arbeitsintensität der diastolische Druck geringfügig ab. Wir konnten im höheren Lebensalter keine signifikanten Differenzen hinsichtlich dieses Kriteriums zwischen trainierenden und nicht trainierenden Personen feststellen (Hollmann et al., 1970).

Der arterielle Sauerstoff-Partialdruck fällt im Laufe des Lebens auf immer niedrigere Werte ab. Demgegenüber zeigten unsere Ausdauersport betreibenden Personen in allen Lebensdekaden hoch signifikant höhere arterielle O_2-Partialdrucke in Körperruhe (Abb. 7, mit Liesen). Dieser Befund kann mit verbesserten Distri-

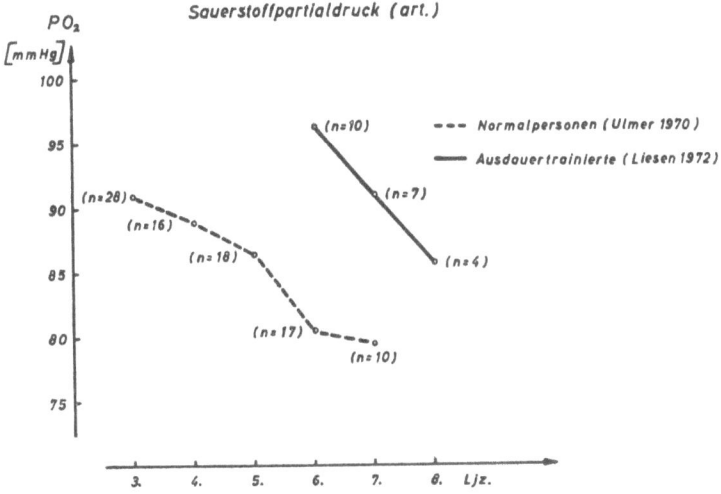

Abb. 7. Der arterielle Sauerstoffpartialdruck bei Normalpersonen und ausdauertrainierten Personen des 6. bis 8. Lebensjahrzehnts (nach Liesen u. Hollmann)

butions-, Diffusions- und Perfusionsbedingungen in der Lunge der trainierenden älteren Person zurückgeführt werden.

Mit höheren Belastungsstufen und längerer Arbeitsdauer steigt physiologischerweise der Hämatokritwert an, da das Plasmavolumen abnimmt. Mit zunehmendem Alter tritt diese Erscheinung schon in niederen Belastungsstufen auf. Zwischen trainierenden und nicht-trainierenden männlichen Personen fanden wir im 6. Lebensjahrzehnt schwach signifikante Differenzen, indem der Hämatokritwert bei Trainierenden auf gegebenen Belastungsstufen niedriger lag.

Der Wert für den Laktatspiegel steigt für identische submaximale Belastungsstufen mit zunehmendem Alter an. Ausdauertrainierte ältere Personen lassen signifikant niedrigere Laktatwerte erkennen. Der ausdauertrainierte ältere Mensch benötigt den Einsatz anaerober Stoffwechselvorgänge erst auf höheren Arbeitsstufen als der untrainierte (Barry et al., 1966; Grimby, Saltin, 1966; Hollmann, Bouchard, 1966).

Sport und Lebensalter

Im Verhalten des Glukosespiegels beobachteten wir beim älteren Menschen im Vergleich zum jüngeren weder alters- noch trainingsbedingte Differenzen. Hingegen fanden wir einen signifikant niedrigeren Triglyceridspiegel (gleich Neutralfette) in Körperruhe beim Ausdauersport Treibenden (Abb. 8). Geringfügig niedriger lagen ebenfalls in Körperruhe die Werte für den Cholesterinspiegel (mit Liesen).

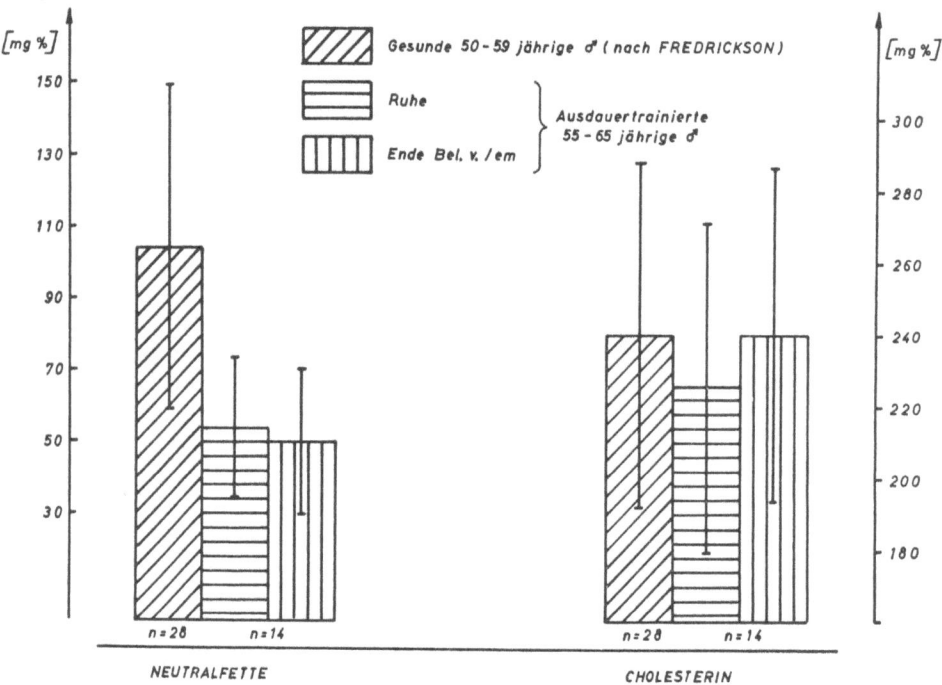

Abb. 8. Das Verhalten von Triglyceriden (Neutralfette) und Cholesterin bei gesunden, untrainierten und ausdauertrainierten Personen in Körperruhe (jeweils 1. und 2. Säule von links). Die 3. Säule gibt die Werte bei Ausdauertrainierten vom 55. bis 65. Lebensjahr nach einer maximalen Belastung an (nach Liesen u. Hollmann)

Von besonderem Interesse aus der Sicht der Bewegungstherapie und der Rehabilitation, aber auch aus der der Prävention ist das Verhalten der lokalen dynamischen aeroben Muskelausdauer. Wir verstehen darunter die Ausdauer einer Muskelgruppe, die kleiner ist als $1/7$ bis $1/6$ der gesamten Skelettmuskulatur, gegenüber dynamischer Arbeit. Leistungslimitierend wirken — eine normale Herzleistungsfähigkeit vorausgesetzt — das intrazelluläre O_2-Angebot und die zelluläre metabolische Kapazität. Hierfür wirken ihrerseits begrenzend die intramuskuläre Vaskularisierung, insbesondere Kapillarisierung, die intramuskuläre Blutverteilung, der Myoglobingehalt, die Aktivität der aerob wirksamen Enzyme und vor allem der Glykogengehalt.

Je größer die lokale dynamische aerobe Muskelausdauer ausfällt, desto größer ist auf gegebenen Belastungsstufen im submaximalen Arbeitsbereich die lokale arteriovenöse O_2-Differenz und um so niedriger die notwendige Muskeldurchblutung

(Bevegard, Shepherd, 1967; Clausen et al., 1970). Eine Verbesserung der lokalen dynamischen Muskelausdauer bedeutet daher eine Einsparung an Durchblutung infolge Vergrößerung der arteriovenösen O_2-Differenz und somit einen Sparmechanismus für das Herz, indem das Herzzeitvolumen für eine gegebene physikalische Arbeit der Skelettmuskulatur reduziert werden kann. Die Folge ist gewissermaßen ein „Schongang des Herzens" (Knipping), ein Vorgang, der bei einer Insuffizienz oder einer Coronarinsuffizienz bedeutsam wird infolge Herabsetzung des myocardialen O_2-Bedarfs. Die Herzbeanspruchung wird für eine bestimmte Arbeit der Skelettmuskulatur geringer, die Leistungsfähigkeit damit heraufgesetzt.

Im Zuge der Alterungsvorgänge nimmt die lokale dynamische aerobe Muskelausdauer ab. Wir beobachteten bei männlichen Personen des 6. und 7. Lebensjahrzehnts einen Leistungsverlust von etwas über 50% in Bezug auf die einschlägige Leistungsfähigkeit der Unterarmbeugemuskulatur. Ausdauersportler, die ausschließlich ein Lauftraining betreiben, wiesen hinsichtlich der Armmuskulatur keine signifikanten Differenzen im Vergleich zu Nichtsportlern auf. Wurde jedoch die Unterschenkelbeugemuskulatur verglichen, so zeigten sich hoch signifikante Veränderungen. Lauftrainierte Alterssportler des 60. Lebensjahres erreichten hier gleiche oder höhere Leistungswerte als untrainierte Personen des 20. Lebensjahres.

Aus diesen Befunden ist zu schließen, daß nur in denjenigen Muskeln eine vergrößerte lokale arteriovenöse O_2-Differenz besteht, die aktiv ausdauertrainiert sind. Die Ruhe-Arbeitsmuskulatur bleibt hiervon unberührt. Diese Aussage ist von Bedeutung für die Durchführung einer Bewegungstherapie und die Ansatzmöglichkeiten einer aktiven Rehabilitation.

Abschließend sei zusammengefaßt: Durch ein Ausdauertraining jenseits des 40. Lebensjahres gelingt es, den alterungsbedingten Abbauvorgängen entgegenzuwirken und sich biologisch jünger zu erhalten, als es chronologisch dem Geburtsschein entspricht. Gleichzeitig wird hierdurch ein relativer Schutz vor der klinischen Manifestation degenerativer cardio-vasculärer Erkrankungen erworben. Um es populär auszudrücken: Es gelingt, 20 Jahre lang 40 Jahre alt zu bleiben.

Literatur

Barry, A., Daly, J., Pruett, E., Steinmetz, J., Page, H., Birkhead, N., Rodahl, K.: J. Geront. **21**, 182 (1966).
Bevegard, S., Shepherd, J.T.: Physiol. Rev. **47**, 178 (1967).
Brunner, D., Jokl, E. (ed.): Physical Activity and Aging. Basel/New York 1970.
Clausen, J.D., Trap-Jensen, G., Lassen, N.A.: Scand. J. clin. Lab. Invest. **3**, 295 (1970).
Fischer, A., Parizkova, J., Roth, Z.: Int. Z. angew. Physiol. **21**, 269 (1965).
Gadermann, E., Jungmann, H., Metzner, A., Schulz, B.: Fortschr. Med. **16**, 87 (1969).
Grimby, G., Saltin, B.: Acta med. scand. **179**, 513 (1966).
Hollmann, W.: Höchst- und Dauerleistungsfähigkeit des Sportlers. München 1963.
— Körperliches Training als Prävention von Herz-Kreislaufkrankheiten. Stuttgart 1965.
— Bouchard, C.: Z. Geront. **3**, 188 (1966).
— Barg, W., Weyer, G., Heck, H.: Med. Welt **28**, 1280 (1970).
Reindell, H., König, K., Roskamm, H.: Funktionsdiagnostik des gesunden und kranken Herzens. Stuttgart 1967.
Robinson, S.: Physical fitness in relation to age. In: Aging of the Lung. New York 1964.
Skinner, J.S., Holloszy, J.O., Cureton, T.K.: Amer. J. Cardiol. **14**, 747 (1964).

Kurzreferate

Grundlegendes trugen zum Thema H. Jungmann u. E. Gadermann (Hamburg) in ihrem Vortrag „Zum Verhalten des Arteriensystems im Alter" bei. Die Pulswellengeschwindigkeit kann als ein Parameter regressiver Wandveränderungen der elastischen Arterien angesehen werden. Während bis zum 20. Lebensjahr keine Altersunterschiede feststellbar werden, nimmt sie ab dem 25. Lebensjahr zu. Bei Kindern wurde sie mit 5 m/sec, bei Normotonikern im höheren Alter mit 10 m/sec bestimmt. Sportliche Tätigkeit ist geeignet, diese Alterserscheinungen zu bremsen. Die Pulswellengeschwindigkeit bestimmt die Dauer der arteriellen Grundschwingung. Durch jede Herzaktion wird eine stehende Welle im Arteriensystem durch Reflektion in der Kreislaufperipherie erzeugt. Der Schwingungsbauch ist als positive Druckwelle (Dikrotie) im diastolischen Teil sichtbar. Der Zeitpunkt der Rückkehr der zentripetal laufenden Druckwelle an der Aortenklappe steht in enger Korrelation zu der Pulswellengeschwindigkeit. Bei Gesunden, besonders bei Sportlern, ist die Pulswellengeschwindigkeit auch im höheren Alter so langsam, daß die rückläufige Welle erst ca. 0,1 sec nach Schluß der Aortenklappen eintrifft. Bei untrainierten älteren Menschen trifft dies nicht zu. Die Autoren fanden bei 17 Patienten die reflektierte Pulswelle 0,1 sec vor Aortenklappenschluß. 15 gaben stenokardische Beschwerden an. Die Autoren nahmen an, daß ein Erlöschen der Dikrotie bei zunehmender Arteriosklerose und einer vorzeitigen Rückkehr der positiven Druckwelle die Voraussetzungen für eine ausreichende Koronardurchblutung verschlechtern. Bei Alterssportlern hingegen fanden die Autoren eine erhaltene Dikrotie bis ins höhere Lebensalter.

Ch. Schneiter (Zürich) beschäftigte sich mit der Frage „Ausdauerleistung und Alter". Er untersuchte die zeitlichen Weltbestleistungen sowie die Durchschnittswerte der 20 besten Marathonläufer über 40 Jahren seit 1965, die Spitzen- und Durchschnittsresultate beim Vasalauf (86 km) und die Resultate der Engadin-Skimarathon-Veranstaltungen (42 km) aus den Jahren 1969 bis 1972. Für die über 40 Jahre alten Weltbesten im Marathon fand er einen parabelförmigen Leistungsabfall mit zunehmendem Alter, für den Durchschnitt der Läufer beim Vasa- und Engadin-Skimarathon hingegen einen geradlinigen Abfall der Leistungen. Durch Vergleich der Laufleistungen aus den 4 Jahren des Engadin-Skimarathon kam er zu der Feststellung, daß die Teilnehmer, ob über oder unter 40 Jahren, ihre persönliche Ausdauerleistung erheblich verbessern konnten.

J. Novak u. M. Kundrat (Pilsen) kommen aufgrund der „Ergebnisse der Kontrolluntersuchung der Teilnehmer an der Weltmeisterschaft im Veteranenlauf" zu der Feststellung, daß ein bis ins höhere Lebensalter betriebenes Dauerlauftraining die Ruhewerte des Blutdrucks und der Pulsfrequenz sowie die Menge des Fettgewebes günstig beeinflußt, daß aber ein Belastungselektrokardiogramm bei allen Veteranenläufen unbedingt in das ärztliche Untersuchungsprogramm gehört.

M. L. Pollock, H. S. Miller, J. Wilmore (Winston) berichteten über „Physiological characteristics of champion american track athletes 40 to 75 years of age". Die Autoren untersuchten 25 Personen, die bei regionalen oder nationalen Wettkämpfen ehemaliger Leichtathletikmeister ungewöhnlich gute Lauf- oder Gehleistungen vollbracht hatten. Die Athleten wurden in 4 Altersgruppen von I = 40 bis 49, II = 50 bis 59, III = 60 bis 69 und IV = 70 bis 75 Jahren unterteilt. Es wurden die Körperbeschaffenheit durch Messungen von Größe, Gewicht, Hautfaltenindex, Körperdichte, hämodynamischen Parametern in Ruhe wie Blutdruck, Puls und volles EKG-Programm, die maximale Leistungsfähigkeit mittels Spiroergometrie auf dem Laufband und Cholesterin- und Triglyceridspiegel bestimmt. Sämtliche Probanden wiesen ein leichteres Körpergewicht und geringeren Fettanteil als vergleichbare Normalpersonen, vergleichbare gering oder stärker Trainierte auf. Die maximale aerobe Kapazität war größer als die vergleichbarer Untrainierter und Trainierter. Die Elektrokardiogramme wurden als bemerkenswert gut im Verhältnis zum Alter beschrieben. Die Ruheherzfrequenz war bei den Gruppen I bis III niedriger, die Vitalkapazität aller Gruppen größer als bei bisher bekannten Vergleichskollektiven. Blutdruckwerte und Blutfettwerte lagen im Normbereich. Die hervorragenden Ergebnisse wurden auf die ausgezeichnete kardiovaskuläre Funktion und Körperbeschaffenheit durch die hohe Trainingsbelastung dieser Athleten zurückgeführt. Die Autoren zeigten, daß der Leistungsabfall bei den Probanden erst ab dem 70. Lebensjahr einsetzte. Der Leistungsabfall ist nach ihrer Meinung eine Resultante verschiedenster Faktoren z. B. des Alters, der Kondition und der Anzahl der Jahre, in denen trainiert wurde.

J. Kaulbersz (Krakau) wies in seinem Referat über „Exercise at high altitude in advanced age" darauf hin, daß auch bei Personen über 65 Jahren adaptative Vorgänge gegenüber körperlichen Übungen selbst unter hypoxischen Bedingungen eines Höhenaufenthaltes erhalten sind. Er schloß dies aus dem Verhalten der Pulsfrequenz, des Blutdrucks und der Atemfrequenz einer Person von 80 und einer Person von 68 Jahren, die er in Ruhe und bei leichter standardisierter Belastung sowohl in Bern wie auch in Höhen über 3000 m untersuchte.

In einem Diskussionsbeitrag wies E. R. Nye (Dunedin) auf das Problem hin, wie man auch den Mann auf der Straße zu einer größeren physischen Aktivität in seinem Leben bewegen könne. Er war der Meinung, daß zwar die vorgelegten Untersuchungsergebnisse und unsere Kenntnisse über die Auswirkungen lebenslanger sportlicher Betätigung den Vorteil eines qualitativ verbesserten und u. U. auch verlängerten Lebens erkennen ließen, daß aber die Ergebnisse an einer selektionierten Bevölkerungsgruppe, nämlich Sportlern oder primär am Sport Interessierten oder durch den Arzt dazu veranlaßten Personen, gewonnen wurden. Er schlug für zukünftige Forschung vor, das Gewicht mehr auf Untersuchungen und Festlegungen der motivierenden Faktoren zu verlegen, die in der Allgemeinbevölkerung ein lebenslanges Interesse an starker physischer Aktivität erwecken und auch im höheren Lebensalter erhalten können.

Geschlechtsdifferenzen im Sport

Einführung. K. Tittel (Leipzig)

Eine kritische Wertung der in den Jahren 1920 bis etwa 1960 zu den Problemkreisen „Typologie der Frau", „Frauensport und Konstitutionstyp" sowie „Physiologie und Pathophysiologie der Geschlechter" erschienenen Einzelarbeiten sowie des zahlenmäßig stärker ins Gewicht fallenden Veröffentlichungskomplexes „Erscheinungsformen und Unterschiede des Geschlechtsdimorphismus" (der sich vorrangig in der sexualdifferenten Kennzeichnung genetischer und konstitutioneller, biotypologischer Faktoren sowie physiologischer Parameter wie beispielsweise der Herzfrequenz, des Herzschlagvolumens, der arterio-venösen Sauerstoffdifferenz, der maximalen Sauerstoffaufnahme sowie des arteriellen Sauerstoffbindungsvermögens des Blutes niederschlug) macht deutlich, wie wenig derartige Publikationen — mögen sie für spezielle Fragestellungen noch so interessant gewesen sein — bisher für den enormen Aufschwung der Körperkultur und des Sports in der Breite und Spitze sowie für die Bereicherung unseres Wissens und Erkenntnisgutes über das Leistungsvermögen beider Geschlechter (unter Ruhe- und Belastungsbedingungen) bestimmend gewesen sind.

Die zunehmende Emanzipation der Frau sowie ihre ständig wachsenden Bedürfnisse und Wünsche nach psycho-physischer Vervollkommnung haben vor allem in den letzten Jahren die Problematik der „Geschlechtsdifferenzen im Sport" — ausgelöst durch einen kontinuierlichen Anstieg des Leistungsvermögens der Frau in Berufsausbildung und -ausübung sowie nicht zuletzt auch im Sport — in den Mittelpunkt eines allgemeinen Interesses gestellt, um zu prüfen, wie und in welchem Umfang ein regelmäßig (individuell oder kollektiv) durchgeführtes Training Auswirkungen auf die sexualdifferente Biomorphose hat. Erinnert sei in diesem Zusammenhang an die Veröffentlichungen anthropometrischer Untersuchungsergebnisse von Correnti u. Zauli, Tanner, an unsere eigenen Arbeiten, an die während der 5. Gymnastrada (1969) gehaltenen Vorträge von Hollmann, Hettinger u. Wartenweiler sowie insbesondere an die von de Garay et al. an über 1200 Teilnehmern der Olympischen Spiele in Mexico durchgeführten genetischen und anthropometrischen Erhebungen. Die Behandlung aktueller, mit den Geschlechtsdifferenzen im Sport in unmittelbarem Zusammenhang stehender Fragen gibt uns die Möglichkeit, unter anderem

— Erscheinungsformen des geschlechtlichen Dimorphismus trainierender und trainierter Personen in den einzelnen Altersstufen,

— genetische und konstitutionelle Entwicklungsfaktoren,

— Einflußmöglichkeiten regelmäßig betriebener Körperübungen auf die sexualdifferente körperbauliche Entwicklung, auf die Beanspruchbarkeit und Belastungsfähigkeit des Halte- und Bewegungsapparates, auf die Entwicklung der

Schnelligkeit, Geschicklichkeit, Kraft und Ausdauer sowie auf die Adaptationsfähigkeit der leistungsbestimmenden Organsysteme
immer in Abhängigkeit zum Geschlecht und zum Alter zu beraten.

Der Meinungsstreit möge — ohne sein Ergebnis vorwegzunehmen — Anregungen vermitteln und neue Wege aufzeigen, wie die morphologische und funktionelle Geschlechtsspezifik der Frau, wie ihr Anpassungsvermögen an Beanspruchungen unterschiedlicher Dauer und Intensität, wie die der Frau eigene Leistungsfähigkeit (die zweifelsohne lange Zeit unterschätzt wurde) quantitativ und qualitativ günstig beeinflußt und weiterentwickelt werden kann. Dabei wird sichtbar werden, daß die dem weiblichen Geschlecht gegebenen Voraussetzungen und Möglichkeiten durch einen gezielten, kontinuierlichen Einsatz der Mittel und Methoden der Körperkultur und des Sports noch effektiver als bisher genutzt werden können, zumal sich dadurch die sexualdifferente Leistungsfähigkeit der Frau im Sport noch mehr als bisher der des Mannes nähern wird.

L. de Garay (Mexico City)

Geschlechtsunterschiede im Sport*

Im Rahmen des Programmes „Genetik und Humanbiologie" der XIX. Olympischen Spiele wurden 1265 Teilnehmer mit dem Ziel untersucht, eine der körperlichen Leistung des Athleten entsprechende genetische und anthropologische Basis zu ermitteln. Wenn man vom Geschlechtsunterschied im Sport spricht, dann hat man mindestens den unterschiedlichen Verhaltensmustern der Erledigung von Aufgaben und den biologischen Verschiedenheiten Rechnung zu tragen. Frühere Untersuchungen an Spitzensportlern, einschließlich des mexikanischen Projekts, haben spezielle Informationen über grundlegende Elemente des Körperbaus des Athleten (Spitzenathleten) und über die meßbaren Unterschiede zwischen den einzelnen Spezialbereichen geliefert. Bei all diesen Untersuchungen ließ sich ein Zusammenhang zwischen Struktur und Funktion nachweisen. Ebenso ließ sich leicht darstellen, daß einer spezifischen sportlichen Aufgabe bestimmte körperliche Charakteristika zugeordnet werden können.

Ebenso konnte die Forschung strukturelle Unterschiede sowohl innerhalb als auch zwischen den einzelnen Sportlergruppen nachweisen (Kohlrausch; Cureton; Correnti u. Zauli; Tanner). Besonders sei auf die Übersicht über die Varianten des athletischen Somatotyps von J.E. Carter Lindsay (1970) hingewiesen.

Material und Methoden

Aus der Gesamtzahl der 1265 Athleten, die 1968 erfaßt wurden, wählte man die Daten von 626 Männern und Frauen aus. Von diesen gehörten 317 männliche Sportler (48,89%) und 148 weibliche (21,39%) zur Leichtathletik, 26 männliche (3,84%) und 21 weibliche (3,15%) waren Turnerinnen; 49 Männer (7,29%) und 6 Frauen (0,88%) waren Kanuten und 84 männliche (12,42%) und 39 weibliche Sportler (5,76%) waren Schwimmer oder Turmspringer.

---
* Übersetzung aus dem Englischen.

Um die körperlichen Merkmale der Athleten in den Kategorien des Körpermaßes und des Somatotyps beurteilen zu können, wurden 13 Variable ausgewählt:

1. Alter in Jahren
2. Gewicht
3. Körpergröße, maximale Streckung
4. Rumpflänge
5. biacromialer Durchmesser
6. biiliocristaler Durchmesser
7. Ober- und Unterarmlänge, rechts
8. Gesamtlänge des Beins, rechts
9. Summe dreier Hautfalten (je eine über dem Triceps, subscapular und suprailiacal)
10. Gewichtsindex (HWR) (Variable 3, in inches angegeben, Variable 2 in pounds angegeben)
11. Endomorphie ⎫
12. Mesomorphie ⎬ nach dem Heath-Carter-Berechnungsbogen
13. Ectomorphie ⎭

Unter Ausschluß von Meßskalen, die hinsichtlich der Altersgruppenzugehörigkeit differierten, wurde für die Somatotypisierung die "Heath-Carter somatotype anthropometric method" gewählt.

Ergebnisse und Diskussion (Anthropologie)

Die Analyse anthropologischen Materials in seiner Bedeutung ist das Verdienst von J.E. Carter Lindsay und M. Haeveling. Der physikalisch-anthropologische Aspekt wurde von J. Faulhaber et al. beleuchtet. Die Ergebnisse der anthropologischen Analyse in dieser Arbeit beziehen sich vor allem auf die beim Sport feststellbaren rassischen Unterschiede (kaukasische, negroide, mongoloide Typen und Mestizen), wobei gleichzeitig Geschlechtsunterschiede berücksichtigt werden.

Das Durchschnittsalter des männlichen Läufers bewegt sich zwischen 23 und 27 Jahren, wobei die individuelle Breite zwischen 16 und 42 Jahren liegt. Die Sprinter und 400 Meter-Läufer sind die Jüngsten. Die Ältesten finden sich wiederum unter den Sprintern und außerdem in der Gruppe der Langstreckenläufer und Geher.

Bei den Technikern bewegt sich das Durchschnittsalter zwischen 24 und 28 Jahren, wobei das individuelle Alter in dem Bereich zwischen 17 und 43 Jahren liegt.

Das Durchschnittsalter der Frauen beginnt bei 20 Jahren für Mittelstreckenläuferinnen, Diskus- und Speerwerferinnen, und hat seine obere Grenze bei 23 Jahren in der Gruppe der Fünfkämpferinnen. Das individuelle Alter bewegt sich in dem Bereich zwischen 15 und 29 Jahren. Über 30 Jahre alte Frauen nahmen an den olympischen Leichtathletikwettkämpfen nicht teil. Beim Somatotyp ergab sich, daß männliche Sprinter signifikant stärker endomorph und mesomorph sind als andere Gruppen, wobei die Geher eine Ausnahme bilden. Die schmalwüchsigsten Sportler findet man unter den Langläufern. Im allgemeinen zeigen alle Gruppen im Somatogramm ein ähnliches Verteilungsmuster, das heißt, sie finden sich in der ecto-mesomorphen Kategorie, weit entfernt von der endomorphen Ecke. Zwei Sieger im Marathonlauf, Bikila und Wolde, beide Äthiopien, zeigen einen ähnlichen Somatotyp.

Die Werferinnen sind in besonders deutlicher Weise endomorph, speziell die Speerwerferinnen. Sprinterinnen sind mesomorph und weniger ectomorph als die Mittelstreckenläuferinnen und Springerinnen.

Die Größenskala der Sportler beginnt bei den Marathonläufern und geht über die Langläufer und Geher bis zu den Mittelstreckenläufern und 400 Meter-Läufern, wobei letztere die größte Körperlänge aufweisen.

Bei den Sprintern findet sich der geringste biiliocristale Durchmesser, während die Geher breite Hüften haben. Marathonläufer haben kurze Arme, bei den Sprintern sind sie lang. Sprinter haben die längsten Beine, während sie bei den Langläufern am kürzesten sind. Sprinter, 400 Meter- und Mittelstreckenläufer haben einen kleinen Rumpf.

Unter den Technikern sind die Hammer- und Diskuswerfer deutlich schwerer als die Angehörigen der anderen 4 Gruppen. Bei den Werfern ist der Rumpf größer dimensioniert. Hinsichtlich ihrer Armlängen unterscheiden sie sich nicht wesentlich. Springer haben schmalere Hüften als Speerwerfer, Diskus- und Hammerwerfer. Bei ihnen findet man auch die längsten Beine.

Bei den Leichtathletinnen sind die Sprinterinnen die kleinsten, die größten findet man in der Gruppe der Speerwerferinnen.

Werferinnen haben breitere Schultern und breitere Hüften als Springerinnen und Sprinterinnen. Fünfkämpfer haben breitere Hüften als die Springer und Sprinter. Speerwerfer haben lange Arme und unterscheiden sich dadurch von den Läufern. Dies trifft auch hinsichtlich der Armlänge und der Rumpfgröße zu. Sprinter und Springer haben einen klein dimensionierten Rumpf.

Bei den Rückenschwimmern liegt das mittlere Alter zwischen 18 und 20 Jahren. Die individuelle Altersverteilung geht von 14 Jahren (Rückenschwimmer) bis zu 25 Jahren (Freistilschwimmer). Frauen erreichen olympische Spitzenleistungsfähigkeit in jüngerem Alter als die Männer, das durchschnittliche Alter liegt hier bei 16 Jahren, die Gesamtbreite zwischen 12 und 23 Jahren; die größte Gruppe ist zwischen 15 und 18 Jahre alt, die jüngsten sind auf Freistil- und Brustschwimmern spezialisiert.

Männliche Rückenschwimmer sind wesentlich stärker mesomorph als Brustschwimmer und stärker ectomorph als Sportler, die Delphin- und Brustschwimmen betreiben. Weibliche Schwimmer finden sich am häufigsten im Zentrum der Verteilungskurve, oder sie sind endomorph-mesomorph. Bei den Männern finden sich signifikante Unterschiede hinsichtlich Körpergröße, biacromialem Durchmesser, Arm- und Rumpflänge. Kraulschwimmer sind größer, haben breitere Hüften und längere Beine als Brustschwimmer. Mehr als die Hälfte der Schwimmer zeigt eine dominant mesomorphe Kondition, daran schließen sich die ecto-mesomorphen und die zentralen Somatotypen an. Bei den Frauen fanden sich hinsichtlich der verschiedenen, von ihnen geübten Schwimmstile keine signifikanten Unterschiede; es ließ sich lediglich eine geringe Tendenz zu größerer Körperlänge bei denjenigen feststellen, die verschiedene Stilarten schwimmen.

Die Untersuchung der Turmspringer ergab ein Durchschnittsalter von 21, wobei die individuelle Variationsbreite zwischen 16 und 30 Jahren lag. Die durchschnittliche Körpergröße betrug 172,1 cm, das Gewicht 75 kg. Der Somatotyp schwankt hier zwischen mesomorph und ectomorph, die Sportler sind in der Regel schlank. Bei den weiblichen Turmspringern liegt das Durchschnittsalter ebenfalls bei 21 Jahren, wobei jedoch die individuelle Breite von 16 bis 38 Jahren reicht. Sie sind kleiner als die Männer, die Durchschnittskörpergröße liegt bei 160,4 cm, das Körpergewicht bei 52 kg.

Bei den männlichen Kanuten liegt das Durchschnittsalter bei 24 Jahren, die individuelle Breite geht von 18 bis zu 38 Jahren. Die Jüngsten findet man in der Gruppe, die sich auf Kanadier spezialisiert hat; das Durchschnittsalter liegt hier bei 22 Jahren, die Einzelalter reichen von 18 bis 31 Jahren. Die Kajakfahrer sind im Durchschnitt 25 Jahre alt, die Gesamtbreite reicht von 19 bis 38 Jahren. Das Durchschnittsalter der 4 Frauen, die sich in dieser Gruppe befanden, lag bei 22 Jahren, die Gesamtbreite ging von 18 bis 25 Jahren.

Hinsichtlich des Somatotyps fanden sich zwischen den Kajakfahrern und den auf Kanadier Spezialisierten keine signifikanten Unterschiede. Das Verteilungsmuster im Somatogramm reicht von extremer Mesomorphie bis zu einigen Sportlern, bei denen Ectomorphie prädominant war. Die Mehrzahl der Ruderer ist mesomorph. Kajakfahrer sind in der Regel größer, schwerer, haben breitere Hüften und längere Beine als Kanadier-Fahrer. Die männlichen Teilnehmer an Kajak-Wettkämpfen sind unzweifelhaft größer als die anderen. Die in dieser Reihe untersuchten Frauen waren etwa 163 cm groß, ihr Gewicht betrug 61 kg. Hinsichtlich der bei ihnen vorherrschenden somatotypischen Komponente waren diese 4 Frauen den Mesomorphen zuzuordnen.

Das Durchschnittsalter der männlichen Turner lag bei 24 Jahren, wobei die einzelnen Alter zwischen 18 und 31 Jahren lagen. Ihre Durchschnittskörpergröße beträgt 167 cm, das Durchschnittsgewicht 61,5 kg. Bei diesen Sportlern ist die endomorphe Komponente niedrig. Bei den weiblichen Turnern liegt das Durchschnittsalter bei 18 Jahren, die Gesamtbreite zwischen 13 und 26 Jahren. Ihre Durchschnittsgröße beträgt 157 cm, das Körpergewicht 50 kg. Der Somatotyp der Frauen konzentriert sich wiederum in der Mitte des Somatogramms, und zwar auf dem mesomorphen Sektor.

Rassisch bedingte Varianten

Die Variabilität des Körperbaues ist bei beiden Geschlechtern durch rasseneigene Besonderheiten mitbestimmt. Der Phaenotyp sowohl des männlichen als auch des weiblichen Sportlers ist bei allen 4 Rassen mit ganz bestimmten Sportarten zu assoziieren. Indessen sollten eine Reihe von Varianten und rassische Besonderheiten erwähnt werden, die beide Geschlechter in gleicher Weise betreffen.

Einmal finden sich Unterschiede bei Leichtathletik-Wettkämpfen. Männliche und weibliche Mestizen, die an Kurzstrecken-Läufen teilnehmen, sind gedrungener und haben kürzere Arme und Beine als die männlichen und weiblichen Teilnehmer vom negroiden Typ. Von den schwarzen Läufern haben sowohl die Männer als auch die Frauen schmalere Hüften als die anderen zu ihrer Disziplin gehörenden Teilnehmer. Kaukasische Sprinterinnen haben größere Rümpfe. Unter den Sprung-Wettkämpfern sind die mongoloiden Typen die Kleinsten, ihnen folgen die Neger. Die höchste Körpergröße wird von den Kaukasiern erreicht. Die an den Sprung-Wettkämpfen teilnehmenden kaukasischen Männer und Frauen weisen einen höheren Grad von Ectomorphie als die negroiden Typen auf und haben breitere Hüften.

Die männlichen Kaukasier und die Mestizen unterscheiden sich lediglich hinsichtlich ihrer Schulterbreite, diese ist bei den Kaukasiern größer. Hinsichtlich anderer Variablen finden sich zwischen diesen beiden Gruppen keine signifikanten Unterschiede.

Die mongoloiden Männer und Frauen unter den Turnern sind kleiner und leichter. Die kaukasischen Frauen sind größer und schwerer als die mongoloiden Turner und die Mestizen. Im ganzen muß betont werden, daß bei Betrachtung der rassisch bedingten Variationen einige phaenotypische Charakteristika übertrieben oder unterbewertet werden. Die zwischen Körperbau und Funktion bestehende Beziehung läßt sich besser definieren, wenn man sie als den Phaenotyp betrachtet, der einer genetisch determinierten Sportart am nächsten kommt. Wir können deshalb in der Tat annehmen, daß beim Zusammentreffen bestimmter rassisch bedingter genetischer Eigenheiten und einer kompatiblen sportlichen Leistungsforderung zumindest im Hinblick auf verschiedene Sportarten von einer individuellen, den sportlichen Erfolg begünstigenden Disposition gesprochen werden kann.

Genetik

Anthropologische Untersuchungen haben über die Beziehungen zwischen Körperbau und spezifischen physiologischen Funktionen, wie sie für olympische Leistungen erforderlich sind, einigen Aufschluß gebracht. Zwar können anthropometrische Untersuchungen Grenzwerte der Körperproportionen für jede Sportart liefern, jedoch keine Maßstäbe, nach denen eine sichere Vorhersage über Trainings- und Wettkampferfolg möglich wäre. Der genetischen Untersuchung sollte zur Klärung der Frage, ob genetischen oder Umwelt-Faktoren größere Bedeutung zukommt, noch Gewicht beigemessen werden. Eine derartige Kombination genetischer und Umwelt-bedingter Einflüsse determiniert den Athleten für optimale Leistungen, ausgedrückt in Zehntelsekunden, Zentimeter, Gramm usw. am Ende der Gauss'schen Verteilungskurve.

Die Aufgabe des Genetikers, der sich mit dem Körperbau und dem Leistungsvermögen des Sportlers beschäftigt, besteht darin, alle möglichen signifikanten Verbindungen aufzuzeigen, die zwischen den durch Umwelteinflüsse unveränderbaren ererbten Merkmalen und den Körpermerkmalen bestehen, die mit sportlichen Leistungen in Zusammenhang gebracht werden können und die in der zeitgenössischen anthropologischen Literatur gut dokumentiert sind.

Geschlechtsbedingte genetische Unterschiede

Bei Untersuchungen, die eine Bewertung der sportlichen Fähigkeiten anderer Familienmitglieder mit einschlossen, fanden wir signifikante Unterschiede zwischen der sportlichen Befähigung des Sportler-Vaters und der Sportler-Mutter. Auch hier ist es uns indessen nicht möglich, über Umwelt- oder genetische Faktoren Aussagen zu machen, die auf die sportliche Veranlagung dieser Familienmitglieder Einfluß haben könnten.

Untersuchungen von Finger- und Handballenabdrücken lieferten einige Hinweise darauf, daß zwischen männlichen und weiblichen Sportlern bei den Dermatoglyphen der Hand Unterschiede bestehen. Mögliche Zusammenhänge zwischen diesen Unterschieden und der sportlichen Leistungsfähigkeit ließen sich nicht nachweisen.

Im Rahmen der Bestimmung genetischer Besonderheiten beider Geschlechter wurde auch die Schmeckfähigkeit für Phenylthioharnstoff (PTC) und das Ansprechen auf Schilddrüsenreizungen nach Kalmus (1949) untersucht.

Insgesamt waren bei den weiblichen Athleten signifikant weniger Nichtschmecker festzustellen als bei den Männern. In Anbetracht der Zusammenhänge, die zwischen der Schilddrüse und PTC-Polimorphismus bestehen, und angesichts der Tatsache, daß Frauen viel häufiger zu Schilddrüsenerkrankungen neigen als Männer, sollte man hier einen Ansatz für weitere Untersuchungen sehen.

Untersuchungen einzelner Gen-Systeme des Blutes scheinen anzudeuten, daß bestimmte Gene, die für die Geschlechtsbestimmung keine direkte Bedeutung haben, bei Sportlern und Sportlerinnen, die dieselbe Sportart betreiben, mit deutlich verschiedener Häufigkeit auftreten. Die Kategorien, auf die sich die vorliegende Untersuchung bezog (Schnellkraft, Geschwindigkeit, Geschicklichkeit und Ausdauer erfordernde Sportarten) scheinen jedoch für diesen Zweck nicht besonders geeignet zu sein.

Schlußfolgerungen

Die Auswirkungen der verschiedenartigen Somatotypen unterschiedlicher Leistung bei Männern und Frauen sind im großen und ganzen zufriedenstellend erklärt. Weitere Fortschritte in dieser Richtung werden im wesentlichen von der Untersuchung größerer Gruppen und von der Verfeinerung der Methodik abhängen.

Die Kenntnisse auf dem Gebiet der Genetik sind noch bruchstückhaft. Grundlegende Erkenntnisse sind vom Studium der Gen-Wirkung, besonders im Hinblick auf die energiefreisetzenden Stoffwechselvorgänge zu erwarten.

Sowohl anthropometrische als auch genetische Untersuchungen sind nicht nur bei Sportlern interessant, sondern können auch als Modell für biologische Untersuchungen an Berufsgruppen dienen.

Die genetische Untersuchung befaßte sich mit Unterschieden bei einer Reihe von Merkmalen, die von Umweltfaktoren nicht beeinflußt werden. Der Zweck lag in einer Klärung der Bedeutung, welche der Vererblichkeit sportlicher Fähigkeiten bei verschiedenen Rassen und bei den beiden Geschlechtern zukommt.

Ausgewählte Gruppen von männlichen und weiblichen Sportlern, die verschiedenen Sportdisziplinen angehörten, ließen ziemlich eindeutige Beziehungen zwischem dem Körperbau des Sportlers und seiner klar definierten olympischen Aufgabe erkennen.

Literatur

Carter Lindsay, J.E.: The somatotypes of athletes. A Review. Human Biology **42**, (1970).
De Garay, A.L., Levine, L., Carter Lindsay, J.E.: The Anthropological and Human Genetics Investigation of 1265 Athletes Participating in the XIX. Olympic Games (in press).

Kurzreferate

Die Kurzreferate zu diesem Thema beschäftigten sich vorwiegend mit den Geschlechtsunterschieden, die am Bewegungsapparat und dem cardiorespiratorischen System festzustellen sind.

So berichtete N. Akgün (Izmir) zusammen mit N. Tartaroglu, F. Durodoy und E. Kocatürk in ihrem Referat „The relationship between the changes in physical fitness and in total blood volume in subjects having regular and measured training" über die Effekte eines regelmäßigen, 2 Monate lang 6mal wöchentlich durchgeführten Intervalltrainings auf dem Fahrradergometer von $1/2$ Std Dauer täglich bei 9 Studenten und 6 Studentinnen. Vor und nach der Trainingsperiode wurden 10 verschiedene Parameter bestimmt, insbesondere das Plasmavolumen mit J-131-markiertem Serum-Albumin, Hämoglobin und Hämatokrit und als Maß für die körperliche Leistungsfähigkeit die maximale Sauerstoffaufnahme, die maximale Arbeitskapazität, daneben noch einige andere Atmungs- und Kreislaufgrößen. Durch das Training war eine eindeutige Zunahme der körperlichen Leistungsfähigkeit sowohl bei den Studenten als auch bei den Studentinnen festzustellen, da einmal die maximale Sauerstoffaufnahme anstieg von 2599 auf 2903 ml bei den Männern und von 1372 auf 1616 ml bei den Frauen, wie auch die maximale Arbeitskapazität von 175 auf 223 Watt bei den Männern und von 87 auf 122 Watt bei den Frauen. Gleichzeitig war das totale Blutvolumen angestiegen, so von 4419 ml auf 4681 ml bei den Männern und von 3225 ml auf 3470 ml bei den Frauen, während sich Hämoglobin und Hämatokrit nicht signifikant änderten. Da sich zwischen der Zunahme der körperlichen Leistungsfähigkeit und des totalen Blutvolumens keine signifikante Korrelation fand, nehmen die Autoren an, daß beide Vorgänge beim Training unabhängig voneinander reguliert würden.

Speziell mit einem wichtigen Problem der Sportlerinnen beschäftigte sich E. Zachariewa (Sofia) in ihrem Referat „Vergleichende Untersuchungen von olympischen Wettkämpferinnen über den Verlauf von manchen physiologischen Zuständen". Es waren insgesamt 1540 Sportlerinnen unterschiedlicher Qualifikationen aus verschiedenen Sportdisziplinen über den Verlauf des Menstruationszyklus, der Menstruation und den Auswirkungen auf ihr Befinden und ihre Leistungen persönlich befragt worden. Die wichtigsten Resultate waren daß sich keine signifikanten Unterschiede im Verlauf des Menstruationszyklus bei hoch, qualifizierten und weniger qualifizierten Sportlerinnen fanden. Jedoch war als Folge der sportlichen Anstrengung Änderungen im Charakter der Menstruationsphase festzustellen in Bezug auf Dauer der Blutung, Schmerzen vor und während der Menstruation wie auch auf Auftreten von Schwäche und Nervosität. Abweichungen traten besonders häufig bei hochqualifizierten Sportlerinnen auf. Zwar hielten 76% der Sportlerinnen ihre Leistungen für unabhängig von der Menstruationsphase. Doch wegen der ebenfalls nicht selten vorkommenden negativen und manchmal auch positiven Auswirkungen der Menstruation auf die körperliche Leistungsfähigkeit empfahl die Autorin eine erhöhte medizinisch-pädagogische Überwachung und individuelle Beratung beim Training und Wettkampf während der Menstruation.

A. Iliescu (Bukarest) berichtete zusammen mit E. Portarescu, D. Gawrilescu und G. Bragarea in ihrem Referat „Untersuchungen bezüglich der Dynamik des Höhenwachstums des allgemeinen Schwerpunktzentrums bei Kindern im Schulalter" über die Ergebnisse einer seit 1966 durchgeführten Verlaufsbeobachtung an bisher 12000 Schulkindern im Alter zwischen 7 bis 18 Jahren (ca. 60% Mädchen und 40% Jungen). Neben Maßen der körperlichen Entwicklung wie Körpergröße, Gewicht, Gliedmaßenlänge u. a. wurde das sogenannte Allgemeine Schwerpunktzentrum (ASZ) nach einer modifizierten Methode von E. Repcius bestimmt. Es ergab sich eine Reihe geschlechtsspezifischer Unterschiede in der Wachstumsdynamik der einzelnen Größen. So fand sich ein beschleunigtes Höhenwachstum des ASZ bei Jungen zwischen 12 bis 13 und 15 bis 17 Jahren, bei den Mädchen jedoch zwischen 11 bis 13 Jahren. Während Jungen ein paralleles Wachstum der Höhe des ASZ und der Beinlänge zeigten, war bei den Mädchen eine Dissoziation beim Wachstum dieser beiden Größen nach dem 16. Lebensjahr festzustellen. Bedingt durch die Zunahme der Knochen- und Muskelmasse des Beckens in der Pubertät ergab sich bei den Mädchen eine Zunahme des Körpergewichts bei Abnahme der Höhe des ASZ während dieser Zeit. Aufgrund dieser Ergebnisse schlug der Autor vor, die Bestimmung des ASZ zur ärztlichen Kontrolle der körperlichen Entwicklung besonders der Mädchen allgemein einzuführen.

R. Hernandez Corvo (Havanna) ging in seinem Referat "Spinal column height in function of total stature. A sociobiological factor in both sexes" auf die Unterschiede des Wirbelsäulenbaus zwischen den beiden Geschlechtern ein. Er hatte an 335 Sportschülern, Jungen und Mädchen, zwischen 8 bis 16 Jahre alt, vorwiegend Volleyballspielern, mit der fotografischen Methode nach Sheldon und Cureton die Winkel der anterior-posterioren Krümmungen der Wirbelsäule (Hals-Rumpf- und Lendenwinkel) bestimmt, sowie Länge der Wirbelsäule und Gesamtkörperlänge gemessen. Die mathematisch-statistische Analyse der ermittelten Daten ergab, daß nur der geringste Teil, nämlich 5,67% der Untersuchten, eine nach den Kriterien des Autors sogenannte „kompensierte Wirbelsäule" aufwiesen. Am häufigsten fanden sich Wirbelsäulen, bei denen die Beziehungen zwischen allen drei gemessenen Winkeln gestört war, am zweithäufigsten solche, wo nur die Rumpf- und Lendenwinkelbeziehung im vom Autor angenommenen Normbereich lag. Gleich bei beiden Geschlechtern fand sich die Tendenz, die Unregelmäßigkeiten der Wirbelsäulenkrümmungen im Alter von 13 bis zu 16 Jahren zu stabilisieren, bei einem dafür kritischen Alter von 14 Jahren. Im Gegensatz zu den Jungen nahmen die Werte der Hüftwinkel bei den Mädchen zwischen 13 bis 16 Jahren ab, bedingt durch die zunehmende Hüftlordose. Die Wirbelsäulenlänge war eindeutig positiv zur Körpergröße korreliert, beim weiblichen Geschlecht stärker als beim männlichen. Aus seinen Ergebnissen folgerte der Autor, je geringer das Alter, umso größer sei die Gefahr von Haltungsschäden der Wirbelsäule, was das Erreichen einer optimalen Körpergröße verhindere.

J. Wartenweiler (Zürich) trug im ersten Teil seines Referates „Geschlechtsdimorphismus und Leibesübungen" die Ergebnisse einer Längsschnittuntersuchung über die körperliche Entwicklung von je 150 Jungen und Mädchen vor. Die Hauptunterschiede waren kürzere Extremitäten, breitere Hüften, feinerer Knochenbau und ein höherer Ponderal-Index bei den Mädchen verglichen mit den Knaben. Biomechanische Untersuchungen hatten ergeben, daß die Bewegungsunterschiede zwischen 18jährigen Knaben und Mädchen nur sehr gering waren. So waren keine signifikanten Geschlechtsunterschiede beim Laufen und beim Rotationswurf — ähnlich dem Diskuswerfen, aber mit Ball — festzustellen. Jedoch war der Gang der Mädchen ausgeglichener und stärker gedämpft. Das konnte durch Messung der Zeitspanne, die die beim Aufsetzen der Ferse auf den Boden entstehende Stoßwelle zum Erreichen des Kopfes brauchte, nachgewiesen werden. So betrug diese Zeitspanne bei Jungen nur 27 msec gegenüber 49 msec bei den Mädchen. Nur geringe Unterschiede waren bei Geräteübungen wie Kehre am Barren oder Felgaufschwung am Reck zu verzeichnen, wo die Mädchen lediglich zur Einleitung der Bewegung das Schwungbein stärker einsetzten, während den Jungen beim Hängen und Stützen die größere Kraft im Schultergürtel zustatten kam. Insgesamt ergab sich also eine im wesentlichen gleiche Bewegungscharakteristik bei beiden Geschlechtern trotz des unterschiedlichen Körperbaus und der dadurch bedingten Leistungsunterschiede. Daraus folgerte der Autor, daß, abgesehen von der Auswahl der Übungen, die Bewegungsschulung bei Knaben und Mädchen in gleicher Weise durchgeführt werden könne.

Die von Wartenweiler vorgetragenen anthropometrischen Untersuchungsergebnisse stammten von einem durchschnittlichen städtischen unsportlichen Kollektiv. Deswegen regte Tittel in der anschließenden Diskussion an, eine solche anthropometrische Verlaufsbeobachtung auch an sportlich aktiven Kindern durchzuführen, um so Aufschluß über den Einfluß der körperlichen Aktivität auf den geschlechtlichen Dimorphismus, besonders auf die Entwicklung des Skelettsystems, zu erhalten.

E. Horniak (Bratislava) zusammen mit M. Hajkova brachten in ihrem Referat „Die Bewegungsaktivität und die funktionelle Leistungsfähigkeit bei der 18jährigen Jugend" Ergebnisse einer Studie über Geschlechtsunterschiede von cardiorespiratorischen Größen bei Sportlern. Sie hatten an 58 männlichen und 53 weiblichen Sportlern, alle 18 Jahre alt, mit unterschiedlicher sportlicher Aktivität (Nichtsportler, Rekreationsportler und Leistungssportler) die submaximale und maximale Leistungsfähigkeit am Fahrradergometer, das Verhalten der Pulsfrequenz dabei, das maximale Sauerstoffaufnahmevermögen, sowie röntgenologisch das Herzvolumen bestimmt. Das absolute Herzvolumen lag bei Leistungs- und Rekreationssportlern statistisch signifikant deutlich über dem der Nichtsportler, nicht signifikant jedoch bei den Sportlerinnen. Jedoch zeigten sich beim relativen Herzvolumen bezogen auf kg Körpergewicht keine Unterschiede zwischen Sportlern und Nichtsportlern sowohl bei den Männern wie bei den Frauen. Signifikant niedrigere Pulsfrequenzen in Ruhe und unter Belastungen waren nur bei den Sportlern, verglichen mit den Nichtsportlern, festzustellen, keine signifikanten Unterschiede jedoch zwischen den Gruppen der Sportlerinnen. Lediglich die maximale Sauerstoffaufnahme — absolut und in Relation zum Körpergewicht — sowie der maximale Sauerstoffpuls lagen bei den Sportlern und auch bei den Sportlerinnen signifikant über den Werten der Nichtsporttreibenden. Wegen dieser positiven Beeinflussung sowohl der funktionellen Parameter wie auch der Herzgröße durch Leistungs- und Rekreationssport empfahl der Autor eine verstärkte Förderung der Bewegungsaktivitäten bei der Jugend.

Leibesübungen, Sport und Bewegung –
Prävention, Therapie, Rehabilitation

Sport als Heilmittel in der Prävention

H. Mellerowicz (Berlin)

Sport — ein Mittel der präventiven Medizin

Gesundheit ist nach der Definition der Weltgesundheitsorganisation leibliches, seelisches und soziales Wohlbefinden des Menschen. Wohlbefinden ist ein wesentliches Kennzeichen, jedoch nur ein subjektives Symptom der Gesundheit — neben anderen. Gesundheit ist genereller und prinzipieller definiert ein Zustand der Homöostase, des dynamischen Gleichgewichts der Stoffe, Formen und Funktionen des Organismus in Relation zu den Anforderungen der Umwelt. Dieses dynamische Gleichgewicht wird durch physische und psychische Kräfte, durch die biochemische Kapazität endokriner Drüsen, die regulative Potenz des vegetativen Systems und weiterer Regelsysteme erhalten.

Es kann heute als gesichert gelten, daß das körperliche Training in rechter Dosierung physische Kräfte und Leistungsfunktionen sowie Kapazität und Potenz endokriner und vegetativer Regelsysteme — und hierdurch die Stabilität der Gesundheit des Organismus — sehr wirksam fördern kann.

Zwischen organischer Form und Funktion bestehen dabei enge innere naturgesetzliche Zusammenhänge. Die organische Form bestimmt die Funktion — andererseits hat die Funktion bildenden, verändernden Einfluß auf die organische Form. Ohne diese naturgesetzlichen Zusammenhänge von Funktion und Form gäbe es keine Anpassung des Organismus an wechselnde und wachsende Anforderungen der Umwelt, keine Leistungssteigerung, und ohne sie kann Gesundheit nicht erhalten werden. Fehlende Funktion, widernatürlicher Mangel an Bewegung und körperlicher Leistung lassen die Organe verkümmern, leistungsschwach und in vieler Hinsicht auch morbide, krankheitsanfällig werden.

Unsere technisierte Zivilisation hat den der Natur entwachsenen Menschen in eine veränderte Umwelt gestellt. Maschinen nehmen ihm fast jede körperliche Arbeit ab, sogar die eigene Fortbewegung. Dafür ist er einer ständig zunehmenden nervösen Beanspruchung und Überbeanspruchung ausgesetzt.

Wirkungen von Bewegungsmangel

Mangel an Bewegung führt zu einer fortschreitenden *Verkümmerung* und *Leistungsschwäche* des ganzen Organismus. Die körperlichen Verkümmerungserscheinungen wären weniger bedenklich, wenn sie nicht auch mit einer Neigung zu Dysfunktionen, zu Fehlregulationen und einer offenbar erhöhten Morbidität (für manche Krankheiten) verbunden wären.

An der *Muskulatur* finden wir dabei eine zunehmende *Inaktivitätsatrophie* mit strukturellen und funktionellen Veränderungen, die zu einer fortschreitenden muskulären Leistungsschwäche führen. Die Rumpfmuskulatur wird unfähig, ihre natürlichen Haltefunktionen zu erfüllen. Es entwickeln sich Haltungsschwächen, Haltungsfehler und Fehlentwicklungen der Wirbelsäule und des Brustkorbes, die nicht ohne Rückwirkungen auf Kreislauf und Atemapparat bleiben. Diese *Haltungsfehler* sind nicht nur unschön, sondern sie lösen eine ganze Kette von weiteren Entwicklungs-, Gesundheits- und Leistungsstörungen aus. Es kommt zu Fehlentwicklungen des Thorax, der Lungen, der Kreislauforgane und des Beckens. Infolge Fehlbelastung treten Abnutzungs- und Aufbrauchserscheinungen besonders an den Wirbelgelenken früher auf. Sie können die Erwerbsfähigkeit vermindern und zu Frühinvalidität führen.

Infolge Verkümmerung und funktioneller Schwäche der Fuß- und Wadenmuskulatur sowie des Band- und Knochenapparates der Füße können ihre natürlichen Gewölbefunktionen gegen die zunehmende Körperlast nicht mehr aufrecht erhalten werden. Es entstehen die so häufigen *Senkfußbeschwerden*, die Wohlbefinden und Leistungsfähigkeit vieler Menschen erheblich reduzieren.

Die zunehmende Mangelkapillarisierung untrainierter Gewebe führt zu einer Verminderung der O_2-Ausnutzung des Blutes. Mangelkapillarisierung und verminderte O_2-Ausnutzung des Blutes fördern auch die fortschreitende Altershypoxie der Gewebe. Es ist aufgrund vergleichender Untersuchungen von Trainierten wahrscheinlich, daß eine latente Leistungshypoxie bei Bewegungsmangelkrankheiten auch durch eine *Mangel-Erythropoese* mit Verminderung der Zahl der Erythrocyten, der Hämoglobinmenge und der O_2-Transportkapazität des Blutes bewirkt wird.

Mangel an Bewegung führt im Vergleich mit den großen Leistungsherzen zur Entwicklung einer leistungsschwachen, morbiden *Zivilisationsform des Herzens*. Sie wurde von dem amerikanischen Cardiologen Raab zu Recht als „loafer's heart", als „Faulenzer-Herz" bezeichnet. Wir finden solche kleinen Herzen auch bei unseren in Ställen lebenden Haustieren. Große Herzvolumina ermöglichen dagegen eine ökonomische, O_2-sparende Volumenarbeit des Herzens und eine beträchtliche Vergrößerung der cardialen und körperlichen Leistungsreserven. Das kleine Büroherz ist demgegenüber gezwungen, ständig eine unökonomische, viel O_2-verbrauchende Frequenzarbeit zu leisten. Die coronaren Reserven sind dabei mehr oder weniger reduziert — und der Weg zur *coronaren Insuffizienz* ist weniger weit.

Die Neubildung von Kollateralen nach Drosselung einer Coronararterie war nach Untersuchungen Ecksteins bei untrainierten Hunden wesentlich geringer als bei trainierten. Bei Menschen mit trainierten Herzen kommen Anzeichen von coronarer Hypoxie und Herzinfarkte — von seltenen Ausnahmen abgesehen — selbst nach extremen sportlichen Beanspruchungen nicht vor. Dagegen sind Angina pectoris, Coronarinsuffizienz und frühe Herzinfarkte bei Menschen mit kleinen Büroherzen außerordentlich häufige Leiden. So wie diese Menschen schon bei kleinen Anstrengungen Atemnot bekommen, so neigen auch ihre Herzen zur „Sauerstoffnot".

Mangel an körperlichem Training führt zu einer Verminderung der O_2-Kapazität und Leistungsfähigkeit des ganzen Organismus, mit einer *Minderung der Coronarreserven* und einer erhöhten Hypoxiegefährdung des Herzens. Unter anderem wegen des Mangels an Bewegung, an körperlicher Arbeit und Übung in unserer technisierten Zivilisation ist die Coronarinsuffizienz eine der häufigsten Erkrankungen unserer Zeit geworden. Bei Menschen, die regelmäßig Leibesübungen treiben, ist sie, wie die Erfahrungen der sportärztlichen Beratungsstellen zeigen, außerordentlich selten.

In gründlichen Studien an einem sehr großen Untersuchungsgut hat Morris (1954) eine umgekehrte Proportionalität zwischen dem Maß körperlicher Arbeit im Beruf und der Mortalität durch Coronarerkrankungen nachgewiesen. Die geringste coronare Mortalität fand sich in den Berufen, die mit körperlicher Schwerarbeit verbunden sind. Die Häufigkeit von Coronartodesfällen bei Büroarbeitern war 3 bis 4mal so hoch. Gleiche Beobachtungen sind von Luongo, Benton, Rusk, Brunner und anderen gemacht worden. Nicht harte körperliche Arbeit schädigt die Coronarien und das Herz — sondern der Mangel an körperlicher Arbeit. Auch vermehrte Adrenalin- und Noradrenalinbildung bei mehr sympathikoton regulierenden, untrainierten Menschen kann — nach Untersuchungen Raabs — den O_2-Haushalt des Myokards gefährden und hypoxische Zustände bewirken.

Die erhebliche Verlängerung der *Diastole* durch Training ist von großer Bedeutung für die Ernährungsverhältnisse des Myokards, besonders des alternden Myokards. Je länger die Diastole ist, um so bessere zeitliche Verhältnisse bestehen für die O_2-Versorgung des Herzmuskels. Eine fortschreitende Diastolenverkürzung bei zunehmendem Trainingsverlust muß die O_2-Versorgungsbedingungen des Myokards verschlechtern.

Bei einem nicht geringen Prozentsatz der *hypertonen Regulationsstörungen* kann körperlicher Übungsmangel ein wesentlicher bedingender Faktor sein. Körperliches Training wirkt sehr wahrscheinlich hemmend, wirkt präventiv gegen den unphysiologischen Anstieg der arteriellen Druckwerte. Sportverbot ist bei den essentiellen Hypertonieformen jüngerer bis mittelaltriger Menschen kontraindiziert. Dosiertes Dauertraining ist vielmehr für diese Fälle ein vorzügliches, präventiv und rehabilitativ wirkendes Mittel.

Bei geringerer cardialer Druck- und Volumenarbeit des Trainierten ist die *Herzarbeit* in 24 Std wesentlich verringert — auch noch bei 1 Std Training täglich. Die Herzen von Büromenschen müssen täglich etwa 3000 bis 6000 mkg, im Laufe eines Jahres rund 1 bis 2 Millionen mkg, im Laufe eines Lebens etwa 50 bis 100 Millionen mkg an Herzarbeit mehr leisten. Vermehrte und frühere Abnutzungs- und Aufbrauchserscheinungen des Kreislaufs bei größerer Druck- und Volumenarbeit des Herzens sind anzunehmen.

So ist es nicht überraschend, daß *vermehrte Kreislaufschäden* nicht einmal bei den alten Hochleistungssportlern und auch nicht bei den Schwerarbeitern, sondern besonders in Berufen mit fehlender körperlicher Arbeit gefunden werden (Wiele, 1952). Training hilft Herzarbeit sparen, schont das Herz. Trainingsmangel führt zu einem Ökonomieverlust der Kreislaufarbeit, zu vermehrter Herzarbeit und fördert die Entstehung frühzeitiger Abnutzungs- und Aufbruchsveränderungen des Kreislaufs.

Untersuchungen von Mann, Teel, Hayes (1955) und zahlreichen anderen Untersuchern haben gezeigt, daß Training, überhaupt körperliche Arbeit, erhöhte *Fett- und Lipoidspiegel des Blutes* herabsetzt. Diese Wirkung kann zur Hemmung arteriosklerotischer Veränderungen des Kreislaufs beitragen.

Gewiß ist körperliches Training nur ein bedingender präventiver Faktor neben zahlreichen anderen, aber ein sehr wirksamer. — *Mit genügender Begründung läßt sich sagen: Herz und Kreislauf brauchen ein gewisses Trainingsmaß, um länger leistungsfähig und gesund zu bleiben.*

Mangel an Bewegung und Leibesübung führt auch zu einer Inaktivitätsatrophie und *Leistungsschwäche des Atemapparates*. Vitalkapazität, maximales Atemminutenvolumen und maximale O_2-Aufnahme sinken ab. In Verbindung mit der verminderten Herz- und Kreislaufleistung, der verminderten O_2-Transportkapazität des Blutes und der peripheren Mangelkapillarisierung werden die O_2-Versorgungsbedingungen des Organismus wesentlich verschlechtert. Von der Güte der O_2-Versorgung der Gewebe ist aber ihre Leistungsfähigkeit und auch ihre Gesundheit wesentlich abhängig.

Körperliches Training bewirkt eine Hypertrophie und sehr wahrscheinlich eine Steigerung der hormonalen Reserven der *NNR*. Ihre relative Unterentwicklung bei Menschen, die körperlicher Arbeit und Übung entwöhnt sind, vermindert die allgemeine Adaptionsfähigkeit und kann bei manchen Leistungs- und Gesundheitsstörungen eine Rolle spielen.

Mangel an Bewegung und oft überreichliche Ernährung führen heute häufig zu einer *Fettheit*, die Wohlbefinden und Gesundheit gefährdet und die Lebenserwartung herabsetzt. Bewegung und Übung sind eines der aussichtsreichsten natürlichen Mittel dagegen. Wirksam ist dabei weniger der Kalorienverbrauch, mehr wahrscheinlich das Training der auf Homöostase, Erhaltung des Stoffwechselgleichgewichts gerichteten Funktionen des Diencephalons, endokriner Drüsen und des vegetativen Systems.

Durch Mangel an körperlichem Training wird auch die regulative Potenz des *vegetativen Systems*, von der Anpassungsfähigkeit, Widerstandsfähigkeit und Gesundheit in so hohem Maße abhängen, vermindert. Es bildet sich eine überwiegend ergotrope Einstellung des Vegetativums aus, die sich sehr ungünstig auf Erholungsfähigkeit, Schlaf und Verdauung auswirkt. Auch aus diesem Grunde und in Verbindung mit einer nervösen Überreizung gehören Schlaf- und Verdauungsstörungen zu den häufigsten Beschwerden des zivilisierten Menschen unserer Zeit.

Bewegungsmangelkrankheiten

Durch Mangel an Funktion, an körperlicher Bewegung, Arbeit und Übung ist eine neue, immer häufiger auftretende Art von Mangelkrankheiten entstanden. Sie sind mit Recht von Krauss als „*hypokinetic diseases*", als Bewegungsmangelkrankheiten, bezeichnet worden (vgl. Kraus, Raab, 1961). Sie bewirken einen ganzen Komplex von funktionellen sowie organischen Veränderungen und Krankheitssymptomen, die an fast allen Organen erkennbar werden. Natürlich werden sie nicht nur durch eine überwiegende Ursache, den Bewegungsmangel, ausgelöst — sondern durch eine Vielzahl von conditionalen pathogenetischen Faktoren wie nervöse Überreizung, Über- und Fehlernährung, Rauchsucht u. a. mitbedingt und modifiziert.

Zu den Krankheiten, für die Bewegungsmangel mit genügender Begründung als wesentlicher bedingender pathogenetischer Faktor angesehen werden kann, gehören:

— die so häufigen Regulationsstörungen des Kreislaufs,
— manche Formen der Hypertonie,
— vielleicht die Arteriosklerose (es spricht sehr viel mehr dafür als dagegen),
— die Coronarinsuffizienz und der Herzinfarkt,
— die vegetativen Dystonien,
— die Fettsucht (durch Bewegungsmangel bei relativer Überernährung),

— die so häufigen Haltungsschäden an Knochen-, Band- und Muskelapparat der Wirbelsäule und ihre Auswirkungen auf den übrigen Organismus
— und schließlich manche geriatrischen Erkrankungen, die durch eine vorzeitige funktionelle Organschwäche gekennzeichnet sind.

Häufigste *Frühsymptome* und allgemeine Klagen sind:
Atemnot, schon bei kleinen körperlichen Anstrengungen; allgemein verminderte Leistungsfähigkeit; schnelle Ermüdbarkeit; Herzschmerzen, Schwindelgefühl, kalte Extremitäten; Kopfschmerzen — als Ausdruck von Regulationsstörungen; Mangel an Initiative, Konzentrationsschwäche, Nervosität (bei mäßiger Kondition und Störungen des psycho-somatischen Gleichgewichts); Neigung zu Obstipationen (bei ergotroper Einstellung des Vegetativums); Rückenschmerzen als Folge von Insuffizienz des Halteapparates; Schlafstörungen; zu frühe Altersschwäche, Berufs- und Erwerbsunfähigkeit.

Es läßt sich aus vorliegenden Krankheitsstatistiken vieler industrialisierter Länder annehmen, daß diese Krankheiten und ihre Frühsymptome mehr als 40% des Krankengutes der praktischen Ärzte und der Kliniken ausmachen.

Prävention

Was kann präventiv gegen diese *Mangelkrankheiten* unseres *technisierten Zeitalters* getan werden? Jedes Kind, jeder junge Mensch muß, schon in der Schule beginnend, zu Freude an der Bewegung, zu Lust an körperlicher Anstrengung und gesunder Lebensführung erzogen werden. Wir brauchen in vielen Ländern mehr und bessere Leibes- und Gesundheitserziehung in den Schulen! Jeder einzelne muß lernen, sich „in Form", sich gesund und leistungsfähig zu erhalten.

Die öffentliche Aufklärungsarbeit über die Bedeutung der Leibesübungen für die körperliche Entwicklung, Leistungsfähigkeit und Gesundheit ist weiter zu fördern. Mehr kleine Spiel- und Sportplätze, die jedermann, zu jeder Zeit zur Verfügung stehen, müssen hierfür geschaffen werden. Die Kosten hierfür werden vielfach an Aufwand für Krankenhäuser, Sanatorien und Apotheken eingespart werden können.

Wir Ärzte müssen zunächst einmal uns selbst und unsere Patienten mehr zu regelmäßiger Leibesübung und gesunder Lebensführung erziehen. Mehr tägliche Bewegung und körperliches Training ist zu verordnen! Als Mittel der Prävention und Rehabilitation sind sie *in richtiger Dosierung in ihrem Indikationsbereich* wirksamer, unschädlicher und billiger als eine Unzahl von nur symptomatischen und prothetischen Mitteln. Was wir so tun, werden wir unseren Patienten an Leiden, dem Staat an Kosten und uns selbst an zu späten Bemühungen ersparen können.

Literatur

Benton, J.G., Rusk, H.A.: Int. Med. **41**, (1954).
Fox, S.M., Skinner, J.S.: Über die Beziehung zwischen körperlicher Aktivität und koronarer Herzkrankheit. In: R. Thauer, K. Pleschka (Hrsg.): Das gesunde und kranke Herz bei körperlicher Belastung. Darmstadt 1971.
Hollmann, W.: Körperliches Training als Prävention von Herz-Kreislaufkrankheiten. Stuttgart 1965.
Kraus, H., Raab, W.: Hypokinetic Disease. Springfield 1961.
Luongo, E.P.: Amer. Ass. **162**, 1021 (1956).
Mann, G.V., Teel, K., Hayes, O.: New Engl. J. Med. **253**, 349 (1955).
Mellerowicz, H.: Arch. Kreisl.-Forsch. **24**, 70 (1956).

— Meller, W.: Training. Berlin, Heidelberg, New York 1972.
Morris, J.N.: In: Needed Research in Health and Medical Care. University of North Carolina 1954.
Roskamm, H., Reindell, H., König, K.: Körperliche Aktivität und Herz-Kreislauferkrankungen. München 1966.
Wiele, G.: Nauheim. Fortbild.-Lehrg. **17**, 56 (1952).

Kurzreferate

O. Ketusinh (Bangkok) demonstrierte in einem kurzen Film einen sogenannten Nine-Square-Health-Twist, eine Trainingsform, bei der man in bestimmter Reihenfolge in einer vorgegebenen Geschwindigkeit neun quadratische Felder durchlaufen muß. Dabei kommt es zu einer weitgehend dosierbaren Belastung der Bein- und Körpermuskulatur. Der Autor erblickt hierin ein gutes Herz- und Kreislauftraining, meßbar am Pulsfrequenzverhalten. (In der anschließenden Diskussion wurden Bedenken gegen diese Form des Trainings geäußert, da die mehr sprunghaften Bewegungen zur Behinderung der Zwerchfellatmung führen würden.)

O. Ketusinh (Bangkok) „Preventive cardiology in thailand — an analysis of risk Factors" stellte eine Analyse von Risikofaktoren bei 45 Bewohnern Thailands im Alter von 30 bis 65 Jahren dar. Er bildete 3 Risikogruppen: der High-risk-Gruppe gehörten nur 2 Personen an, der mittleren Gruppe 64% und der Low-risk-Gruppe 31% der Fälle. Hauptrisikofaktoren waren: Überarbeitung und psychischer Streß bei 70% der Personen, einhergehend bei 42% mit erhöhten Blutdruckwerten. An zweiter Stelle folgte Bewegungsmangel. Nur 6 Patienten waren starke, 4 schwache Raucher. Bedeutungslos waren bei dem Patientenkollektiv Übergewicht und falsche Eßgewohnheiten. Bei 11 Personen lag ein erhöhter Cholesterinspiegel vor, in 5 Fällen eine Blutzuckererhöhung. Die Leistungsfähigkeit war in allen Fällen relativ gering mit nur 1,3 Watt pro kg Körpergewicht im Durchschnitt.

A.B. Nelson (Merida) berichtete in „Effects of exercise on the sedentary professionals" über ein Trainingsprogramm bei 17 Personen, die vorwiegend einer sitzenden beruflichen Tätigkeit nachgingen. Körpergewicht, Herzfrequenz, Vitalkapazität, Blutdruck und Leistungsfähigkeit wurden vor, während und am Ende eines 11wöchigen Trainings gemessen. Durch die sportliche Aktivität verloren die Personen im Durchschnitt 7,6 kg Körpergewicht, die Herzfrequenz wurde um 4,4 Schläge in der Minute gesenkt, die Vitalkapazität stieg um 540 ccm, die Leistung wurde angehoben und die Erholungsphase nach einer Belastung verkürzt. Das Training hatte auch positive Auswirkungen auf psychische Faktoren wie Wohlbefinden, Appetit, Schlaf, Sexualverhalten und Gemütsverfassung. Der Autor folgert aus diesen Beobachtungen, daß gerade bei sitzenden Berufen zum Ausgleich körperliches Training notwendig ist.

L.J. Frankel und J. Roncaglione (Virginia) teilten in „Physical fitness for the aging" Erfahrungen mit körperlichem Training bei älteren Menschen mit. 45 Menschen im Alter von 60 bis 86 Jahren führten unter Anleitung 3mal wöchentlich gymnastische Übungen durch bei Überwachung der Herzfrequenz, des Blutdruckes und der Ergometerleistung. Exakte Ergebnisse wurden nicht mitgeteilt; anhand von 2 Fällen wurde aber aufgezeigt, wie völlig bewegungsunfähige ältere Menschen durch Freude an der Bewegung wieder neuen Lebensmut gewinnen (und sogar das Tanzen erlernen).

A. Gottesmann (Haifa) berichtete in „Coronary thrombosis and sport" aus seiner Praxis über 32 Herzinfarkt-Patienten, die unterschiedlich intensiv Sport getrieben hatten. Er fand, daß Sport das Herzinfarktrisiko zwar nicht senkt, die Herzinfarktüberlebensrate aber auf das 4fache erhöht. Der Autor selbst glaubt, daß diese Beobachtung an einem zu kleinen Patientenkollektiv noch durch größere Studien bestätigt werden müsse.

K.-D. Hüllemann und F.-J. Hehl (Heidelberg) berichteten in „Primärmotorik, Herzinfarkt und Sport" über ein Programm, in dem seit 4 Jahren Patienten betreut werden, die in jugendlichen Jahren überdurchschnittlich aktiv Sport getrieben hatten und die um das 25. Lebensjahr herum wegen Ehe und Beruf das körperliche Training plötzlich aufgaben. Dies führte zu Gewichtsanstieg und Zigarettenrauchen. In der Annahme, daß das plötzliche

Aufgaben des Sports zu einem Risikoverhalten führt, formulierten die Autoren ein psychophysiologisches Konzept, das einen großen Teil der Varianz hereditärer und frühkindlicher Determinanten motorischer Leistung erklären soll. Die Autoren nennen dies „Primärmotorik". Sie testeten mit 2 bestimmten Verfahren primärmotorische Einstellungen und primärmotorisches Verhalten. Sie fanden, daß sportliche Spitzenleistungen nur bei Personen möglich sind mit mittelstarkem primärmotorischem Verhalten. Bei Skiwanderungen hatte z. B. die Person mit mittlerer Primärmotorik als erste die Bergkuppe erreicht und auch als erste die Abfahrt beendet. — In einem Programm untersuchten Hüllemann et al. auch die Auswirkung eines körperlichen Trainings bei Herzinfarktpatienten. Nach einem Jahr nahm die Zahl der Raucher in der Trainingsgruppe ab, während sie in dem gleichen Zeitraum in einer Kontrollgruppe anstieg. Während es bei Trainingspatienten zu einer leichten Abnahme des Gewichts kam, stieg es bei Kontrollpatienten an.

G. Karanaschew (Sofia) berichtete in „Heilkörperkultur in Betrieben" über Erfahrungen mit einem täglichen, 20 min dauernden gymnastischen Unterricht in einer Strumpffabrik. Es wurden vor allem Lockerungsübungen vorgenommen, die statischen Belastungen am Arbeitsplatz entgegenwirkten. Die Auswirkungen waren sehr günstig, vor allem bei chronischen Erkrankungen der Atemwege und Gelenke und bei Berufsschäden.

In dem abschließenden Referat „Der Einfluß des vieljährigen Sporttrainings auf die Gesundheit des Menschen" zeigte N. D. Grajewskaja (Moskau), wie durch ein mehrjähriges sportliches Training die Gesundheit der Menschen gefördert wird. Die Autorin teilte Erfahrung an über 2000 Athleten der russischen Olympiamannschaft mit. Danach erkrankten die Hochleistungssportler seltener und überstanden vor allem Erkrankungen aller Art leichter als die Normalbevölkerung, so daß bei ihnen insgesamt sehr viel weniger Arbeitstage ausfielen. Auffallend war es, daß akute respiratorische Erkrankungen sehr viel seltener auftraten. Die Blutdruckwerte lagen bei den Sportlern fast immer im mittleren Normbereich mit nur geringen Abweichungen der arteriellen Druckwerte nach oben und unten. Diese Trainingsauswirkungen führen zu einer Ökonomisierung der Kreislauf- und Atmungsfunktionen und zu einer schnelleren Erholung bei körperlicher Belastung. Ungünstige Auswirkungen eines Hochleistungssports wurden nur festgestellt beim Vorliegen chronischer Infektionsherde und bei unregelmäßigem und zu forciertem Training. Bei Sportveteranen gehen diese Adaptionsmöglichkeiten an körperliche und psychische Belastung verloren, aber im Vergleich zu nicht sporttreibenden Altersgenossen sehr viel langsamer und geringer. Deshalb treten bei früheren Sportlern auch seltener Hypertonien, Herzrhythmusstörungen, Gefäßsklerose und vor allem auch vegetative Herz-Kreislaufstörungen auf. Um Überlastungsschäden im Spitzensport zu vermeiden, müssen nach Ansicht der Autorin Athleten gut ausgewählt und in regelmäßigen Abständen ärztlich untersucht werden. Die Teilnahme an Wettkämpfen muß bei Krankheiten, auch bei leichten Infektionskrankheiten, sofort abgesagt und eine zu enge Spezialisierung und Einseitigkeit der Trainingsmethoden vermieden werden.

In den zitierten Referaten wie auch in der anschließenden Diskussion blieb ungeklärt, welchen Wert der Sport für eine Prävention z. B. von cardiovaskulären Erkrankungen wirklich hat (L. J. Frankel, Charleston und J. Dixon, Brüssel). M. Karvonen (Helsinki) zitierte eine Studie aus Skandinavien, bei der man nachweisen konnte, daß der Krankenhausaufenthalt bei Herzinfarktpatienten, die früher Sport getrieben hatten, nur 16 Tage im Vergleich zu nicht sporttreibenden Patienten mit 23 Tage betrug. Dies kann aber auch darauf zurückzuführen sein, daß diese primär über einen besseren Gesundheitszustand verfügten. Aber auch wenn der Sport das Leben nicht verlängert, so macht er das Leben doch lebenswerter, wie B. Nelson (Merida) feststellte.

Auf die Frage, welche Sportart und wieviel Sport man treiben müsse, um günstige Effekte erwarten zu können, antwortete Ch. Schneiter (Zürich), daß hierzu ein 30 bis 60minütiges tägliches Lauftraining als Minimum nötig sei, lediglich die Förderung der Beweglichkeit reiche nicht aus. Auch H. Mellerowicz unterstützte diese Auffassung mit nochmals darauf hin, daß nur Dauerleistung oder Intervalltraining positive Kreislaufwirkungen ausüben. Alle Autoren waren sich einig, daß es stets schwierig sein wird, Menschen unserer Zeit zu einem regelmäßigen, intensiven Training dieser Art über einen längeren Zeitraum anzuhalten. So stellte E. R. Nye (Neuseeland) deprimiert fest, daß von zunächst 39 begeistert sporttreibenden Patienten nach einigen Wochen nur noch 2 regelmäßig trainierten.

Sport als Heilmittel in der Rehabilitation

Einführung. M. J. Halhuber (Höhenried)

Weder Bewegungsmangel als Risikofaktor noch Bewegung und Sport als Heilfaktor können isoliert nur arbeitsphysiologisch erfaßt werden. Deshalb sind Ansätze und Publikationen unergiebig und methodisch angreifbar, die nur diesen Aspekt sehen. Bei der multikausalen Ätiologie von Koronarerkrankungen und dem stets sehr komplexen Untersuchungsgut bei epidemiologischen Studien ist es schwierig, fast sogar unmöglich, den Faktor körperlicher Aktivität hinsichtlich seiner pathogenetischen Bedeutung isoliert zu erfassen. Wertlos sind insbesondere epidemiologische Untersuchungen, in denen die körperliche Aktivität nicht definiert wird. Nur interdisziplinäre Ansätze führen deshalb weiter. Wir haben es in der Rehabilitation immer mit einer umfassenden Betreuung zu tun (comprehensive care). Für die Praxis der Rehabilitation brauchen wir Verlaufsbeobachtungen und einfache funktionsdiagnostische Methoden, um die Art und Dosierung verschiedener Bewegungstherapieformen für Herzkranke standardisieren und an die jeweiligen Krankheitsstadien anpassen zu können.

D. Brunner (Tel Aviv)

Der rehabilitative Aspekt des Sports in der Medizin*

Das Ziel jeglicher Therapie ist die Abschwächung oder Beendigung eines pathologischen Prozesses. Dieses Ziel wird sehr oft durch die Anwendung unphysiologischer Mittel erreicht, wie durch den Einsatz chemotherapeutischer Substanzen oder chirurgische Eingriffe. Mit dem Beginn der körperlichen Rehabilitation indessen war ein Übergang zu physiologischen Methoden gegeben.

Exogene physikalisch-rehabilitative Maßnahmen sind auf empirischer Grundlage schon in Frühzeiten von „weisen Männern" benutzt worden, und zwar zu einer Zeit, in der andere medizinische Mittel und Möglichkeiten noch gar nicht zur Verfügung standen. Das Haupteinsatzgebiet der physischen Rehabilitation liegt bei orthopädischen, aus einem Trauma resultierenden Behinderungen. Das Wiedererlernen neuromuskulärer Funktionen oder die Verlagerung bestimmter neuromuskulärer Leistungen in vor Eintritt der Hauptbehinderung nicht benutzte Körperbereiche geben Aufschluß über die wahre Anpassungsfähigkeit, zu der der Organismus in der Lage ist. Der wesentliche Teil einer exogenen physischen Rehabilitation ist körperliches Training.

Erst während der letzten 10 Jahre wurde körperliches Training auch für die Rehabilitation von Herz-Kreislaufkranken eingeführt, besonders bei Behinderten

---
* Übersetzung aus dem Englischen.

mit ischämischen Herzerkrankungen. Wir alle, mit Ausnahme der Jüngsten, erinnern uns noch an die Zeit, in der es selbstverständlich war, beim Bestehen einer Coronarerkrankung jegliche körperliche Anstrengung zu vermeiden.

Die ischämischen Herzerkrankungen sind in engem Zusammenhang mit Erscheinungen zu betrachten, die für den allgemeinen Wohlstand der modernen Gesellschaft charakteristisch sind. Dazu gehören vor allem Überfluß an Lebensmitteln, Gespanntheit sozialer Beziehungen, konfliktbeladene zwischenmenschliche Beziehungen, Zerstörung alter Traditionen in Familie und Gesellschaft als einem Nebenprodukt der Urbanisation und Industrialisierung, der Einfluß der Nachrichtenmittel und Massenmedien, gesteigertes Lebenstempo, Mangel an körperlicher Arbeit und Anstrengung ebenso wie die vielfältigen Formen der Umweltverschmutzung; an allererster Stelle muß hier auch das Zigarettenrauchen genannt werden.

Die ischämische Herzerkrankung ist ein multifaktorielles Leiden. Eine arteriosklerotisch bedingte Verengung der Coronargefäße, die zu erheblichen hämodynamischen Störungen führt, ist als das zugrundeliegende pathologische Geschehen anzusehen. Damit sind die Voraussetzungen für die klinische Manifestation der Krankheit gegeben. Breit angelegte epidemiologische Studien, insbesondere die in den Vereinigten Staaten von P.D. White, A. Keys, J. Stamler, Dawber und Kannel etc. durchgeführten, weisen auf die Risikofaktoren hin, bei deren Vorhandensein auch der klinisch gesunde junge oder im mittleren Alter befindliche Mensch mit einem erhöhten Risiko hinsichtlich des Auftretens einer Coronararterienerkrankung in Form von Angina pectoris, Herzinfarkt oder gar eines vorzeitigen Herztods rechnen muß. Bestimmte Risikofaktoren wie Bluthochdruck oder Dyslipoproteinämien sind allgemein anerkannt; andere dagegen, wie z.B. ein relativer Mangel an körperlicher Aktivität, werden in ihrer Bedeutung noch diskutiert.

1955 veröffentlichte J.N. Morris (London) Befunde, die für die Annahme sprachen, daß körperliche Aktivität einen schützenden Einfluß gegenüber degenerativen cardiovasculären Erkrankungen ausübt. In einer vergleichenden Studie, die Schaffner und Busfahrer Londoner Autobusse sowie Postboten und Postverwaltungsbeamte betraf, fand Morris hinsichtlich des Überwiegens und Auftretens cardiovasculärer Erkrankungen signifikante Unterschiede zwischen denen, die körperlich aktiv waren, und solchen, die eine sitzende Beschäftigung ausübten. Diejenigen mit gesteigerter körperlicher Aktivität blieben vom Auftreten ischämischer Herzerkrankungen weit häufiger verschont als die anderen.

Unsere Gruppe führte bei Mitgliedern von israelischen Kibbuzim eine retrospektive Untersuchung über das Auftreten klinischer Erscheinungen und das Vorkommen von Todesfällen im Hinblick auf ischämische Herzerkrankungen durch. Bei der Durchführung dieser Untersuchungen machten wir uns die besondere Gelegenheit zunutze, welche in Form der einheitlichen Lebensweise, die man in den Gemeinschaftssiedlungen Israels findet, gegeben war. Die Mitglieder eines solchen Kollektivs leben alle unter den gleichen Umweltbedingungen, manche von ihnen — Bewohner älterer Niederlassungen — schon seit 20 oder mehr Jahren.

Tab. 1 gibt Aufschluß über die Alters- und Geschlechtsverteilung der untersuchten Gruppe am Ende der Studie. Eine altersmäßige Aufteilung in die verschiedenen diagnostischen Kategorien der IHD (ischemic heart disease) ergab, daß bei allen 5-Jahresgruppen, sowohl bei Männern wie auch bei Frauen, bei sitzender Tätig-

Tabelle 1. *Aufgliederung des untersuchten Patientengutes nach Alter, Geschlecht und Beschäftigungsart*

Alters-gruppe	Zahl der Männer am Ende der Untersuchung	Männlich		Zahl der Frauen am Ende der Untersuchung	Weiblich	
		Geschätzte Zahl der Mann-Jahre*			*Geschätzte Zahl der Frauen-Jahre**	
		Sitzende Beschäftigung	Nicht-sitzende Beschäftigung		Sitzende Beschäftigung	Nicht-sitzende Beschäftigung
40—44	878	6551,22	15286,18	891	9236,69	13855,03
45—49	1375	6006,51	14015,19	1601	7221,58	10832,38
50—54	1559	3861,06	9009,13	1485	4435,57	6653,35
55—59	883	1914,20	4466,46	725	2118,56	3177,83
60—64	420	725,58	1693,02	350	833,30	1249,95
65—69	173	166,75	389,09	177	225,76	338,64
Total	5279	19225,32	44859,07	5229	24071,46	36107,18

* Die Schätzung beruht auf der Annahme, daß 30% der Männer und 40% der Frauen eine sitzende Tätigkeit ausüben.

keit signifikant häufiger ischämische Herzerkrankungen auftraten als bei Arbeiten, die körperlich belastender waren.

Im Rahmen einer anderen Untersuchung verfolgten wir 6 Jahre lang das Schicksal von 233 männlichen und 49 weiblichen Patienten mit einem Alter unter 65 Jahren, die nacheinander auf unsere innere Abteilung erstmals wegen Herzinfarkts zur Aufnahme gekommen waren. Die Krankenhaus-Sterblichkeit (das bedeutet die Mortalität während der ersten 4 Wochen nach dem Auftreten des akuten Ereignisses) betrug 4,2% bei Arbeitern, 12,2% bei Facharbeitern, 22,6% bei Schreibtisch- und Buchhaltungsarbeitern und 17,7% bei Angehörigen der freien Berufe und Kaufleuten. Es erscheint uns bemerkenswert, daß die Mortalitätsrate mit 24,5% bei den Frauen am höchsten lag (Tab. 2).

Tabelle 2. *Mortalität nach Erst-Infarkt*

Beruf	Zahl der Personen	Krankenhaus-Mortalität (%)	Mortalität bis 6 Jahre nach Krankenhausentlassung (%)	Gesamtmortalität nach 6 Jahren (%)
Arbeiter	48	4,2	18,9	23,1
Facharbeiter	41	12,2	33,4	45,6
Buchhaltungs- u. Büro-Arbeiter	58	22,6	36,4	59,0
Freie Berufe und Kaufleute	79	17,7	36,7	54,4
Frauen	49	24,5	29,5	54,0
Nicht in Arbeit	7	1 Person	3 Patienten	4 Patienten

Auch hinsichtlich der Mortalität nach der Krankenhausentlassung ergeben sich deutliche Unterschiede zwischen den einzelnen Gruppen. 36% der Angehörigen freier Berufe, der Kaufleute und Büroangestellten starben innerhalb von 6 Jahren nach der Krankenhausentlassung. Die entsprechenden Zahlen für körperlich tätige Arbeiter liegen nur halb so hoch (18,9%). Der die Frauen betreffende Prozentsatz liegt bei 29,5% (Tab. 2).

Auf diese Weise zeigen die kumulierten Werte aus Krankenhaus- und 6jähriger Nachbeobachtungsperiode hinsichtlich der Mortalitätsraten auffallende Unterschiede. Von den Arbeitern waren am Ende der 6jährigen Beobachtungsperiode 23,1% verstorben. Die entsprechende Mortalitätsrate lag bei den Buchhaltungs- und Schreibtischarbeitern 2,6mal höher, nämlich bei 59%, bei den Angehörigen freier Berufe und bei den Kaufleuten 2,3mal höher, nämlich bei 54,4%. Mit 45,6% lag die Mortalität der Facharbeiter zwischen diesen Werten. Die Gruppe der Frauen wies mit 54% eine hohe Gesamtmortalität auf (Tab. 2).

Diese Ergebnisse weisen darauf hin, welchen günstigen Einfluß eine Arbeit mit körperlicher Beanspruchung während der prämorbiden Phase auf späteren Verlauf und Prognose des Erstinfarktes ausübt. Gegenüber den körperlich tätigen Arbeitern erlagen dem Erstinfarkt während der ersten 4 Wochen 5mal mehr Büroangestellte und 4mal mehr Freiberufliche. Am Ende der 6jährigen Beobachtungsperiode liegt die Überlebensrate der Arbeiter um das 2,5fache über derjenigen von Personen, die während der prämorbiden Phase eine sitzende Tätigkeit ausübten.

Leibesübungen, Sport und Bewegung — Prävention, Therapie, Rehabilitation

Angesichts solcher Beobachtungsergebnisse erschien es naheliegend und vernünftig, das Prinzip der körperlichen Aktivität als ein rehabilitatives und protektives Element bei der Behandlung des Coronarkranken in der postakuten Periode einzuführen. In den letzten Jahren hat sich zunehmend Enthusiasmus für die Einführung solcher Übungsprogramme im Rahmen der körperlichen und beruflichen Rehabilitation von Menschen, deren Behinderung aus einer Coronargefäßerkrankung resultiert, breitgemacht. Generell wurde diese Art der Therapie sowohl für diejenigen empfohlen, bei denen im Gefolge eines akuten Herzinfarkts eine herabgesetzte körperliche Belastbarkeit besteht, als auch für solche mit rezidivierenden pektanginösen Symptomen, wobei es im letzteren Falle gleichgültig ist, ob die Anamnese einen vorausgegangenen Herzinfarkt aufweist oder nicht. Die Durchführung der empfohlenen Übungen ist noch nicht standardisiert. Zielgerichtete Untersuchungen, denen objektive Kriterien und Vergleiche mit Kontrollgruppen zugrundeliegen, sind fast nirgendwo durchgeführt worden.

Ich möchte nun über die Ergebnisse eines intensiven Rehabilitations- und Rekonditionierungsprogrammes berichten, welches über 4 Monate hinweg lief und Patienten einbezog, welche einen Myokardinfarkt erlitten hatten und/oder an Angina pectoris infolge einer Coronararterienerkrankung litten. Dieses Kollektiv soll mit einer Kontrollgruppe verglichen werden, die im Rahmen eines Arzneimittel-Testprogrammes während derselben Zeit vasodilatatorisch wirksame Substanzen erhielten.

Die Patienten, die in das aktive Rehabilitationsprogramm einbezogen wurden, waren Männer oder Frauen, unter 65 Jahren, mit eindeutigen Zeichen einer Coronararterienerkrankung. Alle Patienten, die am Trainingsprogramm teilnahmen und auch diejenigen, die der nicht-übenden Gruppe angehörten, wurden hinsichtlich ihrer maximalen bzw. zumutbaren Arbeitsbelastungsfähigkeit untersucht. Dies geschah mittels eines mehrdimensionalen Tests, durch den die submaximale oder symptomgebundene Arbeitsbelastungsfähigkeit in sitzender Stellung auf einem elektrodynamisch gebremsten Fahrradergometer ermittelt wurde. Der Test begann mit einer Belastung von 25 Watt über 6 min. Während der danach folgenden Stufen wurde die Belastung auf 50, 75 und 100 Watt gesteigert. Jede Phase ging über 6 min. Zwischen jeder Stufe wurde eine Ruheperiode von 4 min eingeschaltet. In keinem Falle wurde die Belastung über 100 Watt hinaus gesteigert.

Eine gemessene Leistung, die unter 100 Watt über 3 min lang lag (entsprechend 600 Pfundmeter (pm) pro min während einer Zeitspanne von insgesamt 3 min), wurde als die maximale zumutbare Arbeitsleistung angesehen. Wenn ein Patient eine bestimmte Leistung nur für eine Zeit, die unter 3 min lag — das entspricht der Zeit, die benötigt wird, um den „steady state" zu erreichen — zu erbringen vermochte, wurde die nächst niedrige Belastungsstufe als seine maximale Arbeitsbelastbarkeit angesehen.

Wenn der Patient in der Lage war, den ganzen Test zu absolvieren, d. h., wenn er in der Lage war, über 3 bis 6 min lang 100 Watt zu leisten, wurde er in die Gruppe der Versuchspersonen mit ausreichender Arbeitsbelastbarkeit eingereiht. Das Grundprinzip, welches diesem Trainingsprogramm, in dem das Fahrradergometer als Instrument zur Verbesserung der Herzleistungsfähigkeit benutzt wird, liegt darin, durch schrittweise und stetige Steigerung der Belastung ein höheres Leistungsniveau zu erreichen. Jeder Teilnehmer an diesem Programm übte 2mal in der Woche, wobei jedesmal 5 Trainingsperioden abgeleistet wurden, von denen jede 4 bis 8 min dauerte und jedesmal von einer 6 minütigen Ruhezeit gefolgt war. Während des ersten Durchgangs der jeweiligen Trainingsrunde wurde — gewissermaßen zum Anwärmen — lediglich mit 25 Watt belastet. Während der folgenden Durchgänge wurde die Belastung zunehmend höher, jeweils in Übereinstimmung mit der zunehmenden Herzleistungsfähigkeit. In keinem Falle wurde über eine Belastung von 100 Watt hinausgegangen. Die Zahl der Trainingsperioden, die jeder Patient mitzumachen hatte, schwankte zwischen 10 und 50; für den weitaus größeren Teil waren es 30 bis 40. Im Normalfalle wurden 2 bis 3 Trainingsperioden pro Woche durchgeführt.

Zu Anfang bestand die Trainingsgruppe aus 80 Patienten. 16 von diesen schieden schon während der ersten 10 Trainingsperioden aus und wurden deshalb nicht in die Schlußbewertung miteinbezogen. Demnach stützte sich die abschließende Bewertung auf Beobachtungen an 64 Versuchspersonen. Die Angehörigen der Kontrollgruppe waren Patienten, die im Rahmen einer pharmakologischen Studie zur Untersuchung der Wirksamkeit eines Vasodilatators teilnahmen. Jeder Angehörige dieser Gruppe kam monatlich mindestens 2mal zur Untersuchung in unsere Klinikambulanz. Alle führten ein Tagebuch, in dem sie das Auftreten pektanginöser Beschwerden und die Einnahme von Nitroglycerin notierten. Von diesen 40 Kontrollpersonen schieden 4 vor Ablauf von 18 Wochen aus medizinischen und sozio-ökonomischen Gründen aus und fanden deshalb bei der abschließenden Bewertung, die sich auf 36 Personen stützte, keine Berücksichtigung. In Tab. 3 werden maximale und aus-

Tabelle 3. *Maximale Arbeitsbelastbarkeit*

Arbeitsleistung in Watt			25	50	75	100	Statistische Signifikanz
Trainierende 64 Patienten	Voruntersuchung	N	14	28	20	2	
		%	(22%)	(44%)	(31%)	(3%)	P<0,031
	Nachuntersuchung	N	1	11	21	31	
		%	(1%)	(17%)	(33%)	(49%)	
Nicht-Trainierende 36 Patienten	Voruntersuchung	N	10	11	12	2	Nicht signifikant
		%	(29%)	(31%)	(33%)	(7%)	
	Nachuntersuchung	N	4	10	14	7	
		%	(12%)	(29%)	(40%)	(19%)	

reichende Arbeitsbelastbarkeit von 64 Teilnehmern am Übungsprogramm mit derjenigen von 36 Personen, die nicht am Training teilnahmen, verglichen. Bei der ersten Bestimmung bestehen zwischen maximaler Arbeitsbelastungsfähigkeit der Trainierenden und der Nicht-Trainierenden kaum Unterschiede. 22% bzw. 29% konnten während der 3 bis 6 min dauernden Belastung nur eine unterhalb 25 Watt liegende Leistung erbringen. Die entsprechenden Zahlen betrugen bei einer Belastung von 50 Watt 44% und 31%, bei 75 Watt 31% und 33%. 3% der Trainierenden und 7% der Nicht-Trainierenden waren in der Lage, eine ausreichende Arbeitsleistung zu erbringen. Bei der Nachuntersuchung erreichten 49% der Trainierten und 19% der Nicht-Trainierten Werte, die einer ausreichenden Arbeitsbelastbarkeit entsprechen. Bei 33% der Trainierenden und bei 40% der Nicht-Trainierenden lag die maximale Arbeitsbelastbarkeit bei 75 Watt. 12% der Nicht-Trainierenden und nur 1% der Trainierenden waren nicht in der Lage, eine über 25 Watt liegende Leistung zu erbringen. Die entsprechenden Zahlen für eine Leistung von 50 Watt liegen bezüglich der Trainierenden bei 17%, für die Nicht-Trainierenden bei 29%. Bei der ersten Bestimmung der Belastbarkeit bestanden zwischen den beiden Gruppen weder hinsichtlich der maximalen noch der ausreichenden Arbeitsbelastbarkeit Unterschiede. Die durchschnittliche maximale Arbeitsbelastbarkeit betrug bei den Trainierenden 323,4 pm/min, bei den Nicht-Trainierenden 325,8 pm/min. Bei der Nachuntersuchung hatte sich die maximale Arbeitsbelastbarkeit bei den Trainierenden um 52% erhöht und lag bei 492 pm/min. Bei den Nicht-Trainierenden war eine Zunahme der maximalen Arbeitsbelastbarkeit um 24% zu erreichen, d. h. es wurden 402,6 pm/min gemessen (Tab. 4). Damit weist das Ergebnis der Anfangs- und Nachunter-

Tabelle 4. *Durchschnittliche Arbeitsbelastbarkeit*

Durchschnittliche Arbeitsbelastbarkeit	Trainierende Voruntersuchung	Trainierende Nachuntersuchung	Nicht-Trainierende Voruntersuchung	Nicht-Trainierende Nachuntersuchung
Watt	53,9	82,0	54,3	67,1
Pfundmeter/Minute	323,4	492,0	325,8	402,6
Zunahme in Prozent		52%		24%

suchung bei den Trainierenden signifikante Unterschiede auf; bei den Nicht-Trainierenden hingegen ist dies nicht der Fall.

Von den Trainierenden, die bei der Voruntersuchung lediglich 25 Watt zu leisten vermochten, erreichten 37% 50 Watt, 21% 75 Watt und 37% 100 Watt bei der Nachuntersuchung. Nur 5% waren nicht in der Lage, über eine Leistung von 25 Watt hinauszukommen. Die entsprechenden Zahlen für die Nicht-Trainierenden lagen für 40% bei 50 Watt und für 20% bei 75 Watt. Keine dieser Personen erreichte eine maximale Arbeitsbelastbarkeit von 100 Watt. 40% waren nicht in der Lage, über eine Leistung von 25 Watt hinauszukommen. Von den Trainierenden, die bei der Anfangsuntersuchung 25 Watt leisteten, waren 17% bei der Nachuntersuchung nicht in der Lage, eine höhere Leistung zu erbringen, 40% erreichten 75 Watt und 43% 100 Watt. Für die Nicht-Trainierenden liegen die entsprechenden Werte bei 44%, 36% und 20%.

61% derjenigen, die bei der Voruntersuchung 75 Watt erreicht hatten, konnten ihre Leistung auf eine maximale Arbeitsbelastbarkeit von 100 Watt steigern, 35% blieben bei 75 Watt. 1 Patient erreichte lediglich 50 Watt. In der Gruppe der Nicht-Trainierenden erreichten nur 26% von denen, die bei der Anfangsuntersuchung 75 Watt geleistet hatten, bei der Abschlußuntersuchung 100 Watt. Es muß erwähnt werden, daß gerade die Patienten, die bei der Anfangsuntersuchung die geringste Leistung gezeigt hatten, von dem Übungsprogramm am meisten profitierten.

Der „Tension-Time Index" (TTI), das Produkt aus dem indirekt gemessenen systolischen Blutdruck der Arteria brachialis in mmHg und der Herzfrequenz in Schlägen pro min mal 10^{-2} (letzterer Faktor wird lediglich eingeführt, um bequemere Rechnungseinheiten zu erhalten), gilt als dem Sauerstoffverbrauch des Myokards direkt proportionales Maß. Der bei der Anfangsuntersuchung gemessene TTI für die maximale Arbeitsbelastbarkeit wurde mit dem entsprechenden Wert bei der Abschlußuntersuchung verglichen. Bei allen Untersuchungen lag der bei der Erstuntersuchung ermittelte TTI signifikant höher als bei der Nachuntersuchung. Vergleicht man den TTI bei maximaler Arbeitsbelastung während der Anfangsuntersuchung mit demjenigen der maximalen Arbeitsbelastung bei der Nachuntersuchung, so ließ sich fast kein Unterschied feststellen. Der durchschnittliche TTI_1 betrug bei den Trainierenden am Anfang 222,9, bei den Nicht-Trainierenden 212,5. Bei der Nachuntersuchung betrug der TTI_3 bei einer Arbeitsbelastung, die bei der Anfangsuntersuchung der maximalen Arbeitsbelastbarkeit entsprach, bei Trainierenden 144,7, bei Nicht-Trainierenden 183,0.

Der bei der Nachuntersuchung für die maximale Arbeitsbelastbarkeit ermittelte TTI_2 betrug für die Trainierenden 233,9, für die Nicht-Trainierenden 226,5. Hier läßt sich ein signifikanter Unterschied zwischen TTI_1 und TTI_3 nur im Hinblick auf die Trainierenden feststellen.

In Tab. 5 ist eine symptomorientierte Bewertung des Zustandes der Patienten dargestellt. Die Bewertung beruht auf einer Erfassung der Häufigkeit des Auftretens anginöser Beschwerden, des subjektiven Befindens und der Rückkehr zu produktiver Arbeit, gestützt auf die Angaben der Patienten. Eine deutliche Besserung wurde bei

Tabelle 5. *Subjektive Bewertung*

	Trainierende		Nicht-Trainierende	
	N	%	N	%
Deutliche Besserung	36	56	4	12
Mäßige Besserung	22	35	19	53
Keine Veränderung	6	9	13	35
Schlechter	0	0	0	0

56% der Trainierten erreicht, bei den Nicht-Trainierten nur in 12% der Fälle. Eine mäßige Besserung gaben 35% der Trainierten und 53% der Nicht-Trainierten an. 35% der Nicht-Trainierten, jedoch nur 9% der Trainierten konnten keinerlei Veränderungen feststellen. Eine Befundverschlechterung gegenüber dem Anfang des Versuches wurde in keiner der beiden Gruppen angegeben.

Bei dieser Untersuchung handelt es sich um ein isotonisches, aerobisches, submaximales Intervalltraining. Jeder der 5 Trainingsabschnitte, aus denen sich eine Trainingsserie zusammensetzte, war jedoch lang genug, um einen „steady state" zu erreichen. Die Ruhezeiten reichten aus, um einen Rückgang der Herzfrequenz auf weniger als 100 Schläge pro min zu erlauben.

In unserem Programm ließen wir Übungen durchführen, die einem Ausdauertraining gleichkommen. Die Tests zur Bestimmung der Arbeitsbelastbarkeit wurden ebenso wie die einzelnen Trainingsabschnitte abgebrochen, wenn sich Zeichen oder Symptome einer myokardialen Ischämie entwickelten. Die Patienten wurde nicht dazu angehalten, „durch ihre Pektangina hindurch" zu üben.

Über die Beziehungen zwischen körperlicher Leistungsfähigkeit und Coronararterienerkrankung hat man noch keine voll gültigen Vorstellungen. Bei den verschiedensten epidemiologischen Untersuchungen — keineswegs aber bei allen — ließ sich feststellen, daß Menschen, die dauernd schwere Arbeit zu leisten haben oder gewohnheitsmäßig anstrengenden Sport betreiben, weniger häufig die klinischen Zeichen einer Coronararterienerkrankung entwickeln und außerdem, daß sie eine bessere Überlebenschance als Nicht-Trainierte haben, falls bei ihnen ein Myokardinfarkt auftritt. Eine wirklich zufriedenstellende Erklärung für diese Tatsache gibt es bis jetzt aber noch nicht.

Bei Hunden mit experimentellem Myokardinfarkt hatte erzwungenes körperliches Training eine Neubildung von Kollateralgefäßen zur Folge; bei untrainierten Hunden waren Gefäßneubildungen nicht festzustellen.

Die Frage, ob durch körperliches Training bei coronarkranken Patienten die Ausbildung von Kollateralgefäßen bewirkt werden kann, läßt sich nicht mit Sicherheit beantworten. Es gibt Veröffentlichungen, in denen berichtet wird, daß im Koronarangiogramm bei einigen Fällen durch Training eine deutliche Besserung erreicht worden ist, wobei eine Ausbildung von Kollateralen zur Umgehung obstruierter Gefäße oder aber Zeichen, die auf eine Erweiterung von Gefäßen, an denen arteriosklerotische Läsionen bestanden, festzustellen waren. Ein anderer Untersuchungsbericht hingegen, der von 8 Patienten handelt, die ein volles Jahr lang unter Aufsicht trainiert worden waren, verneint die Zunahme von Kollateralgefäßen.

Körperliches Training verbessert die Anpassungsfähigkeit des Kreislaufs bei physischer Belastung. Trainierte Personen sind in der Lage, eine bestimmte Arbeit bei geringerem Schlagvolumen, niedrigerem Puls und kleinerem myokardialen Sauerstoffverbrauch zu leisten als nicht-trainierte Personen. Ähnliche hämodynamische Wirkungen eines körperlichen Trainings wurden auch bei Patienten, die einen Herzinfarkt erlitten hatten, festgestellt. Möglicherweise darf man von der Annahme ausgehen, daß der Teil des Herzmuskelgewebes, der durch Fibrosierung oder Narbenbildung nicht zerstört oder geschädigt ist, auf angemessenes körperliches Training mit einer Leistungsverbesserung reagiert.

Der deutlich niedrigere TTI, den wir bei den Trainierten am Ende der Trainingsperiode beim Vergleich mit ihrer maximalen Arbeitsbelastbarkeit vor Beginn der Übungen fanden, deutet auf eine Ökonomisierung der Herzleistung hinsichtlich des Sauerstoffverbrauches hin.

Ganz entsprechend ist mit dieser Annahme auch die Tatsache in Übereinstimmung zu bringen, daß eine höhere maximale bzw. ausreichende Arbeitsbelastbarkeit der Trainierenden am Ende der Übungsperiode erreicht wurde, ohne daß im Vergleich zu den anfangs gemessenen Werten der TTI wesentlich angestiegen war. Weiterhin kann dies darauf hindeuten, daß ein über einen verhältnismäßig kurzen Zeitraum betriebenes körperliches Training bei coronarkranken Patienten günstige Veränderungen auf der enzymatischen Ebene der Herzmuskelzelle bewirkt. Andererseits bestehen keinerlei Hinweise dafür, daß während dieses kurzen Zeitraums irgendwelche Änderungen im coronaren Blutfluß auftreten oder eine Rekanalisierung stattfindet.

Es konnte festgestellt werden, daß gesunde trainierte Personen eine größere arterio-venöse Sauerstoffdifferenz aufweisen als Untrainierte. Dies deutet darauf hin, daß der Sauerstoff in der peripheren Muskulatur besser utilisiert wird. Ein ähnlicher Effekt würde sich für die Herzkranken segensreich auswirken, da für eine bestimmte Leistung eine geringere Steigerung des Herzzeitvolumens bzw. ein geringeres Strömungsvolumen ausreichen würde.

Auf diese Weise kann das Wiederherstellungstraining sogar dann zu einer gesteigerten Arbeitstoleranz führen, wenn, wie von Varnauskas gezeigt, die Sauerstoffaufnahme bei submaximaler Belastung durch Training nicht geändert wird. In unserer Untersuchungsreihe ist die Verbesserung der Arbeitstoleranz bei den Trainierenden sehr deutlich und statistisch signifikant. Der durchschnittliche Zuwachs der maximalen Arbeitsbelastbarkeit beträgt 52%. Im Unterschied dazu wurde eine Verbesserung der Arbeitstoleranz von nur 16% bei Patienten gefunden, bei denen nach einer direkten chirurgischen myokardialen Revaskularisierung postoperativ Belastungsuntersuchungen durchgeführt wurden.

Die eindruckvollste Besserung wurde bei Patienten festgestellt, die bei der Anfangsuntersuchung am stärksten eingeschränkt und nicht in der Lage waren, eine über 25 Watt liegende Leistung zu erbringen. Es scheint also, daß gerade diese Patienten von einem Wiederherstellungsprogramm in besonderer Weise profitieren können. Wie andere Beobachter auch, waren wir von der außerordentlich starken psychologischen Wirkung des Rehabilitationsprogrammes beeindruckt. Die von den Patienten berichtete subjektive Besserung im Befinden wird als ein Zustand des sich Wohlfühlens, als ein neues Gefühl der Selbstsicherheit und des Optimismus geschildert, im Unterschied zu den nur allzu bekannten Angstzuständen und dem Pessimismus des typischen Post-Infarkt-Patienten.

Es muß aber erwähnt werden, daß auch die nicht-trainierten Patienten eine gewisse Besserung hinsichtlich ihrer Belastungstoleranz, ihres TTI und auch in Bezug auf ihr subjektives Befinden erkennen ließen. Dabei kann es sich um die häufig beobachtete und berichtete Spontanbesserung nach akuten Coronarereignissen handeln oder möglicherweise um die Wirkung vasodilatatorisch wirkender Substanzen. Indessen erreichte diese Besserung in den verschiedenen Parametern in der Gruppe der Nicht-Trainierenden keine statistische Signifikanz.

Worin liegt nun das Ziel der sekundären Prävention? Ich sehe drei Einzelziele:
1. Befreiung des Patienten von der Angina pectoris.
2. Wenn notwendig, Steigerung der maximalen Arbeitsbelastbarkeit, um dem Patienten die Chance zu geben, zu einem produktiven und lebenswerten Leben am Arbeitsplatz, in der Familie und in der Gesellschaft zurückzukehren.
3. Minderung der Häufigkeit des Auftretens von Rezidiv-Infarkten und vorzeitigem Herztod.

Unser Programm erwies sich im Hinblick auf die Angina pectoris als sehr erfolgreich. Es muß aber daran erinnert werden, daß Angina pectoris in erster Linie ein subjektives Symptom darstellt. Jedermann, der coronarkranke Patienten bei der Durchführung ihrer Übungsprogramme erlebt, wird von der psychologischen Wirkung, die dieses Training auf die Schaffung neuen Selbstvertrauens und die Beseitigung manifester und latenter Angstgefühle ausübt, beeindruckt sein. Möglicherweise wird durch diesen psychischen Wandel auch die Schmerzschwelle verändert und eine Verringerung der emotional ausgelösten Herzfrequenz- und Blutdruckanstiege bewirkt.

Hinsichtlich der erreichten Herzleistungsfähigkeit und der maximalen Arbeitsbelastbarkeit muß festgestellt werden, daß ein 50 Jahre alter Mann, dessen maximale Arbeitsbelastbarkeit bei 75 Watt oder darüber liegt, in der Lage ist, fast jegliche Leistung zu erbringen, die von einem Menschen dieses Alters in unserer Gesellschaft erwartet wird.

Hinsichtlich der geringeren Häufigkeit an vorzeitigen Herztodesfällen bestehen bis jetzt noch keine gesicherten Beweise, daß durch eine aktive sekundäre Präventionsmaßnahme (damit ist das körperliche Trainingsprogramm gemeint) eine Senkung der Mortalitätsrate bei Postinfarkt-Patienten gewährleistet ist. Es sind zwar einige interessante Trends festzustellen, aber eben nur das.

Zur Lieferung des endgültigen Beweises sind weit längere Untersuchungsperioden und größere Zahlen von Patienten, behandelte und unbehandelte (Kontrollgruppen), notwendig. Wenn wir es außerdem noch mit einer Krankheit zu tun haben, die für 50% aller Männer und für ungefähr 40% aller Frauen im Alter zwischen 40 und 70 Jahren die Todesursache darstellt, warum sollten wir dann warten, bis wir epidemiologische Untersuchungsergebnisse zur Hand haben, welche den Einsatz solcher aktiver Rehabilitationsprogramme rechtfertigen? Ohne Zweifel sind wir in der Lage, das Allgemeinbefinden von Patienten, die an Angina pectoris leiden, zu verbessern. Wir können ihre körperliche Leistungsfähigkeit steigern, ihre Angstgefühle beseitigen, und wir hoffen, daß wir in der Zukunft auch eine Senkung der Morbiditäts- und Mortalitätsraten erreichen können. Es scheint, als ob wir auf dem richtigen Weg wären.

Kurzreferate

Grundlegende Untersuchungsergebnisse legten N.G. Greenisen, W.W. Heusner, D.P. Thomas, R.W. Wells (Philadelphia) in ihrem Referat über „Physiological responses of anxiety treated male rats to exercise" vor. Die Untersuchungen basierten auf der Überlegung, daß Streß-Zustände die Hypophysen-Nebennierenrindenaktivität steigern und dadurch qualitative und quantitative Änderungen des Urins hervorrufen. Sie führten an 4 identischen Gruppen von Ratten folgende Experimente durch: Eine Gruppe der Ratten wurde einer Angstbehandlung durch Elektroschocks (A), eine Gruppe einer Angstbehandlung mit anschließender Lauftrommelbelastung (A+E), eine Gruppe einer Scheinangstbehandlung (SA) und eine Gruppe einer Scheinangstbehandlung mit anschließender Lauftrommelbelastung (SA+E) unterworfen. Die Experimente dauerten 18 Tage; die Osmolarität des Urins sowie dessen Natrium- und Kalium-Gehalt wurden bestimmt. Dabei ließen sich im Kaliumgehalt des Urins keine Änderungen feststellen. Eine Na^+-Retention ($P = 0,01$) wurde bei der Gruppe SA beobachtet. Bei den Gruppen A und SA + E ergaben sich signifikante Na^+-Retentionen und ansteigende Urinosmolaritäten ($P = 0,01$). Die Ergebnisse des A+E-Experimentes zeigten, daß Körperbelastungen additiv zu einer gesteigerten Urin-Osmolarität und Na^+-Retension führten. Die Autoren folgerten, daß körperliche Belastungen einen experimentell erzeugten Angstzustand in seinen Auswirkungen auf das hormonelle System nicht vermindern, sondern verstärken. Im Hinblick auf menschliche Situationen schlossen sie, daß Personen, die unter akuten psychischen Belastungen stehen, wahrscheinlich nicht einer anstrengenden körperlichen Belastung ausgesetzt werden sollten.

Praktische Empfehlungen für die Rehabilitationsmedizin gab V.N. Smodlaka (New York) in seinem Vortrag über „The dosage of physical exercise in the reconditioning of cardiac and emphysema patients". Ausgehend von der klinischen Erkenntnis, daß Patienten mit Herz- und Lungenleiden, die sich in den Funktionsgruppen III und IV nach der Klassifikation der New-York-Heart-Association und des Commitee on Diagnostic Standards for Non-Tuberculous Respiratory Diseases of the American Thoracic Society befinden, jede Arbeit in Intervallform mit kurzer Arbeitszeit und längeren Intervallen durchführen, empfahl er das Intervalltraining als Rehabilitationsmethode in der Bewegungstherapie. Als Methoden zur Ermittlung der Belastbarkeit wurden vorgeschlagen:

1. „Interval Work Capacity Test (I.W.C.T.)". Im Liegen wird der Proband auf dem Fahrradergometer in Intervallen (30 sec Arbeit, 30 sec Pause) stufenweise ansteigend bis zur Erschöpfung belastet. Die anfängliche Belastungsintensität beträgt 10 Watt, die Zunahme bei Patienten 5 Watt, bei Gesunden 25 Watt. Die maximal erreichte Belastungsintensität gilt als Kriterium für die Belastbarkeit.

2. „Continuous Work Capacity Test (C.W.C.T.)". Bei dieser Prüfung wird der Patient liegend auf dem Fahrradergometer mit einer Intensität von 1 Watt/kg Körpergewicht oder weniger so lang als möglich belastet. Bei beiden Untersuchungen werden Elektrokardiogramme mitgeschrieben.

Die Intervall-Übungsbehandlung sieht eine Arbeitsdauer von 30 sec und ein Ruheintervall von 60 sec vor. Die maximale Einzeldosis bei isotonischer Belastung sollte der Belastung entsprechen, die im I.W.C.T. ermittelt wurde. Die minimale Einzeldosis sollte bei 30 Watt liegen. Die minimale tägliche Dosis sollte 30 Intervalle bei einer Belastung von 30 Watt umfassen. Die gesamte Behandlungszeit beträgt dabei 45 min. Von Übung zu Übung sollte die Intensität um 5 Watt gesteigert werden, wobei eine Anpassung an die individuelle Belastbarkeit notwendig ist. Die maximale tägliche Dosis sollte 75% der maximalen Arbeitskapazität nicht überschreiten. Als wöchentliche Dosis werden 3 Sitzungen angegeben. Das gesamte Rehabilitationsprogramm sollte mindestens 12 Wochen dauern. Mit dieser Methode hat der Autor beste Erfahrungen in den letzten 12 Jahren gemacht.

C. Obrascu, J. Orha, A. Baricz, P. Jacobini, M. Russ (Bukarest) trugen über „Exercise capacity in patients with ischemic heart disease" vor. Bei 40 Patienten mit gesicherter koronarer Herzerkrankung führten sie spiroergometrische Untersuchungen auf dem Fahrradergometer mit ansteigenden Belastungen von 15 bis 30 Watt für jeweils 5 bis 6 min unter EKG-Kontrolle durch. Die maximal erreichten Herzfrequenzen variierten zwischen 95 und 150/min. 7 Patienten (17,5%) hatten eine normale PWC. Faktoren, die die Belastbarkeit begrenzten, waren 1. klinische und elektrokardiographische Zeichen einer Intoleranz (47,5%), 2. ein Tension-Time-Index (TTI) über 25,0 (12,5%), 3. eine verminderte O_2-Aufnahme (15%) und 4. eine verminderte Arbeitstoleranz (7,5%).

T. Kavanagh, R. J. Shephard (Toronto) referierten über „Testing the hypothesis that exercise is of benefit in the rehabilitation of the post-coronary patient". Aus 56 männlichen Patienten mit gesichertem Herzinfarkt wurden durch Randomisierung 2 Gruppen gebildet, wobei mit der ersten eine intensive Übungsbehandlung und mit der zweiten eine Hypnosetherapie durchgeführt wurden. Bei allen Patienten wurden in regelmäßigen Abständen spiroergometrische Untersuchungen unter elektrokardiographischer Kontrolle, Körpergewichtsbestimmungen, Hautfaltendickemessungen, Greifkraftbestimmungen vorgenommen und psychologische Profile erstellt.

Am Ende des 1. Untersuchungsjahres zeigten beide Gruppen in gleicher Weise Verbesserungen in den meisten Parametern, obwohl die Trainierenden im Durchschnitt 5mal in der Woche 2 Meilen mit einer Geschwindigkeit von 12 bis 13 min pro Meile gingen oder trabten. Im 2. Jahr wurde die Trainingsquantität in etwa verdoppelt und die Übungsintensität gesteigert. Nur ein Teil der Patienten der Trainingsgruppe konnte jedoch diese Intensivierung bewältigen. Beim Vergleich dieser Personen mit der Hypnosegruppe ergaben sich keine signifikanten Unterschiede in der Leistungsfähigkeit. Die Hochtrainierten hingegen wiesen deutliche Verbesserungen ihrer aeroben Kapazität und im koronaren Blutfluß auf. Die Autoren folgerten daraus: 1. Primäre Gewinne durch ein Trainingsprogramm für Koronarkranke beruhen (a) auf neurohumoralen oder psychologischen Ursachen, b) auf der natürlichen Tendenz des Myokards zu revaskularisieren. 2. Signifikante Verbesserungen erfordern ein enormes Training über mindestens 1 Jahr. 3. Falls intensives Training unmöglich ist, können deutliche Verbesserungen durch Methoden erzielt werden, die ein Leben in Entspannung fördern.

Über „Körperliches Training nach frischem Myokardinfarkt" sprachen K. Schnellbacher, H. Roskamm, H. Weidemann, J. Barmeyer, R. Buchwalsky, H. Reindell (Freiburg). 9 Infarktpatienten wurden 44 Wochen lang 5mal pro Woche auf einem Fahrradergometer mit einer Trainingspulsfrequenz von 120/min über 30 min Dauer trainiert. Die Untersuchungsergebnisse der Leistungsfähigkeit, des Belastungs-EKGs, der Herzgröße, des diastolischen Pulmonalarteriendrucks und des Herzminutenvolumens aus der 8. und 44. Woche wurden den Daten einer statistisch vergleichbaren Kontrollgruppe von 7 Infarktpatienten gegenübergestellt. Diese Kontrollgruppe führte lediglich ein leichtes unterschwelliges gymnastisches Programm durch. In beiden Gruppen wurde ein deutlicher Leistungszuwachs festgestellt. Der größte Teil der Patienten erreichte eine Arbeitstoleranz altersentsprechender Normalpersonen. Die Trainingsgruppe zeigte unter körperlicher Belastung einen geringeren Anstieg der Herzfrequenz und des Herzminutenvolumens. Der diastolische Pulmonalarteriendruck stieg als Ausdruck einer gestörten Myokardfunktion bei beiden Gruppen ohne signifikanten Unterschied unter Belastung an. Die benötigte Herzarbeit — ausgedrückt als HF × Ps-Produkt — lag in der Trainingsgruppe jedoch um 19% niedriger.

Mit der gleichen Thematik beschäftigten sich K. Wrabec, S. Lukasik (Warschau) in ihrem Referat über „Anwendung intensiver Leibesübungen in der Rehabilitation von Kranken mit überstandenem Herzinfarkt". 25 Männer im Alter von 36 bis 70 Jahren wurden mit einem intensiven körperlichen Training (2mal wöchentlich 1 Std lang über 8 Monate) und 23 Männer einer vergleichbaren Kontrollgruppe auf herkömmliche Weise behandelt. In der Trainingsgruppe wuchs die Leistungsfähigkeit PWC ($P<0,001$), verlangsamte sich die Ruheherzfrequenz ($P<0,05$) und verlängerte sich die Systolendauer ($P<0,05$). In statistisch nicht zu sichernder Weise stieg die maximale Sauerstoffaufnahme an und fielen der systolische und diastolische Blutdruck ab. Der Gesamtcholesterinspiegel ($P<0,001$), die gesamten Lipide ($P<0,001$) und die beta-Lipoproteine ($P<0,01$) waren in der Trainingsgruppe nach der Übungsbehandlung niedriger.

Über positive Erfahrungen mit einer dosierten Bewegungstherapie unter Anleitung von Turnlehrern berichtete V. Koren (Tel Aviv) in seinem Vortrag „Rehabilitation Koronarkranker". Er verglich 50 trainierende Patienten mit gesicherter koronarer Herzerkrankung mit 51 gleichartigen Patienten, die keinerlei physiotherapeutische Behandlung hatten. Nach 1jähriger Behandlungszeit fand er, daß 46% der Übungsgruppe eine Arbeitsleistung von 100 Watt erbrachten, jedoch nur 26% der Kontrollgruppe diese Leistungsfähigkeit im Physical-Fitness-Test nach Monarch erreichten. 36% der Übungsteilnehmer waren völlig beschwerdefrei im Gegensatz zu nur 10% der Kontrollgruppe.

G.H. Ilker (Hamburg) stellte die „Infarktrehabilitation im Sportverein (Hamburger Modell)" vor. Im Stadtstaat Hamburg ist eine lückenlose Rehabilitation von der Akutbehandlung mit Frühmobilisation, über Rehabilitationskliniken bis zu einer lebenslangen Sporttherapie im Rahmen von Sportvereinen möglich. Das Ziel der „Hamburger Arbeitsgemeinschaft für kardiologische Prävention und Rehabilitation" ist es, alle geeigneten Infarktpatienten zu erfassen. Als geeignet werden Patienten angesehen, die mindestens 75 Watt auf dem Fahrradergometer für 3 min ohne pathologische elektrokardiographische Reaktionen leisten. Das Übungsprogramm besteht aus einem harten aufbauenden Training einmal in der Woche. Der limitierende Faktor in den Sportgruppen ist nach dem Bericht des Autors nicht das Herz, sondern liegt in orthopädischen Problemen: Reizungen der Achillessehnen, Schmerzen an degenerativ veränderten Gelenken, vertebragene Neuromyalgien. Seit dem Beginn im Oktober 1971 seien bei einer Gesamtteilnehmerzahl von 78 keine ernsthaften Komplikationen im Zusammenhang mit dem Sportprogramm aufgetreten.

Mit Rehabilitationsfragen bei peripheren Durchblutungsstörungen beschäftigten sich die folgenden zwei Beiträge: „Rehabilitation bei peripherer arterieller Verschlußkrankheit der Beine durch mehrjähriges Training". K. Battke, R. Buchwalsky, G. Blümchen, H. Reindell (Freiburg). 44 Patienten mit arteriographisch nachgewiesenen Femoralarterienverschlüssen wurden in zwei randomisierte Gruppen aufgeteilt. Die erste Gruppe übte täglich intensiv bis zum Erreichen der Schmerzschwelle, die zweite führte eine unterschwellige Gymnastik durch. In beiden Gruppen konnte nach einer Trainingszeit von durchschnittlich 17 Monaten eine deutliche Besserung der subjektiven Beschwerden und der Gehleistung beobachtet werden. Die Ruhedurchblutung änderte sich nicht. In beiden Gruppen trat eine Abnahme der maximalen Durchblutung nach Ischämiereiz und signifikant ein früheres Einsetzen der reaktiven Hyperämie nach ischämischer Arbeit und ein früherer Übergang der Hyperämie in Ruhedurchblutung auf. Die unterschiedliche Trainingseinfluß erbrachte demnach keinen wesentlichen Effekt. Die Autoren diskutierten, daß wahrscheinlich bereits eine sehr geringe Zunahme der absoluten Durchblutung genüge, um eine deutliche Besserung von Symptomatik und Leistungsfähigkeit zu erreichen, und daß eine Steigerung der absoluten Durchblutung u. U. gar nicht der entscheidende Mechanismus für die Besserung sei. Andere Kompensationsmechanismen wie z. B. ein ökonomisierter Bewegungsablauf könnten eine Rolle spielen.

M. Köhler (Engelskirchen) untersuchte in „Metabolische und hämodynamische Wirkungen eines Intervalltrainings bei limitierter Durchblutung" bei 9 Patienten mit gesicherter einseitiger Okklusion der Arteria femoralis die femoralvenösen Laktat- und Pyruvatspiegel, den postokklusiven Muskelblutstrom mit der Venenverschlußplethysmographie und den systolischen Blutdruck der Arteria tibialis posterior mit der Ultraschall-Doppler-Technik bei einer speziellen Form des Intervalltrainings. Dieses bestand aus 5 Belastungen auf einem Spezialergometer (ca. 1 Watt geforderte Leistung) bis zum Auftreten des maximalen Hypoxieschmerzes und anschließenden Pausen von 3 min Dauer. Vor allem während der Ruhepausen trat ein beträchtlicher Anstieg des Laktats, des Pyruvats und des Laktat-Pyruvat-Quotienten auf. Bei guter kollateraler Funktion hingegen wurden höhere Metabolitwerte während der Arbeit festgestellt. Dieses Verhalten war mit einem Walkthrough-Phänomen verbunden. Im Ablauf der Belastungen erniedrigten sich die Mittelwerte der Metabolitkonzentrationen. Der Blutstrom nach dem Verschluß stieg von Intervall zu Intervall an. Die poststenotische systolische Blutdruckdifferenz zeigte keine wesentlichen Änderungen. Die Ergebnisse ließen erkennen, daß mit dieser Form des Trainings ein intensiver Reiz gesetzt werden kann.

Mit der „Physischen Rehabilitation von Alkoholikern in der Anstalt" beschäftigte sich S. K. Forsberg (Jyväskylä). Der Autor untersuchte 30 Alkoholiker und 30 Nichtalkoholiker, die einer Anstaltsbehandlung unterzogen wurden. Er konnte keine signifikanten Unterschiede in der PWC_{150}, der isometrischen Kraft der Extremitäten- und Rumpfmuskulatur und des Atemstoßtestes (Peak flow rate) feststellen. Bei jüngeren Patienten unter 39 Jahren waren auch keine Änderungen der physischen Leistungsfähigkeit während der Behandlung zu sehen. Bei älteren hingegen ergab sich ein deutlicher Zuwachs hauptsächlich in den ersten beiden Wochen.

Auf die Bedeutung einer Arzt-Patienten-Beziehung, die auf gegenseitigem Vertrauen beruht, ging S. E. Strauzenberg (Kreischa) in seinem Referat über „Die Bedeutung von Körperkultur und Sport als wichtiges Element in einem neuen Arzt-Patienten-Verhältnis" ein. Er wies darauf hin, daß in der DDR die ärztliche Arbeit immer stärker durch eine Orientierung auf prophylaktische Gesichtspunkte hin geprägt wird. Im Zusammenhang mit den komplexen Auswirkungen der Durchführung von Körperübungen und Sport als gezielter und dosierter ärztlicher Verordnung im Sinne eines „differenten Medikamentes" würde dem Patienten eine definierte Mitverantwortung auferlegt. Damit würde eine Partnerschaft zwischen Arzt und Patienten hergestellt, die den Weg vom Krankheitsbehandler zum Berater und Gesundheitserzieher ebne und erleichtere.*

---

* Vollständige Fassung in: Theorie und Praxis der Körperkultur 21, 1131—1132 (1972).

Versehrtensport

L. Guttmann (Aylesbury)[*]

Die Entwicklung des Sports für Körperbehinderte

Als ich während des 2. Weltkriegs Sport als einen Teil der klinischen Behandlung für Behinderte einführte, die in Folge einer Rückenmarksverletzung an Paraplegie oder Tetraplegie litten, war es meine Absicht, diese schwerbehinderten Menschen in ein Übungsprogramm einzugliedern, welches auf die Ausnutzung des allgemeintherapeutischen Effektes, den der Sport auf das neuromuskuläre System hat, ausgerichtet war. Bei diesen Erwägungen spielten zwei weitere Absichten eine Rolle: Einmal ging es darum, die sich im Krankenhaus entwickelnde Langeweile und ihre unerwünschten psychologischen Auswirkungen zu bekämpfen. Zum anderen wäre es in einem Land, in dem der Sport im Leben der Menschen eine so bedeutende Rolle spielt wie in England, geradezu eine Unterlassung gewesen, dieses wichtige Instrument für Erholung und Rehabilitation nicht auch bei der Wiedereingliederung der Gelähmten einzusetzen. Indessen offenbarte sich sehr bald, daß der Sport für diese Schwerbehinderten einen weitaus größeren Stellenwert einnimmt als für Gesunde. Es zeigte sich, daß er die üblichen physiotherapeutischen Maßnahmen in geradezu idealer Weise ergänzen kann. Weiterhin erwies er sich als Gegenmittel und Vorbeugungsmaßnahme hinsichtlich der unerwünschten Persönlichkeitsveränderungen, wie sie regelmäßig im Gefolge einer schweren Behinderung auftreten, wie zum Beispiel Verlust an Selbstvertrauen, Resignation, Selbstmitleid und Egozentrismus. Durch Sport wurde es möglich, bei diesen Männern und Frauen eine Wiederherstellung geistiger Aktivität, persönlicher Würde, Wettbewerbsgeist, Gemeinschaftsgefühl und Unabhängigkeitsempfinden zu bewirken. Die dritte und wohl wichtigste Auswirkung des Sports war darin gegeben, daß er die soziale Reintegration des rollstuhlgebundenen Behinderten in das Gemeinschaftsleben begünstigte.

Darüberhinaus war festzustellen, daß es nicht nur viele Sportarten gibt, die dem Paraplegiker und sogar dem Tetraplegiker angepaßt werden können, sondern daß es auch Disziplinen gibt, in denen die Rollstuhlfahrer mit Nicht-Behinderten auf gleicher Basis konkurrieren können. Dazu gehören Bogenschießen, Kegeln, Tischtennis und Snooker[1]. Durch eine Reihe erfolgreicher Experimente, die in Übungen am Punching-Ball, im Pfeilwerfen (Darts) und Snooker, betrieben vom Rollstuhl aus, bestanden, wurde Rollstuhl-Polo zum ersten wettbewerbsmäßigen Mannschaftssport für Paraplegiker, dann folgten Basketball und Badminton. Diese ersten Versuche bildeten die Grundlagen für eine systematische Entwicklung vieler anderer Sportarten für Gelähmte, darunter Bogenschießen, Fechten, Tischtennis, leichtathletische Disziplinen, Gewichtheben und Schwimmen.

---

[*] Übersetzung aus dem Englischen.
[1] Englische Art des Billards.

Versehrtensport

Das sportliche Engagement, an das sie während ihrer klinischen Behandlung am Stoke Mandeville Spinal Injuries Center gewohnt waren, inspirierte viele Paraplegiker und Tetraplegiker dazu, nach der Krankenhausentlassung Sportclubs beizutreten oder eigene Vereine zu gründen. Die Gründung einer eigenen Sportorganisation für Behinderte war deshalb nur ein logischer Schritt. Am 28. Juli 1948, dem Eröffnungstag der Olympischen Spiele in London, wurden die Stoke Mandeville Games ins Leben gerufen. Der ursprüngliche Personenkreis umfaßte nur 16 Exmitglieder der britischen Streitkräfte, 14 Männer und 2 Frauen. Indessen wurde der Gesellschaft damals schon vor Augen geführt, daß Sport keinesfalls ein Vorrecht Nichtbehinderter ist, sondern daß auch Männer und Frauen mit Behinderungen schwersten Ausmaßes, z. B. Rückenmarkslähmung, vollgültige und anerkannte Sportler sein können. Nach diesem bescheidenen Anfang breitete sich die Idee auf andere Länder aus. 4 Jahre später, im Jahre 1952, wurden die Stoke Mandeville Games zum ersten regelmäßig stattfindenden Sportereignis für Schwerbehinderte, als eine Mannschaft gelähmter Ex-Soldaten aus Holland kam, um an den Spielen teilzunehmen. Danach nahm die Zahl der Wettkämpfer und der sportlichen Disziplinen Jahr für Jahr zu. Bis heute haben gelähmte Sportler, darunter auch Frauen und jüngere Erwachsene, aus insgesamt 60 Nationen irgendwann einmal an den Spielen teilgenommen. Auf diese Weise waren gerade solche Menschen, von denen man ein Vierteljahrhundert zuvor noch geglaubt hatte, daß sie hoffnungslose Krüppel und mit einer geringen Lebenserwartung geschlagene Außenseiter der Gesellschaft seien, zu den Bannerträgern des Behindertensports geworden. Dies führte auch dazu, daß anläßlich der Olympischen Spiele in Melbourne 1956 der Organisation der Stoke Mandeville Spiele für Gelähmte vom Olympischen Komitee der Fearnley Cup verliehen wurde.

Diese Spiele unterscheiden sich jedoch von den Olympischen Spielen für die Nicht-Behinderten in zweierlei Hinsicht: 1. Sie finden 3 Jahre hintereinander in Stoke Mandeville statt und jedes 4. Jahr, wenn möglich, in dem Land und in der Stadt, in der die Olympischen Spiele der Nicht-Behinderten abgehalten werden. 2. können an den internationalen Spielen für Gelähmte nicht nur Spitzenathleten, sondern auch Wettkämpfer geringerer Leistungsfähigkeit und in bestimmten Fällen sogar Anfänger teilnehmen.

Die ersten Stoke Mandeville Games, die während eines olympischen Jahres stattfanden, wurden 1960 in Rom abgehalten. Damals versammelten sich 400 Rollstuhlsportler aus 22 Nationen und führten ihre Wettkämpfe im Anschluß an die Olympischen Spiele der Nicht-Behinderten und unter olympischen Bedingungen durch. Das nächste Mal, im November 1964, war der Austragungsort Tokio. Bei dieser Gelegenheit fanden sich 370 gelähmte Sportler aus 23 Ländern ein. Während der 5 Tage dauernden Spiele waren über 100 000 Zuschauer zu verzeichnen. Bei dieser Gelegenheit setzte der Sport auch einen bedeutenden Impuls für die soziale Wiedereingliederung der Gelähmten. Die japanische Regierung errichtete innerhalb von 6 Monaten eine Fabrik für Gelähmte und andere Schwerbehinderte, der noch 3 weitere ähnliche Einrichtungen folgten, die heute zusammen unter dem Namen Sun Industries bekannt sind und ihren behinderten Angestellten Arbeitsplätze unter industriemäßigen Bedingungen bieten.

1968 hatten wir alle Vorbereitungen getroffen, um nach Mexiko zu gehen. Da sich jedoch die Behörden dieses Landes nicht in der Lage sahen, die Organisation der Stoke Mandeville Spiele zusätzlich zu der der Olympischen Spiele zu übernehmen, erhielten wir Einladungen aus den USA, Argentinien und Israel. Das Komitee der International Stoke Mandeville Games entschied sich, die Einladung aus Israel anzunehmen. Dort versammelten sich dann 750 gelähmte Sportler, die 28 Länder repräsentierten. Dieses Ereignis war ein überwältigender Erfolg. Man muß die Begeisterung sowohl der dortigen Regierung als auch der Einwohner des Landes erlebt haben, um ihr Ausmaß begreifen zu können.

Im gegenwärtigen olympischen Jahr wurden die Spiele der Gelähmten in Heidelberg abgehalten. Diesmal fanden sich 1000 Rollstuhl-Sportler aus 45 Nationen ein. Unglücklicherweise war es den Organisatoren der diesjährigen Olympischen Spiele nicht möglich, die Spiele der Behinderten im Anschluß an die Olympiade der Nicht-Behinderten in München stattfinden zu lassen, weil sich bei der Unterbringung der behinderten Sportler Schwierigkeiten ergeben hätten. Stattdessen sprangen Stadt und Universität Heidelberg ein. Es ist zu hoffen, daß bei der Vorbereitung zukünftiger Olympischer Spiele dem Problem der entsprechenden Unterbringung behinderter Athleten, insbesondere derjenigen von Amputierten, Blinden, Gelähmten etc. entsprechende Aufmerksamkeit geschenkt werden wird. Dies ist um so wünschenswerter, als auch Menschen mit anderen Behinderungsarten seit dem 2. Weltkrieg hinsichtlich ihrer sportlichen Leistungsfähigkeit große Fortschritte zu verzeichnen haben. Dies trifft insbesondere für die Amputierten zu, die in den kontinental-europäischen Ländern im Bereich der für sie geeigneten Disziplinen, einschließlich der Wintersportarten und hier besonders dem Skilauf, hohes Können entwickelt haben.

Das zunehmende Interesse am Behindertensport hat zu einer weiteren Entwicklung geführt, nämlich zu Sportwettkämpfen für gemischte Behinderungsarten, an denen Blinde, Amputierte, Cerebralparalytiker, Paraplegiker und Polioschädigte teilnehmen und gegeneinander in den verschiedensten Disziplinen wetteifern oder Seite an Seite am Mannschaftssport teilnehmen. In verschiedenen Ländern wurden nationale Organisationen ins Leben gerufen, welche sich in den letzten Jahren zusammenfanden, um die internationale Sportorganisation für alle Behinderte (International Sports Organisation for all Disabled = I. S. O. D.) zu bilden. Internationale Sportveranstaltungen für gemischte Behinderungsarten sind unter der Schirmherrschaft dieser Organisation in verschiedenen Ländern veranstaltet worden, und man hat ein internationales Sport-Reglement erarbeitet.

Gewissermaßen als Ableger der Stoke Mandeville Spiele wurden in verschiedenen Ländern und in kleinerem Rahmen internationale sportliche Veranstaltungen durchgeführt. Darüberhinaus wurden als Äquivalent der British Commonwealth Games die British Commonwealth Paraplegic Games ins Leben gerufen und zum erstenmal 1962 in Perth, West-Australien, abgehalten. Als jüngsten Sprößling muß man die Pan-amerikanischen Spiele nennen, die zum erstenmal 1967 in Winnipeg, Canada, abliefen.

Zusammenfassend ist festzustellen, daß Behinderte in der ganzen Welt den Sport nicht nur als ein Mittel zur Überwindung ihrer Behinderung akzeptiert haben, sondern darüberhinaus vollwertige Sportlerinnen und Sportler eigener Prägung geworden sind. Es ist nun Aufgabe der Öffentlichkeit, dafür zu sorgen, daß der für alle Behinderten gedachte Sport die entsprechende Unterstützung erfährt, indem an den bereits vorhandenen Sportzentren geeignete Einrichtungen für behinderte Mitmenschen geschaffen werden, die es ihnen erlauben, sich gemeinsam mit uns der Segnungen des Sports zu erfreuen.

Versehrtensport

A. N. Witt (München)

Versehrtensport

Sportliche Betätigung körperlich geschädigter Menschen gibt es in vielen Ländern. Lange Zeit aber war der Versehrte aus der menschlichen Gemeinschaft ausgeschlossen und zum sozialen Abstieg, zu Not und Elend verdammt. Wenn er bereits mit einem angeborenen Leiden behaftet war, konnte er erst gar nicht den Anschluß an die menschliche Gemeinschaft finden. Insofern ist der Versehrtensport in seiner Breite ein Kind der modernen Zeit. Er konnte sich erst entwickeln, nachdem Voraussetzungen in der Gesellschaft und besondere Einstellungen des einzelnen gegeben sind. Durch die Entwicklung der furchtbaren Ereignisse der letzten 100 Jahre wurde die Gesellschaft menschlicher. Sie hat erkannt, daß das Individuum auch dann noch etwas wert ist, wenn es körperlichen Schaden erlitten hat. Gerade von diesen Menschen kann sie besondere hohe Leistungen erwarten. Der Versehrte selbst hat in einer derartigen aufgeschlossenen Gesellschaft Ruhe und Sicherheit erworben und lebt heute frei und ohne Hemmungen und Minderwertigkeitskomplexe in dieser Gesellschaft. Nur innerhalb dieser Entwicklung konnte die Bewegung des Versehrtensports kraftvollen Aufschwung erfahren. So haben einzelne Persönlichkeiten und auch Institutionen zusammengewirkt, eine große und breite Versehrtensportgemeinschaft zu schaffen, der heute Körpergeschädigte, vor allem auch Jugendliche, ganz selbstverständlich angehören.

Sinn und Zweck des Versehrtensportes ist nur im Vergleich zu erkennen. Neigte der Invalide von einst — und hier ganz besonders der Amputierte — zu Apathie und Phlegma, was Adipositas und Stoffwechselerkrankungen zur Folge hatte, wobei Leistungsschwund bis zur Selbstaufgabe nicht selten vorkam und auch Selbstmord und Familienkrisen häufig waren, so ist der Körperversehrte von heute ein selbstbewußtes Mitglied unserer Gesellschaft. Von Hallinger bezeichnete Spiel und Sport einmal als die „Wiederentdeckung des Körpergefühles und der Körperbeherrschung". Auch Schulz sagt, durch Spiel und Sport könne eine Persönlichkeitserweiterung, Funktionserwerb, Selbstwertsteigerung und vieles andere geschaffen werden. Wenn dem so ist, sind wir heute auch verpflichtet, durch Einsatz des Versehrtensportes psychische und physische Verfallserscheinungen aufzuhalten und eine Steigerung oder den teilweisen Wiedergewinn der körperlichen Leistung zu erzielen. Im Sport und den Leibesübungen gewinnt so der Arzt einen wertvollen Helfer für den Patienten, ein Therapeutikum und eine Rehabilitationsmaßnahme ersten Ranges.

Gesundheit und körperliche Fitneß schaffen aber auch Arbeitsfreude, was wiederum eine starke Sicherheit für den Versehrten und seine Familie bedeutet. Es ist bezeichnend, daß bei einem Versehrtensportfest, welches bereits vor langen Jahren stattgefunden hat, von 307 schwer versehrten Teilnehmern nur 7 arbeitslos waren.

Versehrtensport bedeutet in erster Linie Breitenarbeit. Der Arzt sollte jeden Körpergeschädigten bereits vom ersten Tag seiner Verletzung ab auf die Notwendigkeit späterer körperlicher und sportlicher Betätigung aufmerksam machen. Hier ist eine wirksame Aufklärung erforderlich, um vor allem unter Vermeidung später irreparabler Schädigungen den passenden Sport für den einzelnen auszuwählen. Manche können dabei einen vor der Verletzung bereits ausgeübten Sport weiter betreiben, andere dagegen müssen sich umstellen und wieder andere — und das ist schwierig — haben erst mit irgendeiner Sportdisziplin zu beginnen.

Ist sinnvoll gesteuerte Breitenarbeit auch am wichtigsten, so muß man auch das Streben des Versehrten nach Höchstleistungen anerkennen und verstehen; es darf nicht vergessen werden, daß viele dieser Menschen „behinderte Gesunde" sind und das Kräftemessen mit ihresgleichen suchen. Sie bedürfen jedoch immer der Führung durch den Versehrtensportarzt und die Funktionäre, um Verletzungen und Schädigungen möglichst weitgehend auszuschalten.

Es gibt sehr viele Möglichkeiten, Versehrtensport zu treiben. Praktisch kann man für jeden Körperschaden die richtige Sportdisziplin wählen. Der Individualist wird sich wohl selbst entscheiden, was ihm am meisten Freude bereitet, und will bei seiner sportlichen Betätigung auch allein sein. So ist er bei der Gestaltung und Durchführung seiner sportlichen Betätigung auch weitgehend selbstverantwortlich, sollte aber doch nicht vergessen, daß der Versehrtensportarzt über Nutzen und Schaden an seinem Körper am besten entscheiden kann.

Andere wieder wünschen die Gemeinschaft und das kameradschaftliche Erlebnis mit seinen positiven Erscheinungen, also der Freude, des Vergessens von Ungemach und Schmerz und den Gewinn lustbetonter Entspannung.

Bei allen Disziplinen soll keine Langeweile aufkommen, und der Sportbetrieb darf nicht schematisiert werden. Arzt, Sportlehrer und Krankengymnastin müssen sich etwas einfallen lassen und durch immer neue Kombinationen des Sportes das Interesse der Versehrten wachhalten. Jede Schematisierung führt eines Tages zur Ermüdung des Körpergeschädigten und vertreibt ihn aus dem sportlichen Leben. Es ist daher sinnvoll, die Versehrten in Gruppen einzuteilen, welche nach dem Leiden abgestimmt sind. Nur so können im Übungsbetrieb die genannten Forderungen erfüllt und eine Besserung für den jeweiligen Körperschaden erzielt werden; dabei muß erwähnt werden, daß der Versehrtensport bei Amputierten, Gelähmten, Hirnverletzten, Blinden oder durch versteifte Gelenke Behinderten — um nur einige zu nennen — jeweils verschieden ausgerichtet sein muß.

Eine sehr wichtige Frage ist: Sollen Versehrte auch mit Gesunden Sport treiben? Hier ist die Antwort von Fall zu Fall verschieden, auch hängt sie von der Sportdisziplin ab. Wandern, Bergsteigen, Skifahren und Schwimmen lassen dies sicherlich ohne Nachteile für den Versehrten zu. Ist jedoch ein direkter Leistungsvergleich möglich, wie z. B. in der Leichtathletik, so müssen wir warnen. Die ständige Beobachtung seiner eigenen reduzierten Leistung ist für den Versehrten nicht selten deprimierend und kann zu psychologischen Komplexen führen, wogegen der Leistungsvergleich mit ebenso Geschädigten anspornt und beschwingt. Einige Möglichkeiten der Leibesübungen sollen kurz erörtert werden:

Eine große Gruppe umfaßt die *Amputierten*, bei denen die sportliche Betätigung besonders wichtig ist, vor allem, wenn es sich um die untere Extremität handelt oder gar eine Doppelamputation vorliegt. Für die Beinamputierten sind Bodengymnastik, Turnen ohne schwierige Abgänge und Schwimmen hervorragende Disziplinen, die zugleich als kontrakturverhindernde Maßnahmen auszubauen sind. Dagegen sind Übungen zu vermeiden, die vermehrtes Hüpfen erfordern, um die erhöhte Gefahr der Förderung von Arthrosen an den Gelenken der erhaltenen Extremität zu vermeiden.

Natürlich sind Amputierte auch für andere Sportarten geeignet. Hier möchte ich an Tischtennis, Reiten, Segeln, Kegeln, aber auch an das Sitzballspiel erinnern. Es kann jedoch auch mit der Prothese von Amputierten Sport getrieben werden, um nach einer guten Gehschulung die Gewandtheit und Dauerleistung zu verbessern. Unter anderem ist dabei auf das Tanzen zu verweisen. Im Zusammentreffen mit dem anderen Geschlecht treten menschliche Probleme auf, deren Lösung durch eine verständige Partnerin oder auch Partner gefördert werden können.

Die Entscheidung, das Turnen oder die leichtathletischen Übungen mit oder ohne Prothese durchzuführen, wird man dem Versehrten selbst überlassen müssen. Der Versehrte wird auf die Dauer die Prothese bei Sport und Spiel nur dann schätzen, wenn er einen eindeutigen Vorteil dabei erfährt. Beispielsweise wird er beim Tischtennisspiel und Kegeln den Vorteil seiner Prothese schätzen und so die Sicherheit, Geschwindigkeit und Dauerleistung für den normalen Bedarf wesentlich verbessern. Bei leichtathletischen und mannschaftssportlichen Übungen kann dagegen die Prothese unter Umständen Gefahren zusätzlicher Beschwerden heraufbeschwören. Ohne Zweifel sind aber die Badeprothesen ein Gewinn, da sie es ermöglichen, unauffällig und ohne Krücken in das Wasser zu gelangen.

Trotz der bewundernswerten Leistungen vieler Versehrter ist der Krückenskilauf auch heute noch auf skitechnischem Gebiet umstritten. Es ist für uns selbstverständlich, daß Unterschenkel- und sogar Doppelunterschenkelamputierte hervorragend skilaufen können. Sie üben diesen Sport mit normalem Skigerät in technisch einwandfreier Weise aus und setzen sich keinen erhöhten Gefahren aus, wenn sie Tempo und Stil ihren eigenen Möglichkeiten und dem Gelände anpassen. Auch der Langlauf ist für diesen Personenkreis von großem Nutzen.

Eine großartige Entwicklung hat besonders der Krückenskilauf, also der Skisport der einseitig Oberschenkelamputierten unter Verwendung von zwei Beiski genommen. Wer diese Versehrten im oft schwierigen Gelände mit großer Sicherheit und erstaunlicher Schnelligkeit beobachtet hat, wird dies bestätigen. Gute körperliche Verfassung, Mut, Entschlossenheit und rasche Reaktionsbereitschaft sind Voraussetzungen für eine einwandfreie Beherrschung dieser Skitechnik.

Von den Gegnern derselben wird besonders argumentiert, das erhaltene Bein könne durch Überanstrengung geschädigt werden — einmal durch Überlastungsschäden und das frühzeitige Auftreten der Arthrosis deformans; zum anderen befürchtet man Traumatisierungen und damit funktionelle Schäden der erhaltenen Extremität. Wie die Beobachtungen bisher jedoch zeigen, haben die meist jugendlichen Sportler noch eine so große Kompensationsbreite, die sich in einer starken Hypertrophie der Muskulatur zeigt, daß eine wesentliche Überlastung nicht eintritt. Hierzu verhilft auch die besondere Technik, da erhöhter Druck und Stoß zum Teil durch die Beiski abgefangen werden. Die akute Traumatisierungsgefahr ist nach unseren Erfahrungen gering, da die meisten Aktiven sich auch eine gewandte Sturztechnik aneignen. Für den Bewohner bergiger Gegenden ist der Krückenskilauf zudem nicht nur Sport, sondern auch Erleben der Natur.

Besonders schwierige Probleme sind bei den *Blinden* zu lösen. Auch ihnen steht ein reichhaltiges Repertoire von Sportmöglichkeiten zur Verfügung. Hier hat man aber manchmal den Eindruck, als wollten die Helfer zuviel des Guten. Man muß immer überlegen, ob der Blinde auch wirklich Freude an der körperlichen Betätigung findet. Es ist auch mit Blinden viel zu erreichen, nur darf es nicht in eine „Dressur" ausarten. Eine gewisse Zurückhaltung scheint angebracht zu sein. Bewährt haben sich Bodenturnen und allgemeine Gymnastik, vor allem unter Verwendung des Medizinballes als Orientierungshilfe. Auch leichtere Übungen an niederen Geräten und Schwungübungen am Barren werden gern durchgeführt. Ebenfalls zählt das Schwimmen in einem bekannten Becken zu bevorzugten Sportarten. Von den leichtathletischen Disziplinen sind Ballweitwurf, Kugelstoßen und Speerwerfen zu nennen, während Laufwettbewerbe oder Skilauf nur für einzelne in Frage kommen. Entscheidender Faktor ist in jedem Fall die gute Führung durch den Sportarzt.

Spezifische Aussagen sind für *Gelähmte, Gehörlose, Spastiker, Hirngeschädigte* oder *Kreislauf- und Stoffwechselerkrankte* zu machen.

Wie bei jeder anderen Sportart, gibt es natürlich auch beim Versehrtensport Gefahren, und es muß alles unternommen werden, diese auf ein Minimum zu reduzieren. Die traumatischen Schädigungen sind erfahrungsgemäß gering, da der Versehrte instinktiv Gefahren erkennt und sie durch seine, für den Körperschaden erlernte Technik abwendet. Wichtiger sind die Überlastungsschäden des Kreislaufs, des Sehnenmuskelapparates und der Gelenke. Diese Gefahren werden gemindert, wenn der Versehrte durch den Sportarzt aufgeklärt wird und man seinen zu großen Ehrgeiz in normale Bahnen lenkt und er außerdem der ständigen ärztlichen Überwachung unterliegt.

Dem Versehrtensportarzt obliegt die entscheidende Verantwortung für das Wohl und Wehe der ihm anvertrauten Körpergeschädigten. Dies müssen auch die Vereinsfunktionäre und vor allem die Sportwarte wissen und anerkennen. Nur durch eine gute, harmonische Zusammenarbeit der Verantwortlichen werden Gefahren für den Versehrten abgewandt. Es gehört wohl zu den vornehmsten Aufgaben überhaupt, zu vermeiden, daß Menschen, die bereits einen körperlichen Schaden haben, nicht durch Sport noch zusätzliche Schäden bekommen.

Der Versehrtensport soll bei einer konservativen oder operativen Behandlung, auch die krankengymnastische Betreuung zählt hier, bereits in der Klinik beginnen. Für diese Rehabilitationsmaßnahmen muß auch noch in der Ärzteschaft mehr Verständnis aufgebracht werden, und es ist noch einiges an Organisatorischem zu tun. Während der Behandlung soll der Geschädigte schon Sinn für die größere körperliche Betätigung bekommen. Wenn er erst wieder im täglichen Leben steht, kann es schon zu spät sein. Man wird dem Versehrten empfehlen, sich einem Versehrtensportverein anzuschließen oder Mitglied eines Sportclubs zu werden, der eine eigene Versehrtensportabteilung hat.

Kurzreferate

Das Skilager als Rehabilitationsmöglichkeit bei Gehübungen für Oberschenkelamputierte mit einer Prothese. A. Kabsch (Posen)

Es soll die Frage behandelt werden, inwieweit das Skitraining dazu beitragen kann, Oberschenkelamputierten mit einer Prothese das Gehen wieder zu ermöglichen. Frühere biomechanische Untersuchungen des Verfassers über das Skilaufen der Oberschenkelamputierten hatten gezeigt, daß es bestimmte Arten von Mechanismen gibt, mit denen Gehfehler mit Oberschenkelprothesen verbessert und kompensiert werden können. Bei der Untersuchung wurde davon ausgegangen, daß die Verbreitung des Skisports unter den Amputierten, vor allem das Skilaufen mit einer Prothese, sowie der mit dem Skilaufen verbundene günstige Bewegungsablauf dazu beitragen können, Gehfehler bei Oberschenkelprothesen zu verbessern und zu kompensieren.

Die Ergebnisse dieser Arbeit wurden bei 21 Oberschenkelamputierten im Alter von 20 bis 39 Jahren (Durchschnittsalter 25 Jahre) durchschnittlich 13 Jahre nach der Amputation ermittelt. Alle hatten eine Standardprothese erhalten, bei der das Knie der Prothese in allen Richtungen bewegt werden konnte. Das Programm des 4wöchigen Skilagers umfaßte Gymnastik zur allgemeinen Rehabilitation, körperlichen Ertüchtigung und Haltungsverbesserung, sowie Gehübungen mit der Prothese, Skilaufen und Tanzen. Für das Skitraining mit der Prothese (erst in ebenem, später in bergigem Gelände) wurde etwa $^2/_3$ der Zeit, für die anderen Übungen $^1/_3$ der Zeit angesetzt. Die Bewegungen wurden mit Hilfe der Kinematographie studiert. Bei den Auswertungen wurden 84 Faktoren berücksichtigt. Die erhaltenen Resultate wurden statistisch ausgewertet.

Vor der Teilnahme am Lager wurden eine Reihe von Gehfehlern beobachtet. Bezüglich der *Dauer* der einzelnen Bewegungsabläufe fanden sich eine verkürzte Stabilitätsphase und eine größere Schwingungsphase der Prothese und eine Verlängerung der Stabilitätsphase und Verkürzung der Schwingungsphase des gesunden Beines. Während der Stabilitätsphase des gesunden Beines kam es zu einer ungleichen Dauer der Belastung bestimmter Fußteile, einer verkürzten Hackenbelastung und mittleren Stabilität, einer längeren Belastung des Vorderfußes und der Zehen und zu einem geringeren Prothesenbelastungsindex ($X_1 = 89,2$).

Nach der Teilnahme am Skilager waren diese Zeitabweichungen der Gehphasen meistens ausgeglichen. Der Prothesenbelastungsindex nahm erheblich zu ($X_2 = 95,3$). Bezüglich der *Haltung* der betreffenden Körperteile fanden sich eine geringe Beugung des Prothesenknies während der Schwingungsphase, die nach dem Skilager ebenfalls stärker wurde, sehr hohe Amplituden der Rumpf- und Kopfbewegungen in der Frontalebene, die nach dem Lager erheblich geringer waren und quantitativ besser ausbalanciert waren, eine Verlagerung der Becken- und Schultergürtelmitte auf das gesunde Bein während des gesamten Gehzyklus, während nach dem Training die Schritte auf die Prothesenseite verlagert wurden, was für eine gute Balance beim Gehen spricht, eine starke Seitenabweichung der Prothese vom Mittelpunkt der Auflagefläche und ein hoher Breitenindex der Auflagefläche ($X_1 = 93,5$), was für einen „breitbeinigen Gang" spricht; beide Faktoren zeigten nach dem Skilaufen einen erheblichen Rückgang; ebenso das Mißverhältnis der vertikalen Körperamplitude während der Stabilitätsphase zwischen dem gesunden Bein und der Prothese, das nach der Teilnahme am Lager ebenfalls geringer geworden war. Bezüglich der *Kraft* und der davon abhängigen Faktoren wurde folgendes beobachtet. Ein breitbeiniger Gang bedeutet eine starke Verlagerung der Gleichgewichtskräfte; um eine Gegenbalance zu schaffen, müssen die Muskeln mit der 10fachen Energie wie beim normalen Gang arbeiten. Die allein bei der mehr vertikalen Körperhaltung erforderliche Leistung liegt bei 160% des Normalwertes; nach der Teilnahme am Lager nahmen die Muskelkraftfaktoren erheblich ab, und die Energieleistung ging auf etwa 130% zurück.

Auf diese Weise waren nach dem Skilager die meisten Gehfehler weitgehend behoben worden. Das Gehen mit der Prothese wurde symmetrischer und besser balanciert. Die Freude am Skilaufen läßt bei den Amputierten die Vorstellung nicht aufkommen, daß es sich um eine Rehabilitationsmaßnahme handelt.

Krankengymnastische Behandlung bei Patienten mit schweren Verbrennungen der oberen Extremitäten. D. Miltschewa-Njagolewa (Sofia).

Während der letzten 8 Jahre haben wir in der Klinik für Verbrennungen und plastische Chirurgie 192 Kranke mit schweren Verbrennungen im Gebiet der oberen Extremitäten beobachtet, die operativ behandelt wurden. Die Kranken waren von 17 bis 65 Jahre alt, die meisten von 21 bis 30 Jahren.

Für die Auswertung des funktionellen Zustandes des Organismus der Kranken und die in ihm entstandenen Veränderungen vor der Anwendung der Heilgymnastik wurden Pulsfrequenz, Atmungsfrequenz und Messung des arteriellen Drucks benutzt, von den anthropometrischen Methoden Bewegungsumfang der Gelenke, Muskelstärke und Umfangsmessung. Bei Handverbrennungen haben wir 6 Arten der Handbeweglichkeit untersucht; in der späteren Behandlungsperiode wurden das Hängen an einer gymnastischen Wand (die Haltezeit in Sekunden) und das Werfen in einen Basketballkorb (Trefferzahl) eingeschlossen.

Die Verbrennungen im Gebiet des Schultergürtels, im Schultergelenk und in der Achselhöhle führen zu der Störung der Funktion der ganzen oberen Extremität: die Flexion, die Abduktion und die Extension sind im Schultergelenk beschränkt. Die in der präoperativen Periode verwandten Übungen wurden durch den Schmerz begrenzt und hatten das Ziel, die Abduktion und die Flexion des Schultergelenks zu verbessern.

In der frühen postoperativen Periode wurde die obere Extremität in Abduktion von 90⁰ mit hartem Gipsverband immobilisiert, um die Retraktion der Autotransplantate in der Achselhöhle zu verhindern. Am 10. bis 12. Tag, nach dem Ablegen des Gipsverbandes, führte der Kranke aktive Übungen mit Gipsschiene durch, um die Abduktion zu sichern. Nach dem 20. Tag wurden Übungen mit Geräten und Kräftigungsübungen eingeschlossen.

Bei Verbrennungen in der Achselhöhlengegend, des Ellbogengelenks und des Unterarms hatten die in der postoperativen Periode angewandten Übungen das Ziel, die Flexion, die Extension und die Supination des Ellbogengelenks zu unterstützen. In der postoperativen Periode, wenn die Autotransplantate völlig angewachsen sind, wird die Bewegungsamplitude allmählich erhöht, indem man bestrebt ist, die volle Beweglichkeit des Ellbogengelenks zu erreichen.

Bei Handverbrennungen werden die Aufgaben der Heilgymnastik erweitert. Es ist notwendig, die Wunde biologisch vorzubereiten, um das Autotransplantat aufzunehmen und die vorübergehende Rigidität der Handgelenke zu überwinden. Wasserübungen unterstützen die schnelle und schmerzlose Reinigung der Wundflächen von den Nekrosen, die Ödemabschwellung und die Vorbeugung der Gewebesklerose. In der präoperativen Periode muß man darauf achten, daß der Verband leichte Gelenkbewegungen nicht behindert. In der postoperativen Periode wurden isolierte Übungen der Handgelenke angewandt, Übungen mit kleinen Geräten und Übungen für die Wiederherstellung der Bewegungsgenauigkeit.

Reiten als Therapie. M. Reichenbach (Birkenreuth)

Reiten geht über andere Sportarten insofern hinaus, als es ständigen und stets verstellbaren Kontakt mit einem anderen Lebewesen fordert.

Somatisch gewinnt man in der Prävention wie in der Therapie eine Belastungsbreite des Kranken von 10 bis 350 Watt, die man nach Belieben applizieren und verstellen kann und die vorausbestimmbar ist.

Die stets mit zur Anwendung gelangende „dritte Dimension" des Reitens als Therapie läßt sich genauso wenig in Watt-Zahlen ausdrücken wie die gesamte Psychosomatik.

Bildmaterial wurde mit M.S.-Patienten, Athetosen, cerebral-spastisch Gelähmten, Depressiven und aus der internen Übungsbehandlung, der präklinischen Geriatrie und aus der Arbeit mit Kindern der „Lebenshilfe-Tagesstätten" in Forchheim/Ofr. gewonnen.

Technik: a) Einzelbehandlung

b) Gruppenarbeit in leicht auszurichtender Mischgruppe. Führpferd bei Arbeit im freien Reiterfeld. Wechsel der Therapeuten im Austausch-Prinzip.
} Arbeit im Sattel. Longenarbeit mit Voltigiergut oder Sattel.

Die Arbeit des Deutschen Versehrtensportverbandes im Rahmen der Rehabilitation.
G. Sluet (Marburg)

In der Bundesrepublik Deutschland und in Westberlin bestehen z. Z. etwa 1100 Versehrtensportgemeinschaften, die etwa 72000 Mitglieder zählen. Sie werden von etwa 5000 Sportwarten und 1600 Versehrtensportärzten betreut. Die ersten Gemeinschaften haben sich vor etwa 25 Jahren zunächst in loser Form gegründet. 1952 erfolgte der Zusammenschluß in der Arbeitsgemeinschaft Deutscher Versehrtensport, die sich dann 1956 in den Deutschen Versehrtensportverband umbenannte. In den Gründungsjahren waren es zunächst zu 95% Kriegsversehrte, die als ehemalige Sportler, nunmehr verwundet aus dem Kriege heimkehrend, den Anstoß zu sportlichem Spiel gaben. Heute sind es nur noch etwa 65% Kriegsversehrte, der Rest setzt sich aus Zivil- und Unfallgeschädigten zusammen. Ein Strukturwandel ist z. Z. sichtbar: immer mehr geben die Jugendlichen unseren Gemeinschaften das Gepräge. Zur Zeit sind es schon über 5000 Jugendliche und Kinder und über 8000 Frauen. Alle Versehrten und Behinderten, die willens sind, Sport zu treiben, können sich anschließen.

Versehrtensport

Von unseren Versehrtensportärzten verlangt das Gesetz die Überwachung der Übungsveranstaltungen. Über die ärztliche Betreuung der Übungsveranstaltungen hinaus muß jeder neue aktive Sportler sich einer Erstuntersuchung unterziehen, und für alle sind in Abständen von 6 Monaten Kontrolluntersuchungen obligatorisch. Alle Versehrtensportler sind gegen Sportunfälle versichert; Unfälle sind aber selten, und Unfälle mit einem bleibenden Schaden können praktisch ausgeschlossen werden.

Entsprechend unseren Grundsatzbestimmungen ist Versehrtensport grundsätzlich die sportliche Betätigung für behinderte Gesunde, während noch nicht abgeschlossene und zur akuten Verschlimmerung neigende Fälle (z. B. u. a. Lungentuberkulose, Leberschädigungen, Nieren- und Magenleiden, Herzerkrankungen, Morbus Bechterew) in die Behandlung des Arztes und nicht in den üblichen Übungsbetrieb einer VSG gehören. Bei besonders schweren Körperschäden (z. B. Tetraplegie, Paraplegie, schwere spastische Lähmungen, Dysmelie, Hirnverletzungen mit Anfallsneigung) ist Versehrtensport nur unter Anwesenheit eines mit den Krankheitsbildern besonders vertrauten Arztes statthaft.

Bewegungserziehung mit geistig behinderten Kindern

Einführung. R. Decker (Bereldange)

Nach C. Kohler (1967) unterscheidet man heute drei Grundauffassungen und Behandlungsweisen der geistigen Behinderung: die russische, die amerikanische und die westeuropäische. In der UdSSR ist man bemüht, die geistige Debilität auf „organische" Hirnschäden zurückzuführen und entsprechende therapeutische und pädagogische Maßnahmen einzusetzen. In den USA wird Schwachsinnigkeit bei Kindern mit einem I.Q. von etwa unter 70 diagnostiziert. Man unterscheidet zwischen „dependent mentally retarded (M.R.)" oder „severely and profoundly M.R." (I.Q. unter 25), „trainable M.R." (I.Q. zwischen 30 und 50) und „educable M.R." (I.Q. von 50 bis etwa 85) (Dowatzki, 1971). Die letzte Gruppe ist zahlenmäßig bei weitem die stärkste und sowohl pädagogisch als auch diagnostisch und therapeutisch am besten erfaßt (Calder, 1972). Andere Arbeiten und Klassifikationsmodelle basieren nicht auf Intelligenztests. So hat Cratty (1967) sowohl die mongoloiden als auch die hirngeschädigten Kinder in Sondergruppen getrennt von den geistig Behinderten behandelt. Verschiedene Organisationen haben Anstrengungen zur Förderung der Fähigkeiten der geistig Behinderten unternommen, um sie möglichst weitgehend sozial zu integrieren: Seit 1940 widmet sich die „National Association for Retarded Children" dieser Aufgabe, daneben erarbeitet der „President's Panel on Mental Retardation" Empfehlungen, die die Probleme der geistig Behinderten betreffen. In den 50er Jahren wurde die „Joseph P. Kennedy Jr. Foundation" gegründet, um Mittel zur Prävention und Elimination der Behinderung zu erforschen. Die Bemühungen dieser Gesellschaft haben u.a. zu den „Special Olympics" geführt, an denen 1971 mehr als 200000 geistig behinderte Kinder und Jugendliche auf lokaler, regionaler und nationaler Ebene teilgenommen haben. Im Bereich der Leibeserziehung ist man bemüht, durch Differenzierung gezielter therapeutischer und pädagogischer Maßnahmen die senso-motorischen, physischen, affektiven, kognitiven und sozialen Fähigkeiten sowie das Anpassungsverhalten der geistig Behinderten zu verbessern (A.A.H.P.E.R. 1968a–d; Calder, 1972; Kennedy Found., 1972). Hier wie auch in Westeuropa basieren diese Bemühungen vor allem auf den Forschungsergebnissen der medizinischen Nervenheilkunde, der Entwicklungspsychologie und der Heilpädagogik (Decker in Eggert u. Kiphard, 1972).

Im Rahmen der Bestrebungen, die gesellschaftliche Integration der geistig Behinderten mit Hilfe einer Verbesserung bzw. optimalen Ausnützung der vorhandenen Fähigkeiten voranzutreiben, wird der Entwicklung der Motorik und durch die Motorik große Bedeutung zuerkannt (Calder, 1972; Eggert u. Kiphard, 1972). Die Bewegung hat sich dazu als diagnostisches, therapeutisches und vor allem auch pädagogisches Mittel beim „normalen" und behinderten Kind bewährt. Dies gilt ganz besonders für die Zeit der frühkindlichen Entwicklung. Sie ist deshalb heute ein wichtiger Bestandteil der Therapie und Erziehung geworden. Neben der echten wissenschaftlichen Arbeit kam es dabei, oft bedingt durch mangelhafte Mittel und Informationen, auch zu wissenschaftlich nicht haltbaren „Heilmethoden", die großen Absatz bei den Eltern und auch bei ungenügend ausgebildeten Erziehern behinderter Kinder fanden und zum Teil noch finden.

Eine Analyse der Ziele, Inhalte und Methoden der Bewegungserziehung — sie wird in manchen Ländern (Holland, Dänemark, Österreich) auch *Bewegungstherapie* genannt—in verschiedenen Staaten (Calder, 1972; Eggert u. Kiphard, 1972) zeigt, daß es „in der bewegungstherapeutischen Arbeit nicht allein darum geht, auf solche Behinderungen einzuwirken, die rein körperliche Ursachen haben, sondern daß das Ziel eine Förderung aller, auch der geistig-seelischen Bereiche ist" (Kiphard, 1970b). „Oft sind ja Bewegungsbehinderungen neben Sinnesbehinderungen, intellektuelle Lernbehinderungen neben psychischen Verhaltensstörungen vorhanden. Ein konsequentes Üben der Körpermotorik bewirkt auch eine Besserung der Störungen geistig-seelischer Bereiche. Es kommt vielfach zu einem besseren Ausnützen intellektueller Restpotenz. Jeder Teilfortschritt in einem begrenzten Hirnbereich hat demnach eine Verbesserung der gesamten Funktionseinheit des menschlichen Gehirns zufolge" (Kiphard, 1970b).

Diese in der täglichen Arbeit am behinderten Kind gewonnenen und in Diskussionen erhärteten Erkenntnisse von Kiphard entsprechen den Erfahrungen anderer Leibeserzieher in verschiedenen Ländern. Es gilt nun, diese Erkenntnisse wissenschaftlich exakt zu überprüfen und, soweit dies noch nicht geschehen ist, methodisch für den „Normalpädagogen" fruchtbar zu machen. Dabei muß das Primat der Praxis erhalten bleiben, indem der Praktiker zum vollwertigen Partner des Arztes und Psychologen wird.

Wie steht es bisher um die Ausbildung der Sportlehrer im Spezialfach „Bewegungserziehung mit behinderten Kindern"? Grob gesehen, lassen sich zwei Richtungen erkennen: In den Ländern oder Kulturbereichen, in denen die Leibeserziehung in einem „Elfenbeinturm der zweckfreien Selbstbeschäftigung" (Volkamer in Eggert u. Kiphard, 1972) betrieben wird, war bis heute wenig Platz für eine nicht nur funktionell, sondern vorwiegend psychologisch und verhaltenstherapeutisch orientierte Bewegungstherapie in der Sportlehrerausbildung. Auf der Gegenseite stehen Länder, in denen man bestrebt ist, anderen eine konkrete Lebenshilfe anzubieten und echte Leistungsförderung auf *allen* Stufen der Leistungsskala zu betreiben, ganz gleich, ob dies nun von „privaten" Gruppen und Vereinigungen von Leibeserziehern aus notwendigem Streben nach fachlicher Anerkennung geschieht (Decker in Eggert u. Kiphard, 1972) oder aus gesellschaftspolitischen Motiven (Reitmayer, 1972).

Von den verschiedenen methodologischen Ordnungsentwürfen sei hier kurz auf den von P. van der Schoot (1967) hingewiesen. Ausgehend von den schon erwähnten, für den deutschsprachigen Raum grundlegenden Arbeiten von E. J. Kiphard zeigt van der Schoot, wie „mittels der Bewegung ein Entwicklungs- und Bildungsprozeß angestrebt werden muß, der über die ‚Subjektivierung' zur ‚Objektivierung' führt, um in der ‚Sozialisation' zu enden".

In diesem wie auch in anderen Systematisierungsversuchen wird dem Aufbau des Körperschemas, der Sinneserziehung, der Orientierung in Zeit und Raum, den Entspannungstechniken, dem Konzentrationstraining, der Schulung des Reaktions- und Vorstellungsvermögens sowie des Gedächtnisses große Bedeutung zugemessen.

Daneben müssen der Verbesserung der körperlichen Leistungsfähigkeit und dem Erlernen elementarer Bewegungsfertigkeiten Raum gegeben werden. Diese nach den Bildungszielen gegliederten Inhalte werden in den letzten Jahrzehnten vorwiegend im westeuropäischen Raum unter dem Begriff „Psychomotorische Erziehung" oder „Psychomotorische Übungsbehandlung" zusammengefaßt und in verschiedenen Ländern (Frankreich, Belgien) als wesentliche Bestandteile bzw. Grundlagen der Erziehung *nicht nur* des geistig behinderten Kindes, sondern auch des Vorschul-, des Grundschul- und vor allem des Sonderschulkindes angesehen.

Nach Bach (1970) kommt der psychomotorischen Erziehung eine dreifache Aufgabe zu: „1. Welterschließung, 2. Hilfe zur Lebensbewährung und 3. Abbau zusätzlicher Fehlhaltungen". Die seelisch-geistige Beeinflussung durch verschiedene Bewegungsabläufe wird folgendermaßen erklärt: Die Bewegung in ihren emotionalen, kognitiven und sozialen Dimensionen hinterläßt Engramme, welche die flüchtige Bewegung überdauern und für spätere Situationen abrufbar bleiben. Eingefahrene Bewegungen sind somit weit mehr als nur vorübergehende Bewegungen, denn sie stellen eine Art Urschrift der geistigen Welt in dem betreffenden Menschen dar (Bach, 1970; Ikai, 1969; Kiphard, 1972).

Wie ist es um die Übertragungsmöglichkeiten von Bewegungs- und Verhaltensschemata in die Welt der eigentlichen Begriffe und Lernhaltungen beim geistig behinderten Kind bestellt? In Anlehnung besonders an die Theorien von Piaget, Wallon und deren Schüler wird die psychomotorische Erziehung als eine Grundform der geistigen Bildung gesehen, was vor allem für die Zeit der frühkindlichen Entwicklung bis in die ersten Jahre nach dem Schuleintritt Gültigkeit besitzt (Decker in Eggert u. Kiphard, 1972; E.N.S.E.P.S., 1972). Beim geistig behinderten Kind ist Erziehung im Sinne geistiger Erweckung über weite Strecken geradezu identisch mit psychomotorischer Erziehung, weil seine seelisch-geistige Situation zum Teil dem Frühstadium der kindlichen Entwicklung entspricht, in dem die motorischen, nicht-verbalen, konkreten Formen der Begriffsbildung und des Denkens dominieren (Bach, 1970). Die einmalige Bedeutung der psychomotorischen Erziehung für das geistig behinderte Kind liegt, wie es J. U. Stein formuliert hat, darin, daß man durch Spiel, Leibesübungen und Bewegungserziehung an das behinderte Kind herankommen und daß das Kind Fortschritte machen kann und will (Stein, 1967; Stein in A.A.H.P.E.R., 1968a).

Nach J. Oliver (E.N.S.E.P.S., 1972) ist die Bewegungserziehung ein sehr gutes, wenn auch mit Vorsicht zu gebrauchendes Mittel, von dem man allerdings keine systematischen Ergebnisse im Sinne eines automatischen Transfers von einer Situation auf eine andere erwarten kann. Es bleibt weiterhin Aufgabe des Erziehers, die Bildungsziele zu definieren, Beziehungen zwischen Gruppenmitgliedern zu knüpfen, Haltungen gegenüber Regeln oder anderen Menschen zu verbessern. Der Erzieher muß den Wert des Erfolgserlebnisses, des Erfolgsbedürfnisses immer im Auge behalten!

B. J. Cratty (Los Angeles)

Körperliche Aktivitäten und Erziehungsprogramme für geistig Behinderte*

Zahlreiche soziale und geistige Kräfte veranlaßten während des 18. und 19. Jahrhunderts die Erarbeitung von Erziehungsprogrammen für behinderte Kinder und

---
* Übersetzung aus dem Englischen.

Jugendliche. Beeinflußt durch den gesellschaftlichen Umbruch der Renaissance, vertraten Erzieher in Frankreich, Deutschland und in anderen europäischen Ländern die Auffassung, das Schicksal des Menschen sei form- und gestaltbar und nicht ein für allemal festgelegt, wie Kirche und Staat dies nachdrücklich verkündeten. Parallel dazu wuchs die Einsicht, man könne möglicherweise mit erzieherischen Maßnahmen geistige Prozesse und Fähigkeiten ändern, die man bislang als unabänderlich betrachtet hatte (Cratty, 1972).

Dieses Erwachen führte gegen Ende des 19. Jahrhunderts zu verschiedenen bemerkenswerten Ergebnissen. So entstanden auf beiden Seiten des Atlantiks Schulen für behinderte Kinder; Alfred Binet in Frankreich, Sir Francis Galton in England sowie andere in den Vereinigten Staaten und in Deutschland bemühten sich um eine exakte Messung der geistigen Leistungsfähigkeit. Bedeutende Erziehungsprogramme begannen konkretere Gestalt anzunehmen, und die parallel dazu laufende Suche nach differenzierteren Wegen für die Erziehung „atypischer" Kinder verwiesen Montessori und andere auf die Möglichkeit, sensomotorische Aktivitäten als zumindest eine Art der erfolgreichen Lernerfahrung zu verwenden, mit der man an behinderte Kinder herangehen kann (Montessori, 1914).

Diese Tendenzen der Vergrößerung, Ordnung und Kodierung von Erziehungserfahrungen für behinderte Kinder dauern bis heute an, wobei in vielen Teilen der Welt Forscher und Pädagogen die menschliche Bewegung als wichtiges Erziehungsmittel herausstellen.

Bei der Erörterung der gegenwärtigen Erkenntnisse lassen sich das Angebot von Daten, Spekulationen, Unsinnigem und Tiefschürfendem sowie die Fragen der Technik auf verschiedene Weise zusammenfassen. Theorien, die besagen, daß motorische Aktivitäten die intellektuellen Fähigkeiten beeinflussen, können zumindest in vier — teilweise noch weiter untergliederbare — Kategorien eingeordnet werden. Da gibt es einmal jene, die behaupten, daß die Wiederholung der fundamentalen lokomotorischen Erfahrungen therapeutische Wirkung tief im zentralen Nervensystem ausübt und dann zur Änderung einer Reihe peripherer Funktionen, einschließlich des Lesens, des Hörens und Sehens, und auch der kognitiven Funktionen führt. Und obwohl diese Meinung angesichts ihrer unzulänglichen Fundierung und der vielen gegenteiligen Beweise an Ansehen verloren hat, durchstreifen manche ihrer Anhänger immer noch die Welt und zeigen den Bewohnern afrikanischer und südamerikanischer Dörfer, wie ihre „neurologisch disorganisierten Kinder" zu erziehen sind.

Andere Theoretiker haben die offenkundig lebensnotwendige Rolle der explorativen Bewegungen in der frühkindlichen Entwicklung erkannt und schlagen eine mehr periphere Theorie vor. Sie behaupten, die Qualität und die Quantität der dem heranreifenden Kinde zu Gebote stehenden motorischen Reaktionen sei ein lebenswichtiger Vorläufer der intellektuellen Entwicklung. Obwohl die zuweilen hervorragende Intelligenz von immer an den Rollstuhl gefesselten Menschen diese Konzeption doch zumindest teilweise zu entwerten scheint, reichern die Befürworter dieser Richtung die Programme für Kinder mit Lernschwierigkeiten und auch für sogenannte retardierte Kinder mit sensomotorischen Aktivitäten an. Im allgemeinen sind die Ergebnisse oft positiv, weil häufig die Leibeserziehung vernachlässigt wurde und sich ihre Aufnahme in den Schulalltag günstig auswirkt. Manchen mit motorischen Schwierigkeiten behafteten Kindern konnte durch sorgfältig abgestimmte motorische Aufgaben geholfen werden. Andererseits erfordern die motorischen Aufgaben des Programms manchmal längere Aufmerksamkeit und Konzentration, die sich, wenn sie gefördert werden, positiv auf die schulische Leistung auswirken. So wurde von einem Forscher z. B. unlängst erkannt, daß das Laufen auf dem Schwebebalken sich als relativ langwierige Aufgabe positiv auf die Aufmerksamkeitsdauer auswirkt; der Fortschritt läßt sich hier also nicht irgendwie aus einer perzeptionsmäßig besser gewordenen Organisation des Kindes ableiten.

Andere Theorien zur Frage, weshalb motorische Aktivitäten behinderten Kindern helfen, sind eher pragmatisch und nicht so ätherisch wie die beiden erstgenannten. Es wurde von einigen Forschern eine „dynamische Theorie" vorgeschlagen, die anzuwenden sei, wenn man erkennt, daß eine Verbesserung der sportlichen und athletischen Fähigkeiten die Selbstachtung fördert, was das Kind veranlaßt, sich auch bei allen anderen Aufgaben, seien sie motorischer oder geistiger Art, mehr anzustrengen. Dieses Schema sieht wie folgt aus:

Gefühl des Versagens und/oder soziale Ablehnung beim Spiel, Senkung des Selbstwertgefühls. Verhindert oder blockiert optimale Anstrengung bei Erziehungsaufgaben, verringert noch mehr die Lust, allein oder in Gruppen zu arbeiten. Eine Erfolgserfahrung bei physischer Tätigkeit, deren Qualität leicht zu bewerten ist, Erhöhung des Selbstwertes. Verstärkt die Neigung, mit anderen zu spielen und allein an verschiedenen erziehenden Aufgaben zu arbeiten.

Am gründlichsten wurde die Aufnahme körperlicher Aktivitäten in die Erziehungsprogramme für behinderte Kinder in den Schriften von Kiphard in Deutschland, Le Boulch sowie Picq und Vayer (1968) in Frankreich, Humphrey in England, Ross (1970) und Rarick (1968) in den Vereinigten Staaten gerechtfertigt. Ihre Angaben deuten erstmals insbesondere darauf hin, daß sich nach der Durchführung der Programme bei behinderten Kindern nützliche und manchmal dramatische Änderungen der sozialen Eigenschaften, der intellektuellen Fähigkeiten und der Lernmöglichkeiten einstellen. In diesen Programmen beachtet man nicht nur die spezifischen Bedürfnisse des Kindes individuell, sondern auch die motorische Aktivität wird auf direkten Wegen mit den änderungsbedürftigen Handlungen und Fähigkeiten verbunden. Wenn man das Kind veranlassen will, ein Verhalten an den Tag zu legen, das geeignet ist, grundlegende Probleme zu lösen, sollte man ihm „Bewegungsaufgaben" stellen; z. B.: „Wie kannst du von hier nach da gelangen, trotz der Hindernisse, die dir im Weg sind?" „Wir werden jetzt Buchstaben lernen, indem wir in das Viereck mit dem betreffenden Buchstaben springen oder indem wir mit unserem Körper die Form des Buchstabens, den ich nenne, bilden". „Damit wir uns besser erinnern können, werden wir versuchen, uns an die Bewegungen, die Sally eben machte, zu erinnern, und sie dann selbst wiederholen".

Darüber hinaus lassen sich mit Hilfe der Codier- und Decodierverfahren, in die Bewegungen einbezogen sind (vgl. dazu Vayer und Picq, 1968), zahlreiche grundlegende intellektuelle und problemlösende Handlungsweisen nachvollziehen. Das gelingt gleichermaßen im Bereich des Sich-Erinnerns (wenn das Kind den Code lernt, z. B. „O" bedeutet Sprung), des Kategorisierens, des Bewertens, des divergierenden und konvergierenden Denkens, der Analyse und Synthese wie in der Flexibilität und Reversibilität der Problembewältigungen.

Darüber hinaus haben einige Untersuchungen gezeigt, daß Entspannungstechniken und Aufgaben, die eine verlängerte Stetigkeit erfordern, die Hyperaktivität behinderter Kinder mindern und ihre Aufmerksamkeit auf einen Gegenstand konzentrieren helfen. So hat unsere Arbeit in der Innenstadt von Los Angeles folgende Annahme bestätigt: das gezielte Aktivieren von Kindern, die geistige Fertigkeiten — das Beherrschen von Buchstaben, das Erkennen von Zahlen, Lesen, Buchstabieren und Rechnen — erwerben sollen, ist fruchtbarer als eine ähnliche Unterweisung in zwar kleineren Gruppen, aber unter passiven Umständen.

Die Einsichten, zu denen Maccoby (1965) in der Mitte der 60er Jahre gelangte, und die neuere Arbeit von Massari et al. (1969), in der der wesentliche Beitrag der Selbstbeherrschung für die geistige Funktionsfähigkeit hervorgehoben wird, bieten faszinierende Aspekte für die Erziehung behinderter Kinder.

Dementsprechend wird behauptet, daß viele der Fertigkeiten zurückgebliebener Kinder durch kräftige und manchmal passive motorische Bewegungen, an denen die großen Muskeln des Körpers beteiligt sind, verbessert werden können. Bei einem derartigen Vorgehen ist das Kind nicht nur motiviert, sondern es kann, wenn es ganz von der Aufgabe gefesselt ist, auch seine Anstrengung besser auf das Ziel konzentrieren. Außerdem gelingt es dem beobachtenden Lehrer relativ leicht, die Qualität der Anstrengungen des Kindes zu bewerten, da die Gedanken des Kindes in Handlungen umgesetzt werden.

Im folgenden Schema werden Verhaltensarten und Beispiele von motorischen Handlungen gegenübergestellt, die die Fähigkeiten innerhalb jeder Kategorie zu fördern scheinen:

Verhaltensweisen und Strategien für ihre Verbesserung

Verhaltensarten	Strategien und Forschung, die ihre Richtigkeit bekräftigen
Geistige Fähigkeiten:	
Kurzfristiges Reihengedächtnis	„Kannst du dich an die drei Bewegungen, die John eben machte, erinnern und sie wiederholen?" (Cratty, 1970).
Divergierendes-konvergierendes Denken	„Zeige mir alle Möglichkeiten, über diese Linie zu kommen"... „Zeige mir eine der besten Möglichkeiten, rückwärts mit einem Fuß über die Linie zu kommen" (Cratty, 1973).
Analyse — Synthese	„Kannst du die Merkmale eines Spiels auseinanderhalten?"... Spielregeln, Raum, Personen etc. „Kannst du jetzt ein neues Spiel erfinden, in dem diese Dinge als Richtlinien vorkommen?" (Cratty, 1973).
Flexibilität bei der Problemlösung	„Wenn x springen bedeutet und o hüpfen ... kannst du dann einen neuen Kode oder drei Figuren erfinden, die drei neue Bewegungen bedeuten?" (Cratty, 1973).
Geistiges Handeln	
Erkennen von Buchstaben, Buchstabieren, etc.	„Springe so in die Vierecke, daß du „boy" buchstabierst..." (Cratty, 1970).
Rechnen	„Gruppiert euch so, daß zwei Gruppen mit je vier Kindern entstehen" (Humphrey, 1970).
Grundlegende Verhaltenskomponenten	
Soziale Eigenschaften	Lasse soziale Pflichtverletzungen, die die Behinderten begangen haben, im Spiel darstellen, damit die Möglichkeit gegeben wird, richtiges und falsches Verhalten zu beobachten (Ross, 1970).

Leibesübungen, Sport und Bewegung — Prävention, Therapie, Rehabilitation

Selbstbeherrschung	Veranstalte Spiele zur Antriebsbeherrschung: „Wie langsam könnt ihr euch bewegen?" (Cratty, 1970).
Verringerung der Hyperaktivität	Entspannungstraining, Erkennen der Muskelrestspannung und ihre Verringerung (Bednamowa, 1968).
Verbesserte Selbstachtung durch Erwerb physischer Fertigkeiten	Mitmachen bei Fitneßübungen und bei Spielen von höherem Niveau (Oliver, 1958).
Verbesserte motorische Fertigkeiten	Durchführung von in Sequenzen gegliederten motorischen Aufgaben, von denen das Kind manche überfordern und es manche auf der Grundlage der Einbeziehung seiner mangelhaften Fähigkeiten ausführen kann (Kiphard, 1971a).

Es sind zusätzliche klinische und Laboruntersuchungen erforderlich, um manche der in diesem Referat vorgebrachten Hypothesen weiter zu verfeinern und zu untermauern. So gibt es z. B. kaum Material für die Bestätigung der Annahme, daß geistige Fähigkeiten verändert werden können, wenn man den Behinderten „Problem-Aufgaben" vorlegt, solange individuelle Unterschiede im Bereich der Erregbarkeit-Aktivierungs-Indices die Wirksamkeit der verschiedenen peripher angewendeten Entspannungsverfahren einzuschränken vermögen. Darüber hinaus können die von Cohen und anderen erkannten Unterschiede in der neurologischen Struktur dazu führen, daß die Ergebnisse der motorischen Therapie praktisch nicht vorausberechenbar sind, wenn man versucht, motorischen Problemen abzuhelfen (Cohen, 1969).

Eine Verbesserung der Methodologien, welche die von Piaget vorgetragenen Grundsätze der kognitiven Entwicklung und die von Bruner und anderen vertretene Erkenntnis der sensomotorischen Integration im frühen Kindesalter berücksichtigt, sollten die Hilfsmaßnahmen für schwer und tiefgreifend behinderte Kinder viel wirksamer werden lassen, als dies in der Vergangenheit festzustellen war. Gleichzeitig bieten Sport, Leibeserziehung und wohlausgewogene Programme für motorische Aktivitäten eine starke und wirkungsvolle Möglichkeit an, eine Reihe von Fähigkeiten, Haltungen und Werten bei behinderten Kindern zu verbessern.

Kurzreferate

Sensumotorisches Training mit geistig behinderten Kindern. E. J. Kiphard (Hamm)

Es erscheint wichtig, zunächst nach dem Sinn und Zweck einer Leibes- und Bewegungserziehung bei stark entwicklungsrückständigen Kindern zu fragen; denn aus der jeweiligen Zielsetzung ergeben sich naturgemäß Konsequenzen für die anzuwendenden didaktischen Mittel und die einzuschlagenden methodischen Wege. Erst wenn sich Theoretiker und Praktiker über diese primäre Fragestellung zufriedenstellend geeinigt haben, kann über die weitere Frage entschieden werden, ob dabei eine allgemeine, unspezifische Leibeserziehung genügt, oder ob es besser ist, spezifische Übungsformen und Methodiken zu erarbeiten.

Es besteht wohl kein Zweifel darüber, daß die Zielsetzung bei geistig behinderten Kindern sich nicht in einer bloßen körperlichen Ertüchtigung erschöpfen darf. Der hierin enthaltene Gesundheitsaspekt eines allgemeinen organischen Funktionstrainings ist zwar als Voraussetzung für jede motorische Leistung grundlegend wichtig. Das Funktionell-Motorische ist aber unlösbar verknüpft mit dem Psychischen. Leibesübungen verbessern die Eigensteuerung, Selbstkontrolle und Initiative, sie erweitern den Aktionsradius und machen die Kinder so unabhängiger. Je lustvoller, erlebnis- und erfolgreicher für den einzelnen die Übungen herangetragen werden, desto freier können geschädigte Kinder ihre Restpotenzen entfalten

Bewegungserziehung mit geistig behinderten Kindern

und desto besser lernen sie. Diese psychomotorische Funktionsverknüpfung sollte — gerade bei mental rückständigen Kindern — richtungweisend für die heilpädagogische Methodik sein. Dabei sind günstige Effekte im Sinne einer besseren Utilisation vorhandener geistiger Fähigkeiten innerhalb gewisser Grenzen durchaus möglich (Oliver, 1958; Corder, 1966).

Im Hinblick auf die Didaktik ist aber eine weitere, für das einzelne Kind existenziell wichtige Überlegung anzustellen: Gibt es Mittel und Wege innerhalb der psychomotorischen Erziehung, um die intellektuelle Retardierung selbst zu beeinflussen? Kann man das bei diesen Kindern verzögert ablaufende sensumotorische Entwicklungsgeschehen auf irgendeine Weise fördern und beschleunigen? Sind wir in der Lage, funktionellen Störungen im Sinnes- und Bewegungsbereich durch geeignete Trainingsmaßnahmen entgegenzuwirken?

Bei der Lösung dieses Problems sind Teilbetrachtungen unumgänglich. Dabei wird zunächst zu fragen sein, ob denn im Sinne einer solchen Zielsetzung eine allgemeine Leibesübung genügt. Cratty ist diesbezüglich seit Jahren ein für manche Leibeserzieher unbequemer Warner und Kritiker gewesen. Er hat darauf hingewiesen, daß die Motorik nicht global als eine Art magischer Schlüssel zur Verbesserung intellektueller Leistungen angesehen werden darf. Andererseits hat er jedoch Wege aufgezeigt, die Motorik in den Dienst eines gezielten Wahrnehmungstrainings, z. B. zur Verbesserung der Gestaltauffassung, zu stellen.

Die hier vorliegende Aufgabe besteht darin, einige weitere sensumotorische Übungsansätze und Trainingsmöglichkeiten zu skizzieren. Sie harren zumeist leider noch der statistischen Überprüfung und wissenschaftlichen Bestätigung und basieren lediglich auf praktischen Erfahrungen im Mutter-Kind-Training mit schwer hirngeschädigten Vorschulkindern. Dabei zeigte sich, daß die (sogenannten) geistig Behinderten in der Regel auch unter Sinnes- und Bewegungsbehinderungen leiden. Diese Mehrfachbehinderung bedeutet gerade bei sehr jungen Kindern eine zusätzliche Belastung für den intellektuellen Lernprozeß.

Grob- und feinmotorische Behinderungen

Im folgenden werden einige spezifische Möglichkeiten zur Abhilfe bei Bewegungsretardierungen und -störungen wie Lähmungen, Athetosen, Ataxien u.a.m. behandelt, welche die rein krankengymnastische Therapie ergänzen sollen. Nach Tobis u. Lowenthal (1960) erleichtert das Training motorischer Primitivvollzüge den späteren Vollzug differenzierter Bewegungsleistungen. Man folgt dem Grundsatz: Je niedriger der sensumotorische Entwicklungsstand — als Ausdruck der Hirnreifung — ist, desto primitiver, basaler und auf ontogenetisch früherer Stufe müssen die zu übenden Bewegungsmuster sein (Doman, Delacato u. a.). Hier wurde also die ontogenetische Stufenleiter der lokomotiven Körpermotorik, vom Wälzen, Kriechen und Krabbeln über das Gehen und Laufen bis zum Hüpfen und Springen trainingsmäßig durchlaufen. Nur auf dieser Basis kann es gelingen, körpermotorische, aber auch hand- und fingermotorische sowie sprechmotorische Entwicklungsverzögerungen und Störungen mit der Zeit positiv zu beeinflussen. Man kann dabei sicher keine Wunder erwarten. Der Erfolg hängt letzten Endes immer von der Schwere der jeweiligen Störung ab. Die Mutter eines schwerstgeschädigten, anfallkranken 5jährigen Kindes berichtete: Durch die „Krokodilübungen" am Boden ist seine vorher ständig geschlossene linke Hand viel lockerer geworden. Auch seine schwerfällige Zunge ist nach allen Richtungen hin beweglicher geworden. Er kann schon einen Eßlöffel richtig ablecken, und seit 10 Tagen vor Weihnachten beginnt er zu lallen.

Oculomotorische Behinderungen

Ein in Deutschland leider viel zu wenig beachtetes, aber für die intellektuelle Entwicklung zentral bedeutsames Gebiet stellt die Oculomotorik dar. Das reibungslose Funktionieren der binokularen Augenmuskelkoordination ist zwar nicht gleichzusetzen mit einer erfolgreichen optischen Wahrnehmung. Das oculomotorische „Einfangen" eines Gegenstandes oder Bildes ist jedoch die Grundvoraussetzung für jeden optischen Erkenntnisakt. Wenn ein geistig behindertes Kind sein Bilderbuch — womöglich verkehrt herum gehalten — nur achtlos umblättert, ohne hineinzuschauen, so kann dies an einem kognitiven Unvermögen liegen. Es kann aber auch sein, daß — bei an sich ausreichender optognostischer Fähigkeit — die Augen motorisch nicht in der Lage sind, unbewegliche Gegenstände oder gar ihre Abbildungen vom Hintergrund abzuheben und damit zu erkennen. Denn das optische Erfassen von Konturen vollzieht sich, wie wir das von operierten und dadurch erstmalig sehend gewordenen Blindgeborenen wissen, durch ein „Abtasten" mit den Augen (v. Senden, 1932). Die Augen oculomotorisch behinderter Kinder müssen deshalb beweglich gemacht werden.

Diese „Augengymnastik" geschieht ebenfalls in einer ontogenetischen Reifungsfolge. Je nach Schweregrad der Ausprägung wird mit der Fixation langsamer Bewegungen von hellen und leuchtenden Objekten wie Luftballons, Seifenblasen, Papierflugzeugen und Lampen begonnen. Später werden rotierende Bewegungsziele verfolgt sowie Augensprungübungen und Akkomodations- und Konvergenztraining hinzugenommen.

Durch ein solchermaßen systematisiertes Training der Augenmuskelbeweglichkeit wird auch die Voraussetzung für spätere Leistungen der Augen-Hand-Koordination geschaffen, z. B. beim Ballfangen oder beim Malen und Schreiben. Insgesamt aber werden die damit trainierten Kinder wacher und bereiter zur optischen Wahrnehmung. Dazu eine Stelle aus einem Elternbrief über die Augenübungen bei einem 4jährigen Kind mit Tetraplegie, Apathie und Krampfleiden: „Alle Leute sagen, daß sich Ingrids Augen und ihr ganzer Gesichtsausdruck verändert haben. Sie erfaßt neue Räumlichkeiten und Situationen seither viel besser. Ihre Augen sind immer bereit, etwas Neues, Interessantes aufzunehmen."

Über die verbesserte Augenbeweglichkeit kommen die Kinder tatsächlich zu einer gründlicheren Gestaltauffassung. Kombiniert mit den von Cratty aufgezeigten Wegen unter Einbeziehung der Gesamtmotorik wird die Gestalt- und Umrißerkennung zu einem lustbetonten Erlebnis.

Störungen des Körperschemas und der Raumorientierung

Wir alle kennen die oft mühsamen und vergeblichen Versuche behinderter Kinder, mit ihrer Kleidung und ihren Schuhen fertigzuwerden. Diese Schwierigkeiten entstehen durch Körperschemastörungen, wobei die Kinder nicht imstande sind, das Schema des eigenen Körpers in die Kleidung hineinzuprojizieren. Es ist in diesem Zusammenhange wichtig, sich zu vergegenwärtigen, daß die Körperschemawahrnehmung und die damit zusammenhängende Raumorientierung nicht nur auf visuellem, taktilem und propriozeptivem Wege geschieht. Bewußt werden Körperteile und Raumrichtungen erst dann, wenn die verbalen Symbole akustisch aufgenommen und integriert sind.

Durch die Koppelung von auditivem Input (verbal gegebene Anweisungen von Raumrichtungen in Verbindung mit Körperteilen, z. B. „setzt den Fuß *in* den Reifen: Legt das Sandsäckchen auf den Kopf!") mit dem motorischen Output in Form der richtigen Bewegungsantwort sind gute Entwicklungseffekte in der Begriffsbildung erreicht worden. Der Erfolg erweist sich als noch größer und anhaltender, wenn die Kinder in der Lage sind, ihre jeweilige Handlung selbst verbal zu kommentieren. Die heilpädagogische Erfahrung bestätigt, daß die aktive Sprache als wichtiges Agens für die intellektuelle Reifung wo irgend möglich einbezogen werden sollte.

Zusammenfassend soll noch einmal die Tatsache herausgestellt werden, daß mit allen diesen heilpädagogisch-bewegungserzieherischen Maßnahmen zwar nicht direkt auf den Prozeß der Perzeption und Kognition eingewirkt werden kann. Es ist aber möglich, Handicaps und Hindernisse, welche dem intellektuellen Lernprozeß im Wege stehen, zu beseitigen und damit bessere Lernvoraussetzungen zu schaffen. Festzuhalten bleibt:

— Durch das Üben motorischer Primitivmuster werden Handgeschick und Sprechvermögen beeinflußt, zwei Faktoren, welche gerade auf niedriger Reifungsstufe in direkter Relation zur geistigen Entwicklung stehen.

— Durch ein ständiges Training des dynamischen binokularen Sehaktes wird eine Verbesserung der Augen-Hand-Koordination erreicht und die funktionelle Grundlage für die optisch-kognitiven Lernprozesse der Gestalt-, Größen- und Mengenwahrnehmung geschaffen.

— Körpererfahrung und Raumorientierung, in Verbindung mit der ständig wiederholten auditiven Informationsaufnahme entsprechender Bezeichnungen, helfen anschauliche Begriffe aufzubauen, wodurch die Kinder sich besser an sich selbst und in dem sie umgebenden Raum zurechtfinden; außerdem ermöglicht ein gefestigtes Körperschema eine ver-

bessere Grob- und Feinmotorik (Augen-Körperkoordination und Augen-Hand-Koordination).
— Nicht ausdiskutiert wurden die vielen Möglichkeiten der Kopplung geistiger Lernprozesse mit motorischen, wie sie beispielsweise von Kesselmann u. Kiphard (1968) für das Lesenlernen und von Cratty (1967, 1969) für arithmetische und geometrische Lernleistungen angewendet wurden; hier liegen sicher noch ungenützte Möglichkeiten.
— Schließlich sei noch einmal auf den anfangs erwähnten Utilisationseffekt hingewiesen, wobei es durch das Erfolgserlebnis im Bewegungsbereich zu einer besseren Nutzung geistiger Restpotenzen kommen kann. Mit hineinspielen die von Cratty angedeuteten Transferphänomene der Aufmerksamkeit, des Durchhaltevermögens und des positiven Problemlösungsverhaltens von der Bewegungssituation auf geistige Leistungsbereiche.

Kriterien für die Erarbeitung eines Bewegungsprogramms für geistig behinderte Kinder. I. Kandil (Kairo)

Nach Auffassung des Referenten stellt die Leibeserziehung einen Bereich dar, der wie kaum ein anderer den geistig behinderten Kindern helfen kann. Zum einen fühlen sie sich ganz wie die normalen Kinder zu den Leibesübungen hingezogen, zum anderen kann auf diese Weise auch ihre geistige, soziale und berufliche Entwicklung günstig beeinflußt werden.

Ausgehend von den Fragen: „Wie unterscheiden sich die Lernziele in der Leibeserziehung für geistig behinderte und normale Kinder? Sind geistig behinderte Kinder auch körperlich zurückgeblieben? Was vermag ein gutes Leibeserziehungsprogramm für die Gesamtentwicklung des geistig behinderten Kindes zu leisten? Welche Kriterien sind bei der Aufstellung eines derartigen Programms zu beachten?" führte der Referent mit einer Population von 500 geistig behinderten Jungen und Mädchen über 5 Jahre hinweg Forschungen durch. Da die Probanden einen I. Q. zwischen 50 und 75 aufwiesen, sind die Untersuchungsergebnisse für diesen Behinderungsgrad besonders relevant.

— Es soll Teil eines Gesamtprogramms sein, das auch soziale, psychologische, berufliche medizinische und erholungsmäßige Aspekte einbezieht.

Es sollen darin enthalten sein:
— ein Haltungstest.
— ein „Physical-Fitness-Test".
— ein Gewandtheitstest.
— Die Kinder sind nicht nur nach den Ergebnissen der o. g. Tests einzuteilen, sondern auch aufgrund ihres sozio-psychologischen Verhaltens.
— Das Programm ist in folgende fünf ansteigenden Stufen zu gliedern:
  1. Grundfertigkeiten
  2. grundsätzliche Spielfertigkeiten
  3. Ablösespiele von niedrigem Organisationsniveau, wobei die Kinder Erfolg und Mißerfolg selbst überprüfen können
  4. Mannschaftsspiele, die dem Leistungsvermögen der Kinder angepaßt sind
  5. Teilnahme an einfach organisierten Sportfesten.

Diskussion

In der Diskussion ging es zunächst um das Problem, ob den Pädagogen das Recht zusteht oder ob sie sogar die Pflicht haben, in das scheinbar „glückliche" Leben des behinderten Kindes einzudringen und zu versuchen, es in seine Umwelt zu integrieren. Während Cratty das Recht zu helfen von den immer optimaleren Therapiemöglichkeiten ableitete, stellte Kiphard heraus, in seiner praktischen Arbeit habe er noch nie beobachtet, daß behinderte Kinder durch die Behandlung unglücklicher geworden seien: „Das autistische Kind ist sensorisch gestört; ihm mißlingt deshalb die Deutung der Eindrücke. Wenn es gelingt, das Chaos seiner Sinne etwas zu lichten, erfährt es eine beträchtliche Erweiterung seines

Lebens." Ziel dürfe es aber nicht sein, dem Kind eine neue Gesamtwelt aufzubauen; vielmehr müsse mit pädagogischem Feingefühl ausgelotet werden, in welchem Maße eine Integration sinnvoll erscheint; oft sei es angebracht, das Kind weiterhin in seinem Einzelgängertum zu belassen.

Den zweiten Schwerpunkt der Aussprache bildete die Frage nach dem Zusammenhang zwischen Legasthenie und sensumotorischem Training. Da hierbei Bezug auf die Veröffentlichungen von Kiphard genommen wurde, äußerte er sich zuerst: Im Rahmen anderer Behandlungsmaßnahmen kann gezieltes sensumotorisches Training allgemeine Grundlage und Wegbereiter für eine spätere Legastheniethérapie sein. Cratty ergänzte, beim derzeitigen Stand der Forschung stehe die Frage noch offen, inwieweit die peripheren Funktionen für ein planmäßiges Lese- und Rechtschreibtraining entwickelt sein müßten. Bei der Vielzahl sensumotorischer Prozesse und angewandter therapeutischer Maßnahmen gäbe es oft Heilungserfolge, die nicht differenziert erklärt werden könnten.

Literatur

A.A.H.P.E.R. (American Association of Health, Physical Education and Recreation): Programming for the mentally retarded, report of a national conference, oct. 31—nov. 2, 1966. Washington 1968a.
— A guide for programs in recreation and physical education for the mentally retarded. Washington 1968b.
— Physical activities for the mentally retarded, ideas for instruction. Washington 1968c.
— A practical guide for teaching the mentally retarded to swim. Washington 1968d.
Auxter, D.: Basic movement experiences for the mentally retarded. In: A.A.H.P.E.R.: The Best of Challenge. Washington 1971.
Bach, H.: Die psychomotorische Erziehung unter besonderer Berücksichtigung geistig behinderter Kinder. Heilpädagogische Werkblätter 39, 272—273 (1970).
Bednarowa, V.: An investigation concerning the influence of psychotonic exercises upon the indices of concentration of attentiveness. Teor. Prax. Teles. Vychov. 16, 437—442 (1968).
Bruner, J.S.: The growth and structure of skill. In: K.J. Connolly (ed.): Mechanisms of Motor Skill Development. New York 1970.
Calder, E.: Physical activity and the mentally retarded. The Australian Journal of Physical Education 55, 16—30 (1972).
Cohen, L.A.: Manipulation of cortical motor responses, by peripheral sensory stimulation. Arch. phys. Med. 50, 495—505 (1969).
Corder, W.-D.: Effects of physical education on the intellectual, physical and social development of educable mentally retarded boys. Except. Children 32, 357—364 (1966).
Cratty, B.J.: Intelligence in Action. Englewood Cliffs/N.J. 1973.
— Physical Expressions of Intelligence. Englewood Cliffs/N.J. 1972.
— Active Learning. Englewood Cliffs/N.J. 1971.
— Martin, M.M.: The Effects of a Program of Learning Games Upon Selected Academic Abilities or Children with Learning Difficulties. Bureau of Education for the Handicapped. Washington D.C. 1970.
— Motor Activities and the Education of Retardates. Philadelphia 1969a.
— Perceptual-Motor Efficiency in Children. Philadelphia 1969b.
— Development Sequences of Perseptual-Motor Tasks. Freeport 1967.
Delacato, C.H.: Diagnose und Behandlung der Sprach- und Lesestörungen. Freiburg 1970.
Doman, G.: Wie kleine Kinder lesen lernen. Freiburg 1969.
Drowatzki, J.N.: Physical Education for the Mentally Retarded. Philadelphia 1971.
Dunham, P.: Teaching motor skills to the mentally retarded out of the classroom. Except. Children 35, 739—744 (1969).
Edgar, C.L., Ball, S., McIntyre, B., Shotwell, A.M.: Effects of sensory-motor training on adaptive behavior. Amer. J. ment. Defic. 73 (1969).
Eggert, D., Kiphard, J.E. (ed.): Die Bedeutung der Motorik für die Entwicklung normaler und behinderter Kinder. Schorndorf 1972.

E.N.S.E.P.S. (Ecole Normale Supérieure d'Education Physique et Sportive): La motricité chez l'enfant de la naissance à six ans, document/études. 1., Châtenay-Malabry 1972.
— L'exercise physique et les handicapés, documents/stages, Châtenay-Malabry 1972.
Hayden, F. J.: Physical Fitness for the Mentally Retarded. London, Ontario 1964.
Humphrey, J. H., Sullivan, D. D.: Teaching Slow Learners Through Active Games. Springfield/Ill. 1970.
Ikai, M.: Physiological Basis of Education. ICHPER Congress. Abidjan 1969.
The Joseph P. Kennedy, Jr. Foundation (1701 K. Street N.W. Suite 205 — Washington D.C. 20006):
— The Story of Special Olympics. Washington 1972.
— Special Olympics, a Guide for Local Programs. Washington.
— Official Rules Special Olympics. Washington 1971.
Keogh, J. F., Oliver, J. N.: Diagnosis and Prescription of the Physical Performance of Retarded Children. Jr. Foundation Scientific Symposium on Mental Retardation. Boston 1966.
Kesselmann, G., Kiphard, E. J.: Bewegungshilfen für den intellektuellen Lernprozeß. Unsere Volksschule **19**, 224—232 (1968).
Kiphard, E. J.: Bewegungsdiagnostik bei Kindern. Gütersloh 1972.
— Huppertz, H.: Erziehung durch Bewegung. 2. Aufl., Bad Godesberg 1971a.
— Hünnekens, H.: Bewegung heilt. 4. Aufl. Gütersloh 1971b.
— Bewegungs- und Koordinationsschwächen im Grundschulalter. Schorndorf 1970a.
— Leibesübung als Therapie. Gütersloh 1970b.
— Unser Kind ist ungeschickt. München 1966.
Kohler, C.: Jeunes déficients mentaux. Bruxelles 1967.
Lapierre, A.: La rééducation physique. 3 Bde., 5. Aufl. Paris 1968.
LeBoulch, J.: L'Education Par Le Mouvement. 3. Aufl. Paris 1968.
Maccoby, E., Dowley, E. M., Hagen, J. W.: Activity level and intellectual functioning in normal pre-school children. Child Develop. **36**, 761—769 (1965).
Massari, D., Hayweiser, L., Meyer, W. J.: Activity level and intellectual functioning in deprived pre-school children. Develop. Psychol. **1**, 286—290 (1969).
Montessori, M.: Dr. Montessori's Own Handbook. New York 1914.
Oliver, J. H.: The effects of physical conditioning on the sociometric status of educationally sub-normal boys. Phys. Educ. **156**, 38—46 (1960).
Oliver, J. N.: The effects of physical conditioning exercises and activities on the mental characteristics of educationally sub-normal boys. Brit. J. Educ. Psychol. **28**, 155 (1958).
Picq, L., Vayer, P.: Education psychomotrice et arriération mentale. 3. Aufl., Paris 1968.
Rarick, C. L., Broadhead, G. D.: The Effects of Individualized versus Group Oriented Physical Education Programs on Selected Parameters of the Development of Educable Mentally Retarded and Minimally Brain Injured Children. Sponsored by the United States Office of Education and Joseph. P. Kennedy Jr. Foundation 1968.
— Widdop, J. H., Broadhead, G. D.: The physical fitness and motor performance of educable mentally retarded. In: Except. Children **36**, 509—519 (1970).
Reitmayer, L.: Special physical education in CSSR (unveröffentlichtes Manuskript). Pra 1972.
Ross, D.: Incidental learning of number concepts in small group games. Amer. J. ment. Defic. 718—725 (1970).
van der Schoot, P.: Leibeserziehung mit geistig behinderten Kindern (unveröffentlichtes Manuskript, 1967).
Senden, M. v.: Raum- und Gestaltauffassung bei operierten Blindgeborenen vor und nach der Operation. Leipzig 1932.
Stein, J. U.: Physical education and recreation as adjuncts to the education of mentally retarded. The Physical Educator, May 1967.
Steinhaus, A.: Your muscles see more than your eyes. Bulletin de la F.I.E.P., 1—2, Lissabon 1968.
Tobis, J. S., Lowenthal, M.: Evaluation and Management of the Brain-damaged Patient. Springfield/Ill. 1960.
Webb, R. C.: Sensory-motor training of the profoundedly retarded. Amer. J. ment. Defic. **74**, No. 2 (1969).

Sport im Rahmen sonderpädagogischer Maßnahmen

Einführung. H. Rieder (Köln)

Es geht um die Frage, welche Rolle dem Sport in seinen vielfachen Formen, Dosierungen und methodisch-pädagogischen Möglichkeiten bei sonderpädagogischen Gruppen aller Art zukommt. Wenn diese Frage systematisch angegangen wird, ist es gut, sich vorwiegend auf gezielte empirische Untersuchungen zu stützen, die Erfahrungen zu objektivieren und zu sichern vermögen. Dabei tauchen eine Reihe von Fragenkomplexen über praktische und theoretische Probleme auf:

— Welche Auswahl an Sportarten in wie langen Übungszeiten pro Woche bietet Aussicht auf erfolgreichen Einsatz? Welche methodischen Probleme ergeben sich bezüglich der Erarbeitung eines positiven Gruppenklimas? Welche Organisationsformen für Sportstunden lassen sich durch Heime, Schulen und Sonderschulen finden?

— Wie und durch welche Tests lassen sich motorische und psychomotorische Faktoren messen, wie die Effektivität von Anwendungen und Behandlungen beweisen? Welche konkreten Ergebnisse von Einwirkungen können dabei nachgewiesen werden, die weiterhin eine systematische Suche nach Sportformen und ihren Anwendungen bei sonderpädagogischen Gruppen rechtfertigen?

— Wie können Ergebnisse in erweiterte Aktivität umgesetzt werden, in Forschung, Therapie und Organisation?

Diese drei Fragenkomplexe sind gleichzeitig ein Katalog, nach dem vorgegangen werden kann, um ein Programm für den Sport in der Sonderpädagogik zu erstellen. Die Sonderpädagogik (= Spezialpädagogik) soll dabei mehr im Sinne des umfassenderen Begriffs „Heilpädagogik" verstanden werden (unter Ausklammerung der Lern- und Geistigbehinderten; I.Q. = 0.35—0.85).

Die wichtigsten Hauptgruppen sind: Verhaltensgestörte, Sinnes- und Sprachbehinderte, körperlich Behinderte, Retardierte und Milieugeschädigte. Die Problematik der Mehrfachbehinderung kann ich nur andeuten, da sich Schwierigkeiten in systematischen Einteilungen ergeben (Bleidick, 1970; Cratty, 1969 u.a.). Hier geht es um Beeinträchtigungen, die solche Individuen oder Gruppen von der Norm unterscheiden und entweder physische, emotionelle, intellektuelle oder soziale Bereiche einzeln oder kombiniert betreffen können.

Aus der Vielfalt dieser Hauptgruppen ergibt sich in der Einwirkung von Sport bei Sondergruppen oft die Zusammenarbeit einer Reihe von Spezialisten, wobei die Heimerzieher mit dem Psychologen, dem Sportexperten, dem Arzt und Psychotherapeuten meist noch eine Reihe weiterer Bezugspersonen zum ständigen Erfahrungsaustausch benötigen und immer mehr auch sozialpädagogische Fragen in den Vordergrund rücken.

Die meisten Sportarten eignen sich in modifizierter Form für die Sonderpädagogik, so daß Spiele aller Art, leichtathletische Disziplinen, naturverbundene Sportarten wie Wandern und Skilauf, Reiten und Judo vorgefunden werden, aber immer wieder der außergewöhnliche Wert des Schwimmens ins Auge fällt. Überblickt man diese verschiedenen Erfahrungen, verstärkt sich die Vermutung, daß neben den jugend- und erlebnisnahen Werten des Sports wohl die intensive Zuwendung durch Übungsleiter und Bezugspersonen einen entscheidenden Wirkungsfaktor darstellt. Die biologischen Werte der Kräftigung der motorischen Leistungen und ihre Verbesserung sowie die Gesundheitswirkung fallen dabei eher als Nebenprodukt ab. Falls dieses Ergebnis richtig ist, sind über das Medium Sport pädagogische und psychologische Wirkungen in einem engen Aktionsfeld möglich, die die Individuallage und Erziehungssituation, das Selbstbild und die Gemeinschaftseinordnung auf eine verbesserte Grundlage stellen können.

Es wird noch Jahre dauern, bis empirisch durch detaillierte Versuche nachzuweisen ist, welchen quantitativen Anteil der Sport bei sonderpädagogischen Maßnahmen leisten kann, welche Effektivität er besitzt. Dazu müssen die Methoden variiert, Kontrollgruppen geschaffen, objektive Tests entwickelt und verwendet, die Fülle der internen und externen Wirkungsvariablen erfaßt und geordnet werden. Nur so wird es auch möglich sein, über intensive Fallstudien zu statistisch erfaßbaren Ergebnissen vorzudringen. Die Verbindung von Fallstudien und Statistik in Längsschnittbeobachtungen scheint das adäquate Forschungsinstrument, welches eine Annäherung an diesen komplizierten Sachverhalt bringen kann. Längere Untersuchungs- und Beobachtungszeiten an denselben Personenkreisen sind dafür unerläßlich.

Allerdings verweisen solche angesetzten Untersuchungen immer wieder auf nicht ausreichend vorhandene und daher noch zu leistende Grundlagenforschung.

Dazu sollen einige Probleme angedeutet werden. In der Folge sportpraktischer Arbeit entstanden methodische Fragen und solche über das Lehrverhalten. Um sie auf eine bessere Grundlage zu stellen, wurden systematische Beobachtungen, präzisere diagnostische Mittel, die Einbeziehung des gesamten Problemfeldes und wiederum eine Ausgrenzung von umschreibbaren Teilbereichen — etwa der Motorik — nötig, die sich für eine experimentelle Analyse eigneten.

Die jetzige Forschung scheint bis zu diesem Punkt vorgedrungen zu sein und wird sich erst in Zusammenfassungen der Fragestellung niederschlagen können, wenn eine wesentlich größere Anzahl von Arbeiten dieser Art vorliegt. Eine künftige Aufgabe wird es auch sein, vergleichbare Untersuchungen in Sekundäranalysen zu verwerten, wenn auch die Vergleichbarkeit der Untersuchungen auf diesem Gebiet spezieller, individueller und immer neuer, überraschender Fälle beschränkt sein mag.

Neben praktischen und methodischen Überlegungen ergeben sich weitere grundlegende theoretische, so etwa über das Körperschema, die Verhaltensstörung und -änderung, über Fragen der Sozialisation, Fragen über sonderpädagogische Gruppen als Randgruppen der Gesellschaft. Weiterhin traten im Laufe von Untersuchungen grundsätzliche Fragen auf über die genaueren, möglichst definierbaren Beziehungen von Wahrnehmung und Motorik, die wiederum im größeren Rahmen der Diskussion über Psychomotorik, Übungs- und Trainingseinwirkung gesehen werden sollen. Auch anthropologische und philosophische Sinnbezüge müssen ständig mitbedacht und analysiert werden, so die Frage der Lebensbewältigung trotz Behinderung, die Sinnfrage nach dem „Warum?" einer Beeinträchtigung oder nach dem Öffnen eines neurotischen Verhaltenszirkels durch Kräfte von außerhalb.

Literatur

Asperger, H. (ed.): 4. Internationaler Kongreß Heilpädagogik. Wien 1970.
Bleidick, U.: Sondererziehung. In: J. Speck (ed.): Handbuch der pädagogischen Grundbegriffe. München, 451—465, 1970.
Cratty, B. J.: Perceptual - Motor Behavior and Educational Processes. Springfield, 116—257, 1969.
Eggert, D., Kiphard, E. J.: Die Bedeutung der Motorik für die Entwicklung normaler und behinderter Kinder. Schorndorf 1972.
Heese, G., Wegener, H.: Enzyklopädisches Handbuch der Sozialpädagogik und ihrer Grenzgebiete. 3. Aufl. Berlin 1965.
Hünnekens, H., Kiphard, E. J.: Bewegung heilt. Psychomotorische Übungsbehandlung bei entwicklungsrückständigen Kindern. 3. Aufl. Gütersloh 1966.
Kenyon, G. S. (ed.): Contemporary Psychology of Sport. Chicago, 463—545, 1970.
Picq, L., Vayer, P.: Education psychomotrice et arrieration mentale. 3. Aufl. Paris 1968.
Rieder, H.: Psychomotorische und soziometrische Diagnostik als Grundlage einer heilpädagogischen Sporttherapie für verhaltensgestörte Kinder. Diss. Würzburg 1970.

P. H. Wiegersma (Groningen)

Sporttherapie mit milieugeschädigten und lernbehinderten Kindern

Dieses Referat basiert auf Erfahrungen, die über einen Zeitraum von 10 Jahren mit Kindern gemacht wurden, die ungünstigen materiellen, kulturellen und ökonomischen Verhältnissen entstammen und Lernstörungen zeigen. Die ersten Ansätze begannen 1962 mit der Untersuchung von Kindern aus Schifferfamilien. Diese Gruppe betreibt Güterbeförderung auf Binnenwasserwegen; die Familien leben an Bord unter sehr beschränkten Verhältnissen, so daß die Kinder isoliert von Altersgenossen und fremden Erwachsenen aufwachsen und ihre Erlebnismöglichkeiten gering sind.

Das mag auch der Grund für den psychologischen Schock sein, der oft beobachtet wird, wenn das junge Schifferkind für die Dauer der Schulzeit an Land kommt. Eine seinerzeit durchgeführte Untersuchung ergab, daß im 6. oder 7. Lebensjahr ein beträchtlicher Teil dieser Kinder erhebliche kognitive, motorische und emotionelle Retardationen aufwies. Gleichzeitig zeigte sich aber auch, daß sie an sich normal begabt waren.

Um die Entwicklung dieser Gruppe zu fördern, wurde eine spezielle Klasse eingerichtet, die den Kindern adäquate Anregungen zur körperlichen und geistigen Entwicklung bieten sollte. Da die meisten Kinder noch auf einem Niveau fixiert waren, auf dem Handeln und Denken ineinander übergehen, wurde beschlossen, das motorische Element besonders zu akzentuieren. Die Auffassungen und Forschungen von Witkin, Werner, Seymour u. Fisher beeinflußten in dieser Periode das Unternehmen in methodischen und didaktischen Belangen.

Zur Durchbrechung der Isolation wurden Spiele und Aktivitäten entwickelt, die auf die Artikulation des Körpers in motorischer und kognitiver Weise, das Erleben des Körpers als „Objekt" zwischen Objekten und die Differenzierung des Körperschemas gerichtet waren.

Daneben stimulierte man auch die autonome Exploration des Kindes hinsichtlich seines Körpers und seiner Umgebung. Während dieser Aktivitäten bestand die Aufgabe des Lehrers darin, dem Kind zu helfen, sich seiner Tätigkeiten so bewußt zu werden, daß es sich in steigerndem Maße in seiner Unterschiedlichkeit vom Milieu erleben konnte.

Sport im Rahmen sonderpädagogischer Maßnahmen

Nach einem Jahr intensiver Arbeit zeigte die Auswertung verschiedener Intelligenz- und Schultests in drei aufeinanderfolgenden Gruppen signifikante Fortschritte. Auch Reifefortschritte auf emotionellem, sozialem und motorischem Gebiet wurden festgestellt. Aufgrund dieser Erfahrungen kam der Vorschlag, die Möglichkeiten eines speziellen psychomotorischen Programms für solche Kinder zu untersuchen, die auf bestimmten Gebieten unter Folgen einer pädagogischen Vernachlässigung leiden.

1970 startete man das Unternehmen. Es war beabsichtigt, erst einen orientierenden Versuch mit einer kleinen Gruppe von Kindern durchzuführen, um auf diese Weise die Reaktion jedes Schülers aufs genaueste verfolgen zu können. Die Experimentalgruppe bestand aus 9 Kindern im Alter von 9 bis 11 Jahren. Daneben stellte man eine Parallelgruppe von ebenfalls 9 Kindern zusammen. In Verbindung mit Erwartungen über mögliche Veränderungen beim Arbeiten mit der Probegruppe und den Hypothesen, die dazu in der Literatur zu finden waren, wurde die folgende Testbatterie aufgebaut:

— Zwei Intelligenz-Tests (der WISC und die Columbia Mental Maturity Scale),
— Einige Tests, die sich auf das Körperschema richten (die Finger-Lokalisation, verbale Identifikation von Körperteilen, links-rechts Differentiation, das Zeichnen menschlicher Figuren),
— Ein motorischer Test (der Hamm-Marburger Test von Kiphard u. Schilling),
— Ein Test bezüglich der Feldabhängigkeit (der Rod- und Framme-Test in einer von den beteiligten Pädagogen konstruierten tragbaren Ausführung),
— Eine Liste, in der von den Kindern bevorzugte Spiele angestrichen werden (nach Sutton-Smith u. Cratty),
— Eine Selbstbewertungsliste (nach Piers u. Cratty).

In diesem experimentellen Programm nahmen die Kinder 4 Std pro Woche an den zuzüglichen psychomotorischen Aktivitäten teil; die Kontrollgruppe beschäftigte sich in dieser Zeit mit freien Spielaktivitäten. Auf die experimentelle Gruppe wurde eingewirkt durch:

— Das Lehren „fundamentaler" Fertigkeiten wie Laufen, Springen, Fangen, Werfen usw. Daneben richtete man die Aufmerksamkeit auf für diese Altersstufe typische Grundfertigkeiten im Bereich der Spiele. Auch Aspekte der Taktik und Strategie wurden nicht vergessen,
— Übungen zur Schulung der Besinnung, der Konzentration, der Ausschaltung ableitender Reize und Impuls-Kontrolle (Cratty, Morris u. Whiting u. a.),
— Lernspiele (Wiegersma, Cratty u. Humphrey),
— Judo in spielgemäßer Form, wobei die Aufmerksamkeit des Kindes auf die „Mechanica" des Körpers gelenkt wurde. Auch die Verbalisierung des Bewegungsverlaufes wurde durch den Leiter angeregt.

Bei der Testwiederholung stellten sich signifikante Veränderungen zugunsten der experimentellen Gruppe in folgenden Unterbereichen heraus:

— im performalen Teil der WISC,
— in der verbalen Identifikation der Körperteile,
— in der links-rechts-Differentation (bezüglich des eigenen und des Körpers der anderen und auch bezüglich der Objekte und der Position von Objekten),
— bei Teilen der Selbstbewertungsliste hinsichtlich des eigenen Könnens,
— beim motorischen Test.

Mit dem nötigen Vorbehalt kann auf Verbesserungen der „praktischen Intelligenz", bestimmter Aspekte der Selbstkonzeption und einiger motorischer Funktionen, vor allem der allgemeinen dynamischen Koordination, geschlossen werden. Daneben ergaben sich einige deutliche qualitative Veränderungen im Verhalten der Gruppe, besonders die Reduktion der kindlich-egozentrischen Reaktionen. Weiter manifestierte sich eine schnelle psychomotorische Entwicklung, bei der eine Kombination der fundamentalen Fertigkeiten und spezifizierter „Skills" dem Kind die Möglichkeit zur Teilnahme an altersadäquaten Spielformen verschafften.

Es erwies sich als nötig, für Kontakt mit normalen Spielgruppen zu sorgen. Den Lehrern war nämlich aufgefallen, daß ein großer Teil der Kinder isoliert lebte, denn die Verbindungen beschränkten sich meist auf die „Schicksalsgenossen".

Die erwähnten Resultate führten zu einer Diskussion, bei der die teilnehmenden Behörden und Personen deutlich entgegengesetzter Meinung waren. Zur Lösung dieses Problems wurde 1971 eine Untersuchung von 50 Kindern im Alter von 10 bis 13 Jahren begonnen. Aufs neue formierte man eine Kontrollgruppe, die sich diesmal aus Schülern einer anderen Schule für lerngestörte Kinder rekrutierte. Das Programm enthielt Basketball, Reiten, Gymnastik, Rudern, rhythmische und expressive Bewegungen, einen Kinderzirkus, Judo und Trampolinspringen. Das Kind konnte im Rahmen dieses Angebots frei wählen, nur Judo und Trampolinspringen waren aufgrund vorhergehender Experimente verpflichtend vorgeschrieben. Die Untersuchung dauerte 6 Monate. Das Kind bekam täglich Gelegenheit, sich bestimmten Aktivitäten zu unterziehen. Da diese Stunden jedoch außerhalb des normalen Schulprogramms lagen, kann man hier von einer aktiv geleiteten Freizeitbeschäftigung sprechen.

Eine neue Testbatterie wurde erstellt, der sich die Kinder der experimentellen und der Kontrollgruppe unterzogen. Sie bestand aus:
— einem Schulleistungstest,
— Thurstone's Test of Primar Mental Abilities,
— einigen Prüfungen des Körperschemas (wie oben erwähnt),
— der Selbstbewertungsliste (in einer angepaßten Form),
— der Spielwahl-Liste,
— einigen soziometrischen Prüfungen,
— dem motorischen Test von Kiphard u. Schilling.

Obgleich zur Zeit die Daten noch nicht vollständig ausgewertet sind, liegen doch bereits die folgenden Resultate vor:
— Der motorische Test zeigte sehr signifikante Fortschritte.
— Auch im Schulleistungstest, gerechnet nach der Totalität der Items, ließ sich ein signifikanter Trend zum Vorteil der Experimentalgruppe wahrnehmen.
— Im Zeichentest gab es diesmal eine stärkere Akzentuierung der Körperbegrenzung bei der experimentellen Gruppe.
— Bei einem großen Teil der Kinder stellte sich in der Selbstbewertungsliste heraus:
  a) eine größere Zufriedenheit mit der eigenen Lage,
  b) ein Gefühl, sozial akzeptabler zu sein,
  c) mehr Perspektive in der eigenen Zukunft zu sehen.
— Die Spielwahlliste zeigte interessante Entwicklungen der experimentellen Gruppe: die Totalanzahl der Spielwahlliste verminderte sich auf signifikante Weise; diese Verminderung war die Folge des Ablehnens der Spiele, die nicht dem Alter der Kinder entsprachen.
— Bei den soziometrischen Tests (die Wahl eines Partners aus der Klasse, die Wahl eines Partners zum Zelten und die Wahl eines Kindes zum Mitglied eines Sportklubs) stellte sich heraus, daß die Motivation der Auswahl weniger egozentrisch und differenzierter formuliert wurde.

Diese Resultate ergänzte man durch einen Fragebogen, den die Eltern der Teilnehmer auszufüllen hatten. Folgende Antworten erscheinen daraus besonders interessant:
— Alle Eltern stellten fest, daß ihre Kinder das Programm gern absolviert haben, und meinten, es sei auf diese oder jene Weise von Nutzen gewesen.
— Dieser „Nutzen" wurde von den Eltern beschrieben als „größere Körperkraft", „Abnahme der Nervosität", „mehr Appetit", „mehr Selbstvertrauen", „fröhlicher", „weniger Hemmungen im Kontakt mit anderen", „größere körperliche Aktivität".

Neben der überwältigenden Anzahl positiver Bewertungen fanden sich auch einige kritische Aufzeichnungen. In zwei Fällen stellten die Eltern fest, daß ihr Kind mit einer deutlichen Labilität auf das Programm reagiert hatte, die wahrscheinlich auf frustrierende Erfahrungen in der Gruppe zurückzuführen sind. Bei zwei Teilnehmern meinten die Eltern, einen Rückgang der Schulleistungen beobachtet zu haben, während in einem Fall sogar eine ziemlich ernsthafte Verletzung zum zeitweisen Ausscheiden des Schülers führte.

Es besteht Grund zu der Annahme, daß die Resultate des Fragebogens die Eindrücke bezüglich des positiven Effektes des Programms gefestigt haben. Dabei ist jedoch Vorsicht angebracht, weil das Programm und der Zweck vorher mit den Eltern besprochen wurde. Die Eltern waren von dem positiven Einsatz des Initiators und seiner Mitarbeiter überzeugt. Vielleicht wollten die Eltern die begeisterten Mitarbeiter dieser Gruppe nicht enttäuschen.

Auf der anderen Seite griff das Freizeitprogramm tief in den Rhythmus des Familienlebens ein, weil dadurch oft große Veränderungen bezüglich der eigenen Pläne durchgesetzt und selbst psychologisch so wichtige Momente wie die einer Mahlzeit angepaßt werden mußten. Außerdem fiel es auf, daß die Eltern lerngestörter Kinder oft sehr sensibel reagierten, wenn spezielle Maßnahmen oder Programme bei ihren Kindern negative Effekte zeigten.

Die Erfahrungen mit psychomotorischen Programmen für lerngestörte Kinder ermöglichen es — sei es auch noch vorläufig und unvollkommen — festzustellen, daß hiermit vielfältige positive Wirkungen erreicht werden können. Es gilt als gesichert, daß solche Programme vor allem dazu nützlich sind, die intellektuelle Leistungsfähigkeit des lerngestörten Kindes zu erhöhen. Wer die Auffassungen von Barsch, Delecato, Kephart u. a. kennt, kann sich des Eindrucks nicht entziehen, daß hier jugendliche Schüler das Opfer einer Mentalität geworden sind, in welcher der Mensch sich als Glied des Produktionsprozesses zeigt. Das Kind wird „programmiert" für höheren Gewinn. Viele der in diesen Programmen vorgestellten Übungen machen einen gekünstelten, infantilisierenden Eindruck.

Das Ziel, das bei der Ausarbeitung der hier behandelten Programme fixiert wurde, lag dagegen vor allem in der Selbstaktualisation des Kindes und im Besorgen der Mittel zur Erlangung einer optimalen Adaptation. Das lerngestörte Kind befindet sich oft in einem Zustand der Isolation — ein Zustand, den das Kind nicht selbst gewählt oder gewünscht hat — als Folge eines negativen zirkularen Prozesses. Die heutige intellektualistisch eingestellte Gesellschaft betrachtet das Scheitern der Technik des Lesens, Schreibens oder Rechnens wie ein Stigma, das den Lerngestörten in den Augen seiner Umgebung als einen Minderwertigen zeichnet. Auch die Altersgenossen des lerngestörten Kindes sind sich des Scheiterns bewußt und zögern in bestimmten Konfliktsituationen nicht, lerngestörten Kindern ihre Meinung über deren „minderwertige" geistige Fähigkeiten rücksichtslos ins Gesicht zu sagen.

Aus dieser Perspektive betrachtet, ist die Persönlichkeitsentwicklung vieler Lerngestörter verständlich. Hierbei bleibt die Frage offen, ob ein solcher Hintergrund zur Erklärung des Betragens vieler Lerngestörter nicht schwerwiegender ist als die Erwägung, daß bei einem gewissen Teil dieser Kinder ein organischer Faktor (z. B. im Sinne einer neurologischen Dysfunktion) der Disposition zu einer normalen Anpassung im Wege steht.

Ein psychomotorisches Programm erfüllt zum Teil die Rolle des „Wegs zurück" zu einem normalen Kontakt und einem adäquaten Selbsterleben. Die schulische Ausbildung des lerngestörten Kindes folgt in dieser Hinsicht in der Regel einer zu schmalen Basis und vermittelt meistens nur wenige Techniken, wie wertvoll diese auch sein mögen. Die „motorische Aktivität" (hier definiert als Spiel und aktive Rekreation) sollte in der Schulung des lerngestörten Kindes stärker berücksichtigt werden, ohne daß damit eine Monopolisierung angestrebt wird.

Es ist hier anzumerken, daß Untersuchungen wie die erwähnten methodologisch keinesfalls fehlerfrei sind. Der Einsatz verbesserter Methoden und Instrumente und eine genauere Zergliederung des Entwurfs könnten manches verbessern. Die Praxis fragt jedoch nach angepaßten Vorschlägen. Sie kann nicht warten, bis die letzten Probleme gelöst sind.

Deshalb möge das Folgende in Erwägung gezogen werden:

— Psychomotorische Aktivitäten sollten einen integrierten Bestandteil des Programms aller Schulen für lerngestörte Kinder ausmachen.
— Wenn das Kind in eine solche Schule eintritt, muß neben der ärztlichen und psychologischen Diagnostik eine detaillierte psychomotorische Untersuchung stattfinden.
— Therapeutische Gruppen sind unerläßlich, sie müssen auf den o. g. Untersuchungsergebnissen aufbauen.
— So schnell wie möglich sollte Anschluß an die Spielgruppe hergestellt werden, vielleicht erst innerhalb des eigenen Schulmilieus, jedoch später auch an die normale Gruppe.
— Bei einem solchen Prozeß muß der Leiter sich auf intensive Weise mit dem Kind beschäftigen und besonders auf seine Leistungen und emotionellen Reaktionen achten.
— Die Gesellschaft hat die Pflicht, eine große Skala von Möglichkeiten für Sport und rekreative Aktivitäten zu schaffen, um diesen Kindern eine Ausbildung zu bieten, die ihrem Entwicklungsniveau, ihrer Veranlagung und ihren Interessen entspricht.
— In der Ausbildung der Lehrkräfte für solche Schulen sollte in größerem Maße eine erweiterte therapeutische Orientierung einbezogen werden.
— Bei der Einführung psychomotorischer Programme an Schulen, die qua Population einen eigenen Charakter tragen (zum Beispiel diagnostische oder sozio-ökonomische Hintergründe der Familien), ist es ratsam, mit einem explorativen Studium anzufangen, bei dem die Effekte dieser Tätigkeiten eingehend evaluiert werden. Zu berücksichtigen ist, daß es sich hier um eine Reihe von Variablen handelt, die auch psychologisch einen stark dynamischen Charakter tragen. Diese Kräfte bieten dem lerngestörten Kind viele Vorteile, doch die Gefahr ist nicht auszuschließen, daß bei falscher Behandlung die oft so schwache psychische Struktur dieser Kinder ernstlich geschädigt wird.

Kurzreferate

Der Einfluß der Bewegungserziehung auf kulturell benachteiligte Kinder.
E. D. Friedmann (Beer-Sheva)

Pädagogen in vielen Ländern setzen sich mit dem Problem auseinander, kulturell benachteiligte oder geschädigte Kinder in die moderne Welt zu integrieren. Sie können sich dabei auf die Forschung der letzten 30 Jahre stützen, die bemüht war, Ursachen dieser Benachteiligung zu ergründen und neue Mittel der Rehabilitation zu schaffen. Unter „kulturell benachteiligten" Kindern versteht Frau Friedmann solche mit an sich normalem I. Q., aber negativen Leistungen in Intelligenztests und mangelnder Anpassung an die heutige Zivilisation. An Beispielen aus ihrem Heimatland führt sie diese Benachteiligung auf die Summierung negativer Milieufaktoren zurück, wie kinderreiche nichtintakte Familie, fehlende Liebe, Betreuung, Zuwendung und Förderung. Die Folgen sind mangelhaft entwickelte Fähigkeiten im Bereich des Denk- und Ausdrucksvermögens, der Begriffsbildung, der Orientierung in Zeit und Raum. Wenn diese Kinder ihre heimische Umgebung verlassen, finden sie sich in der ihnen fremden Welt nicht zurecht und werden durch ständige Mißerfolgserlebnisse unglücklich und feindselig.

Die Referentin schilderte, illustriert durch einen Film, ein über $1^{1}/_{2}$ Jahre laufendes Experiment, das darauf ausgerichtet war, Kindern des o. g. Personenkreises durch Bewegungserziehung zu helfen, ihre Entwicklungsblockierungen zu überwinden.

Ihre Ergebnisse faßte sie so zusammen: Mit Hilfe der Bewegungserziehung hat die überwiegende Mehrzahl der Kinder ein normales Bewegungsverhalten erreicht, sie hat Selbstvertrauen gewonnen, zeigt umweltadäquate soziale Interaktionen und ist in den Standardtests — Lesen, Schreiben und Rechnen — meist so erfolgreich wie ihre Altersgenossen. Die sinnvoll angewandte Bewegungserziehung ist eines der wirkungsvollsten Mittel, milieubenachteiligte bzw. -geschädigte Kinder in die Welt und Kultur, in der sie leben, zu integrieren.

Die Rolle der Körpererziehung in der speziellen Pädagogik. J. Dziedzic (Posen)

Kinder und Jugendliche, die in ihren körperlichen, geistigen oder sozialen Eigenschaften vom Normalzustand abweichen, sollten von Einrichtungen des Sonderschulwesens betreut werden, weil sie einer spezielleren pädagogischen Behandlung und einer vertiefteren Lebensanpassung bedürfen. Dieser Sonderschulbereich untergliedert sich nach den verschiedenen Mängeln der Kinder in Spezialzweige für Blinde, Gehörlose, Kranke (in stationärer Behandlung), Körper-, Geistig- und Lernbehinderte, Schwerhörige, Seh- und Sprachbehinderte, Gemeinschaftsschwierige, wobei die vielseitiger behinderten Kinder — besonders die Taubblinden — die größten Probleme bereiten.

Im Rahmen der Rehabilitation kommt der Körpererziehung eine wesentliche Bedeutung zu. Sie vermag zur körperlichen und geistigen Entwicklung beizutragen, unterstützt die Gesundheitspflege und stärkt die Widerstandsfähigkeit. Mit diesen Wirkungen hilft sie dem Behinderten, das Leben besser zu meistern. Aus diesen Gründen beginnt man in Polen die Möglichkeit zu schaffen, daß Sportstudenten auf die Tätigkeit in Sonderschulen vorbereitet werden. An der Posener Hochschule für Körperkultur wurde dazu ein „Institut für spezielle Körpererziehung" eingerichtet. Mit Hilfe von alten „Praktikern" hat man ein großangelegtes Programm ausgearbeitet, das zur Zeit noch erprobt wird. Nach den ersten Erfahrungen — so der Referent — hat es sich gut bewährt, so daß seine Übernahme durch andere Hochschulen für Körperkultur erwartet werden kann.

Organschulung mit zerebralparetischen Schülern im Rollstuhl. M. Sommer (Köln)

Im Rahmen schul- und versehrtensportlicher Maßnahmen sollten den zerebralparetischen Schülern, die auf den Rollstuhl angewiesen sind, mehr Möglichkeiten als bisher zur Verbesserung der körperlichen Leistungsfähigkeit eröffnet werden. In diesem Zusammenhang wird auf die Organschulung im Rollstuhl verwiesen, die dann sinnvoll einsetzen kann, wenn eine intensive Koordinationsschulung im Umgang mit dem Rollstuhl vorausgegangen ist und beibehalten wird. Dabei unterstützt die entsprechende Beschaffenheit des sportlichen Gerätes „Rollstuhl" (Sportstuhl) den Übungserfolg erheblich.

Eine Übungsgruppe 13 bis 18jähriger zerebralparetischer Schüler, die sich einem Trainingsprogramm im Rollstuhl unterzog, zeigte eine schrittweise Anpassung an die Belastung. Der Trainingserfolg ist in der kontinuierlichen Senkung der Belastungspulsfrequenz bei gleicher Standardbelastung zu sehen. Außerdem zeigten alle Probanden verbesserte Koordinationsleistungen. Eine Kontrolluntersuchung ergab keine Änderung des neurologischen Zustandsbildes.

Diese Ergebnisse sollten Anlaß sein, auch mit jüngeren Schülern Übungsprogramme im Rollstuhl zur Verbesserung des Koordinationsvermögens und der Leistungsfähigkeit des Herz-Kreislaufsystems durchzuführen.

Sporttherapie bei verhaltensgestörten Kindern. P. Flosdorf (Würzburg)

Neben den klassischen Methoden einer psychoanalytisch orientierten Spieltherapie (A. Freud, M. Klein, H. Zulliger) und den besonders von Bettelheim beschriebenen Dimensionen des therapeutischen Milieus hat sich in der ambulanten und klinisch-stationären Arbeit mit verhaltensgestörten Kindern vor allem der Spielsport als eine spezifische heilpädagogische Methode bewährt.

Übergreifende Merkmale der Verhaltensstörung sind:
— die schnell nachlassende Anstrengungsbereitschaft,
— eine erheblich reduzierte Frustrationstoleranz,
— eine gesteigerte oder zu sehr gehemmte Aktivität bzw. Aggressivität,
— eine gesteigerte Affekt- und Stimmungslabilität,
— unangemessene Angst,
— fixierte Beziehungsstörungen zu Autoritäten und
— aus alle dem dauernd resultierende Anpassungs- und Kontaktprobleme innerhalb der Bezugsgruppe.

Durch wöchentliche Geländespiele, Schwimmen, Fußballspielen und mit kleineren Gruppen Kampfsport, wie Ringen, Judo und Boxen (Flosdorf u. Rieder, 1967) geschieht eine dauernde Bearbeitung der genannten Störungen. Einige methodische und unterrichtsorganisatorische Gesichtspunkte des allwöchentlich stattfindenden 2stündigen Sports in der Turnhalle sollen genannt werden. Die Größe der Halle muß nämlich der Größe der Gruppe entsprechen. Ist die Halle zu klein, so wird der freie Bewegungs- und Entfaltungsspielraum zu sehr beengt; ist die Halle zu groß, so verläuft sich der einzelne, die Kommunikation mit dem Leiter wird erschwert und die spontane Gruppenbildung kaum möglich gemacht.

Nach dem Umkleiden betreten die Kinder zusammen mit mehreren verantwortlichen Erwachsenen die Halle und holen die ihnen am meisten gelegenen Geräte. Die Initiative geht von den Kindern aus. Die Erwachsenen beschränken sich auf eine beratende und helfende Funktion. Es bilden sich sofort 3 bis 4 Gruppen, die sich intensiv mit ihren Geräten beschäftigen. Mit den verbleibenden, meist ängstlichen und bewegungsgestörten Kindern können sich die mitspielenden Heilpädagogen beschäftigen, die durch einfache, möglichst zwanglose Spielangebote (Kletter- oder Ballspiele) die betreffenden Kinder aktivieren und dabei versuchen, sie langsam zum Zusammenspiel mit anderen zu bringen oder nach dem Lernprinzip der „kleinsten Schritte" systematisch Bewegungsgehemmtheiten oder Ängste vor bestimmten Geräten zu bearbeiten.

Nach rund 5- bis 10minütigem freien Treiben versammelt der Gruppenleiter die Kinder auf der Langbank oder einer großen Matte. Inzwischen haben die Kinder schon ein oder mehrere Verhaltensauffälligkeiten, meistens Tätlichkeiten oder Streitereien um das Vorrecht auf eines der Geräte, geboten, die den Gruppenleiter zu einer klärenden Interpretation veranlassen. Danach schlägt er zunächst Laufübungen vor, die auch offen sind für die Imaginationen und kreativen Umgestaltungen der Kinder. Nach einer rund 5 bis 10minütigen Phase gemeinsamen Engagements können die Kinder wieder nach freiem Ermessen spielen. Die Erwachsenen engagieren sich mit einzelnen Kindern oder kleinen Gruppen und greifen auch dort vermittelnd ein, wo es Streit oder Ärger gibt, falls dieser von den Beteiligten nicht selbst reguliert werden kann.

Die erzieherischen Interaktionen verlaufen nach dem von Redl (1971) beschriebenen Modus des „life-space interview", das die Konfliktthematik in einer der Individuallage des Kindes angemessenen Weise aufgreift und klärend interpretiert. Die Häufigkeit der zu gemeinsamem Tun hinleitenden Interventionen des Gruppenleiters hängt somit von der Fähigkeit der Gruppe ab, sich selbst zu regulieren. Die Möglichkeit, tun und spielen zu können, was sie wollen, erleben die Kinder befreiend. Die Stunde schließt mit einer kurzen gemeinsamen auswertenden Interpretation, wobei besonders solche Gruppenleistungen gelobt werden, in denen es die Gruppe verstand, ein schwaches Glied nicht auszulachen oder schimpfend auszustoßen, sondern mitzutragen.

Eine so organisierte heilpädagogische Spielsportstunde ist ein vorzügliches Lernfeld für autonomes und gruppenverantwortliches, d. h. soziales Verhalten (Flosdorf, 1971). Sie hilft den verhaltensgestörten Kindern, sich von der Hilfe und Leitung, d. h. von der autoritären Abhängigkeit von den Erwachsenen zu emanzipieren. Damit werden im Medium lusterfüllter und tüchtigkeitsbestätigender sportlicher Bewegungen die aus der Neurose stammenden sozialen Verzerrungen, insbesondere auch gegenüber dem Gruppenleiter, als Projektionsfeld für die unverarbeiteten Vater-, Autoritäts- und Machtprobleme konstruktiv, d. h. heilend bearbeitet.

Die therapeutische Intensität hängt eindeutig vom Engagement und spürbarem Interesse der beteiligten Erwachsenen ab, die im Hinblick auf die Gestörtheit der Kinder heilpädagogisch bzw. therapeutisch qualifiziert sein müssen. Der Gruppenleiter muß sportlich versiert sein. Ideal ist hier die Zusammenarbeit von Sportpädagogen, Psychologen und Heilpädagogen. Übrigens zeigte sich auch im heilpädagogischen Spielsport der auch in den sonstigen Arbeitsfeldern der Heilpädagogik als notwendig erwiesene Bezugspersonenschlüssel von 1 : 5 bis 7, d. h. in einer Gruppe von 20 gestörten Kindern sollten wenigstens 3 pädagogische Kräfte mitarbeiten, die Gesamtgruppenstärke möglichst 24 nicht überschreiten. Das Ausmaß und die Häufigkeit besonders aggressiv gestörter und erethischer Kinder verlangt eine Reduzierung der Gruppengröße.

In den soziometrischen Untersuchungen korreliert die Beliebtheit nicht mit sportlichem Können (Rieder, 182, 1971), dagegen erweisen sich solche Kinder als Mittelpunktfiguren, „die ohne Aggressivität den größten Beitrag für Gruppenunternehmungen zu leisten vermögen" (Rieder, 188, 1971).

Im Medium sportlicher Entfaltung wird für das verhaltensgestörte Kind im überschaubaren Feld der Sportstunde das feed-back seines Verhaltens registrierbar, so daß es aus den Reaktionen und Bekräftigungen der Gruppe und seiner Leiter die Impulse für seine Sozialisation gewinnen kann.

Flosdorf, P., Rieder, H.: Sport und Spiel in Gruppe und Heim. Freiburg 1967.
— Erfahrungen mit der methodischen Einübung von Selbstbestimmung und Gruppenverantwortung bei verhaltensgestörten Kindern in einem heilpädagogischen Heim. In: Wissenschaftliche Informationsschriften des AFET-Heft 4, Hannover 1971.
Redl, F.: Erziehung schwieriger Kinder. München 1971.
Rieder, H.: Sport als Therapie. Psychomotorische und soziometrische Untersuchungen an verhaltensgestörten Kindern. Frankfurt 1971.

Sport als Mittel der Sozialisation und der Rehabilitation — ein problemorientierter Überblick. H. Ueberhorst (Bochum)

Die Lebensbedingungen in der technisierten Welt sind auch die Ursache für viele in den letzten Jahren entstandenen Gesundheitsprobleme, die sich nicht nur in Bewegungsmangelkrankheiten und Schäden am Bewegungsapparat bei Kindern, Jugendlichen und Erwachsenen äußern, sondern auch in Neurosen, psychischen Störungen wie Angst, Mißtrauen und Depressionen und im verstärkten Konsum von Alkohol und Narkotika. — Aber auch das klinische Krankheitsbild hat sich in der modernen Gesellschaft verschoben. Herz-Kreislaufkrankheiten gehören zu den häufigsten Todesursachen. Schließlich stellt der hohe Prozentsatz derer, die durch Frühinvalidität aus dem Arbeitsprozeß ausscheiden, ein weiteres Problem für die Gesellschaft dar.

Als Aufgabe des Sports in unserer Gesellschaft im weitesten Sinne könnte die Hilfe zum Menschsein verstanden werden, im Sinne einer zumindest inneren Befreiung von oft inhumanen Daseinsbedingungen, von Not und Furcht, Angst und Unterdrückung. Denn der Sport wirkt im Prozeß der Sozialisation jenen Kräften entgegen, die physisch und psychisch das Krankheitsbild unserer Gesellschaft bestimmen, denn zum Sport gehören freudige Gelöstheit und spontane Aufgeschlossenheit für den anderen.

Eine solche Zielvorstellung kann jedoch nur realisiert werden, wenn man die Entwicklung nicht allein dem freien Spiel der Kräfte überläßt, sondern für die verschiedenen Bereiche Planungskonzeptionen entwickelt und bei der Masse der Bevölkerung ein gesellschaftliches Bewußtsein von der lebenswichtigen Bedeutung des Sports erzeugt. Das heißt, es müssen, den differenzierten Formen unserer Industriegesellschaft angemessen, vielseitige Aktionsprogramme für die Sportförderung entwickelt werden, die der Weiterbildung und Erholung, der Erhaltung und Festigung der Gesundheit der Erwachsenen ebenso dienen wie der Rehabilitation und der Betreuung der „Randgruppen", die vom geistig behinderten Kind bis zu den straffällig gewordenen Jugendlichen reichen.

Seit einiger Zeit werden in der Bundesrepublik die Möglichkeiten sozialen Lernens durch Sport unter den Bedingungen des Strafvollzugs diskutiert. Erste Versuche (Vechta) sind ermutigend. — Eine weitere wichtige und zahlenmäßig starke Randgruppe, die integriert werden sollte, bilden die ausländischen Mitbürger. In Darmstadt sind von der Sportjugend Versuche unternommen worden, mit Hilfe sportlicher Aktivitäten neue Kommunikationshilfen zu schaffen.

Ebenso wichtig wie die Betreuung solcher Randgruppen ist die Eingliederung oder Wiedereingliederung der körperlich, geistig oder seelisch behinderten oder gestörten Menschen in die Gesellschaft mit Hilfe der Rehabilitation. Diese Aufgabe ist in ihrer Bedeutung auch von politischer Seite erkannt worden. Es wird angestrebt, die Betroffenen nicht nur in stärkerem Maße an einer Dynamisierung der Unterhaltsleistungen, die der wirtschaftlichen Entwicklung anzupassen sind, zu beteiligen, sondern ihnen auch mit Hilfe medizinischer und heilpädagogischer Maßnahmen optimale Lebenschancen zu sichern.

Eine große Bedeutung hat der Sport im Erziehungsfeld der geistig Behinderten gewonnen; hier gilt es, Langzeitprogramme zu entwickeln, zu denen Wassergewöhnungsübungen und Schwimmen ebenso gehören sollen wie Gruppenspiele mit vereinfachten Regeln. Wege, den Sport als Mittel der Therapie bei verhaltensgestörten Kindern zu verwenden, sind u. a. von Rieder aufgewiesen worden.

Eine Bereicherung der psychophysischen Erziehung behinderter Kinder hat auch das therapeutische Reiten gebracht, wie Untersuchungen von Rieger zeigen. In dem Schwerpunkt der Rehabilitationsforschung am Wingate-Institut konnten unter Gottheiner durch maximale körperliche Übungen Zivilisationskranke von ihren Herz- und Gefäßleiden geheilt werden. Große Erfolge in der Behandlung Querschnittsgelähmter (Paraplegiker) hat Sir Ludwig Guttmann erzielt[1].

Diskussion

In der Diskussion nahm Wiegersma zu der Fragestellung, warum er sein Experiment mit relativ „alten" Kindern durchgeführt habe: Er sagte, dies sei umständebedingt gewesen, und er vertrete die Auffassung, eine zeitlich früher gestellte Diagnose sei wesentlich günstiger. Weiter führte er aus, es bestände fälschlicherweise der weitverbreitete „Volksglaube", Kinder aus einfachsten Verhältnissen seien motorisch besonders gut entwickelt. Angesprochen auf die Disziplin Judo im Rahmen seines Sportprogramms, äußerte er, daß es dabei am Anfang zwar relativ oft zu Kurzschlußreaktionen der Kinder komme, aber andererseits hier eine sehr gute Möglichkeit geboten sei, einen Einstellungswandel vom Gegner zum Mitspieler zu erreichen. Eines der Hauptprobleme bestehe nämlich darin, die Kinder dazu zu bringen, den Spielverlauf höher zu bewerten als die Spielfolgen, also Sieg oder Niederlage. Erst wenn dieser Standard erreicht sei, könnten untereinander oder auch mit Normalgruppen Wettkämpfe relativ problemlos absolviert werden. Rieder stellte heraus, daß es bei der Arbeit mit verhaltensgestörten Kindern weit mehr auf das methodische Vorgehen als auf die Art des Bewegungsangebots ankomme. Dabei habe der Begriff *Training*, im Sinne einer Verbesserung des Ausgangsniveaus der körperlichen Leistungsfähigkeit, durchaus seine Berechtigung.

---

1 Dazu vgl. S. 280–282.

Motorisches Lernen und Training im Sport

Neuromuskuläre Grundlagenerkenntnisse

Einführung. W. Müller-Limmroth (München)

In dem Buch „Sport im Blickpunkt der Wissenschaften — Perspektiven, Aspekte, Ergebnisse" werden die Zusammenhänge zwischen körperlicher Bewegung und den zentralnervösen Strukturen nicht erwähnt. Dabei steht fest, daß, wenn eine Bewegung so ablaufen soll, wie sie gewollt ist, auf nervösem Wege dafür gesorgt werden muß, daß Kräfte der Umwelt als Störkräfte die gewollte Bewegung nicht gegen den eigenen Willen modifizieren. Es kommt folglich bei jedem Bewegungsablauf darauf an, daß der Bewegungsplan und die Bewegungsabsicht mit der Verwirklichung übereinstimmen. Die beteiligten Muskeln müssen dazu aufeinander abgestimmt sein, Agonist und Antagonist müssen zu einer sinnvollen, zielgerichteten Bewegung zusammenspielen. Diese Abstimmung stellt das Wesentliche einer Bewegungskoordination dar. Sie hat zum Inhalt die Koordination aller Vorgänge im Organismus, die zur Ausführung einer bestimmten Bewegung in gesetzmäßiger Folge ausgelöst werden. Dabei sind Übung und Schulung die Methoden zur Ausbildung der Bewegungskoordination. An ihr sind maßgeblich nervöse Erregungs- und Hemmungsprozesse beteiligt. Das Resultat einer solchen Übung ist die Geschicklichkeit, d. h. eine gute Koordination bei feinmotorischen Bewegungen von Teilen des Bewegungsapparates, und die Gewandtheit, d. h. die wohlausgewogene Koordination der Gesamtmotorik eines Organismus.

Diejenigen physiologischen Regelungsvorgänge, die eine derartige Bewegungskoordination garantieren, sind Spannungs- und Längenänderungen in der Skelettmuskulatur. Dabei werden die solche Tätigkeiten veranlassenden Impulse aus dem peripheren und zentralen Nervensystem alle den spinalen Motoneuronen im Rückenmark und somit einer gemeinsamen Endstrecke zugeführt. Es ist daher das wichtigste Problem einer Haltungs- und Bewegungsregelung, auf welche Weise an den Vorderhornzellen des Rückenmarks eine Erregungskoordinierung zustande kommt. Es muß gesichert sein, daß die Muskeltätigkeit ohne Notwendigwerden bewußter Korrekturen auf die über die Sinnesorgane den Menschen treffenden Umwelteinflüsse abgestimmt und zugleich aber auch einer Willkürkontrolle ausgesetzt werden kann. Darüber hinaus ist wesentlich, wie die Körpermotorik mit anderen somatischen und vegetativen Funktionen des Zentralnervensystems situationsgerecht korreliert.

Die ausführende Struktur im motorischen System ist die motorische Einheit, die sich aus dem Alpha-Motoneuron, seinen Neuriten und den von ihm über die motorischen Endplatten erreichten Muskelfasern zusammensetzt. Mit einer räumlichen Summation, d. h. über die Zahl der in Aktion geratenden motorischen Einheiten, und über eine zeitliche Summation, also über die Zahl der vom Alpha-Motoneuron kommenden und zu einer tetaniformen Betätigung führenden Impulse ist eine Abstufung der Willkürtätigkeit möglich.

Hier spielt ein peripheres Regulationssystem, der propriozeptive Reflex hinein, dessen Reflexbogen mit den dehnungsempfindlichen Muskelspindeln beginnt. Mit afferenten Fasern werden aus dem Spindelmittelstück Impulse dem Spinalganglion zugeführt, das mit seinen Neuriten synaptischen Kontakt zum Alpha-Motoneuron aufnimmt. Dabei sind die Muskelspindeln proportional-differential empfindliche Fühler, sie reagieren also auf Längenzuwachs und auf Längenänderungen.

Die Muskelspindeln verfügen über kontraktile Endstücke, die von den Neuriten der Gamma-Motoneurone innerviert werden. Ihre Aktivierung bewirkt eine Kontraktion dieser intrafusalen Fasern der Spindeln, wodurch das in der Spindelmitte liegende Rezeptorareal mehr oder weniger vorgedehnt und somit seine Empfindlichkeit moduliert wird. Eine solche Sollwertverstellung bedeutet, daß willkürliche und unwillkürliche Bewegungen keineswegs nur durch eine Erregung des motorischen Alpha-Motoneurons, sondern auch durch eine primäre Anregung des Gamma-Systems mit sekundärer Ankopplung an die Alpha-Motoneurone ausgelöst und moduliert werden kann. Die Beschaffenheit dieser Regelmechanismen ist so, daß die afferente Spindelentladung konstant bleibt. Sinkt beispielsweise die Gamma-Efferenz unter einen bestimmten Ausgangswert ab, so nimmt wegen der dadurch verminderten Bahnung der Alpha-Motoneurone die Muskellänge bei Agonist und Antagonist zu, und zwar genau um den Betrag, der über die durch die Längenzunahme bewirkte passive Dehnung der Muskelspindeln die verminderten Gamma-Antriebe der Alpha-Motoneurone kompensiert. Simultan werden die Antagonisten gehemmt, ein physiologisches Korrelat der bekannten reziproken Innervation. Mit veränderter Gamma-Efferenz ändern sich auch die dynamischen Eigenschaften der Spindeln. So führt eine durch intrafusale Faserkontraktion veranlaßte stärkere Vordehnung des Rezeptorareals zu einer höheren Entladungsfrequenz als in einem entspannten Zustand. Daraus geht hervor, daß die Gamma-Innervation der Muskelspindeln auch für die Regelung der Bewegungsgeschwindigkeit von Bedeutung ist. Für den praktischen Sport würde das bedeuten, daß mehrfach hintereinander in rascher Folge vorgenommene Dehnungsreize in der Beinmuskulatur die Bewegungsgeschwindigkeit in diesem Bereich erhöht, was für die Vorbereitung eines Sprinters oder Hürdenläufers vor dem Start von großer Bedeutung sein dürfte. Auch Weitspringer, Hochspringer, Speerwerfer könnten aus dieser physiologischen Gesetzmäßigkeit erfolgreichen Nutzen ziehen.

Die Bedeutung der Eigenreflexe liegt aber nicht nur in der Steuerung der Kontraktionsgeschwindigkeit, sondern auch in der Garantie der Aufrechthaltung des Körpers und der Stellung seiner Glieder. Ob ein Kugelstoßer oder Hammerwerfer aus dem Ring kommt oder nicht, ob ein Speerwerfer übertritt oder nicht, wird im wesentlichen von den Muskelspindelafferenzen bestimmt. Bekommt beispielsweise ein stehender Mensch einen plötzlichen Stoß von hinten, so bewirkt die durch die Dehnung der Rückenmuskulatur herbeigeführte Aktivierung der Muskelspindeln eine eigenreflektorische Streckkontraktion der Rückenmuskulatur binnen 10 bis 20 msec ohne Beteiligung des Bewußtseins. Dabei laufen derartige reflektorische Korrekturen infolge des Zusammenwirkens von Bahnungs- und Hemmungsvorgängen nach der Art einer gedämpfen Schwingung ab, wodurch der Ablauf des Eigenreflexes zeitlich gespreizt wird und die für die Körperhaltung bedeutsame Muskellänge unter der Einwirkung von Schwerkräften aus der Umwelt sich weiter stabilisiert.

Neuromuskuläre Grundlagenerkenntnisse

Dauer und Ausmaß derartiger reflektorischer Muskelkontraktionen können jedoch innerhalb eines weiten Spielraums durch übergeordnete Hirnstrukturen gebahnt oder gehemmt werden. Diese Beeinflussung ist direkt über die Alpha-Motoneurone oder indirekt über die Gamma-Motoneurone möglich. So nimmt die Hautsensibilität über das Gamma-System Einfluß hierauf, so daß dieses für periphere ausgelöste Erregungen empfindlicher reagiert. Reizt man beispielsweise die Haut, z. B. durch Kältereiz, so kommt es zeitlich früher zu einer Erhöhung der Gamma-Efferenz als zu einer Erhöhung der Alpha-Aktivität. Daraus ergibt sich automatisch ein höherer Muskeltonus, also eine Verspannung des Körpers bei gleichzeitiger abrupter Steuerung des Bewegungsflusses. Das ist für das Bodenturnen von entscheidender Bedeutung. Für die Beurteilung, ob man in einer unterkühlten Halle bestimmte Bewegungen besonders schlecht durchführen kann, ist wesentlich, daß Hautreize in erster Linie eine Aktivierung der Beugemuskeln herbeiführen. Bei einem vorverletzten Sportler sollte beachtet werden, daß Reize im Hautbereich über den Beugern eine Hemmung herbeiführen. Am wirksamsten sind natürlich Schmerzreize, es folgen dann die Kältereize und schließlich taktile Reize. Daß Hautreizungen in den Bewegungsablauf eingreifen können, ist aus der Abwehrspannung bei Hautreizungen ablesbar. Großflächige Hautreizungen bahnen in erster Linie die Motoneurone der Flexoren, so daß sogar Beugereflexe auftreten. Ist dagegen der Reizbezirk in der Haut klein, so kommt es in der unter diesem Hautareal liegenden Muskulatur zu einer fremdreflektorischen Aktivierung, d. h. die Abwehrspannung nimmt zu. Generell ist also festzustellen, daß Hautreizungen, die im Sport im wesentlichen thermischer Natur sind, in eine koordinierte Bewegung eingreifen. Darum führen Hautabkühlungen zu massiven Tonuserhöhungen in den Beugern. Dauert die Abkühlung länger, so wird auch die koordinierte Willkürtätigkeit empfindlich gestört. Nicht die Gelenke werden durch Kälte unterkühlt und deshalb steif, sondern die versteifte Beweglichkeit rührt aus einer reflektorischen Tonuserhöhung her.

Die bisher beschriebenen Aktivitätsmodulationen der Alpha- und Gamma-Motoneurone erfolgen aber keineswegs nur direkt. Vielmehr sind hier supraspinale Strukturen eingewoben, vor allem das extrapyramidale System und die Pyramidenbahn. Diese Systeme dienen einer Tonusregulierung durch afferente Erregung, auch aus den höheren Sinnesorganen wie Auge und Ohr. Sie stimmen die Muskeltätigkeiten mit anderen somatischen und vegetativen Funktionen ab, und schließlich geht von ihnen die Willkürmotorik selbst aus. Von den extrapyramidalen Hirnstrukturen ist in diesem Zusammenhang vor allem die Formatio reticularis zu nennen. Sie hat ebenfalls motorische Funktionen. Dabei können fördernde und hemmende Wirkungen sich direkt auf die Alpha-Motoneurone auswirken. So sind von hier aus Tonusschwankungen in der Skelettmuskulatur möglich, sogar extrapyramidal induzierte Bewegungen. Beide Äußerungen wirken in jeden komplexen, koordinierten Bewegungsablauf hinein, wodurch ein kortikal grob entworfener willkürlicher Bewegungsplan differenzierter und Bewegungsfluß, Geschicklichkeit und Gewandtheit verbessert werden. Somit ist das extrapyramidal-motorische System für das individuelle Bewegungsmuster maßgebend.

Besondere Beachtung verdient die Reticularformation, weil durch sie außer der Muskeltätigkeit noch vielfältige andere somatische und vegetative, selbst psychische Funktionen des Gehirns beeinflußt werden. Bei der Reticularformation handelt es sich um ein Neuronennetzwerk, das vom verlängerten Mark bis zum Zwischenhirn aufsteigt und über das diffuse Projektionssystem indirekt Kontakte zu rezeptiven Hirnarealen aufnimmt. Ferner bestehen Verbindungen zu den vegetativen Feldern des Hypothalamus und zu Bestandteilen des limbischen Systems. Gerade das letztere soll somatische und vegetative Erregungsvorgänge integrieren und ist überdies für die emotionale Beteiligung bei den Bewegungsabläufen entscheidend. Somit sind limbisches System und Reticularformation bei der Analyse von Verhaltensweisen einzubeziehen. Tatsache ist, daß zusammen mit den geschilderten Reflexvorgängen die Reticularformation dafür sorgt, daß das über die Pyramidenbahn von der Großhirnrinde ausgelöste, aber nur grob angelegte Impulsmuster so modifiziert wird, daß ein Bewegungsablauf koordiniert und das angestrebte Bewegungsziel auch wirklich erreicht wird. Die geschilderten Mechanismen sind zudem für alle erlernten Bewegungsformen wichtig, also für Bewegungen, die zunächst bewußt, willkürlich erlernt werden, um dann nahezu automatisch, jedoch unter steter Kontrolle der Willkür unter Einschluß der aus den Sinnesorganen einlaufenden Informationen zur Durchführung gelangen. Derartige automatische Bewegungsabläufe sind also keine Reflexe über die Stammganglien trotz Vorherrschens subcorticaler Steuerungsmechanismen. Wenn ein Torwart beim Schuß eines Balls nur noch — wie manche Beobachter meinen — einen „Reflex" zeigt, so handelt es sich hierbei um eine automatisierte Bewegung, die aus reticulären Strukturen kommt und die nicht nur übbar ist, sondern auch durch Steuerung des Aktivitätsniveaus in der Reticularformation beeinflußt werden kann.

Über die Reticularformation müssen auch manche, vom Vestibularapparat kommende Erregungen auf das motorische System umgeschaltet werden können, so daß manche Halte- und Stellreflexe mindestens reticuläre Anteile enthalten. Überdies verarbeitet die Reticularformation neben der Muskelspindelafferenz auch den sensorischen Einstrom aus den übrigen Sinnesorganen. Alle sensiblen und sensorischen Bahnen gelangen nicht nur in die spezifischen Zentren des Großhirns wie die Seh-, Hör- und Körperfühlsphäre, sondern über Kollateralen wird zeitlich früher schon durch sie auch die Reticularformation aktiviert. Darum kommt es bei optischen, akustischen, thermischen und taktilen Sinneserregungen nicht nur zu einer Steigerung der Erregbarkeit in der Hirnrinde mit einer Erhöhung des Wachniveaus, sondern auch zu einer Aktivierung der Muskelspindeln über die Gamma-Efferenz, so daß durch die Sinnestätigkeit der Muskeltonus und die Feineinstellung einer Bewegung wirksam beeinflußt wird. Licht, Farbe, Musik und Klimatisierung sind folglich Faktoren, die bei der Motorik tiefgreifend als Modulatoren fungieren.

Andererseits erhöht auch eine sensibel oder sensorisch herbeigeführte Begleitaktivierung der Reticularformation das Wachniveau, was für die Bekämpfung des Ermüdungseintritts ausgenutzt werden kann. Für Bewegungsübungen, Bewegungsschulung und Gymnastik sind in gut ausgeleuchteten, farblich ansprechenden — keine Popfarben — und klimatisch optimalen Räumen bei musikalischer Untermalung bessere Ergebnisse zu erwarten, weil durch diese Maßnahme die koordinative und nervöse Ermüdung verzögert wird. Aber die Begleitaktivierung der Reticularformation darf auch nicht zu intensiv werden, weil dann starke Tonusanspannungen eintreten, die den Bewegungsablauf versteifen.

Die wechselseitigen Beeinflussungen von Reticularformation und vegetativem Nervensystem machen verständlich, warum Afferenzen aus dem Herz-, Kreislauf-, Atmungs- und Verdauungssystem sich über die Reticularformation und die

Gamma-Schleife auch auf den Muskeltonus und die Motorik auswirken müssen. Umgekehrt bewirken Reticularis-Aktivierungen zugleich auch Veränderungen in der Funktion der vegetativ innervierten Organsysteme, wie z. B. Herzfrequenzsteigerungen, Atembeschleunigungen, Durchblutungssteigerungen, Pupillenerweiterungen und emotionale Schweißsekretion. Das alles sind Sympathicus-Effekte, was erklärlich macht, warum eine Sympathicotonie über den Hypothalamus die Schlaf-Wach-Funktion, den Antrieb, die Stimmung und die Reizbarkeit im Rahmen eines Trainingsprogramms oder einer sportlichen Höchstleistung wirksam beeinträchtigt.

Schließlich ist natürlich für jede sportliche Tätigkeit das pyramidale System wichtig. Die von der vorderen Zentralwindung kommenden Pyramidenbahnen werden dabei noch von einem supplementären Areal auf der Medialfläche des Großhirns ergänzt. Bekanntlich ist die Repräsentation der Körperbewegungen auf der vorderen Zentralwindung vom Ausmaß der motorischen Differenzierung des entsprechenden Körpergebiets abhängig. So haben Gesicht und Hände größere und stärker gegliederte Projektionsgebiete als der Rumpf.

Eine Aktivierung eines Gebiets in diesem Areal führt darum stets zu koordinierten Bewegungstypen, wobei auch schon eine Einwirkung auf die entgegengesetzte Bewegung möglich ist. Das bedeutet, daß eine stärkere Beugung schon von der Hirnrinde her in eine Streckung überleiten kann, ein Faktor, der für das Geräteturnen von größter Wichtigkeit ist. Im Anschluß an eine solche Aktivierung folgt aber immer eine subnormale Phase, während deren die Aktivierung in dem supplementären Areal noch anhält. Es dient offenbar mehr tonischen, d. h. Haltefunktionen, die vordere Zentralwindung demgegenüber mehr den raschen phasischen Bewegungen. Wenn also beim Bodenturnen ein rascher Bewegungsteil in einen statischen übergeht und umgekehrt, sind daran rivalisierende Aktivitäten in diesen beiden Hirnrindenarealen entscheidend beteiligt. Zusätzlich sind an diesen Vorgängen die Stirnhirnwindungen beteiligt. Schaltet man sie aus, so sind komplexe Bewegungsmuster nicht mehr möglich. Für die allgemeinen Wirkungen sportlicher Betätigung ist noch wichtig, daß die geschilderten Hirnrindenprozesse auch eine Begleitaktivierung der Reticularformation herbeiführen. Es kommt somit während einer sportlichen Betätigung nicht nur zu einer Verbesserung der Beweglichkeit und Geschicklichkeit des Bewegungsapparates, nicht nur zu einer Verbesserung der Affektlage und auch nicht nur zu einer Aktivierung der vegetativ innervierten Organsysteme wie Herz-Kreislaufsystem und Stoffwechselapparat, sondern auch zu einer Anhebung des Wach- und Aufmerksamkeitsniveaus, was die bei Sportlern auftretenden Schlafstörungen erklärt.

Schließlich ist bei der Einschätzung für sportliche Tätigkeiten noch von Wichtigkeit, daß sehr wahrscheinlich normale Willkürbewegungen überhaupt nicht über die Pyramidenbahnen erfolgen, sondern über das Gamma-System. Demgegenüber werden rasche und intensive Willkürbewegungen wie im Sport durch eine unmittelbare Aktivierung der Alpha-Motoneurone ausgelöst. Dem Gamma-System käme eine Starterfunktion zu, wobei eine rasch leitende Bahn die Alpha- und Gamma-Efferenz mobilisiert und rasche Bewegungen veranlaßt, während eine zweite, langsamere Bahn nur träge ablaufende Tonusschwankungen herbeiführt. Die mit der raschen Efferenz aus der Reticularformation herbeigeführte simultane Aktivierung der Gamma-Efferenz und der Alpha-Efferenz bewirkt, daß mit einer Willkürbewegung unter der Muskelkontraktion die Dehnung der Muskelspindeln nicht abnimmt. Darum bleiben unter der Kontraktion die Alpha-Motoneurone gebahnt, ein wichtiger Befund bei der Aufstellung von Trainingsprogrammen. Darüber hinaus gilt die primäre Aktivierung des Gamma-Systems auch für die Entwicklung der Muskelkraft; denn je nach dem Erfahrungsinhalt des sensorischen Einstroms wird über die Reticularformation eine Bereichseinstellung der Muskelkraft vorgenommen, indem über die Spindelinnervation Zahl und Entladungsfrequenz der Alpha-Motoneurone vorbestimmt wird. Hält z. B. jemand eine Eisenkugel in der ausgestreckten Hand und wird diese Kugel dann durch eine äußerlich nicht von ihr zu unterscheidende leichtere Kugel aus Holz oder Kunststoff ersetzt, so schnellt der haltende Arm wegen der falschen Kraftbereichseinstellung nach oben. Oder wenn z. B. ein Speerwerfer nach dem Anlauf und einer maximalen Dehnung seiner Armgliederkette den Speer in die Wurfparabel beschleunigt, so muß er im Augenblick des Loslassens des Speers durch negative Arbeit, also durch Bereichseinstellung der dem Speerwurf entgegengesetzt wirkenden Muskelgruppen, eine negative Kraft aufbringen, um zu erreichen, daß im Rahmen eines rasch gedämpften Schwingungszuges — erkennbar an den einbeinigen Hüpfbewegungen — die vorschießende Bewegungstendenz des Gesamtkörpers abgebremst wird, um ein „Übertreten" zu vermeiden.

Dies alles zeigt, daß es dringend notwendig ist, im Rahmen der sportmedizinischen Forschung die neurophysiologischen Erkenntnisse stärker als bisher praktisch auszuwerten.

L. Pickenhain (Leipzig)

Grundlagenerkenntnisse über das motorische System

Der bewußte Einsatz von Körperkultur und Sport zur Förderung der Gesundheit und zur Steigerung der Leistungsfähigkeit und des Wohlbefindens des Menschen wird durch neue Erkenntnisse auf den verschiedenen Teilgebieten der integrierten Sportwissenschaft ganz entscheidend gefördert. Dies trifft im Teilgebiet Sportmedizin und Biowissenschaften insbesondere auf neue Erkenntnisse und Fortschritte auf dem Gebiet des motorischen Systems zu, das bei jeder sportlichen Betätigung und bei der Erringung sportlicher Höchstleistungen in sehr differenzierter Form beteiligt ist.

Wir verstehen unter dem „motorischen System" als einem Teilsystem des Organismus die Gesamtheit all jener Elemente und Prozesse, die am Zustandekommen der Bewegung des Organismus und der motorischen Leistung unmittelbar beteiligt sind.

Die für das Zustandekommen und zur Sicherung der Bewegungen und der motorischen Leistungen des menschlichen Organismus erforderlichen morphologisch-funktionellen Elemente und Prozesse sowie Regel- und Steuermechanismen weisen eine vielschichtige funktionelle Rangordnung auf. Sie reicht vom Niveau der molekularbiologischen Abläufe des Kontraktionsmechanismus in der Muskelfaser über die motorischen Einheiten, ihre spinalen und zerebralen Koordinationsmechanismen, die zugleich alle für den Einsatz der Bewegung notwendigen vegetativen Bedingungen sichern, bis zu jenen übergeordneten Steuermechanismen, die beim Menschen den optimalen Einsatz koordinierter motorischer Tätigkeit im Ensemble des sozial determinierten Verhaltens gewährleisten.

Neuromuskuläre Grundlagenerkenntnisse

Vier Hauptaspekte der Entwicklung unserer Kenntnisse über das motorische System sollen im folgenden an einigen Beispielen demonstriert werden: der molekularbiologische Aspekt, der informationstheoretische Aspekt, der Systemaspekt und der Aspekt der Einheit des Organismus mit seinen Lebensbedingungen.

1.

Ein wissenschaftlich begründetes Verständnis des Kontraktionsmechanismus in der Muskelfaser begann sich erst zu entwickeln, als es gelang, mit den modernen Methoden der Elektronenmikroskopie, der Röntgenstrukturforschung, der Proteinchemie, biophysikalischer Verfahren und subtiler biochemischer Untersuchungen nähere Aufschlüsse über die am Kontraktionsvorgang beteiligten Moleküle und Elementarstrukturen, ihre räumliche Anordnung sowie ihre dynamischen Wechselbeziehungen und Umwandlungen zu erhalten. Obwohl wir noch weit davon entfernt sind, die sich beim Kontraktionsvorgang abspielenden molekularen Prozesse voll zu verstehen, haben die Forschungen der letzten 10 Jahre doch zu einer geschlossenen Theorie über den Gesamtablauf des Kontraktionsvorganges geführt.

Wir wissen heute, daß der elementare Kontraktionsvorgang in der quergestreiften Skelettmuskelfaser auf das Zusammenwirken der überlappend angeordneten Myosin- und Aktinfilamente zurückzuführen ist. Die A-Banden der quergestreiften Muskelfaser bestehen aus parallel liegenden Myosinfilamenten, in deren Zwischenräumen die an den Z-Scheiben anhaftenden Aktin-Filamente hineinragen. Die Verkürzung der Muskelfaser kommt dadurch zustande, daß sich die aus den Myosinfilamenten herausragenden Kopfteile der H-Meromyosin-Moleküle in rascher Folge an benachbarten Aktinfilamenten anheften und diese tiefer in die Zwischenräume zwischen den Myosinfilamenten hineinziehen.

Die Energie für diesen Vorgang wird dadurch gewonnen, daß der H-Meromyosin-Anteil des Myosinmoleküls nach seiner Anheftung an das Aktinfilament als Enzym wirkt und ATP in ADP und Phosphat spaltet. Die ATPase in den Meromyosinbrücken wird im erschlafften Zustand des Sarkomers durch den im Aktinfilament enthaltenen Troponin-Tropomyosin-Protein-Komplex gehemmt. Diese Hemmung wird aufgehoben, sobald Kalziumionen in einer Konzentration von 10^{-6} bis 10^{-5} mol im Myoplasma vorhanden sind. Die Konzentration der quergestreiften Muskelfaser wird durch die Freigabe von Kalziumionen aus dem sarkoplasmatischen Retikulum ausgelöst, und die Erschlaffung kommt durch die erneute Bindung der Kalziumionen an das sarkoplasmatische Retikulum zustande.

Dieses Modell der gleitenden Filamente, das im Jahre 1953 von H. E. Huxley entwickelt wurde, ist nicht nur durch submikroskopische und biochemische experimentelle Untersuchungen sowie durch Röntgenstrukturanalysen gut untermauert, sondern es steht auch in Einklang mit einer Reihe seit langem bekannter Beobachtungen an der Muskelfaser. So ergibt eine einfache Überlegung, daß die Kraftwirkung, die bei der Kontraktion einer Muskelfaser entsteht, durch die Anzahl der pro Zeiteinheit aktiven Meromyosinbrücken bestimmt wird und deshalb der Überlappungsgrad zwischen den Myosin- und Aktinfilamenten einen entscheidenden Faktor für die Größe der Kraftentwicklung darstellen muß. Tatsächlich wird die entwickelte Spannung geringer, wenn man den Muskel dehnt, d. h. die Aktin- und Myosinfilamente auseinanderzieht. Die aktiv entwickelte Spannung ist in einem weiten Bereich etwa umgekehrt proportional zum Überlappungsgrad. Analog läßt sich ableiten, daß die Verkürzungsgeschwindigkeit bei zunehmender Belastung geringer wird, da die infolge der Belastung bereits bestehenden Aktomyosinbrücken die rasche Verschiebung der Brücken bei der Kontraktion behindern.

Die heute noch am wenigsten geklärten Teile der Theorie betreffen die Art und Weise, in der sich die Meromyosinbrücken am Aktinfilament anheften und der molekulare Mechanismus der Kraftentwicklung, der zum Hineinziehen der Aktinfilamente in die Zwischenräume zwischen den Myosinfilamenten führt. H.E. Huxley bietet hierfür eine Arbeitshypothese an, die davon ausgeht, daß das Meromyosinmolekül aus einem parallel zum Myosinfilament liegenden beweglichen fädigen Anteil und einem globulären Kopfteil besteht, das sich an das Aktinfilament anheftet. Dabei soll der Kopfteil des Meromyosinmoleküls nach der Aktivierung der ATPase durch Kalziumionen infolge innerer molekularer Umlagerungen die aktive Zugwirkung entfalten. Die exakte Aufklärung dieses Mechanismus setzt aber eine genaue Kenntnis der dreidimensionalen Struktur der beteiligten Proteinmoleküle voraus, über die wir heute noch nicht verfügen.

2.

Die informationstheoretische Betrachtungsweise beschäftigt sich u.a. mit der Frage, in welcher Weise die von den Zentren ausgehenden Informationen über das Motoneuron geleitet und bis zur Auslösung des Kontraktionsvorganges in der Muskelfaser übertragen werden. Wir wissen heute, daß dabei eine mehrfache elektrochemische und chemo-elektrische Umwandlung der Informationsträger vor sich geht.

Die Informationsübertragung in der Nervenfaser erfolgt durch die zeitliche Dichte von elektrischen Einzelimpulsen, die über die Nervenfasermembran geleitet werden, also durch eine Impulsfrequenzmodulation. Die an der präsynaptischen Membran der neuromuskulären Synapse eintreffenden Depolarisationswellen führen zur Freisetzung von Azetylcholin aus den Azetylcholinbläschen in den synaptischen Spalt. An der nur 30 nm entfernten postsynaptischen Membran werden die Azetylcholinmoleküle von spezifischen Proteinmolekülen gebunden und nach Wirkungseintritt sofort wieder gespalten. Das Azetylcholin verändert die Permeabilität der postsynaptischen Membran für kleine Kationen, wobei primär ein Einstrom von Natriumionen erfolgt, und es kommt je nach der Anzahl der freigesetzten Azetylcholinmoleküle zu einer abgestuften lokalen Membrandepolarisation. Zur Erreichung des kritischen Depolarisationswertes, der zur Entstehung eines neuen Aktionspotentials führt (Anstieg des Membranpotentials von -90 auf -60 mV), sind etwa 10^8 bis 10^9 Azetylcholinmoleküle erforderlich, eine Menge, die durch einen Einzelimpuls in der Regel nicht erreicht wird.

Die Freisetzung des Azetylcholins an der präsynaptischen Membran stellt somit eine elektrisch gesteuerte Form der Neurosekretion dar, und die chemische Wirkung des Azetylcholintransmitters setzt an der postsynaptischen Membran einen neuen Prozeß elektrischer Erregungsausbreitung in Gang.

Lange Zeit war unklar, in welcher Weise die Depolarisation der Muskelfasermembran zur Auslösung des Kontraktionsmechanismus des Myosin-Aktin-Komplexes führt, d.h., wie der Vorgang der elektromechanischen Koppelung vor sich geht. Diese Frage konnte erst einer Klärung näher geführt werden, als man erkannte, daß Einstülpungen der Oberflächenmembran der Muskelfaser als transversale Tubuli quer zur Faserrichtung tief in das Faserinnere eindringen. Über sie breitet sich die

Membrandepolarisation ins Faserinnere aus und führt zur Freisetzung von Kalziumionen aus dem sarkoplasmatischen Retikulum, das die Muskelfaser als longitudinales Schlauchsystem mit vesikulären Fortsätzen durchzieht und über die Triaden mit den transversalen Tubuli in kontinuierlicher Verbindung steht. Der Mechanismus der Kalziumfreisetzung ist noch nicht bekannt. Doch ist sicher, daß durch Kalziumionen der Kontraktionsmechanismus in der vorhin charakterisierten Weise ausgelöst wird und daß die Muskelfaser wieder erschlafft, wenn das mobilisierte Kalzium erneut von den Membranen des sarkoplasmatischen Retikulums aus dem Myoplasma entfernt wird (Kalziumpumpe). Der sog. Erschlaffungsfaktor, der beim Zusetzen einen in vitro kontrahierten Aktomyosinkomplex zur Schlaffung bringt, besteht aus Bruchstücken des kalziumbindenden sarkoplasmatischen Retikulums.

Wir haben es also bei der nervalen Auslösung des Kontraktionsvorganges in der Muskelfaser mindestens mit einem 2fachen Wechsel des Informationsträgers zu tun, wobei Azetylcholin und Kalzium als chemische Übertragersubstanzen eingeschaltet sind. Die frequenzkodierte Information der diskreten elektrischen Nervenimpulse führt über die in Quanten abgegebene Übertragersubstanz Azetylcholin zu einer abgestuften Depolarisation der postsynaptischen Membran, die beim Erreichen eines kritischen Schwellenwertes eine impulsfrequenzkodierte Membrandepolarisation der Muskelfaser auslöst. Diese Depolarisation der Muskelfasermembranen breitet sich über die Membranen der transversalen Tubuli ins Innere der Muskelfaser aus und führt zur Freisetzung von Kalziumquanten aus dem sarkoplasmatischen Retikulum, die den elementaren Kontraktionsmechanismus des Myosin-Aktin-Komplexes entkoppeln.

Dieser für die Mehrzahl der Skelettmuskelfasern gültige, prinzipielle Übertragungsmechanismus bietet viele Möglichkeiten zum Eingreifen modulierender Faktoren, welche die unterschiedlichen Kontraktionseigenschaften (Geschwindigkeit, Zeitverlauf, Ermüdbarkeit) der verschiedenen Muskelfasertypen erzeugen. Es zeichnet sich heute schon ab, daß der Wirkungsmechanismus dieser modulierenden Faktoren in einem Eingreifen in die quantitativen, raum-zeitlichen Abläufe im Bereich molekularbiologischer Prozesse zu suchen ist.

Bemerkenswert und für weitere Überlegungen wichtig ist die Tatsache, daß die motorische Einheit, d. h. die funktionelle Einheit des Motoneurons und der von ihm innervierten Muskelfaser, zugleich auch eine Informationseinheit des motorischen Systems darstellt. Burke et al. (1971) konnten überzeugend nachweisen, daß die zu einer motorischen Einheit gehörigen Muskelfasern sowohl in ihren physiologischen Eigenschaften (Kontraktionsgeschwindigkeit, Kontraktionsdauer, Ermüdbarkeit u. a.) als auch in ihrem Enzymbesatz weitgehend übereinstimmen. Dies ist für die Aufklärung trainingsbedingter Veränderungen in der Muskulatur von großer Bedeutung. Haben doch Untersuchungen der letzten Jahre gezeigt, daß das Faserspektrum der Skelettmuskeln in Abhängigkeit von der Belastungsform ständigen dynamischen Wandlungen unterliegt und somit einen Ausdruck der Anpassung der Muskulatur an die Belastung darstellt. Zugleich wissen wir aber, daß schon die mechanische Dehnung der Muskelfaser allein ohne nervale Einflüsse einen spezifischen Hypertrophiereiz darstellt, der alle motorischen Einheiten des betreffenden Muskels gleichermaßen betrifft und nicht an einen vermehrten Einsatz der betreffenden Muskeln gebunden ist (Gutmann et al., 1971). Wir haben es somit beim Training der Muskulatur sowohl mit lokalen, durch mechanische Einwirkungen verursachten Faktoren als auch mit „neurotrophischen" Einflüssen zu tun, die in jedem Einzelfall in unterschiedlicher Weise die Entwicklung der Kontraktionsgeschwindigkeit, der Kontraktionsstärke und der Erschlaffungsfähigkeit der Muskulatur beeinflussen.

Weitere Aufschlüsse und ein tieferes Verständnis für den Wirkungsmechanismus dieser verschiedenen Faktoren werden wir erhalten, wenn wir ihren Einfluß auf die genetisch programmierten Regelmechanismen für die Proteinsynthese in der Muskelzelle verstehen. Doch sind wir von der Beantwortung dieser Frage noch weit entfernt.

3.

Es gibt somit bereits auf der Ebene der Muskelfaser Regelvorgänge, die als Selbsteinstellmechanismen darauf gerichtet sind, entsprechend den gegebenen Bedingungen einen optimalen Arbeitszustand des kontraktilen Systems einzustellen. Dieser Ebene sind Regel- und Steuersysteme übergeordnet, die den abgestuften und koordinierten Einsatz der verschiedenen Motoneurone zur Erreichung des in der jeweiligen Situation erforderlichen Bewegungseffektes (hinsichtlich Kraft, Geschwindigkeit und räumlicher Struktur der Bewegung) sichern. Die Übertragung der Erkenntnisse der Steuer- und Regeltechnik auf die Eigenschaften des spinal-motorischen Regelsystems hat in den letzten Jahren interessante Ansätze zu einem besseren Verständnis der dabei wirkenden Mechanismen gebracht.

Dabei wird im allgemeinen davon ausgegangen, daß das spinal-motorische Regelsystem aus der Skelettmuskelfaser besteht, deren Länge die Regelgröße darstellt, aus dem Alpha-Motoneuron, dessen Impulsentladung als Stellgröße aufgefaßt wird, und aus der Muskelspindel sowie den Sehnenrezeptoren, die als Meßgeber die Veränderungen der Regelgröße messen. Die Ausgangsleitung der Meßgeber endet direkt oder über Zwischenneurone im Sinne einer Rückführung an den Regler-Motoneuronen. Als Störgrößen gelten alle an der Muskelfaser angreifenden äußeren Kräfte, die die Faserlänge verändern. Führungsgrößen stellen die Impulsfolgen dar, die von höheren Zentren auf das spinal-motorische Regelsystem einwirken.

Nach der ursprünglichen Konzeption von Granit (1957) wirkt die zentrale Führungsgröße über die Gammafasern primär auf die fusimotorischen Einheiten ein und veranlaßt diese zur Kontraktion. Durch diese Kontraktion werden die der fusimotorischen Faser anliegenden Meßgeber deformiert, und die von ihnen abgegebenen Impulse aktivieren die Alpha-Motoneurone im Rückenmark, die eine Zuschaltung der Arbeitsmuskelfasern verursachen. Auf diese Weise erfolgt innerhalb des spinalmotorischen Regelsystems eine automatische Einstellung der Kontraktionsstärke, die der vorgegebenen Führungsgröße genau entspricht.

Nun ist aber diese Arbeitshypothese durch experimentelle Befunde und theoretische Überlegungen wiederholt in Frage gestellt worden. Denn durch diese Modellvorstellung werden nur Regelungsvorgänge erfaßt, die unter idealisierten isotonischen Bedingungen zu einer Verstellung der Muskellänge führen. Unter den natürlichen Arbeitsbedingungen der Skelettmuskulatur gelten jedoch diese Voraussetzungen nicht. Die fusimotorischen Einheiten befinden sich vielmehr dauernd in einem Zustand wechselnder Aktivität, und es ist keineswegs die Regel, daß die Führungsgröße zuerst auf die fusimotorischen Einheiten und erst dann auf die Alpha-Motoneurone übertragen wird. Auch ist es bei den starken Abstufungen der Kraftentfaltung und der Kontraktionsgeschwindigkeit in Abhängigkeit vom Dehnungszustand der Muskelfaser sehr unwahrscheinlich, daß der Kontraktionszustand der fusimotorischen Muskelfaser die konstant zu haltende Regelgröße ist. Dies mag unter bestimmten speziellen Bedingungen zutreffen; unter natürlichen Bedingungen aber sicher nicht. Ja, wir möchten die Frage aufwerfen, ob nicht unter den natürlichen Lebensbedingungen des Organismus überhaupt ein neues regeltheoretisches Konzept aufgestellt werden muß, bei dem nicht die Länge der Skelettmuskelfaser, sondern die Stellung bzw. Stellungsänderung der Skeletteile, d. h. die Stellung der Gliedmaßen oder Körperteile im Raum, die Regelgröße darstellt. Die Muskelfasern sind in diesem System der Stellmotor, der durch die Entladung der Motoneurone als Stellantrieb in Gang gesetzt wird. Erst ein derartiger regeltheoretischer Ansatz schafft die Voraussetzungen für die Realisierung der Führungsgröße willkürlich intendierter Bewegungen beim Menschen.

Es wird somit eine Weiterentwicklung des Granitschen Modells der Regelvorgänge im spinal-motorischen Regelsystem erforderlich. Dabei müssen die dynamischen Eigenschaften der einzelnen Regelglieder und der einwirkenden Störgrößen, die Einschwingvorgänge und die Dämpfung des Systems, die stabilisierenden und linearisierenden Einflüsse der motorischen Einheit und zwischengeschalteter Interneurone sowie der besondere Charakter der willkürlich intendierten Führungsgrößen beim Menschen Berücksichtigung finden.

Die Führungsgrößen für das spinal-motorische Regelsystem, d. h. Programm und Zeitplan der Skelettmuskelaktivität, entstehen auf der Grundlage der eingehenden Informationen und der „Formulierung" des sozial determinierten Handlungszieles in den Nervenzellkomplexen der motorischen Rindengebiete und den subkortikalen Regionen einschließlich des Kleinhirns. Diese skelett-motorische Führungsfunktion ist aber gleichzeitig eine entscheidende Vorgabe für die vegetative Regulation, die ihr programm- und zeitplanmäßig folgen muß, wenn die Kreislauf- und Atmungstätigkeit der Muskelarbeit angepaßt werden soll. Diese Umsetzung der Führungsfunktion erfolgt in den vegetativen Kerngebieten des Hypothalamus und des verlängerten Marks. Sie wird über zwei miteinander gekoppelte Anteile, einen nervalen und einen humoralen Anteil, realisiert, wobei das Überwiegen des einen oder anderen Anteils durch die Anforderungen der jeweils vorliegenden Situation bestimmt wird.

Dieser zentral gekoppelte Steuermechanismus ist für die rasche Einstellung eines im Optimalbereich liegenden peripheren Regulationsniveaus der vegetativen Funktionen von außerordentlich großer Bedeutung. So wird durch Führungsgrößenaufschaltung im Atemzentrum schon vor dem Beginn einer zu erwartenden vermehrten Muskelarbeit eine Aktivierung der Atemfunktionen ausgelöst. Die peripheren Mechanismen der adaptiven Selbsteinstellregelung unterliegen dem ständigen Einfluß dieser zentralen, vom Bewegungsprogramm und -zeitplan bestimmten Führungsgröße.

4.

Im Gesamtorganismus ist die Führungsfunktion für das motorische System letztlich immer auf eine optimale Anpassung an die Umweltsituation gerichtet. Dies betrifft beim Tier die unterschiedlichen Verhaltensformen, die zur Erhaltung des Individuums und der Art als genetisch angelegte und individuell ausgereifte Reaktionsformen bestehen. Beim Menschen wird der Einsatz des motorischen Systems wesentlich durch sein sozial determiniertes Verhalten bedingt. Die Formulierung seiner Handlungsprogramme und ihres Zeitverlaufs wird entscheidend durch die Zielstellungen des Menschen in seiner gesellschaftlichen Umwelt bestimmt.

Der Entwurf der Bewegungsprogramme der menschlichen Willkürbewegung besteht primär in einer bewußten Formulierung des Bewegungszieles, zu dessen Erreichung früher ausgebildete Unter- oder Teilprogramme entsprechend den jeweiligen Bedingungen weitgehend als adaptive Selbstregelmechanismen eingesetzt werden. Dieses Bewegungsziel ist Bestandteil und Ergebnis des Gesamtverhaltens des Menschen, das durch die Voraussicht des Handlungseffektes in seiner sozialen Umwelt wesentlich mitbestimmt wird. In das Modell der Programmierung des motorischen Systems muß beim Menschen der soziale Handlungsbezug als entscheidende Führungsgröße eingehen.

Diese sozial determinierte Führungsfunktion für das motorische System des Menschen kommt in spezifischen Charakteristika der menschlichen Motorik zum Ausdruck. So ist nur der Mensch zur bewußten Erzielung körperlicher Höchstleistungen in der Lage, wie sie mit keiner Methode im Tierexperiment erreicht werden können. Er vermag gezielte Belastungen seines eigenen Organismus willkürlich und unter Kontrolle ihrer Unschädlichkeit zu reproduzieren und zeitweilige extreme Stoffwechselsituationen zu ertragen, die für den tierischen Organismus unter positiver Motivation nicht möglich sind. Dadurch wird naturgemäß die Übertragbarkeit tierexperimenteller Untersuchungsergebnisse auf den Menschen im Hochleistungsbereich eingeschränkt. Dies trifft nicht nur für die spezifischen Umweltsituationen (den Informationszufluß und die Informationsverarbeitung), sondern in vollem Umfange auch auf den besonderen Charakter biologischer Abläufe zu, die als Teilfunktionen des menschlichen Organismus spezifische Abläufe aufweisen, die sich von analogen funktionellen Abläufen im tierischen Organismus deutlich unterscheiden. Dieser Tatsache ist bisher kaum Beachtung geschenkt worden, obwohl sie sich als logische Folge aus dem dialektischen Entwicklungsgesetz der lebenden Materie ergibt.

Schließlich ist auch nur unter diesem sozialen Aspekt das systematische bewußte Training der motorischen Funktionen zur Erzielung und Erhaltung eines hohen Leistungsniveaus, zur Förderung der Gesundheit und des subjektiven Wohlbefindens des Menschen in seiner Motivation richtig einzuordnen und zu verstehen. Es leitet sich daraus aber gleichzeitig die unabdingbare Forderung ab, die sozialen Umweltbedingungen so zu gestalten, daß die sozialen Führungsgrößen seines Verhaltens ein Optimum erreichen. Im Ergebnis der historischen Entwicklung der menschlichen Gesellschaft und in Auswertung der Erfahrungen unserer heute lebenden Generation sind diese Voraussetzungen nach meiner Überzeugung erst in einer Gesellschaft gegeben, in der der Mensch frei von den Fesseln der Ausbeutung und sozialen Unterdrückung seine allseitige Entwicklung vollziehen kann und in der Körperkultur und Sport einen festen Platz im gesellschaftlichen Leben einnehmen.

Literatur

Ajzerman, M. A., Gurfinkel, V. S. (ed.): Issledovanie processov upravlenija myšečnoj aktivnosti (Untersuchung der Regel- und Steuerprozesse der Muskelaktivität). Moskva 1970.

Brooks, V. B., Stoney, S. D.: Motor mechanisms: The role of the pyramidal system in motor control. Ann. Rev. Physiol. **33**, 337—392 (1971).

Burke, R. E., Levine, D. N., Zajac, F. E., Tsairis, P., Engel, W. K.: Mammalian motor units: Physiological-histochemical correlation in three types in cat gastrocnemius. Science **174**, 709—712 (1971).
Eldred, E., Granit, R., Merton, P. A.: Supraspinal control of the muscle spindles and its significance. J. Physiol. (Lond.) **122**, 498—523 (1953).
Ernst, E., Straub, F. B. (ed.): Symposium on muscle. Symp. Biol. Hungar. **8** (1968).
Granit, R.: Systems for control of movement. In: Premier Congr. Int. Sci. Neurol. I, 63—80, Bruxelles 1957.
Gurfinkel, V. S., Koc, J. M., Sik, M. L.: Reguljacija pozy celoveka (Die Regulation der Haltung des Menschen). Moskva 1965.
Guth, L. (ed.): „Trophic" effects of vertebrate neurons. Neurosci. Res. Progr. Bull. **7**, Nr. 1 (1968).
— Yellin, H.: The dynamic nature of the socalled „Fiber types" of mammalian skeletal muscle. Exp. Neurol. **31**, 277—300 (1971).
Gutmann, E.: Open questions in the study of the „trophic" function of the nerve cell. In: H. T. Wycis (ed.): Top. Probl. Psychiat. Neurol. **10**, 54—61 (1970).
— Schaffino, S., Hanzlikowa, V.: Mechanism of compensatory hypertrophy in skeletal muscle of the rat. Exp. Neurol. **31**, 451—464 (1971).
Harrington, W. F.: A mechanochemical mechanism for muscle contraction. Proc. nat. Acad. Sci. (Wash.) **68**, 685—689 (1971).
Hasselbach, W.: Muskel. In: Gauer, Kramer, Jung (ed.): Physiologie des Menschen, Bd. 4. München 1971.
Huxley, A. F.: The activation of striated muscle and its mechanical response. Proc. roy. Soc. B. **178**, 1—27 (1971).
Huxley, H. E.: The mechanism of muscular contraction. Science **164**, 1356—1365 (1969).
Mommaerts, W. F. H. M.: Energetics of muscular contraction. Physiol. Rev. **49**, 427—508 (1969).
— Exitation and response in muscular tissues. Ann. N. Y. Acad. Sci. **185**, 425—432 (1971).
Paerisch, M.: Aufbau, Eigenschaften und Übertragungsverhalten der Glieder des spinalmotorischen Regelsystems. Wiss. Z. DHfK **10**, H. 3/4, 5—40 (1968).
Sandow, A.: Skeletal muscle. Ann. Rev. Physiol. **32**, 87—138 (1970).
Salmons, S., Vrbová, G.: The influence of activity on some contractile characteristics of mammalian fast and slow muscles. J. Physiol. (Lond.) **201**, 535—549 (1969).
Spreng, M.: Regelkreise in der Physiologie und ihre Bedeutung für die menschliche Arbeit. Naturwiss. Rundschau **22**, 62—68 (1969).
Zimkin, N. N., et al. (ed.): Fiziologija myšečnoj dejatel'nosti, truda i sporta (Physiologie der Motorik, Arbeits- und Sportphysiologie). Leningrad 1969.

Kurzreferate und Diskussion

In seinem Referat „Neurodynamic aspects of brain activity in terms of some precision variables in target shooting" berichtete A. Demeter (Bukarest) über die Ergebnisse einer sehr komplexen und detaillierten Studie, die er zusammen mit A. Gagea u. T. Paladescu an 13 Schützen durchgeführt hatte. Das Untersuchungsprogramm bestand aus gleichzeitiger Registrierung von EEG, EKG, Elektrodermogramm, Fingerbewegungsreaktion im Liegen wie im Stehen unter Einsatz verschiedener Testreize. Die so im Labor erhaltenen Meßdaten wurden korreliert zu den Ergebnissen eines anschließenden Probeschießens auf dem Schießstand, wo gleichzeitig die Bewegung der verwendeten Waffe in einem Mechanogramm registriert wurde. Folgende Parameter waren dabei positiv zu den besten Schießleistungen korreliert: im EEG ein durchschnittlicher alpha-Index von 48%, mit einem alpha-Index-Verhältnis von 6:1 bis 8:1 der posterioren Hirnregionen zu der Prae-Rolandi-Zone, daneben eine normale Reaktivität auf extero- und propriozeptive Reize bei der elektrodermalen Reaktivität und eine Hyporeaktivität auf einen spezifischen psycho-sensorischen emotionellen Reiz (in den Versuchen der akustische Reiz des Ladens des Gewehrs). Nach Meinung des Autors ergäben solche Untersuchungen, besonders EEG-Registrierungen, wertvolle Hinweise für die Auswahl von Schützen wie auch für die individuell angepaßte Trainingsgestaltung.

Auf eine Frage von Müller-Limmroth nach den Effekten von Kaffee, der doch zur Desynchronisierung des EEG führe, erwiderte Demeter, daß Kaffee nur bei hyporeaktiven Schützen eine Verbesserung der Schießleistung erbrächte. Auf eine entsprechende Frage Müller-Limmroths berichtete er, daß sich im Augenblick des Durchdrückens keine typische Erwartungsreaktion mit erhöhter alpha-Aktivität im EEG nachweisen ließe, wohl wegen der zu dieser Zeit sehr komplexen zentral-nervösen und motorischen Vorgänge.

R. Hernandez Corvo (Havanna) gab in seinem Referat „Die polyvalente Anpassung der Energieumwandlungsmechanismen, die gesamte Umwelt und ihre sportliche Angleichung oder Anpassung" eine allgemein gehaltene Übersicht über Probleme der besonderen Dynamik des Basketballs, verglichen mit anderen Ballspielen, ging etwas näher auf die Bedeutung von Fehlhaltungen und Skelettdeformierungen für die motorische Reaktionsfähigkeit und die durch die propriozeptive Sensorik gesteuerte Mechanismen der Energietransformation ein und führte Einlagen für die Füße vor, die er speziell für Basketballspieler mit Fehlhaltungen zur Verbesserung der Energietransformation in den Füßen entwickelt hatte.

In einer anschließenden, mehr allgemeinen Diskussion erwiderte Müller-Limmroth auf eine Frage von M. Singh (Kanada), ob bei erfahrenen Läufern die Kontraktionsgeschwindigkeit der Muskulatur gesteigert werden könnte, daß er eine Verbesserung der Bewegungsgeschwindigkeit durch Bahnung über die Gamma-Motoneurone und auch durch Dehnung der Muskelspindeln für möglich hielte. Allerdings wirke sich das nur bei der bereits eingeleiteten Bewegung aus, z. B. bei der Gliederkette des Arms beim Speerwurf. Bei Steigerung der Laufgeschwindigkeit jedoch würden wohl molekularbiologische Prozesse in der Muskulatur selbst eine größere Rolle spielen.

Zu einer Frage von Müller-Limmroth, worin die hauptsächlichen Veränderungen beim Krafttraining bestünden, führte Pickenhain aus, daß es dabei vor allem zu einer Massenzunahme der kontraktilen Proteine Actin und Myosin komme. Diese führe vor allem zu einer Größenzunahme der Muskelzellen. Eine ohnehin noch nicht sicher erwiesene Teilung von Muskelzellen spiele demgegenüber vermutlich eine nur ganz untergeordnete Rolle. Eine Änderung der Membran-Eigenschaften der Muskelzelle, besonders des Aktions-Potentials, durch das Krafttraining sei bisher noch nicht nachgewiesen worden und methodisch auch sehr schwierig zu prüfen.

Biomechanische Grundlagenerkenntnisse im Sport

Einführung. J. Wartenweiler (Zürich)

In der *Biomechanik* — als Mechanik biologischer Systeme — interessiert in erster Linie die menschliche Bewegung, welche mit den Methoden und Erkenntnissen der Mechanik erforscht wird. Wir dürfen dabei nicht außer acht lassen, daß nicht nur der eigentliche Bewegungsapparat, sondern auch andere Organsysteme wie z. B. das Herz-Kreislauf- und das Integumentalsystem biomechanisch relevant sind. Ein schönes Beispiel für die Mechanik des Bewegungsapparates bildet die von Meyer, einem Anatomen, und Culmann, einem Ingenieur, in der Mitte des letzten Jahrhunderts entdeckte Spongiosastruktur des Oberschenkelknochens. In diesem Fall handelt es sich um ein Kapitel der *Biostatik*.

Für die *Biodynamik* ist die Zusammenfassung von mechanischen und biologischen Gesichtspunkten nicht weniger wichtig als für die Biostatik, d. h. eine Bewegung kann nur dann richtig interpretiert werden, wenn mechanische und biologische Erkenntnisse sich gegenseitig ergänzen.

Zur Biomechanik zählen wir gelegentlich auch die Bewegungssteuerung und -Regelung als neurologisches Problem mit physiologischen und psychologischen Aspekten.

Schematisch kann die Biomechanik in folgende Arbeitsgebiete eingeteilt werden:

1. Technik und Methodik der Bewegungsstudie
   Bewegungsaufzeichnung
   Bewegungsanalyse
   Datenverarbeitung
2. Grundlagenforschung
   Struktur des Bewegungsapparates
   — Gelenks- und Hebelverhältnisse
   — Massenverteilung
   — Festigkeit der Gewebe
   — Fragen der Konstitution
   Äußere Kräfte
   — Gravitation
   — Widerstand und Reibung
   — Trägheitskräfte von Gegenständen
   Innere Kräfte
   — Muskelkraft
   — Gelenkreibung
   — Trägheitskräfte von Körperteilen
   (Bewegungssteuerung und -Regelung)
3. Angewandte Biomechanik
   Sportbewegung
   Arbeits- und Alltagsbewegung
   Rehabilitation
   Human Engineering
4. Allgemeine Theorie der Biomechanik
   Bewegungsprinzipien
   Motorische Faktoren
   Bewegungsmodelle

Bis heute hat man auf dem Sportplatz noch wenig von Biomechanik gehört. Es sind jedoch in allen Ländern Untersuchungen im Gang, welche die Technik der einzelnen Sportarten betreffen. Seitdem die Filmanalyse präziser geworden ist und rationeller gestaltet werden konnte und seitdem die Elektronik eine Vielfalt von neuen Meßgeräten entwickelt hat, ist die Biomechanik in der Lage, exakte Anhaltspunkte für die technische Bewegungsschulung und Leistungssteigerung zu bieten. Zu denken ist dabei vor allem an Kraft-, Geschwindigkeits- und Beschleunigungsmessungen, mit dem Ziel, die Kennlinien des optimalen Bewegungsablaufs zu bestimmen.

Man sucht sodann nach den motorischen Grundeigenschaften, d. h. nach den Faktoren Kraft, Geschwindigkeit, Gleichgewicht usw., welche die Bewegungen von Grund auf bestimmen, um anhand von motorischen Tests eine zielgerichtete Sportberatung durchführen zu können.

Ein allgemeines Ziel ist es schließlich, die biomechanischen Prinzipien aufzuzeigen, d. h. die Prinzipien, welche die Bewegungen von Grund auf bestimmen, wie z. B. Rhythmus, optimaler Krafteinsatz usw.

All dies dient nicht nur der sportlichen Leistungssteigerung, sondern ganz allgemein dem Ziel, die Bewegung bei körperlich Begabten und Unbegabten, bei Geschickten und Ungeschickten zu entwickeln.

R. Margaria (Mailand)

Über die Messung mechanischer Arbeit (unter besonderer Berücksichtigung der menschlichen Motorik)*

Die bekanntesten ergometrischen Apparate sind Laufband- und Fahrradergometer. Beide Geräte haben jedoch Nachteile. Das Laufband ist für die Messung der mechanischen Arbeit, die beim Gehen oder Laufen in der Ebene geleistet wird, nicht geeignet; eine derartige Bestimmung ist nur beim Gehen bergaufwärts möglich. Andererseits erfordert das Fahrradergometer eine Art von Aktivität, an die die meisten Menschen nicht gewöhnt sind; das trifft besonders dann zu, wenn die Abmessungen des Fahrrads und die Form des Sattels nicht genau den Maßen der Versuchsperson entsprechen. Außerdem muß das Ergometer kalibriert werden; dabei können sich nicht unerhebliche Schwierigkeiten ergeben. Andere Ergometer, wie zum Beispiel das Arm-Ergometer, das Mosso-Ergometer etc., messen lediglich die mechanische Arbeit, die bei einer ganz bestimmten Belastungsform gefordert wird.

Da die geleistete Arbeit in der Hauptsache von der ausgeübten Kraft F abhängt, oder, da $F = m \times a$ ist (von der Beschleunigung a, die der Körpermasse m gegeben wird) und da die Kraft ohne Schwierigkeiten registriert werden kann, kommt man zu dem zweckmäßigsten Ergometer dadurch, daß man die aufgezeichnete *Kraft* als eine Funktion der Zeit integriert, um eine Bestimmung der *Geschwindigkeitsveränderungen* zu erhalten, und, indem man diese Werte wiederum integriert, um Aufschluß über die *Schwerpunktsverlagerung* des Körpers zu gewinnen. Die vom Körper aufgewandte Kraft kann mittels eines am Körper angelegten, dreidimensionalen Accelerometers bestimmt werden, oder noch besser, falls es sich um Übungen wie Gehen, Laufen und Springen handelt, durch die Benutzung einer Plattform, die gegenüber vorwärts, seitwärts und vertikal wirkenden Kräften, wie sie von dem auf der Plattform ruhenden Fuß ausgeübt werden, empfindlich ist: Die letztere Vorrichtung wurde schon 1930 von Fenn benutzt. Um ermüdende Rechnungen zu vermeiden, lassen sich die oben erwähnten Integrationsaufgaben elektronisch durchführen, wodurch man

* Übersetzung aus dem Englischen.

Biomechanische Grundlagenerkenntnisse

dann gleichzeitig mit der Kraft und der Geschwindigkeit auch die Verschiebung des Körperschwerpunkts erhält. Ein Beispiel dafür liefert Abb. 1, in der eine Kniebeuge-Übung dargestellt ist.

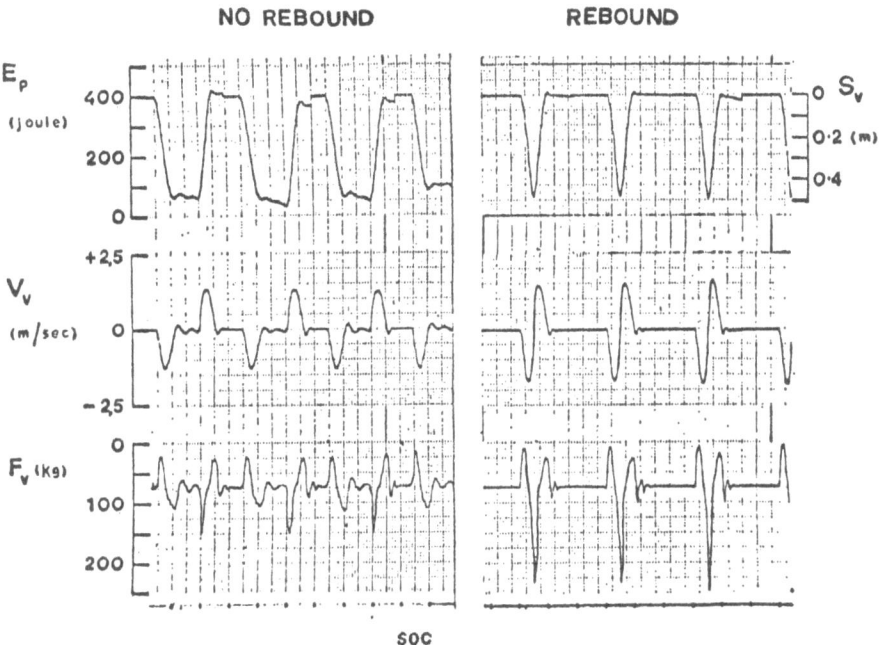

Abb. 1. Rhythmische Kniebeugen. Obere Kurve: Vertikale Schwerpunktverlagerung in Metern ausgedrückt (S_v, Ordinate rechts), bzw. Veränderungen der potentiellen Energie in Joule (E_p, Ordinate links). $S_v = 0$ bezeichnet die Position des Körperschwerpunktes, während die Versuchsperson steht. Flexion absteigende, Extension aufsteigende Kurve. Mittlere Kurve: Vertikale Komponente der Körperschwerpunkt-Geschwindigkeit, in Metern ausgedrückt. Die letztere Kurve wurde durch elektronische Integrierung der darunterstehenden Aufzeichnung gewonnen. Untere Kurve: Kraft, die von dem auf der Plattform stehenden Körper entwickelt wird (in kg); die Versuchsperson wiegt 71 kg. Die linksstehenden Kurven beziehen sich auf einen Bewegungsablauf, der zwischen Flexion und Extension durch Pausen unterbrochen ist (kein Rebound). Auf den Kurvenbildern der rechten Seite folgt die Extension der Flexion unmittelbar (Rebound) (aus: H. Thys, T. Faraggiana, R. Margaria: Utilization of muscle elasticity in exercise. In: J. appl. Physiol. 32, 491—494, 1972)

In der Lokomotorik läßt sich die gesamte *externe* Arbeit (das heißt diejenige, die zu einer Verlagerung des Körperschwerpunktes führt) auf zwei Komponenten verteilen, die *antigravitationale* (W_v), die sich in der Hebung des Körpers zeigt und die *kinetische* (E_k), die sich in den Beschleunigungsveränderungen, die bei jedem Schritt auftreten, ausdrückt. Beide Komponenten können gesondert berechnet werden.

In Abb. 2 werden diese Funktionen für *Gehen* bei verschiedenen Geschwindigkeiten dargestellt. Was an den Kurven von Abb. 2 besonders auffällt, ist die Tatsache, daß die Veränderungen der potentiellen und der kinetischen Energie beim Gehen einen deutlichen Phasenkontrast zeigen; dadurch wird die Vermutung nahegelegt, daß die bei jedem Schritt zu beobachtende Zunahme der kinetischen Energie auf

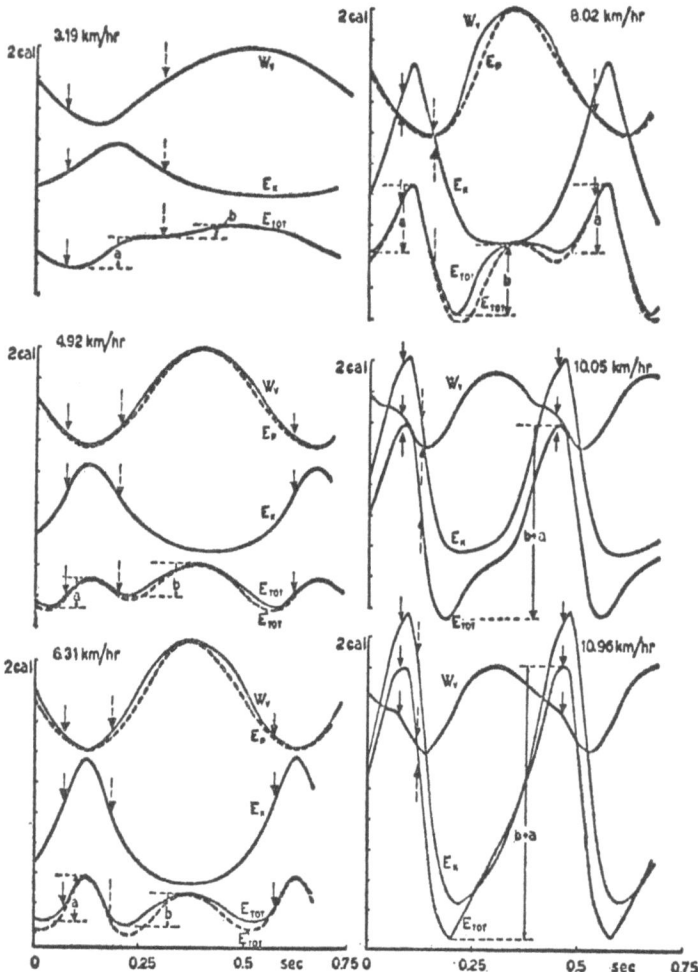

Abb. 2. Die gegen die Schwerkraft geleistete Arbeit $W_v = F_v ds_v =$ (Gewicht plus Ma_v) ds_v (dabei bezeichnet ds_v die vertikale Verlagerung des Körpers), die Menge der potentiellen Energie des Körpers $G_p = s_v$ (unterbrochene Kurve), die kinetische Energie des Körpers E_k und die Menge der gesamten Energie, $E_{tot} = W_v + E_k$ beim Gehen. Die unterbrochene Linie E'_{tot} bezeichnet die gesamte Energiemenge des Körpers, die sich aus folgender Summe errechnet: $E'_{tot} = E_p + E_k$, wobei die die Aufwärtsbeschleunigung vermittelnde Kraft a_v unberücksichtigt bleibt. Auf der Ordinate bezeichnet der Abstand zwischen den jeweiligen Markierungen 2 Kalorien, auf der Abszisse ist die Zeit in sec abgetragen. Die ausgezeichneten Pfeile bezeichnen den Augenblick, in dem die Ferse den Boden berührt, die unterbrochenen Pfeile den Moment, in dem der andere Fuß die Berührung mit dem Boden verliert. Die 6 Einzeldarstellungen beziehen sich auf jeweils angegebene, verschiedene Einzelgeschwindigkeiten. Die Veränderungen der kinetischen Energie, die jeweils während des Schrittes auftreten, werden mit zunehmender Geschwindigkeit deutlicher. Der in der Kurve E_{tot} bei a und b erkennbare Anstieg gibt das Maß der bei jedem Schritt geleisteten positiven externen Arbeit wieder (aus: G.A. Cavagna, R. Margaria, J. appl. Physiol. **21**, 271—278, 1966)

Kosten, das heißt mit einem Abfall der potentiellen Energie, stattfindet (und umgekehrt). Infolgedessen ist im Gegensatz zu den Einzelkomponenten hinsichtlich der Gesamtenergie (E_{tot}) beim Gehen mit geringer Geschwindigkeit (6,5 km/h) nur eine geringfügige Schwankung zu beobachten.

Ein Ei, welches über seinen Längsumfang auf einer horizontalen Fläche abrollt, würde sich im übrigen ähnlich verhalten: Die Summe der beiden Kurven, die einmal die potentielle, zum andern die kinetische Energie darstellt, wird in dem Ideal-Fall, in dem das Ei weder Arbeit leistet, noch Energie aus dem umgebenden Milieu bezieht, einfach ein Gerade sein.

Das rollende Ei ist für eine derartige Betrachtungsweise des menschlichen Gehens ein gutes Modell. Der einzige Unterschied besteht darin, daß beim Gehen bei jedem Schritt zum Ausgleich des Energieverlustes eine Zufuhr an Energie erforderlich wird. Die dafür erforderliche Kraft ist im wesentlichen nach oben und zwar auf den Körperschwerpunkt hin gerichtet, d. h., daß sie bei niedriger Gehgeschwindigkeit praktisch nach vertikal gerichtet ist. Geht man jedoch schneller, so erfährt der Vektor eine leichte Vorwärtsneigung. Die nach vorne gerichtete Komponente nimmt mit der Geschwindigkeit zu, um schließlich bei einer Gehgeschwindigkeit, die 6 km/h übersteigt, zu dominieren (Abb. 3). Auch bei maximaler Gehgeschwindigkeit weicht jedoch die Längsachse des Körpers nicht wesentlich von der vertikalen ab. Des weiteren haben Vorwärtskomponente und Aufwärtskomponente die Tendenz, gleichzeitig wirksam zu werden, wodurch das für Laufen charakteristische Muster zustande kommt.

In der Tat ist *Laufen* durch einen kräftigen Stoß des auf der Unterlage ruhenden Fußes nach oben und vorne charakterisiert. Potentielle und kinetische Energie

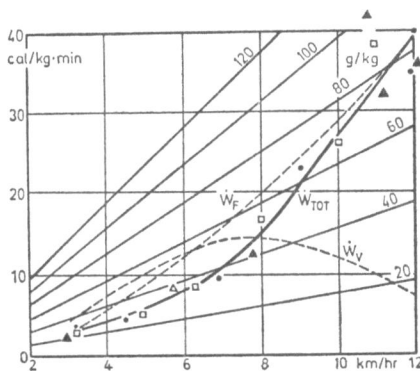

Abb. 3. Gesamte externe Arbeit beim Gehen, dargestellt in Kalorien pro min und pro kg Körpergewicht, W_{tot} als Funktion der durchschnittlichen Vorwärtsgeschwindigkeit (ausgezogene Linie). Die unterbrochenen Linien stellen die einzelnen Komponenten dar, E_F (Arbeit, die erforderlich ist, um die verschiedenen Geschwindigkeitsveränderungen zu bewirken) und W_v (die gegen die Schwerkraft geleistete Arbeit), die die resultierende W_{tot} ergeben. Die verschiedenen Symbole beziehen sich auf 3 Versuchspersonen (aus Cavagna u. Margaria, 1966). Die radial verlaufenden Linien wurden hinzugefügt; sie geben in g die pro m und pro kg Körpergewicht geleistete mechanische Arbeit bzw. den entsprechenden Zug (pull) in g/kg an (aus: R. Margaria: Positive and negative work performances and their efficiencies in human locomotion. In: Z. angew. Physiol. einschl. Arbeitsphysiol. **25**, 339—351, 1968)

nehmen gleichzeitig zu (Abb. 4), und damit wird die Umwandlung potentieller in kinetische Energie, oder der umgekehrte Vorgang, unmöglich. Aus diesem Grunde

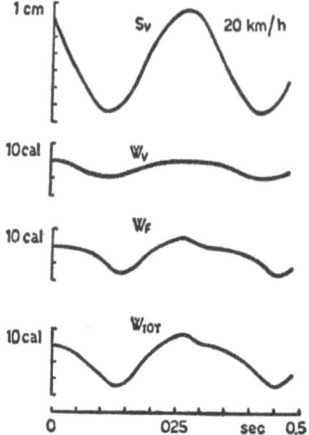

Abb. 4. Potentieller, W_v, kinetischer, W_F, und totaler, W_{tot}, Energiespiegel des Körpers bei einer Laufgeschwindigkeit von 20 km/h. Im Unterschied zum Gehen sind hier potentielle und kinetische Energieveränderungen phasengleich. Die Verlagerung des Körperschwerpunkts in vertikaler Richtung wird durch die Kurve s_v ausgedrückt. Auf der Ordinate bedeutet der Abstand zwischen den einzelnen Markierungen für W 10 Kalorien, für s_v 1 cm. Auf der Abszisse ist die Zeit in sec abgetragen (aus: G. A. Cavagna, F. Saibene, R. Margaria: J. appl. Physiol. 19, 249—256, 1964)

kann die während des Laufs bei jedem Schritt gewonnene potentielle Energie nicht für die Vorwärtsbewegung nutzbar gemacht werden.

Darin liegt die Erklärung für den beim Laufen weitaus größeren Aufwand als beim Gehen. Das rollende Ei kann für den Lauf nicht als Modell dienen. Hier bietet sich viel eher der Vergleich mit einem hüpfenden Ball an. Die Stoßrichtung beim Lauf muß mit der Horizontalen wenigstens noch einen minimalen Winkel bilden, um ein nach Rückwärts-Verrutschen des Fußes zu verhindern. Auf festem Boden darf dieser Winkel nicht weniger als 63,5° betragen; und da tn 63,5 = 2 ist, bedeutet dies, daß die vertikale Komponente des Stoßes (der durch die Summe des Körpergewichtes und der nach oben gerichteten Beschleunigung gegeben ist) zweimal so groß sein muß wie die Vorwärtskomponente. Bei Leistungssportlern erreichen die nach oben und nach vorwärts gerichteten Beschleunigungen ein Maximum von ungefähr 1 g oder ungefähr 10 m/sec².

Wenn es sich um schlüpfrigen Boden handelt, wie zum Beispiel beim Laufen auf Eis, Schnee oder Sand, dann muß der Winkel, der sich aus der Richtung der Kraft des in den Boden gedrückten Fußes und der Horizontalen ergibt, natürlich größer sein, um an 90° heranzukommen.

Beim Gehen im Subgravitationsbereich, wie zum Beispiel auf der Oberfläche des Mondes, wo die Schwerkraft und damit auch das Gewicht auf ein Sechstel reduziert sind, wird in der ersten Phase eines Schrittes nur sehr wenig potentielle Energie gewonnen, die dann für die Vorwärtsbewegung zur Verfügung steht. Die Maximal-

Biomechanische Grundlagenerkenntnisse

Geschwindigkeit für Gehen oder Laufen reduziert sich hier auf ein Drittel. Jedoch wird auf dem Mond ein anderer Bewegungsmechanismus verfügbar; man kann sich hier nämlich außer mittels Gehen und Laufen vor allem durch Sprünge vorwärtsbewegen. Eines der wesentlichsten Merkmale des Laufs ist darin gegeben, daß die vertikale Beschleunigung unabhängig von der Geschwindigkeit ungefähr 1 g beträgt (Abb. 5). Dabei wird der Körperschwerpunkt nicht wesentlich nach oben verlagert,

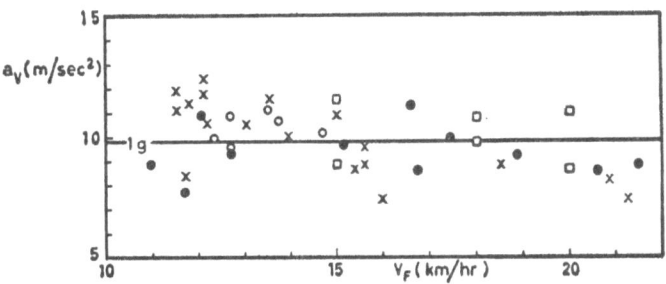

Abb. 5. Mittelwerte für die vertikale Beschleunigung des Körperschwerpunktes bei jedem einzelnen Schritt (a_V) als eine Funktion der Geschwindigkeit (v_F) beim Laufen auf der Erde. In der Höhe des Wertes 1 g wurde eine waagerechte Linie gezogen (aus: R. Margaria, G.A. Cavagna: Human locomotion in subgravity. In: Aerospace Med. 35, 1140—1146, 1964)

während der Körper für eine sehr kurze Zeit richtiggehend in der Luft schwebt. Da die von den Muskeln entwickelte Kraft von den Gravitationsverhältnissen nicht beeinflußt wird, da andererseits der durch das Körpergewicht verursachte Wider-

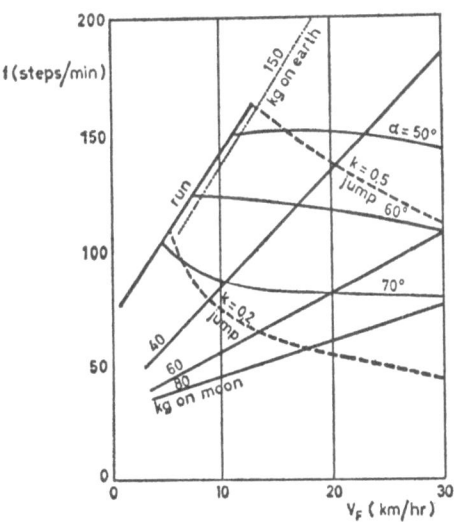

Abb. 6. Schrittfrequenz beim Laufen auf dem Erdboden als Funktion der Vorwärtsgeschwindigkeit (voll-ausgezogene, dicke Linie). Dieselbe Linie trifft auch für die Bedingungen auf der Mondoberfläche zu, und zwar bis zur maximalen Laufgeschwindigkeit, wobei diese in dem Punkt gegeben ist, an dem die „Sprünge" („jumps"), durch eine unterbrochene Linie gekennzeichnet, beginnen

stand wesentlich geringer ist, ist es auf dem Mond außerordentlich leicht, vom Fortbewegungsmechanismus des Laufens zu dem des Hüpfens überzugehen (Abb. 6). Indem man Subgravitation dadurch simulierte, daß man den Körper mit elastischen Seilen nach oben zog, ließ sich nachweisen, daß die Arbeit, die man bei einem Sprung unter verminderter Schwerkraft leistet, in der Tat dieselbe ist wie bei 1 g. Allerdings wird man unter der erstgenannten Bedingung eine größere Sprunghöhe beobachten, wobei auf dem Mond ein Maximum von 4 m erreicht wird; dementsprechend ist mit einem Anstieg der Parabel-Zeit zu rechnen (Abb. 7). Unter Zuhilfenahme dieses

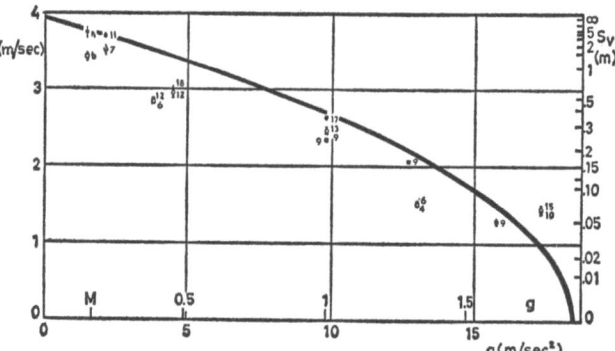

Abb. 7. Geschwindigkeit beim Absprung, v_0, und zwar beim Absprung aus dem Stand mit beiden Füßen als eine Funktion der Schwerkraft (Abszisse: Beschleunigung in m/sec² und in g Einheiten). Die ausgezogene Linie basiert auf der Annahme, daß die muskuläre Kraft konstant ist, unabhängig von der Schwerkraft. Die Ordinate auf der rechten Seite zeigt die vertikale Entfernung des Schwerpunktes von der Absprungebene, s_v, an. Die ausgefüllten Markierungen geben die Werte wieder, welche im Experiment bei Sprüngen gewonnen wurden, denen eine Streckung der kontrahierten Muskeln vorausging; die nicht ausgefüllten Markierungen beziehen sich auf den „kein rebound" Zustand. Die von den jeweiligen Markierungen ausgehenden Striche geben die Größe der Standardabweichungen wieder (aus: G. A. Cavagna, F. Zamboni, G. Faraggiana, R. Margaria: Jumping on the moon. In: Aerospace Med. 43, 408—414, 1972)

Mechanismus läßt sich eine Fortbewegungsgeschwindigkeit erreichen, die derjenigen eines Läufers auf der Erde entspricht, wobei aber der Energieaufwand wesentlich geringer ist. Bei der Beobachtung von auf dem Mond befindlichen Astronauten hat sich die Richtigkeit dieser Schlußfolgerungen bestätigt.

Beim Laufen steigt die Schrittfrequenz mit der Geschwindigkeit an, beim Hüpfen nimmt sie mit zunehmender Geschwindigkeit ab.

Es sind auch Iso-Kraft-Linien eingezeichnet, die die Gesamtheit der mittleren Kraft anzeigen, welche auf der Mondoberfläche bei jedem Schritt vom Fuß ausgeübt wird (gerade, vollausgezogene dünne Linien); dasselbe wird auch hinsichtlich der Verhältnisse auf der Erdoberfläche dargestellt (gepunktete Linie).

Ebenso sind Iso-Winkel-Linien eingezeichnet, die die Richtung für den Stoß des Fußes angeben, wobei ein Wert von g = 0,16 gilt.

Biomechanische Grundlagenerkenntnisse

Korreferat. H. Groh (Köln)

Alle Körperbewegungen werden durch Muskelkräfte bewirkt. Deshalb wird die Erfassung der Muskelkräfte zu einem zentralen Problem. Muskelkräfte lassen sich grundsätzlich nicht messen. Statische Muskelkräfte lassen sich dagegen aus den aufgebrachten Lasten *berechnen*. Die aufgebrachten Muskelkräfte lassen sich nicht durch Kraftmeßplatten erfassen, weil das Dynamometer nur die beschleunigende Muskelkraft registriert, nicht aber die stabilisierenden und verformenden Muskelkräfte. Zudem erzeugen die Drehmomente der Muskelkräfte Rotationsbewegungen mit wechselnden Trägheitsmomenten, Winkelgeschwindigkeiten und Winkelbeschleunigungen. Am Beispiel des Ganges des Menschen sollen unsere Meßmethoden verständlich gemacht und Einblicke in das so einfach anmutende biomechanische Geschehen eines menschlichen Doppelschrittes gegeben werden.

Mit Hilfe der *Somatometrie* wird der Körperschwerpunkt für jede Bewegungsphase bestimmt. Die *Trägheitsmomente* der Glieder und des Körpers werden über ein mathematisches Modell errechnet.

Die *Raum-Zeit-Merkmale* der Bewegung werden durch 2 chronozyklographische Fotokameras (6×6 cm) oder mittels Infrarot-Impulslicht-Fotografie (eigene Entwicklungen) als Lichtpunktfotobild (*Kinegramm*) festgehalten. Die Auswertung ergibt Winkel- und Bahn-Geschwindigkeiten und Beschleunigungen der Glieder und des Körperschwerpunktes.

Die *Dynamometrie* mittels Kraftmeßplatten (40×60 cm) registriert den Verlauf der Stützkräfte als 3-dimensionales Dynamogramm.

Die *Bewegungs-Elektromyographie* erlaubt eine topographische und zeitliche Korrelation der Muskelaktionen mit den Bewegungsabläufen im Kinegramm.

Über *Bewegungsgleichungen* lassen sich aus Winkelbeschleunigungen, Trägheitsmomenten, Schwerkraftmomenten die *Muskelkraftmomente* und damit Größe und Verlauf der bewegenden und belastenden *inneren Muskelkräfte* berechnen.

Kurzreferate

D. Markow (Sofia) berichtete in seinem Referat „Erforschung der Struktur der Schnellkraftvorbereitung der Sportler" über Meßmethoden, die eine quantitative Einschätzung der Bewegungscharakteristiken bei Sportlern ermöglichen. Es wurden eingesetzt: dynamographischer Sessel, energometrischer Stand, Dynamographie, Elektromyographie und Goniometrie. Die Meßergebnisse ermöglichten eine exakte Beschreibung der Schnellkraft bei verschiedenen Sportarten, was für die Entwicklung und Anwendung von neuen Trainingsmethoden bei hochqualifizierten Sportlern von Bedeutung ist.

P. K. Isakow (Moskau) ging in seinem Referat „Die psychophysiologische Reaktion des menschlichen Organismus bei der erwarteten und unerwarteten Einwirkung von mechanischer Energie" auf die Reaktion des Menschen ein, wenn er unterschiedlich starken Stoßeinwirkungen ausgesetzt wird. Wenn sich der Organismus rechtzeitig auf den zu erwartenden Stoß einstellen kann, werden Traumatisierungen verhindert oder gemildert. So kann der Mensch z. B. beim Boxschlag das 10fache seines Körpergewichts an mechanischer Energie aufnehmen. Energie ähnlicher Größenordnung entsteht auch beim Absprung zum Weitsprung, beim Zusammenprall im Fußball und im Eishockeyspiel. Diese Energien führen z. B. im Haushalt und am Arbeitsplatz zu schweren Schäden, wenn sie den Organismus überraschend und unerwartet treffen. An Hand eines Experimentes zeigte der Autor, wie sich der Organismus reflektorisch auf einen Stoß vorbereitet, erkennbar an einer Verlängerung der Latenzperiode der motorischen Reaktion bei zunehmender Stoßstärke.

Motorisches Lernen und Training im Sport

Unabhängig von der Krafteinwirkung war diese Latenzperiode am längsten im 4. Versuch, wo von dem Probanden der stärkste Stoß erwartet wurde, obwohl der eigentliche Stoß nur von geringer Kraft war (s. Tabelle).

Nummer des Versuchs	Stärke der Stoßeinwirkung	Latenzperiode der motorischen Reaktion
1	2	1,67 sec
2	6	2,65 sec
3	7	3,05 sec
4	2	5,62 sec

In ihrem Referat „Überlegungen und Experimente zu verschiedenen Hochsprungtests" suchten B. Nigg und J. Waser (Zürich) nach einer Korrelation zwischen Testergebnissen verschiedener Meßmethoden und der Wettkampfleistung im Hochsprung. Dabei erwiesen sich die von ihnen angewandten Methoden mit Bodenkraftplatten als ungeeignet, absolute und vergleichbare Aussagen über das Sprungvermögen zu geben. Diese Methoden konnten nur dazu dienen, den momentanen Trainingszustand bezüglich des Sprungvermögens individuell zu beurteilen.

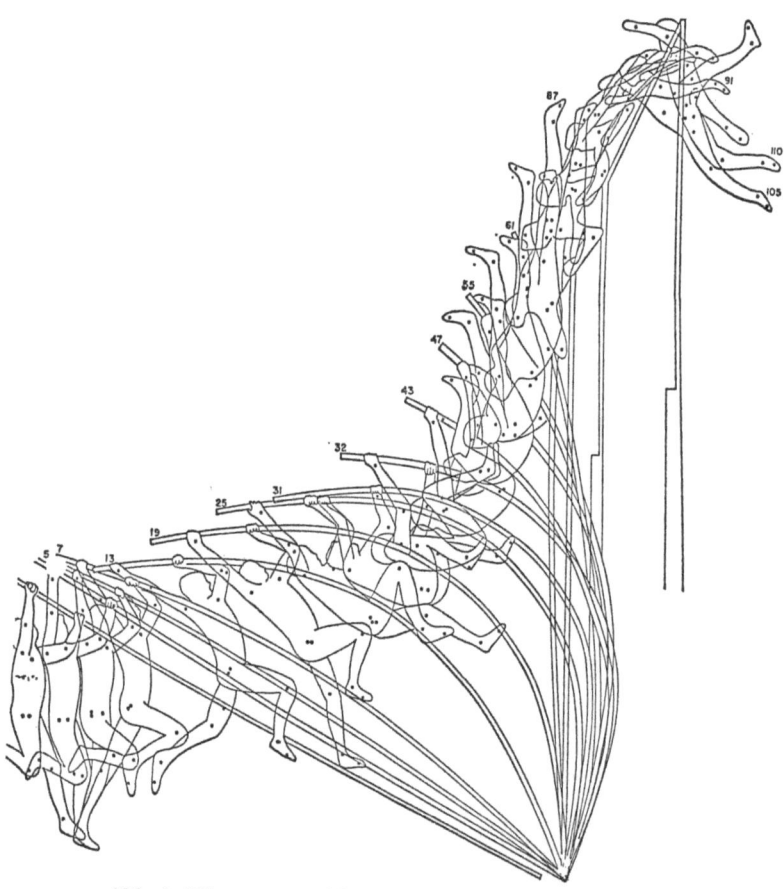

Abb. 1. Kinematographie von Seagreans Weltrekordsprung

Biomechanische Grundlagenerkenntnisse

P. A. Neukomm und E. Hörler (Zürich) beschrieben in ihrem Referat „Die Gummifadengoniometrie" eine neue Meßmethode, mit der man Positionen und Geschwindigkeiten von ein- und mehrdimensionalen Körperbewegungen erfassen kann. Hierzu wurden hochelastische, dünne Gummifäden zwischen dem zu untersuchenden Punkt der Versuchsperson und Winkel-Omega-Meßgeräten, die Spannungsänderungen und Auslenkungen der Gummibänder bei einer Bewegung registrieren, ausgespannt. So sind biomechanische Untersuchungen ohne wesentliche Behinderung des Sportlers z. B. über den Bewegungsablauf beim Werfen möglich.

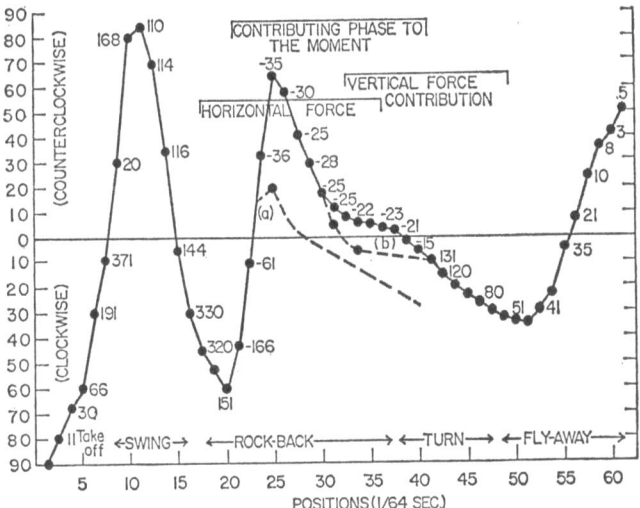

Abb. 2. Krafteinwirkungen und der prozentuale Beitrag des Glasfiberstabes zu ihnen

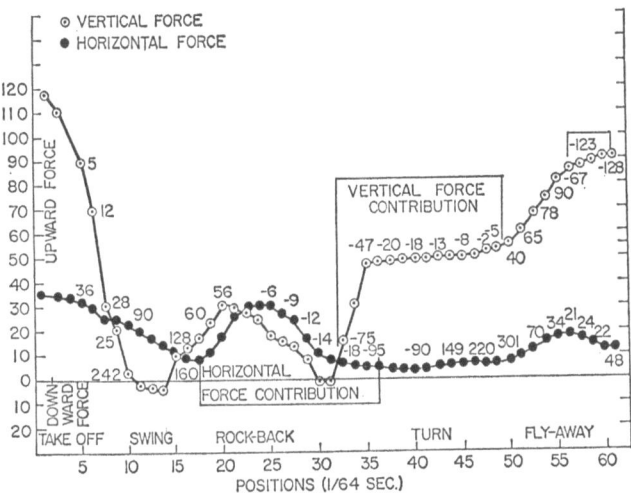

Abb. 3. Vertikale und horizontale Kräfte und der Beitrag des Stabes zu ihnen

G. Ariel (Amherst) berichtete in seinem Referat „Computerized biomechanical analysis of the world record pole-vault" über einen neuen Weg, durch langsame Kinematographie den Bewegungsablauf beim Stabhochsprung aufzuzeichnen und zu analysieren. Abb. 1 zeigt den Weltrekordsprung von Bob Seagrean. Für jede einzelne Phase des Sprungs lassen sich die an den einzelnen Gelenken des Körpers einwirkenden Kräfte berechnen (Abb. 2, 3 und 4). Eine derartige Analyse ist von großem Wert für Trainer und Sportler zur Entwicklung neuer Techniken und Sportgeräte.

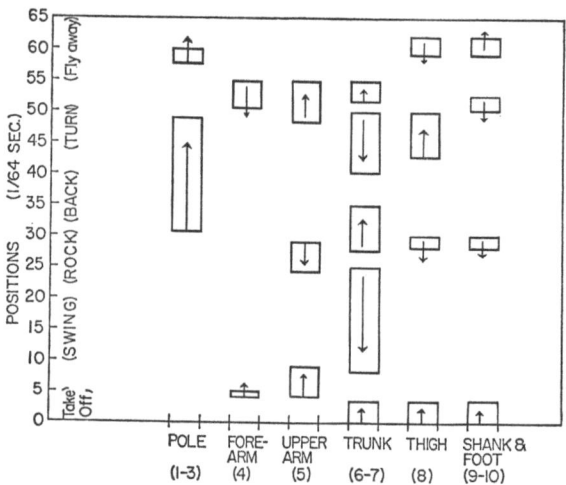

Abb. 4. Der Beitrag des Stabes zu der vertikalen Kraft in verschiedenen Abschnitten der Bewegung

In ihrem Referat „Diagnose des Konstitutionstyps im Kleinkinderalter für eine spätere Sportausscheidung" zeigten G. Baumann und U. Garcia-Bohny (Genf), wie durch eine individuelle Analyse des Konstitutionstyps von Kleinkindern künftige Athleten ausgewählt werden können. Zu diesem Zwecke stellten die Autoren sog. Konstitutionsprofile her. An 2 Fällen zeigten die Autoren, wie sich bei einem Mädchen vom mesomorphen Typus, das sich durch besondere sportliche Leistungen auszeichnete, dieses Profil während des Wachstums von 7 Jahren auch in der Pubertät nicht änderte. Auf der anderen Seite änderten sich aber die Merkmale bei einem zweiten Mädchen vom endomorphen Typus, das Sport aufgeben mußte, da „sich ihr Typ nicht anpassen ließ".

K. Hirata (Mino-City) wies in seinem Referat „Ponderal Index" auf die Aussagekraft dieses Parameters zur qualitativen und quantitativen Beurteilung von Körperbau und Muskel-Fett-Verteilung hin. Anhand einiger japanischer Olympiateilnehmer zeigte er das Verhalten dieses Ponderalindexes im Vergleich zu Körpergröße und Körpergewicht auf.

In einem Film „Biomechanik und Biodynamik des Beines in der Sporttraumatologie des alpinen Skilaufs" von E. Asang (München) wurden Ergebnisse experimenteller Forschung aufgezeigt, und zwar über die mechanische Bruchfestigkeit des Knochens und die statischen und dynamischen Muskelkräfte des Beines. Auch während eines Skilaufs wurden aktive und passive Kräfte durch Elektromyogramme, die telemetrisch übermittelt wurden, bestimmt. Aufgrund dieser Erkenntnisse wurden Maßnahmen zum Verletzungsschutz erarbeitet und z. B. neue Ski-Sicherheitsbindungen entwickelt.

In seinem abschließenden Referat „Entwicklungstendenzen der Biomechanik sportlicher Bewegungen bei der weiteren Differenzierung und Integration der Sportwissenschaft" betonte K. Tittel (Leipzig), daß die Biomechanik wiederentdeckt wurde und seit einigen Jahren zunehmend an Bedeutung und Wertschätzung gewinnt. Dabei werden klassische Methoden der Mechanik mit modernen Untersuchungsverfahren anderer Wissenschaftsdisziplinen wie z. B. Elektromyographie, Computeranalysen etc. kombiniert. Dies ermöglicht exakte Analysen sportlicher Bewegung, wodurch die Biomechanik zu einem wichtigen Teilgebiet in der Sportwissenschaft wurde. Trotz großer Fortschritte fehlt diesem Gebiet aber noch ein klares Profil, da Aufgaben und Zielsetzung noch nicht eindeutig abgegrenzt seien.

Grundgesetze der mathematischen Modellierung des Trainings im Schwimmen.*
O. Popescu (Bukarest)

I. Ausgehend von der Beobachtung, daß *im Schwimmsport die Dauer der aufeinander folgenden Etappen sich halbiert*, entdeckt der Verfasser eine Reihe mathematischer Beziehungen über Umfang, Intensität, Belastung, Dauer und Gesamtmenge der Arbeit der aufeinander folgenden Etappen der Vorbereitung, die für die mathematische Modellierung der Vorbereitung von Schwimmern dienen können, und zwar:

— Gesetz der Halbierung der *Dauer*, *Kilometerzahl* und *Belastung* (G)
vgl. die Formeln: $DE_n = DE_1/2^{n-1}$; $KE_n = KE_2/2^{n-1}$
$GE_n = 2^5 - GE_u$

— Gesetz der Viertelung des *Arbeitsvolumen* (V)
vgl. die Formel: $V_{En} = V_{E2}/4^{n-2}$

— Gesetz der Konstanthaltung der *Arbeitskapazität* (CT)
vgl. die Formel: $CT = V \times I = k$

— Gesetz der Multiplikation mit 4 der *Intensität* (I)
vgl. die Formel: $I_{En} = I_{Eu}/4^{n-2}$

II. Dann wird eine Reihe von Grundsätzen genannt, welche die Reihenfolge der Etappen bestimmen, und zwar:

— Die umgekehrte Variation der *Intensität* zur *Dauer*, so daß sich das Verhältnis I/D wie ein Vielfaches von 8 verhält

— Die gleichsinnige Variation des *Volumens* mit der *Dauer*, so daß das Verhältnis V/D sich in Form der Halbierung entwickelt

— Die lineare Variation der *Volumen*

— Die exponentielle Variation der *Intensitäten*

— Der von Etappe zu Etappe verdoppelte Wert des Produktes *Intensität* × *Dauer*

III. Alle diese Gesetze auslegend, schließt man als Anwendung auf:

— das Prinzip der *Erhaltung der Energie*

— und das Gesetz der Verdoppelung des Schwimmnutzeffektes von Etappe zu Etappe
vgl. die Formel: $R_{En} = R_{En-1}/2$

Die lokomotorische Funktion als Vorbedingung für das komplexe, funktionelle Gleichgewicht des Organismus. Statistisch-mathematische Analyse einer Rehabilitation bei lokomotorischen Ausfalls-Erscheinungen.*
M. Belloiu und C. Belloiu (Sofia)

Wir führten unsere Untersuchungen an einer homogenen Gruppe von 583 jungen, körperlich behinderten Menschen durch. Wir stellten bei ihnen das biologische Potential fest, bevor mit einer entsprechenden Rehabilitations-Gymnastik mit folgender Zielsetzung begonnen wurde:

---

* Aus einem anderen Arbeitskreis übernommen.

— Korrektur und Normalisierung des Tonus des gesamten Bewegungsapparates.
— Normalisierung und Verbesserung der wichtigsten Funktionen, vor allem von Mechanismus und Tonus von Herz und Atmung.
— Eingliederung von Bewegungen und Atemrhythmus in den Regulations-Mechanismus des Organismus (Herz- und Gefäß-Rhythmus, Nervensystem, endokrines System, psychisches Gleichgewicht, usw.).

Wir möchten betonen, daß die Psychotherapie eine ausschlaggebende Rolle in unserem Rehabilitations-System zu spielen hatte.

Eine Spezialgymnastik, auf obige Ziele ausgerichtet, hat merkliche Verbesserungen aller Organ-Funktionen erbracht, wie auch aus einer abschließenden Prüfung des biologischen Potentials ersichtlich ist.

Hervorzuheben wäre allerdings, daß die lokomotorische Funktion, gekennzeichnet durch charakteristische Kenndaten-Form von Hals- und Lumbal-Wirbelsäule, Skoliose, ferner die Atmungsfunktion, gekennzeichnet durch die Elastizität des Thorax, Vitalkapazität und Atmungs-Index, ganz beträchtliche Fortschritte um 45 bis 85% gegenüber den Ausgangswerten aufzuweisen hatten und daß schließlich der allgemeine Index der physischen Werte, der aus allen somatisch-funktionellen Indices resultiert, um mehr als 60% gegenüber dem Ausgangswert angehoben werden konnte.

Die Feststellungen, die sich aus unseren Untersuchungen ergeben haben, ebenso wie die Ergebnisse körperlicher Übungen über Jahre hinaus zum Zwecke einer funktionellen Rehabilitation lassen sich wie folgt zusammenfassen: Die Wachstums-Periode ist für eine funktionelle Rehabilitation bekanntlich am besten geeignet. Wir möchten aber mit Nachdruck betonen, daß man den jungen Menschen im Alter zwischen 18 und 22 Jahren, wenn der Körper sowie die physischen, organischen und psychischen Funktionen ihre Vollendung erreichen, noch immer besonders nachhaltig beeinflussen kann. In diesem Alter ist auch mit einer bewußten und freiwilligen Mitarbeit bei Korrektur von Fehlhaltungen und bei der Rehabilitation zu rechnen.

Sensomotorik

Einführung. R. Ballreich (Frankfurt a. M.)

Objektbereich und Problemfeld Sensomotorik werden bestimmt von verschiedenen wissenschaftlichen Disziplinen wie Physiologie, Psychologie, Biokybernetik und Biomechanik. In Abhängigkeit von diesen Disziplinen variiert der Umfang des Begriffes Sensomotorik zwischen dem am Phänomen der Motorik, also der Bewegung, orientierten Verhalten bzw. Handeln und den an bestimmten Bedingungen dieses Phänomens orientierten Steuerungs- und Funktionsprozessen.

Im Rahmen einer interdisziplinären Thematik der Sensomotorik erscheint ein solcher Umfang des Begriffes Sensomotorik zweckmäßig, der sowohl das Bewegungsphänomen als auch die endogenen und exogenen Bedingungen dieses Phänomens berücksichtigt. Dieser Begriffsumfang entspricht der von A. Homburger, A. Portmann, O. Storch, F. J. J. Buytendijk, H. Plügge und F. Fetz vertretenen Auffassung, die unter Motorik (in der Formulierung von Homburger) „das Ganze des menschlichen Bewegungslebens als Integration aller teilhabenden Bewegungsfaktoren" versteht. Eine systematische Differenzierung dieser Motorik-Definition, die zugleich das interdisziplinäre Problemfeld des Objektbereiches Sensomotorik aufweist, führt zu den Kategorien Verhaltensmotorik, Antriebsmotorik und Steuerungsmotorik. An diese motorischen Kategorien sind bestimmte Problembereiche gekoppelt. Die Verhaltensmotorik wird repräsentiert durch die morphologisch wahrnehmbaren Effektproduktionen. Ihr Problemgegenstand ist eine umfassende und differenzierte, möglichst exakte Analyse des Bewegungsverhaltens mit Hilfe biokinematischer und biodynamischer Merkmale sowie komplexer Bewegungseigenschaften wie Bewegungsfluß, Bewegungspräzision und Bewegungsrhythmus. Die Antriebsmotorik repräsentiert das energetische Potential und ist Voraussetzung für die Steuerungsfunktion. Das motorische sowie das kardiopulmonale System sind physiologische Bedingungen der Antriebsmotorik; affektive Persönlichkeitsvariablen wie Bedürfnisse nach, Interessen an und Einstellungen zu motorischen Aktivitäten kennzeichnen das psychologische Pendant. Problemgegenstand ist eine Analyse dieser Systeme und Variablen bei motorischer Aktivität, im speziellen eine Beschreibung und Voraussage der adaptiven und selbstregulatorischen Vorgänge dieser Parameter in Abhängigkeit von Art, Umfang und Intensität des motorischen Trainings. Die Steuerungsmotorik repräsentiert die Steuerungsfunktion des zielgerichteten motorischen Verhaltens. Ihr Problemgegenstand ist die Beschreibung des wechselseitigen Zusammenwirkens analysatorischer Systeme untereinander und mit effektorischen Systemen.

Der interdisziplinäre Aspekt des Problemfeldes Sensomotorik ist dadurch gekennzeichnet, daß für eine möglichst exakte Erklärung motorischen Verhaltens und damit für eine Voraussage von einem hohen Gard an Wahrscheinlichkeit die Erstellung einer quantitativ-funktionalen Relation zwischen der abhängigen Variable „Verhaltensmotorik" einerseits und der unabhängigen Variable „Antriebs- und Steuerungsmotorik" andererseits notwendig ist. Methodologische Probleme bei der Erstellung eines solchen Funktionsmodelles resultieren zum einen aus dem unterschiedlichen quantitativen Informationsgehalt der jeweiligen Variablen, zum anderen aus der Mannigfaltigkeit der möglichen Einflußfaktoren und aus der Variabilität des Untersuchungsgegenstandes, d. h. des Menschen, die eine nur partielle Kontrolle der Versuchssituation zulassen.

Während die Differenzierung der Motorik in die Subkategorien Verhaltens-, Antriebs- und Steuerungsmotorik sich an dem systematischen Ansatz von Phänomen und Transphänomen orientiert, führt ein an Anwendungsbereichen orientierter systematischer Aspekt zu den Kategorien Arbeits- und Sportmotorik. Als unterscheidende Merkmale zwischen diesen beiden motorischen Kategorien zählen nicht nur der Grad an Komplexität des Bewegungsverhaltens mit einer Tendenz zu molaren Bewegungen, zu einem höheren Grad an Bewegungsumfang und Bewegungsintensität bei der Sportmotorik, sondern auch die in bestimmten Sportdisziplinen, wie Geräturnen und Gymnastik, durch Wettkampfregeln festgelegte Bestimmung, wonach das intendierte motorische Ergebnis mit der Ausführung des Bewegungsaktes identisch ist. Diese Merkmalsunterschiede zwischen Arbeits- und Sportmotorik induzieren gegenüber der Arbeitsmotorik zusätzliche methodologische Probleme, die nachzuweisen sind im definitorischen Bereich — u. a. in der Operationalisierung von Begriffen wie Bewegungsharmonie — und im meßmethodischen Bereich — u. a. in der Miniaturisierung biomechanischer und physiologischer Meßwertaufnehmer sowie telemetrischer Systeme, die eine geringe local-back-action bedingen.

I. M. Portnow (Moskau)

Zum Problem der sportlichen Sensomotorik*

Die Besonderheiten sportlicher Betätigung und die damit verbundenen extremen Situationen lassen die Erforschung der Fähigkeiten des Sportlers besonders wichtig erscheinen. Ohne auf Arbeitsleistungen einzugehen, die in keinem Zusammenhang mit einer bestimmten Sportart stehen, befaßt sich diese Forschung in den überwiegenden Fällen mit den Fähigkeiten entweder in technisch komplizierten Sportarten (Gymnastik, Schwimmen, Eiskunstlauf) oder in Mannschaftswettbewerben und Zweikämpfen, die für eine effektive Aktivität des Sportlers ein besonders kompliziertes und vielgestaltiges Repertoire von Fähigkeiten erfordern. Hierbei handelt es sich gerade um solche, die unter den Bedingungen des unmittelbaren Widerstandes des Gegners eine operative Entschlußfassung und die Ausführung von Aktionen gewährleisten. Die Besonderheit der Fähigkeiten wird vor allem in Abhängigkeit davon untersucht, welche psychischen Funktionen sich am stärksten äußern und unter welchen Bedingungen die Aktion selbst in der gegebenen konkreten Sportart abläuft.

---

* Übersetzung aus dem Russischen.

Sensomotorik

In Spielen und Zweikämpfen dominiert das System der perspektiv-intellektuellen und emotionalen Prozesse, die unter ständig sich ändernden Bedingungen der Tätigkeit funktionieren und in Verbindung mit der Notwendigkeit stehen, in kürzester Zeit die entstandene Situation zu erkennen, sich für den Weg und das Verfahren zur Führung des Wettkampfes zu entscheiden und danach zu handeln (Puni, 1970).

Das synthetische Untersuchungsverfahren der Fähigkeiten bei einer Gegenüberstellung der Daten einer Gesamtcharakteristik der Persönlichkeit und des Niveaus der einzelnen psychischen Funktionen schließt ein Vorgehen nicht aus, bei dem ausschließlich psychische Funktionen untersucht werden, wenn diese die wesentlichen Fähigkeitskomponenten bei der gegebenen Tätigkeit sind.

Die Untersuchung des Entwicklungsniveaus einzelner psychischer Funktionen verkörpert den analytischen Weg in der Diagnostik. In groben Zügen sieht dieser folgendermaßen aus: Nach der psychologischen Analyse derjenigen Tätigkeit, zu der die Fähigkeiten untersucht werden, gliedert man die einzelnen Komponenten der Fähigkeit heraus und diagnostiziert jede einzeln. Komponenten der technischen Fähigkeiten sind z. B. das Augenmaß, das räumliche Gedächtnis, die konstruktive Vorstellung, die Analyse und Synthese technischer Verrichtungen. Für jede dieser Komponenten kann man eine besondere Methodik zu ihrer Erforschung schaffen.

Die quantitative Bewertung der zu erforschenden Prozesse beruht darauf, daß die Reflexions-Objekte Größen sind und die Prozesse selbst durch Genauigkeit, Effizienz, Geschwindigkeit und Zuverlässigkeit charakterisiert sind. Diese Charakteristika werden maßgeblich bedingt durch Differential-Schwellen der direkten Wahrnehmung räumlicher und räumlich-zeitlicher Eigenschaften und Beziehungen und die Art der entsprechenden oben erwähnten funktionellen Abhängigkeiten (Dymerskij). Die Untersuchung quantitativer Charakteristika psychischer Prozesse und funktioneller Abhängigkeiten zwischen den Besonderheiten der Objekte, den psychischen Prozessen und der Tätigkeit bildet einen wichtigen Abschnitt der psychologischen Diagnostik.

Besondere Bedeutung kommt der Erfassung der individuellen Charakteristika der Wahrnehmung zu. Die in solchen Fällen erhaltenen Werte dienen als Grundlage für Vergleiche mit Besonderheiten anderer Eigenschaften der Psyche, was sich in Zukunft als eines der psychodiagnostischen Verfahren zur Bestimmung der Potentiale des Menschen erweisen könnte. Bei der Erforschung der verschiedenen Seiten der Wahrnehmung (Selektivität, Integrität, Konstanz usw.), der Aufmerksamkeit (Volumen, Umschaltbarkeit u. ä.) kann man nicht nur den Grad ihrer Interdependenz nachweisen, sondern auch gleichzeitig bestimmen, welche Eigenschaften und Beziehungen zwischen den letzteren die psychische Aktivität eines Menschen im Ganzen charakterisieren. Die Besonderheiten der perspektivischen Aufmerksamkeit der Versuchsperson wurden auch in Abhängigkeit von den grundlegenden Charakteristika der optisch-motorischen Koordination beim Menschen analysiert. Die Auswahl gerade dieser Parameter wurde durch die Tatsache bestimmt, daß in allen Fällen, in denen sich Handlungen des Menschen vorwiegend auf visuelle Wahrnehmungen stützen, gerade diese Merkmale berücksichtigt werden müssen. Das visuelle System ist dasjenige, welches die Signale jeder beliebigen Modalität integriert.

Dieser Bericht ist den Ergebnissen von Untersuchungen gewidmet, die sich mit den Besonderheiten der Sensomotorik bei vorwiegend auf sportliche Spiele spezialisierten Sportlern befassen. Zwei Hauptfaktoren werden berücksichtigt: der Prüfungscharakter (Laboratoriums-Experiment oder das Modell der sportlichen Betätigung) und die Abhängigkeit der Parameter der Sensomotorik von den strukturellen Besonderheiten dieser Tätigkeit.

Die beiden ersten Experimente (Untersuchung der sensomotorischen Reaktion und der sensomotorischen Koordination im Spielverlauf) erfolgten unter Verwendung von Laboratoriumsmethoden, die beiden anderen an speziell konstruierten Trainingsgeräten.

Im ersten Experiment wurden die nach den klassischen Methoden bewerteten Parameter der sensomotorischen Reaktionen mit den Effizienzmerkmalen der Operationen bei hochqualifizierten Basketballspielern während des Spiels korreliert. Die Merkmale der positiven bzw. negativen Effizienz der im Spiel angewendeten Operationen wurden nach ihrer Zugehörigkeit zur Verteidigung bzw. zum Angriff aufgeteilt. So ergaben sich vier Gruppen:

1. Erfolgreiche Operationen im Angriff (erfolgreiche Würfe aus allen Entfernungen, erfolgreiche Freiwürfe, Pässe, die zum Wurf in den Korb führten, Aufnahme des vom Brett des Gegners zurückspringenden Balles).

2. Erfolglose Operationen im Angriff (erfolglose Würfe aus allen Entfernungen, Fehlwürfe beim Freiwurf, schlechte Pässe).

3. Erfolgreiche Operationen in der Verteidigung (Zahl der abgefangenen Bälle, der ausgeschlagenen Bälle, des Abblockens und der Aufnahme des von der eigenen Korbanlage zurückspringenden Balles).

4. Erfolglose Operationen in der Verteidigung (persönliche Fehler, andere Fehler).

Alle Parameter des sensomotorischen Reagierens kann man in zwei Gruppen teilen:

1. Zeitparameter (einfache Reaktion, Auswahl-Reaktion).

2. Parameter, die die Genauigkeit der Aktion charakterisieren (antizipierende Reaktionen, „Zeitgefühl", Reaktionen der wahrscheinlichen Prognostizierung).

Um den Zeit-Faktor auszuschließen (bei kurzer Anwesenheit des Spielers auf dem Spielfeld nimmt das „Gewicht" einer Operation zu), wurden nicht absolute, sondern relative Parameter der Spieloperationen benutzt (Zahl der richtigen und falschen Operationen in der Zeiteinheit).

Wir bestimmten die Größe und Richtung der Korrelation zwischen den Parametern der psychischen Funktionen und der Tätigkeit.

Sensomotorik

Die errechneten Korrelationskoeffizienten sind in der Tabelle 1 aufgeführt.

Tabelle 1

Aktionen	Operationen	einfache Reaktion	Auswahl-Reaktionen (4 Alternativen)	Auswahl-Reaktionen (15 Alternativen)
(1)	(2)	(3)	(4)	(5)
(A) Angriffs-aktionen	effektive	−0,44	−0,53	−0,72
	nicht effektive	+0,53	−0,20	+0,53
(V) Verteidigungs-aktionen	effektive	—	−0,06	+0,52
	nicht effektive	−0,28	−0,02	−0,33

Reaktionen der wahrscheinlichen Prognostizierung	Antizipierende Reaktion (innerhalb 0,3 sec)	Antizipierende Reaktion (innerhalb 0,5 sec)	„Zeitgefühl"	Antizipierende Reaktionen mit Extrakorrekturen der eigenen Aktionen
(6)	(7)	(8)	(9)	(10)
(A) −0,69	+0,25	+0,46	+0,13	+0,65
+0,60	−0,06	+0,49	−0,05	+0,18
(V) +0,42	−0,52	−0,17	−0,11	+0,06
−0,15	+0,14	−0,05	+0,44	−0,16

Bei der Analyse der Ergebnisse fallen besonders die in bezug zu den Spielaktionen stehenden Korrelationen auf. Aus der Tabelle ist zu ersehen, daß die meisten hohen Korrelationskoeffizienten sich auf Angriffsaktionen beziehen. Zur Zeit ist es schwer, eine erschöpfende Antwort auf die Frage nach den Ursachen einer solchen Erscheinung zu geben. Als hypothetische Erklärung kann man annehmen, daß die Effizienz der Verteidigungsaktionen wahrscheinlich in stärkerem Maße vom Organisationssystem der Verteidigung abhängt.

Ein anderes wichtiges Moment ist darin zu sehen, daß — in der Regel — die Parameter der den Zeitfaktor charakterisierenden psychischen Funktionen (die einfache Reaktion, die Auswahl-Reaktion, die Reaktion der wahrscheinlichen Prognostizierung) bedeutendere Korrelationsbeziehungen zu den Spielaktionen haben als die Parameter der punktuellen Charakteristika (Antizipation, „Zeitgefühl").

Besonders interessant ist der Charakter dieser Korrelationen mit den Verteidigungs- und Angriffsaktionen einerseits und den effektiven und nicht effektiven Operationen andererseits. Sie sind entgegengesetzt gerichtet: Wenn bei Angriffsaktionen die effektiven Operationen und die den Zeitfaktor charakterisierenden Parameter meistens negativ korrelieren, so ist es bei den Verteidigungsaktionen umgekehrt. Wenn bei den Angriffsaktionen nicht-effiziente Operationen mit Parametern, die den Zeitfaktor des sensomotorischen Reagierens charakterisieren, positiv korrelieren, so korrelieren sie bei Verteidigungsaktionen negativ.

Eine solche Korrelation charakterisiert direkt den psychologischen Gehalt der Spielhandlung.

Die Indizes der psychischen Funktionen, die mit den exakten Charakteristika der Antworthandlungen verbunden sind, korrelieren eindeutig mit den Indizes der Effizienz der Operationen im Angriff.

Die Analyse der Korrelationen zwischen den Indizes der psychologischen Tests und den Resultaten der Tätigkeit erlaubt somit, Schlußfolgerungen über den prognostischen Wert der Bewertung dieser oder jener psychischen Funktionen für die Effizienz der Handlungen zu ziehen; den höchsten prognostischen Wert haben:

1. die Reaktionen der Auswahl,
2. die Reaktionen der wahrscheinlichen Prognostizierung,
3. die Reaktionen der Antizipation.

Verschiedene Meß-Varianten dieser Funktionen bieten die Möglichkeit einer prognostischen Bewertung der Spieloperationen. Außerdem werden Indizes manifest, die prognostisch für die Bewertung der potenziellen Möglichkeiten des Spielers bei der Ausführung einer konkreten Operation sind.

Als Beispiel möge dienen:

a) Die antizipierende Reaktion im Bereich von 0,3 sec (korreliert mit den Charakteristika der Effizienz von Verteidigungsaktionen).

b) Das „Zeitgefühl" (korreliert mit den Fehlhandlungen der Verteidigung).

c) Antizipierende Reaktionen mit Extrakorrekturen der eigenen Aktionen (korrelieren nur mit effektiven Operationen des Angriffs).

Seit Poulton unterscheiden die meisten Psychologen zwei Arten des Folgens: 1. mit Verfolgung (der Stimulus ändert ständig seinen Platz im Raum, während der Operator, die Veränderung der Geschwindigkeit und der Richtung seiner Bewegungen wahrnehmend, daraufhin seine Antwortreaktionen abstimmt); 2. die kompensatorische Reaktion (der Operator sieht nur das Ausmaß seines Fehlers und bemüht sich, diesen mittels der Antwortreaktion auf ein Minimum zu reduzieren). Wie Smit annimmt, ist in diesem wie in jenem Fall das Hauptmerkmal der Unterscheidung die Möglichkeit bzw. Unmöglichkeit, rechtzeitig die Parameter des sich bewegenden Objekts zu antizipieren. Beim Folgen im Sinne einer Verfolgung spielt der Mechanismus des Zuvorkommens und Forcierens eine wesentliche Rolle (Suchdolskij). Wenn die Forderungen an die Mechanismen des Zuvorkommens von der Aufgabe abhängen, so ist der Grad der Ausgeprägtheit dieses Mechanismus eine individuelle Besonderheit („Prozessvariable" nach Adams). Untersucht man die sensomotorische Koordination in den Bewegungen der Verfolgung, dann kann man auf diese Weise Kenntnisse vom Entwicklungsgrad der Fähigkeiten des Probanden für zuvorkommende Aktionen erlangen. Die Regulierung der Bewegungen beim Folgen ist ein dynamischer Prozeß der optisch-motorischen Koordination. Die Studien wenden wir nicht an zur Analyse des Folgens als solchem (das ist eine Aufgabe der Ingenieur-Psychologie), sondern zur Analyse individueller Unterschiede der Sportler in sensomotorischen Korrelationen. Mit anderen Worten: Uns interessieren nicht die zu den Aufgaben gehörenden Variablen, sondern die durch personelle Faktoren bestimmten Prozessvariablen. Wichtig ist, daß in verschiedenen Sportarten nicht momentane Reaktionen von großer Bedeutung sind, sondern eine ununterbrochene Kette von Antwortaktionen, die zwingend den Mechanismus der Antizipation einschließen. Die Fähigkeiten zu solchen Handlungen kann man mittels der beiden hier geschilderten Methoden unter Laborbedingungen studieren.

Sensomotorik

Die sensomotorische Koordination im Sport wurde selten in Laboratoriumsversuchen studiert. Interessant sind die Arbeiten von Keller und Koch. Diese Studien haben gezeigt, daß die Methoden zur Untersuchung von Besonderheiten der sensomotorischen Koordination nur valid sind für die Bewertung von Aktionen der Sportler in Sportarten, die durch nicht-stationäre Bedingungen charakterisiert und wo die Gegner in unmittelbarem Kontakt miteinander sind.

Zur Untersuchung der Besonderheiten der sensomotorischen Koordination je nach Charakter der sportlichen Betätigung wurden Experimente, darunter auch solche, die spezifische Momente des Folgens enthielten, durchgeführt.

Ergebnisse: Bei der Untersuchung der sensomotorischen Koordination berücksichtigen wir hauptsächlich drei Faktoren: die Bewegungsgeschwindigkeit des vom Probanden zu steuernden Signals; den Charakter der Signalbewegung („richtig" und „falsch"); die Anzahl der Signale (bei einem Signal mußte der Proband die Bewegung mit einer Hand steuern, bei zwei Signalen durch Bewegungen beider Hände). In allen Fällen fixierten wir mittels Direktschreibers die Fläche der Abweichungen der vom Probanden beim Folgen produzierten Kurve von der Eichkurve und die Zahl der Kurvenüberschneidungen. Der Grad der Inkongruenz zwischen dem Charakter der Eichkurve und der von der Feder gezogenen Kurve macht die Diskordanz zwischen dem Signal und der Genauigkeit der Steuerung evident. Je geringer eine solche Diskordanz ist, um so höher sind die Indizes der sensomotorischen Koordination.

Verglichen wurden die Indizes der sensomotorischen Koordination bei Vertretern dreier Sportarten unter sehr komplizierten Versuchsbedingungen: maximale Geschwindigkeit, komplizierter Charakter der Bewegungen des Eichsignals und die Forderung, bei den Folgereaktionen gleichzeitig beide Hände zu betätigen (Abb. 1).

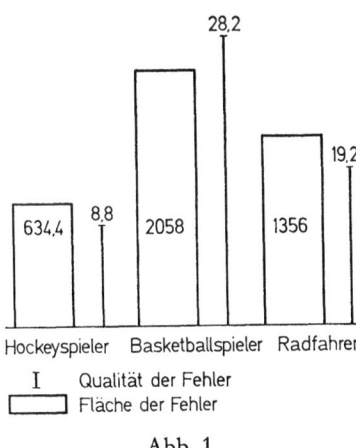

Abb. 1.

Es zeigt sich, daß die Radfahrer eine Zwischenstellung einnehmen zwischen den Vertretern der beiden Mannschafts-Spiele. Die von den Hockeyspielern erbrachten sehr guten Ergebnisse sind damit zu erklären, daß bei ihnen der Charakter der sensomotorischen Koordination im Aktionsprozeß dem im Laboratoriumsexperiment studierten am ähnlichsten war. Die Hockeyspieler zeichnen sich durch die Fähigkeit aus, den Schläger bei der Steuerung eines so kleinen Objekts, wie es die Kugel ist, genau zu führen. In dieser Beziehung ist die sensomotorische Koordination bei Radfahrern sozusagen „gröber", was durch die Divergenz der Ergebnisse im Laboratoriumsexperiment im Vergleich zu den Hockeyspielern deutlich wird. Beim Basketball gibt es praktisch eine solche sensomotorische Koordination in dem Sinne, wie wir sie studieren, nicht. Hier gibt es keine kontinuierliche Steuerung eines Objektes. Beim Führen des Balles, beim Passen oder beim Zielwurf hat es der Basketballspieler nur für kurze Momente, buchstäblich nur für den hundertsten Teil einer Sekunde, direkt mit dem Objekt (dem Ball) steuernd zu tun. Die Werte der sensomotorischen Koordination liegen bei Basketballspielern bei kontinuierlicher Steuerung zweier Objekte wesentlich unter den analogen, bei den Radfahrern und den Hockeyspielern festgestellten Werten.

Solche Ergebnisse zeigen, daß die Spezifik der sensomotorischen Koordination eines Sportlers nur in einer spezifischen Untersuchung aufgedeckt werden kann, selbst wenn sie nur unter Laboratoriumsbedingungen stattfindet.

Für das Studium spezifischer Merkmale sensomotorischer Reaktionen bei Hokkeyspielern war eine telemetrische Apparatur konstruiert worden, deren Prinzip auf folgendem beruhte:

Auf einem hinter dem Hockeytor montierten Panneau markierten 4 Lampen die Torecken, in die der Schuß erfolgen sollte. Der Proband befand sich vor dem Tor. Sein Schläger war mit einem Piezosender und einem Telemeter ausgestattet. Der Empfänger war in einem Steuerpult eingebaut und dieses mit einem einkanaligen Kardiographen verbunden. Der Augenblick des Aufflammens der Signallampe wurde auf dem Band des Kardiographen registriert. Die Kurve wurde vom Augenblick des Beginns der Schlagführung bis zum Augenblick des Absprunges der Kugel vom Schläger aufgezeichnet. Die Charakteristik der Kurve hing von der Art des Schlages ab (z. B. „Schlenzen") und von den individuellen Techniken des Hockeyspielers.

So bot sich die Möglichkeit, in quantitativen Werten die latente Reaktionszeit und die Zeitdauer des Schlages zu messen, in qualitativen Charakteristiken die technischen Merkmale der Schlagausführung evident zu machen.

Jede Serie modellierte eine bestimmte Spielsituation. Verfolgt man die Veränderungen der Reaktionszeiten in Abhängigkeit von der Zahl der Alternativen, so ergibt sich für 1, 2 und 4 Alternativen die dynamische Reihe 38,27 msec, 54,21 msec, 67,51 msec, d. h., im Verhältnis zum einfachen Reagieren nimmt die Zeit bei 2 bis 4 Alternativen entsprechend um 41,3% und 74,3% zu, was·dem bekannten Gesetz von Hik widerspricht.

Die sportliche Betätigung versetzt den Hockeyspieler ständig in die Wahl-Situation. Deshalb verfügt der erfahrene Hockeyspieler über die Fähigkeit, die alternative Unbestimmtheit auf Kosten solcher Faktoren zu meistern, wie es die auf Wahrscheinlichkeit beruhende Prognostizierung, die Kongruenz von Stimulus und Reaktion sowie die Filtration irreführender Signale sind.

Die schlechteste Reaktionszeit ergab sich für die Reaktion der hemmenden Differenzierung (70,41 msec), was darauf hinweist, daß die Filtration eines irreführenden Signals eine der kompliziertesten Bedingungen des spezifischen Reagierens ist. Ein

Vergleich der Reaktionswerte in der kompliziertesten Variante mit dem analogen Reagieren bei einer Veränderung der Reizzeichen ergibt fast analoge Resultate (61,36 msec und 64,63 msec), was für eine hohe Beweglichkeit der Nervenprozesse bei Hockeyspielern spricht.

Wie wir sehen, helfen spezielle Studien, detaillierter in der Sphäre der Sensomotorik die Struktur der Fähigkeiten bei Teilnehmern an sportlichen Spielen aufzudecken.

Das komplexe Bild der Faktoren, die sich aus den Ergebnissen des Reagierens bei Meistern des Sports ablesen lassen, spricht für die komplizierte Struktur spezieller Fähigkeiten in einer scheinbar so eindeutigen Komponente, wie es die sensomotorischen Reaktionen sind.

Kurzreferate

Die thematische Vielfalt der Kurzreferate unterstreicht die komplexen Probleme des Objektbereichs „Sensomotorik". In einem ersten Themenkreis werden die Strukturen von Handlungen und sensomotorischen Lernprozessen untersucht.

A. Thomas (Münster), „Die Struktur von Handlungszielen", geht von der Grundtatsache aus, daß der sportliche Bewegungsvorgang ein „psychologischer Gestaltungsprozeß" ist, „dessen sensorische und motorische Komponenten unter der Führung resultatantizipierender Zieleinstellung des Handlungssubjekts ihren Stellenwert und ihre funktionale Bedeutung für die Bewegungsleistung erhalten". Wenn auch noch vieles weitgehend hypothetisch ist, so lassen die bisher entwickelten Handlungsmodelle (Volpert, 1971) die Vermutung zu, daß den hierarchisch strukturierten Stadien des motorischen Lernens und den Hierarchien von Handlungssuperzeichen ein entsprechendes System von Handlungszielen vorgeschaltet ist, das in seiner formalen Struktur eine Unterscheidung von drei eng miteinander verbundenen Ebenen von Handlungszielen zuläßt:

1. Ebene der Tätigkeitsart

Auf dieser Ebene besteht noch ein relativ undifferenziertes Bedürfnis, bestimmte Arten von Körperbewegungen (z. B. Elementarbewegungen wie Springen, Laufen, Werfen) auszuführen, sich in bestimmten Sportarten zu betätigen, sich in verschiedenen Medien zu bewegen (Luft, Wasser). Auf dieser Ebene sind Spiel und Sport noch eng miteinander verbunden.

2. Ebene der Bewegungsform

Hier besteht das Ziel nicht mehr in der Ausführung unspezifischer Elementarbewegungen, sondern in der Gestaltung der Bewegung gemäß einer antizipierten Bewegungsform (z. B. beim Springen ins Wasser in Form eines Salto rückwärts), oder das Ziel besteht darin, die Bewegung in einem bestimmten Handlungsfeld auszuführen (z. B. Laufen über eine Distanz von 100 m, Handball auf einem Handballfeld spielen).

3. Ebene der Leistungsart

Auf dieser Ebene wird das Handlungsziel von einer spezifischen Leistungskomponente mitbestimmt, z. B. 100 m laufen in 10,0 sec oder einen Gegner besiegen. Diese Art der Zielsetzung ist charakteristisch für den Hochleistungs- und Spitzensport.

R. Daugs (Berlin), „Strukturelle Aspekte der Bewegung und des sensomotorischen Lernprozesses", versucht vom Standort der allgemeinen Systemtheorie her eine neutrale Definition des Begriffes Bewegungsstruktur. Bei Betrachtung des Gegenstandes menschliche Bewegung als eines dynamischen Systems gelangt Daugs zu einer Gliederung dieses Systems in Blöcke oder aktive Elemente, woraus er folgende Definition ableitet: „Bewegungsstruktur ist die Menge der Verknüpfungen der von einem spezifischen Standort aus bestimmten Blöcke des Systems menschlicher Bewegung".

Die Lernprozeßstruktur nach Meinel verwendet Daugs exemplarisch für verschiedene wissenschaftliche Positionen, um nachzuweisen, daß eine Strukturierung von Bewegungen im Sinne Meinels von dessen Ansatz her nicht genügend lernrelevant sein kann. Dagegen sollen wissenschaftstheoretische Modelle (s. Abb.), die Beziehung zwischen Bewegungsstruktur und Lernprozeß herstellen, damit eine optimale Gestaltung des sensomotorischen Lernprozesses erreicht werden kann. Die strukturelle Beziehung von sensomotorischer Fertigkeit und sensomotorischem Lernprozeß wird am Beispiel des Weitsprungs betrachtet.

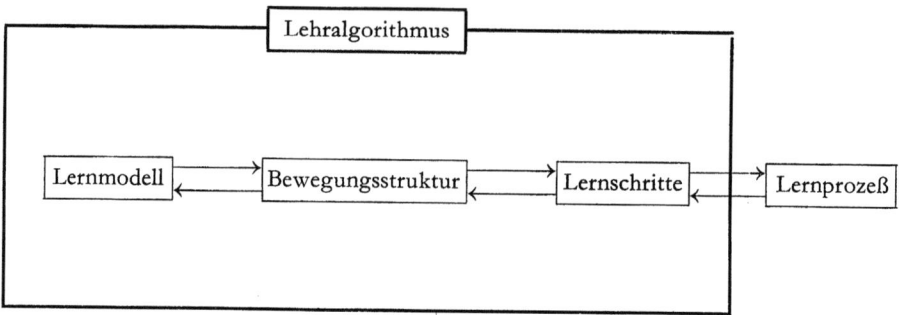

W. Volpert (Köln) impliziert mit der Unterscheidung von „Fertigkeit und Können" die Annahme einer hierarchischen Struktur der menschlichen Handlung. Der Ablauf von Fertigkeiten wird durch Elemente des ersten Signal-Systems gesteuert. Dadurch sind die höheren Regulationsebenen des Menschen entlastet und können sich der Ausführung komplexerer Handlungsstrukturen — Formen des Könnens — zuwenden. Ein voll entwickeltes Können setzt somit den Erwerb aller zugehörigen Fertigkeiten voraus. Analog zu den von Meinel dargestellten Phasen des Erwerbs sensomotorischer Fertigkeiten unterscheidet Volpert vier solcher Phasen beim Könnenserwerb:
1. Erwerb der Handlungsgrundstruktur
2. Differenzierung von Entscheidungssituationen
3. Phase der Integration
4. Phase der Meisterschaft

Während sich die bisherigen Untersuchungen über die Lernrationalisierung im Bereich des motorischen Lernens weitgehend auf den Bereich der Fertigkeiten beschränken (Ungerer, Locke u. Jensen), fordert Volpert auch eine Rationalisierung des Erwerbs von Könnensformen, die von ihm in programmähnlicher Form am Beispiel des „Schnellangriffs im Basketball" erprobt wurde.

M. Choutka (Prag) untersuchte in seinem Kurzreferat „Die Struktur der sportlichen Leistung" die „Struktur" von Bewegungsleistungen in Abhängigkeit von verschiedenen Sportarten, um daraus Folgerungen für die Trainingspraxis ableiten zu können. Für einige Disziplinen, wie z. B. Gewichtheben, Skilauf und Rudern fand er stabile, für die Sportspiele (z. B. Fußball) instabile Strukturen. So setzt sich z. B. das Ergebnis beim Reißen im Gewichtheben aus folgenden Leistungsfakturen zusammen:
Kraft 52%, Technik 14%, Eigengewicht 12%, Allgemeine Fitneß 4%.

Für die auf die Gesamtleistung fehlenden restlichen 18% legte der Referent keine Ergebnisse vor.

In den Sportspielen lassen sich nur Strukturgruppen herausgliedern, die bestimmte Spielergruppen mit ähnlichen Leistungsstrukturen charakterisieren.

B. Gutin (New York) erörtert in seinem Referat „Bewegungsinduzierte Aktivierung und menschliche Leistung; ein Überblick" die Auswirkung der durch sportliche Betätigung hervorgerufenen Veränderung des Aktivierungszustandes (Stand der Stoffwechseltätigkeit) des Organismus auf die Erfüllung von verschiedenen motorischen Geschicklichkeitsaufgaben.

Sensomotorik

Das Verhältnis von bewegungsinduzierter Aktivierung (engl. EIA) zur Geschicklichkeit sollte theoretisch die Form eines umgekehrten U haben, wobei die optimale Leistung eine mittlere Stellung innerhalb der EIA einnimmt. So eine krummlinige Relation wurde klar an einigen einfachen und ausgewählten, die Reaktionszeit testenden Aufgaben demonstriert. Jedoch nicht alle Aufgaben zeigen denselben optimalen Wert der EIA. Aufgaben, die einen großen Teil an Überwindung erfordern (Standsicherheits- und Balanceaufgaben) erreichen bei optimaler Leistung einen geringen EIA-Wert. Aufgaben, die den höchsten Grad dieses Überwindungskontinuums beinhalten, ergeben keine umgekehrte U-Kurve, und EIA und Leistung verhalten sich fast geradlinig zueinander.

Es deutet einiges darauf hin, daß die Ausführung von Lernaufgaben bei optimalem EIA-Zustand das Erlernen der Aufgabe und das darauffolgende Leistungsergebnis steigert. Weiterhin ist die Möglichkeit gegeben, daß sich während der Erlernung einer Aufgabe die Notwendigkeit verringert, fehlerhafte Reaktionstendenzen zu verdrängen, und das optimale EIA-Niveau für die Aufgabe wird angehoben.

P. Genow (Sofia) untersuchte in „Die subjektive Einschätzung der Muskelanstrengung und die Gleichgewichtssensibilität bei Menschen, die verschiedene Sportarten betreiben" die Auswirkungen der verschiedensten Sportarten auf die spezifischen Fähigkeiten, Muskelanstrengungen subjektiv genau einzuschätzen und eine bestimmte Gleichgewichtslage längere Zeit zu halten, bei 17jährigen sporttreibenden Jugendlichen. Die subjektive Einschätzung der Muskelanstrengungen wurde mit der rechten und linken Hand mit Hilfe eines Handdynamometers und die Gleichgewichtssensibilität auf einem Balancierungsplateau zeitlich festgestellt. Die Fähigkeit zur Einschätzung der Muskelanspannung ist bei den Gewichthebern am besten entwickelt; sie nimmt in der Reihenfolge Turner — Schwimmer — Ruderer — Radfahrer — Handballspieler — Basketballspieler — Tennisspieler — Volleyballspieler — Leichtathleten — Fußballspieler — Ringer — Reiter — Fechter — Skisportler ab. Das beste Gleichgewichtsgefühl zeigen die Radfahrer; es nimmt in der Reihenfolge Skifahrer — Fechter — Schwimmer — Ringer — Leichtathleten — Gewichtheber — Fußballspieler — Turner — Basketballspieler — Handballspieler — Reiter — Volleyballspieler — Ruderer — Tennisspieler ab. Genow erhebt aufgrund seiner Untersuchungsergebnisse die Forderung, das sportmotorische Training in einzelnen Sportarten als Methode der Optimierung für Persönlichkeitsvariablen zu benutzen, die für die sportliche Leistung nicht unbedingt von Bedeutung sind.

A. A. Nsiff (Bagdad), „Zur Untersuchung der motorischen Lernfähigkeit nichttrainierender Knaben im 11. bis 12. Lebensjahr im Vergleich zu gleichaltrigen Kindern aus Europa": Zur Ermittlung der motorischen Lernfähigkeit absolvierten 60 nichttrainierende 11 bis 12jährige Schüler von 2 Grundschulen Bagdads eine aus 3 Einzeltests bestehende Testbatterie, die von Herzog testtheoretisch erprobt wurde (Veränderungstest, Selbstwähltest). Die Ergebnisse wurden mit den an gleichaltrigen Kindern in der DDR ermittelten Werten verglichen und einer Signifikanzanalyse (t-Test) unterzogen.

K. H. Leist (Saarbrücken), „Ein kognitiver Erklärungsansatz zum Problem des Transfers beim sensomotorischen Lernen" unterscheidet mit R. Bergius (1971) zwischen phänotypischem (S-R-Theorien) und genotypischem Zugang (Generalisierungstheorie nach Judd, Einstellungstheorie nach Haslow, Gestalttheorie) zum Problem des Lernens. Die Grundfrage jeder phänotypischen Transfertheorie liegt in einer adäquaten Bestimmung der Ähnlichkeit oder Identität von Reizen und Reaktionen. Identität oder Ähnlichkeit ist nach visuell wahrnehmbaren Bewegungseigenschaften definiert; die weiteren Rückmeldungen über die Folgen einer Muskelkontraktion bleiben unberücksichtigt und damit auch die Zusammenarbeit von Muskelinnervation und Rückkopplung, die das Zustandekommen bzw. Erlernen einer Bewegung bedingt. Schlüssel für den genotypischen Zugang der modernen Lerntheorie zum Transferproblem sind aber solche einem Lerneffekt zugrundeliegenden Prozesse. Die Abwendung vom phänotypischen Standort liegt einmal begründet im Scheitern einer angemessenen Definition der Ähnlichkeit; zum anderen konnten auch zwischen unähnlichen Lernaufgaben Transferzusammenhänge nachgewiesen werden. Das Zentralproblem einer genotypisch (im Fall des Sports sensomotorisch) fundierten Transfertheorie ist der Aufweis empirisch verankerter hypothetischer Konstrukte zur Erklärung von Transfervorgängen. Mit der Erkenntnis, daß beim sensomotorischen Lernen mehr kognitive Aktivität im Spiel ist als weithin angenommen (z. B. Wahrnehmungszentrierung, erwartungsbezogene selektive Beachtung und Beurteilung von Informationen zur Ermittlung neuer, untergeordneter Sollagen, Bewegungsantizipation), bietet sich hier die Suche nach kognitiven Ansätzen an. Induktiv lassen sich bei einer gegebenen Lernmethode mit Tests zur Erfassung des Lerneffekts solche Konstrukte erschließen (Klauer, 1969), die dann einer deduktiven Prüfung (Popper) zu unterziehen sind. Ein entsprechender Versuch wurde an einem Beispiel zum sensomotorischen Lernen (Innenskischwung) dargestellt.

D. Ungerer (Berlin), „Das Menschenverständnis in der Sensomotorik", versucht — ausgehend von einer kybernetisch orientierten Sensomotorik — anhand von fünf Thesen ein Verhaltensmodell vom Menschen zu entwickeln:

1. Der Mensch steht mit den Kontaktsystemen seiner Umwelt in bidirektionalem Informationsaustausch; er ist ein *offenes System*. Wird in einem solchen Kommunikationssystem, in dem der Mensch ein Subsystem ist, eine Steuerkette derart verändert, daß ihr Informationsfluß nur noch monodirektional verläuft, so kommt es zur Lernunfähigkeit.

2. Der Mensch ist ein *dynamisches System*: sein Lernen besteht in Aufnahme-Verarbeitung und Abgabe eigenreduzierter Information. Das ist ein wesentliches Merkmal der Selbststeuerung.

3. Der Mensch ist ein *selbstregulierendes System*. Die Selbstregulierung dient der Stabilisierung eines sensomotorischen Systems. Sie beruht auf Regelmechanismen, deren Darstellungsweise sensomotorische Funktionskreise sind.

4. *Selbststeuernde sensomotorische Systeme verändern* ihre Umwelt, selbstregulierende passen sich ihrer Umwelt an. Die Selbstregelung sorgt dafür, daß durch Entscheidungen vorgegebene Verhaltensziele adäquat realisiert werden. Die Selbststeuerung bewirkt eine Veränderung des Verhaltensziels und damit der Umwelt.

5. Mit diesen Thesen wird ein Menschenverständnis skizziert, das die traditionslastigen Theorien über das Bewußtsein mit Doppelungsfunktionen vergessen lassen soll. Der Mensch wird als black box erfaßt.

Abgesehen davon, daß Auswirkungen dieser Thesen nur in einem kybernetisch orientierten Bildungssystem zu verspüren wären, ergäben sich pädagogische Konsequenzen, deren thematische Schwerpunkte vor allem auf der Selbstbestimmung der Lernziele durch den Lernenden, der Berücksichtigung der individuellen Bedürfnisstaffelungen, der Förderung der Innovationsinitiative und der Veränderungsfreudigkeit liegen sollten.

Literatur

Åstrand, P. O., Rodahl, K.: Textbook of Work Physiology. New York 1970.
Bergius, R.: Übungsübertragung und Problemlösen. In: R. Bergius (ed.): Lernen und Denken. Handbuch der Psychologie, Bd. I, 2. Göttingen 1964.
— Psychologie des Lernens. München 1971.
Cratty, B. J.: Movement Behavior and Motor Learning. Philadelphia 1967.
Daugs, R.: Zum strukturellen Aufbau sensomotorischer Fertigkeiten. In: K. Koch, J. Recla, D. Ungerer (ed.): Neue Beiträge zur Methodik der Leibesübungen. Schorndorf 1972.
— Bewegungsstruktur und sensomotorischer Lernprozeß. In: K. Koch (ed.): Lernen, Üben, Trainieren. Schorndorf 1972.
Geßmann, R., Quanz, D. R.: Sollwertverständnis und Curriculumansatz in der Sensomotorik. In: Sportwissenschaft 3, 154—174 (1973).
Göhner, U.: Soll- und Ist-Wert nicht im Einklang (Zu Dieter Ungerer, Zur Theorie des sensomotorischen Lernens). In: Sportwissenschaft 2, 90—98 (1972).
Hacker, W.: Kognitive Organisation der Bewegungsregulation – Studie zu Voraussetzungen und methodischen Konsequenzen. Probl. Ergeb. Psychol. 33, 45—77 (1970).
Hagedorn, G., Bisanz, G., Duell, H.: Mannschaftsspiel. Frankfurt a. M. 1972.
— Volpert, W., Schmidt, G.: Wissenschaftliche Trainingsplanung. Frankfurt a. M. 1972a.
— — — Der Schnellangriff im Basketball. Frankfurt a. M. 1972b.

Kaminski, G.: Bewegung — von außen und von innen gesehen. In: Sportwissenschaft **2**, 51—63 (1972).
— Superzeichen über Superzeichen (zu: W. Volpert, Sensomotorisches Lernen). In: Sportwissenschaft **2**, 429—436 (1972).
Klauer, K. J.: Lernen und Intelligenz. Weinheim/Berlin/Basel 1969.
Levitt, S., Gutin, B.: Res. Quart. **42**, 405—410 (1971).
Locke, L. F., Jensen, M.: Prepackaged sports skills instructions: a review and discussion. J. Health, Phys. Ed. Recr., Sept. 1971, 57—59.
Meinel, K.: Bewegungslehre. Berlin 1971.
Ungerer, D.: Zur Theorie des sensomotorischen Lernens. Schorndorf 1971.
Volpert, W.: Sensomotorisches Lernen. Frankfurt a. M. 1971.

Mentales Training

Einführung. E. Ulich (Köln)

Wir unterscheiden vier Grundformen des Trainings, aus denen sich unserer Auffassung nach alle Trainingsmethoden ableiten lassen:
1. das aktive Training
2. das observative Training
3. das mentale Training
4. das verbale Training.

Diese vier Grundformen des Trainings werden wie folgt definiert:
1. Das aktive Training besteht in der planmäßig wiederholten tatsächlichen Ausführung der zu lernenden sensomotorischen Fertigkeit.
2. Das observative Training besteht in der planmäßig wiederholten gezielten Beobachtung von Personen, welche die zu lernende sensomotorische Fertigkeit tatsächlich ausführen.
3. Das mentale Training besteht in einem planmäßig wiederholten bewußten Sich-Vorstellen des Ablaufes der zu lernenden sensomotorischen Fertigkeit.
4. Das verbale Training besteht in einer planmäßig wiederholten gezielten verbalen Kommunikation über den Ablauf der zu lernenden sensomotorischen Fertigkeit.

Die bisher durchgeführten Untersuchungen beziehen sich vor allem auf die drei erstgenannten Methoden: das aktive, observative und mentale Training. Insgesamt ergibt sich aus allen zu dieser Frage vorliegenden Ergebnissen, daß eine optimale Planung von Trainings- und Anlernprozessen nur möglich zu sein scheint, wenn die Vorteile aller drei Methoden kombiniert werden:
1. Das aktive Training ermöglicht die Erfahrung des Handlungsablaufes (Ablauf-Feedback) und eine Kenntnis der Resultate (Ergebnis-Feedback), die beide im mentalen Training nicht mit gleichem Realitätsgrad möglich sind.
2. Das observative Training ermöglicht prinzipiell eine bessere Sollwert-Eingabe, die als Fremdprogrammierung allerdings möglicherweise zu geringerem Ego-Involvement führt.
3. Das mentale Training ermöglicht die Entwicklung einer Aufgaben-Sophistikation, die als Selbstprogrammierung möglicherweise zu stärkerem Ego-Involvement führt. Außerdem erlaubt mentales Training höhere Ablauffrequenzen — d. h. häufigere Wiederholung etwa schwierigerer Handlungselemente — pro Zeiteinheit als aktives und observatives Training.

Da also jede der Methoden Vorteile aufweist, die die jeweils anderen nicht besitzen, ist im Sinne der Optimierung von sportlichen Trainingsprozessen nach der jeweils optimalen Kombination zu fragen.

Mentales Training

Da sich das Hauptreferat von Start vor allem auf anglo-amerikanische und deutsche Untersuchungen zum mentalen Training bezieht, soll hier noch darauf hingewiesen werden, daß auch eine große Anzahl russischer Untersuchungen vorliegt, die diese Thematik unter dem Begriff „ideomotorisches Training" behandeln.

Gerade diese Untersuchungen zeigen immer wieder die erhebliche praktische Bedeutung eines mentalen Trainings sensomotorischer Fertigkeiten. So vertritt Ignaschenko (1951) in seinem Buch über Akrobatik den Standpunkt, daß der Lernprozeß um so erfolgreicher ist, „je besser und deutlicher sich der Lernende die zu erlernende Bewegung vorstellt". Kurz zuvor hatte Osolin (1949) in seinem „Training der Leichtathleten" festgestellt, diese Methode sei nützlich, um die Geschwindigkeit zu erhöhen und das „Gefühl für den Bewegungsrhythmus" zu erwerben. Puni bemerkte darüber hinaus in seiner Arbeit über „Bewegungsvorstellung und Training", das Training mit Hilfe der Bewegungsvorstellung sei bedeutsam vor allem für die Genauigkeit und Koordination der Bewegung sowie für die Vervollkommnung der sportlichen Bewegungsfertigkeiten: „Es kann das wirkliche Training nicht ersetzen, zeigt aber bemerkenswerte Ergebnisse, wenn es mit diesem zusammen angewandt wird".

Auch in anderen als sportlichen Lebensbereichen können mentale Trainingsformen offensichtlich mit Erfolg angewandt werden. So kommen Platonow u. Schwarz zu dem Schluß, daß vorgestellte Flüge die Automatisierung der Reihenfolge der Handlungen und die Systematisierung der Wahrnehmungen bei Flugschülern fördere. Und nach Dymerski wird die erwähnte Methode „bekanntlich (wenn auch in verschiedenem Umfange und entsprechend der unterschiedlichen Selbständigkeit des Schülers) sowohl während der ersten Ausbildung als auch bei der Vervollkommnung der fliegerischen Fertigkeiten angewendet wie auch bei ihrer Wiederholung nach längerem Aussetzen im Fliegen". Der letzterwähnte Hinweis ebenso wie Bemerkungen von Puni über die Bedeutung der Bewegungsvorstellungen für die „Umwandlung von Bewegungsfertigkeiten" und „als Mittel im Kampf gegen die Wirkung einer Unterbrechung des Trainings" deuten auf die Relevanz mentaler Trainingsmethoden auch für Fragen der Rehabilitation hin.

Die Diskussion über die Bedeutung verschiedener Trainingsmethoden sollte indes das in diesem Zusammenhang noch kaum systematisch untersuchte Training durch verbale Kommunikation nicht vernachlässigen. Wir unterscheiden hier die Kommunikation mit anderen Personen, z. B. dem Instruktor, und die Kommunikation bzw. das Sprechen „mit sich selbst". Erfahrene Sportler z. B. wissen, daß etwa beim Absolvieren besonders schwieriger, anstrengender oder gefährlicher Bewegungsabläufe „Selbstbefehle" eine bedeutsame Rolle spielen können.

Nicht etwa nur in bezug auf sportliche Trainingserfolge, sondern auch in Zusammenhang mit Rehabilitationsproblemen und im Hinblick auf die angemessene Ausbildung von Sportlehrern scheint uns die ihrer theoretischen Bedeutung entsprechende praktische Berücksichtigung von Sprech-, Denk- und Vorstellungsprozessen wünschenswert und notwendig zu sein.

Unter denjenigen Trainingsmethoden, bei denen das Schwergewicht auf der Regulation des Handelns durch Vorstellen und Denken liegt, nimmt das mentale Training — wie auch aus dem Beitrag von Start hervorgeht — offensichtlich einen besonderen Platz ein.

K. B. Start (Slough)

Mentales Training*

Wir können eindeutig feststellen, daß eine grob- oder feinmotorische Fertigkeit durch mentales Training ohne tatsächliches körperliches Training erworben und/oder verbessert werden kann. Was wir nicht sagen können, ist, *wie* dieses Lernen bewerkstelligt wird oder welche Einschränkungen sich aus der psychologischen Struktur des Individuums, aus der Art der Fertigkeit, der Struktur der gedanklichen Übungssituation oder aus einer etwaigen gegenseitigen Wechselwirkung ergeben. Die Grundtatsache steht mittlerweile ohne jeden Zweifel fest. Die Randergebnisse bedürfen der Bestätigung durch eine Wiederholung der Untersuchungen mit mehr Versuchspersonen in unterschiedlichen Situationen und stärker unterschiedlichen Fertigkeiten. Die Ergründung, Feststellung und das schließliche Verständnis der theoretischen Grundlagen dieser Phänomene stehen noch aus. Das am wenigsten diskutierte Gebiet scheint jedoch das der praktischen Folgerungen aus dieser Art des motorischen Lernens zu sein und ich hoffe, später darauf verweisen zu können, daß diese zwar noch nicht verstandene, aber sehr effektive Methode zum Erwerb motorischer Fertigkeiten wesentliche, wenn nicht einzigartige Beiträge auf bestimmten Gebieten leisten könnte.

Gedanke und Handlung

Dichotomie: Eine der weniger vorteilhaften Hinterlassenschaften des Mittelalters, die nur schwer auszumerzen ist, war die Trennung von Leib und Seele. Ohne diese Trennung würde die Wirksamkeit des mentalen Trainings einer motorischen Fertigkeit nicht als so überraschend erscheinen. Dieser Bruch hat unter anderem die Theorien über das Bewußtsein, das Selbst, die sinnliche Vorstellung und das motorische Lernen verwirrt und sogar einen Zweig der Medizin hervorgebracht, der mit den „psychosomatischen" Krankheiten zu tun hat.

Denken, sinnliche Vorstellung, Muskeln: Die Wechselbeziehungen zwischen Bewußtsein und erhöhter physiologischer Grundaktivität sind seit langem festgestellt. Diejenigen zwischen Intensität der gedanklichen Tätigkeit und Puls, Atmung und Muskelspannung sind ebenso gut bekannt. Weniger gut beschrieben ist der Zusammenhang zwischen der Art der gedanklichen Tätigkeit und spezifischen körperlichen Phänomenen. Erst die entscheidenden EMG-Untersuchungen von Jacobsen in den 30er Jahren haben einen Bezug zwischen den elektrischen Erscheinungen in „ruhenden" Muskeln zu gedachten oder vorgestellten Bewegungen eines Individuums hergestellt und einen empirischen Beweis für eine Reintegration von Leib und Seele gebracht[1]. Leider genießt der Gegenstand der sinnlichen Vorstellung selbst kein hohes Ansehen. Die sinnliche Vorstellung wurde wie der Gedanke nach den subjektiven Angaben des Individuums beurteilt (quantitativ und qualitativ), und die wachsenden Bemühungen um Objektivität in der Psychologie haben bis vor kurzem solche Interessensgebiete weit weg vom Hauptstrom psychologischer Fragestellungen in stehende Gewässer abgedrängt. Dennoch, ob subjektiv oder objektiv, schwierig oder bedrängend, ist die sinnliche Vorstellung nach meiner persönlichen Ansicht der Stein von

---

* Übersetzung aus dem Englischen.

1 Gefolgt von vielen anderen wie z. B. Max (1937), Shaw (1940).

Rosette für das Verständnis des mentalen Trainings und vielleicht auch für das motorische, wenn nicht gar für den Lernprozeß schlechthin.

Die wechselseitige Verbundenheit von Phänomenen, die wir als Wahrnehmung, Vorstellung, Sprache und Geschicklichkeit trennen, beginnt sich abzuzeichnen. Eine sinnliche Vorstellung stört die Wahrnehmung und weist zumeist auf eine Verbindung zwischen Wahrnehmungsprozeß, Vorstellung, Halluzinationen und Sprache (McMahon, 1972), Vorstellung und muskuläre Aktivität hin, in deren Zusammenhang sowohl die früheren Studien über Muskelspannung als auch die späteren EMG-Experimente zu zahlreich sind, um sie hier zu erwähnen.

Gedankliches Üben: Viele Untersuchungen haben mittlerweile die Bindeglieder zwischen einer regulären, strukturierten sinnlichen Vorstellung (gedanklichen Übung) und der Ausführung einer körperlichen Bewegung festgestellt, obwohl die Pionierarbeit von W. L. Steel der University of Manchester, England, nicht so gut bekannt ist, wie sie in diesem Wissensgebiet sein sollte — insbesondere in bezug auf grobmotorische Fertigkeiten.

Richardson (1967) hat eine ausgezeichnete Übersicht über die früheren Arbeiten zum gedanklichen Üben zusammengestellt und theoretische Systeme postuliert, die diese Phänomene erklären könnten. Darauf folgend haben andere Autoren (Brumbach, Ulich, McMahon) seine Synthesen verbessert oder erweitert oder andere Lösungen angeboten. In den nächsten 10 Jahren werden wir vielleicht eine Serie von Gruppenstudien erleben, die die eine oder andere der Theorien zur Erklärung des gedanklichen Übens testen sollen. Gegenwärtig handelt es sich noch um Hypothesen, nicht um Theorien, und ich möchte gerne einige weniger gesicherte Punkte aufzeigen.

Efferent-afferente Abläufe bei der sinnlichen Vorstellung

Es ist bewiesen, daß Vorstellungsbilder (insbesondere kinästhetische und wahrscheinlich visuelle) mit einer nachweisbaren elektrischen Aktivität in den Muskeln einhergehen. Die eigentliche Frage ist eine Version der Preisfrage nach dem Huhn und dem Ei — ruft die EMG-Aktivität das Vorstellungsbild hervor (Watson'sche Ideen?) oder induziert das Vorstellungsbild die unterschwellige Muskelaktivität. Die Meinung von Anatomen sprach dafür, daß die Isolierung und Anästhesierung der einen (oder anderen) efferenten und afferenten Versorgung einer Muskelgruppe keinen entscheidenden Durchbruch brächte, da nach ihrer Meinung nur die Zunge deutlich getrennte efferente und afferente Versorgungen hat. Weiß irgend jemand etwas über Untersuchungen über die sinnliche Vorstellung von Zungenbewegungen? Als ich hörte, daß eine Anzahl von Substanzen in der Chirurgie experimentell wegen ihrer Eigenschaft benutzt werden, die Sensibilität (efferent) ohne Verlust der motorischen Kontrolle (afferent) aufzuheben, wurde die Diskussion mit klinischen Anästhesisten mit der Frage fortgesetzt, ein Anästhetikum mit selektiven Wirkungen auf afferente oder sensorische Fasern in einer gemischten Nervenversorgung zu verwenden. Diese Gespräche erschienen zunächst vielversprechend. Obwohl faszinierend, führten diese Diskussionen jedoch nicht zu einem experimentellen Fortschritt, da die Substanzen, die auf einer höheren Ebene des Gehirns wirksam zu sein schienen, bei sehr jungen, adoleszenten und sehr alten Personen eigenartige Nebenwirkungen — insbesondere lebhafte Halluzinationen — zu haben schienen. Diese anästhetischen Substanzen gehörten tatsächlich zu einer Gruppe von Halluzinogenen. Die medizinischen Anamnesen von Patienten, die unter Phantomvorstellungen von Extremitäten, einem verlängerten Bein oder unter der Wahnvorstellung, zu einem Leoparden zu werden, litten, ergaben trotz ihrer Faszination keinen Hinweis für ein experimentelles Vorgehen, sondern schienen die Sache noch komplizierter zu machen. Waren die Halluzinationen eine Folge des Versuches des Gehirns, eine gestörte sensorische Rückkopplung (partielle Anästhesie) zu rationalisieren, oder die Folge eines völligen Fehlens sensorischer Informationen? Beides ist möglich, da wir aus früheren Experimenten über sensorisch-motorische Depravation wissen, daß die Versuchspersonen das Experiment sehr bald wegen unerträglicher Halluzinationen abbrechen. Es scheint jedoch so zu sein, daß Neuroanatomie und die höheren Ebenen der Neurophysiologie das simplizistische Vorgehen vereiteln werden, Elektroden in einen Muskel zu stechen, dessen Gebrauch sich eine Versuchsperson vorstellt, wobei die afferente (oder efferente) Versorgung zu (oder von) diesem Muskel blockiert ist. Trotzdem ist es schade, denn es könnte klären, ob sich jemand die Bewegung einer Hand vorstellen kann, wenn die sensorische Versorgung dieser Hand blockiert ist.

Es gibt Krankheitsbilder, bei denen die sensorische Versorgung der Extremitäten stark beeinträchtigt oder sogar zerstört ist — z. B. bei Lepra. Sind in solchen Fällen kinästhetische Vorstellungsbilder möglich?

Vorstellung und gedankliches Üben

Wenn irgend jemand eine Tätigkeit (sei es motorisch, intellektuell oder sozial) physisch übt, sind Genauigkeit, Intensität und Häufigkeit des Übens für den Erfolg von Bedeutung. Wir haben angenommen, daß die gleichen taktischen Überlegungen für das gedankliche Üben gelten — insbesondere tragen eine korrekte sinnbildliche Vorstellung, ihre Lebendigkeit und die Häufigkeit, mit der sie angewendet werden, zum erfolgreichen Lernen bei.

Häufigkeit: Umfangreiche Arbeiten liegen vor über einen Vergleich zwischen Dauertraining und periodischem Training mit abwechselndem gedanklichen Üben und Ruhepausen, sowie über Kombinationen von gedanklichem Üben, körperlichem Training und Ruhepausen. Was für das körperliche Üben körperlicher Fertigkeiten und das gedankliche Üben geistiger Fertigkeiten gilt, scheint auch auf das gedankliche Wiederholen körperlicher Fertigkeiten zuzutreffen. Dabei scheint mir ein Punkt übersehen worden zu sein, obwohl er für alle so offensichtlich ist, daß wohl niemand glaubte, darüber sprechen zu müssen. Während wir körperliches Üben sicher unterbinden können, ist es unwahrscheinlich, daß in Zeiten körperlichen Trainings gedankliches Üben je ganz zu verhindern sein wird. Daraus folgt, daß vergleichende Untersuchungen über gedankliches und körperliches Üben eher als ein Vergleich zwischen gedanklichem Üben und körperlichem *mit* gedanklichem Üben sind. Eine Möglichkeit, sie getrennt zu bewerten, wäre in der Hypnose gegeben. Selbst unter diesen Bedingungen wird die Versuchsperson bei den eigentlichen Bewegungen mitdenken, auch wenn die mit der Fertigkeit verbundenen Gedankengänge zwischen den körperlichen Übungen ausgeschaltet werden. Eine interessante Situation unter Hypnose wäre, die Versuchsperson aufzufordern, die Übung zu vollziehen, *ohne* dabei an sie zu denken. Man dürfte kaum in der Lage sein, das zu tun.

Genauigkeit: Die Voraussetzung *korrekter* Vorstellungsbilder erscheint so absurd offensichtlich, daß keine systematischen Untersuchungen darüber vorzuliegen scheinen, ob das Detail, mit dem die gestellte Aufgabe bildlich vergegenwärtigt wird, einen Einfluß auf die Wirksamkeit des gedanklichen Wiederholungsübens hat. Bei den von Steel, Start und Whitley an den Disziplinen Wurf und Turnen durchgeführten Untersuchungen wurde das Kriterium Geschicklichkeit von internationalen Kampfrichtern und Trainern dieser Disziplinen gründlich analysiert, so daß sich die Versuchsperson ein genaues Bild von der körperlichen Übung machen konnte. Jedoch könnte eine Untersuchung der gleichen Übung an Gruppen, die bei der bildlichen Vorstellung unterschiedliche Einzelheiten beachten oder denen eine spiegelbildliche Form dieser Übung zum Training vorgegeben wäre, aufschlußreich sein.

Intensität: Man könnte sich vorstellen, daß die Lebendigkeit der sinnbildlichen Vorstellung mit der Wirksamkeit des gedanklichen Übens zu tun haben könnte; die experimentellen Befunde sind jedoch sehr unterschiedlicher Art. Subjektive Beurteilung der Lebendigkeit scheint mit der EMG- oder EKG-Aktivität und mit peripheren Faktoren verbunden zu sein, die zum gedanklichen Üben Beziehungen haben (Wahrnehmung, Halluzinationen usw.). Es gibt jedoch nur wenige Studien darüber, wie Art und Intensität der sinnbildlichen Vorstellung mit einem Gewinn an motorischer Geschicklichkeit nach gedanklichem Üben korrelieren. Ein entscheidendes Element ist die Subjektivität sowohl bezüglich der Modalität als auch ihrer quantitativen Bewertung. Vielleicht sollte man künftig so vorgehen, daß man standardisierte Sinnbilder anbietet (verbal, kinästhetisch usw.) und die Reaktion aufzeichnet (Zahl der Darbietungen bis zum Erkennen oder Erlernen), um daraus einen Hinweis auf die bevorzugte oder optimale Modalität der sensorischen Aufnahmereize zu erhalten. In einer Untersuchung (Start, 1964), bei der an einer Universitätsgruppe (N = 18) der Vorstellungstest nach Sutcliffe für eine motorische Tätigkeit angewendet wurde, wurde ein Nebenaspekt verfolgt. Die geringe Leistung der Gruppe bei einem kinästhetischen Modus und der Kommentar eines Studenten, daß eine kinästhetische Erfahrung schwer zu beschreiben sei, weisen darauf hin, daß eine schwer zu beschreibende (verbalisieren) kinästhetische Erfahrung deshalb auch schwer für die kognitive Retention und Integration zu codieren ist. Daraufhin wurde mit Bedacht der Versuch unternommen, regelmäßig Worte mit kinästhetischen Empfindungen zu verbinden, wobei diese Worte regelmäßig 8 Wochen lang benutzt wurden. Bei der Wiederholung des Testes am Ende dieser Periode ergab sich ein Ansteigen in der Bewertung der kinästhetischen Modalität. Vielleicht erhöht ein Üben anhand eines Vorstellungsmodus die „Lebendigkeit" des Vorstellungsinhaltes oder mit seiner Verbalisierung ist die Tendenz seiner Vertiefung verbunden.

Nicht ausführbare Sinnbilder

Kann man sich eine Bewegung vorstellen, zu der man nie fähig war? Während sich ein Amputierter den Gebrauch seiner fehlenden Gliedmaßen vorstellen kann, soll jemand Schwierigkeiten haben, sich den Gebrauch einer Gliedmaße vorzustellen, die ihm von Geburt an fehlte, selbst wenn die paarige Gliedmaße in dieser Fertigkeit geübt ist. Über diesen Aspekt sind weitere Untersuchungen erforderlich, da dies ein wichtiger Punkt in einer von McMahon (1972) vorgeschlagenen theoretischen Erklärung sein könnte, die besagt, daß „niemand, der keine Fähigkeit zum Erfolg mitbringt, seine Leistung durch noch so viel gedankliches Training verbessern könnte". Sie wiederholt außerdem die allgemein akzeptierte Auffassung, daß das Vorstellungsbild einer Bewegung von dem gleichen nervlichen Erregungsmuster wie die Bewegung selbst begleitet wird, die sie jedoch in Form einer Hypothese weiterführt, die besagt, daß ohne solch eine nervliche Aktivität „kein kinästhetisches Vorstellungsbild erlebt wird". Ihre Ergebnisse zeigen jedoch, daß ihre Versuchspersonen doch sinnbildliche Vorstellungen ohne entsprechende EMG-Aktivität des beteiligten Muskelsystems angaben. Diese Beobachtung — so bedauerlich sie für die Hypothese ist — steht jedoch im Einklang mit den Ergebnissen zweier kleiner EMG-Studien von mir selbst aus dem Jahr 1963. In der ersten wurden nicht-signifikante Aktivitätsunterschiede im EMG (Oberflächen-Elektroden, Quadriceps) zwischen 2 Gruppen von je 4 Personen gefunden, die sich vorstellten, in der Hocke zu sitzen und zu kicken, wovon die eine Gruppe angab, lebhafte kinästhetische Vorstellungen zu haben, die andere starke verbale. Die 2. Studie, in der die 4 Personen der kinästhetischen Gruppe untersucht wurden, die erhebliche Unterschiede in der Lebendigkeit ihrer Vorstellung aufwiesen, ergab keine Beziehung zwischen dem Kurvenbild des EMG (oberflächliche und intramuskuläre Elektroden) und der angegebenen Stärke der sinnbildlichen Vorstellung oder dem Bewerten der Fertigkeit im Anschluß an ein gedankliches Üben. Es handelte sich jedoch hierbei in allen Fällen um Voruntersuchungen, die nicht weiter verfolgt wurden. Es hat so den Anschein, als ob das EMG keine *notwendige* Komponente der kinästhetischen Vorstellung oder des gedanklichen Übens sei; allerdings bewegte sich die Zahl dieser Untersuchungen und ihre Technik in so engen Grenzen, daß die Ergebnisse sehr leicht Artefakte darstellen könnten.

Einige theoretische Untermauerungen

Wir wollen annehmen, daß die allgemein akzeptierten Gesetze des Lernens, d. h. Übung, Relevanz, Motivation usw. den Lernprozeß fördern. Dann darf ich eine Reihe von Hypothesen über den Zusammenhang zwischen sinnbildlicher Vorstellung und gedanklichem Üben und motorischem Lernen vorstellen, die Sie durch logische Argumente oder später durch experimentelle Untersuchungen zu Fall bringen können.

Während des Übens wird eine Vorstellung der Übung erzeugt — daher darf man vielleicht annehmen, daß die Wirksamkeit einer sinnbildlichen Vorstellung beim Lernprozeß eine Funktion ihrer a) Stärke und b) Genauigkeit ist. Da Fertigkeiten gewöhnlich eine körperliche Bewegung betreffen, muß sich das Vorstellungsbild ändern können und die Wirksamkeit einer Serie von Vorstellungsbildern dürfte dann eine Funktion der a) Leichtigkeit sein, mit der dieses Bild in Form, Folge und Geschwindigkeit gehandhabt werden kann und seiner b) Kontinuität, d. h. mehr gleitende als sprunghafte Übergänge von einem Bild zum nächsten in einer Reihenfolge.

Man könnte postulieren, daß gewisse Bildarten nützlicher für das Erlernen motorischer Fertigkeiten sind als andere. Zum Beispiel eine visuelle Bildvorstellung, in der man sich selbst *sieht;* wenn man jemand anderem bei der Ausführung dieser Übung zusieht, würde man die erforderlichen Bewegungen kognitiv bestimmt so begreifen, daß man die Einzelheiten jemand anderem sehr viel genauer beschreiben könnte. Das eigene Erlernen würde sich so abspielen, daß man sich als passiver Beobachter ein genaues Bild machen könnte. Man hätte technisch korrektere Informationen darüber, nicht wie man es tun muß, sondern was man zu tun hat. Man könnte daraus postulieren, daß in einer solchen Situation der Intelligenzquotient einen Einfluß auf den Gewinn durch gedankliches Üben hat, wenn die sinnbildliche Vorstellung visuell und deshalb rein kognitiv ist, während die Leistungsverbesserung oder die Lebendigkeit der Vorstellung keinen Zusammenhang mit den gleichzeitigen EMG-Kurven in den betroffenen Muskelgruppen haben.

Man könnte fordern, daß das kinästhetische Sinnbild die optimale Art und Weise sei, mit der man persönlich die Ausführung der Übung erlernen könnte, d. h. so als ob man *fühlte*, daß man die Aufgabe selbst ausführe, wobei das afferente und efferente neuromuskuläre System beteiligt wäre. Man könnte weiter postulieren, daß Kinästhesie und motorisches Können (d. h. der Erfolg bei früheren Lernerfahrungen) mit Hilfe solcher Sinnbilder mit dem Gewinn durch gedankliches Üben zu tun haben, die alle zusammen wiederum mit der neuromuskulären Aktivität (EMG) während der sinnbildlichen Vorstellung zusammenhängen. Der Intelligenzquotient (Erkennen) würde eine weniger signifikante Rolle spielen.

Bei einer naiven Person dürfte das kinästhetische Sinnbild keinerlei Zusammenhang damit haben, ob eine Bewegung richtig oder falsch ausgeführt wird, weswegen sie kinästhetischer Hilfen bedarf. Für eine visuelle Verstärkung sollten kinästhetische Hilfen auf die Darbietung visueller Eindrücke abgestimmt sein (Film, Demonstration oder visuelle mit kinästhetischen Eindrücken verknüpfte Sinnbilder). Verbale Verstärkung dürfte dafür am wenigsten geeignet sein, da sie von einer verbalen *Codierung* einer kinästhetischen Empfindung in verbale Symbole abhängt, an der, wie wir oben ausgeführt haben, zumindest die modernen Sprachen ausnehmend arm sind. Die kinästhetischen Hilfen könnten entweder auf der Erfahrung ähnlicher Bewegungen in der Vergangenheit aufbauen oder aus dem augenblicklichen körperlichen Training Kapital schlagen oder es integrieren. Das könnte den Erfolg sowohl des Neulings als auch hervorragend geübter Personen nach gedanklichem Üben erklären, da der erstere durch reines Wahrnehmen aufnimmt, während der letztere durch kinästhetische und kognitive Integration oder auch aus früheren kinästhetischen Erfahrungen lernt.

Von einem solchen Modell würde man erwarten, daß ein kinästhetisches Sinnbild nicht ohne EMG-Aktivität abläuft und daß die Schaltmuster der unterschwelligen Aktivität in den relevanten Muskeln desto spezifischer und stärker sind, je präziser, detaillierter und lebendiger das kinästhetische Sinnbild ist. Da jedes Lernen mit dem Ausschluß externer Reize und mit einer Reaktion auf die umschriebene Aufgabe einhergeht, folgt daraus unmittelbar, daß die Wahrnehmung durch die sinnbildliche Vorstellung, die sinnbildliche Vorstellung durch Wahrnehmung und beides durch (körperliche) Aktivität speziell der neuen, Konzentration fordernden Trainingsart blockiert wird.

Besondere Anwendungen des gedanklichen Übens

Während sich alle unter uns, die theoretische Interessen verfolgen, der Frage zuwenden, wie gedankliches Üben abläuft, sollten sich andere, die sich um die Folgerungen aus dieser Methode, ihre Entwicklung und ihre Anwendung kümmern, nach Situationen umsehen, in denen gedankliches Üben von einzigartigem Wert sein kann.

Was hat gedankliches Üben zu bieten? Es kann motorische Fertigkeiten (und Stärke und Ausdauer?) ohne eigentliches körperliches Üben verbessern. Unter welchen Umständen wäre es für uns wünschenswert, eine Verbesserung motorischer Leistungen ohne körperliches Üben zu erreichen? Richardson (1964) hat auf die mögliche Rolle in der Physiotherapie hingewiesen. Hier ist die Erhaltung des Fertigkeitsniveaus einer verletzten Person während der Rekonvaleszenz und insbesondere in der Zeit, in der der Heilungsprozeß eine teilweise oder vollständige Ruhigstellung erfordert, wichtig.

Ein anderes, bisher anscheinend nicht erforschtes Gebiet ist der mögliche Beitrag des gedanklichen Übens zum motorischen Lernen von Kindern, deren neuromuskuläres System geschädigt ist, d. h. von spastischen Kindern. Die Probleme dieser Kinder sind zahlreich, komplex und von unterschiedlichem Schweregrad. Koordination und körperliche Geschicklichkeit liegen unter dem Durchschnitt, und ungezielte kleine und große muskuläre Bewegungen treten oft spontan auf, wenn das Kind versucht, eine bestimmte körperliche Tätigkeit auszuführen. Wäre es möglich, diese unerwünschten Bewegungen beim Lernen zu verringern, die unvermeidlich alle Versuche zu begleiten scheinen, das Können durch körperliches Üben zu verbessern? Könnten wiederholte gedankliche Übungen diesen Kindern helfen, indem sie die Muskelaktivität herabsetzen und die Rolle der kortikalen Organisation in den Vordergrund stellen? Könnte ein spastisches Kind eine einfache Fertigkeit durch gedankliches Üben erlernen und einen solchen Grad der körperlichen Beherrschung erreichen, daß die störenden Nebenwirkungen beim Versuch körperlicher Bewegungen unterdrückt werden? Kann man sich eine optimale Kombination von gedanklichem und körperlichem Üben so ausdenken, bei der das Schwergewicht auf dem gedanklichen Üben liegt und bei der nur soviel an körperlicher Übung nötig ist, wie sie im wesentlichen für eine kinästhetische Verstärkung des gedanklichen Übens erforderlich ist, ohne daß dabei zu stark unerwünschte Bewegungen provoziert werden, die den Grundprozeß des Lernens und der Motivation unterbrechen?

Zusammenfassung

Die Forschungsarbeit auf dem Gebiet des mentalen Übens hat nunmehr begonnen, stärkere Ausmaße zu erreichen. Gedankliches Üben kann motorisches Lernen erleichtern, wir wissen jedoch nicht, wie und warum. Bisher wurde von dieser Form des motorischen Lernens wenig Gebrauch gemacht, obwohl es Situationen zu geben scheint, in denen dieses Verfahren einen wertvollen und vielleicht nur ihm zukommenden Beitrag zu leisten vermag. Alles in allem zeichnet sich dieses Gebiet durch eine intensive theoretische und praktische Faszination aus.

Literatur

Max, L.W.: Experimental study of the motor theory of consciousness. J. comp. Psychol. **24**, 301—344 (1937).
McMahon, C.E.: Role of covert neuromuscular activity in the kinaesthetic hallucination. Unpub. Master's thesis, Penn. State Univ. 1972.
Richardson, A.: Has mental practice any relevance to physiotherapy? Physiotherapy **50**, 148—151 (1964).
— Mental practice: a review and discussion. Res. Quart. **38**, 95—107, 263—273 (1967).
Shaw, W.A.: The relation of muscular action potentials to imaginal weight lifting. Arch. Psychol. **35**, 1—50 (1940).
Start, K.B.: Kinaesthesis and mental practice. Res. Quart. **35**, 316—320 (1964).

Kurzreferate

Über unterschiedliche Erlebnisweisen sogenannter „virtueller Bewegung", dargestellt am Beispiel des Skilaufs. K. Kohl (Berlin)

Der Referent greift von den vielen Begriffen, die für psychische Vorgänge, die realen Bewegungen vorausgehen, existieren, den der „virtuellen Bewegung" auf, der bereits 1925 von Palagyi und von Buytendijk verwendet wurde. Die damit angesprochenen Phänomene lassen sich im Bereich des Sports deutlich identifizieren. Kohl hält es für möglich, verschiedene Erlebnisweisen qualitativ gegeneinander abzugrenzen, und zwar nach dem Grad ihrer Deutlichkeit oder Bewußtheit und in bezug auf die Struktur des Handlungsablaufs, in den sie jeweils eingebettet sind. Unter Verwendung der Bezeichnungen *Bewegungsentwurf*, *Bewegungsvorwegnahme*, *Bewegungsvorstellung* und *innere Mitbewegung* nimmt er solche Unterscheidungen am Beispiel des Skilaufs vor.

1. Bewegungsentwurf. Man kann sich einen Bewegungsablauf vor seiner Verwirklichung — sozusagen „probeweise" — vorauserleben lassen. Dabei kann die in Gedanken ausgeführte Bewegung deutlich ausgegliedert sein und einen gefühls- und spannungsgetönten Verlauf nehmen. Erlebnisdaten dieser Art sind beim Skischüler gegeben, wenn er im Skiunterricht am Übungshang vor der Ausführung eines Bogens steht. Der Vornahmeakt ist dann auch meist von einem inneren Sprechen begleitet.

2. Bewegungsvorwegnahme. Mit der Bezeichnung Bewegungsvorwegnahme wird von uns ein psychisches Geschehen erfaßt, bei dem die Einzelphasen eines intendierten Bewegungsvollzuges dem Erleben wie in Verdichtung erscheinen. Die Vorwegnahme durch den Skiläufer bezieht sich auf die unmittelbar an die Gegenwart anschließende Bewegungsphase, in einem Erlebnis, das besonders vom Umfeld her, zum Beispiel von Geländeformen, angeregt wird.

2.1. Vorwegnahme bei Endhandlungen. Sie ist verwirklicht vor der Ausführung eines einzelnen Schwunges am Übungshang („Das ist nur ein Gedanke: ‚Da schwingen!'. Das geht nicht bis ins einzelne ...").

2.2. Vorwegnahme bei fortlaufenden Handlungen. Während einer Abfahrt im Gelände — etwa auf einer Buckelpiste — erfolgt die Programmierung „unterwegs". Dabei tauchen verbale Elemente in Form von „Selbstbefehlen" auf.

2.3. Vorwegnahme bei fortlaufenden Handlungen mit (relativ) starr festgelegter Programmierung. Der Läufer eines Slalomrennens prägt sich vor dem Wettkampf die Strecke und die einzelnen Torkombinationen genau ein. Während der Abfahrt ist er dann auf die kommenden Schwierigkeiten „gefaßt". Seine Leistung hängt in starkem Maße davon ab, wie er die Strecke vorher (virtuell) verarbeitet hat.

3. Bewegungsvorstellung. Je besser das Können des Skiläufers ausgebildet ist, um so mehr gelingt ihm eine „kinästhetische Vorstellung" einzelner Bewegungsphasen oder einer ganzen Abfahrt auch dann, wenn die Absicht zu ihrer Realisierung gar nicht vorliegt. Ein solches „mentales Training" trägt zur Leistungsoptimierung bei.

4. Innere Mitbewegung

4.1. Innere Mitbewegung beim Betrachten (Beobachten) eines Bewegungsablaufes. Während der Demonstration einer Richtungsänderung durch den Skilehrer versucht der Skischüler, dessen Bewegungen in Gedanken mitzuvollziehen.

4.2. Innere Mitbewegung beim direkten Nachvollzug einer fortlaufenden Handlung. Bei einer längeren Abfahrt im Gelände versetzt sich der Skischüler in den vor ihm fahrenden Skilehrer. Die Abfahrt fällt dem Skischüler so leichter. Der Skiläufer empfindet dies als Wegfall eines eigenen Energieaufwandes.

4.3. Innere Mitbewegung beim gleichzeitigen Mitvollzug einer wahrgenommenen Bewegung. In einer solchen Situation befinden sich Skiläufer beim sogenannten „Gruppenwedeln". Die Methodik des Skiunterrichts macht sich diesen „Gruppenrhythmus" zunutze.

4.4. Innere Mitbewegung beim Betrachten ruhender Abbildungen. Es erscheint sicher, daß die beim Betrachten von Skiläuferabbildungen dynamisch induzierten inneren Mitbewegungen um so eher und deutlicher auftreten, je stärker die wahrnehmungsmäßige Beteiligung des Betrachters ist.

Wir glauben, daß ein vermehrtes Studium der hier beschriebenen Erscheinungen zu einer Beeinflussung der Unterrichts- und Trainingsmethodik im Gebiet des Sports — besonders im Bereich des „mentalen Trainings" — führen kann.

Über die Spontanwahl verschiedener Trainingsmethoden — Ein Versuch zur Optimierung von Trainingsplänen. W. Volpert (Köln)

Vieles spricht dafür, daß Trainingsmethoden wie das mentale und observative Training am effektivsten sind, wenn sie in geeigneter Form mit dem Ausführen der Tätigkeit kombiniert werden. Um über die Art einer solchen Kombination nähere Aufschlüsse zu erhalten, führte der Verfasser mit Hilfe des O'Connor-Fingergeschicklichkeits-Tests Untersuchungen mit 24 Psychologiestudenten durch. Die Übungszeit umfaßte 18 3minütige Übungsperioden, denen jeweils eine ebenfalls 3minütige Pause folgte. Folgende drei Trainingsmethoden standen zur Wahl:
a) Ausführen der Tätigkeit;
b) mentales Training in der Standardform Ulichs;
c) observatives Training als Betrachten eines Filmes, der einen Hochgeübten bei der Arbeit zeigte.

Die Versuchspersonen gaben dem Versuchsleiter jeweils am Ende der Pause an, ob sie die nächsten 3 min aktiv, mental oder observativ trainieren wollten.

Die Daten der Untersuchung wurden einer Reihe statistischer Prüfverfahren unterzogen, wobei sich Volpert auf das Modell der Markoff-Ketten bezog.

Folgende Ergebnisse sind herauszustellen:

a) Der Übungserfolg korrelierte nur gering mit der Anzahl der Entscheidungen für das Ausführen der Tätigkeit. Er hing also nicht einfach davon ab, wie lange die Versuchspersonen aktiv geübt hatten.

b) Bei der ersten Wahl — der ein 3minütiges Ausführen der Tätigkeit obligatorisch vorausging — entschieden sich die meisten Versuchspersonen für den Film. Sie wollten sich also sehr früh genauer über das Bewegungsideal informieren.

c) Zur weiteren Beschreibung des Wahlverhaltens ist es sinnvoll, die Gruppe zweizuteilen in solche Personen, die einen über dem Median der Gesamtgruppe liegenden Leistungszuwachs erreichten, und solche Personen, bei denen dieser Leistungszuwachs unter dem Median lag.

Die Teilgruppe mit dem größeren Übungserfolg zeigte während des gesamten Versuches ein recht konstantes Wahlverhalten, das sich in folgender Weise kennzeichnen läßt: Nach observativem und mentalem Training wurde fast immer das Ausführen der Tätigkeit gewählt. Nach dem Ausführen der Tätigkeit entschieden sich jedoch die Versuchspersonen in etwa 60% der Fälle wieder für das Ausführen; in etwas über 20% der Fälle wählten sie mentales Training und in etwas unter 20% der Fälle wollten sie sich den Film ansehen.

Dieses Wahlverhalten stützt die Hypothese, daß mentales oder observatives Training am sinnvollsten alternierend mit dem Ausführen der Tätigkeit eingesetzt wird, was offenbar ein Grundkennzeichen derartiger Trainingsmethoden ist (vgl. Volpert, 1971). Außerdem könnte man aus dem Wahlverhalten schließen, daß das optimale Verhältnis der Dauer des mentalen oder observativen Trainings zur Dauer der Ausführung 1 : 2 ist und daß die einzelne Phase des mentalen (observativen) Trainings auf wenige Minuten beschränkt bleiben sollte.

d) Die Teilgruppe mit dem geringeren Übungserfolg zeigt etwa mit dem Beginn des zweiten Drittels der Trainingsphase weitgehend das gleiche Wahlverhalten wie die andere Teilgruppe, allerdings in deutlich labilerer Form. Von der zweiten bis zur sechsten Wahl entschieden sich die Personen dieser Teilgruppe dagegen sehr häufig von Periode zu Periode abwechselnd für mentales bzw. observatives Training und die Ausführung der Tätigkeit.

Man könnte vermuten, daß es sich hierbei gewissermaßen um eine „Probierphase" handelte, in der die verschiedenen Kombinationsmöglichkeiten geprüft wurden. Sieht man von dieser Ausnahme ab — die den geringeren Übungserfolg dieser Teilgruppe erklären könnte —, läßt sich jedoch das Wahlverhalten der Gesamtgruppe recht einheitlich beschreiben.

Sicher sind die Befunde dieses Versuchs nicht ohne weiteres auf andere Tätigkeiten, Personen oder auch auf andere Varianten der Trainingsmethoden übertragbar. Man wird auch aus dem Wahlverhalten der Versuchspersonen nicht unmittelbar eine optimale Abfolge der Trainingsmethoden ableiten können. Die Untersuchung liefert aber vielleicht einige Hinweise darauf, wie diese optimale Abfolge aussehen könnte und welche Kombinationen der Trainingsmethoden zu erproben sinnvoll wäre.

Die Diskussion deckte große terminologische Unsicherheiten auf, die durch den historischen Rückblick von Kohl unter Verwendung des Begriffs „virtuelle Bewegung" (Palagyi, 1925; Buytendijk) nur noch vermehrt wurden. Es wurde u. a. angeregt, statt von observativem, mentalen und verbalem Training von observativer, Vorstellungs- und verbaler Reizung (Reizdarbietung, Stimulierung oder Input) zu sprechen und jeweils einen zugehörigen mentalen Trainingsvorgang anzunehmen (F. Fetz, Innsbruck).

Literatur

Dempsey, W.: The effects of physical practice, mental rehearsal and a visual aid upon the acquisition of a physical skill. Diploma diss. Univ. Manchester, England 1969.
Kohl, K., Krüger, A.: Psychische Vorgänge bei der Sportmotorik. In: Leistungssport **2**, 123—126 (1972).
Oxendine, J. B.: Effect of mental practice on the learning of three motor skills. Res. Quart. **40**, 755—763 (1969).
Palagyi, M.: Wahrnehmungslehre. Leipzig 1925.
Phipps, S. J., Morehouse, C. A.: Effects of mental practice on the acquisition of motor skills of varied difficulty. Res. Quart. **40**, 773—778 (1969).
Richardson, A.: Mental practice: A review and discussion I. Res. Quart. **38**, 95—107 (1967a).
— Mental practice: A review and discussion II. Res. Quart. **38**, 263—273 (1967b).
— Mental Imagery. New York 1969.
Riley, E., Start, K. B.: The effect of the spacing of mental and physical practices on the acquisition of a physical skill. Aust. J. Phys. Educ. **20**, 13—16 (1960).
Shick, J.: Effects of mental practice on selected volleyball skills for women. Res. Quart. **41**, 88—94 (1970).
Stebbins, R. J.: A comparison of the effects of physical and mental practice in learning a motor skill. Res. Quart. **39**, 714—720 (1968).
Ulich, E.: Some experiments on the function of mental training in the acquisition of motor skills. Ergonomics **10**, 411—419 (1967).
Volkamer, M.: Experimente in der Sportpsychologie. Schorndorf 1972.
Volpert, W.: Untersuchungen über den Einsatz des mentalen Trainings beim Erwerb einer sensomotorischen Fertigkeit. Köln 1969.
— Sensomotorisches Lernen. Frankfurt/M. 1971.
— Sensomotorisches Lernen. Zur Theorie des Trainings in Industrie und Sport. Frankfurt/M. 1972.

Programmiertes Lernen

Einführung. K. Weltner (Frankfurt a. M.)

Die prinzipiellen Schwierigkeiten bei der Übermittlung von Information über sensomotorische Prozesse legt im Sportunterricht das Kommunikationsschema Vormachen — Nachmachen — Korrektur nahe. Damit ist der Lehrprozeß an die unmittelbare personale Kommunikation zwischen Lehrer und Schüler gebunden. Die Größe der Unterrichtsgruppen führt zu einem hohen Prozentsatz ineffektiver Wartezeiten. Es ist das Ziel der Bildungstechnologie, auch sensomotorisches Lernen oder zumindest Teilbereiche davon über apersonale Medien zu steuern, um auch sensomotorische Fähigkeiten für die Selbstinstruktion zu erschließen.

Die Verbindung zwischen Sportunterricht und Bildungstechnologie ist z. Z. noch nicht eng. Das ist insofern überraschend, als das programmierte Lehren ursprünglich aus der Lerntheorie des Behaviorismus (Skinner, 1953) abgeleitet worden ist. Die Verhaltensformung durch operative Konditionierung stützt sich auch auf Experimente im sensomotorischen Bereich. Ebenso schließen die Ansätze zur Lehrobjektivierung, die sich an informationstheoretischen oder kybernetischen Modellen orientieren, den sensomotorischen Bereich ein.

Daß die Bildungstechnologie sich für kognitive Lehrziele rascher entwickelt hat, liegt weniger an den lerntheoretischen Konzepten als an technischen Schwierigkeiten bei der Realisierung der Kommunikation zwischen Lehrsystem und Lernsystem unter den Bedingungen des Sportunterrichts.

Programmiertes Lehren ist für kognitive Lehrziele im Sportunterricht unmittelbar nutzbar:

    a) Regellernen für Spiele und Wettkämpfe.

    b) Programmierte Erkennungs- und Entscheidungsübungen als mentale Vorbereitung taktischer Entscheidungen in Spielsituationen (vgl. das Kurzreferat von Hagedorn auf S. 377).

    c) Mentales Training für die Vorbereitung und Unterstützung sensomotorischer Lernprozesse (Ulich, 1967).

Bildungstechnologie und sensomotorisches Lernen

Primäres Ziel des Sportunterrichts ist der Aufbau sensomotorischer Fähigkeiten. Daraus ergeben sich drei Problemkreise:

Die Entwicklung objektivierter Lehrsequenzen für sensomotorisches Lernen

Die Grundlage für den Aufbau von Lehrsequenzen ist die Analyse der aufzubauenden sensomotorischen Fertigkeiten. Eine sensomotorische Fähigkeit kann als komplexes dynamisches Programm aufgefaßt werden, das sich aus einer Vielzahl motorischer Subprogramme und Koordinierungsprogramme zusammensetzt (Cratty, 1967; Fetz, 1971; Ungerer, 1971).

Je nachdem, ob bei der Entwicklung der Lehrsequenzen der Akzent auf der schrittweisen Veränderung der Subprogramme liegt (Ungerer) oder in der Veränderung der Koordinierungsprogramme (Fetz), kommt man eher zu Übungen, in denen zunächst Teilfertigkeiten ausgebildet werden, oder zu Übungen, in denen im Sinne eines ganzheitlichen Verfahrens vereinfachende Gesamtübungen stehen (Kurzski-Methode, erleichterte Randbedingungen). Das ganzheitliche Verfahren scheint angezeigt, wenn die Subprogramme weitgehend beherrscht sind und die Koordinierungsprogramme stark verändert werden müssen. Synthetische Lehrsequenzen liegen nahe, wenn teilweise neue Subprogramme erworben und aufgeschaltet werden müssen.

Eine Entscheidung kann nur über die Analyse der angestrebten Bewegungsveränderungen selbst gefunden werden. Die Bildungstechnologie ermöglicht derartige Analysen über die Aufzeichnung realer Bewegungsverläufe mit Hilfe verschiedener Techniken (Film, Video-Recorder).

Die von Ungerer und seiner Arbeitsgruppe entwickelte Simulation von Bewegungsverläufen mit Hilfe von Computern und graphischen Bildschirmen läßt Bewegungssequenzen darstellen, die einzelnen Subprogramme getrennt an- und abschalten und die Koordinierungsprogramme variieren und damit isoliert studieren (Ungerer, 1971).

Übertragung der Information vom Lehrsystem zum Lernenden

Die Veränderung einer sensomotorischen Fähigkeit setzt die Informationsübermittlung über sensomotorische Prozesse voraus, um das *Bewegungsmodell* und die interne Bewegungsvorstellung im Sinne von Sollwerten aufzubauen.

Programmiertes Lehren in Buchform ist dafür nur in sehr beschränktem Umfang geeignet. Demgegenüber können audio-visuelle Lehrautomaten visuelle und verbale Information auf der Basis von Filmaufnahmen wie Magnetaufzeichnungen darbieten. Bewegungssequenzen können zeitlich verzögert und gedehnt werden. Sie können durch Trickfilmsequenzen in Bewegungskomponenten zerlegt und idealisiert werden. Infolge der beliebigen Reproduzierbarkeit lassen sich hier unabhängig vom Trainer interne Bewegungsentwürfe und Bewegungsvorstellungen aufbauen.

Das kann helfen, neue Bewegungstechniken rasch zu verbreiten. Audio-visuelle Lehrsequenzen können auch für den personal geführten Unterricht ein gemeinsamer Bezugspunkt für Lehrende und Lernende sein.

Die Benutzung wird durch äußere Gründe eingeschränkt. So ist es zwar technisch möglich, doch praktisch mit Schwierigkeiten verbunden, Video-Recorder und Abspielgeräte am Trainingsort nach Bedarf betriebssicher und zugriffsbereit zur Verfügung zu haben. Doch die technische Entwicklung wird Zug um Zug Erleichterungen bringen.

Bewertung und Kontrolle der Adressatenreaktionen

Die eigentliche Schwierigkeit im sensomotorischen Lernbereich liegt darin, die notwendigen Übungen des Adressaten durch technische Systeme zu bewerten und zu kontrollieren. Die Durchführung der Übungen und ihre Bewertung, also die Rückmeldung, sind notwendige Glieder im Lehrprozeß. Rückmeldeformen wie Tastendruck oder die Eingabe verbaler Information an den Lehrautomaten reichen nicht aus.

Ohne befriedigende Lösung der Rückmeldung ist der Aufbau vollautonomer Lehrsequenzen unmöglich. Hier tritt die Bedeutung des personalen Lehrens hervor.

Dennoch kann ein Ausweg für das Rückkopplungs- und Kontrollproblem gefunden werden. Im Sinne der Selbstinstruktion kann die Kontroll- und Bewertungsfunktion unter einer ganz bestimmten Voraussetzung auf den Lernenden übertragen werden. Sowohl die Sollform der Bewegung wie die von ihm selbst durchgeführte Ist-Bewegung müssen ihm in objektivierter Form zum Vergleich vorliegen. Das eigene Bewegungsgefühl als Bezugspunkt ist zu unscharf und fehlerbehaftet. Dieses Konzept setzt voraus, daß die tatsächlich durchgeführte Übung automatisch aufgezeichnet und nach der Übung abgespielt werden kann. Das ist mit Hilfe magnetischer Aufzeichnungsverfahren möglich.

Bei dieser Teilobjektivierung der Selbstkontrolle wird die Ausführung der Bewegung und ihre Analyse und Kontrolle zeitlich getrennt. Gleichzeitig muß eine Zuordnung zwischen dem internen Bewegungsgefühl und der visuell wahrgenommenen, extern vorliegenden Bewegungsaufzeichnung noch möglich sein. Im Sinne eines kybernetischen Wahrnehmungsmodells wird dabei der Vergleich zwischen Ausführung und Kontrolle innerhalb der psychischen Präsenzzeit anzustreben sein. Das bedeutet, daß die Zeitverzögerung zwischen Bewegungsdurchführung und Kontrolle minimalisiert wird. Apparative Lernhilfen müssen eine extrem rasche Wiedergabe kurzer Bildsequenzen erlauben. Beispiel: Eine Ankopplung der Aufnahmezeit an die Rückspulzeit und eine Automatisierung der Bedienungsimpulse ist durch Sonderentwicklungen (Video-Trainer, Weltner, 1970) auf der Basis eines kommerziellen Video-Recorders realisiert. Die weitgehende Automatisierung ist notwendig, damit der Sportler durch die Bedienung nicht in seinem Übungsprogramm gestört wird.

Literatur

Cratty, B. J.: Movement Behaviour and Motor Learning. 2nd ed., Philadelphia 1967.
Fetz, F.: Allgemeine Methodik der Leibesübungen. Frankfurt 1971.
Rollett, B., Weltner, K.: Programmierte Instruktion und Leibeserziehung. In: J. Recla (ed.): Methodik der Leibesübungen, 291—298. Graz 1969.
Skinner, B.F.: Science and Human Behaviour. New York 1953.
Ungerer, D.: Zur Theorie des sensomotorischen Lernens. Schorndorf 1971.
Weltner, K.: Video-Trainer. In: B. Rollett (ed.): Praxis und Theorie des Programmierten Unterrichts, 41—47. München 1970.

D. Ungerer (Berlin)

Bildungstechnologie und Programmierte Instruktion im Sport

Wesentliche Merkmale der Programmierten Instruktion sind die Steigerung der Lerngeschwindigkeit sowie die Individualisierung und Objektivierung des Lerngeschehens. Vor allem die zuerst genannte Zielangabe ist unmittelbar einsichtig, wenn z. B. an die ständig zunehmende Umweltinformation und Differenzierung der Tätigkeitsgebiete gedacht wird. Zwangsläufig veraltet das aktuelle Wissen relativ rasch. Diese Alterung ist allerdings vom jeweiligen Informationsumsatz des Bildungsbereiches abhängig. Gleichzeitig kommt hier zum Ausdruck, daß nur noch permanentes Lernen erfolgversprechend ist. An den Arbeitsplätzen müßten daher bildungstechnologische Einrichtungen (z. B. Lehrmaschinen) vorhanden sein, die fortlaufend zur aktuellen Wissensvermittlung beitragen.

Der angedeuteten Entwicklung wird besonders die Programmierte Instruktion gerecht. Das geschieht durch die Bereitstellung von Lehrmaschinen und Lehrprogrammen. Gemessen an der augenblicklichen Wissensexplosion nimmt Frank (1968) an, daß für den Schulbereich etwa 26 000 Lektionen, für den Hochschulbereich etwa 200 000 Lektionen und für die Industrie und Wirtschaft etwa 1,2 Millionen Lektionen zu programmieren seien. Ebenso soll nach Frank (1970) die Zahl der Fachleute für die Programmierte Instruktion ständig zunehmen und im Jahre 1975 etwa 10 000 erreichen. Im Jahre 1980 sollen bereits 50 000 Spezialisten im Bereich der Programmierten Instruktion tätig sein. In diesem Zusammenhang läßt sich ferner zeigen, daß soziotechnische Systeme der Bildung rascher als viele andere Subsysteme der einzelnen Gesellschaften wachsen.

Ausdruck dieser Entwicklung sind auch die Lehrmittelmessen wie z. B. die Didacta. Das Spektrum der audiovisuellen Bildungsmittel wird dort immer größer. Allerdings fehlen in vielen Fällen die erprobten Lehrprogramme. So entgleist der bildungstechnische Vorlauf der Industrie an manchen Stellen der bildungspolitischen Gesamtplanung.

Parallel zu diesen mehr technologischen und bildungspolitischen Fragen verläuft die Thematisierung der Lehrprogramme. Die Krise der Programmierten Instruktion, wie sie sich etwa Mitte der 60er Jahre in den USA abzeichnete und sich in einem zeitlichen Nachlauf auch in Europa bemerkbar machte, war sicher produktiv. Das zeigt sich in der inzwischen wieder auf einem neuen Plateau eingesetzten Stabilisierungsphase. Die Problematisierung und Relativierung der Skinner- und Crowder-Prinzipien lenkt die Aufmerksamkeit der Lehrprogramm-Autoren auf die kritische Beurteilung der Lernziele, die Transparenz der Lernzielentscheidung, die Formulierung von Lernmodellen, die den einzelnen Lehrprogrammen zugrundegelegt werden sollen, und auf die Funktion des Lehrenden in einem technologisch durchgeplanten Unterricht. Sicher war die geringe Beachtung dieser Prinzipien mit ein Grund, weshalb sich die ursprünglich in die Programmierte Instruktion gesetzten Erwartungen nicht in vollem Umfange erfüllt haben.

Die Entwicklungstendenzen sehen auf internationaler Ebene etwa folgendermaßen aus: Isolierte Lehrprogramme, seien es Buchprogramme oder Lehrmaschinenprogramme, gehen im Medienverbund auf, in dem der computerunterstützte Unterricht zu dominieren beginnt. Speziell in der Bundesrepublik Deutschland erhofft man sich durch die Einrichtung des Bildungstechnologischen Zentrums in Wiesbaden und des Forschungs- und Entwicklungszentrums für objektivierte Lehr- und Lernverfahren in Paderborn eine vermehrte Innovationsinitiative.

Allgemeine Entwicklung der Unterrichtstechnologie und der Lehrprogramme im Sportunterricht

Die Programmierte Instruktion tauchte im Zusammenhang mit dem Sportunterricht m. W. zum ersten Male auf dem V. Symposion über Lehrmaschinen und Programmierte Instruktion im Jahre 1967 auf (Ungerer, 1967). Auf dem VI. Internationalen Symposion der Gesellschaft für Programmierte Instruktion 1968 wurden von Weltner (1970) und unserer Arbeitsgruppe an der Technischen Universität Berlin (Fischer, 1969; Ungerer, 1970) die ersten konkreten Schritte zur Programmierten Instruktion und Unterrichtstechnologie im Sport getan. Bemerkenswert ist, daß diese

Anfänge außerhalb des Sports begannen. Die Themen erweiterten sich danach rasch und erreichten auf der Internationalen Tagung für Moderne Methodik der Leibesübungen in Graz 1968 bereits speziellere Fragestellungen. So ging es dort um die Erstellung von Lehrprogrammtexten (Ungerer, 1969b, c), den Einsatz eines Videotrainers (Rollett u. Weltner, 1969) sowie um die Möglichkeiten des computerunterstützten Sportunterrichts (Fischer, 1969; Ungerer, 1969a). Einen breiten Raum nahmen ferner die Projekte von Dietrich (1969) ein, der Einsatzmöglichkeiten audiovisueller Techniken aufzeigte.

Die Entwicklung lief in den darauffolgenden Jahren relativ langsam weiter. So war es wiederum die Internationale Tagung für Moderne Methodik der Leibesübungen in Graz 1970, auf welcher der damalige Entwicklungsstand der Lehrprogramme und Unterrichtstechnologie demonstriert wurde. Kunze stellte ein Buchprogramm für Basketball vor, während unsere Arbeitsgruppe die Rohfassung zweier audiovisueller Lehrprogramme (Hitch Kick und Kraulen) zur Diskussion stellte. Das didaktische Konzept dieser Programme folgte dem vorhin erwähnten Trend der allgemeinen Programmierten Instruktion. Neben den Lernzielen wurden auch Rahmenziele (z. B. Mitbestimmung des Adressaten bei der Auswahl der Lernziele, Reflektieren über die Lernschritte etc.) mitberücksichtigt. Außerdem ist der Lehrende an bestimmten Programmabschnitten fester Diskussionsbestandteil des Adressaten.

Der augenblickliche Entwicklungsstand der Programmierten Instruktion im Sportunterricht sieht so aus, daß neben den schon erwähnten Konzepten noch Entwürfe von Fetz (1972) und Thiemel (1970) vorliegen. Ferner wurden inzwischen mehrere Basaltexte erstellt (Betsch, 1972; Daugs u. Volck, 1972), die teilweise als Lehrprogrammtexte bei der Erstellung audiovisueller Lehrprogramme, teilweise aber auch innerhalb anderer Verfahren unterrichtspraktisch verwertet werden können. Aufschlußreich in diesem Zusammenhang sind auch die Untersuchungen von Kruber, Fuchs u. Zwing (1972). Fertiggestellt wurde von uns bis jetzt eine Lektion Weitsprung (Hitch Kick, Hang- und Laufsprung) und vorbereitet wird eine Lektion Schwimmen (Delphin, Brust, Kraulen, Rückenkraulen). Als Darbietungsgeräte dienen dazu Videorecorder. Aufgrund ihres multifunktionalen Einsatzes sind sie für den Sportunterricht augenblicklich besonders empfehlenswert. So konnten z. B. Hagedorn, Volpert u. Schmidt (1972) den gezielten Einsatz des Videorecorders auch im Bereich der Trainingsplanung nachweisen.

Das unterrichtspraktische Problemfeld des Sports

Lernziele im Sportunterricht, die sich für die Programmierte Instruktion eignen, sind sensomotorische Fertigkeiten und sensomotorische Handlungen. Sie entstehen durch sensomotorische Lernprozesse in einem Kommunikationssystem, das durch den Lehrenden und den Lernenden gebildet wird (Abb. 1). Der Informationsaustausch sollte in diesem System bidirektional sein.

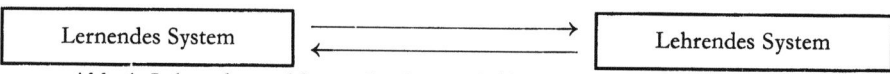

Abb. 1. Lehrendes und lernendes System bilden ein Kommunikationssystem

Die im Sportunterricht benutzten Bildungsmedien müssen sensomotorische Lernprozesse auslösen (Ungerer, 1972). Das geschieht in diesem speziellen Fall vorwiegend über verbale und visuelle Informationen. Während der konventionelle

Programmiertes Lernen

Frontalunterricht darin bestand, daß der Lehrende durch Bewegungsanweisungen oder Eigendemonstration (Vormachen) den erwähnten Informationsarten gerecht wurde, werden in letzter Zeit vor allem im Bereich der visuellen Information auch Bildungsmedien benutzt. Zu denken ist hier vor allem an Film, Diareihen, etc. Zur Objektivierung der verbalen Information kann das Tonbandgerät eingesetzt werden. Diese Medien wollen wir hier nicht weiter besprechen. Die Aufmerksamkeit soll vielmehr auf audiovisuelle Medien und Lehrprogrammdarstellungen sowie auf den speziellen Rechnereinsatz im Sport gelenkt werden. Vorweg ist zu betonen, daß bisher keine Lehrmaschine beim Erlernen sensomotorischer Fertigkeiten vollobjektivierte Lehr-Lern-Prozesse ermöglicht. Das ist nur beim Aneignen von Wissen über sensomotorische Fertigkeiten der Fall.

Die nichtautomatischen audiovisuellen Medien

Das Kommunikationssystem besteht jetzt aus dem Adressaten und der Lehrmaschine (Abb. 2). Zur Auslösung eines sensomotorischen Lernprozesses müßte

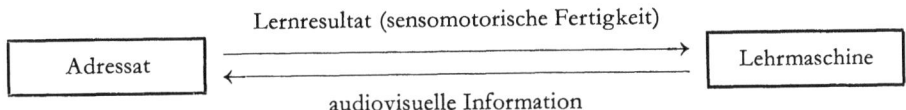

Abb. 2. Informationsaustausch zwischen Adressat und Lehrmaschine im Sportunterricht

die Lehrmaschine folgende Mindestfunktionen erfüllen:
1. Verbale Informationsausgabe
2. Visuelle Informationsausgabe
3. Rasches Aufsuchen der Lernschritte
4. Einzel- und Gruppenunterricht.

Das rasche Aufsuchen der Lernschritte ausgenommen, können diese Lehrfunktionen bereits Videorecorder übernehmen. An dieser Stelle ist zu überlegen, ob überhaupt spezielle Lehrmaschinen für den Sport entwickelt werden sollten. Nach unseren Erfahrungen reicht der Videorecorder für die hier gestellten Aufgaben aus. Es genügen bereits einfache Video-Einheiten, bestehend aus einem tragbaren Videorecordergerät und einem tragbaren Monitor.

Der Einsatz des Rechners im Sport

Es wurde bereits erwähnt, daß der computergesteuerte Unterricht zu den thematischen Schwerpunkten der Bildungstechnologie und der Programmierten Instruktion zählt. In vielen Ländern konzentriert sich die Bildungsplanung vermehrt auf den Einsatz von Klein- und Großrechnern im Bereich der Schule und der Hochschule. Inzwischen gliedern sich folgende Aspekte heraus, die auch für den Sport ausschlaggebend sind:

1. Der Rechner als Lehrautomat: Die Lehrfunktion des Rechners ist vollautomatisch. Zur Erfüllung eines bidirektionalen Informationsflusses ist eine dialogfähige Datenstation erforderlich. Gemäß den Verfahren der Programmierten Instruktion bietet der Rechner dem Adressaten die einzelnen Lernschritte an. An einer elektrischen Schreibmaschine werden die Antworten dem Rechner eingegeben. Er registriert die richtigen und falschen Resultate und veranlaßt den Adressaten nach den jeweiligen Antworten zu weiteren Lernschritten.

Besondere Vorteile für die Programmierte Instruktion im Sport bietet der Bildschirm des Rechners. Dort können die Lernziele, die im Sport bekanntlich sensomotorische Fertigkeiten und Handlungen sind, in geeignete visuelle Information umgesetzt werden. In ähnlicher Weise kann der Lernprogrammtext in vielen Varianten dargeboten werden. Zielgruppe des rechnergesteuerten Unterrichts können Adressaten der Schule und Hochschule sein.

Rechnerprogramme sind flexibler als Lehrprogramme nichtvollautomatischer Lehrmaschinen. Verzweigungen können nahezu unbegrenzt angeboten werden. Ferner löst die Dialogfunktion des rechnergesteuerten Unterrichts die starren Lehrsituationen weniger komplexer Lehrmaschinen ab.

2. Der Rechner im Verbundschulsystem: Prinzipiell ist es möglich, in einem Verbundschulsystem mehrere Schulen oder Hochschulen gleichzeitig mit einem multiprogrammierten Lehrrechner zu versorgen. Die einzelnen Adressatenplätze sind an eine zentrale Datenverarbeitungs-Anlage angeschlossen.

Müssen größere Entfernungen zwischen Adressatenplatz und Lehrrechner überwunden werden, so kann dies über Telexleitungen geschehen. Es ist technisch bereits möglich, Datenstationen in Hörsälen, Sporthallen und auf Sportplätzen aufzubauen.

Auch der von uns anschließend demonstrierte Rechnereinsatz läuft in einem Verbundsystem ab. Allerdings handelt es sich hier nicht um einen Verbund zwischen Adressatenplatz und Rechner, sondern zwischen Adressatenplatz und Rechner einerseits sowie Bildschirm andererseits. Über eine Richtfunkstrecke wird der Vorgang am Bildschirm des Rechners nach dem Verfahren des Fernsehens auf den Bildschirmen hier im Saal übertragen (vgl. S. 376).

3. Der Rechner als Instrument der Forschung: Unentbehrlich ist der Rechner im Bereich der sportwissenschaftlichen Forschung. Während die elektronische Datenverarbeitung zur Verarbeitung von Meßdaten selbstverständlich ist, sei hier vor allem an die Simulation sensomotorischer Fertigkeiten und sensomotorischer Lernmodelle gedacht.

4. Der Rechner als Instrument der Lern- und Trainingsberatung: Mit entsprechend komplexen informationsverarbeitenden Systemen lassen sich das Lern- und Trainingsverhalten der einzelnen Adressaten für eine individuelle Planung verwerten. So kann der Rechner nicht nur individuelle Lehrprogramme entwerfen und auf die Lernbesonderheiten des Adressaten ausrichten, sondern es ist auch möglich, eine gezielte Trainingsberatung über die elektronische Datenverarbeitung durchzuführen. Allerdings müßten dazu verschiedene persönliche Daten der Sportler gespeichert werden.

5. Der Rechner als Instrument der Unterrichtsplanung und -verwaltung: Der Einsatz der elektronischen Datenverarbeitung in der Planung und Verwaltung des Sports könnte manche Erleichterung bringen. Ein ausgesprochen schulischer Schwerpunkt liegt in der rechnerunterstützten Erstellung von Lehrprogrammen. Erstellungskosten und -zeit würden sich beträchtlich reduzieren.

Die Rollenverunsicherung des Sportlehrers durch die Bildungstechnologie

Die in die Programmierte Instruktion gesetzten Erwartungen haben sich ursprünglich nicht in vollem Umfange erfüllt. Einige Gründe wurden bereits genannt, ein wesentlicher Grund kommt noch hinzu: die Berufsmentalität der Lehrer. Sie lehnen wie wohl viele Menschen Neues erst einmal affektiv ab. Die Ablehnung ist umso heftiger, je stärker die Neuerungen die berufliche Tätigkeit verändern. Das zeigt sich besonders deutlich auch beim Sportlehrer. Er ist wie auch die Lehrer anderer Fachgebiete auf bildungstechnologische Veränderungen kaum vorbereitet. Dadurch treffen sie ihn mit besonderer Heftigkeit.

Wie sehen nun diese Veränderungen der Sportlehrerfunktionen im einzelnen aus? Die basalen Lehrfunktionen werden von der Lehrmaschine übernommen. Dadurch gewinnt der Sportlehrer Zeit, sich um solche Adressaten zu kümmern, die das Lehrprogramm nicht erfaßte. Ferner kann er zusammen mit den Adressaten vermehrt die spezielle Anwendung des Gelernten erproben, was vor allem gruppendynamische Auswirkungen hat.

Bildungstechnologisch wird sich der Sportlehrer als Diagnostiker und Organisator des Lernens zu verstehen haben. Im ersten Fall geht es hauptsächlich um die Analyse der Lernbedürfnisse der Adressaten, die altersspezifischen Lehrstrategien und die Bestimmung der Lernziele zusammen mit den Adressaten. Die organisatorische Funktion des Sportlehrers richtet sich vorwiegend auf apparative Situationen des Sportunterrichts und hier vor allem auf den Umgang mit audiovisuellen Medien. Entsprechende Ausbildungsgänge wären hier unerläßlich.

Eine bildungspolitisch bedeutsame Aufgabe des Sportlehrers wird zukünftig darin bestehen, eine straffe Kontrolle der Lehrprogrammautoren und Lehrmaschinenproduzenten vorzunehmen. Das wird jedoch umso schwieriger, je komplexer die Lehrstrategien und Bildungsmedien werden. So ist z. B. eine Kontrolle von Großrechenzentren nur dann noch garantiert, wenn der Lehrer relevantes Wissen über elektronische Datenverarbeitung und Lehrprogrammerstellung besitzt. Die Ausbildungsstätten verschaffen ihm allerdings dieses Wissen noch nicht. Daher verfügen Industrie und Experten der elektronischen Datenverarbeitung noch über einen beträchtlichen bildungstechnologischen Informationsvorsprung gegenüber den Lehrern. Dieser Informationsvorlauf führt dazu, daß bildungstechnologische Tendenzen prognostisch besser eingeschätzt werden können. So ist es bemerkenswert, daß sich die Industrie für die Erstellung unserer computergesteuerten Lehrprogramme zum Erlernen sensomotorischer Fertigkeiten mehr interessiert als der Sport, für den sie eigentlich gedacht sind. Die Hauptlast bei diesen qualifikatorischen Umstrukturierungen tragen die Universitäten. Gelingt es dort nicht umgehend, die Lehrspektren auf bildungstechnologische Problemstellungen umzuformulieren, besteht die Gefahr, daß der Sport nicht nur von der bildungstechnologischen Entwicklung überrollt wird, sondern der Sportlehrer diese Entwicklung weiterhin als eine Bedrohung seiner Berufsrolle empfindet.

Perspektiven

Das gezeichnete Bild eines bildungstechnologisch durchdrungenen Sportunterrichts beginnt an manchen Stellen bereits Wirklichkeit zu werden, an anderen ist er noch Zukunftsperspektive. Wesentlich war bei unseren Überlegungen, einzelne Tendenzen zu benennen. Die Probleme reichen dabei von der Rentabilitätsprüfung der Lehrmaschinen und Lehrprogramme bis zu personellen, fachthematischen und politischen Entscheidungen. Dabei sollte ein Grundgedanke nicht vergessen werden: Die Bildungstechnologie verschafft dem Adressaten Lernerleichterungen, dem Lehrenden ganz sicher Lehrerleichterungen. Das ist bedingt durch eine fortschreitende

Klärung der Lernprozesse. Das heißt aber auch gleichzeitig, daß die Steuerung der Adressatenkreise verbessert wird. Erfolgt dieser Prozeß durch Großrechenzentren mit einem weiten informationellen Wirkungsraum, dann sind Lernzielbestimmung und -kontrolle durch Lehrende und Lernende notwendig.

Kurzreferate

R. Daugs et. al. (Berlin) stellten in ihrem Referat „Einsatz des Computers im Bereich des Sports" anhand praktischer Beispiele die augenblicklichen Möglichkeiten des Rechners als Lehrautomat erstmals vor. Aus einer Filmstudie des Hitch-Kick-Weitsprungs wurden die Meßdaten gewonnen, die die Ausgangsposition für ein Fortran-Programm bilden, das im Dialog folgende Darstellungsmöglichkeiten des Weitsprungs erlaubt:

1. Nach Eingabe eines Zeitfaktors und eines Maßstabsfaktors wird in aufeinanderfolgenden Bildern (Strichmännchen) ein vollständiger Weitsprung dargestellt.
2. Zur Darstellung wesentlicher Sequenzen können beliebige Abschnitte wie Absprung, Hitch-Kick und Landung dargestellt werden.
3. Um den Bewegungsablauf genauer zu betrachten, können Einzelbilder jeder Sprungphase und Serien von Einzelbildern gezeigt werden.
4. Durch einen weiteren Eingabefaktor kann der Sprung „gespreizt" werden, so daß die einzelnen Bilder sich nicht mehr überschneiden, sondern nebeneinandergestellt erscheinen.
5. Zur Demonstration der Bewegung einzelner Gliedmaßen wie Schwung- oder Sprungbein kann der Sprung ohne Translation, d. h. auf der Stelle dargestellt werden.
6. Die Bahnkurven aller wesentlichen Körperpunkte wie Knöchel, Knie, Schwerpunkt, Hände etc. können einzeln mit und ohne Translation gezeigt werden. Zusätzlich zu den Kurven können dann noch beliebige Einzelbilder oder Serien von Bildern gleichzeitig gezeigt werden.
7. Die Bahnkurve des Schwerpunkts kann verändert werden und somit ein anderer Sprung demonstriert werden.
8. Zur Fehlerdemonstration können die Bahnkurven der Gliedmaßen unabhängig verändert werden und mit diesen veränderten Kurven der weitere Programmablauf, wenn gewünscht, fortgesetzt werden.
9. Die Anschaulichkeit der Darstellung kann durch kommentierende Texte erhöht werden. Auch sind die Grundlagen für einen noch weiter auszubauenden Frage-Antwort-Dialog vorhanden.
10. Als weitere technische Möglichkeit existiert ein Plotteranschluß, mit dessen Hilfe die auf dem Bildschirm dargestellten Vorgänge für Detailstudien auf Papier gezeichnet werden können. Die Verwendung eines sogenannten Lichtgriffels ermöglicht es, die Veränderung von Bahnkurven oder einzelnen Meßpunkten direkt auf dem Bildschirm durchzuführen und mit den so gewonnenen Kurven oder Punkten das Programm fortzuführen.

Die Demonstration ermöglichte die direkte Übermittlung beliebiger Fragen der AK-Teilnehmer mittels Telefonverbindung an das Siemens-Rechenzentrum. Die Antwort erfolgte von dort aus umgehend durch Fernsehübertragung am Bildschirm.

Die wesentlichen Faktoren der Programmierten Instruktion (PI), aus denen die Arbeitsgruppe an der TH Berlin den Grundaufbau ihrer Lehrprogramme ableitet, zeigte R. Daugs (Berlin), in seinem Referat „Zur Erstellung audiovisueller Lehrprogramme im Sport" auf. Nach Frank (1970) definiert er
$$Pi_{def} = O \wedge E \wedge Z \wedge (S \vee (W \wedge K))$$
aus den Faktoren

1. Lehrobjektivierung O (Übertragung von Lehrfunktionen an technische Systeme)
2. Eigentätigkeit E (Aktivität des Adressaten)
3. Zeitanpassung Z (Individualisierung des Lerntempos)
4. Kleinstschritte S (Skinnermaxime fordert besonders kleine Lernschritte)
5. Weganpassung W (Individualisierung des Lernweges)
6. Rückmeldung K (innerhalb von 5 sec soll der Adressat erfahren, ob seine Antwort richtig war).

Programmiertes Lernen

Das Flußdiagramm verdeutlicht die wesentlichen Phasen und die kontrollierenden Kriterien bei der Erstellung eines Lehrprogramms:

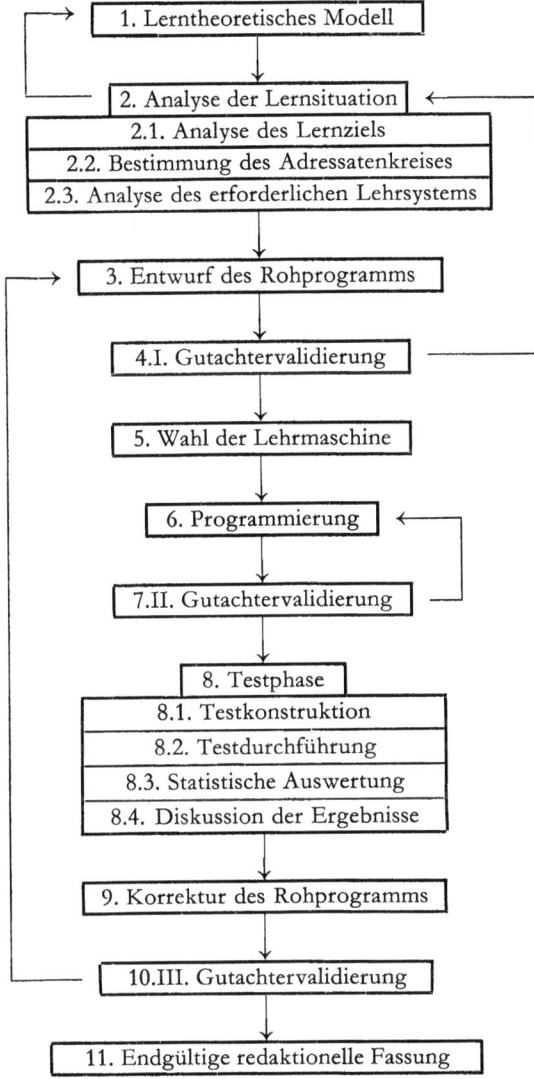

Die folgenden Kurzreferate: „Programmierter Unterricht im Sport" (E. Tschirpig, Berlin), „Zum Einsatz von Lehrprogrammen im Sport" (G. Hagedorn, Köln), setzen sich mit Voraussetzungen und Bedingungen des Programmierten Unterrichts auseinander. Hagedorn leitet daraus folgende Forderungen ab:

1. LP und mit ihnen der Lehrende müssen primär zur sportlichen Bewegung motivieren („Lusterlebnis"). 2. LP sollen didaktisch gesicherte Inhalte vermitteln, die sich einer übergreifenden Strategie einordnen und Sinnzusammenhänge mit konstituieren. 3. LP sollten helfen, nicht-effektive Lehr- und Lerngewohnheiten im Sport abzubauen und ein flexibles und selbstverantwortliches Handeln der Lernenden zu fördern. 4. Die Unterrichts- und Trainingstechnologie findet ihren Sinn ausschließlich im funktionalen Zusammenhang mit Motivations- und Lern- bzw. Kontrollvorgängen. Sie muß sorgsam auf die jeweiligen Lernziele abgestimmt sein.

F. J. Hehl, K. J. Hüllemann, R. Vierneisel (Heidelberg), „Entwicklung bzw. Weiterentwicklung einer trainerfreundlichen Lerntheorie" stellten als Beitrag zur Theorie des Lernens — im Gegensatz zu den klassischen Lerntheorien — die Rekursivitäts-Theorie der Elemente und Intervalle von Restle vor. Nach dieser Theorie kann jede *eindimensionale* Bewegung durch einen „*Regelbaum*" — dargestellt werden. Dabei wird der Ablauf der Bewegung durch die Kombination folgender alternativer Regel-Verästelungen beschrieben:
  a) Transformation, d. h. Verschiebung einer Teilbewegung um ein bestimmtes Intervall;
  b) Repetition, d. h. Wiederholung einer Teilbewegung;
  c) Spiegelung, d. h. spiegelbildlicher Bewegungsablauf einer Teilbewegung.

Es wird der Versuch unternommen, den Regelbaum dieses lerntheoretischen Modells auf komplexe sportliche Bewegungsabläufe anzuwenden. Danach können — innerhalb einer Matrix — einzelnen Teilbewegungen mehrere Schwierigkeitsindizes und eine Summenschwierigkeit zugeordnet werden. Damit sind dem Trainer Maßstäbe in die Hand gegeben, nach denen er für Bewegungsabläufe von vornherein festlegen kann, welche Teilbewegungen besonders häufig und intensiv zu lernen und zu üben sind.

I. Nel (Stellenbosch) „Untersuchung der Wirksamkeit einer kinesiologischen Methode bei der Erstellung von Bewegungsprogrammen" führte eine Longitudinaluntersuchung über den Beitrag eines vorgeschriebenen detaillierten Lern-Programms für Schulen durch. Die Untersuchung konzentrierte sich auf ein Bewegungsprogramm für die unteren Schulklassen, mit dem Schwerpunkt auf der bedeutsamen perzeptiv-motorischen Entwicklung. Die Untersuchung wurde in den Klassen 3 bis 7 von 25 Schulen mit insgesamt 3500 Schülerinnen durchgeführt und wurde nach 3 Jahren abgeschlossen. Es wurde unter Heranziehung einer kinesiologischen Methode zuerst ein Bewegungsklassifizierungssystem entworfen, das dem 2fachen Ziel der Bewegungserziehung dient — nämlich der extensiven Bewegungserfahrung, die zum Erwerb von Fertigkeiten führt — nicht nur bei der Durchführung einer Bewegung, sondern auch bei der Anwendung der richtigen, erforderlichen Bewegung in einer gegebenen Situation.

Die Bewegungsentwicklung verfolgt zwei Ziele:
1. Die Ausweitung der Bewegungserfahrung.
2. Die erhöhte Fertigkeit bei der Durchführung von Bewegungen.

zu 1. Faktoren, die zur Verbesserung der Bewegungserfahrung in Frage kommen:
  a) Bewegung des Körpers — des gesamten Körpers oder seiner Teile (mit oder ohne Berücksichtigung äußerer Objekte)
  b) Bewegen oder Handhaben von Gegenständen
  c) Variation der Bewegungsfaktoren (Zeit, Raum und Kraft)
  d) Umweltfaktoren — einschließlich Medien, äußere Objekte (die sich zur Verwendungsvariation eignen, z. B. Hindernisse, Begrenzungen etc.)

zu 2. Faktoren, die zur Erhöhung der Fertigkeit bei der Durchführung der Bewegung in Frage kommen:
  a) Perzeptiv-motorische Aspekte oder Elemente (statisches Gleichgewicht, Koordination, Beherrschung der Kontraktionsfähigkeit)
  b) Mechanische Aspekte und Prinzipien (Gleichgewicht, Kraftanwendung).

Die Faktoren, die sich mit der Ausweitung der Bewegungserfahrung befassen, bildeten die Grundlage für die Klassifizierung des Materials (Systematisierung).

Das Ergebnis der Untersuchung war positiv. Es ergab sich eine definitive Verstärkung der Bewegungsentwicklung. Die vergrößerte Bewegungserfahrung sowie der allgemeine Standard der Bewegungsdurchführung lassen sich auf den verbesserten Inhalt des experimentellen Programms zurückführen. Letzteres profitierte darüberhinaus auch noch von den Methoden der Programmdurchführung.

Wegen des erzielten Erfolgs wurde das experimentelle Programm in den nationalen Lehrplan für Leibeserziehung (für Mädchen) aufgenommen.

D. J. Glencross (Bedford Park) vertrat in „Die Bedeutung von Lern-Programmen zum Erwerb guter Bewegungsleistungen" die Auffassung, daß alle guten Bewegungen das Ergebnis von kognitiven Strukturen in der Form von Programmen sind. Er behauptet, daß derartige

Pläne während des Lernvorganges erworben und verbessert werden. So läßt sich viel von dem, was man gemeinhin Training nennt, eher und wirksamer als eine Form des Lernens verstehen und erklären. Der trainierende Mensch verfeinert und konsolidiert in der Tat ein hierarchisches System von Plänen und Programmen.

Diese Programme werden mit Hilfe zentraler Überwachung und sensorischer (oder Rückkopplungs-) Kontrolle durchgeführt. Es werden zwei Arten der Überwachung, nämlich die Kontrolle des offenen Wirkungskreises (rückkopplungsunabhängig) und die des geschlossenen Regelkreises (rückkopplungsabhängig) erörtert. Bewegungssequenzen, die erst nach mehr als einer halben Sekunde abgeschlossen sind, unterliegen normalerweise der sensorischen und Rückkopplungskontrolle und stellen somit ihrem Wesen nach geschlossene Wirkungskreise dar. Andererseits sind Bewegungssequenzen, die in kürzerer Zeit beendet sind, außerhalb des Wirkungsbereichs der sensorischen Kontrolle und werden somit nach Art des offenen Wirkungskreises überwacht.

Glencross meint, daß der Bewegungen gekonnt Ausführende die Restriktionen des zentralen Entscheidungsmechanismus überwindet, indem er größere Aktionseinheiten bildet. Inwieweit dies erreicht wird, hängt vom Umfang und der Art der Rückkopplung und auch davon, wie der Operator dieses Feedback verarbeitet, ab.

Es wurden Ergebnisse einer Reihe von Reaktionszeituntersuchungen und einiger Handkraftaufgaben, die elektromyographisch bewertet wurden, angeführt, um damit die Struktur und den Operationsmodus der motorischen Lern-Programme zu demonstrieren.

T.H. Hucklebridge (Santa Rosa) berichtete in seinem Film „Bridges to learning" von Lehrprogrammen für den Sportunterricht der USA, die seit 6 Jahren an einer Grundschule, einer Mittelschule auf dem Lande und einer Oberstufenschule durchgeführt wurden. Das Programm sollte den Schülern helfen, körperliche Fitneß, Bewegungsfertigkeiten, Einstellung zum Sportunterricht und Freizeitverhalten zu verbessern.

Als Ergebnis des Versuchs wurden Verbesserung der Leistungsfähigkeit, Reduzierung körperlicher Mängel und gesteigertes Interesse am Sportunterricht herausgestellt.

Der Verlauf der Diskussionen zu den Kurzreferaten zeigte, daß die Frage nach den Lehrzielen nicht ausgeklammert werden kann und die Frage der Lehrobjektivierung und der Übertragung von Lehrprozessen auf Maschinen in sehr viel schärferer Weise die Frage nach der Methodik, nach den pädagogischen und psychologischen Grundlagen aufwirft (Forderung nach einer empirischen Validierung der Ansätze). Weiter wurde deutlich, daß zwar hinsichtlich der Informationsübermittlung Objektivierungen realisierbar sind, der Bereich der Kontrolle und der Bewertung sensomotorischer Leistungen jedoch nach dem Stand der Diskussion noch weit von einer Objektivierung entfernt ist. Manche mögen dies bedauert haben, für viele war es eine Beruhigung.

Literatur

Betsch, M.: Strukturanalyse und Basaltextdarstellung. In: J. Recla, K. Koch, D. Ungerer (ed.): Neue Beiträge zur Methodik der Leibesübungen. Schorndorf 1972.

Daugs, R., Volck, G.: Lehrprogramme Schwimmen (Theoretische Grundlage und praktische Erprobung). In: Kongreßbericht des Internationalen Lehrgangs für Methodik der Leibesübungen. Graz/Schorndorf 1973.

Dietrich, K.: Möglichkeiten des Einsatzes audio-visueller Techniken in der Leibeserziehung. In: J. Recla (ed.): Methodik der Leibesübungen. Graz 1969.

Fetz, F.: Erfahrungen mit programmiertem Unterricht in Leibesübungen. In: Leibesübungen — Leibeserziehung 6, 122—127 (1972).

Fischer, J.: Technische Erläuterungen zum computergezeichneten „Hitch Kick". In: J. Recla (ed.): Methodik der Leibesübungen. Graz 1969.

Frank, H.: Über organisationskybernetische und bildungsökonomische Fragen der programmierten Instruktion. In: Kommunikation 0, 000 (1968).

— Die Bewältigung des zukünftigen didaktischen Informationsumsatzes durch kybernetische Methoden und Maschinen. In: U. Lehnert (ed.): Elektronische Datenverarbeitung in Schule und Ausbildung. München/Wien 1970.

Hagedorn, G., Volpert, W., Schmidt, G.: Wissenschaftliche Trainingsplanung. Frankfurt 1972.
Hartley, B., Putschkat, F.: Computer Assisted Learning — Individuelles Üben und Lernen mit einer Datenverarbeitungsanlage. In: U. Lehnert (ed.): Elektronische Datenverarbeitung in Schule und Ausbildung. München/Wien 1970.
Miller, G. A., Galanter, E., Pribram, K. H.: Plans and the structure of behavior. London-New York-Sydney-Toronto 1970.
Orton, K. D.: The effects of certain response characteristics in programmed instruction on errors, rate of learning, and retention. Nebraska University. Lincoln 1967.
Rollett, B., Weltner, K.: Programmierte Instruktion und Leibeserziehung. In: J. Recla (ed.): Methodik der Leibesübungen. Graz 1969.
Thiemel, F.: Programmiertes Lehren und Lernen im Sport. In: Die Leibeserziehung 19, 295—302 (1970).
Ungerer, D.: V. Symposium über Lehrmaschinen und Programmierte Instruktion. In: Die Leibeserziehung 16, 416—418 (1967).
— Computer und programmierter Unterricht in der Leibeserziehung. In: J. Recla (ed.): Methodik der Leibesübungen. Graz 1969a.
— Die verbale Information beim Lernen des „Hitch Kick". In: J. Recla (ed.): Methodik der Leibesübungen. Graz 1969b.
— Ein Lehrprogramm für das Kraulen. In: J. Recla (ed.): Methodik der Leibesübungen. Graz 1969c.
— Sensomotorischer Lernprozeß und Programmierte Instruktion. In: B. Rollett (ed.): Praxis und Theorie der Programmierten Instruktion. Stuttgart/München 1970.
— Zur Theorie des sensomotorischen Lernens. Schorndorf 1972.
Weltner, K.: Der Video-Trainer. In: B. Rollett (ed.): Praxis und Theorie der Programmierten Instruktion. Stuttgart/München 1970.

Leistungssport und Leistungssportler – Sozialwissenschaftliche Analysen

Sport und Professionalisierung

K. Heinilä (Jyväskylä)

Citius — Altius — Fortius: Der olympische „Beitrag" zur Professionalisierung des Sports?*

Citius — Altius — Fortius: Diese magischen olympischen Symbole und ihre Botschaft werden in der ganzen Welt verbreitet, und Millionen von Menschen huldigen ihnen. In diesen Symbolen kommen nicht nur — wie von Coubertin beabsichtigt — der Sinn und die Idee des Sports zum Ausdruck, sondern ebenso die Möglichkeit einer Wandlung des Sports zu etwas ganz anderem, als es den Gründern der Olympischen Spiele vorschwebte. So stellt Hans Günther Prescher mit seinem Buchtitel die Frage: „Sport — Segen oder Fluch unserer Epoche?" (1961), während Philip Goodhart und Christopher Chataway ihrem Buch über den internationalen Sport den Titel „Krieg ohne Waffen" gaben (1968).

Das Ansteigen des Leistungsniveaus

In seiner Substanz bezieht sich der olympische Leitsatz Citius — Altius — Fortius auf das Wesen des Wettkampfes: Man kämpft durch die Steigerung seiner Leistung um den Erfolg. Diese Leistungssteigerung soll — im Einklang mit der Ideologie des Sports und den allgemeinen Werten der westlichen Zivilisation — fraglos einen inneren Wert besitzen.

Das Prinzip des Citius — Altius — Fortius hat in jüngster Zeit eine beschleunigte Aufwärtsentwicklung erfahren. Die Verbreitung der sportlichen Betätigung, die in der ganzen Welt erkennbar wird, hat in starkem Maße zu dieser Entwicklung beigetragen. Denn es ist das Wesen des Wettkampfes, zur Leistungssteigerung anzuspornen, und daraus ergibt sich: Je größer die Teilnehmerzahl derer ist, die dasselbe Ziel (z. B. Weltmeisterschaften oder olympische Erfolge) anstreben, desto höher verspricht das Leistungsniveau zu werden.

Mit dem Ausdruck „Leistungs- oder Anspruchsniveau im Sport" beziehe ich mich hier auf die jeweilige Leistungsstärke, die erforderlich ist, um eine Erfolgschance bei einem bedeutenden internationalen Sportereignis haben zu können. Er wird nachfolgend als LNS abgekürzt. Als Erfolgsziel hat das Citius — Altius — Fortius seine Wertschätzung der weit verbreiteten Massenkommunikation und öffentlichen Anerkennung zu verdanken, die eine der mächtigsten und lebendigsten Interessengemeinschaften darstellen, die es in der Geschichte gegeben hat. Man kann den modernen Leistungssport nicht verstehen oder bewerten, ohne dieses öffentliche Interesse in Betracht zu ziehen. Man stelle sich nur vor, was der Sport oder die

---
* Übersetzung aus dem Englischen.

Olympischen Spiele ohne die gigantische Weltöffentlichkeit wären: Der Sport hätte keine drängenden Probleme wie Doping, Kommerzialisierung, Schein-Amateurismus, aber sicherlich auch eine geringere soziale Bedeutung und weniger Einfluß auf die Entwicklung der Jugend! Es ist verblüffend, wie wenig die Rolle der Öffentlichkeit bei der neueren Entwicklung des Sports und die Tendenz zu einer Art Massenkonsumverhalten im Sport bisher beachtet wurden. Sportfunktionäre neigen dazu, den Wünschen und Gefühlen des Publikums nachzugeben, wohingegen weniger Rücksicht auf das Wohl der Beteiligten oder auf den Sport selbst genommen wird. Sogar die Olympischen Spiele dienen nicht nur der Kultivierung des Sports und dem Interesse der Athleten, sondern sie tragen Merkmale von „conspicuous consumption" und kommerzieller Unterhaltung.

Dieser „Massenkonsum" über Massenmedien und durch anwesende Zuschauer hat den Sportereignissen eine weltweite Publizität und Anerkennung verschafft: Der olympische Läufer läuft nicht allein mit seinen Mitläufern, sondern zusammen mit Millionen von Fernsehmitläufern in der ganzen Welt. Die Bedeutung des Sports wird dadurch vervielfacht, und der Sieg als oberstes Ziel wird immer höher bewertet. Die zunehmende Teilnahme und das parallel dazu bestehende Phänomen des „Massenkonsums" haben sowohl die soziale, kulturelle und politische Bedeutung des internationalen Sports als auch die öffentliche Anerkennung und Neubewertung von sportlichen Leistungen in hohem Maße gefördert.

Aufgrund dieser Entwicklung sehen sich Sportfunktionäre und Sportler zu einer Steigerung des LNS verpflichtet. Mit ihrer Bereitschaft, für die Jagd nach sportlichem Erfolg neue Kräfte zu mobilisieren und einzusetzen, verursachen sie ein weiteres Ansteigen des LNS. In dem Maße also, wie der sportliche Sieg an Wert gewinnt, steigen auch die gesamten Anstrengungen und Kosten für die Steigerung des LNS.

Die Begleiterscheinungen der Steigerung des Leistungsniveaus — die neue Moral des Sports

Im Zusammenhang mit dem Ansteigen des LNS vollzieht sich in den verschiedenen Teilbereichen des gesamten Sportsystems ein weitreichender Wandel. Die von diesem Wandel betroffenen Teilbereiche sind eng miteinander verbunden. Obwohl dabei keine eindeutigen kausalen Prioritäten auftreten, ist dennoch in der gesamten Entwicklung ein gemeinsamer Nenner zu erkennen: das Streben nach *Effektivität*, nach Rationalisierung im Sport mit dem Ziel, den Anforderungen des ansteigenden LNS durch maximale Leistung gerecht zu werden. Auf der kulturellen Ebene führt der Wandel zur Entwertung der Sportideologien, zum Zerfall von Amateuridealen und ethischen Vorstellungen als zwingenden Normen und zur Loslösung der offiziellen Amateurideologie von der Realität — zumindest, soweit diese Ideale und Normen mit den Anstrengungen, den zunehmenden Anforderungen des LNS gerecht zu werden, unvereinbar sind.

Gemäß dieser neuen technokratischen Moralauffassung haben sich die Akzente im Sport so verschoben, daß heute nur noch der Erfolg an sich zählt und man ohne Rücksicht auf Mittel und Kosten ausschließlich dieses Ziel zu erreichen und Rekorde aufzustellen sucht. Darum interessiert man sich heutzutage ausschließlich oder in erster Linie für Maßnahmen, Reformbestrebungen, Hilfsquellen und wissenschaftliche Ergebnisse, die dem Erreichen von Rekorden und Höchstleistungen dienen, während so unwesentliche und nebensächliche Begriffe wie Ethik, Erziehung oder

Ideologie, durch die diese Anstrengungen behindert oder verringert werden könnten, bei den Reformbestrebungen in den Hintergrund gedrängt oder völlig ausgeschaltet werden.

Die Industrialisierung und Totalisierung des Sports. Auf der strukturellen oder organisatorischen Ebene bedeutet der Wandel des Sports den Durchbruch zur industriellen Produktion der Höchstleistung im Sport: Früher wurden Meister geboren, heute werden sie hergestellt. In der Vergangenheit war der Wettkampf die ureigenste Sache des einzelnen, heute ist er eine Angelegenheit der gemeinsamen Bemühungen von nationalen Sportorganisationen. Von dieser Totalisierung des Leistungssports werden noch weitere Aspekte berührt: die Mobilisierung nationaler Hilfsquellen für den Sport, die frühzeitige Rekrutierung Jugendlicher für den Leistungssport, die Erarbeitung wissenschaftlicher Methoden für Sport und Training usw. Diese Totalisierung und Industrialisierung des Sports trägt dazu bei, daß bürokratische Organisationen mit einer hierarchischen Rangordnung und einem anwachsenden Mitarbeiterstab von Produktionsexperten wie Trainern, Sportwissenschaftlern, Ärzten, Prüf-, Anwerbungs- und Public-Relations-Spezialisten, Managern usw. entstehen. Im Zuge dieses Wandels werden die tatsächlichen Leistungen von Athleten und Mannschaften und deren Bewertung zunehmend abhängig von der Gesamtleistungsfähigkeit des Sportsystems eines Landes. Diese Totalisierung des Leistungssports ist von außerordentlicher Bedeutung und könnte möglicherweise die Umorganisierung des internationalen Sports zur Folge haben. Diese Entwicklung bedeutet zweifelsohne auch einen Vorteil für große Länder mit unerschöpflichen Hilfsquellen und/oder für Staaten mit einer totalitären Regierung, weil dort — ebenso wie im Krieg — besonders günstige Voraussetzungen bestehen, nationale Hilfsmittel und sportliche Anstrengungen zu mobilisieren, um gemeinsame Ziele zu erreichen und den steigenden Anforderungen des LNS gerecht zu werden.

Die Professionalisierung des Sports. Die Veränderungen auf der kulturellen und strukturellen Ebene des Leistungssports finden ihr Spiegelbild in dem Verhalten der Athleten. Diese Änderungen im Rollenverhalten tragen viele Merkmale von Professionalisierung. Sie fördern die Bereitschaft, in der sportlichen Karriere das Hauptinteresse zu sehen und ihr den Vorrang im Leben zu geben, während sich andere Lebensinteressen wie Bildung, Beruf und Familie unterzuordnen haben. Sport dient dann nicht mehr der Befriedigung von Spiel- und Freizeitbedürfnissen, sondern er wird zu einer Kategorie beruflicher Arbeit. Dieser Wandel des Sports von Spiel und Zeitvertreib zu einer arbeitsähnlichen Beschäftigung hat verschiedene Merkmale:

(1) Zunehmende Bindung von Sportlern an Organisationen und Entstehung vertraglicher Beziehungen nach industriellem Muster

Da die Rolle von Organisationen bei der Produktion von Höchstleistungen immer bedeutsamer wird, ist es unumgänglich, daß die Sportler sich in diesem Produktionsverfahren und somit auch im Training einer organisierten Planung, Steuerung und Überwachung unterwerfen. Die ihnen auferlegte Kontrolle veranlaßt sie dazu, ihre eigenen Interessen zu vertreten. Aus diesem Grunde nehmen die Beziehungen zwischen Sportlern und Sportbehörden immer stärker vertragliche Formen an und enthalten gegenseitige Absprachen über die Rechte und Pflichten der Sportler. Diese verstärkte Bindung der Sportler an die Organisationen bedeutet eine Einschränkung der Freizügigkeit, sich im Sport nach seinem eigenen Belieben zu betätigen, eine

Beschränkung der Entscheidungsfreiheit, wie man zu trainieren, und auch, wie man sich im Wettkampf zu verhalten habe. Ein Überhandnehmen dieser Entwicklung könnte zu einem gewerkschaftlichen Zusammenschluß der Sportler führen, zumindest in westlichen Demokratien.

(2) Zunehmender Einsatz materieller Anreize durch die Organisationen zur Steuerung der „kalkulierten" Leistungsbereitschaft des Sportlers

Um das LNS immer weiter steigern zu können, müssen Athleten mehr und mehr Zeit, Kraft und Konzentration in den Sport investieren und mit Rücksicht auf den Sport ein entbehrungsreiches Leben auf sich nehmen. Diese Mobilisation der Lebenskräfte wird von den Athleten sehr oft als Investition und Opfer empfunden. Bei einem bestimmten LNS reichen die Überzeugungskraft und der normative Druck der Organisationen als Motivation für höchsten Einsatz nicht mehr aus. Ein materielles Anreiz- und Kontrollverfahren wird erforderlich, wie es sich im Sport auch tatsächlich herausbildet.

(3) Mit dem Ansteigen des LNS verlangt das Training immer mehr echte Arbeit und Zeitaufwand

Wegen der steigenden Anforderungen des LNS ähnelt das moderne, intensive Training mit seiner regelmäßigen täglichen „Sollerfüllung" und „Überstundenleistung", dem starken Kräfteeinsatz, der lästigen Monotonie und Wiederholung immer mehr der industriellen Arbeit anstatt einem Spiel, das man zum Spaß in der Freizeit betreibt. Das Überwiegen eines verlängerten und systematischen wissenschaftlichen Trainings der Sportler kennzeichnet die wichtigste Entwicklung im heutigen Leistungssport. Bei den Sportlern existieren allerdings erhebliche Unterschiede bezüglich des Zeitaufwandes für das Training und den Sport allgemein. Es gibt einerseits echte Amateure, die den Sport noch immer mehr oder weniger als Spiel und Freizeitbeschäftigung auffassen; andererseits nimmt die Zahl der fast hauptberuflichen Athleten zu, die sich auf irgendeine Weise dennoch die Voraussetzungen zur Teilnahme an den Olympischen Spielen sichern. Trotz dieser wesentlichen Unterschiede in der Ausübung des Sports treten diese Athleten bei Olympischen Spielen unter den gleichen Startbedingungen an und nehmen unter scheinbar gleichen Voraussetzungen am Wettkampf teil, obwohl sie de facto unter ungleichen Voraussetzungen antreten, die von vorneherein ungleiche Erfolgschancen bedeuten. Aus gutem Grund fragt der Goldmedaillengewinner von Tokio Christopher Brasher nach dem Sinn und der Bedeutung derartiger Wettkämpfe, und er vertritt dabei die Ansicht, daß die Unterschiede im Training das eigentliche Problem des heutigen Amateursports darstellten:

„Seit Jahren hat das Internationale Olympische Komitee gegen den Professionalismus bei den Spielen gekämpft. Der Professionalismus hat zwei Aspekte — Geld und Zeit. Es ist ziemlich einfach, denjenigen von der Teilnahme an Olympischen Spielen auszuschließen, der gegen Bezahlung bei Wettkämpfen angetreten ist. Es ist aber wesentlich schwieriger, diejenigen auszuschließen, die ich als „die Zeitprofessionellen" bezeichne — oder mit anderen Worten diejenigen, die keiner Beschäftigung oder keinem Beruf nachgehen, sondern in irgendeiner Form gefördert werden, damit sie ihre gesamte Zeit und Energie ihrem Sport widmen können ... eine wirkliche Gefahr für die Ideale der Olympischen Spiele bedeuten diejenigen, die auf eine normale Karriere verzichten, um ihre ganze Zeit dem Kampf um eine mögliche Goldmedaille zu widmen".[1]

In einem unter solchen Voraussetzungen stattfindenden Wettkampf wird nur scheinbar die relative Überlegenheit von Sportlern ermittelt, während in Wirklichkeit in vielen Sportarten der unterschiedliche Zeitaufwand für den Sport und vor allem für das Training gemessen wird. In jüngster Zeit scheint die Entwicklung dahin zu gehen, daß Sportverbände und andere Institutionen des Leistungssports aus verschiedenen Ländern miteinander um Trainingsvorteile wetteifern, die ihnen — durch die Herstellung erheblicher Ungleichheiten — Erfolge garantieren sollen.

Früher oder später wird es vielleicht sogar dahin kommen, daß Erfindungen und Verbesserungen in den Trainingsmethoden zu einem neuen Objekt für die sogenannte Industriespionage werden.

Der Wandel des Sports

Das konstruierte Modell von den durch die Steigerung des LNS hervorgerufenen Wandlungen im Sport der jüngsten Zeit, das sich vor allem auf die Professionalisierung des Sportes bezieht, weist eine komplexe Struktur reziproker Kausalitäten auf: Die mit der Zunahme des LNS verbundenen Rationalisierungs- und Professionalisierungsprozesse verstärken sich gegenseitig; gleichzeitig fördern sie das weitere Ansteigen des LNS, und sie verstärken auch ihre eigenen Existenzbedingungen, indem sie die auf Rekord und Schau ausgerichtete Konsumbedürfnisse des Publikums stimulieren und damit auch die Zahl der passiven Sportinteressenten vergrößern.

Sicherlich ist dieses Modell revisionsbedürftig, es bedarf weiterer Ausarbeitung und vor allem empirischer Rechtfertigung. Weil das vorgeschlagene Modell reziproke Kausalitäten enthält, ist angesichts des gegenwärtigen methodologischen Wissensstandes in der Soziologie die Überprüfung seiner Gültigkeit allerdings nicht einfach. Das Modell soll aber auch eine theoretische Konstruktion darstellen, die entweder mit der Realität übereinstimmen kann oder nicht. Diese Relativität ist bereits im Prozeßcharakter des Modells impliziert. Es ist aber anzunehmen, daß mit der weiteren Zunahme des LNS und der dadurch hervorgerufenen größeren Anforderungen und Anstrengungen seitens der Sportgremien und der Sportler das Modell immer mehr der Realität im Leistungssport entsprechen dürfte.

Die Olympischen Spiele fördern zwar mit den Symbolen Citius — Altius — Fortius den Humanismus, die Amateurideale und andere unbestrittene Werte; unbeabsichtigt tragen sie aber gleichzeitig zur Professionalisierung des Sports bei, so paradox das auch klingen mag.

Die Zukunft des Leistungssports

Im Zusammenhang mit der neuesten Entwicklung und trotz der nach außen in Erscheinung tretenden Prosperität des Leistungssports scheinen die ernsten Probleme und Auseinandersetzungen zuzunehmen, so daß man auf sie aufmerksam werden sollte. Der ausschließliche Kampf um den Sieg scheint im Leistungssport zu einem Nullsummenspiel zu werden: Es zählt nur der Sieg; was man selbst gewinnt, verlieren die anderen. Mit der Tendenz zur Verbesserung des LNS müssen aber auch die Sieger

---

[1] Brasher, C.: Mexico 1968. A Diary of the XIXth Olympiad. London 1968, 4,6.

die frustrierende Möglichkeit einer Niederlage einkalkulieren, weil man vor allem auf Kosten anderer Lebensbereiche zu gewinnen versucht. Könnte das bedeuten, daß der Leistungssport zum Nullsummenspiel des Lebens wird? Mit den zunehmenden Anforderungen bei der Steigerung des LNS könnte in Zukunft der internationale Sport nicht nur mit dem Problem konfrontiert werden, daß die Auffassung des Sports als Spiel eine starke Wandlung erfährt, sondern daß auch die Gefahr einer Auflösung besteht. Die Kontrolle des LNS durch internationale Gremien, d. h. durch eine spezielle Beschränkung des Trainings und durch die Regeln des Amateurstatus hat sich als unwirksam erwiesen, und die entwickelten Gegenmaßnahmen weisen Fehler auf oder können mit der schnellen Entwicklung nicht Schritt halten. In letzter Zeit hat sich die Lücke zwischen Berufssport und dem sogenannten Amateursport immer schneller verkleinert; da die Professionalisierung durch die beschleunigte Verbesserung des LNS gefördert wird, zeichnet sich die Möglichkeit ab, daß diese Lücke früher oder später geschlossen wird. Bei zukünftigen Entwicklungen könnte die Reorganisation und Differenzierung des internationalen Sportmarktes in multi- oder/und bilaterale Gruppen gleichrangiger Teilnehmer mit gleichen Voraussetzungen erforderlich werden; vielleicht wird eine Beschränkung des Leistungssports und sogar der Verzicht auf die Beteiligung am Leistungssport notwendig werden — weil der Leistungssport zu sehr die Leistung betont.

Kurzreferate und Diskussion

K. Heiniläs These von der zunehmenden „Verberuflichung" des Hochleistungssports wurde durch zwei Kurzreferate untermauert, in denen über empirische Untersuchungen aus westlichen Ländern berichtet wurde:

J.G. Albinson (Kingston) trug in seinem Referat „Professionalized attitudes of volunteer coaches toward playing a game" die Ergebnisse einer Befragung vor, die mit 117 ehrenamtlichen Trainern von Amateur-Eishockeymannschaften in Kanada durchgeführt worden war. Dabei zeigte sich, daß diese Trainer den Werten „sportliche Leistungsfähigkeit" und „Erfolg" eindeutig den Vorzug gegenüber dem Wert „Fairneß" gaben. Unter Zugrundelegung der Webb'schen Professionalismus-Skala[2] konnte aus diesem Befund auf eine „professionelle" Einstellung der Trainer zu ihrem Sport geschlossen werden — „d. h., auf eine Einstellung, die sich mit der in der urbanisierten Industriegesellschaft vorherrschenden Einstellung zur Arbeit deckt".

H.-E. Roesch (Mainz) legte in seinem Kurzreferat „Kommerzialisierung und Professionalisierung" erste Ergebnisse einer Untersuchung aus dem Jahre 1972 vor, bei der westdeutsche Berufs- und Amateurspitzensportler zusammen mit professionellen „Künstlern" (Berufsmusikern, Ballett-Tänzern u. ä.) befragt worden waren. Hauptergebnis war, daß der Leistungssport betreibende Amateur sich hinsichtlich seines physischen und zeitlichen Aufwandes vom Berufssportler oder -künstler nicht nennenswert unterscheidet, sondern lediglich im Hinblick auf seine materiellen Gratifikationen.

Da die beiden Beiträge von Albinson und Roesch primär als empirische Ergänzungen zum Hauptreferat verstanden werden konnten, entzündete sich die Diskussion hauptsächlich an dem Kurzreferat von G. Wonneberger und L. Kleine (Leipzig), „Bemerkungen zur Struktur des Profisports im System des staatsmonopolistischen Kapitalismus", das in seiner Kurzfassung wiedergegeben wird:*

---

* Vollständige Fassung in: Theorie und Praxis der Körperkultur **21**, 1081—1083 (1972).

2 Vgl. H. Webb: Professionalization of attitudes toward play among adolescents. In: G.S. Kenyon: Aspects of Contemporary Sport Sociology. Chicago 161—178 (1969).

Sport und Professionalisierung

Die Tatsache, daß der Professionalismus das Wesen des spätbürgerlichen Sportbetriebes zunehmend prägt, ist augenscheinlich. Die kapitalistische Gesellschaft unterwirft alle menschlichen Lebensbereiche ihren Profitgesetzen. Damit zwingt sie auch den von der materiellen Produktion entfernten Lebenstätigkeiten wie Körperkultur und Sport ihre sozialökonomischen Bedingungen und politisch-moralischen Denkweisen auf.

Auf der Basis historisch-konkreter Untersuchungen ist festzustellen, daß die kapitalistische Gesellschaft nicht nur die Umwandlung der sportlichen Leistung in eine Ware produziert. Gleichzeitig wird im System staatsmonopolistischer Manipulation der Hang zum kontemplativen Genuß von Sensationen u. ä. gefördert. Die Kritik am Profisport kann nicht als solche erfolgen, sie richtet sich folgerichtig auf die sozialökonomischen Gesellschaftsgrundlagen des spätbürgerlichen Staates wie auch auf die Herrschaftstechniken und ihre ideologische Grundlage und Verbrämung.

P. Atteslander (Augsburg) machte darauf aufmerksam, daß keiner der Referenten den Begriff der Professionalisierung in der unter Soziologen üblichen Bedeutung gebraucht habe. Heinilä und Albinson hatten von Professionalierung gesprochen und dabei die zunehmende Angleichung von Leistungssport und Arbeit im Auge gehabt, von Roesch war nicht explizit zwischen Professionalisierung und Professionalismus unterschieden worden und Wonneberger/Kleine hatten sich nur mit dem Professionalismus beschäftigt. Aus dieser Sachlage ergab sich die Notwendigkeit, den Professionalisierungsbegriff im Hinblick auf seine Fruchtbarkeit für die soziologische Analyse von Sportphänomenen zu problematisieren. Nur vor diesem Hintergrund konnte dann das zweite Hauptthema des Arbeitskreises angegangen werden — nämlich die Frage, ob zwischen kapitalistischen und sozialistischen Industriegesellschaften Konvergenzen (so Heinilä) oder Divergenzen (so Wonneberger/Kleine) hinsichtlich der „Professionalisierung" des Leistungssportes zu erkennen seien.

G. Lüschen (Urbana) gab zu bedenken, daß mit der Einengung des Themas „Sport und Professionalisierung" auf Probleme des Profi-Sports, die beispielsweise in osteuropäischen Gesellschaften nicht aufträten, die Möglichkeit zu einer international vergleichenden soziologischen Analyse von Professionalisierungsphänomenen im Sport verschenkt werde. Er wies darauf hin, daß es mit Hilfe des soziologischen Professionalisierungsbegriffes möglich werde, beispielsweise die „professionelle Ethik" von Sportlern, Trainern und Funktionären oder die jeweilige Form ihres institutionalisierten Zusammenwirkens in Trainingssystemen, Sportverbänden etc. in die Betrachtung mit einzubeziehen. Unter dieser Perspektive erschiene dann der bezahlte Profi-Sport lediglich als eine von mehreren möglichen Spielarten der Professionalisierung des Sportes; es könne sogar die Frage aufgeworfen werden, ob nicht eine der Ursachen der hohen Leistungsfähigkeit von Sportlern aus osteuropäischen Ländern gerade in dem besonders hohen Professionalisierungsgrad des dortigen Sportbetriebes zu sehen sei. H. Westphal (Potsdam) machte demgegenüber geltend, daß der vom Internationalen Olympischen Komitee definierte Professionalismus-Begriff zur Zeit die einzig mögliche Arbeits- und Diskussionsgrundlage sei. Alle Versuche, den Begriff so zu erweitern, daß er auch auf den Sport in sozialistischen Ländern anwendbar sei, seien verfehlt und zum Scheitern verurteilt — und zwar deshalb, weil der sozialistische Sport niemals — wie der Sport in kapitalistischen Gesellschaften — zur Ware werden könne. Nur der Sport aber, der Warencharakter angenommen habe, sei nach seinem Verständnis als professioneller Sport zu bezeichnen.

Auf die Frage von S. Henrysson (Umea), ob — unabhängig von derartigen Erwägungen — der Leistungssport in sozialistischen und kapitalistischen Gesellschaften nicht dennoch große Ähnlichkeiten aufweise, insbesondere hinsichtlich der sozialen Lage, der Motivierung und der Belohnung von Spitzensportlern, antwortete H. Westphal: In einer sozialistischen Gesellschaft wie der DDR genieße der Hochleistungssportler ein so hohes gesellschaftliches Ansehen, daß es finanzieller Anreize zu seiner Motivierung nicht bedürfe; darüber hinaus werde gewährleistet, daß der Spitzensportler durch seine sportliche Betätigung keinerlei Nachteile in seiner Ausbildung und seinem beruflichen Werdegang erleiden müsse. Ihm werde dadurch soziale Sicherheit und eine „soziale Perspektive" gegeben, so daß sein Lebensschicksal nicht in Abhängigkeit zu seiner sportlichen Leistungsfähigkeit geraten müsse. Des weiteren wies Westphal darauf hin, daß eine materielle Stimulierung des Hochleistungssportes in der DDR schon allein deshalb nicht erforderlich sei, weil er (gefördert durch die Institution der Kinder- und Jugendspartakiaden) bereits zu einem festen Bestandteil der allgemeinen gesellschaftlichen Moral geworden sei.

Abschließend gab P. Atteslander seinem Bedauern Ausdruck, daß die Diskussion wegen der terminologischen Unstimmigkeiten um den Professionalisierungsbegriff erschwert worden sei. Des weiteren warnte er vor der Gefahr eines gewissen Ethnozentrismus in der Sportsoziologie, dem auch diese Diskussion nicht habe entgehen können: Weder sei ein Vertreter der „Dritten Welt" anwesend gewesen, noch seien in den Referaten und Diskussionsbeiträgen Argumente gefallen, die einem solchen Vertreter bei der Analyse der Sportprobleme in seinem eigenen Land hätten weiterhelfen können. Die Sportsoziologie sei immer noch gar zu sehr auf die Situation in industrialisierten Gesellschaften konzentriert — und zwar ungeachtet der Tatsache, daß bereits der übergroße Teil der an den Olympischen Spielen teilnehmenden Mannschaften aus der „Dritten Welt" stamme.

Karrieren im Sport

Einführung. G. Lüschen (Urbana)

Der Terminus der Karriere gehört zu den Begriffen in der Soziologie, die, der Alltagssprache entnommen, zunächst wenig theoretische Bedeutung zu haben scheinen und womöglich ihre Existenz dem Umstand verdanken, daß Probleme der Gültigkeit in der Forschung bei solchen Begriffen gering sind. Dieser Terminus hat jedoch nicht nur diesen methodischen Vorteil, sondern erweist sich bei näherer Betrachtung von erheblicher theoretischer Relevanz. Er enthält ein Muster der Anpassung in Sequenzen von niedrigem zu hohem Rang in einem auf Leistung ausgerichteten Sozialsystem, weshalb er für den Bereich des Sports sehr adäquat ist. Er impliziert weiterhin Determiniertheit durch externe Faktoren übergreifender Sozialsysteme, ohne dabei das Problem der sogenannten Freiheit in der Rollenanalyse zu vernachlässigen.

Als Karriere im Sport ist zunächst nur die des Athleten bewußt. Tatsächlich gibt es in Gesellschaften, die über die notwendigen Ressourcen verfügen, mit der Ausdifferenzierung des Sports viele andere wie die des Sportfunktionärs, Sportjournalisten, Trainers, Sportlehrers oder Sportwissenschaftlers, die im Hinblick auf Fragen wie strukturellen Kontext, Sozialisierung, Mobilität, Risiko, Belohnung oder Professionalisierung untersucht werden können.

Trotz der im Sport vielfältig zu beobachtenden Hingabe in der Verfolgung einer Karriere ist das Ausmaß der Professionalisierung im Hinblick auf Rekrutierung, geregelte Ausbildung, Statussicherung, spezifische Ethik nur mäßig. Bei den Athleten würde das Bemühen um Statussicherung die für Höchstleistung erforderliche Freiheit und Mobilität behindern. Und in den meisten anderen Karrieren ist das Ausmaß von Belohnung und zu erwartendem Prestige im Sport nicht so hoch, daß dem eine volle Professionalisierung angemessen wäre. Die Ausnahme in ihrem Bemühen um eine verstärkte Professionalisierung scheinen die Sportlehrer zu bilden, die sich offenbar auch deshalb um eine Absicherung ihrer Karriere bemühen, weil sie das von ihnen selbst in früheren Stadien oft erfahrene Risiko des Athleten vermeiden möchten. Bei ihnen bestehen zwar Diskrepanzen, die vor allem durch nicht immer klar definierte Ausbildungsgänge und ein relativ geringes Prestige im Vergleich zu anderen Lehrerkarrieren bezeichnet sind, typischerweise scheint das aber durch relativ hohe Ansprüche an eine professionelle Ethik unter Sportlehrern aufgefangen zu werden. Die Karriere des Sportjournalisten ist vergleichsweise viel weniger professionalisiert, weil seine Karriere zwar auch verhältnismäßig wenig Prestige innerhalb des Journalismus aufweist, andererseits aber einen Wechsel in andere Fächer wie das der Politik erlaubt, wodurch natürlich gerade karrierebewußte und kompetente Kräfte abgezogen werden. Die Tätigkeit im Sport ist deshalb bei vielen Journalisten kurz.

Der deutlichste Fall geringer Professionalisierung ist unter Funktionären zu erkennen, bei denen einer hohen quasi-politischen Motivation oft eine für Führungsaufgaben in Organisationen geringe Kompetenz gegenübersteht. Weshalb dann trotzdem gerade die Karrieren von Funktionären zu den längsten und risikolosesten im Sport gehören, kann derzeit im Hinblick auf geringes Prestige und fehlende Bürokratisierung in weiten Bereichen des Sports nur vermutet werden.

Schließlich ist für die Karrieren im Sport das Ausmaß von Karriere-Transfer und Mobilität (vertikal und horizontal) sowohl innerhalb des Sports und seiner Organisationen als auch in andere Berufe auffällig. Gerade deshalb sollte in den erforderlichen Untersuchungen über Karrieren im Sport nicht nur von Einzelkarrieren ausgegangen, sondern ein Vergleich zwischen verschiedenen Karrieren im Sport und außerhalb angestrebt werden. Schließlich sind die nationalen Unterschiede erheblich und sollten im Rahmen internationaler Vergleiche verfolgt werden. Dabei darf man nicht nur Aufschlüsse über Karrieren im Sport, über die Stellung des Sports in einzelnen Gesellschaften, sondern auch grundsätzlich über die soziologisch bisher vernachlässigten nicht-beruflichen Karrieren erwarten.

G. S. Kenyon (Waterloo)

Sport und Karriere: Rollenverlaufsschemata*

Im ersten Hauptreferat legte Kenyon einen auf einem umfangreichen Literaturstudium beruhenden Versuch zur theoretischen Integration aufgestellter Hypothesen und empirischer Befunde vor. Hier werden die Teile des umfangreichen Referates wiedergegeben, die sich mit dem sportlichen Werdegang von Spitzensportlern befassen:

Karriere, Rolle und Rollenverlauf

Unter *Karriere* verstehe ich die während eines bestimmten Lebensabschnittes in geregelter Form ablaufenden Phasen, die sich auf die Ausübung einer institutionalisierten Tätigkeit beziehen. Dabei denkt man meistens an berufliche Karrieren, aber auch andere institutionalisierte Tätigkeiten weisen eine so weitreichende Übereinstimmung mit ihnen auf, daß sie im gleichen Zusammenhang gesehen werden können (Berger u. Berger, 1972). Der Begriff *Rolle* wird im traditionellen dramaturgischen Sinne verwendet; er besagt, daß Personen, die in der Lage sind, eine bestimmte Rolle zu spielen, über die für diese Rolle erforderlichen spezifischen Kenntnisse, Befähigungen und Voraussetzungen verfügen müssen. Es gibt unterschiedliche *Sportrollen*, in denen sich die unterschiedlichen Möglichkeiten, mit dem Sport in Berührung zu kommen, widerspiegeln; sie umfassen sowohl primäre Rollen (z. B. Wettkämpfer oder Athlet) wie auch sekundäre Rollen (z. B. Zuschauer, Veranstalter) (Kenyon, 1969). In dieser Arbeit bezieht sich die Bezeichnung „Athlet" vornehmlich auf diejenigen Sportler, die bereits größere Erfolge errungen haben, so daß angenommen werden kann, daß die Rollenmerkmale ihrer Sportart bei ihnen voll ausgeprägt sind. Unter *Rollenverlauf* verstehe ich die sozial anerkannten, typischen Entwicklungsstufen einer Karriere. Die nachfolgenden Ausführungen befassen sich mit drei Phasen des Rollenverlaufs: den Stadien des *Rollenlernens*, der *Rollenausübung* und der *Rollenauf-*

---

* Übersetzung aus dem Englischen.

gabe. Eine subtile Unterscheidung läßt sich im Rahmen dieser Arbeit nicht vornehmen; sie ist auch bei den bis heute vorliegenden Resultaten nicht möglich.

Rollenlernen

Von den wichtigsten Rollenverlaufsstadien bei Sportkarrieren hat das erste Stadium, die Sozialisierungsperiode, die meiste Beachtung gefunden. Man ist dabei nach verschiedenen Methoden vorgegangen. Wenn man jedoch die spezifische Eigenart des Sports berücksichtigt und insbesondere davon ausgeht, daß die für Sportrollen wichtigsten Rollenmerkmale vermutlich bereits nach dem Kleinkindalter erworben werden, so erscheint der am Begriff des sozialen Lernens orientierte Ansatz, der sowohl psychologische wie soziologische Variablen berücksichtigt, am fruchtbarsten für die Erforschung der Sozialisation von Sportrollen zu sein. Allerdings gibt es auch innerhalb dieses Ansatzes verschiedene Varianten.

Ein möglicher Ansatz: Es besteht beispielsweise die Möglichkeit, als Bezugsrahmen zur Erforschung des Sportrollen-Lernens die drei Hauptelemente des Sozialisationsprozesses zu verwenden, nämlich: *Signifikante andere* (als Sozialisationsagenten), die gemeinsam mit *sozialen Situationen* (als Sozialisationsagenturen) Einfluß ausüben auf die eine Rolle erlernenden Handelnden (bzw. Rollenanwärter), die durch eine Vielzahl *relevanter individueller Merkmale* geprägt sind.

Was die *individuellen Merkmale* betrifft, so sind bestimmte genetische und entwicklungsbedingte Züge offenbar notwendige Voraussetzungen für den Erfolg im Sport. Sie stellen zweifellos wichtige Faktoren bei der Übernahme und Aufgabe einer bestimmten Sportrolle dar. Das Hauptinteresse des Soziologen gilt allerdings anderen individuellen Merkmalen, so der Persönlichkeit, der Alters- und der Geschlechtsrolle. Obwohl nur wenige Ergebnisse empirischer Untersuchungen vorliegen, kann man annehmen, daß sich die Athleten von den Nichtathleten in einigen Persönlichkeitsmerkmalen unterscheiden. Das Alter des Athleten spielt bei vielen Sportarten als Sozialisierungsfaktor eine geringere Rolle als in einem anderen festliegenden Rahmen, z. B. bei der Erziehung und im Beruf (Riley et al., 1972). Je nach der Bedeutung, die geschlechtsspezifischen Rollennormen jeweils beigemessen wird, kann das Geschlecht eines Menschen auf die Auswahl und die Zuteilung von Sportrollen offensichtlich einen starken Einfluß haben.

Es ist kürzlich ein Versuch unternommen worden, die bis heute vorliegenden Ergebnisse über die Sozialisierung von Athleten zusammenzufassen (Kenyon u. McPherson, 1972). Danach läßt sich sagen, daß Collegeathleten und Olympiaanwärter etwa im Alter von 8 bis 9 Jahren Interesse am Sport zu zeigen beginnen und selbst aktiv werden; daß sie sich meistens recht erfolgreich an verschiedenen Sportarten beteiligen, bevor sie sich auf eine Sportdisziplin zu spezialisieren beginnen; daß Anregungen, sich am Sport und an Wettkämpfen zu beteiligen, von verschiedenen signifikanten anderen ausgehen, wobei die Familie, die Zuschauer und der Trainer den stärksten Einfluß auszuüben scheinen; und daß, obwohl der allgemeine Sozialisierungsprozeß verschiedene gemeinsame Elemente aufweist, die Entwicklungsstadien im Sport, im Leistungsgrad und im Lebenszyklus erkennbare Unterschiede aufweisen.

Situationsbedingte soziale Faktoren üben einen größeren Einfluß auf die Sozialisierung von Sportrollen aus. Viele der vorliegenden Untersuchungsergebnisse sprechen dafür, daß die Möglichkeiten zur Beteiligung am Sport bei den verschiedenen sozialen Gruppen unterschiedlich groß sind. Die Beteiligung am Sport und die Sozialisierung im Sport werden nachweislich stark von sozio-ökonomischen Voraussetzungen (z. B. Lüschen, 1963; Eggleston, 1965; Bend, 1968; Berryman u. Loy, 1971; Du Wors, 1971), aber auch von ethnischen Faktoren beeinflußt (z. B. McPherson, 1971b; Loy u. McElvogue, 1970; Landry et al., 1971). Auch nationale Normen und Werte scheinen wichtige situationsbedingte Voraussetzungen darzustellen. Die politische Ideologie, die eine Komponente der Opportunitätseinschätzung ist, ist eine weitere wichtige Voraussetzung für ein ausreichendes Training und die Wettkampfteilnahme; sie muß aber hinsichtlich ihrer Bedeutung als Motivationsvariable noch eingehender erforscht werden. Man kann darüberhinaus noch nicht sicher sagen, welche Bedeutung die zahlreichen Beispiele von Konflikten zwischen den verschiedenen Ideologien haben, von denen einige in Zusammenhang mit den Olympischen Spielen aufgetreten sind. (Obwohl sich die Athleten relativ unpolitisch gezeigt haben, trifft das für die von ihnen repräsentierten Staaten nicht zu.)

Der Einfluß *signifikanter anderer* beim Entstehen des Interesses an der Übernahme von Sportrollen scheint nicht nur erheblich, sondern auch sport-spezifisch zu sein (Kenyon u. McPherson, 1972). Denn signifikante andere wecken nicht nur das Interesse an Sportrollen, sie nehmen auch Einfluß auf deren Ausübung, indem sie dem Athleten in allen Stadien seiner Wettkampfkarriere qualitative Sanktionen bieten.

Die Untersuchung von Ciupak über die Jugend in Polen (1970) ist eine von mehreren Untersuchungen, die die Bedeutung von Rollenmodellen beim Entstehen von Identifikationen mit Sporthelden aufzeigt.

Ein besserer Ansatz? Der allgemeine Versuch, die Sozialisierung von Sportrollen wie oben beschrieben durch individuelle Merkmale, soziale Situationen und signifikante andere zu erklären, ist mit einem theoretischen Nachteil verbunden, nämlich der Schwierigkeit, eine überschaubare Zahl von Variablen aus der Vielfalt plausibler Variablen herauszufinden — das sogenannte „Spezifikationsproblem" (Heise, 1968).

In dieser Hinsicht bietet nun der auf dem Begriffspaar „soziale Rolle — soziales System" aufgebaute Ansatz (Sewell, 1963) eine eindeutigere Grundlage. In diesem Ansatz wird Rollenlernen darauf zurückgeführt, daß der Rollenanwärter — der bereits durch eine Anzahl von physischen und psychischen Merkmalen gekennzeichnet ist — durch signifikante andere, die in einem oder mehreren normengeprägten Sozialsystemen handeln, einer Vielfalt von Stimuli und Bekräftigungen ausgesetzt wird. Die besondere Beschaffenheit von sozialen Rollen und sozialen Systemen bedarf deshalb einer sorgfältigen Analyse. Im Hinblick auf soziale Systeme wird folgendermaßen argumentiert: Angesichts der Beschaffenheit, Komplexität und Verbreitung von Sportrollen sollte jedes relevante Sozialsystem getrennt behandelt und als eine potentielle Rollenlernsituation aufgefaßt werden.

Dabei macht man sich die bereits verfügbaren umfangreichen Kenntnisse über Struktur und Funktion institutionalisierter Systeme, wie der Familie, der Schule, der Kirche, der „peer-group" usw. zunutze. Bei einem solchen Vorgehen wird außerdem auch berücksichtigt, daß die Faktoren, die als Ursache der Sozialisierung anzusprechen sind, eher in als zwischen den Systemen zum Tragen kommen.

Wird das soziale System bei der Charakterisierung des Sozialisierungsprozesses ins Zentrum gestellt, so kann man ein *allgemeines Modell* dieses Prozesses entwerfen, das aus einer einfachen Kausalkette besteht. In dem vorgeschlagenen Modell bedeu-

tet das: Ist eine gewisse (kognitive und motorische) Befähigung für die Rolle vorhanden, so wird der Rollenanwärter in allen sozialen Situationen, in denen er sich unweigerlich befindet, vielseitig beeinflußt, und er erwirbt dadurch die Bereitschaft zum Erlernen der betreffenden Rolle. Das regt ihn außerdem dazu an, die Rolle immer wieder zu erproben, was seinerseits dazu führt, daß er die Rolle lernt.
In Thesenform:

1. Je größer die Befähigung für eine Rolle ist, desto größer ist die vom System hervorgerufene Neigung zum Erlernen der Rolle.

2. Je größer die vom System hervorgerufene Neigung zum Erlernen einer Rolle ist, desto intensiver wird die Rolle geprobt, und umgekehrt.

3. Je größer die Neigung zum Erlernen einer Rolle ist, desto besser wird die Rolle gelernt, d. h. desto stärker erfolgt die Sozialisierung.

Mittelpunkt der zweiten Stufe dieses Modells sind offenkundig die sozialisierenden Prozesse oder Mechanismen, die in *jedem* relevanten System anzutreffen sind. Die folgenden Forschungshypothesen (Kenyon u. McPherson, 1972) sollen diesen Ansatz am Beispiel eines peer-group-Systems veranschaulichen:

1. Je größer die Beteiligung von „peers" beim Sport ist, desto größer ist die Bereitwilligkeit, sich am Sport zu beteiligen.

2. Je stärker die positiven Einflüsse durch „peers" sind, desto größer ist die Bereitwilligkeit, sich am Sport zu beteiligen.

3. Je intensiver die Interaktion mit „peers" beim Sport ist, desto größer ist die Bereitwilligkeit, sich am Sport zu beteiligen.

4. Je höher der Sport in der Werthierarchie der „peer-group" rangiert, desto größer ist die Sozialisierung der Rolle im Sport.

Bei einer kürzlich abgeschlossenen Untersuchung über die Sozialisierung der Sportkonsumentenrolle ist dieses Modell mit Erfolg verwendet worden (McPherson, 1972).

Rollenausübung: Eine Periode der Bekräftigung

Wir befassen uns jetzt mit der nächsten Phase des Rollenverlaufs. Nach der erfolgreichen Sozialisierung wird der Athlet nun Rolleninhaber und tritt in ein Stadium ein, das man vielleicht als die Phase der dauernden Bindung an die Rolle bezeichnen könnte (Moore, 1969). Diese Bindung ist mit bestimmten persönlichen Belohnungen wie Hochschätzung, Prestige und Status verbunden. Das gilt unabhängig davon, ob der Athlet seine Rolle in erster Linie als Amateur spielt oder den Sport als Beruf ausübt. In der langen Geschichte des Sports hat man den erfolgreichen Wettkampfteilnehmer mit einer Vielzahl materieller Werte belohnt. Das ist auch heute noch der Fall, vor allem bei den Athleten, die den Sport als Berufsrolle ausüben. Solche Belohnungen sind heutzutage vor allem in den nicht-sozialistischen Ländern beträchtlich. Athleten, die Millionäre sind, gibt es in mehreren Sportarten, so im Eishockey, im Football, im Fußball, im Basketball, beim Boxen und im Baseball. Wollen wir aber die dauernde Bindung an eine Sportkarriere erklären, so müssen wir berücksichtigen, daß die Ausübung der Sportrolle, wie aller anderen Rollen, im Rahmen von sozialen Systemen erfolgt und somit stark von den strukturellen und ideologischen Merkmalen dieser Systeme beeinflußt wird.

Soziale Systeme tragen sowohl im Sport wie in der größeren Gesellschaft viel dazu bei, daß der Athlet seine Rolle beibehält. Die Sportsysteme selbst haben sich zu mächtigen Kontrollinstanzen entwickelt, zum Beispiel mit Hilfe von sportbeherrschenden Körperschaften wie den Nationalen Olympischen Komitees oder durch die Sportligamonopole mit ihren wirtschaftlichen Sanktionsmöglichkeiten. Im letzteren Falle bestehen allerdings noch gewisse Anomien. So wird z. B. in den Vereinigten Staaten Baseball noch immer nicht als Beruf betrachtet, so daß die Spieler und die Zuschauer kaum gesetzlich, z. B. durch die Antitrust-Gesetze, geschützt sind. Bis vor kurzem waren die Spieler auf die Gnade der Organisationen angewiesen, denen sie angehörten, und sie waren oft nicht in der Lage, über den Umfang und die Art ihrer Beteiligung zu bestimmen. In letzter Zeit konnten wir jedoch die Entstehung von Schutzgemeinschaften in Form von Spielerorganisationen erleben. Da das Sportmanagement ständig bemüht ist, ein gleichbleibendes wirtschaftliches Wachstum zu erreichen, ist es nicht erstaunlich, daß solche Gruppen sich in ähnlicher Weise mit der Situation befassen wie Gewerkschaften und Berufsverbände. Wir beobachten Bemühungen, das Risiko durch genau vorgeschriebene Arbeitsbedingungen und Lohnvereinbarungen zu verringern und dadurch geordnete Karrieren zu ermöglichen. Während auf diese Weise möglicherweise der Zeitraum ausgedehnt wird, in dem eine Sportlerrolle beibehalten werden kann, wird vermutlich der Zugang zu bestimmten Sportrollen für andere erschwert werden. Bei den Sportarten, die weniger von wirtschaftlichen Verhältnissen beeinflußt werden, können wir aber damit rechnen, daß die tatsächliche Leistung trotzdem weiterhin eine große Rolle spielen wird.

Da der Sport allerdings in zunehmendem Maße institutionalisiert wird, dehnt die Reichweite der sozialen Kontrolle sich immer weiter aus. Es ergibt sich die Frage: „Wessen Interessen dient die Bürokratisierung des Sports?" Eine Möglichkeit zur Untersuchung dieser Frage besteht darin, Vergleiche anzustellen.

Bei vergleichenden Untersuchungen auf dem Gebiet des Sports werden häufig entweder verschiedene Sportarten oder verschiedene Länder einander gegenübergestellt. Für unsere Zwecke könnte es jedoch interessant sein, die Sportlerkarriere mit anderen, vor allem beruflichen Karrieren zu vergleichen. In welcher Hinsicht hat der Sport Ähnlichkeit mit anderen Berufen? Übernimmt man das Paradigma von Hughes (1971), so könnte man versuchen, Unterschiede und Übereinstimmungen zwischen den einzelnen Berufsgruppen, einschließlich der Sportkarrieren, aufzuzeigen. Bei institutionalisierten oder professionalisierten Berufen kommen dabei eine Reihe von besonderen Merkmalen zum Vorschein: Erstens sind bei derartigen Berufen bestimmte Produktionsbeschränkungen zu erkennen. Soweit es die Athleten betrifft, ist hier bisher wenig davon zu verspüren, obwohl sich die Offiziellen sicherlich bereits seit langer Zeit mit der Frage einer Kontrolle der Häufigkeit, Dauer und Intensität der Teilnahme am Wettkampf befaßt haben. Zweitens kommt es beim Sport ebenso wie bei anderen Berufen dazu, daß bestimmte Personen von der Gemeinschaft und dem Schutz der Kollegenschaft ausgeschlossen werden; so werden z. B. bestimmten brasilianischen Fußballspielern nicht alle Vergünstigungen in dem Verein eingeräumt, für den sie spielen (Lever, 1969). Drittens ist sicherlich auch im Sport die Bevorzugung einiger Klienten oder Kunden vor anderen zu erkennen; so z. B. bei der Verteilung von Eintrittskarten für Sportveranstaltungen, wenn die Nachfrage das Angebot übersteigt. (In Kanada ist es in einigen Städten praktisch unmöglich, Karten für ein Spiel der National Hockey League zu bekommen, wenn die eigene Familie nicht so weitsichtig war, bereits vor vielen Jahren Dauerkarten zu erwerben.) Viertens ist allgemein bekannt, daß es im Sport bestimmte Verhaltensregeln gibt, die mit Hilfe informeller Sanktionen aufrechterhalten werden. Fünftens ist in Sportkarrieren auch der Begriff der Geheimhaltung nicht unbekannt; die Athleten werden häufig veranlaßt, bestimmte Informationen vertraulich zu behandeln, vor allem im Zusammenhang mit Trainingsmethoden oder Spielstrategien. Und schließlich ist sicherlich im Sport ebenso wie in anderen Berufen der Sinn für Rangunterschiede vorhanden; freilich dient dabei nicht immer die Leistung als Grundlage. Hinzu kommen andere Faktoren wie die Position der Mannschaft und der ethnische Hintergrund (Grusky, 1963; Loy u. McElvogue, 1970).

Obwohl viele Ausführungen in der berufssoziologischen Literatur dafür sprechen, daß Sportlerkarrieren mit anderen Karrieren vieles gemeinsam haben, so bedarf es doch noch weiterer systematischer und empirischer Aufwandes, um die gemeinsamen Dimensionen genau zu bestimmen. Darüber hinaus erscheint es denkbar, daß erhebliche Differenzen zwischen einzelnen Sportarten und verschiedenen Ländern zutage treten.

Rollenaufgabe

Bisher haben sich noch nicht viele Sportsoziologen für die Frage interessiert, auf welche Weise Sportlerkarrieren beendet werden. Wollte man den verschiedenen Fragen im Zusammenhang mit dem Phänomen des Rücktritts nachgehen, so könnte man eine gewisse theoretische Unterstützung von der Soziologie des Alterns und der Sozialgerontologie erwarten. Die Karriere des Athleten unterscheidet sich aber von außersportlichen Karrieren dadurch, daß sie bereits lange vor dem Erreichen des Rentenalters beendet wird; wir müssen uns also in größerem Maße mit dem Problem der Resozialisierung beschäftigen. Der Athlet, der seine sportliche Karriere beendet, wird wahrscheinlich auch weiterhin im gleichen Umfange tätig bleiben, er wird aber eine neue Berufskarriere einschlagen. Er kann einerseits in eine neue Berufsrolle eintreten, vor allem wenn er eine Karriere als Berufssportler aufgibt. Andererseits kann er weiter im Bereich des Sports tätig bleiben und sekundäre Aufgaben übernehmen. Er kann z. B. ein aktiver Sportfunktionär mit Führungsaufgaben werden (Trainer, Offizieller usw.), er kann Schiedsrichter werden (Mitglied eines Sportaufsichtsgremiums, Schiedsrichter oder Offizieller mit anderen Aufgaben) oder Unternehmer (Hersteller, Werbefachmann, Großhändler, Geschäftsinhaber), oder er kann eine Kombination derartiger Aufgaben übernehmen. Wenn er es nicht schon ist, kann er auch ein aktiver Sportkonsument werden. Wenn man sich die vielen Möglichkeiten der Beendigung einer Sportlerkarriere vor Augen hält, dann ist es recht verwunderlich, daß die Sportsoziologen den Fragen der Beendigung der Karriere und der Resozialisierung keine größere Aufmerksamkeit geschenkt haben. Offenbar gibt es heute noch nicht einmal einfache statistische Angaben darüber, wieviele Sportler nach Beendigung ihrer Karriere weiter auf dem Gebiet des Sports tätig bleiben.

Zusammenfassung

Die bisherigen Ausführungen stellen ein Potpourri von Beobachtungen über ein relativ breites Spektrum sozialer Phänomene dar, die im Zusammenhang mit der Sportlerkarriere stehen. Das Gebiet ist eindeutig zu umfangreich, als daß schon jetzt definitive theoretische Positionen abgesteckt werden könnten, obwohl sie teilweise bereits implizit im vorliegenden Material enthalten sind. Wer auf diesem Gebiet

Untersuchungen durchführen möchte, dürfte einen vergleichenden Ansatz als Ausgangsbasis fruchtbar finden, der Sportkarrieren und außersportliche Karrieren nebeneinander stellt. Da sich die heutige Soziologie gleichermaßen für vergleichende Methodologie und für Karrieren interessiert, sind fruchtbare Ergebnisse wahrscheinlich. Die Forscher sollten allerdings nicht erstaunt sein, wenn sie mehr Übereinstimmungen als Unterschiede feststellen, da der Sport fest in der Gesellschaft im allgemeinen und ihren einzelnen Institutionen im besonderen verankert ist.

Literatur

Bend, E.: The Impact of Athlete Participation on Academic and Career Aspiration and Achievement. Pittsburgh 1968.
Berger, P.L., Berger, B.: Sociology: A Biographical Approach. New York 1972.
Berryman, J.W., Loy, J.W., Jr.: Democratization of inter-collegiate sports in the ivy league: a study of secondary school background and athlete achievement at Harvard and Yale, 1911 through 1960. Paper. Third International Symposium on the Sociology of Sport. University of Waterloo 1971.
Ciupak, Z.: Physical culture in the consciousness of the present day man. Paper presented at Seventh World Congress of Sociology. Varna 1970.
DuWors, R.E.: The amateur as a source of society. Philosophia, 189—207, 1971.
Eggleston, J.: Secondary Schools and Oxbridge Blues. Brit. J. Soc. **16**, 232—242 (1965).
Grusky, O.: The effect of formal structure on managerial recruitment: a study of baseball organization. Sociometry **26**, 345—353 (1963).
Heise, D.R.: Problems in path analysis and causal interference. In: E.F. Borgotta: Sociological Methodology. San Francisco, 38—73, 1968.
Hughes, E.C.: The humble and the proud: the comparative study of occupations. In: E.C. Hughes: The Sociological Eye: Selected Papers. Chicago 1971.
Kenyon, G.S.: Sport involvement: a conceptual go and some consequences thereof. In: G.S. Kenyon: Aspects of Contempory Sport Sociology. Chicago 1969.
— McPherson, B.D.: Becoming involved in physical activity and sport: a process of socialization. In: G.L. Rarick: Physical Activity: Human Growth and Development. New York 1972.
Landry, F. et al.: Les Canadiens-Francais et les grands jeux internationaux. Paper presented at Third International Symposium of the Sociology of Sport. University of Waterloo 1971.
Lever, J.: Soccer: opium of the Brazilian people. Transaction **7**, 36—43 (1969).
Loy, J.W., McElvogue, J.F.: Racial segregation in American sport. Int. Rev. Sport Soc. **5**, 5—16 (1970).
Lüschen, G.: Soziale Schichtung und soziale Mobilität bei jungen Sportlern. Kölner Zeitschrift für Soziologie und Sozialpsychologie **15**, 74—93 (1963).
McPherson, B.D.: Minority group socialization: an alternative to the segregation by playing position hypothesis. Paper presented at the Third International Symposium on the Sociology of Sport. University of Waterloo 1971a.
— Sport and the black athlete. Paper presented at Conference on Sport and Social Deviancy. State University of New York College at Brockport 1971b.
— Socialization into the role of sport consumer: a theory and causal model. Unpublished Ph. D. Dissertation. University of Wisconsin 1972.
Moore, W.E.: Occupational socialization. In: D.A. Goslin: Handbook of Socialization Theory and Research. Chicago, 861—884, 1969.
Riley et al.: Aging and Society, Volume III: A Sociology of Age Stratification. New York 1972.
Sewell, W.H.: Some recent developments in socialization theory and research. Annals of the American Academy of Political and Social Science **394**, 163—181 (1963).
Sewell, W.H. et al.: Social status and education and occupational aspiration. Amer. Soc. Rev. **22**, 57—73 (1957).

B. Krawczyk (Warschau)

Soziale Werte einer Sportkarriere*

B. Krawczyk berichtete über die Resultate einer empirischen Untersuchung, bei der über 1000 polnische Spitzensportler aus zehn olympischen Disziplinen einem Tiefeninterview (thorough interview) unterzogen worden waren:

Die Analyse soll damit beginnen, die Hauptmerkmale der Ideologie aufzuzeigen, die die Entwicklung der Sportbewegung unterstützt und festigt. Die Literatur, die sich mit den Beziehungen des Sports zur Gesellschaft und Kultur beschäftigt, unterscheidet meistens einige Bedürfniskomplexe, auf denen die zunehmende Bedeutung des Sports heutzutage beruht. Weil der Sport dazu beitragen kann, diese Bedürfnisse zu befriedigen, ist er in gesamtgesellschaftlicher Hinsicht nützlich. (In diesem Sinne spricht man auch von der „sozialen Funktion des Sports".) Seiner sozialen Nützlichkeit ist es zu verdanken, daß der Sport vom Staat und von der Gesellschaft so großzügig gefördert wird, was für seine institutionelle Entwicklung entscheidend ist.

Bei der Analyse der sozialen Bedeutung des Sports werden meistens die folgenden Funktionen des Sports aufgezählt: gesundheitsfördernd und hygienisch, unterhaltend und entspannend, förderlich für die Sozialisierung, der Propaganda und Ideologie dienlich, unterstützend für die Integration.

Die ersten beiden Funktionen werden durch die natürlichen Eigenschaften des Sports verwirklicht: Dank dieser Eigenschaften hilft der Sport dem Menschen, sich an das Leben in einer industrialisierten und urbanisierten Welt anzupassen. Indem der Sport das natürliche Bedürfnis des Menschen nach körperlicher Bewegung befriedigt, verhindert er die negativen Folgen der Zivilisation für den Menschen; er formt, entwickelt und verbessert die motorischen Fähigkeiten des Menschen und verbessert dadurch seine psycho-physischen Fähigkeiten.

Wegen seiner kulturellen Eigenschaften und symbolischen Bedeutung ist der Sport außerdem Unterhaltung. Er ist ein Schauspiel von großem ästhetischem Wert, in dem die Schönheit und Harmonie des menschlichen Körpers gezeigt wird. Durch seinen Schauspielcharakter werden die Gefühle vieler Zuschauer angesprochen: So wird der Sport — indirekt — Propagandainstrument, das eine starke ideologische Wirkung ausstrahlt. Die Erfolge von Sportmannschaften werden immer häufiger als die Erfolge der Gruppe betrachtet, die diese Mannschaften mit ihrem Wert und ihrer Kraft repräsentieren.

Dank seiner sozialen Merkmale stellt der Sport einen Faktor dar, der den Zusammenschluß von Gruppen fördert: Er wird zu einer neuen Ebene für die Integration solcher Gesellschaften, in denen soziale Bindungen durch Klassenunterschiede und nationale Gegensätze beeinflußt werden. Der Sport ist „die Schule der Sozialisierung": Er hilft der Jugend, in der Gesellschaft zu leben, indem er ihre körperlichen und seelischen Eigenschaften prägt.

Die Meinungen der Befragten unterscheiden sich nun entsprechend den von ihnen ausgeübten Sportarten erheblich voneinander. Man kann zwei Arten von Ideologien unterscheiden, in denen sich zwei verschiedene Auffassungen vom Sport und der Sportkarriere widerspiegeln.

---
* Übersetzung aus dem Englischen.

Die erste repräsentiert die traditionelle Ideologie mit ihrer Betonung der hedonistischen — Freude und Unterhaltung vermittelnden — Aspekte des Sports. Sie wird meistens, aber nicht ausschließlich, von denen anerkannt, die nicht publikumswirksame Sportarten (z. B. Bogenschießen, Kanufahren) ausüben: Sie achten mehr auf die „ideellen" autonomen Werte des Sports. Sie betrachten eine Sportkarriere als Möglichkeit, ein aktives und faszinierendes Leben voller Spannung führen zu können, das verschönert wird durch Wettkampf, durch die Befriedigung errungener Siege, durch Reisen und internationale Veranstaltungen. Der Sieg wird übrigens nicht selten als etwas Persönliches angesehen und nicht nur als Faktor der Popularität und sozialen Anerkennung, wobei letztere selten das Ziel der sportlichen Betätigung ist.

Die zweite Art der Ideologie ist mit einer instrumentellen Einstellung zum Sport verbunden, in der sich die derzeitigen Wandlungen im „großen Wettkampf" widerspiegeln. Sie wird vor allem von den Vertretern publikumswirksamer Disziplinen (z. B. Boxen, Ringen, Radfahren) vertreten. Sie berücksichtigen nicht nur die autotelen Werte eines sportlichen Erfolges, sondern auch dessen soziale Folgen. In ihrer Auffassung verbinden sich ideelle Motive mit der Ansicht, daß eine sportliche Erfolgschance immer auch eine Chance zum allgemeinen Vorwärtskommen bedeute und daß ein Kampf im Stadion gleichzeitig ein Kampf um soziale Anerkennung, um eine soziale Stellung und um einen Platz im Leben sei.

Die Zugehörigkeit zu einer bestimmten sozio-professionellen Schicht wirkt sich auf die allgemeine Einstellung des Wettkämpfers zum Sport aus. Jugendliche aus den Familien ungelernter Arbeiter, die in der Hierarchie der sozialen Anerkennung den untersten Platz einnehmen, neigen dazu, den Sport als Instrument für den sozialen Aufstieg und eine große Karriere zu betrachten, während die Jugendlichen aus Akademikerkreisen meistens die hedonistische Richtung vertreten.

Eine andere Differenzierung hinsichtlich der Bewertung einer Sportlerkarriere läßt sich nach dem Alter und der Leistungsklasse der Befragten vornehmen. Junge Wettkämpfer legen größeren Wert darauf, daß sportlicher Wettkampf Freude bereiten solle: Sie sind der Meinung, daß der Sport ihnen die Möglichkeit bietet, durch körperliche Betätigung „Dampf abzulassen" und die Freizeit auf attraktive Weise zu verbringen. Andererseits betrachten ältere Wettkämpfer den Sport auch als eine Chance für Erfolg im Leben, und die sozialen Folgen eines sportlichen Erfolges helfen ihnen dabei, ihr Ziel zu erreichen.

Die Richtung, in der sich die Einstellungen zur Sportlerkarriere entwickeln, wird noch deutlicher, wenn wir die Meinungen von Wettkämpfern der verschiedenen Leistungsniveaus im Sport auswerten, wobei das Niveau daran abzulesen ist, welcher Leistungsklasse jemand angehört und wie häufig er Polen im Ausland vertreten hat. Wesentlich seltener als die Angehörigen der Meisterklasse betrachten die Wettkämpfer der Juniorenklasse den Sport als Möglichkeit, Popularität und Anerkennung zu erlangen: Der Sport ist für sie in allererster Linie ein Instrument zur Verbesserung der körperlichen Leistungsfähigkeit, während umgekehrt die beiden Werte körperliche Perfektionierung und Unterhaltung nur von 2,5% der Sportler der Meisterklasse anerkannt werden.

Die Ergebnisse bestätigen die oben aufgestellte These, daß im Verlauf einer Sportlerkarriere, die sich auf einem hohen Leistungsniveau bewegt, die traditionsbetonte hedonistische Orientierung, derzufolge die Teilnahme an einem sportlichen

Wettkampf Freude bereitet, langsam verschwindet. Stattdessen werden die mit Rivalität und Wettkampf verbundenen Werte wie z. B. Popularität, Genugtuung über errungene Siege usw. zum Leitmotiv der Karriere eines Wettkämpfers. Dazu kommt das zunehmende Bewußtsein von den sozialen Konsequenzen eines sportlichen Erfolges; und es zeichnet sich eine Tendenz ab, den Sport als einen wichtigen Faktor der sozialen Mobilität anzusehen.

Der oben dargestellte kurze Überblick über die individuellen Einstellungen zum Sport zeigen eindeutig, daß der Sport heutzutage viele Funktionen hat und zahlreiche Wünsche der Menschen durch den Sport befriedigt werden können. Daneben wird aber vor allem klar, daß die privaten Ideologien des Wettkämpfers sich nicht nur hinsichtlich ihrer Art, sondern auch in der leicht unterschiedlichen Betonung von den Ideologien der Sportbewegung unterscheiden. Der Sport als zweckdienliche soziale Institution wird vom Staat (oder sozialen Gruppen) vor allem deshalb gefördert, weil er gesundheitsfördernd und hygienisch ist, der Propaganda dient und erzieherische Werte besitzt, wohingegen der Wettkampfsport als spontane soziale Bewegung nicht in erster Linie deshalb Anhänger findet, weil er ihre bio-hygienischen Wünsche erfüllt, sondern deshalb, weil er ihre psycho-sozialen Ansprüche befriedigt.

Das beruht darauf, daß die Wettkämpfer Gesundheit und körperliche Leistungsfähigkeit häufiger als Voraussetzung und nicht als Ziel der Beteiligung am Wettkampfsport betrachten: Hier beziehen sich die Hauptwerte des Sports auf Kampf, Spannung und die Chance zur Übernahme einer Führerrolle.

Somit wird der sportliche Erfolg entweder im autotelen Sinne, als Quelle der Genugtuung über sportliche Erfolge, oder im instrumentellen Sinne, als Chance für persönlichen sozialen Aufstieg, auch außerhalb des Sports, gedeutet. Die Analyse hat erwiesen, daß instrumentelle Einstellungen im Verlauf der Wettkämpferkarriere entstehen und daß sie die heutigen Wandlungen im olympischen Sport widerspiegeln. Das zeigt indirekt, daß für eine kleine ausgewählte Gruppe von Menschen die Teilnahme an sportlichen Wettkämpfen nicht mehr nur eine erregende Unterhaltung darstellt, sondern unweigerlich eine schwierige — mit Entsagungen und Askese verbundene — Verwirklichung von Normen bedeutet, die mit der Rolle eines Olympiateilnehmers und Vertreters des eigenen Landes verbunden ist. Die soziale Rolle des Spitzensportlers, die einen hohen Status und zahlreiche soziale Privilegien mit sich bringt, wurde durch die Intensivierung der Wettkampffähigkeit zwischen Völkern und Staaten allgemein sanktioniert. Somit ist der Sport zu einer wichtigen Sphäre des gesellschaftlichen Lebens geworden.

Kurzreferate

In zwei Kurzreferaten von A. Wohl und K. Hammerich wurde die bereits von G. S. Kenyon ausführlich erörterte Frage nach der Karriere von Spitzensportlern nochmals aufgegriffen. A. Wohl (Warschau) berichtete über Ergebnisse aus einer sich über mehrere Jahre hin erstreckenden Untersuchung in Polen, die den Titel „Die Karriere eines Athleten und ihr Einfluß auf das Leben des Wettkämpfers" trug:

Untersuchungen von Sportlerkarrieren in einigen Disziplinen haben ergeben, daß sie von bestimmten, charakteristischen Merkmalen und Regeln bestimmt werden, nämlich:

1. Im Gegensatz zur allgemein anerkannten Auffassung werden Spitzenpositionen im Verlauf von Sportkarrieren keineswegs schnell erreicht und sind auch nicht ausschließlich vom Talent beeinflußt. Beim Fußball dauert es 8 bis 12 Jahre, ehe ein Fußballspieler zur Olympiamannschaft gehört; beim Ringen vergehen 8 bis 10 Jahre, beim Schwimmen

6 bis 10 Jahre, in der Leichtathletik 4 bis 7 Jahre. Das zeigt, daß ein über viele Jahre fortgesetztes intensives Training für den erfolgreichen Verlauf einer Sportkarriere entscheidend ist.

2. Trainer spielen bei der Gestaltung von Wettkämpferkarrieren eine entscheidende Rolle. Sie sind nicht nur Anweisungen gebende Experten, sondern beeinflussen auch die Formung bestimmter Einstellungen und Verhaltensmuster. Sie sind Berater, die das Leben der Wettkämpfer formen.

3. In Disziplinen wie Fußball und Ringen stammt der größte Teil der Wettkämpfer aus der Arbeiterklasse, während die Schwimmer und die Leichtathleten vor allem aus intellektuellen Kreisen stammen. Für erstere wie für letztere bedeutet der Erfolg im Sport bessere materielle Verhältnisse, d. h. in unserem Lande, eine Annäherung an den Lebensstandard der kreativen Intelligenzschicht. Nur im Falle der Fußballspieler und Ringer bedeutet das jedoch den Übergang in eine neue soziale Umwelt, während es für die Schwimmer und Leichtathleten keine Veränderung der Umgebung mit sich bringt.

4. Die meisten der Spitzensportler kehren nicht in den Beruf zurück, in dem sie eine Ausbildung absolviert haben. Sie bleiben dem Sport treu, arbeiten als Trainer, Sportfunktionäre oder Schiedsrichter.

K. Hammerich (Aachen) trug „Notizen zum international vergleichenden Forschungsprojekt ‚Career Patterns of Top Athletes'" vor.*

Das Projekt wurde in 10 Nationen durchgeführt (USA, Schweiz, Finnland, Österreich, ČSSR, Rumänien, Japan, BRD, Israel, Niederlande). Befragt wurden die Athleten, die 1956 national zu den 125 besten in Leichtathletik, in der national populärsten Individual- und Mannschaftssportart und in der national am häufigsten ausgeübten Sportart gehörten.

Im Rahmen einer solchen retrospektiven Konstruktion der Vergangenheit wären Karrieren als Sequenzen (retrospektiv) interpretierte Abfolgen von (Berufs-)Stationen, Positionen, Ereignissen u. ä. anhand nicht nur berufs- und mobilitätsbezogener Merkmale aufzufassen und würden zentrale Themen bei der Selbstdarstellung der jeweiligen Ich-Identitätskonzeptionen darstellen.

Damit wird allerdings eine berufsbezogene Ich-Identität nicht als ein (mögliches) Durchgangs- oder auch Endstadium, sondern bereits als eine Form personaler Veräußerung und sozialer Stabilisierung begriffen, d. h. aber auch, daß Beruf und berufsbezogene Orientierungsmuster wohl eine zentrale Thematik der Ich-Identität darstellen, nicht aber Identität selbst ausmachen.

Gerade unter diesem Gesichtspunkt scheint die eben explizierte Konzeption für soziologische Analysen zum Leistungssport von besonderer Wichtigkeit zu sein, weil bei Leistungssportlern die Möglichkeit besteht, ihre Lebensgeschichte nicht (nur) anhand der beruflichen Entwicklung zu entfalten, sondern (auch) über ihre Sportkarriere. Dies bedeutet andererseits jedoch, daß auch die Sportkarriere in die personale Lebensgeschichte mit einzuflechten wäre.

Der Konzeption entsprechend lassen sich letztlich nur unterschiedliche Muster aufzeigen, wie Sport- und Berufskarrieren mit der jeweiligen personalen Lebensgeschichte verbunden sein können. Diese Muster können als Ausdruck von gesellschaftlich als relevant betrachteten Selbstkonzeptionen (d. h. als Modalitäten der den einzelnen Lebensgeschichten jeweilig zugrundeliegenden Ich-Identitätskonzeptionen) aufgefaßt werden. Vereinfacht lassen sich diese Muster als auf berufs-, sportbezogenem oder (weder sport- noch berufsbezogenem) persönlichem Prestige beruhend bezeichnen, das die betreffenden Personen sich selbst zuschreiben und von dem sie glauben, daß auch ihre soziale Umwelt dieses Selbstbewertungsverfahren akzeptiert. Zugleich geht es hierbei um einen Vergleich, auf welchen der ebengenannten Bezugspunkte der Befragte sein Sozialprestige in der Vergangenheit (1956) und in der Gegenwart zurückführte.

Erste Ergebnisse über unterschiedliche Karrieremuster von japanischen und westdeutschen Spitzensportlern liegen bereits vor. Die verschiedenen Muster sollen in ihren Strukturierungen bezüglich Schul(aus)bildungs- und Sporterfolgsniveau, Selbsteinschätzung des bisherigen beruflichen Erfolges (als Vergleich zwischen 1956 und Zeitpunkt der

---

* Ausführliche Beschreibung des Projekts in: Sportwissenschaft 2, 168—181 (1972).

Befragung sowie bezüglich der bisherigen Berufsentwicklung auf der Basis des Mobilitätsumfanges und der Mobilitätsrichtung skizziert werden.

Obwohl der Umfang an aufwärtsgerichteter Berufsmobilität in beiden Ländern annähernd gleich ist, variiert der Anteil von Athleten mit Hochschulabschluß erheblich. Die hohe Anzahl von Universitätsabsolventen in Japan mag auch dazu beigetragen haben, daß bei japanischen Athleten die verschiedenen Mobilitätsformen nicht so unterschiedlich strukturiert sind wie bei den westdeutschen. Allerdings zeigen die Ergebnisse in beiden Ländern auch, daß in bezug auf die ausgewählten Strukturelemente sich die berufsbezogenen Modelle relativ gleichen, während sportbezogene — nicht zuletzt wohl wegen des Professionalismus im Sport (Trabrennsport und Fußball) in der BRD — sich deutlich von entsprechenden in Japan unterscheiden.

Bei der weiteren Auswertung der Ergebnisse wird u. a. auch berücksichtigt werden, welche Selbstdarstellungsmuster in welchem Rahmen sozial allgemein akzeptiert werden und wie weit fortgeschritten der Grad der Professionalisierung in den einzelnen Ländern ist.

In einer Reihe von weiteren Kurzreferaten wurden jeweils Teilaspekte des Themenkomplexes „Karrieren im Sport" anhand empirischen Materials beleuchtet. So legte E. Snyder (Bowling Green) den Bericht über eine Panel-Befragung von Basketballspielern an einer Highschool in Ohio vor, der den Titel „Athletes' careers: The role of the coach in the athlete's future educational attainment" trug. Er wies nach, daß leistungsstärkere Basketballspieler häufiger durch ihren Trainer zum Übertritt in ein College angeregt werden als schwächere Spieler. P. Kiviaho (Jyväskylä) berichtete über „The recruitment of sports leaders in Finland". Im Rahmen einer empirischen Erhebung hatte er ermittelt, „daß Sportführer mit hohem Berufsstatus, großem sportlichem Erfolg in der Vergangenheit und langer Organisationserfahrung am ehesten für Spitzenpositionen in zentralen Sportverbänden ausgewählt werden, während Personen, die keines dieser Merkmale aufweisen können, eher lokale Sportfunktionäre bleiben. Die Wirkung der drei Faktoren scheint kumulativ zu sein". O. Milstein (Minsk) berichtete in einer Studie mit dem Titel „Die soziale Persönlichkeit sowjetischer Olympiateilnehmer" über eine Befragung von ca. 300 Spitzensportlern, bei der sich herausgestellt hatte, daß diese in Arbeitsbereitschaft, gesellschaftlicher Aktivität, Bildungsstand und Bildungsbereitschaft ein überdurchschnittliches Niveau aufweisen. Ein von R. E. DuWors und M. Rever (Calgary) vorgelegtes Kurzreferat trug den Titel „The first influences in choice of sport competition in light of ‚Mass Society' and ‚particularistic' conceptions of contemporary Western Society: The Canadian experience". Darin wurde aufgezeigt, daß es bei der Entscheidung Jugendlicher, sportlich aktiv zu werden, keineswegs die Massenmedien oder andere universalistische Faktoren seien, die den Haupteinfluß ausübten, sondern partikularistische Beziehungen zu Verwandten, Freunden, Bekannten etc. Die Verfasser zogen daraus den Schluß, daß die kanadische Gesellschaft nicht als „Massengesellschaft", sondern als eine „pluralistische", von vielerlei Gruppenzugehörigkeiten und -besonderheiten geprägte Gesellschaft anzusehen sei. Über „The influence of four social systems on the process of sport consumer role socialization" berichtete B. McPherson (Waterloo) anhand empirischen Materials, das bei einer Befragung von ca. 300 nordamerikanischen Jugendlichen aus städtischem Milieu gesammelt worden war. Er stellte dabei charakteristische geschlechtsspezifische Unterschiede fest, wobei er sich der Technik der multiplen Regressionsanalyse bediente.

Eine empirische Arbeit mit dem Titel „Institutional racism in professional Football in the United States of America" legte J. J. Brower (Fullerton) vor. Er kam zu folgenden Ergebnissen:

Viele der miteinander verknüpften Probleme, mit denen Farbige in Amerika heute konfrontiert werden, treten beim professionellen Fooball deutlich in Erscheinung. Die seit Hunderten von Jahren Farbigen zugeschriebenen Stereotype haben eine so große Bedeutung, daß sie sogar unter Football-Spielern eine Rollenverteilung nach rassistischen Gesichtspunkten bewirken. Die Farbigen zugeschriebenen Stereotype tragen dazu bei, die derzeitige Rollenverteilung im Football zustandekommen zu lassen und zu erhalten. Durch die für den schwarzen Football-Nachwuchs verbindlichen Rollenmodelle wird die bestehende Rollenstruktur zusätzlich gestützt. Die den Farbigen zugeschriebenen Stereotype wirken sich zweifellos auf die Lebenschancen und Karrieremöglichkeiten der schwarzen Football-Spieler aus. Zusätzlich gibt es direktere und wirksamere Verfahren, die eine Gleichberechtigung der Rassen im professionellen Football verhindern. Das informelle Quotensystem garantiert, daß die Weißen in der Gesamtheit der professionellen Football-Spieler das Übergewicht behalten. Obwohl das Quotensystem vielfältig und bisweilen verworren ist, sind sich die farbigen Spieler seiner bewußt; sie beschäftigen sich ständig und voller Groll damit. Das Quotensystem macht deutlich, daß der Sieg auf dem Sportfeld nicht immer das oberste Ziel ist, denn der professionelle Football hat die wichtige Funktion, traditionelle soziale Werte zu bestätigen. Eine Untersuchung, die bei zwei Sommertrainingskursen einer Football-Mannschaft über das Verhältnis der beiden Rassen zueinander angestellt wurde, macht die mißliche Lage der farbigen Football-Spieler noch deutlicher. Die getrennte Unterbringung der Mannschaftsmitglieder — ein Ergebnis teils freiwilliger, teils erzwungener Rassentrennung — ist nicht nur Ausdruck der zahlreichen rassisch orientierten Probleme, sondern führt zu einer weiteren Benachteiligung der farbigen Spieler. Kommunikationskanäle, die auf weiße Spieler und Trainer beschränkt bleiben, tragen mit dazu bei, daß schwarze Spieler im Alltagsleben auf Schwierigkeiten und auf Mobilitätsbarrieren stoßen. Die von farbigen Spielern empfundenen und offenbar unlösbaren Rassenprobleme werden durch die Haltung der meisten Weißen im professionellen Football vergrößert. Der größte Teil der Weißen glaubt oder sagt zumindestens, daß es keine Probleme gäbe. Das Dilemma verstärkt sich dadurch, daß die farbigen Spieler bestimmte Probleme erkennen, die die weißen Spieler, Trainer und Offiziellen nicht sehen. Probleme, die nicht auf beiden Seiten gesehen werden, können oft nicht gelöst werden. So werden die Konflikte immer intensiver, was unweigerlich die Rassenprobleme immer akuter und — aus der Sicht der tonangebenden Weißen — immer unbegreiflicher erscheinen läßt.

In dem Kurzreferat „Intra-family conflict and participation in extracurricular activities" von N. Stehr und L. E. Larson (Alberta) wurde über eine umfangreiche Befragung von Schülern und Eltern in Oregon berichtet, die folgende Ergebnisse erbracht hatte:

Aufgrund verbreiteter theoretischer Annahmen und empirischer Befunde über die Folgen sportlicher Betätigung für die Familie müßte man vermuten, daß die Beteiligung am Sport die Uneinigkeit innerhalb der Familie abbaut, d. h. die Integration in der Familie eher fördern könnte. Obwohl es Anhaltspunkte dafür gibt, daß die Beteiligung am Sport sich auf die Ansichten der Jugendlichen über das Verhältnis der Familienmitglieder zueinander auswirken könnte, unterstützen die Ergebnisse nicht die Auffassung, daß die Teilnahme der Jugendlichen am Sport ausschließlich die Integration *in* und die Anpassung *an* soziale Systeme fördert. Die Mehrzahl der Forschungsergebnisse und theoretischen Überlegungen könnte erwarten lassen, daß die sportliche Betätigung an der Oberschule auf die Förderung der Gemeinschaft in der Familie des Jugendlichen wirkt. Das beobachtete Verhältnis zwischen der Teilnahme an außerschulischen Veranstaltungen (insbesondere am Sport) und der Uneinigkeit innerhalb der Familie spricht jedoch nicht für diese Auffassung.

Die Autoren sind deshalb der Meinung, daß die Interpretation früherer Forschungsergebnisse folgendermaßen modifiziert und ergänzt werden sollte: Die Teilnahme am Sport trägt in erster Linie zur Anpassung und Integration in den sozialen Zusammenhang bei, in dem der Sport unmittelbar ausgeübt wird; sie wirkt sich erst in zweiter Linie in anderen Lebensbereichen des Sportlers aus, in denen es keine erkennbaren (festgelegten) Verhaltensregeln für die Konfrontation gibt, wie sie in typischer Weise in der neuen Umwelt für die Dauer der Beteiligung am Sport entwickelt werden.

Die Beteiligung am Sport wirkt sich offenbar am wenigsten auf die Integration und Adaption an die soziale Umwelt aus, in der Verhaltensregeln erlernt und übernommen werden, bevor aktiv Sport betrieben wird.

Zur Persönlichkeit des Spitzensportlers

Einführung.* J. E. Kane (Twickenham)

Seit langer Zeit haben sich Trainer und Sportlehrer mit Überlegungen zur Persönlichkeit des Spitzensportlers beschäftigt; ihr Interesse hat in den letzten Jahren in der Hoffnung zugenommen, mit der Identifizierung von persönlichen Qualitäten und Voraussetzungen den Unterschied zwischen den im wesentlichen physiologischen Leistungsgrenzen und dem, was man spekulativ als die psychologischen Grenzen bezeichnet hat, erklären zu können.

Man kann nun wohl mit Recht sagen, daß die Forschung auf diesem Gebiet bisher ohne Ergebnis geblieben ist. Dafür gibt es eine ganze Anzahl von Ursachen. In erster Linie wurden bisher nur wenige gründliche Untersuchungen durchgeführt. M. Vanek kam auf eine Liste von insgesamt 71 Untersuchungen, über die seit 1937 berichtet wurde; ich selbst bin dabei der Meinung, daß weniger als 20 Untersucher unsere Kenntnisse um einen wesentlichen Beitrag vermehrt haben. Ein anderes, größeres Problem liegt in der Schwierigkeit der Verallgemeinerung der Ergebnisse aufgrund der jeweiligen Versuchsplanung. Entsprechend der persönlichen Neigungen und Möglichkeiten der Untersucher hat sich eine verwirrende Vielfalt innerhalb der Methoden zur Zusammenstellung von Versuchspersonen und der Methoden zur Beurteilung der Persönlichkeit entwickelt. Darüber hinaus hat man bis vor kurzem nur selten moderne statistische Analysen benutzt.

Die wirklich elementaren Fragen auf diesem Gebiet warten noch auf eine Antwort. Welche Persönlichkeitsmerkmale sind für Höchstleistungen im Sport bei Männern und Frauen notwendig? Wie wirkt sich, wenn überhaupt, die Umgebung des Sportlers auf seine Persönlichkeit aus? Wie beeinflußt die Erwartung die Leistung unterschiedlicher Persönlichkeiten? Wie erfassen wir das Verhalten in einer sportlichen Situation — auf der Grundlage relativ beständiger Merkmale oder aktualisierter Zustände oder über Veränderungen der Persönlichkeitsstruktur?

Dessenungeachtet sind einige brauchbare deskriptive Informationen über die Persönlichkeit des Spitzensportlers zusammengetragen worden. Bei dem Versuch, Gruppen oder Typen von Sportlern grundlegend zu beschreiben, wurde in den meisten Fällen der nomothetische Aspekt bevorzugt, wobei jedoch oft lediglich die Persönlichkeitsunterschiede, die bei Sportlern bestehen, hervorgehoben wurden. Die idiographische oder individualistische Methode dürfte sich eher lohnen; zum gegenwärtigen Zeitpunkt hängt ihre Anwendung jedoch von Verfahren und Techniken ab, die sich noch bewähren müssen.

Sicher ist, daß in den letzten Jahren Trainer und Sportlehrer generell gegenüber der Persönlichkeit ihrer Sportler aufmerksamer geworden sind, was sich in vieler

---
* Übersetzung aus dem Englischen.

Hinsicht positiv ausgewirkt hat. Ausdrücke wie Extraversion, Angst, Emotionalität, stabiles Gleichgewicht etc. sind in ihr Vokabular aufgenommen worden; daneben besteht allgemeines Interesse an einem grundsätzlichen Verständnis der Faktoren, die das Verhalten des Sportlers beeinflussen.

Vor den Forschern liegt noch ein langer Weg. Weiteres Suchen auf der Grundlage von Spekulationen ist erforderlich, bevor klar umrissene Hypothesen getestet und bestätigt werden können. Erst danach können ernsthafte theoretische Modelle vorgeschlagen werden.

M. Vanek (Prag)

Zur Persönlichkeit von Spitzensportlern*

Beim Studium der Literatur zur Persönlichkeit von Sportlern fällt am meisten die große Vielfalt der Versuchsplanungen und Methoden auf, ebenso die Unterschiede in der Auswahl der Probanden und in den untersuchten Merkmalen und erhaltenen Ergebnissen. So kann man z. B. 71 Untersuchungen nennen, die in den Jahren 1937 bis 1971 in der Weltliteratur erschienen sind, einschließlich der Monographien und wissenschaftlichen Beiträge.

Es wäre schwierig, alle Untersuchungen im Detail zu analysieren, ganz zu schweigen von dem Umstand, daß eine Zusammenfassung wahrscheinlich nicht vollständig wäre. Der Autor ist andererseits der Meinung, daß selbst eine detaillierte Analyse aller bisher bekannt gewordenen Untersuchungen nicht zu Schlußfolgerungen führen würde, die sich entscheidend von dem unterscheiden, was er selbst auf der Grundlage einer Durchsicht der Literatur als annehmbar betrachtet.

Wenn man die Zahl der Veröffentlichungen ansieht, wird offenbar, daß diese jedes Jahr zunimmt. Diese Tatsache weist auf die wachsende Bedeutung des Problems hin. Es ist schwierig, eine Basis für eine Verallgemeinerung der verwendeten Methoden zu finden. Der Autor kommt dabei zu dem Ergebnis, daß Fragebogentechniken überwiegen.

Unter dem Gesichtspunkt der Variablen, die geprüft wurden, ist die Situation heterogen, da die Untersuchungen sich mit einer bis zu -zig Variablen befassen. Da Persönlichkeit ohne Zweifel multidimensional ist, wird sie durch viele unterschiedliche Größen charakterisiert. Viele Studien sind jedoch nur Teiluntersuchungen und bestätigen eine Hypothese über den Unterschied zwischen Sportlern und Nichtsportlern auf der Grundlage nur einer Variablen. Allerdings haben auch diese Arbeiten ihre Berechtigung.

Das größte Problem bei allen bisher unternommenen Untersuchungen ist die Auswahl der Probanden — Fragen hinsichtlich des Umfanges, der Spezialisierung, des Leistungsstandes und der Homogenität der Sportlergruppe, die untersucht werden soll. Wenn die Ergebnisse als gültig für alle aktiven Sportler verallgemeinert werden sollen, sollte die untersuchte Stichprobe für alle Sporttreibenden repräsentativ sein. Der größte Teil der Untersuchungen steckt sich in dieser Hinsicht aber ein bescheidenes Ziel, während bei den Schlußfolgerungen häufig auch verallgemeinernde Aussagen vorkommen wie z. B.: „Sportler unterscheiden sich durch...".

---

* Übersetzung aus dem Englischen.

Manche Arbeiten sind nur von theoretischer Natur, ohne sich auf reale Untersuchungsgruppen zu beziehen, so daß die dargestellten Schlußfolgerungen eher dem Bereich der Spekulation angehören. In einigen Forschungsberichten fehlt eine Beschreibung über die Auswahl der Sportler. Es besteht ein grundsätzlicher Unterschied darin, ob Universitätsstudenten nur deswegen als Stichprobe betrachtet werden, weil sie die Frage des Fragebogens „Beteiligung am Sport" bejahend beantworten, oder ob in einem anderen Fall die repräsentative Auswahl einer „Großmacht im Schwimmen" sechs Träger von olympischen Medaillen einschließt. Derartige Untersuchungen dann miteinander zu vergleichen, ist natürlich unmöglich. In der Mehrzahl der Veröffentlichungen werden jeweils Sportler einer bestimmten Sportart beschrieben. In Anbetracht der derzeitigen starken Spezialisierung im Sport und der unterschiedlichen Anforderungen der verschiedenen sportlichen Disziplinen steht der Autor der Möglichkeit, z. B. die Beschreibung der Persönlichkeitsmerkmale von Tennisspielern als gültig für alle Sportler zu verallgemeinern, sehr skeptisch gegenüber. Viele Veröffentlichungen sind in dieser Hinsicht, also in der Frage der Reichweite der untersuchten Stichproben, inkorrekt. Manche Untersuchungen wurden nur mit männlichen Personen durchgeführt, manche andere nur mit weiblichen. Manche Untersuchungen basieren auf Gruppen, die nicht homogen zusammengesetzt sind — z. B. unter dem Gesichtspunkt des Alters oder des Leistungsniveaus. Manche Untersuchungen stellen keine Hypothese über Unterschiede in der Persönlichkeit von Sportlern auf und befassen sich nur mit Teilfragen; z. B. ob sich zwei Gruppen von Sportlern unterschiedlichen Leistungsniveaus auch in ihren Persönlichkeitsmerkmalen unterscheiden etc.

Freilich enthalten viele Veröffentlichungen zahlreiche grundsätzliche und partielle Schlußfolgerungen, viele Ergebnisse sind auch für die Sportpsychologie sehr wichtig; keine der Schlußfolgerungen kann jedoch als gültig für die Persönlichkeit aller Sportler in ihrer Gesamtheit betrachtet werden. Außerdem ist der widersprüchliche Charakter der Schlußfolgerungen oft verwirrend. Manche der Veröffentlichungen verweisen auf Unterschiede in der Persönlichkeit zwischen Sportlern und Nichtsportlern und innerhalb der verschiedenen Gruppen von Sportlern, während andere Untersuchungen Zahlenmaterial in dieser Hinsicht über statistisch nicht signifikante Unterschiede angeben. Die unterschiedlichen Ergebnisse können nur mit der Heterogenität der Konzeptionen, der verwandten Methoden und der untersuchten Stichproben erklärt werden. Trotzdem hat jede dieser Untersuchungen zur Erhellung der Persönlichkeit von Sportlern beigetragen und geholfen, unsere Kenntnisse über methodologische Probleme bei der Untersuchung der Persönlichkeit von Sportlern zu erweitern.

Untersuchungsverfahren

In Anbetracht der methodologischen Schwierigkeiten sind der Autor u. a. seit 1965 auf der Suche nach einer geeigneten Batterie von psychodiagnostischen Verfahren, die der Untersuchung der Persönlichkeit von Sportlern dienen können. Mit Hilfe einer theoretischen Analyse und einer vorläufigen Untersuchung konnte der Umfang geeigneter diagnostischer Mittel schrittweise eingeengt werden. Daraus wurde eine endgültige Auswahl getroffen und eine Batterie psychodiagnostischer Tests zusammengestellt, darunter drei komplexe Persönlichkeitstests, eine Skala für Ängstlichkeit und ein Intelligenztest; für die Durchführung dieser Tests wurden insgesamt $2^{1}/_{2}$ Std benötigt. Im Zusammenhang mit der sinnvollen Anwendung dieser ausgewählten psychodiagnostischen Hilfsmittel zur Untersuchung der Persönlichkeit von Sportlern wurden Teilhypothesen aufgestellt. In erster Linie wurde jedoch die grundsätzliche Hypothese geprüft, ob die Serie der ausgewählten Tests in der Lage ist, ein geeignetes Gesamtbild der Persönlichkeit von Sportlern zu vermitteln.

Die Testreihe bestand aus dem Persönlichkeitsfragebogen nach Cattell (16 P.F.), dem Persönlichkeitsfragebogen nach Eysenck (EPI), dem Persönlichkeitsfragebogen nach Mittenecker und Toman (P.I.), der Angstskala nach Taylor (M.A.S.) und dem Progressiven Matritzentest nach Raven (P.M.).

Unter dem Gesichtspunkt der Interpretation der Ergebnisse, die mit Hilfe dieser Testserie erhoben werden, mag die aufgeführte Auswahl von Methoden in ihrer Konzeption etwas mechanisch erscheinen. Aus verschiedenen Gründen war es jedoch unmöglich, außerdem noch zusätzliche Daten zu erheben, speziell in ausführlicher Form solche über den Lebenslauf des Probanden oder Daten seines aktuellen psychischen Zustandes während der Tests etc.; dies hätte ohne Zweifel zu einer vertieften Charakterisierung des Probanden beigetragen.

Die Stichprobe

Insgesamt wurden 824 Sportler untersucht, 678 Männer und 146 Frauen. Das durchschnittliche Geburtsjahr war 1942/1943. Die Stichprobe wurde nach verschiedenen Kriterien in 404 Untergruppen unterteilt. Die zahlenmäßig weniger gut besetzten Gruppen (bei N<10) wurden durch das Computerprogramm eliminiert und nicht ausgewertet. Unter dem Gesichtspunkt der Schulbildung hatten 379 Sportler eine Grundschul-, 345 eine höhere Schulbildung und 100 eine Universitätsausbildung. 438 Sportler waren jünger und 387 älter als 23 Jahre. Diese Altersgrenze wurde empirisch gesetzt, um die Stichprobe in ältere und jüngere Sportler zu unterteilen. Die Altersgrenzen unterscheiden sich in verschiedenen Sportarten. Im Schwimmen werden z. B. die höchsten Leistungen mehrere Jahre früher erreicht als in anderen Sportarten, beim Segeln hingegen sehr viel später. Die festgesetzte Altersgrenze von 23 Jahren erwies sich als geeignet für die Gesamtheit der Sportler, wie sich auch aus dem Durchschnittsalter der untersuchten Stichprobe ergibt.

Unter Heranziehung von Trainern wurden alle Sportler in 4 Leistungsgruppen unterteilt. Der ersten Kategorie wurden diejenigen Athleten zugewiesen, die zur Weltspitze gehörten, d. h. zu den sechs Besten in der jeweiligen Disziplin (N = 160). Die zweite Kategorie umfaßte Sportler mit internationalem Leistungsstandard, die in der Lage waren, sich unter die besten Zehn bei internationalen Wettkämpfen zu plazieren (N = 158). Der dritten Kategorie gehörten 254 Sportler an, die zur nationalen Elite gehörig angesehen werden konnten. Die restlichen Sportler, die der vierten Gruppe zugewiesen wurden, waren Mitglieder einer Reihe von repräsentativen Mannschaften, die die „zweite Leistungsklasse" darstellten; sie waren meistens jung und im Leistungsaufstieg begriffen (N = 254). Diese Klassifizierung nach Leistung diente als Basis für alle Vergleiche zwischen den Sportlern unter dem Aspekt der Persönlichkeitsmerkmale im Zusammenhang mit sportlicher Leistung. Die gesamte Stichprobe umfaßte Sportler aus 27 verschiedenen Sportdisziplinen. Die Auswertung wurde unter verschiedenen Aspekten (Geschlecht, Alter, Schulbildung, Sportarten etc.) durchgeführt. Für die vorliegende Arbeit wurde der Teil ausgewählt, der sich aufgrund der Leistungsunterschiede innerhalb der untersuchten Stichprobe ergab.

Zur Persönlichkeit des Spitzensportlers

Psychologische Unterschiede zwischen Sportlern niedrigeren und höheren Leistungsniveaus

In der untersuchten Stichprobe fand sich genau genommen kein Sportler auf niedrigem Leistungsniveau. Trotzdem wurde eine gewisse Streuung unter dem Gesichtspunkt der Leistung zugrundegelegt, die als Basis für die Feststellung von Unterschieden zwischen den leistungsfähigeren und weniger leistungsfähigen Sportlern nach den Ergebnissen der psychodiagnostischen Tests diente. Am auffallendsten war vielleicht der Unterschied zwischen 160 Weltklassesportlern (der ersten Kategorie) und 151 Sportlern der vierten Kategorie. Die größte Anzahl statistisch signifikanter Unterschiede ergab sich bei der Prüfung der Mittelwertsunterschiede des Faktors Extraversion. Vier der neun differenzierenden Variablen waren Ausdruck von Extraversion. Sie zeigten, daß die Sportler der höchsten Leistungsstufe signifikant stärker introvertiert waren als die Sportler der niedrigsten Leistungsstufe. Außerdem hatten sie bei den folgenden Faktoren höhere Werte: Intelligenz (Faktor B in 16 P.F.), Dominanz (Faktor E und Gewissenhaftigkeit-Faktor G). In Anbetracht der Tatsache, daß die Vergleichsgruppen sehr groß waren, wurde angenommen, daß die Signifikanz auch in Wirklichkeit existiert. Beim Vergleich individueller Profile wurden interindividuelle Unterschiede von 1 bis 2 Punkten in den Rohwerten als nicht signifikant gegenüber dem vergleichsweise hohen Meßfehler des Tests (16 P.F.) betrachtet. Darüberhinaus ließen sich diese hauptsächlichen Schlußfolgerungen durch die Ergebnisse stützen, die wir bei der weiteren Prüfung von Unterschieden zwischen Gruppen unterschiedlicher Leistung erhielten. So ließen sich z. B. bei dem Vergleich der gesamten Stichprobe der Sportler in je zwei Hälften mit hoher und niedriger Leistung (Männer) die signifikanten Unterschiede in der Extraversion reproduzieren. Sportler mit hoher Leistung wiesen zu den Faktoren A und Q 1 des 16 P.F. signifikant niedrigere Werte auf, höhere dagegen zum M-Faktor. Auch dieses Ergebnis weist auf die Neigung zur Introversion hin. Ebenso bestand bei hoher Leistung eine höhere Dominanz. Hochleistungssportler übten außerdem weniger Selbstkritik (A-Skala in P.I.). Die aus den Ergebnissen abzuleitende Schlußfolgerung einer stärkeren Introversion von Spitzensportlern hat sich insbesondere in der Gruppe von Mannschaftsspielern bestätigt. Von 9 signifikant unterschiedlichen Variablen beziehen sich 5 signifikante t-Werte auf diese Schlußfolgerung (die Skala für Extraversion in allen Formen des EPI und für Zyklothymie im 16 P.F. waren bei Hochleistungssportlern signifikant niedriger).

Hinsichtlich der Interpretation betont der Autor vor allem die Unterschiede in den Gruppen mit den höchsten Werten. Andere signifikante Unterschiede, die festgestellt wurden, sind von psychologischer Bedeutung und entsprechen den empirischen Voraussetzungen. Die höhere Dominanz von Spitzensportlern war bereits in früheren Studien vermutet worden. Ein Zusammenhang besteht mit Aggressivität, mit Wetteifer, Selbstsicherheit, Fitneß etc. Der höhere Grad von Gewissenhaftigkeit, Ausdauer, Entschlossenheit, Verantwortlichkeit und Festigkeit bei den besten Sportlern stimmt ebenfalls mit der Erwartung überein. Die mit der Materie nicht vertrauten Leser dürften von der am besten gesicherten Tatsache überrascht sein: höhere Introversion bei Spitzensportlern. Einige Untersuchungen wie z. B. die von H. Seist haben auf einen höheren Grad von Extraversion bei Sportlern schließen lassen. Es war deshalb vermutet worden, daß Extraversion mit der Leistung korreliert. Es muß jedoch berücksichtigt werden, daß bei diesen Untersuchungen Extraversion bei

Sportlern und Nichtsportlern verglichen wurde, darüber hinaus waren die Sportlergruppen in ihrem Leistungsniveau nicht homogen. Der Schluß auf eine starke Extraversion bei aktiven Sportlern kann gültig sein, soweit es den Vergleich mit der Durchschnittsbevölkerung, insbesondere mit Sportlern geringer Leistung innerhalb von Freizeitsportarten betrifft. Es ist dagegen unmöglich, auf einen hohen Grad von Extraversion bei Spitzensportlern einer repräsentativen Stichprobe zu schließen: Sportler in ihrer Gesamtheit kommen bezüglich der Extraversion der Norm der Durchschnittsbevölkerung sehr nahe, während bei den besten Sportlern statistisch signifikante Unterschiede im Sinne einer starken Introversion nachzuweisen sind. Um Höchstleistungen zu erreichen, muß sich der Sportler überflüssiger, äußerer Bindungen in psychologischer und sozialpsychologischer Hinsicht entledigen und sich stärker auf sich selbst konzentrieren. Nur so kann er ein seelisches Gleichgewicht erreichen, wie es für eine Höchstleistung notwendig ist. Dieser Zustand äußert sich in einer zunehmenden Introversion bei Sportlern des höchsten Leistungsniveaus. Es ist jedoch unmöglich, eine verbindliche Aussage dahingehend zu machen, daß die Intraversion von Spitzensportlern ihren Ursprung in dem prägenden Einfluß des Sports hat; sie ist wahrscheinlich auch angeboren. Sportler, die schon früher eine Tendenz zur Introversion aufwiesen, erreichen die Leistungsspitze leichter.

Eine ähnliche Überlegung betrifft auch die anderen Merkmale Dominanz und Gewissenhaftigkeit. Im Spitzensport sind diese Merkmale erforderlich; obwohl er zu ihrer Ausprägung beiträgt, ist es für Sportler von Vorteil, wenn sie diese Eigenschaften schon vor Beginn ihrer sportlichen Karriere entwickeln. Das einzige Merkmal, das man dem vorherrschenden Einfluß der sportlichen Betätigung auf hoher Leistungsebene zuschreiben könnte, ist verstärkter Argwohn; mit ihm ist eine geringere Selbstkritik verbunden. Häufig finden sich auch paranoide Tendenzen bei Sportlern der höchsten Leistungsklasse (höhere Werte beim L-Faktor des 16 P.F. und eine nach links verschobene H-Skala beim P.I.). Diese Tendenzen sind Ausdruck negativer Erfahrungen von Sportlern in Situationen, in denen sie sich vertrauensvoll, offen und selbstkritisch gegeben haben. Viele negative Erlebnisse von Spitzensportlern hängen mit Erfahrungen zusammen, die sie mit Massenmedien und verschiedenen Untersuchungen gemacht haben. Lediglich infolge dieser Einflüsse reagieren Sportler so, wie es sozial wünschenswert ist. Dementsprechend erreichen sie natürlich höhere L-Werte im EPI und ihre A-Skala im P.I. ist nach links verschoben. Dieses Phänomen sollte bei allen psychodiagnostischen Untersuchungen von Sportlern berücksichtigt werden. Beide Gruppen weisen relativ starke Anzeichen von Angst im M.A.S. auf ($\overline{X} = 16{,}8$).

Schlußfolgerungen

Die Hypothese über Unterschiede der Persönlichkeitsmerkmale von Spitzensportlern ist seit langem aufgrund empirischer Befunde nach Fallstudien und auch aufgrund theoretischer Ansätze umstritten. Die langen Jahre des sportlichen Trainings und der Wettkämpfe beeinflussen sehr deutlich die körperlichen Fähigkeiten von Sportlern und damit auch direkt und indirekt die Psyche der Sportler. Das sportliche Training übt auch einen selektiven Einfluß aus, denn nur Persönlichkeiten mit ursprünglichen Begabungen in psychischer und physischer Hinsicht arbeiten sich zur Spitzenleistung vor.

Der erzieherische Aspekt stellt eine sehr wichtige Grundlage für Persönlichkeitsstudien an aktiven Sportlern dar; in dieser Hinsicht ist Sporttreiben eine wertvolle Komponente erzieherischer Prozesse. Ohne eine tiefere Kenntnis der Persönlichkeitsmerkmale bleiben die Zielvorstellungen der Erziehung jedoch unvollständig.

Es ist empirisch möglich, beim Sport verschiedene Ausprägungen positiver Persönlichkeitsmerkmale zu beobachten. Beharrlichkeit, Selbstdisziplin, Ausdauer, Mut und andere Merkmale pflegen sich in dieser Reihenfolge oft zu entwickeln. Es wird allgemein anerkannt, daß der Sport zur Ausbildung dieser Merkmale beiträgt. Theoretisch beruht dies auf der unbestrittenen Tatsache, daß der Sport viele Situationen herbeiführt, in denen die erwähnten Merkmale in Erscheinung treten und deswegen auch spezifisch entwickelt und gefestigt werden. In dieser Hinsicht ist die sportliche Situation in der Tat eine Aufgabe für den Sportler, ein Problem, das mit Hilfe bestimmter Persönlichkeitsmerkmale gelöst werden muß. Ein Sportler mit einer geeigneten Persönlichkeitsstruktur ist besser in der Lage, die ihn herausfordernden sportlichen Situationen zu meistern. Aufgrund dieser theoretischen Überlegungen sollte man auch auf einige negative Einflüsse speziell des Spitzensportes auf Persönlichkeitsmerkmale hinweisen. Man kann dabei in Betracht ziehen: extreme Anstrengungen um Überlegenheit, übertriebene Tendenzen nach Anerkennung und Selbstbewußtsein um jeden Preis, der Hang zur Härte bis zur Grausamkeit und die bekannten negativen Darbietungen von Stars. Diese Überlegungen werden in der Regel außer acht gelassen; es wird betont, daß der Einfluß positiver Faktoren stärker ist als der negativer, die genauen Relationen dieser Einflüsse sind jedoch unbekannt. Wahrscheinlich hängen sie vor allem von sozialen Bedingungen ab.

In den Untersuchungen, die bisher ausgewertet wurden, wird die Autonomie des Terminus Persönlichkeit des Sportlers mit Nachdruck beibehalten. Die Ergebnisse der Untersuchung des Autors, die hier vorgelegt wurden, rechtfertigen die Auffassung, daß die Kategorie der Spitzensportler eher eine soziale Rolle widerspiegelt, die durch Erziehung und Selektion in den vorgegebenen gesellschaftlichen Verhältnissen bestimmt wird, als einen psychologisch eindeutig definierten Begriff.

Kurzreferate

Die Persönlichkeit „im Sport" und die allgemeine Persönlichkeit von Sportlerinnen.

D. V. Harris (Pennsylvania)

Maskulinität und Feminität waren in der Definition unserer Kultur gegenüber Veränderungen extrem beständig, speziell dort, wo Sport und sportliche Wettkämpfe betroffen sind. Die traditionelle Rolle des Mannes gestattet ihm zu bestimmen, welchen Verhaltensbereich er der Frau als feminin zugestehen will. Im allgemeinen gehört hierzu nicht die Zustimmung zu solchen Verhaltensmustern, die von der Forschung als wesentlich für einen Erfolg beim sportlichen Wettkampf angenommen werden. Merkmale wie Aggressivität, seelische Robustheit, Dominanz, Risikobereitschaft, Selbstvertrauen und Leistungsstreben sind für die Frau ebenso notwendig wie für den Mann, um im sportlichen Wettkampf erfolgreich zu sein. Die Gesellschaft ermutigt den Mann, am Sport teilzunehmen und diese charakteristischen Merkmale zu entwickeln, die seine Männlichkeit und seinen Status erhöhen; diese Rolle steht im Einklang mit dem Bild, dem der Mann nacheifern soll. Solche Merkmale sind jedoch nicht notwendigerweise diejenigen, die traditionsgemäß bei Frauen geschätzt werden.

Die Befürchtung, daß der sportliche Wettkampf das Verhalten von Mädchen vermännlichen könnte, war eines der hauptsächlichsten Hindernisse, die ihrer Teilnahme am Sport im Weg standen. Diese Fehlvorstellung besteht weiterhin, obwohl die Forschung ergeben hat, daß Frauen, die am sportlichen Wettkampf teilnehmen, keinen Verlust derjenigen femininen Züge erleiden, die von der Gesellschaft am höchsten geschätzt werden. Da in der heutigen Gesellschaft ein gewisser Streit über das von der Gesellschaft akzeptierbare Verhalten der Frau und darüber, welches Verhalten im sportlichen Wettkampf für einen Erfolg erforderlich ist, im Gange ist, wurden an der Pennsylvania State University mehrere Untersuchungen durchgeführt mit dem Ziel, diesen Fragen nachzugehen.

Bei Verwendung der Gough Adjective Check List zur Beurteilung des Selbstbildes von Individuen haben Sportlerinnen die Adjektive angekreuzt, die für sie in ihren normalen „alltäglichen" Situationen zutreffend sind. Danach wurden sie aufgefordert, alle die Adjektive anzukreuzen, nach denen sie in der Situation eines harten sportlichen Wettkampfes zu charakterisieren sind. Getestet wurden die Mitglieder von Universitätsmannschaften im Tennis, Schwimmen, Bowling, Golf, Schießen, Turnen und Fechten.

Als sich Sportlerinnen im Blick auf eine sportliche Wettkampfsituation im Vergleich zur „alltäglichen" Situation einschätzten, betrachteten sie sich selbst als signifikant stärker leistungsorientiert, dominanter, aggressiver und ausdauernder. Sie beurteilten sich als signifikant weniger ausgerichtet auf geselligen Umgang, Abwechslung, Rücksichtnahme und Unterwerfung und fühlten sich als Sportlerinnen weniger feminin.

In einer zweiten Untersuchung wurden Mädchen aus High Schools, die in den Universitätsbasketballmannschaften mitspielten, mit der Frage konfrontiert, wie sie sich selbst während einer Wettkampfsaison im Basketball sahen. Wenn die Spielerinnen ihr „alltägliches"-Selbst mit dem „Basketball"-Selbst verglichen, so betrachteten sie sich im Basketballspiel als aggressiver, leistungsorientierter und dominanter. In der „alltäglichen" Situation empfanden sie sich als wechselhafter, anschlußfreudiger und stärker heterosexuell als zu der Zeit, in der sie Basketball spielten.

In einer dritten Studie wurde das Problem unter einem anderen Aspekt betrachtet: Sehen sich Frauen, die an kreativeren, gesellschaftlich genehmeren Sportarten wie Tanz und Synchronschwimmen teilnehmen, in irgendeiner Hinsicht anders als Frauen, die sich an den stärker strukturierten Sportarten wie Hockey, Softball, Basketball, Tennis, Badminton usw. beteiligen? Eine zweite Frage war: Wie betrachten sie sich gegenseitig als Sportlerinnen? Hierfür wurde wiederum die Gough Adjective Check List verwendet, wobei sich die Sportlerinnen der beiden Gruppen nicht als gegenseitig unterschiedlich in der „alltäglichen" Umgebung betrachteten mit Ausnahme dessen, daß sich die „kreative" Gruppe als stärker heterosexuell einschätzte. Als Sportlerinnen beurteilte sich die „strukturierte" Gruppe als erfolgreicher und dominanter, während sich die kreative Gruppe hierin ungünstiger beurteilte. Im allgemeinen unterschieden sie sich weder voneinander noch von der durchschnittlichen Frau in besonderem Maße.

Bei einem Vergleich der „alltäglichen" Persönlichkeit mit der „sporttreibenden" Persönlichkeit betrachtete sich die kreative Gruppe bezogen auf die alltägliche Situation als ungefälliger, aggressiver, unterstützender, gepaart mit einem geringerem Maß an Selbstvertrauen, Selbstkontrolle, Führung, gesellschaftlichem Anschluß, Heterosexualität, Abwechslung und Rücksichtnahme.

Die Sportlerinnen der strukturierten Sportarten beurteilten sich bei einem Vergleich ihrer „sportlichen" Persönlichkeit mit ihrer „alltäglichen" Persönlichkeit bezogen auf die sportliche Situation als leistungsorientierter und aggressiver, weniger gefällig, führend, anschlußbereit, heterosexuell, rücksichtsvoll und weniger bereit gegenüber Veränderungen. Es ist interessant festzustellen, daß sich die kreative Gruppe sehr viel unterschiedlicher als Sportlerinnen betrachtete, als es die Frauen taten, die an den strukturierten Sportarten teilnahmen.

Der aufschlußreichste Aspekt dieser Untersuchung ergab sich aus der Frage an die Sportlerinnen der strukturierten Sportarten, wie sie die kreativen Sportlerinnen als Sportlerinnen im Vergleich mit sich selbst betrachteten und umgekehrt. Die Teilnehmerinnen an strukturierten Sportarten sahen dabei im Vergleich zu sich selbst die Persönlichkeit der kreativen Sportlerin als weniger gefällig, führend, anschlußbereit, wechselhaft, anpassungsbereit und rücksichtsvoll, dagegen als aggressiver in sportlichen Situationen.

Die kreativen Sportlerinnen betrachteten die Sportlerinnen der strukturierten Sportarten als verschieden zu sich selbst im sportlichen Wettbewerb, indem sie sie als weniger gefällig, führend, anschlußbereit, unterstützend, anpassungsbereit, rücksichtsvoll, heterosexuell und selbstbeherrscht betrachteten. Außerdem waren sie der Meinung, daß die Sportlerinnen der strukturierten Sportarten in ihren sportlichen Situationen mehr Selbstvertrauen, Leistung, Dominanz, äußeren Eindruck, Autonomie und Aggression aufweisen als sie selbst in ihren eigenen sportlichen Situationen.

Wenn man die Folgerung dieser Befunde betrachtet, ist es überraschend, daß die beiden Gruppen so, wie sie sich selbst sehen, nicht so unterschiedlich waren. Dagegen ist ihre Einstellung gegenüber der jeweils anderen Gruppe in Verbindung mit sportlicher Betätigung sehr ausgeprägt.

Im allgemeinen weisen die Beobachtungen darauf hin, daß die sporttreibende Frau die Rolle eines Chamäleons annehmen muß; sie muß feminin sein und im Alltag ein der Gesellschaft annehmbares Bild bieten. Hat sie den Wunsch, im sportlichen Wettkampf erfolgreich zu sein, so sieht sie sich zugleich als ein aggressiveres, dominanteres, leistungsorientierteres, seelisch robusteres Individuum mit größerer Ausdauer und Risikobereitschaft. Dies sind Merkmale, die traditionsgemäß den Mann charakterisieren.

Eine der wichtigsten Folgerungen für künftige Forschung und Mannschaftsbetreuung dürfte die Dichotomie des Selbst sein, die sich innerhalb dieser Untersuchungen bei den Frauen äußerte. Wenn sich dieser Unterschied allgemein bei weiblichen Sportlern finden sollte, könnte sich dann der gleiche Unterschied auch bei den männlichen Sportlern finden lassen? Sofern dieser Unterschied zwischen der allgemeinen Persönlichkeit und der Wettkampf-Persönlichkeit tatsächlich existiert, könnte er dann auch in anderen Situationen vorkommen? Es könnte sein, daß die hier berichtete Dichotomie nicht nur für den Sport situationsspezifisch ist. Jedes Individuum könnte über eine Vielzahl von „Persönlichkeiten" in dem Sinn verfügen, daß es sich in spezifischen Situationen verschieden sieht. Man kann z. B. ein privates Selbst, ein soziales, ein berufliches, ein sportliches Selbst usw. haben.

Auf diesem Gebiet sind weitere Forschungen erforderlich; Vergleichsuntersuchungen zwischen verschiedenen Kulturen müssen durchgeführt werden, um ein besseres Verständnis für diesen offensichtlichen Konflikt zu finden, dem sich die Frau gegenübersieht. Da der Begriff von Maskulinität-Feminität durch die jeweiligen Kulturen und Gesellschaften, in denen man lebt, bestimmt wird, ist es notwendig, das Verhalten und die Einstellung von Frauen von Kultur zu Kultur zu vergleichen, um eine bessere Einsicht in die Faktoren zu gewinnen, die Frauen zur Teilnahme am Sport und an körperlichen Aktivitäten motiviert oder sie davon abhält. Sowohl Mann als auch Frau müssen durch Erziehung an die Vorstellung herangeführt werden, daß mit dem Wettkampfverhalten kein Verlust an Feminität einhergeht. Wenn aus der Erfahrung im sportlichen Wettkampf Vorteile gezogen werden sollen, sollte Frauen so gut wie Männern die Gelegenheit hierzu gegeben werden, und zwar frei von der bedrohlichen Vorstellung eines Verlustes an Feminität.

Zur Persönlichkeitsstruktur von Turnerinnen im Hochleistungssport.
E. Hahn (Bad Neuenahr)

Wie Umfragen bei Trainern und Untersuchungen der Trainingsforschung ergeben haben, gibt es keine wesentlichen Unterschiede im Lern- und Übungsverhalten von Sportlerinnen und Sportlern. Eindeutige Grenzen sind nur gesetzt durch die unterschiedliche anatomisch-physiologische Struktur der Frau.

Im Bereich der psychischen Eigenschaften jedoch wird ein wesentlicher Unterschied erkannt. Nicht zu diskutieren ist hier, ob dieser Unterschied durch die gesellschaftliche Rolle der Frau bedingt ist oder als Wesensunterschied zu charakterisieren ist. Von den im allgemeinen Leben phänomenologisch festgestellten typologischen Unterschieden wird auf das Verhalten im Sport geschlossen. So wird die Frau als reaktiver (versus aktiv), pathischer (versus dynamisch), in der Bewegung fließend und gleichförmig (versus expansiv) und im Verhalten unausgeglichener, sensibler, suggestibler, gefühlsbetonter und begeisterungsfähiger dargestellt.

Von hier aus wird mancherorts argumentiert, die Frau sei für den Hochleistungssport nicht geschaffen, da sie weder Zielstrebigkeit und Trainingsdisziplin entwickeln könne noch Wettkampfstabilität erreichen würde, ohne ihre fraulichen Qualitäten (Anmut, Geschicklichkeit, Schlankheit und körperliche Schönheit) zu verlieren. Jedoch haben bisher nur wenig Untersuchungen die exakte Eigenschaftsstruktur zu ermitteln versucht; die folgend referierte Untersuchung soll ein Beitrag zur Objektivierung sein.

Zur Feststellung von intersexuellen Unterschieden bei Turnerinnen und Turnern wurde neben den Untersuchungsergebnissen der bulgarischen Forschergruppe unter der Leitung von E. Guéron die eigene Untersuchung bei Turnerinnen der nationalen Spitzenklasse in der BRD herangezogen.

Die Testbatterie bestand aus den Verfahren MMPI, FPI, Raven-Test, Test d_2, Rorschachtest, ORT und TAT sowie einem halbstandardisiertem Interview. Die referierten Ergebnisse zeigen ausschließlich Unterschiede zwischen Turnerinnen und Turnern und sind nicht auf andere Sportarten zu verallgemeinern.

Während im Bereich der Intelligenz keine nennenswerten Unterschiede zwischen Athletinnen und Athleten festgestellt wurden, scheinen die Sportlerinnen im Bereich der Konzentrationsfähigkeit und Belastbarkeit recht unterschiedlich zu reagieren. Im Vergleich mit den Turnern fanden sich die höchsten und niedrigsten Werte der Belastbarkeit bei den Frauen. Auch eine stärkere Bezogenheit auf Erfolg und Mißerfolg und eine größere Zentrierung auf den Trainer und das Umfeld lassen schwankende Konzentrationsleistungen erkennen. Beständigkeit, Fleiß und Ausdauer werden stärker von situativen Faktoren gesteuert als bei Turnern, die ihr Programm auch ohne starke Außensteuerung durchführen. So sind auch die Äußerungen vieler Trainer zu verstehen, die die Arbeit mit Frauen zum Teil als leichter (fleißiger, disziplinierter, netter) zum Teil aber auch als schwerer (unselbständiger, unbeständiger, erfolgsabhängiger) bezeichnen.

Deutliche Unterschiede zeigen sich im Bereich der Reaktionen auf das Training und auf den Wettkampf. Die Sportlerinnen erscheinen stärker besorgt um die eigene Gesundheit, um die Körperfunktionen und um ihre Attraktivität. Mit zunehmend intensivem Training fürchten sie, an Anziehungskraft zu verlieren und als weniger fraulich zu gelten. Daher sind Sportlerinnen vielfach empfindlicher und vorsichtiger und flüchten eher in vegetative Störungen und Krankheit. So streben sie zwar sportliche Erfolge und damit auch die Trainingsintensität an, befürchten aber gleichermaßen die Auswirkungen, so daß eine ambivalente Zielorientierung aufgebaut wird.

Erhöht sind auch die Testwerte bei den Sportlerinnen im Bereich der Selbstunsicherheit und der Labilität. Die Einschätzung der eigenen Leistungsfähigkeit wird ungenauer und allgemeiner vorgenommen, so daß nicht „berechnete" Erfolge angestrebt werden (z. B. ein bestimmter Platz im Klassement). Mobilisiert wird eher ein unspezifischer Kampfgeist und eine Entschlossenheit, die weniger auf die Schwierigkeiten selbst als auf das Ziel gerichtet ist. Eine genaue Fehleranalyse und ein zielgerichtetes Korrekturverhalten sind Verhaltensweisen, die öfter bei Turnern beobachtet werden, während Frauen impulsiver reagieren und mit Verbissenheit weitertrainieren, ohne sichtbare Übungserfolge zu erzielen. Bei nachlassender Intensität müssen sich dabei zwangsläufig Mißerfolgserlebnisse einstellen. In Wettkampfsituationen wird dann mehr eine „Um-Jeden-Preis-Siegen-Wollens"-Haltung aufgebaut, die ein stärker gefühlsmäßiges (versus antizipatorisches) Verhalten umschreibt. Dagegen konnten keine Unterschiede in den Bereichen der Dominanz, der Durchsetzungsfähigkeit und der sozialen Orientierung festgestellt werden.

Während Turner überwiegend eine erfolgszuversichtliche Leistungsorientierung zeigen („die Landung stehe ich heute sicher"), erweisen sich die Turnerinnen öfter mißerfolgsängstlich. So entwickeln sie negativ formulierte Vorstellungen („heute darf ich nicht vom Schwebebalken fallen") und es entstehen Ängstlichkeit und Kleinmut vor dem Wettkampf, was durch einen unspezifisch gerichteten Kampfgeist auszugleichen versucht wird. So werden auch Mißerfolgserlebnisse bei Frauen geringer strukturiert verarbeitet.

Zusammenfassend muß gesagt werden, daß in vielen Verhaltensdimensionen Turnerinnen anders reagieren als Turner. Jedoch wird an einigen Beispielen deutlich, daß diese Eigenschaften nicht weibliche Reaktionsmodi sui generis sind, sondern in einem bewußten Lenkungsprozeß steuer- und veränderbar sind.

Persönlichkeit und Gruppenzusammenhalt als erfolgsbestimmende Faktoren bei Universitäts-Basketball-Mannschaften. G. E. Straus (Ithaca)

Vier Ziele wurden mit der Untersuchung verfolgt:

1. Es sollten Ähnlichkeiten und Unterschiede in den Persönlichkeitsmerkmalen der Spieler erfolgreicher (N = 5) und weniger erfolgreicher Basketballmannschaften bestimmt werden.
2. Es sollte herausgefunden werden, ob Persönlichkeitsveränderungen während einer Basketballwettkampfsaison eingetreten sind.
3. Es sollten Unterschiede und Ähnlichkeiten im Mannschaftszusammenhalt von erfolgreichen und weniger erfolgreichen Mannschaften festgestellt werden.
4. Es sollte das Verhältnis zwischen den Persönlichkeitsmerkmalen der Spieler und den Variablen des Gruppenzusammenhalts ermittelt werden. Als Probanden stellten sich die Universitätsbasketballspieler der zehn Mannschaften zur Verfügung, aus denen sich die Interscholastic Athletic Conference zusammensetzte. Insgesamt waren es 107 Spieler im Alter von 16 bis 19 Jahren. Die beteiligten Schulen (N = 10) waren aus der Finger Lakes Region des Staates New York.

Der *California Psychological Inventory* (CPI) wurde an allen Spielern durchgeführt, und zwar eine Woche vor ihrem ersten Verbandsspiel und schließlich wieder eine Woche nach ihrem letzten offiziellen Spiel der Saison. Anhand des *Sports Cohesiveness Questionnaire* (Martens, Landers u. Loy, 1972) wurde eine Woche vor und eine Woche nach der Spielsaison der Gruppenzusammenhalt ermittelt. Demographische Daten wurden mit einem Fragebogen erfaßt.

Die hauptsächliche Null-Hypothese, nach der kein nennenswerter Zusammenhang (auf dem 1% Signifikanzniveau) besteht zwischen Persönlichkeitsmerkmalen von Mannschaftsmitgliedern und Variablen des Gruppenzusammenhalts, wurde verworfen. Signifikante Unterschiede innerhalb der Persönlichkeitsmerkmale zwischen Spielern erfolgreicher und weniger erfolgreicher Mannschaften konnten nicht festgestellt werden. Weiterhin gab es keine signifikanten Persönlichkeitsveränderungen während der 4 Monate langen Spielzeit bezogen auf Spieler erfolgreicher und weniger erfolgreicher Mannschaften. Die Behauptung, daß verlorene Spiele sich negativ auf den Charakter auswirken würden, fand keine Unterstützung.

Nach Beendigung der Saison war der Gruppenzusammenhalt bei den erfolgreichen Mannschaften signifikant ausgeprägter als bei den weniger erfolgreichen. Bei Spielern weniger erfolgreicher Mannschaften wurde am Ende der Spielsaison weniger Teamarbeit verzeichnet als vor der Saison. Die Mitglieder der erfolgreichen Mannschaften hatten engeren Kontakt untereinander, waren pflichtbewußter, waren mehr untereinander befreundet und zeigten größere Führungsqualitäten als die Mitglieder der weniger erfolgreichen Mannschaften. Teamgeist — so scheint es — ist eine Voraussetzung für den Erfolg von Universitätsmannschaften bei Basketballspielen.

Der Spitzensport — ein Weg, der aus der Frustration führt. M. Despot (Belgrad)

Konstante psychologische Untersuchungen und nachfolgende Studien des Erfolgs einer Gruppe (Gruppe A) von Spitzensportlern in unserem Land haben gezeigt, daß unter ihnen eine Reihe von Individuen waren, die aufgrund ihres Engagements im Sport ihre Frustrationen bewältigen konnten. Beim Vergleich der Ergebnisse dieser psychologischen Untersuchungen mit denen von anderen, auch bei Spitzensportlern durchgeführten Studien, konnten bestimmte, erwähnenswerte Unterschiede festgestellt werden.

1. Bei einer größeren Anzahl von Sportlern der Gruppe A wurde mit Hilfe der klinisch-diagnostischen Befragung die Existenz starker Frustration in der Kindheit entdeckt. Die Ursachen dieser Frustrationen lagen meistens in der familiären Umwelt oder in einem Minderwertigkeitsgefühl verschiedenster Art.
2. Die angewandte multidimensionale Persönlichkeitserfassung (Multidimensional Personality Inventory), die bei der Mehrheit der Repräsentanten dieser Gruppe durchgeführt wurde, zeigte einen hohen Grad von Aggression auf (bei einigen der Probanden + 2SD) sowie einige andere psychopathologische Faktoren.

3. Gleichermaßen zeigte der an einigen dieser Personen vorgenommene Plutschiksche Profil-Index der Gefühle große Abweichungen vom normalen Profil der sporttreibenden Bevölkerung, besonders was einige Abschnitte betrifft.

Die Ergebnisse unserer Untersuchung geben Anlaß zu einigen Überlegungen. Wenn die Konflikte und Gefühle der Frustration bei einer Reihe von Individuen durch den Wunsch nach Erreichung höchster Leistungen verarbeitet werden, so kann man sich fragen, ob nicht die psychologische Behandlung zur Lösung des Konfliktes, die die Verbesserung des psychischen Zustandes allgemein zum Ziel hat, eine Abnahme solcher hohen Bereitschaften zur Erbringung von sportlichen Hochleistungen zur Folge hat. Wenn dem so ist, und das kann erwartet werden, müssen wir uns dann nicht die Kritik ehrgeiziger Trainer und vielleicht auch einiger Sportler gefallen lassen, die uns vorwerfen, daß wir dem Sport nicht die entsprechende Bedeutung einräumen?

Sport und Aggression

Die Arbeitskreise „Sport und Aggression" und „Leistungsmotivation in Genese und Wandel" beschäftigen sich mit den Ursachen, Bedingungen und Auswirkungen sportlichen Handelns unter motivationalen Aspekten. Dabei wurde nicht nur die Heterogenität der verschiedenen wissenschaftlichen Ansätze sichtbar, sondern es zeigte sich auch deutlich, daß die Komplexität des Sports vorerst kaum allgemeingültige Aussagen zu diesem Thema erlaubt.

E. Guéron (Sofia) deutete dieses Ergebnis bereits an, als sie in ihrer Einführung zum Arbeitskreis „Sport und Aggression" darauf hinwies, daß „die empirischen Beobachtungen und Untersuchungen auf dem Gebiete des Sports, obwohl noch gering an der Zahl, zeigen, daß weder die Bedeutung (positive oder negative) der aggressiven Motivation, noch die Ursachen, die sie hervorrufen, in den verschiedenen Fällen die gleichen sind". In den verschiedenen Sportarten, unter verschiedenen Sozial- und Kulturbedingungen, sind bei Sportlern und Zuschauern mit verschiedenen Bedingungen wie Vorbereitung, Beruf, Alter und Geschlecht die Art der Aggression, die Aggressionsentfaltung, ihre Bedeutung für die Sportergebnisse sowie ihr Ursprung und ihre Erscheinungsstärke verschieden. Dies verlangt konkrete und differenzierte Untersuchungsverfahren und Interpretation der Ergebnisse. Vorurteile der Wissenschaftler und Dogmatismus bei der Erforschung des Problems der Aggressivität im Sport waren bis jetzt ein Hindernis.

Folgende Problembereiche sollten nach Guéron vordringlich behandelt werden: spezifische Äußerungen des aggressiven Verhaltens im Sport; aggressives Verhalten und Sportergebnisse; die Aggressivität und die sportliche Moral; Äußerungen von Aggressivität und die Erziehung des Sportlers; Ursachen für die Äußerung von Aggressivität im Sport; Möglichkeiten der Regelung des aggressiven Verhaltens; Aggressivität als ein charakterologischer Zug des Sportlers; Möglichkeiten und Mittel zur Diagnostik der Aggressivität.

R. Denker (Tübingen)

Sport und Aggression

Obwohl die pessimistische Deutung des Menschen von Anfang an zur Theorie der bürgerlichen Gesellschaft gehört (Hobbes, Spinoza, Kant), ist die wissenschaftliche Aggressionsforschung etwa so alt wie unser Jahrhundert. Sie beginnt mit dem Kapitel „Der Streit" in G. Simmels um 1900 geschriebener und 1908 veröffentlichter „Soziologie". Darin wurde erstmals die Annahme eines eigenständigen Feindseligkeitstriebes — sicher nicht ohne den Einfluß F. Nietzsches — theoretisch gefordert, wobei Simmel es offen ließ, ob es sich um einen spontanen oder einen reaktiven Trieb handeln müßte. Diese Frage ist bis heute nicht entschieden, denn noch immer widerstreiten sich drei Konzepte, die bisher nicht überzeugend miteinander vermittelt wurden: 1. Die Triebtheorie, 2. die Frustrations-Aggressions-Hypothese, 3. die Frustrations-Antriebs-Hypothese der Lerntheorie.

Verdeutlichen wir uns das in ihnen Gemeinte an einem Beispiel aus dem Sport:

In einem Bericht der „Frankfurter Rundschau" vom 27. 10. 1969 über das Weltfußballpokalspiel für Vereinsmannschaften zwischen dem AC Mailand und de la Plata hieß es: „Zu tumultuarischen Szenen kam es in der 23. Spielminute der 2. Halbzeit, als Suarez dem für

Mailand spielenden gebürtigen Argentinier Nestor Combin mit der Faust ins Gesicht schlug und der Schiedsrichter das Spiel für 5 Minuten lang unterbrach. Suarez ließ sich zu der Tätlichkeit hinreißen, nachdem es ihm nicht gelungen war, den angreifenden Combin zu stoppen."

Entlädt sich hier ein im Spiel oder sonstwo aufgestautes, triebbedingtes Quantum an Aggression, wie Psychoanalytiker und Verhaltensforscher meinen würden; oder reagiert hier ein Spieler aggressiv, weil er in der Ausführung einer zielgerichteten Handlung frustriert wurde, wie die Vertreter der Frustrations-Aggressions-Hypothese sagen würden; oder reagiert hier der Spieler schließlich aggressiv, nachdem sein gesamtes Antriebsreservoir durch die Frustration in einer angstartigen Reaktion mobilisiert wurde, weil er gelernt hat, daß aggressive Aktionen immer noch die ultima ratio in schwierigen Situationen sind? Meine eigene Position, die auch die folgenden Ausführungen bestimmt, möchte ich kurz so skizzieren: Unter Rückbezug auf die Psychoanalyse und Differenzierungen der Frustrations-Aggressions-Hypothese bei Zustimmung zu zahlreichen Lerntheoretikern vertrete ich eine Frustrations-Angst-Aggressions-Hypothese, die allerdings nicht mehr nur aggressionsspezifisch ist, da auf Angst auch andere Handlungskonsequenzen folgen können, möglicherweise unter dem Einfluß sozialen Lernens. Sie könnte etwa so lauten: Auf jede als Frustration erlebte Störung eines von einem Individium zur Bedürfnisbefriedigung eingeleiteten, zielgerichteten Handlungsablaufs erfolgt zunächst als psychische Äußerung Angst, bei gleichzeitiger Entwicklung gesteigerter sensorischer Aufmerksamkeit und motorischer Spannung, die Energie zu Aktionen liefert, um entweder die Störung durch Aggression zu beseitigen oder ihr durch Flucht auszuweichen. Wenn die Situation es zeitlich zuläßt, sind rational kontrollierte Handlungen möglich. Darum führt nicht jedes auf Frustration folgende Angsterlebnis notwendig zur Aggression. Aber für jede Aggression gilt, daß sie eine Geburt aus Angst ist. Sicher ist die rationale Reaktion in jeder Situation besser als die aggressive. Die aggressive Reaktion wird nur begünstigt, weil sie sich oft als brauchbares Mittel zur Beseitigung der Frustrationsquelle erwiesen hat und erweist, bzw. der durch die Frustration eingetretenen Lage. Die aggressive Reaktion ist, wo sie nicht natürlicherweise naheliegt, auch leichter zu lernen, besonders in den aggressionsbegünstigenden Industriegesellschaften.

Mit Rückbezug auf das bisher Dargelegte und im Vorblick auf das Folgende kann die These gelten: Jede Art von Sport in unseren jetzigen Gesellschaften ist auch eine Form von Aggression. — „Sports are one of the last outposts where physical aggression has an established, acceptable place in our culture" (Beisser, 1970, 241). Es gilt aber nicht der umgekehrte Satz: Jede Form von Aggression ist auch eine Art von Sport. Führt die Welt des Sports zu einer Verdopplung der Arbeitswelt, in der das gleiche Leistungsprinzip vorherrscht, werden im Sport die gleichen Ängste auftauchen wie sonst in der Gesellschaft. Ja, die Angstreaktionen lassen sich sogar gesteigert bis zur Todesangst mit aggressiven Reaktionen, zu Höchstleistungen ins Leistungstraining einprogrammieren, wie M. Steinbach aufgewiesen hat. Nicht nur wegen der Angst, die in dieser Gesellschaft geforderten Leistungen nicht mehr zu erbringen, laufen und kämpfen also Menschen um ihr Leben.

Die Äußerungen der Psychoanalytiker zum Sport sind spärlich. Das ist schon bei S. Freud selbst so. Das Register zur großen Freud-Ausgabe registriert 5 Stellen aus der frühen Phase der Theoriebildung. Sie beziehen sich alle zunächst auf das Lustprinzip. Es wird in der wichtigsten aus den „Drei Abhandlungen zur Sexualtheorie" darauf hingewiesen, daß vor allem die „*aktive* Muskelbetätigung für jedes Kind ein großes Bedürfnis" sei, aus dessen Befriedigung es „außerordentliche Lust schöpft". Freud schreibt, daß viele Personen beim Ringen und Raufen mit „allgemeiner Muskelanstrengung" und „ausgiebiger Hautberührung" mit dem Gegner, die „ersten Zeichen der Erregtheit an ihren Genitalien" erlebt hätten (V, 103 f). Nicht diese Lust aber will nach Freud der Sport vermitteln, sondern ganz im Gegenteil:

„Die moderne Kulturerziehung bedient sich bekanntlich des Sports im großen Umfang, um die Jugend von der Sexualbetätigung abzulenken, richtiger wäre es zu sagen, sie ersetzt ihr den Sexualgenuß durch die Bewegungslust und drängt die Sexualbetätigung auf eine ihrer autoerotischen Komponenten zurück" (V, 104).

Freud führt ferner aus, daß „in der Beförderung der sexuellen Erregung durch Muskeltätigkeit eine der Wurzeln des sadistischen Triebs zu erkennen" sei (V, 104).

Ausführlicher äußert sich der Verhaltensforscher K. Lorenz (1963) über den Sport: Für ihn bietet er besonders geeignete Formen, Aggression in ritualähnliche Bahnen zu lenken. Vor allem die anstrengenden Sportarten garantieren, daß die Aggressionsmenge, die notwendigerweise über die Muskulatur abreagiert werden muß, Absättigung findet. Große Länderwettkämpfe rivalisierender Mannschaften bieten dabei die Chance, auch die emotionale Seite zu befriedigen. Der Sport weckt gleichzeitig noch moralische Impulse, indem er die Sportler auf Begriffe der Fairneß und der Ritterlichkeit verpflichtet. Ferner bietet gerade der Länderwettkampfsport Gelegenheit zum gegenseitigen Kennenlernen der Menschen fremder Völker. Damit werden bestehende starre Grenzen aufgelockert. Internationale Aggression wird durch internationale Freundschaften unter Hemmung gesetzt. Wichtig ist nach Lorenz dabei die kritische Beherrschung der Begeisterung, die an sich blind instinktvermittelt ist und darum zu „vernichtenden Fehlleistungen menschlicher Aggression" führen kann. Zu der Reiz-Situation, die Begeisterung optimal auslösen kann — auch bei Sportveranstaltungen —, gehören 1. die zu verteidigende Sozietät, 2. die Bedrohung bzw. glaubwürdig gemachte Bedrohung der Sozietät, 3. ein Führer bzw. Initiator, der die Begeisterung formuliert und die Sozietät aufruft und immer wieder anspornt, 4. die möglichst große Zahl der mit Hingerissenen.

So angetan vom Sport wie Lorenz sind sonst kaum Sportanalytiker. Selbst der Lorenz theoretisch gern folgende A. Gehlen meldet Zweifel an. Er meint, bei der Humorlosigkeit von Massengesellschaften würden die Sportresultate nur allzuschnell ernst genommen. Er fährt dann fort:

„Überhaupt möchte ich meine zugegeben private Meinung dahin formulieren, daß sich der Sport keineswegs immer als versöhnendes Medium der Nationalgegensätze erwiesen hat, sondern nicht selten als eine spektakuläre Ebene, auf der diese Gegensätze erst recht zum Austrag kommen" (1965, 32f).

Wichtig für die Grundtendenz ferner zu referierender Ansätze ist Th. W. Adornos Unterscheidung zwischen dem Verhalten der aktiven Sportler und den eher passiven Zuschauern. Er formuliert folgende These:

„Der Sport ist *doppeldeutig:* auf der einen Seite kann er antibarbarisch und antisadistisch wirken durch fair play, Ritterlichkeit, Rücksicht auf den Schwächeren. Andererseits kann er in manchen seiner Arten und Verfahrensweisen Aggression, Roheit und Sadismus fördern, vor allem in Personen, die nicht selbst der Anstrengung und Disziplin des Sports sich aussetzen, sondern bloß zusehen, in jenen, die auf dem Sportfeld zu brüllen pflegen. Solche Doppeldeutigkeit wäre systematisch zu analysieren" (1970, 99).

Diesen Versuch macht als Psychoanalytiker z.B. H.-E. Richter. Für ihn gehören zum Sport beide: „der Aktive und sein Zuschauer" (1965, 141). Sport wird getragen vom Sportgeist. Es geht ums Dabeisein, ums faire Mitspielen, um die Erfahrung von Siegen, aber auch von Niederlagen, das Sich-Anpassen an Spielregeln, um das Erleben des Angewiesenseins auf Mitspieler, um die Erfahrung von Gruppenprozessen, ums physische und psychische Durchhalten usw. Vor allem gehört aber auch die Gelassenheit dazu, im Sport nur Spiel zu sehen. Zum Sportgeist gehört natürlich auch Kampfgeist und Konkurrenzstreit, und zwar, wie A. Beisser betont, mehr als sonst im öffentlichen Zusammenleben toleriert wird (1970, 241). Dieser ergibt sich „in allen Zeiten aus dem Triebbestand der menschlichen Natur". Im Sport hat der Mensch sich die Möglichkeit geschaffen, Energien, die der Vernichtung dienen könnten, in regelbestimmten Kampfspielen und Wettkämpfen in sublimierter Form kontrolliert und gekonnt auszuleben. Sie haben nur noch auf symbolische Weise mit Bezwingen und Bezwungenwerden, mit Schlagen und Geschlagenwerden zu tun (146). Ein Teil der aggressiven Spannung kann dabei auch zur Aktivierung von Reserven in der eigenen Mannschaft strategisch eingesetzt werden.

Zu unterscheiden ist auch zwischen Sportarten, in denen nur indirekt gegeneinander gekämpft wird, weil jeder der Erste sein will, und Kampfspielen, in denen Mann gegen Mann bzw. Mannschaft gegen Mannschaft spielt.

„Im Sport bietet sich also die Chance, ursprünglich gefährliche aggressive Impulse in einer Weise zu entfalten, daß dabei statt einer Rivalenzerstörung am Ende das Ergebnis eine harmlose Gratifikation ist. Die Placierung auf der höchsten Stufe des Siegerpodestes... als Symbol der bewiesenen Überlegenheit" (147).

Weil der Sport diese kompensierende Aggressionsableitung ermöglicht, ist es nach Richter ein Glück, daß es die Olympischen Spiele gibt und so viele internationale Sportveranstaltungen. Alle diese Wettbewerbe bieten „Möglichkeiten für die Kollektive und die Individuen, ihre Rivalitätsprobleme in einer Arena auszutragen, in der die emotionalen Bedürfnisse ohne gefährliche Schäden abreagiert werden können" (147). Diese Seite des Sports sieht Richter ebenso positiv wie Lorenz. Problematischer und undurchsichtiger ist für ihn das Zuschauerverhalten. Die Zuschauer identifizieren sich — über den Rausch sich selbst erlebender Menschenmassen hinaus (Gehlen, 1965, 31) — mit den Teams ihrer engeren Heimat, bzw. ihres Heimatlandes so intensiv, als ob die siegenden Helden in ihnen die Rolle des Ich-Ideals ausfüllten. Das bewirken die Spieler aber — außer der Fähigkeit, durch Siege Begeisterung zu erwecken — nur, wenn sie sich irgendwie als Repräsentanten der Heimat akzeptieren lassen; was oft kurios erscheint, da die Spieler zum größeren Teil gar nicht aus der Heimat stammen, sondern z.B. gerade für die laufende Saison teuer eingekauft wurden.

Der Sieg eines anderen Menschen oder einer Mannschaft kann den Zuschauer in einen wahnhaften Taumel versetzen, der für kurze Zeit alle Probleme des täglichen Lebens vergessen macht. Auf kompensatorische Weise entschädigt der miterlebte „Sporttriumph für kurze Zeit für alle eigenen Enttäuschungen in den Rivalitätskonflikten des Lebens" (149). Aber diese identifizierende Begeisterung — „der Zuschauer kriecht sozusagen in die Haut jedes Spielers" (Buytendijk, 1967, 101) — kann beim sich abzeichnenden Versagen der noch eben bejubelten Mannschaft schnell in Unmut, Protest und offene Aggression umschlagen. Die in der Masse sowieso unvernünftig reagierenden Menschen verlieren dabei völlig ihre ich-schwache

Fassung. Gegen die behauptete sublimierende Macht des Sports können bei derartigen Anlässen genau die Kräfte regressiv reaktiviert werden, die durch den Sport eigentlich gebannt sein sollten. Diese Tendenz wird oft auch in der literarischen Mehrwert schaffenden Berichterstattung noch zusätzlich gefördert. Sie übersetzt die vermeintlich gebändigte Aggression zurück in die Kriegssprache. Richter meint, dergleichen sei am nächsten Sonntag vergessen. Erst wenn die Sportveranstaltungen „als die große Probe für das Kräftemessen zur gegenseitigen kriegerischen Zerstörung" verstanden würde, „bedürfe es der Mahner" (147). Richter sieht aber auch die Hintergründe, die solche Gefährdung des Sports begünstigen. Sport ist ja nicht nur ein Sonntagsvergnügen. Sondern mancher ringt zugleich mit seiner Höchstleistung auch um seine Existenz und sein Ansehen in der Gesellschaft. Außerdem hängen am Sport private und öffentliche Interessen, nicht zuletzt auch politische. Darum gibt es für die großen Siege auch Orden und Adelstitel und sonstige Belohnungen von höchsten politischen Instanzen. Viele Sportveranstaltungen mit unliebsamen Begleiterscheinungen lassen es fragwürdig erscheinen, ob diese Interpretationen von Lorenz und Richter hinreichend sind. Vor allem G. Vinnai (1970) stellt — zuweilen vorlaut und vorwitzig — die Schattenseiten des Sports heraus. Aktive und Zuschauer sind Opfer des Systems, das sie auf den Sportplatz lockt, damit sie dort ihre anderswo erworbene Aggression abreagieren, statt sie sonst womöglich gegen die wahren Ursachen für die „Versagungen entfremdeter Verhältnisse" zu richten (89). Er glaubt, der Sport züchte autoritär-masochistische Charaktere. Darum seien die Tore auf dem Fußballfeld „Eigentore der Beherrschten" (91). Ob der Sport seiner ihm unterstellten Ventil-Funktion überhaupt nachkommen kann, taucht bei Vinnai nicht einmal als Frage auf.

Gerade die aggressiven Ausbrüche der Zuschauermassen im Vergleich mit den eher gelassen bleibenden Aktiven bedürfen über die rein triebtheoretische Interpretation hinausgehender gesellschaftlicher Analysen, wie sie K. Horn fordert.

„Denn alles Verhalten der Menschen geht nicht allein auf irgendwelche Naturkräfte zurück, sondern es ist zugleich gesellschaftlich vermittelt, das heißt, das biologische Potential, das in den Menschen angelegt ist, wird immer kultiviert...Wir können nicht nur von einem Aggressionstrieb sprechen und die gesellschaftlichen Verhältnisse für aggressives Verhalten außer acht lassen" (1971, 42f).

H. Plessner und J. Habermas haben in viel beachteten Essays diesen Zusammenhang von Sport und modernen Industriegesellschaften erörtert. Nach Plessner (1967, 17ff) ist die Ausbreitung des Sports über die ganze Welt eine Folge der Industrialisierung. Die formale Demokratie garantiert theoretisch zwar jedem die Chance, sich gesellschaftlich durchzusetzen. Doch letztlich dringen nur wenige bis in die Spitzen der Leistungselite vor. Alle anderen sind auf Ersatz angewiesen. Sie finden ihn z.B. im Sport. Auf kompensatorische Weise bietet sich dabei für Menschen die Gelegenheit zur öffentlichen Beachtung, zu Karriere und Geschäft. Aber auch dieser Weg steht nur wenigen offen. Allen anderen bleibt, wie sonst in der Gesellschaft auch, die Rolle des passiven Zuschauens und der phantasiegenährten Identifikation mit den für sie stellvertretend kämpfenden und siegenden Helden.

Neben diese allgemeine Frustrations-Kompensations-Hypothese stellt er eine auch von M. Horkheimer (1964, 177) geteilte aggressionsspezifische Hypothese. Die „Wettbewerbsstruktur" und der „Zwang zu einer sie nicht ausfüllenden Arbeit an Dingen, die sie nur partiell verstehen" (24), führt die meisten Menschen zur Frustration im Hinblick auf die gerade noch geahnten, nicht gelebten Möglichkeiten. Sie reagieren aggressiv, aber nicht gegen die eigentlichen Ursachen ihrer Verhältnisse, sondern ersatzweise in Subbereichen der Gesellschaft, besonders auch im Sport. Bei aggressiven, lebhaften und leicht verstehbaren Spielverläufen, wie sie z.B. im Fußballspiel gegeben sind, bietet sich kompensatorisch die sublimierte Möglichkeit, in eher unbewußten Identifikationsprozessen am kämpferischen Geschehen teilzuhaben. Aber die Welt des Sports ist keine qualitativ eigene Welt, sondern ein Abbild der Leistungsgesellschaft mit analogen Wertmaßstäben.

In der Auseinandersetzung mit der Frustrations-Kompensations-Hypothese wird von H. Linde der Versuch zur empirischen Falsifikation unternommen (1967, 103f). Plessner und Habermas beim Wort nehmend, überprüfte er vor allem die These, daß Arbeiter in restriktiven Berufspositionen gerade ein ausgeprägtes Interesse an sportlicher Aktivität entwickeln müßten. Schon die ersten Ergebnisse stellten diese These in Frage: Weder die Höhe des eigenen Arbeitsverdienstes, noch das Familieneinkommen, noch die arbeitsrechtliche Stellung, noch die Anordnungsbefugnis im Betrieb zeigten je für sich Zusammenhänge mit dem Sportengagement (109). Auch die aggressionsspezifische These von Plessner und Horkheimer wurde nicht bestätigt. Nicht die im anonymen Arbeitsprozeß Frustrierten treiben zur aggressiven Abreaktion Sport, sondern die sportengagierten Personenkreise sind eher die mit konformistischer Einstellung zur Gesellschaft. Diese jedoch wird nicht erst im Arbeitsprozeß selbst gewonnen, sondern folgt aus dem „determinierenden Einfluß des ‚biographisch' Vorgegebenen" und den „Festlegungen im Bereich der persönlichen Lebensführung" (118), also letztlich aus dem Sozialisationsprozeß. An die Stelle der Kompensations-Hypothese müßte demnach eine Sozialisationshypothese treten, die etwa so lauten könnte:

„Das Individuum realisiert in seinem Freizeitverhalten im wesentlichen die normativen, intellektuellen und affektiven Dispositionen, die es im vorwiegend schichtspezifischen Sozialisationsprozeß erworben hat, bzw. es wählt Orientierungen, die auch in anderen Situationen relative Verhaltenssicherheit, soziale Belohnungen und subjektive Befriedigungen versprechen" (Lüdtke, 1972, 40).

Wir haben es hier mit einer bemerkenswerten Gegenthese zu tun. Das Sportinteresse ist nicht auf direkte Weise arbeits- und berufsbezogen, sondern ergibt sich aus der subtileren Vermittlung durch den Sozialisationsprozeß. Die familiären und gesellschaftlichen Folgen der gesellschaftlichen Schichtzugehörigkeit — um hier nicht von Klassen zu sprechen — der Eltern prägen die Grundeinstellung zu dieser Gesellschaft. Aus einleuchtenden Gründen strahlt sie positiver wider in Lebensverhältnissen von Personen, die in dieser Gesellschaft etwas geworden sind — oder noch werden wollen — und darum kein Interesse daran haben, daß sich diese Gesellschaft grundlegend ändere. Nur diejenigen, die sich dem Leistungsprinzip dieser Gesellschaft beugen, vermögen sich von ihm im Komplementärbereich des Sports faszinieren zu lassen, die anderen aber nicht. Es kann sich also für den Sport nur begeistern, wer vorher zu den gesellschaftlichen Verhältnissen, wenn auch unbewußt, schon ja gesagt hat. Zu diesem Ergebnis kommt auch G. Lüschen (1963, 74ff). Bei grundsätzlicher Betonung der trotz des Leistungsprinzips erforderlichen Rücksichtnahme auf den Mitmenschen (90) bejahen Personen der Mittelschicht und der zur Mittelschicht orientierten Facharbeiter „Sport in seiner Gesamtheit als Freizeitbeschäftigung" (89). Diese Äußerungen entsprechen im Grundzug der Ansicht

Th. Veblens. „Die Kultur, die der Fußball hervorbringt, besteht in exotischer Grausamkeit und Verschlagenheit", hatte Veblen (193) behauptet. Die meisten Autoren, die wir bisher behandelten, vertreten eher die gegenteilige Ansicht. Nach ihnen bietet kaum eine Sportart so günstige Möglichkeiten, im sublimierten Regelgeschehen des Mannschaftsspiels anderswo erzeugte und gestaute Aggression auszutoben. Nach diesen theoretischen Konzepten müßte ein allmähliches Abnehmen aggressiver Akte im Verlaufe des Spiels zu erwarten sein, zumal die Aktiven auch im vorausgehenden Training schon genügend Gelegenheit haben, Aggressionen abzureagieren. Das ist aber oft nicht der Fall, wie vor allem empirische Untersuchungen von M. Volkamer (1971, 33 ff) ergeben haben, die an der Überforderungstheorie von K. Mierke und an der Frustrations-Agressions-Hypothese orientiert sind und erkennen lassen, daß meist die Aggressionen gegen Ende des Spiels zunehmen und oft nach dem Spiel noch Folgen haben, aber auch mit dem Spielende wieder abklingen können. Die Ergebnisse zeigen, „daß aggressive Handlungen in Fußballspielen soziologisch oder sozialpsychologisch normale Erscheinungen sind, die weder etwas mit der ‚Roheit des Spiels' noch mit der ‚Charakterschwäche' der Spieler zu tun haben":

„Die aggressiven Handlungen werden zwar von ganz konkreten Individuen begangen und müssen auch von ihnen verantwortet werden, der Zeitpunkt, die Art und das Ausmaß der Aggressivität werden jedoch weitgehend von der Struktur des sozialen Systems bestimmt, in dem das betreffende Individuum handelt, und von der Stellung, die es in diesem System einnimmt" (60).

Das interessanteste Ergebnis ist wohl, daß die Mannschaft, die, aufgrund des Spielgeschehens frustriert, Angst bekommt, daß ihr eine Niederlage droht, dazu neigt, unter Mißachtung von Regeln durch aggressive Handlungen das Spielgeschehen doch noch zu ihren Gunsten zu beeinflussen.

„Es besteht ein statistisch gesicherter Unterschied hinsichtlich der Anzahl der Fouls zwischen Siegern und Verlierern, und zwar bestätigt sich unsere Erwartung im Sinne der zugrundeliegenden Theorien, daß der Verlierer häufiger aggressiv reagiert als der Sieger" (40).

Oft wird die im Spiel erzeugte aggressive Spannung auch gar nicht im Spiel selbst wieder abgebaut.

Noch mehr als die Aktiven selbst geraten die Zuschauer, zu einer voyeurhaften passiven Haltung verurteilt, „aus dem Häuschen", wenn „ihre" Mannschaft unterliegt. Unter dem Eindruck der aggressiven Stimmung und Spannung des Spielgeschehens als auch zumal unter dem Einfluß der modellhaft wirkenden Ausschreitungen an den Grenzen oder außerhalb der Legalität des Spiels. G. E. Lang kommt das Verdienst zu, erstmals in einer bemerkenswerten Studie den „Ausbruch von Tumulten bei Sportveranstaltungen" systematisierend analysiert zu haben. Nach ihren Untersuchungen wird fragwürdig, ob die identifizierende Teilhabe an aggressiven Handlungen überhaupt therapeutische Befriedigung bewirken kann — wie auch P. Weiss (1969) schon problematisiert hat, ob der Fan in der Phantasie wirklich zum Star wird und ob es ihm gelingt, sich in der Masse der mit Hingerissenen brüderlich integriert zu fühlen. Diese Massenveranstaltungen sollten doch aber nach der Ansicht vieler Interpreten die Ventil-Funktion haben, „Verhalten, das sonst nur bis zu einem bestimmten Grad toleriert wird, verstärkt" ausleben zu dürfen (2). Aber bis zu welcher Grenze darf es gehen und wann und unter welchen Bedingungen gerät es außer Kontrolle? Nach Lang gibt es wohl sportartenspezifische Unruhen und Tumulte, jedoch kann letztlich „jede Art von Sportveranstaltung oder Spiel der Anlaß für jede Art von Tumult sein" (4). Deshalb schlägt Lang eine allgemeingültige Typologie von 4 Tumult-Arten vor. Sie beziehen sich auf 1. fanatisches Publikum, 2. begehrliche Massen, 3. zügellose Menge, 4. polarisierte Publikumspotentiale.

Zu 1: Das fanatisierte Publikum bildet sich aus den Sportnarren, die sich gemeinsam ganz mit „ihrer" Mannschaft identifizieren und deren „Feinde" als ihre Feinde betrachten. Sie erweitern gelegentlich „ihre Unterstützung durch gewaltsamen Protest gegen eine Entscheidung oder Handlung, die sie als schädlich... für die Siegeschance des Teams" betrachten (5). Tumulte, die so ihren Anfang nehmen, können Unruhen mit destruktiven Aktionen in einer ganzen Region zur Folge haben, sie können aber auch auf den Sportplatz beschränkt bleiben. Hierher gehört z. B. der italienische Fußballtumult von Caserta, der einer Bestechungsaffäre folgte und schwere Ausschreitungen in der ganzen Stadt auslöste. Schließlich mußte Militär eingesetzt werden. Ob dieses Geschehen allein aus sportlichen Motiven erklärt werden kann, bleibt fraglich. *zu 2:* Die begehrlichen Massen reagieren in einem machtlosen Protest z. B. gegen eine Entscheidung, die als gegen die Regeln des fairen Spiels betrachtet und als Kränkung des eigenen Ichs empfunden werden kann. Die psychische Wirkung kommt der einer Demoralisierung gleich und kann panikartige Reaktionen auslösen. *zu 3:* Die zügellose Menge ergreift die Gelegenheit der Sportveranstaltung, um einmal so richtig ihren Launen und Trieben nachzugeben. In ihr addieren sich abweichende oder sogar sonst verbotene Handlungen vieler einzelner. „Die zügellose Menge ist das Bild, das die Menschen vor Augen haben, wenn sie an eine Menge, die außer Kontrolle gerät, denken, mit Fans, die es übertreiben." Unter diesen Typ gehören auch die Auswüchse des Fußballrowdytums. *zu 4:* Die polarisierten Publikumspotentiale einer Sportveranstaltung entstehen nicht erst während des Spielgeschehens, sondern stammen aus außerhalb des Spielgeschehens bedingten gesellschaftlichen Konfrontationen. Es lassen sich zwei Untergruppen unterscheiden: a) Das Spiel kann als Fortsetzung von aggressiven Auseinandersetzungen betrachtet werden, die früher anderswo entstanden, etwa als Rassenkonflikte oder Spannungen zwischen Städten und Staaten. b) Das Spielgeschehen kann dazu führen, daß bis dahin nicht offen zum Ausbruch gekommene Konflikte zwischen polarisierten Gruppen jetzt ausgelöst werden, wie etwa der bekannte „Fußballkrieg" zwischen Honduras und El Salvador 1969. „Die Fußballrivalität löste den Krieg aus, aber sie war nicht seine Ursache" (25).

Wenn es richtig ist, daß die geschichtlich zunehmende Bändigung der aggressiven Gewalt in Regelsystemen des Sports auf symbolische Weise die langfristige Entwicklung von Gesellschaften widerspiegeln, wie N. Elias und E. Dunning (124) glauben, dann können gerade die letzten beiden Arbeiten als Dokument dafür gelten, daß die Aggressivität normalerweise als halbwegs beherrscht erscheint, aber bisher nicht völlig entmachtet wurde. Sie tagträumt weiter in unseren Gesellschaften, bereit, bei der ersten sich bietenden Gelegenheit jäh zu erwachen, auch bei Sportveranstaltungen. Sie manifestiert sich in einzelnen, aber in einzelnen als Mitgliedern von Gruppen und Staaten mit vielen frustrierenden Verhältnissen. Diese müssen so verändert werden, daß der Rückfall in die Barbarei weltweit unmöglich wird. Erst dann kann auch ungezwungener Sport wirklich Spaß machen.

Literatur

Adorno, Th. W.: Erziehung zur Mündigkeit. Frankfurt 1970.
Beisser, A.: Modern Man in Sports. In: G.H. Sage (ed.): Sport and American Society. Selected Readings. Reading/Mass. 1970.
Berkowitz, L.: Aggression: A Social Psychological Analysis. New York 1962.
Buytendijk, F. J. J.: Das Fußballspiel. In: H. Plessner et al. 1967.
Buss, A.: The Psychology of Aggression. New York, London 1961.
Dann, H.-D.: Aggression und Leistung. Gewährung und Unterbindung von Aggression in ihrer Auswirkung auf Leistungsverhalten. Stuttgart 1972.
Denker, R.: Aufklärung über Aggression. 4. Aufl. Stuttgart 1972.
Dollard, J., Doob, L.W., Miller, N.E., Mowrer, O.H., Sears, R.R.: Frustration und Aggression. Weinheim 1970.
Elias, N., Dunning, E.: Zur Dynamik von Sportgruppen unter besonderer Berücksichtigung von Fußballgruppen. In: G. Lüschen: Kleingruppenforschung und Gruppe im Sport. 1966.
Freud, S.: Gesammelte Werke. Frankfurt 1940—1968.
Gehlen, A.: Sport und Gesellschaft. In: U. Schultz: Das große Spiel. Frankfurt/M. 1965.
Habermas, J.: Soziologische Notizen zum Verhältnis von Arbeit und Sport. In: H. Plessner et al. 1967.
Horkheimer, M.: New patterns in social relations. In: E. Jokl, E. Simon: International Research in Sport and Physical Education. Springfield/Ill. 1964.
Horn, K.: In: W. Conrad, S. Strubel: Frisch, Fromm, Fröhlich, Frei. Sport und Gesellschaft. Reinbek 1971.
Lang, G.E.: Der Ausbruch von Tumulten bei Sportveranstaltungen (aus dem Amerikanischen übersetzt von I. Krueger), unveröffentlichtes Manuskript.
Linde, H.: Zur Soziologie des Sports. Versuch einer empirischen Kritik soziologischer Theoreme. In: H. Plessner et al. 1967.
Lorenz, K.: Das sogenannte Böse. Wien 1963.
Lüdtke, H.: Sportler und Voyeursportler. In: J. Richter: Die vertrimmte Nation. Reinbek 1972.
Lüschen, G.: Soziale Schichtung und soziale Mobilität bei jungen Sportlern. In: Kölner Zeitschrift für Soziologie und Sozialpsychologie 15, 74—93 (1963).
Plessner, H., Bock, H.-E., Grupe, O. (Hrsg.): Sport und Leibeserziehung. Sozialwissenschaftliche, pädagogische und medizinische Beiträge. München 1967.
— Spiel und Sport. In: H. Plessner et al. 1967.
Richter, H.-E.: Ideale und Illusionen im Sport. In: U. Schultz: Das große Spiel. Frankfurt/M. 1965.
Veblen, Th.: Theorie der feinen Leute. Eine ökonomische Untersuchung der Institutionen (1899). Dt.: München 1971.
Vinnari, G.: Fußballsport als Ideologie. Frankfurt 1970.
Volkamer, H.: Zur Aggressivität in konkurrenzorientierten sozialen Systemen. In: Sportwissenschaft 1, 33—64 (1971).
Weiss, P.: Sport — A Philosophical Inquiry. Carbondale/Ill. 1969.

Kurzreferate

Während Denkers überwiegend theoretisch orientierte Ausführungen sich auf soziologische und sozialpsychologische Aspekte der Aggressivität im Sport konzentrierten[1], basierten folgende Kurzreferate eher auf empirischen Untersuchungen einzelner Sportler oder in der Zahl eng begrenzter Gruppen bzw. Mannschaften.

---

1 J.M. Cagigal (Madrid) äußert zu diesen Aspekten in einem nicht zum Vortrag gekommenen Manuskript („A few suggestions concerning aggression in sport as play"), es sei möglich und wünschenswert, daß die menschliche Aggressivität als ein vitales und überdauerndes Bedürfnis in den spielerischen Formen des Sporttreibens ausgelebt werden könne; vor allem große internationale Sportereignisse könnten und sollten kriegerische Auseinandersetzungen verhindern.

Zum allgemeinen besseren Verständnis von Untersuchungsergebnissen und ihrer Bewertung lieferten R. Naul u. H. Voigt (Münster) in ihrem Beitrag „Zur Diagnostik der Aggressivität im Sport" einen Überblick über bisherige methodische Ansätze sowie eigene testtheoretische Überlegungen:

Betrachtet man den Forschungsstand der allgemeinen psychologischen Aggressionsforschung vor dem Hintergrund der Aggressionsforschung im Sport, so wird deutlich, daß hier noch heute die Frustrations-Aggressions-Hypothese das Untersuchungsfeld bestimmt. Im Vordergrund stand zunächst die Katharsis-These, die mit verschiedenen projektiven Verfahren einer Prüfung unterzogen wurde. Ähnlich der theoretischen Forschung waren auch hier die Ergebnisse von Stone an Fußballspielern (American Football) mittels des TAT und von W.R. Johnson u. D.C. Hutton (1955) mit dem ATP an Ringern nicht eindeutig der Katharsis-These zuzuordnen, da der Einfluß von Wettkampfteilnahme und Saisonende nicht analysiert werden konnte. Die Ambiguität der verwendeten Tests und differente Schlußfolgerungen kennzeichneten auch die umfangreiche Arbeit von B.F. Husman (1955), der Boxer, Ringer, Langstreckenläufer vor der Saison, vor und nach einem Wettkampf und nach der Saison mit TAT, SCT und Rosenzweig PFT untersuchte. Husmans Ergebnisse belegten sowohl die Katharsis-These als auch die Circular-These. Darüber hinaus legte die Berücksichtigung der Ergebnisse der einzelnen Sportarten nicht eine Verifikation/Falsifikation beider Thesen mittels verschiedener projektiver Verfahren nahe, sondern wies auf sportartspezifische Kriterien als Parameter. Ein solches Kriterium kann z.B. die „Resistenz auf Frustrationen" sein, die ihrerseits von der Qualität und Quantität aggressionsprovozierender Strukturelemente der jeweiligen Sportdisziplin abhängig ist. So wurde dann auch nach den Ergebnissen Husmans nicht mehr das Interesse verfolgt, festzustellen, ob sportlicher Wettkampf zur Reduktion oder Steigerung der Aggressivität beiträgt, sondern vielmehr die Frage gestellt: „Wie frustrationsresistent sind Sportler?" und „Gibt es Unterschiede in den Sportdisziplinen?" Mit diesen Fragestellungen beschäftigten sich vor allem italienische Untersuchungen. V. Rapisandar u. V. Mastruzzo bewiesen für Straßenfahrer und Gewichtheber eine geringe Ansprechbarkeit auf Frustrationen, bevorzugte intrapunitive Aggressivität und eine Tendenz zur Konfliktlösung. Olympiakämpfer im Boxen reagierten erheblich schneller auf Frustrationen und dominierten in extrapunitiver Aggressivität (Antonelli u. Riccio, 1962). Zusammen mit A. Tuccimei (1963) wies F. Antonelli für Spitzenfechter ähnliche Ergebnisse nach, nämlich extrapunitive Aggressivität und die Tendenz, das zur Frustration führende Objekt zu betonen. Subsumiert man diese Ergebnisse italienischer Autoren, die alle mit dem Rosenzweig PFT ermittelt wurden, so scheint dieser Test bei Sportarten direkten körperlichen Vergleichs wie Boxen und Fechten überwiegend extrapunitive Aggressivität zu messen, während bei Sportarten, in denen der körperliche Vergleich ausgeschaltet ist und der Wettstreit durch Messung und Wertung entschieden wird (Radfahren, Gewichtheben), intrapunitive Aggressivität als Reaktion auf Frustration hoch geladen erscheint. Die Untersuchung von R. Naul u. H. Voigt (1972) an Volleyballspitzenspielern lieferte den Ansatzpunkt, im Mannschaftssport vor allem Regelwerk und Spielerrolle bei der Aggressivitätsdiagnostik zu berücksichtigen, da erhebliche Unterschiede nach Spielfunktionen aufgedeckt wurden. Wenn auch die zuletzt genannten Untersuchungen mit dem Rosenzweig-Test nicht mehr die Katharsis-These überprüfen wollten, so können sie doch nicht den Rahmen der Frustrations-Aggressions-Hypothese (FAH) sprengen, da die benutzten Testverfahren im Gefolge dieser Aggressionstheorie konzipiert wurden. „So bleibt es möglich, mit Rosenzweigs theoretischem Rüstzeug jeden wie auch immer gearteten empirischen Befund zu interpretieren" (Selg, 1968, 84).

Die Ergebnisse der Aggressionsforschung im Sport zeigen, daß bezüglich der Kriterien für eine Diagnostik der Aggressivität im Sport bisher bei der Diagnose nahezu ausschließlich Formdeute- und verbale Ergänzungsverfahren benutzt worden sind und bis heute die Dominanz der FAH zu verzeichnen ist. Bei der weiteren Erforschung der Aggressivität im Sport sollte daher zunächst der gegenwärtige psychologische Diskussionsstand fruchtbar gemacht werden, zumal die Dannsche Ausgangsbasis von „Aggression und Leistung" (1972) sich für sportspezifische Fragestellungen geradezu anbietet. Neben dieser Rezeption und der Einbeziehung neuerer und anderer Testverfahren (z.B. FHT und Persönlichkeitstests) müssen weitere Techniken angewandt werden.

Erste Erkenntnisse zur differenzierten Diagnostik der Aggressivität im Sport sind in den Arbeiten von M. Volkamer (1971) und G. Schilling (1972) aufgezeigt. So hat Volkamer in seiner statistischen Untersuchung die Bedingungen aggressiven Handelns (Foulspiel) in den Vordergrund gestellt — theoretisches Fundament bildet die FAH —, konnte aber die von ihm als Aggression definierten Verhaltensweisen aus Spielberichtsbögen allein nicht erklären und nahm als Bedingungsanalyse (s. H. Kaufmann, 1965) ein umfangreiches Konstrukt äußerer Umweltreize an. Hingegen stellte Schilling die individuelle Beobachtung, sich von triebdynamischer zur lerntheoretischen Konzeption entwickelnd, in den Vordergrund und verwies auf die Notwendigkeit der Analyse von Wettkampfbestimmungen hinsichtlich ihrer aggressionsprovozierenden Elemente.

Darüberhinaus muß bei der Diagnostik von Mannschaftssportdisziplinen auf soziometrische Verfahren zurückgegriffen werden, da G. Lüschen (1966) und K. Hammerich (1966) die Auswirkungen von Tüchtigkeits- und Beliebtheitsrangfolgen, Kohäsion und Gruppenkonsistenz auf gruppeninternes aggressives Verhalten nachgewiesen haben. Sehr deutlich sind hier in Langzeituntersuchungen die Veränderungen vertikaler Differenzierungen und ihre Einwirkungen auf Reizsituation und Umwelt zu verfolgen. Zur Analyse der Gruppenstruktur gehören ebenfalls die durch Technik und Taktik reglementierte Aktualisierung von Spielerrollen, die Fitneß-Tests und der Untersuchungszeitpunkt innerhalb des Jahrestrainingsplans. Standardisierte Tests, vor allem TAT-ähnliche Verfahren, müssen an der individuellen Biographie und Motivationslage und an ihrer Affinität zur Sportdisziplin relativiert werden; nur so lassen sich große Streubereiche etwa im Acting-Out-Score des FHT innerhalb derselben Sportdisziplin, zwischen den Sportarten und auch geschlechtsspezifisch, interpretieren.

Um aber nicht der spekulativen Deutung sportspezifischer Aggressivität, die auch bei der Verschränkung psychodiagnostischer und soziometrischer Verfahren und einer induktiven sportspezifischen Analyse noch nicht überwunden ist, verhaftet zu bleiben, wäre es vornehmlich Aufgabe, nach solcher Vorarbeit Teiltests und ihren Stellenwert in einer zu erstellenden Matrix zu entwickeln, die über die Enge sportspezifischer Tests (wie z.B. den Sport-TAT von Bouet, 1970) hinausgehen, was in der anfallenden Aufgabenkomplexion nur in interdisziplinärer Zusammenarbeit zu leisten ist.

Die Frage des methodischen Vorgehens zur Diagnostik der Aggressivität im Sport auf der Grundlage der Frustrations-Aggressions-Theorie oder anderer Erklärungsansätze hängt sicherlich auch mit der Frage zusammen, ob es im Sport Verhaltensaspekte gibt, die übereinstimmend mit dem Begriff „Aggression" gekennzeichnet werden können. So nahm G. Schilling (Magglingen) („Aggression im Sport: Ergebnisse aus Verhaltensbeobachtungen") am Beispiel des Eishockeyspiels vor allem grobe Fouls als Kriterien aktuellen aggressiven Verhaltens, wobei er solche Aggressionshandlungen umfassender verstanden haben möchte als bloß als Verhalten, das die Beschädigung anderer Objekte oder Individuen zum Ziel hat. Schilling geht davon aus, daß im Sport das Leistungsstreben und das Dominieren-Wollen eng nebeneinander stehen. Dazu führte er aus:

Im Dominanzstreben sucht das eigene Ich sein Übergewicht über das andere. Dominanzverhalten im Sport kann als körperliche Aggressivität innerhalb bestimmter Normen und Regeln oder aber auch in hochdifferenziertem Macht- und Geltungsstreben in Erscheinung treten. Der Sport liefert uns ausgezeichnete Möglichkeiten, die Grundmotivation „Dominanzstreben" in Form von aktuellem aggressivem Verhalten zu beobachten. Wir wählten für die Beobachtungen der Aggression Eishockey, weil die Regeln dieser Sportart erlaubtem aggressivem und sichtbarem Verhalten großen Spielraum lassen und weil vor allem auch die Ausrüstung der Spieler (Stöcke, Helme, Schutzpolster) auf den Einsatz körperlicher Aggressionen ausgerichtet ist.

Anläßlich der Eishockey-Weltmeisterschaften 1971 in der Schweiz und 1972 in Prag haben wir aggressive Manifestationen bei Eishockeyspielern beobachtet. Wir haben versucht, durch strukturierte und standardisierte Verhaltensbeobachtungen, teilweise auch durch unstrukturierte und nicht standardisierte Beobachtungen „kritische Vorfälle" zu sammeln. Wir haben manifestes aggressives Verhalten registriert und auch Ereignisse, welche die Aggressionen beeinflussen können, festgehalten. Die Daten sind teilweise gemessen (in Form von Vorfällen) oder durch Beobachter geschätzt (in Polaritätsprofilen).

Während Schilling die auf andere und anderes gerichtete sogenannte „extrapunitive" Aggression untersuchte, befaßte sich J. Macák (Bratislawa), („Ausnutzung der Forschung der sensomotorischen Koordination in bezug zur Aggressivität des Sportlers") eher mit der Aggression als „einer permanenten, aktiven Tätigkeit des Sportlers", die es ihm ermöglicht, die Eigenschaften seiner Persönlichkeit in der Auseinandersetzung mit den Forderungen des Wettkampfs zu entfalten. Die in diesem Sinne nach innen gerichtete „intrapunitive" Aggression ist nach Macák ein Faktor der sensomotorischen Leistungsfähigkeit des Sportlers.

Unabhängig von der Frage der inneren Bedingtheit des aggressiven Verhaltens zeigte sich in den referierten Untersuchungen jedoch auch deutlich, daß aggressive Handlungen nur analysiert werden können, wenn sie als Wechselwirkung zwischen dem zu aggressiven Handlungen grundsätzlich fähigen Individuum und den diese dispositionell vorhandene Aggressivität anregenden situativen Bedingungen verstanden werden. Schilling beobachtete z. B. in seiner Untersuchung pro Mannschaft einen Schlüsselspieler über das ganze Turnier:

Die Aktionen der beobachteten Spieler wurden als positiv (der Mannschaft, dem Sieg dienlich) oder als negativ (der Mannschaft oder dem Sieg abträglich) registriert. Wir wissen nun z. B., daß die drei Verteidiger mehr in der Verteidigungszone tätig sind, daß sie mehr stürzen als die Stürmer und daß sie an den Einwürfen nicht beteiligt sind. Das Verhalten der drei Stürmer unterscheidet sich deutlich vom Verhalten der Verteidiger. Mit Produkt-Moment-Korrelationen haben wir überprüft, ob die registrierten Ereignisse in irgendwelchen Zusammenhängen stehen. Alle diese Korrelationen, wie auch die Rang-Korrelationen, die wir als Kontrolle durchführten, bestätigen den Unterschied zwischen Stürmer und Verteidiger, aber nicht mehr! Auch die Überprüfung der Zusammenhänge zwischen allen Merkmalen in den gewonnenen Spielen gegenüber den verlorenen Spielen ergab keine Hinweise auf mögliche Zusammenhänge, die z. B. die Frustrations-Aggressions-Hypothese unterstützen könnten.

Situative Bedingungen können deshalb wahrscheinlich nicht ausschließlich intraindividuell unterschiedliches aggressives Verhalten erklären. Schilling geht daher in seinen zukünftigen Untersuchungen davon aus, die bisherigen Kategorien mit neuen Variablen wie Wichtigkeit des Spiels, Torstand, Leistungsunterschied der Mannschaften, Schiedsrichter, Leistung des Torhüters etc. zu vergleichen. Aggressives Verhalten im Eishockey scheint nicht nur das Resultat einer Reaktion auf eine Spielsituation (Reiz) zu sein, sondern es sind ihm wahrscheinlich auch angeborene, resp. anerzogene, relativ konstante Komponenten eigen.

Differenzierte Überlegungen zur Frage der Bestimmung aggressiven Verhaltens und der Komplexität der Bedingungen, die zur Auslösung des aggressiven Verhaltens führen, standen auch in den Untersuchungen von W. Ch. Wu (Taipeh) („A Study on the causes of aggression occuring during the finals of Senior High School boys handball tournaments") und M. D. Smith (Wisconsin) („Parents', peers', and coach's sanctions for assaultive behavior in hockey") im Vordergrund.

Die Untersuchung von Smith z. B. beschäftigte sich in erster Linie mit der normativen Gewalttätigkeit beim Eishockey. Man kann davon ausgehen, daß sie innerhalb des „zu tolerierenden normativen Bereichs" eines gegebenen Eishockeysystems liegt und somit nicht lediglich Handlungen umfaßt, die eben, weil sie nicht die offiziellen Wettkampfregeln verletzen, zulässig sind, sondern auch solche Verhaltensweisen, die man unter den Begriff „Spielregeln" einordnet. „Spielregeln" in diesem Sinne sind weitverbreitete informelle Normen über das von bestimmten Gruppen von Handelnden zu erwartende Verhalten. Natürlich gestatten die „Spielregeln" Aktionen, die den offiziellen Regeln widersprechen. Wenngleich formell negative Sanktionen — z. B. penalties — ausgesprochen werden können, werden solche Aktionen doch weithin gebilligt und somit wird belohnt anstatt bestraft. Ein großer Teil der offiziell verurteilten Gewalttätigkeit beim Eishockey ist in der Tat normales Verhalten, wie aus der Strafzeitstatistik der National Hockey League hervorgeht; z. B. wurden in 546 Spielen der regulären Spielsaison 1970/71 insgesamt 15178 Strafminuten verhängt, das entspricht einem Durchschnitt von 27,7 min pro Spiel. Wenn nun die Gewalttätigkeit in manchen Sportarten normativ ist, kann der Spieler subjektiv davon ausgehen, daß andere eine Vielzahl von gewalttätigen Handlungen wenn nicht billigen, so doch tolerieren. Die Billigung oder Nichtbilligung durch die Bezugsgruppe eines Spielers kann sein Verhalten beim Sport wie auch in anderen sozialen Sphären beeinflussen.

Der Zweck der vorliegenden Untersuchung bestand deshalb 1. darin, die Auffassungen der Spieler über die Sanktionen ihrer Eltern, ihrer Kameraden und ihres Trainers bei verschiedenen Angriffsaktionen im Eishockey zu ermitteln und 2. mit Hilfe einer Faktorenanalyse zu bestimmen, ob die Sanktionen jeder einzelnen Bezugsgruppe eigenständige Dimensionen bildeten und somit die Bildung zusammengesetzter, nach Faktoren gewichteter Indices gestatten, die sich für weitere statistische Analysen eigneten. Die Probanden, über die in der vorliegenden Untersuchung Daten erhoben wurden, entstammen einer Population männlicher Stadtjugend, die sich am Eishockeywettkampfsport zwischen Schulen beteiligten. Die Stichprobe umfaßte 83 Spieler, die sieben Mannschaften angehörten und so ausgewählt waren, daß ein breites sozio-ökonomisches Spektrum vertreten war. Die wichtigsten Daten wurden durch Befragung der Spieler im Frühling 1971 ermittelt.

Die wichtigsten Ergebnisse dieser Untersuchung sind:

Die normativen Gruppensanktionen bei Gewalttätigkeiten waren eine Funktion der Art des Vergehens, der Situation, in der es dazu kam, und der betreffenden Bezugsgruppe.

Ein Charakteristikum, das alle Bezugsgruppen durchzog, war die Billigung „harten, aber nach den Regeln zulässigen Bodycheckings" und des „Kämpfens, aber nur weil der andere damit angefangen hatte". Im Gegensatz dazu wurde „rauhes Spiel, wie Drängen an die Banden oder Crosschecking, das zu Strafminuten führte", und das „Beginnen eines Faustkampfs" gemeinhin negativ sanktioniert, allerdings nicht von den zuschauenden Kameraden.

Bei Überprüfung der Sanktionen seitens der Eltern wurde festgestellt, daß 96% der Väter nach Ansicht der Spieler hartes, aber zulässiges Bodychecking billigten oder sogar nachdrücklich billigten. Die Mehrzahl der Väter sanktionierten auch „Kämpfen, aber nur, weil der Gegenspieler damit angefangen hatte", positiv; nur 23% mißbilligten solches Verhalten und lediglich 2% waren sehr dagegen. Die meisten Väter mißbilligten das Auslösen von Zweikämpfen sowie sonstiges Verhalten, das zu Strafminuten führte, wenngleich ungefähr ein Drittel derartiges Verhalten guthieß. Es wurde festgestellt, daß 67% aller Mütter Bodychecking billigen oder nachdrücklich guthießen, daß aber mehr als 50% sich dagegen aussprachen, im Falle eines Angriffs zurückzuschlagen. Die überwiegende Mehrzahl aller Mütter sanktionierte die übrigen Gewalttätigkeitsformen negativ.

Die Spieler neigten dazu, anzunehmen, daß ihre Mannschaftskameraden das Bodychecking weitgehend ermutigten und etwas weniger für das Zurückschlagen waren. Die Meinung der Mannschaftsmitglieder war zu gleichen Teilen geteilt im Hinblick auf durch Strafminuten negativ sanktioniertes Angriffsverhalten wie Bandenspiel und Crosschecking. Die Mehrzahl der Mannschaftsmitglieder (55%) verurteilten und (11%) mißbilligten auf das Schärfste, als Aggressor bei einem Zweikampf beteiligt zu sein. Im Gegensatz zu anderen Bezugsgruppen stellte man fest, daß nicht am Spielgeschehen teilnehmende Kameraden alle vier Aspekte der Gewalttätigkeit billigten oder ausdrücklich befürworteten.

Die Sanktionen des Trainers bei Übergriffen wurden — was vielleicht nicht überraschen mag — von den Spielern ähnlich aufgefaßt wie die Sanktionen ihrer Mitspieler. Es wurde festgestellt, daß die Trainer dem Bodychecking gegenüber sehr positiv eingestellt waren. Aber nur wenig mehr als die Hälfte billigte (31%) oder befürwortete energisch (18%) Zurückschlagen nach Attacken. Mehr als 90% aller Trainer sprach sich gegen das Anfangen eines Streits aus und 70% hielt sonstige regelwidrige gewaltsame Übergriffe beim Eishockey für unangebracht.

Nach einer Faktorenanalyse der Interkorrelationen zwischen den zwanzig zur Messung der Sanktionen der Bezugsgruppen herangezogenen Variablen traten fünf Faktoren zutage, die — wie erwartet — besagten, daß die Sanktionen 1. des Vaters, 2. der Mutter, 3. der nicht aktiven Kameraden, 4. der Mannschaftsmitglieder sowie 5. des Trainers unabhängige begriffliche Dimensionen bildeten. Zusammenfassend läßt sich, wenngleich mit einer gewissen Doppeldeutigkeit, sagen, daß die am Schuleishockey beteiligten Spieler davon ausgehen, daß ihre normativen Bezugsgruppen eine Vielzahl von gewaltsamen Übergriffen beim Eishockey billigen. In diesem Licht betrachtet, ist ein Großteil der Übergriffe nichts anderes als sozial erworbenes Normalverhalten. Das etwas divergierende Gefüge der verschiedenen Sanktionen der Bezugsgruppen läßt sich offenbar mit geschlechtsspezifischem Rollenverhalten in Verbindung bringen und mit dem besonderen Interesse der Gruppen, bei Eishockeyspielen zu siegen.

Literatur

Antonelli, F., Tuccimei, A.: Test di Rosenzweig. In: Ders.: Ca Valutatione Psicological Dell'Atleta. Roma 1963.
— Riccio: Il „P.F.T. di Rosenzweig" in 21 Pugili Italiani Partecipanti alle Olimpiadi di Roma. In: Archivio de Psicologia Neurologia e Psichiatria **23**, 329—346 (1962).
Bouet, M.: A projective test for sport participants. In: G. S. Kenyon: Contemporary Psychology of Sport. Chicago 1970.
Dann, H.-D.: Aggression und Leistung. Stuttgart 1972.
Hammerich, K.: Leistungsforcierung im Sportunterricht und ihr Einfluß auf die Struktur von Schulklassen. In: Kölner Zeitschr. f. Soziol. u. Sozialpsychol., Sonderheft 10, Kleingruppenforschung und Gruppe im Sport, 224—236 (1966).
Husman, B.F.: Aggression in boxers and wrestlers as measured by projective techniques. In: Res. Quart. **26**, 421—425 (1955).
Johnson, W.R., Hutton, D.C.: Effects of a combative sport upon personality dynamics as measured by a projective test. In: Res. Quart. **26**, 49—53 (1955).
Kaufmann, H.: Definitions and methodology in the study of aggression. In: Psychol. Bull. **64**, 351—364 (1965).
Lüschen, G.: Leistungsorientierung und ihr Einfluß auf das soziale und personale System. In: Kölner Zeitschr. f. Soziol. u. Sozialpsychol., Sonderheft 10, Kleingruppenforschung und Gruppe im Sport, 209—223 (1966).
Naul, R., Voigt, H.: Aggressionsverhalten bei Volleyballspielern. In: Die Leibeserziehung **21**, 83—87 (1972).
Schilling, G.: Aggression im Sport: Ergebnisse aus Verhaltensbeobachtungen. Manuskript, Magglingen 1972.
Selg, H.: Diagnostik der Aggressivität. Göttingen 1968.
Volkamer, M.: Zur Aggressivität in konkurrenzorientierten sozialen Systemen. In: Sportwissenschaft **1**, 33—64 (1971).

Leistungsmotivation in Genese und Wandel

Wie im Arbeitskreis „Sport und Aggression", so standen auch im Arbeitskreis „Leistungsmotivation in Genese und Wandel" die Fragen nach der theoretischen Konzeption, nach den diagnostischen Möglichkeiten und nach der Verwertung empirischer Untersuchungsergebnisse im Vordergrund. Bezüglich des theoretischen Ansatzes zeichnete sich vor allem eine Auseinandersetzung ab zwischen den Vertretern eines tiefenpsychologisch ausgerichteten energetischen Triebkonzepts — in Anlehnung an D.C. McClelland und J.N. Atkinson — und den Vertretern einer allgemeinen Handlungstheorie, in der die bewußte Regulation der Handlung in den Vordergrund gestellt wird. Es ging jedoch weniger um das Problem der Ausschließlichkeit einer der beiden Ansätze, sondern mehr um die Frage, welche Gewichtigkeit ihnen zukommt. Dies wurde in einem Diskussionsbeitrag von P. Kunath (Leipzig) besonders herausgestellt. Er wies darauf hin, daß es zwar Handlungsmechanismen gebe, die im Bereich des Nicht-Bewußten regulativ wirksam werden, daß diese Mechanismen jedoch für das menschliche Verhalten und die menschliche Entscheidung nicht als die bedeutsamsten angesehen werden können. Schon im Einleitungsreferat betonte J.J. Hegg (Zürich), daß es nicht nur eine Motivationstheorie gebe, die wissenschaftlich allgemein anerkannt wäre, sondern deren mehrere, die alle miteinander um wissenschaftliche Anerkennung ringen.

Einführung. J.J. Hegg (Zürich)

Eine erste Motivationstheorie knüpft an die Pawlowschen Versuche über bedingte Reaktionen an. Nach dieser Theorie wird das Verhalten des Menschen, wie der Tiere, gesteuert von Belohnungen — im Tierversuch meist Fütterung — und Bestrafungen — im Tierversuch zum Beispiel ein schmerzerzeugender Stromschlag —, mit welchen die Umwelt die Handlungen der Organismen beantwortet. Die Pawlowsche Theorie beantwortet die Frage: „Warum strebt der Mensch nach Leistung?" deshalb ungefähr folgendermaßen: „weil die Gesellschaft, in Gestalt ihrer Vertreter wie Eltern, Lehrer, Trainer, Vorgesetzte usw. die gute Leistung belohnt, die schlechte aber bestraft".

Eine zweite Theorie steht der Pawlowschen sehr nahe, nämlich die Motivationstheorie der nordamerikanischen Behavioristen. Auch bei dieser Theorie stehen Lohn und Strafe als Steuerungselemente des Verhaltens im Vordergrund. Die Theorie betont aber, daß Lohn oder Strafe nicht notwendigerweise ein aus der Außenwelt stammender Reiz sein müsse, daß es auch innere Belohnungen und Strafen gebe, die von sogenannten primären — und nach Lernprozessen sekundären — Belohnungs- und Bestrafungssystemen ausgeteilt werden, die in der Hirnstruktur begründet seien. Ein solches primäres Belohnungssystem bewirke, daß eine von Erfolg gekrönte Handlung als lustvoll erlebt werde, ein primäres Bestrafungssystem, daß eine erfolglose Handlung aber als schmerzhaft und leidvoll empfunden werde. Eine von Erfolg gekrönte Handlung bedeutet eine gute Leistung, eine erfolglose eine schlechte. Die Antwort auf die Frage: „Warum strebt der Mensch nach Leistung?" lautet in diesem

Fall deshalb etwa: „weil seine Hirnorganisation so vorprogrammiert ist, daß er eine erfolggekrönte Handlung und somit gute Leistung als lustvoll, eine erfolglose Handlung und somit schlechte Leistung als schmerzhaft erlebt, und jeder Mensch nach größtmöglichem Lustgewinn strebt und Unlust und Schmerz zu vermeiden sucht."

Alle im folgenden aufgezählten Motivationstheorien unterscheiden sich von den bisher besprochenen durch die Annahme, daß das Verhalten des Menschen, und der Tiere, nicht ausschließlich als Reaktionen auf Außenreize betrachtet und verstanden werden könne, sondern nur, indem man gewissermaßen auch innere Reize, im Organismus selber autonom entstehende nervöse Erregungen, Triebe, Instinktregungen, angeborene Auslösemechanismen genannt, mitberücksichtige.

Da wäre zuerst die psychoanalytische Theorie Sigmund Freuds zu nennen. Darin wird das menschliche Leistungsstreben im Zusammenhang mit der sogenannten anal-sadistischen Phase der Libidoentwicklung gesehen, etwa im zweiten und dritten Lebensjahr des Kindes. Es ist die Zeit der Reinlichkeitserziehung. Diese These wurde aus der Psychotherapie eines ganz bestimmten Krankheitsbildes, der Zwangsneurose, gewonnen. Bei diesem nervösen Krankheitsbild spielt Leistungsstreben in krankhaft übersteigerter Form, als Perfektionismus, eine beherrschende Rolle. Das Musterschülersyndrom mit seinem übersteigerten Leistungsstreben kann man als milde Form der Zwangsneurose auffassen; es kann auch nahtlos in eine ausgewachsene Zwangsneurose übergehen. Die These lautet, daß durch die Reinlichkeitserziehung die Libido auf der anal-sadistischen Entwicklungsstufe fixiert und dadurch von seinem biologischen Endziel, dem Geschlechtsakt, auf eine Art Nebenziel, das Leistungsstreben, umgelenkt werde. Die willkürliche Beherrschung der Blasen-, Mastdarm- und Aftermuskulatur sei gewissermaßen das erste und musterhafte Beispiel einer Leistungsanforderung, die an das Kind im Laufe seiner psychosomatischen Entwicklung und Reifung gestellt werde. Teilweise geschehe der Vorgang als Teil der Sozialisierung bei jedem Menschen und wird dann Sublimierung genannt; aber wenn die ganze Libido oder deren größter Teil so umgewandelt werde, sei der Vorgang krankhaft und führe zur Zwangsneurose.

Hier ist noch eine Erläuterung zum psychoanalytischen Begriff der sadistischen Libido einzufügen. Die Psychoanalyse bezeichnet mit diesem Begriff eine nach ihrer Auffassung untrennbare Legierung zweier sogenannter Partialtriebe, der eigentlichen sexuellen Libido einerseits und eines Partialtriebes, den Freud in der ersten Zeit Sadismus oder Aggression, in einer späteren Zeit Todestrieb genannt hat, andererseits. Zum psychoanalytischen Begriff der Aggression ist, um unnötige Mißverständnisse zu vermeiden, eine Warnung auszusprechen. Er meint nicht einfach offene Gewalttätigkeit, obschon er die Gewalttätigkeit natürlich miteinbegreift. Er umfaßt aber auch den Trieb zur Herrschaft, zur Macht, zur Geltung, zum Ansehen. Die offene Gewalttätigkeit verhält sich zur Aggression im psychoanalytischen Sinne gewissermaßen wie der übers Wasser ragende Teil zum ganzen Eisberg.

Die Antwort des Psychoanalytikers auf die Frage: „Warum strebt der Mensch nach Leistung?" lautet demnach ungefähr: „weil durch die Reinlichkeitserziehung des Kindes ein Teil dessen vitaler Triebhaftigkeit vom biologischen Triebziel abgelenkt wird und damit als Motor im Streben nach Leistung in Dienst genommen wird."

Eine Motivationstheorie, die sich an die Psychoanalyse eng anschließt, sie in einigen wichtigen Punkten aber auch revidiert, ist die kritische Theorie der sogenannten Frankfurter Schule der Sozialpsychologie. Sie anerkennt die psychoanalytischen Theoriebildungen als im großen und ganzen zutreffend, betont aber gleichzeitig, daß sie soziologisch relativiert werden müßten, das heißt, daß sie nur für die Gesellschaftsform Geltung hätten, in der Freud gelebt hat, nämlich für die viktorianisch-kapitalistische Gesellschaft. Sie bestreitet auch, daß die Sublimierung eines Teils der Libido zum Leistungsstreben ein normaler, gesunder Vorgang wäre, sondern erblickt darin ein nervöses Krankheitssymptom, Spiegelung der ganzen Gesellschaft, in der das passiert. Leistungsstreben wird so zum krankhaften Leistungszwangssymptom, die Zwangsneurose zum durchschnittlichen, häufigsten, aber deswegen nicht notwendigerweise gesunden, sondern verbogenen Charakter des Individuums in der kranken, die Einzelmenschen unterdrückenden Gesellschaft, zur kleinbürgerlichen, kapitalistischen, autoritären, faschistischen Persönlichkeit. Ein zweiter Revisionspunkt betrifft die Auffassung der Aggression. Die Frankfurter Schule bestreitet, daß es nur einen angeborenen menschlichen Trieb zur Aggression gibt, sondern will die Regungen der Aggression, die als Phänomene nicht gut zu übersehen sind, auch psychoreaktiv, als Antworten auf die vielfältigen Unterdrückungen und Frustrationen in der Gesellschaft auffassen. Sie folgt damit einer Aggressionstheorie, wie sie im nordamerikanischen Behaviorismus entwickelt wurde, der sogenannten Frustrationstheorie der Aggression. Daß das Leistungsstreben tendenziell aggressive Hintergründe hat, bestreitet die Frankfurter Schule nicht, im Gegenteil, sie hebt es hervor. Für sie ist auch das ein Beweis für die Krankhaftigkeit des Leistungsstrebens, weil für sie die Aggression an sich schon krankhaft ist. Ihre Antwort auf die Frage: „Warum strebt der Mensch nach Leistung?" lautet deshalb: „weil er nervös, krank, neurotisch ist durch die kranke, unterdrückende Gesellschaft, in der er zu leben hat. Wäre er, und mit ihm seine Gesellschaft, nicht krank, so würde er gar nicht nach Leistung streben."

Damit kommen wir zur letzten der wichtigen Motivationstheorien, nämlich zur Motivationstheorie der vergleichenden Verhaltensforschung oder Ethologie. In Anlehnung an die Psychoanalyse und in Widerspruch zu Behaviorismus und Frankfurter Schule glaubt auch die Ethologie durch vergleichende Beobachtungen des Verhaltens höherer Wirbeltiere um die Annahme eines angeborenen Bedürfnisses nach Aggression, eines angeborenen Auslösemechanismus, den sie intraspezifische Aggression nennt, nicht herumkommen zu können. Im häufigsten Fall trete diese intraspezifische Aggression nur in ritualisierter oder formalisierter Form, als Kommentkampf, auf, bei dem sie so entschärft sei, daß die Gewaltanwendung kein für das Überleben der Art schädliches Ausmaß erreichen könne. Es seien verschiedene stellvertretende Formen der Ritualisierung möglich, entweder als Kampf um ein eigenes Revier und territoriale Abgrenzung, und beim Menschen wird man das Streben nach Besitz als eine Art Revier im übertragenen Sinne hier beifügen müssen, oder als Kampf um einen möglichst hohen Rang innerhalb der Rangordnung der Individuen der Gruppe, in der er lebt. Hier wäre das Leistungsstreben einzuordnen, indem das Vollbringen einer guten Leistung die Bewunderung und Anerkennung vieler Gruppengenossen auslöse und so einen höheren Rang gewährleiste. Auch die Ethologie nimmt daher an, daß das Leistungsstreben des Menschen keine fest vorgegebene Größe sei. Ist zum Beispiel die territoriale Abgrenzung wegen eines starken Bevölkerungsdruckes nicht oder nur unvollständig möglich, so muß sich die ritualisierte Aggression in einem umso größeren Leistungsstreben äußern, will sie sich nicht entritualisieren und als offene Gewalttätigkeit entladen. Diesen Fall nimmt die Ethologie für die moderne Großstadtgesellschaft an. Die Antwort des Ethologen auf die Frage: „Warum strebt der Mensch nach Leistung?" lautet demnach: „weil er seine intraspezifische Aggression ritualisieren muß und ihm die moderne Großstadtgesellschaft durch ihren Bevölkerungsdruck den Weg, dies über eine territoriale Abgrenzung zu tun, immer mehr versperrt, so daß ihm als Aggressionsritualisierung nur noch der Weg des Leistungsstrebens offen bleibt."

P. Rókusfalvy (Budapest)

Leistungsmotivation in Genese und Wandel

Der Sport ist eine leistungs- und konfliktorientierte Tätigkeit. Die Leistungsmotivation ist einer der wichtigsten mobilisierenden Faktoren der Fähigkeiten des Sportlers und als solche ein wichtiger regulierender Faktor der Sporttätigkeit, d.h. eine wichtige Determinante der Sportleistungen.

Die Entwicklung der Auffassungen, die der Leistungsmotivationsforschung zugrunde liegen, werden wir aus dem Gesichtspunkt des leistungsthematischen Risikoverhaltens überblicken, und zwar aufgrund der Analyse von drei Auffassungen: 1. der Anspruchsniveau-Untersuchungen, 2. der Leistungsmotivationstheorie, 3. der entscheidungstheoretischen Betrachtung.

Die Vorläufer der Leistungsmotivationsforschungen sind die Anspruchsniveau-Untersuchungen. K. Lewin et al. (1944) haben ihre Auffassung in einer „Resultanten-Valenz-Theorie" zusammengefaßt: die Resultante Kraft ist von den Zielvalenzen und von der Zielerreichungswahrscheinlichkeit bestimmt. In diesem Modell sind Valenz und subjektive Wahrscheinlichkeit miteinander in umgekehrtem Verhältnis.

Die eigentliche Leistungsmotivationstheorie wurde von D.C. McClelland und J.N. Atkinson (McClelland et al., 1953; Atkinson, 1957; Atkinson u. Feather, 1966) ausgearbeitet. Der Kern des Leistungsmotivs ist ein ich-bezogenes manifestes Bedürfnis, das sogenannte Leistungsbedürfnis („need-achievement") als innere treibende Kraft („drive"). Bei der Bestimmung der Leistungsmotivation als einer die Tätigkeit und das Verhalten des Menschen regulierenden dynamischen Funktion (Prozeß) sind auch Umwelt-Faktoren („incentives") beteiligt. Die Theorie der Leistungsmotivation kann als Weiterentwicklung der Anspruchsniveau-Auffassung betrachtet werden, insofern sie deren experimentelle Vermutungen präziser ausdrückt und die Rolle der Umwelt-Faktoren — und innerhalb dieser der sozialen Faktoren — mehr differenziert aufdeckt. Das Modell von Atkinson kann in einer „Resultanten-Kraft" zusammengefaßt werden, deren bestimmende Faktoren die folgenden sind: a) die Kraft der auf Erfolg bzw. auf Vermeidung von Mißerfolg gerichteten Motivation, b) die subjektive Wahrscheinlichkeit und die Erwartung des Erfolges bzw. Mißerfolges und c) der positive bzw. negative Wert der Anreiz-Faktoren, die Objektvalenzen. Die Anreiz-Werte und die subjektiven Wahrscheinlichkeiten stehen miteinander in umgekehrtem Verhältnis.

Die psychophysiologische Basis der Leistungsmotivationstheorie ist ein Gefühlserregungs-Modell („affective arousal model"), das zugleich auch beide grundlegende Tendenzen — das aufsuchende Verhalten in Hoffnung auf Erfolg und das vermeidende Verhalten aus Furcht vor Mißerfolg — erklärt. Neuere verhaltensphysiologische

Forschungen (Grastyán et al., 1968a, 1968b) haben auch die funktionelle Wechselwirkung von diesen beiden, einander entgegengesetzten Tendenzen (Aufsuchen und Vermeiden) aufgedeckt. Im aktivierten Zustand kann das Zentralnervensystem — regelungstechnisch gesehen — als ein positiv emotionales System betrachtet werden, das seine eigene Tätigkeit durch ein negatives System kontrolliert und selbst reguliert. Zugleich liegen dem Leistungsmotiv — auf der Grundlage emotional-assoziativer Beziehungen — erworbene, gelernte Motive zugrunde; die Leistungsmotivation kann in einem gewissen Maße gebildet werden. Im Gebiet des Sportes hat diese Tatsache besonders in der psychologischen Vorbereitung eine große Bedeutung.

Die Rolle der kognitiven Faktoren in der Leistungsmotivation haben auch schon früher mehrere Autoren betont (z.B. Rotter, 1954). Neuerdings werden die kognitiven Momente des leistungsgerichteten Verhaltens von H. Heckhausen u. B. Weiner (1972) in einem Prozeß-Modell der Selbstregulation zusammengefaßt.

Eine anders gerichtete, strukturelle Weiterentwicklung der Leistungsmotivationstheorie verbindet sich mit der Verwendung von Testdiagnostik und mathematisch-statistischen Methoden. Zur Diagnostik der individuellen Unterschiede der Leistungsmotivation steht uns heute schon ein reiches Arsenal an projektiven Verfahren (McClelland, 1958; Heckhausen, 1963; u.a.) und Fragebögen (Alpert u. Haber, 1960; Edwards, 1954; usw.) zur Verfügung. G. Bäumler et al. (Bäumler u. Weiss, 1967) sind im Laufe der Heckhausen-TAT-Quantifizierung auf unerwartete Resultate gekommen, die sie zu weiteren komplexen faktorenanalytischen Untersuchungen führten. Aufgrund ihrer Forschungen haben sie eine „Zweifaktorentheorie" der Leistungsmotivation ausgearbeitet, die es ihnen ermöglichte, einen allgemeinen und einen bipolaren, richtungsspezifischen Faktor nachzuweisen.

Zur Weiterentwicklung des theoretischen Modells der Leistungsmotivation haben auch die entscheidungstheoretischen Forschungen bedeutend beigetragen. Der Zusammenhang zwischen Motivation und Entscheidung ist nicht nur aus dem Gesichtspunkt der Informationstheorie (Mittenecker, 1965), sondern auch aus der Handlungspsychologie offenkundig abzuleiten (Várkonyi, 1952). Das psychologische Wesen der Entscheidung ist folgendes: Wahl eines zur Verwirklichung irgendeiner Handlung anspornenden Motivs, mit dem die Zahl der Alternativen auf eine einzige reduziert werden kann. W. Edwards (1954) hat in seinen Forschungen über Wahrscheinlichkeitspräferenz ein Risiko-Entscheidungsmodell gebildet, nach dem die Personen so entscheiden, daß sie den subjektiv erhofften Nutzen (subjective expected utility = SEU) maximieren. Der Voraussetzung Edwards nach sollen Wahrscheinlichkeit und Nutzen im allgemeinen als unabhängig voneinander betrachtet werden.

Auch die psychologische Entscheidungstheorie berücksichtigt sowohl die emotionalen Faktoren als auch die kognitiven, sowohl die persönlichen als auch die Umwelt- und sozialen Faktoren. D.h., in den Entscheidungssituationen vollziehen sich zwei verschiedene Operationen der Einschätzung: a) die Einschätzung der Objektvalenzen ist ein emotionaler Akt, dessen Bezugssystem eine biologische, soziale und individualspezifische Wertordnung ist. b) Die Einschätzung der Ergebniswahrscheinlichkeit ist ein gnostisch-rationaler (kognitiver) Akt, dessen Bezugssystem sich aus den individuellen Erfahrungen zusammensetzt (Schmidt, 1966). Die entscheidungstheoretische Betrachtung der Leistungsmotivation hat auch die Meßmethodik weiterentwickelt, indem sie von den weniger präzisen topologischen Skalen zur metrischen Skalierung überführte (Schmidt, 1962; Rókusfalvy, 1970). Übrigens war es gerade das Moment der Nutzenskalierung, durch welches S. Siegel (1957) und nach ihm auch H.-D. Schmidt (1965) auf die Ähnlichkeiten der Anspruchsniveau-Auffassung und der entscheidungstheoretischen Analyse hingewiesen haben. J. Kozielecki (1971) hat deshalb sogar das Leistungsniveau in seinem für die „offenen Situationen" ausgearbeiteten Modell für eines der grundsätzlichen Kriterien des Entscheidungsprozesses ausgewählt.

Das sich auf dem Prinzip des Maximierens gründende SEU-Modell und auch andere statistische Modelle haben die psychologischen Messungen exakter gemacht, hat aber auch zugleich die Entscheidungssituationen simplifiziert. Es war deshalb nur für „geschlossene" Labor-Situationen gültig. Ihm gegenüber hat J. Kozielecki (1971) versucht, eine für lebensähnliche, „offene" Situationen gültige Theorie auszuarbeiten, in denen der Dezident keine genauen Kenntnisse über die Handlungsalternativen oder über deren Konsequenzen hat. Er nennt sie „Befriedigungstheorie" der Entscheidung.

Die Grundbedingung der *Genese der Leistungsmotivation* ist die Herausbildung des Ich-Bewußtseins beim Kind, die das Erkennen und Anerkennen der Ich-Bezogenheit der individuellen Leistung ermöglicht. Die Anfangsphasen dieser Ontogenese haben — u.a. — Heckhausen et al. (1962, 1965a) untersucht, wobei sie hauptsächlich die Bedeutung der kognitiven Reife betont haben. Aufgrund ihrer in induzierten Wetteifer-, Anspruchsniveausetzungs- und freien Spielsituationen durchgeführten Untersuchungen wiesen sie darauf hin, daß a) im Alter von $2^1/_2$ bis 3 Jahren die ersten Zeichen des leistungsthematischen Verhaltens auftreten, b) ab 3 bis $3^3/_4$ Jahren das Leistungsmotiv sich zu aktualisieren beginnt und c) die Kinder erst ab $4^1/_2$ Jahren in der Lage sind, die eigenen Leistungen zu beurteilen und auf ihre eigene Tüchtigkeit zurückzuführen.

Aus entscheidungstheoretischem Aspekt stellt Schmidt (1966) die folgende Reihenfolge in der Entwicklung fest:

a) nutzenbestimmte Entscheidung, b) Aufbau der Zeitperspektive, c) Berücksichtigung der Handlungskonsequenzen, d) Berücksichtigung der chance- oder fähigkeitabhängigen Realisierungswahrscheinlichkeiten, e) Aufbau lageabhängiger Entscheidungen.

Die individuellen Unterschiede bei der Entwicklung der Leistungsmotivation sind in großem Maße vom Verhalten der Eltern, der Wirkung der Familienstruktur und der Erziehung sowie auch von den sozio-kulturellen Verhältnissen abhängig. Die gemeinsamen Faktoren (Bildung, Religion, soziale Klassenangehörigkeit usw.) bedingen — hauptsächlich durch die Herausbildung der gesellschaftlich determinierten Wertordnung — die für die einzelnen Gesellschaften, Völker und Gesellschaftsschichten charakteristischen Eigenarten (McClelland, 1961; Heckhausen, 1965).

Leistungsmotivationsforschungen im Gebiet des Sports begannen erst in der zweiten Hälfte der 60er Jahre. Wir finden unter ihnen Anspruchsniveau-Untersuchungen (Hošek, 1969) sowie auch aufgrund der Leistungsmotivationstheorie (Gabler, 1972) und in entscheidungstheoretischer Betrachtung (Rókusfalvy, 1972a) durchgeführte Untersuchungen.

Der Entwicklungsgeschichte der verschiedenen Auffassungen entsprechend kam es zuerst zur Anwendung der Anspruchsniveautheorie. Im Rahmen dieses Themenkreises haben sich mehrere Autoren, z.B. Müller (1961), Kunath (1964), mit der

Rolle des Erfolges und des Mißerfolges beschäftigt. Die Probleme des Anspruchsniveaus und der Leistungserwartung werden sowohl auf dem Gebiet der Körperkultur in der Schule als auch auf dem Gebiet des Wettkampfsportes untersucht.

Das Atkinson-Modell der Leistungsmotivation hat H. Lenk als einer der ersten aufgegriffen (1970), wobei er auch für die Praxis des Trainings Folgerungen zieht. Zahlreiche Teilfragen und diagnostische Probleme der Leistungsmotivation wurden getrennt voneinander untersucht. So haben sich z.B. B. Karolczak (1970) und V. Hošek (1970) mit dem Problem der Angst als Bedingung des Leistungsmotivs beschäftigt.

Unter entscheidungstheoretischem Aspekt haben allerdings nur wenige das Thema behandelt. Mit dem Problem der Leistungsmotivation lassen sich nur die Forschungen von J.A. Kalikinszkij (1970) in Verbindung bringen. Er untersuchte auf dem Gebiet der Ballspiele die zeitliche Charakteristik der Entscheidungsprozesse. Mit unserer eigenen Untersuchungsserie auf der Grundlage einer regulativen handlungspsychologischen Konzeption versuchten wir selbst, die Eigenarten des Risikoverhaltens bei Bogenschützen aufzudecken (Rókusfalvy, 1970b). Das Objekt unserer Untersuchungsserie ist das Risikoverhalten und die Wechselwirkung der drei regulativen Faktoren dieses Verhaltens bei den ungarischen Auswahlbogenschützen sowie bei regelmäßig, aber nicht wettkampfmäßig schießenden Hochschulstudenten (Kontrollgruppe). Die drei regulativ wirksamen Faktoren sind: 1. die Leistungserwartung bzw. die Leistungsmotivation (antreibende Regulation), 2. die Verarbeitung der zu den Entscheidungen verwendeten Informationen (organisierende Regulation) und 3. die zur Ausführung der Aufgabe notwendigen Fähigkeiten (ausführende Regulation). Die Wechselwirkung dieser Faktoren realisiert sich im Entscheidungsprozeß. Die Fragestellung der Forschungen ist die folgende: Wie bildet sich in verschiedenen Entscheidungssituationen der Zusammenhang der objektiven und subjektiven Wahrscheinlichkeitsskalen, d.h., wie wird das Bezugssystem der Entscheidungen von den Erfahrungsrückmeldungen korrigiert? Als Untersuchungsaufgabe dienen streng zeitgebundene motorische Aktionen, deren objektiver Schwierigkeitsgrad metrisch skaliert ist. Die Untersuchung der Leistungsmotivation erfolgt nur dann angemessen, wenn die Ausführung der Aufgabe irgendeine sportartspezifische Fähigkeit verlangt (Rókusfalvy, 1972c). Die Untersuchungs-Situationen: Einfachwahl-, Mehrfachwahlsituationen und Anspruchsniveau-Bildung. *Mittel* des Experimentes sind: elektronische Reaktionszeit-Meßanlage Typus „Rock and Taylor" mit einem digitalen Registrierapparat und Entscheidungszeitmeßgerät Typus „Tóth J.". Die wichtigsten *Ergebnisse* sind: 1. Die Leistungserwartung der Spitzensportler ist signifikant höher als die der K-Gruppe. 2. Ihre Informationsverarbeitung ist ökonomischer, ihre Entscheidungsstabilität ist höher. 3. Die Kenntnis ihrer zur Ausführung der Aufgaben notwendigen Fähigkeiten und somit auch ihr Risikoverhalten ist realistischer.

Aufgrund unserer Ergebnisse haben wir versucht, eine Interpretation der Leistungsmotivation aufzustellen, in der das Risikoverhalten integriert ist. Andere Autoren haben früher ebenfalls schon versucht, die Theorie der Leistungsmotivation auszudehnen, d.h. eine gewisse Synthese verschiedener mit der Leistungsmotivation zusammenhängender Verhaltensbereiche zu erreichen (z.B. Heckhausen, 1963). Die Grundlage unserer Auffassung ist eine *handlungspsychologische Konzeption* (Rókusfalvy, 1971, 1972b). Ihr Ausgangspunkt ist die Lehre des dialektisch-materialistischen Determinismus über die Wechselwirkung der Persönlichkeit und der Umwelt. Demgemäß ist die Sporttätigkeit ein kognitiv-motorisches Handlungssystem, in dessen Regulation der Sportler mit seiner ganzen vollen Persönlichkeit teilnimmt. Der mit seiner Umwelt in ständiger steuernder und regulierender Wechselwirkung stehende Sportler als multistabil selbstregulierendes System zeigt eine optimale Sportleistung, wenn seine Handlungen optimal reguliert sind. Alle psychischen Zustände und Prozesse des Sportlers gewinnen in der Regulation der Sporthandlung einen Sinn. Diese psychischen Zustände und Prozesse sichern — in differenzierter Arbeitsteilung — das dynamische Gleichgewicht des Systems: durch eine 1. adäquat antreibende, 2. organisierende und 3. ausführende Regulation. Die Leistungsmotivation — deren Kern das Leistungsbedürfnis ist, — nimmt grundsätzlich an der antreibenden Regulation teil. Durch ihre kognitiven Determinanten steht sie aber auch mit der organisierenden und durch den Faktor der Ausdauer (persistence) innerhalb verschiedener Zeitperspektiven auch mit der ausführenden Regulation in funktioneller Verbindung.

Von den weiteren Aufgaben der sportbezogenen Leistungsmotivationsforschung möchten wir diejenigen hervorheben, die als die wichtigsten erscheinen: das sind z. B. die Ausarbeitung sportartspezifischer Untersuchungsverfahren; die Ausarbeitung bzw. Weiterentwicklung theoretischer Konzeptionen, die eine immer exakter werdende und zugleich lebensähnlichere Modellierung ermöglichen; schließlich die Ausarbeitung weiterer effektiver Methoden, die Leistungsmotivierung von Sportlern zu unterstützen.

Kurzreferate

Die im Beitrag von Rókusfalvy deutlich gewordene Entwicklung der Theorie der Leistungsmotivation von trieborientierten Konzepten zu Auffassungen, in denen die Bedeutung der kognitiven Komponenten motivationaler Prozesse betont werden, zeigte sich auch in den Kurzreferaten von P. Kunath (Leipzig) („Die Veränderung der Leistungsmotivation in Abhängigkeit von den gesellschaftlich-sozialen Bedingungen"*) und J.R. Nitsch (Köln) („Motivationale Veränderungen in sportlichen Beanspruchungssituationen"). Kunath betonte dabei nicht nur die bewußte Auseinandersetzung des Individuums mit seiner Umwelt, sondern auch die Bedeutung der gesellschaftlich-sozialen Lebensbedingungen ür die Genese und den Wandel der Leistungsmotivation:

Da der Mensch in seinen Handlungen immer einen gesellschaftlichen Bezug realisiert, d.h. in Abhängigkeit von anderen Menschen und auf sie bezogen handelt bzw. auf außerhalb seiner individuellen Existenz vorhandene Dinge und Erscheinungen Bezug nimmt, die in irgendeiner Form gesellschaftliche Realität sind, ist seine Motivation stets ein Ergebnis seiner sozialen Existenz. Die Veränderung der Motivation der Handlungen einzelner Menschen ist demnach letztlich auch nur aus der Veränderung der gesellschaftlich-sozialen Lebensbedingungen, auf die sich ihr Handeln richtet und aus denen sie eine Bewertung ihrer Handlungsresultate erhalten, zu erklären.

Die Abhängigkeit der Motive des Handelns von den gesellschaftlich-sozialen Bedingungen des einzelnen Menschen darf allerdings nicht als direkte und unmittelbare Übernahme gesehen werden. Indem sich nämlich der Mensch in seiner Lebenstätigkeit mit den Bedingungen seiner Umwelt bewußt und aktiv auseinandersetzt, setzt er sich ja gleichfalls mit sich selbst auseinander. Die Motive des Handelns erwirbt er demnach nicht einfach durch die Übernahme von Zwecken, Absichten oder Zielen aus seiner sozialen Umwelt, sondern vor allem, und das wird nicht selten noch gering geschätzt oder übersehen, aus der Lösung der Widersprüche, die in ihm selbst während oder im Ergebnis des Handelns entstehen. Beweg-

---

* Vollständige Fassung in: Theorie und Praxis der Körperkultur 21, 1089—1091 (1972).

gründe für das Handeln eines Menschen sind demnach stets mehr oder weniger bewußt gewordene Antriebe, ganz gleich, ob sie eine soziale, personale oder vitale Veranlassung widerspiegeln. Aus dem sozialen Charakter des menschlichen Handelns und dem (damit verbunden) zweckgebundenen Handeln des Menschen ergibt sich die Notwendigkeit, die Genese und den Wandel der Motivation einmal als gesellschaftlich-sozial determinierten und zum anderen — im wesentlichen — bewußten Prozeß zu erforschen und darzustellen. Die Herausbildung der Motive des Handelns, also auch der Motive zum Sporttreiben oder sportlichen Leistungsstrebens, sollte demzufolge als Prozeß der Schaffung und Gestaltung von Bedingungen betrachtet werden. Diese Bedingungen fordern vom einzelnen Menschen, vor allem dem heranwachsenden, eine ständige Auseinandersetzung mit sich selbst. Die Ergebnisse der Reflexion werden an den anerkannten Normen der Gesellschaft, in der der Sportler lebt, insbesondere den im Erziehungsziel implizierten, eingeschätzt. Ein wichtiges Anliegen der „Motivationspsychologie" ist nach unserer Auffassung demnach darin zu sehen, die ideologisch-weltanschaulichen Grundüberzeugungen als dominierende Quelle der Motivation aufzudecken, weil damit die gesellschaftlich-soziale Determiniertheit der Antriebe sowie die Zweckgebundenheit und Sinnhaftigkeit des Handelns erfaßbar und letztlich auch erzieherisch nutzbar wird.

Für marxistische Psychologen gewinnen in diesem Zusammenhang die Arbeiten von A. N. Leontjew und P. J. Galperin u. a. über die Analysen geistiger Handlungen eine besondere Bedeutung. In Übereinstimmung mit diesen Autoren gehen wir davon aus, daß jeder Handlung die Schaffung einer Orientierungsgrundlage vorausgeht, die durch folgende Merkmale gekennzeichnet werden kann: Zielorientierung (Was soll erreicht werden?) Vermittlung und Erarbeitung von Handlungsstrategien und Operationsregeln (Wie ist in Ansehung eines Zieles zu handeln?); und die Begründung der Ziele und Operationen.

Das Problem der Motivation stellt sich unter dieser Sicht vorrangig als gesellschaftlich-sozialer bzw. historisch-situativer Sachverhalt dar, der einer wissenschaftlichen Lösung zugänglich wird. Die allgemeinen Theorien J. W. Atkinsons und D. C. McClellands bringen dagegen interessante Erkenntnisse für die psychologische Erklärung der Motivierung menschlichen Handelns. Da sie aus einer pragmatischen bzw. tiefenpsychologischen Konzeption abgeleitet werden und das Persönlichkeitsbild des erfolgreichen amerikanischen Geschäftsmannes implizieren, ist ihre Brauchbarkeit aber eingeschränkt. Für die Untersuchung der Motivationsprobleme des sozialistischen Sports sind sie aus prinzipiellen Gründen nicht anwendbar. Das gleiche gilt für die Motivationstheorie H. Heckhausens, der von diesen zuvor genannten Theorien ausgeht und eine dem Leben in der BRD angepaßte eigene Konzeption vorlegt. Mit aller Vorsicht stellt er zwar die Frage, ob der Spitzensportler nicht doch die „augenfälligste Verkörperung dieser rigorosen Zuspitzung von Leistungstüchtigkeit" oder „auch die Karikatur dieser Zuspitzung" in der imperialistischen „Leistungsgesellschaft" sei. Er darf aber nicht verschweigen, daß der seine ‚Chance suchende Spitzensportler' der imperialistischen Länder seine Werte und damit auch die Gründe für sein Streben nach Leistungen aus den in diesen Gesellschaftssystemen herrschenden Bedingungen für sein sportliches Tun ableitet.

Wer, wie Heckhausen u. a., davon ausgeht, daß der Sport „schon in der Schule einen scharfabgegrenzten Sonderbereich neben dem, ‚worauf es eigentlich ankommt'" bildet und nur feststellt, daß dies für die BRD „späterhin im Berufsleben nur noch ausgeprägter der Fall" ist, der findet kaum eine echte Erklärung für die Motivation des Sporttreibens und für das Streben der Menschen in unterschiedlichen Altersgruppen und beiden Geschlechtern nach sportlichen Leistungen.

Da jeder Bereich des Sports in der sozialistischen Gesellschaft kein abgegrenztes, von den sozialen Bedingungen losgelöstes Gebiet darstellt, sondern ein notwendiger, immer mehr in das Leben der Gesellschaft und des einzelnen integrierender Bestandteil ist, sind wir ganz im Gegensatz zu Heckhausen u. a. in Bekräftigung unserer Grundpositionen der Auffassung, daß die Motive des Sporttreibens vor allem über die gesellschaftlich determinierte bewußte Handlung ausgebildet und wirksam werden.

Betrachten wir also Genese und Wandel der Motivation im Sport und für den Sport, so sind vor allem die bewußten Bedürfnisse aufzudecken. Reduziert man den Sport auf die emotionale, erlebnismäßige Komponente des Handelns oder die Befriedigung vitaler Bedürfnisse, so wird z. B. die gesellschaftlich und für den einzelnen so notwendige Freude am

Sporttreiben, am Leistungsfortschritt, am Erfolg oder auch am Wettkampf selbst ungerechtfertigt unterschätzt. Die verschiedensten Erscheinungen des professionellen Sports und des manipulierten Sports in den staatsmonopolitischen Herrschaftssystemen sind dann nicht mehr erklärbar. Ihre bewußte Lenkbarkeit wird damit bestritten, die Rolle der bewußten Erziehung geschmälert und an ihre Stelle die bloße Minderung der Folgen des übersteigerten Geltungsstrebens, der Staralllüren oder der Aggressionslust gesetzt.

Die Bedeutung des Bewußtseins bei der Regulation der menschlichen Handlung wurde auch von Nitsch betont. Sein theoretischer Ansatz ist im wesentlichen durch folgende drei Vorannahmen gekennzeichnet:

1. Das Motivationsproblem ist nur im Rahmen einer geschlossenen *Persönlichkeitstheorie* lösbar. Die Erklärung gegebener und die Vorhersage zukünftiger Handlungen setzen *ein* theoretisches System voraus, in dem funktionale Abhängigkeiten beispielsweise von Motivations-, Lern- und Beanspruchungsprozessen formulierbar sind. Unter Berücksichtigung der existenznotwendigen und existenzbestimmenden Grundrelation von Person und Umwelt kann eine solche Persönlichkeitstheorie als Theorie der menschlichen Handlung, als *Handlungspsychologie*, konzipiert werden. Diese Auffassung schließt zwanglos die Thematisierung der u.a. auch für Genese und Wandlung der Leistungsmotivation maßgeblichen gesellschaftlichen Determinanten ein. Für die im Rahmen der Motivationsforschung eingesetzten und einzusetzenden Methoden ergibt sich als Konsequenz die Forderung nach formal- und sachtheoretischer Einheitlichkeit und damit nach Vergleichbarkeit der Interpretationsschemata verschiedener Untersuchungsverfahren.

2. Dem *Bewußtsein* wird als höchster Ebene der Handlungsregulation zentrale Bedeutung beigemessen. Dementsprechend erfahren Entwicklung und Einsatz *subjektiver Skalierungsverfahren* (neben gehirnphysiologischen Untersuchungsmethoden) zwangsläufig eine starke Akzentuierung.

3. Dem „*makroanalytischen*" Ansatz in der Motivationspsychologie mit seiner Betonung epochaler oder ontogenetischer Veränderungen und Invarianzen der Leistungsmotivation wird — nicht als Ersatz, aber als notwendige Ergänzung — der „*mikroanalytische*" Ansatz gegenübergestellt. Im Blickpunkt stehen damit die situativen, aktualgenetischen Motivationsprozesse in ihrer unmittelbaren Bindung an konkrete Handlungen.

In Anlehnung an den jeweiligen theoretischen Ansatz ergeben sich die diagnostischen Möglichkeiten zur Erfassung motivationaler Prozesse. Hierauf verwiesen Nitsch sowie H. Allmer (Freiburg) („Diagnostik der Leistungsmotivation im Sport").

Für Nitsch bedeutet die Herausstellung aktualgenetischer Motivationsprozesse in ihrer unmittelbaren Bindung an konkrete Handlungen gleichzeitig die Analyse von Motivationsvorgängen in Relation zu gegebenen *Beanspruchungen*.

Das Problem der Motivation ist in vielfacher Hinsicht mit dem Beanspruchungsproblem verknüpft. Von Art und Höhe der Motivation hängt es allgemein ab, ob angesichts einer bestimmten Anforderung jeweils individuell anforderungsgemäße Handlungsstrukturen aktualisiert werden oder durch Unter- bzw. Übermotivierung eine Fehleinstellung mit entsprechender Auswirkung auf Ermüdungswahrscheinlichkeit und Leistung entsteht. Im Vorstartzustand manifestiert sich konkret die situationsspezifische Überlagerung von erwarteter, vorweggenommener Beanspruchung und Wettkampfmotivation. Fragen der Habitualisierung sporttätigkeitsspezifischer Motive gewinnen zunehmende Bedeutung, einerseits im Hinblick auf die Entwicklung sporttherapeutischer Maßnahmen, andererseits im Hinblick auf sportabhängige Veränderungen der Motivstruktur und damit der Persönlichkeit des Sportlers.

Diese Fragen, die über jene inzwischen vielfach untersuchte allgemeine Frage nach der sportspezifischen Ausgangsmotivation (z.B. „Warum betreiben College-Studenten Sport?") hinausgehen, kennzeichnen ein Forschungskonzept, mit dessen Realisierung in ersten empirischen Untersuchungen begonnen wurde. In einem ersten Untersuchungsschritt wurden an bisher insgesamt 276 Sportstudenten Veränderungen der Beanspruchungs- und Motivationsstruktur in ihrem Bezug zu unterschiedlichen Laufanforderungen (100 m, 400 m, 800 m, 1500 m) analysiert.

Als methodisches Verfahren kam u.a. ein neuentwickeltes Skalierungsverfahren, die „Eigenzustandsskala" (EZ-Skala, Nitsch, 1970), zur Anwendung. Der Erhebungsbogen setzt sich aus 91 Items (Kurzform: 40 Items) zusammen.

Die EZ-Skala wurde im Rahmen der vorliegenden Fragestellung bei folgenden Untersuchungen eingesetzt:

1. *Parallelgruppen-Untersuchungen:* a) 140 männliche Sportstudenten in vier Gruppen (100 m-, 400 m-, 800 m- und 1500 m-Lauf), Skalierung unmittelbar vor und nach dem Lauf; b) 91 weibliche Sportstudenten, Bedingung wie (a).

2. *Wiederholungs-Untersuchungen:* a) 30 männliche Sportstudenten (Leichtathletik-Spezialisten) in neutraler Situation sowie nach einem 100 m-, 400 m- und 1500 m-Lauf bei 1wöchigen Intervallen zwischen den Läufen; b) 16 männliche Sportstudenten jeweils vor und nach drei 400 m-Läufen bei 1wöchigen Intervallen zwischen den Läufen.

Die Ergebnisse dieser Untersuchungen besagen zusammenfassend: Motivationsänderungen im Sport sind nicht nur abhängig von der jeweils erbrachten subjektiven Leistung (Erfolg/Mißerfolg), sondern offensichtlich ebenfalls abhängig von der dabei eingegangenen Beanspruchung. Hierbei ist nicht nur der relative Leistungsaufwand bei der gleichen Aufgabe von Bedeutung, sondern vor allem auch die unterschiedliche Grundbeanspruchung bei verschiedenen Aufgaben (z. B. 100 m-Lauf/400 m-Lauf). Im einzelnen ergab sich in diesem Zusammenhang: a) Dosierte Beanspruchungen (Beispiel: 100 m-Lauf) können einen deutlichen Stabilisierungseffekt haben. Dies zeigte sich vor allem bei den weiblichen Vpn. b) Hohe Beanspruchungen (Beispiel: 400 m-Lauf) bedingen einerseits einen Motivationsabfall als Folge der konkret eingegangenen Beanspruchung, andererseits können sie bereits vor Eintritt der zu bewältigenden Anforderung — gewissermaßen im Sinne antizipierter Beanspruchung — das Motivationsniveau senken.

Diese hier aufscheinende Beziehung von Motivation und sportlicher Beanspruchung könnte u.a. auch einen Ansatzpunkt markieren, um die Persönlichkeitsentwicklung von Sportlern einerseits, sporttherapeutische Maßnahmen andererseits unter dem Gesichtspunkt der Motivprägung durch spezifische sportliche Beanspruchungen zu untersuchen.

Auf der Grundlage der Akzentuierung der kognitiven Komponenten motivationaler Prozesse ist die Entwicklung eines Fragebogens zur Erfassung sportspezifischer Leistungsmotivation durch Allmer zu sehen, den er in seinem Beitrag vorstellte. Seinen methodischen Ansatz begründete er damit, daß Selbstbeurteilungsverfahren projektiven Methoden an Objektivität, Ökonomie und Reliabilität überlegen sind und sich Fragebogen in der allgemeinen Leistungsmotivationsforschung durchaus als valide Meßinstrumente erwiesen haben. In der vorliegenden Arbeit wird der Versuch unternommen, einen Fragebogen zu konstruieren, der sportspezifische Leistungsmotivation erfassen soll — im folgenden SLM (Fragebogen zur sportspezifischen Leistungsmotivation) genannt.

In enger Anlehnung an das Atkinson-Modell (1958) sind in der Terminologie der allgemeinen sportlichen Situation 62 Items formuliert worden, die mit „stimmt" (2) und „stimmt nicht" (1)-Stellungnahmen beantwortet werden können.

Die Fragenformulierung orientierte sich in der Regel an bekannten Verhaltensresultaten (wie Zielsetzung, Risikoverhalten u.a.), für die aufgrund der Forschungsergebnisse diskriminierende Funktion zwischen hoch und niedrig Leistungsmotivierten angenommen werden konnte.

Die Untersuchungsstichprobe umfaßt insgesamt 311 männliche Sportler verschiedener Einzelsportarten wie Leichtathletik, Eisschnellauf, Radsport, Boxen, Judo und Fechten.

Auf der ersten Auswertungsstufe wurde der Itempool (62 Variablen) aufgrund item- und faktorenanalytischer Ergebnisse auf 40 Items reduziert. Die 40×40 Korrelationsmatrix ist danach unter Berücksichtigung von missing-data erneut faktorisiert worden. Der SCREE-Test legte die Extraktion von 4 Faktoren nahe, die anschließend varimax-rotiert wurden.

Die vier principal component Faktoren erklären 26% der Gesamtvarianz; die Anteile der Faktoren an der rotierten Varianz betragen 33, 23, 21 und 23%.

Zur Kennzeichnung der SLM-Faktoren werden folgende Benennungen formuliert:

Faktor I: *„Beharrliche Anstrengung"* (13 Items) beschreibt den Trainingsaufwand und -einsatz, der unternommen wird, um ein bestimmtes Ziel zu erreichen. Diese Bemühungen zeigen sich in der Regelmäßigkeit, Härte und Ausdauer des Trainingsverhaltens.

Faktor II: *„Anspruchsniveau"* (10 Items) beinhaltet Aussagen über Leistungsanforderungen, die sich jemand selbst abverlangt und sich auf die Leistungsstärke des Gegners, die Wettkampfplazierung sowie auf das Wettkampfniveau, d. h. den Anreizwert des Wettkampfes beziehen.

Faktor III: *„Ansprechbarkeit auf Leistungsanreize"* (11 Items) setzt sich aus verschiedenen Anreizbedingungen zusammen, die zur Motivierung sportlichen Leistungsverhaltens beitragen können. Dabei handelt es sich vorwiegend um soziale Anreize wie Meistertitel, Bestleistungen und sportlichen Ruhm allgemein.

Faktor IV: *„Erfolgsorientierung"* (6 Items) umfaßt Aussagen über die erfolgsorientierte Einstellung vor dem Wettkampf, die sich mit Selbstvertrauen und zuversichtlichen Erwartungshaltungen umschreiben läßt.

Die Zuverlässigkeitsschätzung der SLM wurde nach der Testhalbierungsmethode und der Konsistenzanalyse vorgenommen, da die untersuchten Sportlergruppen zu einer Testwiederholung leider nicht zur Verfügung standen. Die mit der Spearman-Brown und der von Flanagan vorgeschlagenen Schätzformel auf volle Testlänge korrigierten Interkorrelationen der SLM-Testhälften schwanken für die einzelnen Motivationsdimensionen zwischen .54 und .70.

Zur Schätzung der inneren Konsistenz wurde die Kuder-Richardson-Formel 20 berechnet. Die Konsistenzkoeffizienten der vier sportspezifischen Motivationsskalen liegen zwischen .47 und .75. Die Reliabilitäts- und Konsistenzschätzungen können insgesamt noch als zufriedenstellend beurteilt werden.

Die Validierung des SLM-Fragebogens ist im Sinne der Konstruktvalidität hinsichtlich Ausmaß und Umfang des Zusammenhanges zwischen den Motivationsdimensionen und verschiedenartigen Beziehungsvariablen vorgenommen worden. Zu einer Reihe von Variablen wie a) subjektive Erfolgswahrscheinlichkeit, b) Diskrepanz zwischen Zielsetzung und Leistungsresultat, c) psychologischer Streß vor dem Wettkampf, d) Persönlichkeitsdimensionen (FPI, Fahrenberg u. Selg, 1970) ließen sich psychologisch interpretierbare Beziehungen aufweisen.

Einige bedeutsame Beziehungen seien aufgezählt: Vpn mit hoher Erfolgsorientierung setzen sich Ziele, die sie sicher zu erreichen glauben, während gering Erfolgsorientierte Zielsetzungen wählen, deren Erfolgswahrscheinlichkeiten sie als unsicher beurteilen; Sportler, deren Leistungsresultate besser als die erwarteten sind, haben geringere Anspruchsniveauwerte als diejenigen, deren Diskrepanz zwischen Zielsetzung und Leistungsresultat negativ ist; die hoch erfolgsorientierten Sportler zeigen vor dem Wettkampf geringere Nervosität und Erregtheit sowie weniger erlebte somatische Streßsymptome als die niedrig erfolgsorientierten; Anspruchsniveau und Erfolgsorientierung korrelieren negativ mit „Emotionale Labilität" und positiv mit „Maskulinität" und Ansprechbarkeit auf Leistungsanreize positiv mit „Gehemmtheit" und „Dominanzstreben" des FPI.

Aufgrund der angeführten Zusammenhänge kann angenommen werden, daß die SLM-Variablen verschiedene Erlebens- und Verhaltensresultate des Sportlers mitbedingen können. Eine unmittelbare Verursachung der Beziehungsvariablen kommt allerdings wegen der relativ geringen gemeinsamen Varianzteile weniger in Frage. Plausibler erscheint vielmehr, die Motivationskennwerte der SLM zusammen mit anderen Bedingungsfaktoren wie aktuelle Funktionstüchtigkeit und Natur der Aufgabe (Heckhausen, 1963) im hypothetischen Wirkungsgefüge bestimmter Erlebens- und Verhaltensresultate zu sehen.

Die Wahl der Methoden zur Erfassung der Leistungsmotivation hängt nicht nur vom theoretischen Konzept ab, sondern auch von der Stichprobe der zu untersuchenden Pbn. Auf dem Gebiet der Motivationsforschung im Sport ist dabei festzustellen, daß sich ein Großteil der vorliegenden Untersuchungen mit erwachsenen Männern im Bereich des Leistungssports befassen[1]. H. Hahmann (Worms) („Differenzierte Leistungsmotivation nach Alter und Geschlecht bei 11 bis 13jährigen") und P. Berlin (Greensboro) („Women's sport motivations") berichteten dagegen über alters- und geschlechtsspezifische Untersuchungen und Überlegungen im Bereich der Schule bzw. Universität[2]. Hahmann ging in der vorliegenden Untersuchung an 1200 Volks-, Real- und Gymnasialschülern im Alter von 11 bis 13 Jahren davon aus, daß im Laufe der Entwicklung mannigfach endogene und exogene Faktoren in der Differenzierung der „Dimension der Leistung" (Motivationsdimension

Leistungsmotivation in Genese und Wandel

nach Guilford) einwirken können. Es werden nicht nur quantitative und qualitative Reize im Sach- und Personenbezug, sondern auch Vergangenheits-, Gegenwarts- und Zukunftsbezüge in der Motivation wirksam werden: Unter diesem Aspekt wollen wir untersuchen, ob Differenzen in der Leistungsmotivation nach Alter und Geschlecht in der Ausübung der Lieblingssportart, der Mitgliedschaft in einem Sportverein, der Aktivität im Sportunterricht und durch den Besuch unterschiedlicher Schulgattungen auftreten.

1. Können wir in der Ausübung einer Lieblingssportart im Alter von 11 bis 13 Jahren geschlechtsspezifische Differenzen in der Leistungsmotivation erkennen?

Vergleichen wir die Angaben dieser Altersgruppen insgesamt, so sind die Jungen gegenüber den Mädchen bei der Ausübung ihrer Lieblingssportart hochsignifikant stärker leistungsmotiviert.

Bei den Mädchen schwächt sich die Leistungsmotivation bei einer Irrtumswahrscheinlichkeit von 5% mit zunehmendem Alter ab, hingegen finden wir bei den Jungen keine signifikanten Unterschiede.

2. Ist die Mitgliedschaft im Sportverein bei Jungen stärker als bei Mädchen durch die Leistungsmotivation bedingt?

Die Vereinsangehörigkeit der Jungen ist nach unserem Ergebnis insgesamt stärker durch die Leistungsmotivation bedingt als die der Mädchen. Nach dem Signifikanzniveau von 1% dürfen wir auch hier von einer geschlechtsspezifischen Motivation sprechen. Innerhalb der beiden Gruppen zeichnen sich altersspezifische Tendenzen in der Leistungsmotivation ab: Während bei den Jungen im Alter von 11 und 12 Jahren kein wesentlicher Unterschied auftritt, ist er zwischen den 12- und 13jährigen mit einer Irrtumswahrscheinlichkeit von unter 10% relevant.

3. Findet man geschlechtsspezifische Differenzen zur Leistungsmotivation im Sportunterricht?

Für die Jungen können wir insgesamt eine stärkere positive Tendenz feststellen, die bei 12jährigen am höchsten liegt. Bei den Mädchen hingegen sind die 11jährigen stärker leistungsmotiviert als die 12- und 13jährigen.

4. Liegen in der Leistungsmotivation schulartspezifische Unterschiede vor?

Nach den Angaben unserer Versuchspersonen ergibt sich, daß die Schüler der Realschule ihre sportliche Betätigung hochsignifikant (0,1% Niveau) stärker als die Gymnasial- und Hauptschüler in der Dimension der Leistung motivieren.

Der Beitrag Berlin zielte vor allem darauf ab, eine hypothetische Struktur der Motive von Collegestudentinnen, die sich am organisierten Wettkampfsport beteiligen, zu beschreiben:

Die gedankliche Grundlage dieser Forschungen ist die Einsicht der Untersuchenden, daß man, um das *Warum* des Verhaltens begreifen zu können, zuvor wissen muß, *was* das eigentlich ist, was man mißt, registriert, integriert etc. Das hier erläuterte Modell stellt einen ersten Versuch dar, die Struktur der Motivation im Sport herauszuarbeiten. Die als Komponenten dieses Modells bestimmten verschiedenen Kategorien sind weder neu noch originell. Sie stammen aus Motivationsstudien, die schon seit Jahren im Gange sind. Jedoch ergibt sich aus der Zusammenstellung dieser Kategorien in einer bestimmten Weise und aus der Annahme, daß sie die Veranlagungen jener Frauen darstellen, die als Teil ihrer College-Ausbildung Sport treiben, eine bisher unberücksichtigt gebliebene Betrachtungsweise des Problems.

---

1 Ergänzende Ausführungen zu diesem Themengebiet trug M. Bouet (Rennes), „L'aspiration à être champion", vor.

2 Weitere empirische Untersuchungen wurden von C. Popescu (Bukarest), „Young people's motivation for discontinuing sports activites", und E. Steinkamp (Münster) vorgestellt. Während Popescu eine Übersicht über die Gründe gab, die junge Leute veranlassen, das organisierte Sporttreiben aufzugeben, berichtete Steinkamp über ein Projekt, in dem männlichen und weiblichen Bewohnern von drei Hochhäusern angeboten wurde, an einem Abend in der Woche unter Leitung von Sportstudenten in Turnhalle und Schwimmbecken der Hochschule Sport zu treiben.

Die Angaben, aus denen das Modell aufgebaut wurde, sind aus Antworten auf einen Fragebogentest mit auf die Testperson bezogenen Aussagen abgeleitet. Über 200 sporttreibende Collegestudentinnen, aktive Mitglieder der offiziell anerkannten Mannschaften von neun amerikanischen Hochschulen, sortierten 80 solche Aussagen anhand einer Elf-Punkte-Skala, die von „entspricht mir am meisten" bis „entspricht mir am wenigsten" reichte. Jeder Aussage war eine bestimmte Punktzahl zugeordnet. Die Aussagen wurden in bezug auf die Bedeutung der Unterschiede geprüft. Die Faktorenanalyse war jedoch das hauptsächliche Analyseverfahren, das bei der Entwicklung des Paradigmas verwendet wurde.

Der breite Bezugsrahmen, um den herum die Struktur angeordnet ist, ergibt sich aus McClellands Konzeptualisierungen der Leistungsmotivation sowie aus Weiterführungen dieser Gedanken (Atkinson u. Feather, 1966; Heckhausen, 1967; McClelland et al., 1953). In einer schematischen Darstellung des Modells läßt sich dies durch einen großen Block wiedergeben. Drei Auswirkungen des Sports bilden die horizontalen Träger dieser Struktur. Diese Motivkategorien bedeuten: 1. Beitrag zur Selbstachtung, 2. dynamische Interaktionen und 3. Herausforderungen, erfolgreich zu sein. Die Gedanken zur Persönlichkeit, wie von G. S. Klein (1970) und A. H. Maslow (1970) vorgebracht, sind in diesen Kategorien enthalten.

Schließlich befaßt sich das Modell der Sportmotivation der Frau mit dem Affekt im Wettkampfsport. Zwei Affektarten sind zu erkennen, die persönlichkeits- und die situationsbedingte. N. T. Feather (1968), H. N. Lefcourt (1966) und J. B. Rotter (1966) trugen wesentliche Gedanken, die im Modell berücksichtigt wurden, bei zur Frage der Selbstverantwortlichkeit des Individuums für das Ergebnis eines Wettkampfs.

Es ist sicher zu erwarten, daß sich aus weiteren Forschungsanstrengungen eine zusätzliche Verfeinerung der Struktur ergeben wird, gleichzeitig aber bietet das Modell bereits jetzt einen systematischen Zugang zur Untersuchung der Frage, warum Frauen am Wettkampfsport teilnehmen.

Die persönlichen Ableitungen, die auf sportliche Betätigung zurückgehen, bilden senkrechte Elemente in der Gesamtstruktur. Dazu zählen: 1. das Streßerlebnis, 2. das Streben nach Vollendung, 3. die Befriedigung des Rolleninteresses, 4. die Auswirkungen des Gemeinsamkeitserlebens und 5. die auf Anpassung und Anerkennung zurückzuführende Befriedigung. Diese Faktoren lassen sich durch die Voruntersuchungen der gleichen Verfasserin erhärten, die zahlreiche Spekulationen hinsichtlich der Gründe individueller Sportbeteiligung berücksichtigte. In dieser Voruntersuchung wurden einige einzigartige Aspekte weiblicher Verhaltensweisen, wie sie in den Veröffentlichungen und Forschungsarbeiten von E.G. French u.G. S. Lesser (1964), R. Helson (1966), M. S. Horner (1969), vorkommen, bearbeitet.

Literatur

Alpert, R., Haber, R.N.: Anxiety in academic achievement situations. J. abnorm. soc. Psychol. **61** (1960).
Atkinson, J.W.: Motivational determinants of risk-taking behavior. Psychol. Rev. **64** (1957).
— Motives in Fantasy, Action and Society. New York 1958.
— Feather, N. T. (ed.): A Theory of Achievement Motivation. New York, London, Sydney 1966.
Bäumler, G., Weiss, R.: Eine Zweifaktorentheorie der nach der TAT-Methode gemessenen Leistungsmotivation (Heckhausen). Psychol. Prax. **XI/1** (1967).
Edwards, A.L.: Edwards Personal Preference Schedule. Manual. New York 1954.
Edwards, W.: The theory of decision making. Psychol. Bull. **51** (1954).
Fahrenberg, J., Selg, H.: Das Freiburger Persönlichkeitsinventar FPI. Göttingen 1970.
Feather, N. T.: Valence of success and failure in relation to task difficulty: past research and recent progress. Aust. J. Psychol. **20**, 111—122 (1968).
French, E.G., Lesser, G.S.: Some characteristics of the achievement motive in women. J. abnorm. soc. Psychol. **68**, 119—128 (1964).
Gabler, H.: Leistungsmotivation im Hochleistungssport. Schorndorf 1972.

Galperin, P. J., Talysina, N. F. et al.: Die Abhängigkeit des Lernens vom Typ der Orientierungstätigkeit. Moskau (russ.) 1968.
Grastyán, E., Molnar, P., Szabó, I., Kolta, P.: Magatartásfiziológia és kibernetika (Verhaltensphysiologie und Kybernetik). Magy. pszichol. Szle **XXV**/1—2 (1968a).
— — — — Rebound, reinforcement, and selfstimulation. Communications in Behav. Biol. Part. A. 2. (1968b).
Heckhausen, H.: The Anatomy of Achievement Motivation. New York 1967.
— Roelofsen, I.: Anfänge und Entwicklung der Leistungsmotivation: I. im Wetteifer des Kleinkindes. Psychol. Forsch. **26** (1962).
— Hoffnung und Furcht in der Leistungsmotivation. Meisenheim am Glan 1963.
— Wagner, I.: Anfänge und Entwicklung der Leistungsmotivation: II. in der Zielsetzung des Kleinkindes. Zur Genese des Anspruchsniveaus. Psychol. Forsch. **28** (1965).
— Leistungsmotivation. In: H. Thomae (Red.): Handbuch der Psychologie in 12 Bänden. 2. Bd. Göttingen 1965.
— Leistungsmotivation und Sport. In: Motivation im Sport. Schorndorf 1971.
— Weiner, B.: The emergence of a cognitive psychology of motivation. In: P. C. Dodwell (ed.): Psychology. London 1972.
Helson, R.: Personality of women with imaginative and artistic interests: the role of masculinity, originality, and other characteristics in their creativity. J. Personality **34**, 1—25 (1966).
Horner, M. S.: Fail: bright women. Psychology Today **3** (6), 36ff. (1969).
Hošek, V.: Recherches expérimentales du niveau d'aspiration des sportifs. Kinanthropologie 1/2 (1969).
— Potřeba výkonu (Leistungsbedürfnis). Teor. Praxe tel. vých. **18** (1970).
Kalikinszkij, J. A.: Wremenüje harakteristiki prozessa prinjatia reschenija futbolistami i basketbolistami pri wübore igrowawo hoda (w uslowijah laboratornawo modelirowanija). Zeitcharakteristiken der Entscheidungsprozesse von Fußball- und Basketballspielern in der Situation der Auswahl von Spielaktion (unter Bedingungen der laboratorischen Modellierung). Moskau 1970.
Karolczak, B.: Spezifitscheskoe bespakojstwo (trewoga) u wüsokokwalifizierowannüh sportsmenow (Spezifische Angst bei Spitzensportlern). Moskau 1970.
Kenyon, G. S.: Explaining sport involvement with special reference to women. Paper presented at the Annual Meeting of the Eastern Association for Physical Education of College Women. Lake Placid, New York, October 1969.
Klein, G. S.: Perception, Motives, and Personality. New York 1970.
Kozielecki, J.: Elements of a psychological decision theory. Studia Psychol. **XIII**/1 (1971).
Kunath, P.: Erfolgs- und Mißerfolgserlebnisse und ihre Bedeutung für die sportliche Leistung. Körpererziehung (1964).
Lefcourt, H. N.: Internal versus external control of reinforcement: a review. Psychol. Bull. **65**, 206—220 (1966).
Lenk, H.: Leistungsmotivation und Mannschaftsdynamik. Schorndorf 1970.
Leontjew, A. N.: Probleme der Entwicklung des Psychischen. Berlin 1967.
Lewin, K., Dembo, T., Festinger, L., Sears, P. S.: Level of aspiration. In: J. Mc V. Hunt (ed.): Personality and the Behavior Disorders. New York 1944.
Maslow, A. H.: Motivation and Personality. 2nd ed. New York 1970.
McClelland, D. C., Atkinson, J. W., Clark, R. A., Lowell, E. L.: The Achievement Motive. New York 1953.
— Methods of measuring human motivation. In: J. W. Atkinson (ed.): Motives in Fantasy, Action and Society. Princeton 1958.
— The Achieving Society. Princeton 1961.
Mittenecker, E.: Motivation und Information. In: H. Thomae (Red.), Handbuch der Psychologie in 12 Bänden. 2. Bd. Göttingen 1965.
Müller, S.: Erfolg und Mißerfolg als sportpsychologisches Problem. Theor. u. Prax. Körperkultur **3** (1961).
Nitsch, J. R.: Theorie und Skalierung der Ermüdung. Köln 1970.
Rókusfalvy, P.: Eine mehrstufige Methodik zur Untersuchung der Leistungsmotivation und der Entscheidung. Studia Psychol. **XII**/4 (1970a).

- Prognosirowanie powedenia wüsokokwalifizirowannüh sportsmenow s totschki srenia gotownosti k risku. (Prognostisierung des Risikoverhaltens von Spitzensportlern). Moskau 1970b.
- A sporttevékenység általános pszichológiai elemzése. (Die allgemein-psychologische Analyse der Sporttätigkeit). Magyar Testnevelési Föiskola Tudományos Közlemények. 2. sz. (1971).
- Der Zusammenhang der objektiven und subjektiven Wahrscheinlichkeit in Spielsituationen „gegen sich selbst". Einige entscheidungstheoretische Merkmale der Leistungserwartungen von Spitzensportlern. Studia Psychol. **XIV**/1 (1972a).
- A korszerü sportpszichológia szemléletmódja és alapkérdései. (Die Betrachtungsweise und Grundfragen der zeitgemäßen Sportpsychologie). Pszichológiai Tanulmányok XIII. köt. Akadémiai Kiadó, Budapest 1972b.
- Las posibilidades de aplicación del psicodiagnóstico en el terreno del deporte. Apuntes de Medicina Deportiva. Vol. IX.n° 33 (1972c).

Rotter, J.B.: Social Learning and Clinical Psychology. New York 1954.
- Generalized expectancies for internal versus external control of reinforcement. Psychological Monographs, 80 (1, Whole No. 609), 1966.

Siegel, S.: Level of aspiration and decision making. Psychol. Rev. **64** (1957).

Schmidt, H.-D.: Die subjektive Wahrscheinlichkeit als Hilfsmittel der metrischen Skalierung. Probleme und Ergebnisse der Psychologie III/IV., Berlin 1962.
- Entscheidungstheoretische Analyse der Anspruchsniveaubildung. In: Psychologie als gesellschaftliche Produktivkraft. Ber. 1. Kongr. Ges. Psychol. Berlin 1965.
- Leistungschance, Leistungserwartung und Entscheidung. Experimentelle Studien über das Verhalten in unsicheren und Risikosituationen. Berlin 1966.

Várkonyi, H.D.: A cselekvés lélektana (Handlungspsychologie). Budapest 1952 (Manuskript).

Hochleistungssport als soziales Problem

G. Erbach (Berlin)

Körperkultur und Sport im gesellschaftlichen Planungsprozeß, unter besonderer Berücksichtigung des Hochleistungssports

1.

Anläßlich der Spiele der XX. Olympiade unserer Zeit ist es nicht nur im Hinblick auf unser Thema angebracht, an eine Vision Pierre Baron de Coubertins zu erinnern, der, den Wettstreit der Athleten und ihr Streben nach hohen sportlichen Leistungen zum Anlaß nehmend, darauf hinwies, dies möge die edle Krönung einer umfassenden körperlichen Bildung und Erziehung des Volkes sein. In der Einheit von hoher sportlicher Leistung und Körperkultur des Volkes offenbart sich der tiefe humanistische Sinngehalt des Olympismus, der eine gegenseitige Achtung, Anerkennung und Verständigung genauso einschließt wie die Überwindung rassischer, religiöser und politischer Vorurteile, des Rassenhasses und der Diskriminierung.

Die Olympische Idee übt eine progressive Wirkung in der Entwicklung von Körperkultur und Sport in den verschiedenen Gesellschaftssystemen aus, abgesehen von verschiedenen negierenden Interpretationen und entsprechenden Praktiken in der kapitalistischen Gesellschaftsordnung, die zugleich Ausdruck einer bestimmten gesellschaftlich determinierten ideologischen Position sind. Die Verwirklichung der olympischen Idee war im Verlauf der Geschichte wiederholt ernsten Gefahren ausgesetzt. So konnten beispielsweise durch die vom deutschen Imperialismus verursachten Weltkriege drei olympische Spiele nicht veranstaltet werden. Dank der Existenz der sozialistischen Staatengemeinschaft und ihrer Leninschen Politik der friedlichen Koexistenz, die auch auf die internationalen sportlichen Beziehungen immer mehr wirkt, erlebt Europa und der größte Teil der Menschheit die längste Friedensperiode dieses Jahrhunderts.

In der Gegenwart sind Körperkultur und Sport[1] zu einem weltweiten sozialen Phänomen geworden, in dem sich ökonomische, ideologische, politische, kulturelle, wissenschaftliche und soziale Ziele und Potenzen der Klassen und Staaten widerspiegeln.

Besonders konzentriert trifft das auf den Hochleistungssport zu, der in den letzten beiden Jahrzehnten in Tempo, Umfang und Qualität eine beeindruckende Entwicklung genommen hat. Er ist ein Knotenpunkt, in dem sich auf dem Gebiet der Körperkultur und des Sports als eines Ganzen auch die geistige Auseinandersetzung unserer Zeit im Ringen um sozialen Fortschritt sichtbar äußert.

---
[1] siehe S. 448 unten!

Ohne auf viele, sich in diesem Zusammenhang anbietende Aspekte näher eingehen zu können, sei prinzipiell festgestellt: Analyse und Bestimmung des Hochleistungssports als sozialer Erscheinung sind nur möglich, wenn Stellung und Funktion des Sports in der Gesellschaft auf der Grundlage objektiver Gesetzmäßigkeiten der gesellschaftlichen Entwicklung wissenschaftlich exakt dargestellt werden[2].

Rolle und Funktion des Hochleistungssports sind objektiv in den Prozeß gesellschaftlicher Auseinandersetzung hineingestellt. Sein soziales Gewicht wird entscheidend beeinflußt durch die wechselseitige Durchdringung der verschiedenen gesellschaftlichen Sphären wie Produktion, Bildung, Gesundheitswesen, Kultur usw. und durch die ideologische Auseinandersetzung über Inhalt und Wege der Entwicklung von Körperkultur und Sport als einer sozialen Ausdrucksform der Stellung und Würde des Menschen.

Diese Entwicklung vollzog und vollzieht sich — um einige der wesentlichsten Seiten hervorzuheben — auf der Grundlage

— der Auseinandersetzung der bestehenden Gesellschaftsordnungen des Sozialismus und des Kapitalismus sowie des Befreiungskampfes der antiimperialistischen Nationalstaaten;

— der großen Fortschritte in der wissenschaftlich-technischen Revolution mit ihren Auswirkungen auf alle Lebensbereiche der Menschen;

— der internationalen sportlichen Begegnung und des Leistungsvergleichs nach den olympischen Regeln und Prinzipien und des Strebens nach Verständigung und Frieden.

Das Streben nach hohen menschlichen Leistungen auf den verschiedenen Gebieten — so auch im Sport als einer Seite menschlicher Leistungsfähigkeit und politisch-moralischer Bewährung — läßt wohl keinen Zweifel darüber, daß der Hochleistungssport in zunehmendem Maße die Entwicklung von Körperkultur und Sport als eines Ganzen beeinflußt. In ihm widerspiegeln sich Erkenntnisfortschritte und gesellschaftliche Leistungen, die heute und morgen für die sportliche Lebensführung der Menschen in Bildung, Erziehung und in der Freizeitgestaltung sinnvoll ange-

---

1 Unter Körperkultur und Sport wird die Gesamtheit der gesellschaftlichen Errungenschaften, Bedingungen und Faktoren bei der körperlichen Vervollkommnung des Menschen verstanden.
Körperkultur dient als Ober- bzw. Leitbegriff. Sport ist die dominierende Ausdrucksform der Körperkultur und wird als Synonym für Körperkultur allgemein verwendet. Er kann als Leistungssystem der Körperkultur gekennzeichnet werden (Streben nach sportlichen Leistungen auf der Grundlage von Normen und Regeln in Wettkämpfen). Leistungssport ist ein spezifischer Bereich des Sports. Er kennzeichnet die durch intensives Training auf der Grundlage wissenschaftlicher Erkenntnisse zu erreichenden Ziele sportlicher Leistungen mit hohem Niveau in nationalen und internationalen Wettkämpfen. In den letzten Jahren bürgerte sich weiterhin der Begriff Hochleistungssport ein, der das sportliche Leistungsstreben mit dem Ziel von Welthöchstleistungen und Rekorden und der Teilnahme an den bedeutenden internationalen Sportwettkämpfen charakterisiert.
Körperkultur und Sport werden als gesellschaftlich determinierte Erscheinungen in ihrer Zielfunktion und ihrer sozialen Wirkung von den Klassen- und Machtverhältnissen in einer bestimmten Gesellschaftsformation geprägt.

2 Vgl. dazu: H. Schuster: Die gesellschaftliche Funktion des Leistungssports in der DDR, Theorie und Praxis der Körperkultur, Beiheft, Teil II, S. 107f. 1968; und G. Erbach: Sportwissenschaft und Sportsoziologie, Wiss. Z. DHfK (Leipzig) 7, 35—50 (1965); und D. Harre u. a.: Trainingslehre, 2. Aufl. Berlin, S. 7ff. 1972.

wandt und schöpferisch übertragen werden können, sofern die sozialökonomischen Voraussetzungen und die damit verbundenen Machtverhältnisse diese Möglichkeit für alle Menschen eröffnen.

Im Hochleistungssport haben wir in der Tat eine gesellschaftlich höchst bedeutsame Erscheinung der Entwicklung der Menschen und ihrer gesellschaftlichen Beziehung vor uns, die nicht mit pseudowissenschaftlichen und lebensfremden idealistischen Theorien gedeutet werden kann, sondern Ausdruck objektiver sozialer Gesetzmäßigkeiten unserer Zeit ist.

Betrachtet man verallgemeinernd einige Entwicklungsaspekte des Sports, ohne dabei den unterschiedlichen sozialen Wirkungsgrad in den verschiedenen gesellschaftlichen Systemen zu übersehen, so zeigt sich

— während der Olympischen Spiele, Welt- und regionalen Meisterschaften ein hohes Entwicklungstempo von Spitzenleistungen in Dichte und Breite als Ausdruck erhöhten gesellschaftlichen Aufwandes und tieferen wissenschaftlichen Eindringens in die Gesetzmäßigkeiten sportlicher Leistungsentwicklung;

— eine höhere soziale Wertung der im Sport erreichten menschlichen Spitzenleistungen und ihre Auswirkung auf andere Bereiche der menschlichen Entwicklung, indem die in Training und Wettkampf gewonnenen Erkenntnisse und Erfahrungen für die Ausbildung der jungen Generation und für die Gestaltung der Lebensweise der Bürger wertvolle Anregungen vermitteln, die zunehmend eine soziale Ausstrahlung erfahren;

— die Notwendigkeit und das Bemühen, den Sport und seine ökonomischen, ideologischen, politischen, kulturell-erzieherischen und ethischen Auswirkungen in die sozialen Planungen als wesentliche Seite menschlicher Lebensäußerung aufzunehmen, da der Sport in seinen vielfältigen Formen sowohl für den einzelnen als auch für immer breitere Kreise der Bevölkerung, vom Kindes- bis ins hohe Lebensalter von Bedeutung ist.

Die hier nur kurz charakterisierten Tendenzen lassen erkennen: Auch durch die Entwicklung von Körperkultur und Sport stehen Probleme vor der Menschheit, die nur durch weitreichende und dem Wohle aller Menschen dienende Lösungen, durch sozialistische Lösungen zu bewältigen sind, nicht aber durch einseitige und begrenzte Pläne oder Konzeptionen einer auf Ausbeutung des Menschen durch den Menschen beruhenden Gesellschaftsordnung.

Sozialistische, d. h. wirklich im Interesse aller Menschen wirkende Lösungen, erfordern die Leitung und Planung aller sozialen Prozesse in ihrer komplexen Wechselwirkung und Dynamik.

Die Entwicklung der gesamtgesellschaftlichen Planung mit dieser Zielstellung — möglich nur auf vergesellschafteter und einheitlicher sozialökonomischer Basis und einer gesamtgesellschaftlichen Programmatik — ist eine entscheidende Grundlage für die praxisverändernde Wirksamkeit der Planung auch von sozialen Teilprozessen in ihrer wechselseitigen Bedingtheit.

2.

Wenn die Entwicklung von Körperkultur und Sport im allgemeinen und des Leistungssports im besonderen mit sozialer Planung in Verbindung gebracht wird, so gebietet die historische Wahrheit, darauf hinzuweisen, daß noch vor wenigen Jahren die bürgerliche Sporttheorie den gesellschaftlichen Sinn und die Realität solcher Planungen im Sozialismus negiert und als „autoritären staatlichen Eingriff" in den angeblichen wertfreien und unpolitischen Sport diskreditiert hat.

Offensichtlich aber liegen einer jetzt veränderten Position qualitativ neue soziale und politische Erscheinungen zugrunde, die bürgerliche Sporttheoretiker dazu geführt haben, ihr bisheriges Instrumentarium lebensfremder, konservativer Argumente zunehmend liegenzulassen und sich den neuen Realitäten auch in der Sphäre des Sports anzupassen.

Wodurch werden diese Realitäten gekennzeichnet?

Sie werden gekennzeichnet

— durch die im Ergebnis wissenschaftlicher Leitung und Planung sowie gesellschaftlicher Integration erreichten Leistungen der Körperkultur im entwickelten Sozialismus, die in der planmäßigen körperlichen Bildung und Erziehung aller Kinder und Jugendlichen, in der breiten aktiven Teilnahme der werktätigen Menschen an Körperkultur und Sport im Sinne kulturvoller Freizeitgestaltung und Gesunderhaltung und schließlich im hohen Niveau des Leistungssports bei internationalen Wettkämpfen zum Ausdruck kommen;
— durch die im Prozeß der wirkenden sozialen Widersprüche der spätkapitalistischen Gesellschaft auftretenden ökonomischen, politischen und sozialen Zuspitzungen und deren Auswirkungen auf den Sport, besonders auf den Schulsport (M. Hörrmann konstatiert: „Der Schulsport ist längst keine Misere mehr, sondern eine glatte Katastrophe"[3]) sowie auf den Leistungssport;
— durch Versuche, tragfähige Konzeptionen zu finden, die im Sinne der Perfektionierung der monopolkapitalistischen Herrschaft wirksam werden und ein antisozialistisches Alternativmodell darstellen sollen.

In der Leitung und Planung solcher komplexen gesellschaftlichen Erscheinungen und Prozesse wie der des Sports, besonders des Hochleistungssports, werden soziale Grundpositionen deutlich, die — wie gesagt — einen Einblick in die Sozial- und Machtverhältnisse geben. Zu Beginn des Jahres 1972 hat die großbürgerlich-konservative Zeitung „Rheinischer Merkur" offen den Hintergrund solcher Aktivitäten fixiert; es müsse „unter Aufbietung aller intellektuellen Reserven eine Doktrin der Freiheit ausgearbeitet werden, die sich ebenso vereinfachen läßt wie der Marxismus und die Zukunftshoffnung der Menschen an sich bindet ... Sonst kommt das ‚sozialistische Zeitalter'."[4]

Nun geht es hier nicht darum, mit dem „Rheinischen Merkur" über die weltverändernden Ideen des Marxismus-Leninismus als der größten geistigen Kraft unserer Zeit zu polemisieren; denn darüber hat bereits die Geschichte entschieden. Hier gilt vielmehr festzustellen, daß auch im theoretischen Bereich des Sports „intellektuelle Reserven" aufgeboten und in Anwendung gebracht werden sollen, um eine imperialismusgemäße theoretische Begründung und Konzeption für die Sportentwicklung und besonders für den Hochleistungssport zu finden.

Theorien über die Industriegesellschaft oder postindustrielle Gesellschaft, die als Leistungsgesellschaft verstanden werden soll, geben dafür den Rahmen.

Als Leitidee wird die „Herausforderung des Sports durch die Leistung" postuliert, wie es auf dem DSB-Bundestag der BRD 1972 verkündet wurde.

Nun bedarf es keines Beweises, daß Leistung ein immanenter Bestandteil jeglichen sportlichen Strebens ist. Offensichtlich geht es aber nicht um die Leistung schlechthin, sondern um den Ruf nach bewußter Einordnung des Leistungssports in die kapitalistische Gesellschaft. Dieser Tendenz entgegenstehende progressive Ideen, Vorstellungen und auch Träume — die auf Veränderungen für alle Menschen im Sinne demokratischer, volksverbundener Lösungen gerichtet sind — stoßen sich mit der Wirklichkeit monopolistischer Machtausübung und Manipulation und den

---

3 M. Hörrmann: Probleme des Hochleistungssports. Askö-Sport (Wien) **12**, 9 (1971).
4 A. Böhm: Die Geister scheiden sich. Politische Zwischenbilanz zur Jahreswende. Rheinischer Merkur, 31. 12. 1971, S. 5.

damit verbundenen sozialen Auswirkungen. Denn, so stellt Vinnai fest, die Sphäre des Sports in der BRD ist kein „herrschaftsfreies exterritoriales Gebiet, sie ist von etablierten Interessen geprägt. Ihre Vernunft ist die des Kapitals und ihre Ordnung organisiert menschliche Unmündigkeit"[5].

So gesehen wird deutlich, warum im Sinne „systemstabilisierender" Konzeptionen gerade in der Gegenwart eine breite Skala von Begründungen für die Funktion des Sports in der kapitalistischen Gesellschaft entsteht, die eine „Lösung für alle" verspricht, im Grunde jedoch Scheinlösungen anbietet, weil sie nicht aus Veränderungen der Gesellschaft entstehen.

Zudem verdient ein weiterer Gesichtspunkt in diesem Zusammenhang Beachtung: Die sich in allen hochindustrialisierten Ländern objektiv vollziehenden Prozesse der wissenschaftlich-technischen Revolution verlangen nach umfassender sozialer Planung.

Die Unfähigkeit der kapitalistischen Gesellschaft, die Prozesse sozialer und politischer Entwicklung unter den Bedingungen der wissenschaftlich-technischen Revolution wirklich im Interesse aller Menschen zu lenken, hat bürgerliche Ideologen nach verschiedenen Ersatzlösungen suchen lassen. Der Sport wird als willkommenes Mittel angesehen, im Sinne der Massenmanipulation und damit der Systemerhaltung zu wirken. Um diese Funktion zum Nutzen der herrschenden Klasse effektiv erfüllen zu können, wird die Leitung und Planung auf dem Gebiet von Körperkultur und Sport und besonders im Hochleistungssport intensiviert. Auf Teilgebieten wie dem Hochleistungssport werden mit hohem ökonomischen Aufwand dabei durchaus wirkungsvolle praktische Ergebnisse erreicht. Allerorts ist dazu zu lesen und zu hören, daß nationales und zunehmend auch nationalistisches Prestigedenken eine entscheidende Ursache für diese Entwicklung darstellt. Einmal sollen sportliche Erfolge über die Anpassungsschwierigkeiten der spätkapitalistischen Gesellschaft an die Entwicklung der Produktivkräfte hinwegtäuschen, und zum anderen sollen die durch diese Entwicklung innerhalb der Gesellschaft auftretenden komplizierten sozialen Widersprüche verdeckt und nach Möglichkeit ideologisch harmonisiert werden.

Da es unter den Bedingungen der gesellschaftlichen Produktion bei privater Aneignung unmöglich ist, Sport und Hochleistungssport in einer Gesamtkonzeption vom harmonisch entwickelten Menschen zu realisieren, versuchen eben bürgerliche Ideologen mit partiellen Planungen erfolgversprechende Ersatzlösungen anzubieten. Dies kommt z. B. in einem naiven Ökonomismus zum Ausdruck, wie ihn A. Krüger vertritt, der die Frage des „Leistungssportlers als Kleinunternehmer" aufwirft und feststellt, daß der Sport „breitesten Kreisen der Bevölkerung die Möglichkeiten von unternehmerischer Eigeninitiative vor Augen führt[6]". Damit werden ökonomische Gesetzmäßigkeiten der kapitalistischen Produktion unzulänglicherweise auf den Sport projiziert.

Auch in den unter dem Titel „Sport, Mensch und Gesellschaft" der Evangelischen Kirche Deutschlands 1972 veröffentlichten Thesen wird ein neues Verhältnis zur Planung sozialer Prozesse, sportlicher Leistungen, der wissenschaftlichen Arbeit,

---

5 Zit. nach W. Kregel: Sport lebt nicht in einer eigenen Welt. Sport in Baden, Nr. 19 vom 8. 5. 1972, 5.

6 A. Krüger: Der Leistungssportler als Kleinunternehmer. In: Leistungssport 2, 215 (1972).

des Trainings und zu einer Vielzahl herangereifter Fragen usw. angestrebt. In diesem Zusammenhang wird das Wort vom Sport als „Opium für das Volk⁷" verwandt, das eigentlich die breiten Manipulierungsbestrebungen kennzeichnet, mit denen das Monopolkapital auch dem Leistungssport eine systemstabilisierende Funktion zuordnet. „Der Leistungssportler", so unterstreicht in diesem Sinne Krüger, „der sich im Sport ausgetobt hat, der Zuschauer, der ihm zugejubelt hat, hat seine Aggressionen gegen das Gesellschaftssystem bereits auf dem Sportplatz gelassen⁸".

Wir sehen mithin, wie die sozialökonomische Grundstruktur als Ausdruck und Ergebnis konkreter politischer Machtverhältnisse über vielfältige Vermittlungen letztlich auch den Hochleistungssport bestimmt.

Erfolg oder Mißerfolg der Planung im Hochleistungssport sind von der Entwicklung und Reife der gesamtgesellschaftlichen Planung, die derzeit vor allem die Beherrschung der qualitativen Prozesse der wissenschaftlich-technischen Revolution einschließt, bestimmt. Sie sind davon abhängig, wie es den Menschen gelingt, die „objektiven, fremden Mächte, die bisher die Geschichte beherrschten" unter Kontrolle zu nehmen⁹. Der Weg dazu aber erfordert *sozialistische Lösungen* und *Bedingungen*, die es dem Menschen ermöglichen, seine Selbstverwirklichung zu vollziehen.

3.

Aus dieser prinzipiellen Sicht der sozialen Funktion von Körperkultur und Sport, insbesondere des Hochleistungssports, aus ihrer Einordnung in die Gesamtplanung der gesellschaftlichen Entwicklung ergeben sich bestimmende Ansatzpunkte ihrer Planung im Sozialismus. Aus dem im Sozialismus gültigen Grundprinzip, alles für das Wohl der Menschen, für das Glück des Volkes zu tun, ergibt sich der entscheidende Ausgangspunkt, die Zielgröße und Orientierung bei der Planung der gegenwärtigen und künftigen Bedürfnisse der Bürger nach regelmäßiger körperlicher und sportlicher Betätigung. Dabei geht es nicht nur um die Feststellung des quantitativen Wachstums von Körperkultur und Sport, sondern vielmehr um die Erweiterung ihres Reichtums, der Vielfalt ihrer Formen, um die Verstärkung ihrer Einflußnahme und ihres Beitrages zur allseitig gebildeten sozialistischen Persönlichkeit und für ein vielgestaltiges und anziehendes kulturvolles Leben der Menschen. Es geht um die Erforschung der Motive für die Teilnahme an Sport und Spiel, um die weitere Ausprägung des sportlichen Leistungsstrebens und des Interesses nach körperlicher und sportlicher Vervollkommnung. Sie sind in erster Linie in der weiteren Entfaltung der gesamten gesellschaftlichen Aktivität der Bürger, ihres kulturellen Lebens, in der Erhöhung ihres Bildungsgrades, der Verbesserung ihres materiellen Lebensniveaus und ihrer Freizeit, aber auch in der Schaffung neuer Möglichkeiten für sportliche Betätigung und ihrer Nutzung begründet.

Die Bedürfnisse der Werktätigen sind Grundlage jeglicher prognostischen Arbeit, also der Ermittlung von Möglichkeiten der Körperkultur für die Zukunft, sie bestimmen die langfristige Planung bis hin zum jährlichen Plan der Entfaltung von Körperkultur und Sport.

7 Rat der Evangelischen Kirche in Deutschland, (Hg.): Sport, Mensch und Gesellschaft. Eine sozialethische Studie der Kammer für soziale Ordnung der Evangelischen Kirche in Deutschland, Gütersloh 1972, 27.

8 A. Krüger a.a.O.

9 F. Engels: Anti-Dühring. In: Marx, K., Engels, F.: Werke Berlin 1962, Band 20, 264.

Hochleistungssport als soziales Problem

Die Bedürfnisse der Werktätigen nach körperlicher und sportlicher Betätigung werden konfrontiert mit einer sorgfältigen Analyse des erreichten Standes der Körperkultur in all ihren Bereichen, sie werden in Beziehung gesetzt zu den gesamten gesellschaftlichen Anforderungen, zu den realen politischen, ökonomischen, wissenschaftlichen, personellen, kulturellen und sozialen Möglichkeiten für ihre weitere Entfaltung.

Der Plan wird so zum Programm des Handelns im Schnittpunkt des zu Erreichenden mit dem bereits Erreichten und mit dem real Möglichen. Darin widerspiegelt sich die Dynamik der Entwicklung. Widersprüche und Probleme werden erkennbar und im gemeinsamen Wirken der gesellschaftlichen Kräfte und staatlichen Organe mit zunehmend höherer Effektivität gelöst.

Der Plan zur Entwicklung von Körperkultur und Sport bis hin zum Hochleistungssport ist keine Anhäufung zufälliger Forderungen; er muß vielmehr die harmonische, die wohlproportionierte Gestaltung der Körperkultur und ihrer Bereiche gewährleisten, um sowohl die Gesamtentwicklung als auch die optimale Entwicklung aller Bereiche zu sichern und ihre engen Wechselbeziehungen zu berücksichtigen.

Das betrifft konkret die harmonische Entfaltung der drei wichtigsten Bereiche der Körperkultur: den Kinder- und Jugendsport, den Freizeit- und Erholungssport sowie den Leistungssport. Wir haben die Erfahrung gemacht, daß nur bei entsprechender Gestaltung des Bildungssystems, in das auch die körperliche Bildung und Erziehung gleichberechtigt eingeschlossen ist, Leistungs- und Breitensport ihre volle Wirksamkeit und Ausweitung erfahren können. Weiterhin sind unter dem Gesichtspunkt der harmonischen Entwicklung die Proportionen der Sportarten zu beachten und die Relationen zwischen den einfachen und den hochentwickelten Formen der Körperkultur im Leistungssport zu berücksichtigen. Schließlich müssen die Proportionen zwischen der Teilnahme am Sporttreiben, zwischen den ausgeübten Sportarten und den dazu notwendigen personellen, materiellen und finanziellen Bedingungen für diese sportliche Betätigung stimmen und bestmögliche Effektivität sichern.

Es entspricht einem Grundprinzip der sozialistischen Demokratie, daß die Sportler selbst es sind, die ihre Pläne, ihre Vorhaben für die weitere Gestaltung des Sporttreibens erarbeiten, beraten, verabschieden und schließlich auch realisieren. Daraus entsteht schöpferische Initiative und Bereitschaft zur Mitarbeit, die in der Leitung, Planung und Gestaltung von Körperkultur und Sport zum Ausdruck kommt.

Diese Planung auf dem Gebiet von Körperkultur und Sport verbindet daher wenige zentrale und einheitliche Vorgaben mit einer breiten Initiative der Sportler in den volkseigenen Betrieben, landwirtschaftlichen Produktionsgenossenschaften, Städten und Gemeinden, so daß überall bei Verwirklichung der gemeinsamen Grundlinien die differenzierten Interessen, Traditionen und Bedingungen für das Sporttreiben Berücksichtigung finden.

Die Planung hat Aussagen über die Anzahl der Sporttreibenden und über das Niveau des Sporttreibens im organisierten Bereich und Werte für die dafür zu gestaltenden Bedingungen zum Inhalt. Das sind vor allem Vorgaben für die wissenschaftliche Entwicklung, für die sportmedizinische Betreuung, die Kaderaus- und -weiterbildung, für die Erweiterung des Netzes der Sporteinrichtungen.

Beginnend im Vorschulalter werden im festen und einheitlichen Zusammenwirken zwischen Sportunterricht und außerunterrichtlichem Sport der Sportgemeinschaften die sportlichen Fähigkeiten, Eigenschaften und Fertigkeiten der Schüler und

Jugendlichen entwickelt, ihr sportliches Leistungsstreben durch die Kinder- und Jugendspartakiaden gefördert und ihre sportlichen Talente ermittelt. Die besten jungen Sportler erhalten in den Sektionen der Sportverbände eine umfassende Ausbildung. Sie können in den Sportgemeinschaften und Sportclubs unter Anleitung der erfahrensten Trainer, Sportwissenschaftler und Sportmediziner nach höchsten Leistungen streben. Die Basis dafür — das sei nochmals betont — ist ein ständig sich erhöhendes Niveau der sportlichen Ausbildung *aller* Kinder und Jugendlichen in den Schulen, Fach- und Hochschulen. Darin äußert sich deutlich die gesellschaftliche Fürsorge auch auf dem Gebiet von Körperkultur und Sport für die heranwachsende Generation.

4.

Der Sozialismus gibt dem Hochleistungssport eine humanistische Zielsetzung und eine weitgesteckte Perspektive. Für den Sozialismus ist der Hochleistungssport keine „Herausforderung", sondern selbstverständlicher Bestandteil des allgemeinen Strebens nach allseitiger Entfaltung der Talente und Fähigkeiten der Menschen, nach Verwirklichung eines reichen und glücklichen Lebens des Volkes.

Wenn die konkrete sportliche Leistung im Wettkampf um Sieg, Medaillen und Punkte in den größeren Zusammenhang des Gesamtprozesses der Bildung und Erziehung eines neuen Menschen gestellt wird, offenbart sich der Humanismus sportlicher Leistung, werden Teilnahme und Sieg als kulturelle, ethische und soziale Werte bei der Vervollkommnung des Menschen wirksam.

So verstehen wir den erzieherischen und kulturellen Sinn unermüdlichen Strebens nach hohen Leistungen im Sport, so verstehen wir die Mühsal harten Trainings und die Freude menschlicher Bewährung. Der in München geborene, große sozialistische Dichter, Joh. R. Becher, hat in seiner „Verteidigung der Poesie" diesem Streben im Blick auf das Kommende, auf eine Gesellschaft, die frei ist von der Unterdrückung des Menschen durch soziale Ausbeutung und Unsicherheit, ein Denkmal mit den Worten gesetzt:

„Lernt von den Meistern des Sports, daß auch auf diesem Gebiet die Zeit des Willkürlichen und Zufälligen vorüber ist und daß nur mittels einer exakten wissenschaftlichen Methode es künftighin möglich sein wird, große Leistungen zu erzielen... Die Lebensweise des Sportlers in seinem Training, in seiner harten Arbeit an sich selber und in seiner menschlichen Disziplin — davon sind wir fest überzeugt — wird weitgehend den Lebensstil einer neuen Generation bestimmen, in der sich der Traum von der Einheit des Körpers und des Geistes und von der Schönheit und der Allmacht des Menschen erfüllt".[10]

Kurzreferate und Diskussion

N. Kurelič (Belgrad) hob in seinem Kurzreferat „Zur Bewertung des Hochleistungssports in der modernen Gesellschaft" fünf Aspekte hervor, die seiner Meinung nach die gesellschaftliche Bedeutung des Hochleistungssports charakterisieren. In biologisch-gesundheitlicher Hinsicht kann der Spitzensport gleichsam als Laboratorium verstanden werden, in dem die Arbeits- und Belastungsfähigkeit des Menschen untersucht wird; Forschungsergebnisse aus dem Bereich des Spitzensports sind auch für die allgemeine Körperkultur bedeutsam. In psychomotorisch-kinesiologischer Hinsicht bietet der Spitzensport die Möglichkeit zur menschlichen Selbstentfaltung; Erfahrungen aus dem Bereich des Hochleistungssports sind auch hier wieder auf die allgemeine Körpererziehung übertragbar.

---
10 J. R. Becher: Verteidigung der Poesie. In: Aufbau **8**, 794.

Hochleistungssport als soziales Problem

Die psycho-pädagogische Bedeutung des Spitzensports ist in seiner Vorbildwirkung zu sehen; Persönlichkeitswerte wie Selbstbejahung, Entschlossenheit oder Ausdauer werden durch ihn ausgebildet. Als ästhetisches Phänomen hat der Spitzensport immer schon Künstler inspiriert; für den Sportzuschauer stellt der Spitzensport ein Feld ästhetischer Bereicherung dar. Sportliches Bewegen prägt außerdem die ästhetischen Maßstäbe im alltäglichen Leben (etwa in bezug auf Kleidung, Bewegung, Gestaltung von Parkanlagen und Spielplätzen). Politische Bedeutung kommt dem Sport vor allem als Faktor internationaler Zusammenarbeit zu. Neben dieser instrumentellen Funktion fällt dem Leistungssport ein Wert für sich zu, d. h. er ist unbehinderte Freude am Wettkampf, Selbstverwirklichung durch Anstrengung und Spiel.

Gegenüber einer solchen allgemeinen Funktionsbestimmung des Hochleistungssports sah L. Silance (Brüssel) in dem Kurzreferat „Statut social du sportif" die soziale Problematik des Hochleistungssports vor allem in dem ungesicherten sozialen Status des Athleten. Er forderte einen größeren Schutz der Sportler, etwa im Hinblick auf die sich aus der Ausübung des Hochleistungssports ergebenden finanziellen, arbeits- und versicherungsrechtlichen Probleme, durch den Abschluß eigener Verträge für Hochleistungssportler.

Über eine gegenwärtig zusammen mit F. Pfetsch durchgeführte Untersuchung zur „Bestimmung soziopolitischer Faktoren im Leistungssport" berichtete G. Treutlein (Heidelberg). Das Projekt sieht vor, die quantifizierbaren sozial-ökonomischen und -politischen Faktoren, die sich als Variablen bei der Leistungsentwicklung ausmachen lassen, zu erfassen.

Die Breite der angesprochenen Fragestellung machte K. Prenner (Münster) mit dem Thema „Zur Soziologie sportspezifisch abweichenden Verhaltens im Spitzensport" deutlich. Der Beitrag bringt ein bislang von der Sportsoziologie vernachlässigtes Problem in die Diskussion. Als Erklärungsmodell für abweichendes Verhalten im Sport wird die Mertonsche Anomietheorie herangezogen, die abweichendes Verhalten als Auseinanderklaffen zwischen wünschenswerten, vorgegebenen Zielen und den sozialstrukturierten, gebilligten Mitteln, um dieses Ziel zu erreichen, definiert. Als Beispiele für abweichendes Verhalten im Sport werden u. a. angeführt: zunehmende Härte in den Mannschaftssportarten, Dopingvergehen, Bestechungsfälle und Absprachen. Nach Meinung Prenners sind sie zurückzuführen auf die Überbetonung des Erfolgs- und Leistungsprinzips im Spitzensport. Insgesamt erweist sich sportspezifisch abweichendes Verhalten als ein „rationaler" Lösungsversuch für Anpassungsprobleme an Widersprüche und sozialen Druck in Spitzensport und Gesellschaft.

G. Langguth (Mosbach) sprach die Fülle individueller gesellschaftlicher, sozialer, ethischer, politischer und menschlicher Fragestellungen, die der Hochleistungssport aufwirft, an: Hochleistungssport als ideologie-bestimmte Erscheinung, Verwertung wissenschaftlicher Methoden zur Erreichung sportlicher Rekorde, sozial-ethische Probleme des Kinder- und Jugendsports, Ziele des Leistungsstrebens. Das Referat schloß mit der Forderung, durch wissenschaftliche Forschung dazu beizutragen, daß der Hochleistungssport dem Menschen dient und ihn nicht — in welcher gesellschaftlichen Ordnung auch immer — zum Instrument politischer oder sozialer Ideologien mißbraucht.

Die *Diskussion* bezog sich vorwiegend auf das Referat von G. Erbach. Im Mittelpunkt stand dabei die von Erbach vertretene Auffassung von Leistung und Hochleistungssport. Kritisiert wurde daran insbesonders die nach Meinung einiger Diskussionsteilnehmer unzureichende Problematisierung des Leistungsprinzips und das der Interpretation des Hochleistungssports zugrundeliegende Ideal von der allseitig und harmonisch entwickelten Persönlichkeit. In diesem Zusammenhang wurde auf das Phänomen der biologischen und psychologischen Manipulation (Verwendung von Hormonpräparaten, Leistungsdruck, psychische Deformation durch ein auf Effizienz und Optimierung ausgerichtetes Training), das auch in den sozialistischen Staaten offensichtlich nicht habe verhindert werden können, hingewiesen. In Frage gestellt wurde darüber hinaus die Dominanz des Leistungs- und Konkurrenzprinzips. Solche — zum Teil als inhuman apostrophierte — Tendenzen seien zu überwinden durch eine auf Solidarität und Kooperation zielende Sportausübung. Sportliche Aktivität könne auch ohne physiologische Leistungsanreize sinnvoll sein. Zu Widerspruch gab auch die Behauptung Erbachs von der Überlegenheit des Sports in sozialistischen Ländern gegenüber dem Sport in Ländern mit kapitalistischer Gesellschaftsform Anlaß, in denen ihm die Funktion der Verschleierung der Widersprüche dieser Gesellschaft zukommt.

Im Verlauf der Diskussion wurde, nachdem zunächst die Frage nach der Rolle des Widerspruchs in der marxistischen Lehre von Erbach zu beantworten versucht worden war, nochmals auf die Präzisierung des Zusammenhangs von Sozialismus und Konflikt insistiert: Sozialismus schließe Konflikte und Aggressionen mit ein; sie sind Bedingungen für den dialektisch zu verstehenden Fortschritt in der Entwicklung des Sozialismus.

Weitere Fragen und Einwände betrafen die These vom humanistischen Sinngehalt des Olympismus, vom Beitrag der sozialistischen Länder zur gegenwärtig in Europa bestehenden Friedensperiode, von der harmonischen Entfaltung der drei wichtigsten Bereiche der Körperkultur: Kinder- und Jugendsport, Freizeit- und Erholungssport sowie Leistungssport, den Stand der Demokratisierung und Mitbestimmung im Sport der DDR.

Erbach bezog sich bei der Beantwortung dieser Fragen auf das in den sozialistischen Ländern geltende Erziehungsideal vom allseitig und harmonisch entwickelten Menschen. Zu den Leitbildern im Erziehungskonzept der DDR gehört auch der Olympismus. Sein humanistischer Sinngehalt offenbart sich darin, daß er eine Basis für die gegenseitige Achtung, Anerkennung und Verständigung der Völker schafft. Somit dient er dem Friedensgedanken, der das erklärte Ziel der sozialistischen Staaten und ihrer Politik bildet sowie Voraussetzung für ihre Entwicklung ist. Dieser Haltung ist es zu verdanken, daß Europa gegenwärtig eine der längsten Friedensperioden erlebt.

In bezug auf den Hochleistungssport und das Herangehen an Fragen des Sports zeige sich im Vergleich zur kapitalistischen Gesellschaftsform in den sozialistischen Staaten ein unterschiedliches Denken. Aufgabe der sozialistischen Gesellschaft sei, für den Sport die Bedingungen zu schaffen, die eine allseitige Erziehung des Menschen ermöglichen. Eine dieser Bedingungen besteht in der Aufhebung der Trennung von Kinder- und Jugendsport, Freizeit- und Erholungssport sowie Hochleistungssport. Dazu gehört aber auch nach Meinung des Referenten die Bejahung des Leistungsprinzips im Sport und in anderen Lebensbereichen. Als ein immanenter Bestandteil jeglichen sportlichen Strebens hat dieses Prinzip deshalb auch im Bereich des Freizeit- und Erholungssports Gültigkeit. Daraus leitet sich eine positive Bewertung des Leistungssports ab, der als Ausdruck des sozialistischen Erziehungsprogramms zu verstehen ist.

Diese Position erklärt, warum Erbach mit Entschiedenheit den Vorwurf einer biologischen und psychologischen Manipulation der DDR-Sportler zurückweisen konnte. Sportliche Regeln und moralische Normen verbieten in der DDR die Anwendung unerlaubter Mittel. Ein Verstoß gegen die sportlichen Prinzipien ist unvereinbar mit der Erziehungskonzeption in der DDR und nützt weder dem einzelnen Athleten noch dem Sozialismus.

Nach Meinung Erbachs ist es deshalb unzulässig, den Begriff der Manipulation, einen der Standardbegriffe des Kapitalismus, auf Phänomene des Leistungssports im Sozialismus anzuwenden. Der Begriff sei weder in der marxistischen Wissenschaft noch in der Erziehungspraxis zu finden. Proteste und kritische Stellungnahmen zum Hochleistungssport, wie sie zur Zeit in der Bundesrepublik Deutschland vorgebracht werden, seien in sozialistischen Ländern nicht denkbar, da der Hochleistungssport als Mittel der Erziehung zur Entwicklung der allseitig-harmonischen Persönlichkeit volle Anerkennung genießt.

Das Vorhandensein von Widersprüchen mußte Erbach allerdings auch für sozialistische Länder zugestehen. Darunter können aber Phänomene wie biologische Manipulation und Aggression nicht subsumiert werden. Zugegeben wurden auch Schwierigkeiten im Kampf um die Realisierung des Ideals der allseitig und harmonisch gebildeten Persönlichkeit. Hinsichtlich ihrer Lösung unterscheiden sich Sozialismus und Kapitalismus. Die sozialistische Lösung dient der Selbstverwirklichung des Menschen, dem Wohl und Glück des Volkes; die kapitalistische Lösung führt zur Ausbeutung des Menschen. Dies zeigt sich etwa in der unterschiedlichen Art von Sozialmaßnahmen zur Verhinderung der negativen Auswirkungen der technischen Revolution.

Sport — Massenverhalten — Massenmedien

Einleitend wies K. Hammerich (Aachen) darauf hin, daß das Arbeitskreisthema in der Absicht formuliert worden sei, einen Brückenschlag zwischen zwei weitgehend voneinander isolierten sozial-wissenschaftlichen Spezialgebieten vorzubereiten. In theoretischer Hinsicht sei die Verbindung der beiden Problembereiche „Sport und Massenkommunikation" und „Sport und Massenverhalten" wohl am ehesten anhand des Begriffes der Rückkoppelung herzustellen: Während sich aus der Sportberichterstattung durch die Massenmedien praktisch keine direkten Rückwirkungen auf aktuelles Sportgeschehen, sondern nur indirekte Einflußnahmen ergeben könnten, seien die direkten Einflußmöglichkeiten durch das Massenverhalten von Zuschauermengen beträchtlich; dieses Zuschauerverhalten hinwiederum werde von vielen Faktoren, nicht zuletzt aber auch von der Sportberichterstattung beeinflußt, so daß sich hier eine direkte Anknüpfungsmöglichkeit böte.

In einem zusammenfassenden historischen Überblick über bisher in der Sportsoziologie behandelte Schwerpunktthemen aus den Bereichen „Massenkommunikation" und „Massenverhalten" gab Hammerich freilich zu erkennen, daß das für eine fundierte theoretische Verknüpfung der beiden Forschungsgebiete erforderliche empirische Wissen bisher noch äußerst gering sei. Immerhin habe man sich aber mittlerweile weitgehend von taxonomisch orientierten Fragestellungen abgewandt und gehe zur Untersuchung komplexerer prozeßhafter Zusammenhänge über. Die Entwicklung auf diesem sportsoziologischen Gebiet könne deshalb für die Zukunft etwas optimistischer gesehen werden.

Kurzreferate

Der „Sportfan" in Amerika.* W. Spinrad (Garden City)

Unsere Beschreibung des amerikanischen Sportfans mag vielleicht auch auf andere Länder zutreffen, dennoch muß sie sich aber mangels Kenntnis von oder Information über andere Länder auf Nordamerika beschränken. Der „Fan" läßt sich ungefähr folgendermaßen definieren: Er ist ein Sportzuschauer, der sich auch dann für Sport interessiert, wenn er nicht selbst als Zuschauer an einem Wettkampf teilnimmt, darüber liest oder einen Bericht darüber hört. Statistisch gesehen stellt er eine Minderheit unter den Personen dar, die Sportveranstaltungen besuchen oder über Massenmedien an ihnen teilnehmen; er gehört jedoch zu einer entscheidenden Minderheit, die für das Fortbestehen einer „Zuschauersport-Kultur" verantwortlich ist.

Ihr Aufgehen in einer Form der Massenkultur wäre untypisch, weil sie wirklich ein kulturelles Eigenleben hat. Ebenso wie jemand, der sich um „hohe" Kultur bemüht, versucht der „Fan", alle Aspekte des Sports kennenzulernen, und er nimmt, wenn auch stellvertretend, in jeder Hinsicht teil. Er spielt den Athleten, den Trainer, den Manager, den Verwaltungsboß und den kenntnisreichen Sportberichterstatter. Da seine Erfahrungen spielerisch sind, verwechselt er sie nicht mit ernsthaften gesellschaftlichen und persönlichen Tätigkeiten. Dennoch können die Erfahrungen des Sportfans auch seine Zufriedenheit beim Ausüben „ernsthafter" Tätigkeiten steigern, weil sie die folgenden Funktionen erfüllen:

---

* Übersetzung aus dem Englischen.

Scheinkampf als Ersatzhandlung

Offenkundig ist die Tatsache, daß der Zuschauersport die Teilnahme an harten körperlichen Auseinandersetzungen ermöglicht, ohne daß man jemals persönlich verletzt wird. Typischerweise wünscht man nicht einmal, daß die Sportler irgendeine bleibende Verletzung davontragen, gleichgültig wie heftig der körperliche Angriff ist, wie zum Beispiel beim Boxen und amerikanischen Football. Darüber hinaus möchte man, daß alle Parteien möglichst kampfkräftig sind, damit der Sieg auch etwas bedeutet. Jegliche länger dauernde körperliche Verletzung vermindert das Spielerische und schädigt die „Spiel-Qualität". Aus diesem Grunde wurde das Phänomen des „Sportfans" als ein mögliches „moralisches Äquivalent" zum Kriege angesehen.

Der Fan nimmt an einem öffentlichen Drama mit ungewissem Ausgang teil, einem Drama ohne genaues Drehbuch und mit einem Element authentischer Spannung. Es ist in diesem Sinne mehr mit der wirklichen Welt als mit irgendeinem vorher geschriebenen Drama verwandt. Doch der psychische Eindruck ist peripher und vorübergehend. Sich zu eng mit den Teilnehmern zu identifizieren, wäre eindeutig pathologisch und würde wahrscheinlich zum Gespött der anderen Fans führen.

Identifizierung mit dem „Helden"

Viele frustrierte Möchte-gern-Athleten übernehmen zunächst einmal „stellvertretend" die Rolle eines Sportlers. Dieser häufig beschriebene Vorgang deckt jedoch nicht alle in unserem Zusammenhang wichtigen Formen von Identifizierung mit Helden; denn der Fan identifiziert sich mitunter eher mit administrativen Fähigkeiten als mit physischer Leistungskraft. Er sucht sich unter den Aktiven seine eigenen Helden aus, die — im Gegensatz zu den Objekten der Bewunderung von Gelegenheitszuschauern — nicht die Superstars oder die von den Massenmedien geschaffenen Volkshelden zu sein brauchen. Derartige sentimentale Entscheidungen sind rein persönlicher Art, oft sogar eigenwillig, dennoch werden sie in der Regel mit dem Hinweis legitimiert, daß sie sich auf das rationale Kriterium der sportlichen Leistung stützten. Am wichtigsten ist wohl, daß die Identifizierung des Fans mit dem „Helden" typischerweise sehr situationsgebunden ist und sich nur auf die Darbietungen des Helden in den Sportstätten bezieht. Im Gegensatz zu anderen Größen aus dem Bereich der Populärkultur wird der Sportler für seine Fans nicht zum Vorbild oder zum Weisen, es sei denn für einige ganz junge Verehrer. Ebenso identifizieren sich Fans auch mit bestimmten Mannschaften aufgrund vielerlei sentimentaler Erwägungen, die aber auch mit dem Hinweis auf erwartete Leistungen in gewisser Weise legitimiert werden.

Teilnahme an Folklore

Der Fan nimmt an einer speziellen subkulturellen Folklore teil, eingeführt durch die Massenmedien und bestärkt in persönlichen Gesprächen. Es ist eine Folklore, die man nicht einfach abtun kann; denn um eine Selbstidentifizierung als Fan zu bewahren, bedarf es eines sehr detaillierten und genauen Wissens und eines scharfen Sinnes für die Geschichte eines bestimmten Sportes. Eine beliebte Probe für die Glaubwürdigkeit als Fan sind die Antworten auf spezifische Fragen nach irgendwelchen früheren, insbesondere legendären Sportereignissen, auf Fragen nach den Namen von Mitgliedern irgendeiner prominenten Mannschaft oder nach der wahren Identität eines Sportlers mit Pseudonym oder Spitznamen. Der Wettkampf selbst bietet eine „Wissenschaft" für sich — die Regeln, das Ritual, die Strategie. Besonders bedeutsam ist eine andere Grundform der Folklore, die unglaubliche Vielfalt von Statistiken. Diskussionen über den Sport in den Massenmedien und Unterhaltungen der Fans miteinander wären wesentlich uninteressanter, wenn man sich nicht auf die Vielzahl der für spezifische Zwecke zur Verfügung stehenden statistischen Daten beziehen könnte. Viele davon werden darüber hinaus zu zentralen Merkmalen der Geschichtsdokumentation und zu sagenumwobenen Legenden.

Scheinrationale Argumentation

Statistiken liefern die objektive rationale Rechtfertigung für die gefühlsbedingte Vorliebe für bestimmte Spieler und Mannschaften. Gleichgültig, wer der Sportliebling ist, die geeignete Statistik wird sich finden. Die Argumente enthalten dann mehr als bloße Glaubensbekenntnisse oder persönliche Zuneigungen. Die Verwendung rationaler Legitimationen für auf anderer Basis getroffenen Entscheidungen ist selbstverständlich recht typisch für zahlreiche Aspekte unserer heutigen Gesellschaft. Die Situation für den Sportfan besitzt allerdings ein wichtiges Unterscheidungsmerkmal: Da das ganze Erleben so spielerisch ist, weiß er im allgemeinen, was er tut. Kurzum, er täuscht niemanden, ganz besonders nicht sich selbst.

Scheinverwaltung als Ersatzhandlung

Der Fan beteiligt sich an einem weiteren Scheinerlebnis. Er spielt den Funktionär. Er spiegelt sich vor, die Mannschaft zu führen, versucht, die geeignete Strategie für das Spiel oder für den Augenblick zu entwerfen, entscheidet, welche Spieler spielen sollten und wer für wen ausgetauscht werden sollte. Er kann sich sogar damit beschäftigen, die Manager und Trainer auszuwählen, zu entscheiden, welche Stadt eine Mannschaft haben sollte, ja sogar das richtige Gehalt für die Aktiven zu bestimmen.

Schlußbemerkung

Der Zuschauersport bildet für den Fan eine besondere Form von spielerischem Erleben mit einer einzigartigen Beziehung zur realen Welt. Die unbedeutenden und doch so interessanten Erlebnisse des Fans sind im wahrsten Sinne des Wortes eine Flucht vor tiefgründigen persönlichen und sozialen Problemen. Im Gegensatz zu den meisten populär-kulturellen Beschäftigungen ermöglichen sie ein erfolgreiches Entrinnen, zum Teil deshalb, weil die Erlebnisse an eine Karikatur oder an ein Zerrbild vieler ungeordneter Merkmale des regulären gesellschaftlichen Lebens erinnern. Das Ergebnis ist ein Aufschub, eine Katharsis im kleinen Maßstab. Da der Sport aber keine echte Kopie der wirklichen Welt ist, ist der direkte Einfluß auf das alltägliche Verhalten des einzelnen im allgemeinen minimal. In dieser Hinsicht unterscheidet sich die Fan-Kultur auch von anderen Formen der Populärkultur; sie erzeugt keine Verzerrung persönlicher oder gesellschaftlicher Perspektiven.

Der Boxer und sein Publikum. * T. Furst (New York)

Eine Ergänzung und Konkretisierung der Ausführungen W. Spinrads wurde von T. Furst vorgenommen. In seinem Kurzreferat berichtete er über die Ergebnisse einer in New York durchgeführten empirischen Untersuchung, die sich auf eine Befragung von Boxern, Trainern und Zuschauern sowie auf die Methode der teilnehmenden Beobachtung stützte. Er führte unter anderem aus:

Desmond[1] stellt fest, daß die Zuschauermenge beim Boxen „eine Sache mit schrecklichem Wirkungsvermögen ist. Etwas Flüchtiges, Verwirrendes, Ungewisses. Etwas, das einen überaus feinfühligen Geist erfordert, um es auch nur schwach zu begreifen". Wenn man auch bezüglich der Komplexität des Box-Publikums Desmond allgemein zustimmen kann, so stellen doch die folgenden Faktoren und Analysen die Vorstellung, daß es „verwirrend" sei, in Frage. Eine eingehendere Beschäftigung mit 1. den Verhaltenserwartungen und der Anonymität des Zuschauers, 2. der Größe der Arena, 3. der Wahrnehmungsübertragung und Parteinahme, 4. der kognitiven Spannung und 5. der Kenntnisse über den Boxsport dürften zu einem besseren Verständnis einer Boxveranstaltung und ihres Publikums beitragen.

Die Art und Weise, in der das Boxen in Romanen, Filmen, Schauspielen und Fernsehproduktionen geschildert wird, hat wesentlichen Anteil an der Bildung der *Verhaltenserwartungen* der Besucher einer Boxveranstaltung. Zum Teil sind die Verhaltenserwartungen von Zuschauern auch auf die Tradition der Sportart, der sie beiwohnen, zurückzuführen. So weichen beispielsweise Zuschauerreaktionen bei einem Tennisspiel erheblich von denen bei einem Boxkampf ab. Die Geschichte und Entwicklung dieser beiden Sportarten unterscheiden sich drastisch; was bei der einen als richtiges Verhalten angesehen wird, gilt bei der anderen als falsch. Auch die Reklame, die auf die Stärken und Schwächen der Boxer

---

* Übersetzung aus dem Englischen.

1 Desmond, S.: The Soul of the Crowd. In: Fry's Magazine, Band 16 (1911).

hinweist, trägt zu den Erwartungen des Publikums bei. Wenn ein Boxer eine verhältnismäßig große Zahl von Knockouts aufweisen kann und diese Tatsache öffentlich bekannt ist, werden die Kenner im Publikum ebenfalls einen Knockout erwarten. Diese Erwartungen machen die Atmosphäre eines Boxkampfes noch spannungsreicher.

Die *Anonymität des Zuschauers* in einem Sportpublikum trägt dazu bei, daß eine permissive Atmosphäre entsteht, besonders wenn keine bestimmten Regeln oder Verhaltensweisen vorgeschrieben sind. Die Furcht vor einer Maßregelung ist daher vermindert, was die Wahrscheinlichkeit eines impulsiven Verhaltens begünstigt.

Ungeachtet der Bedeutung von Erwartungen und Tradition ist die Größe der Boxarena ein weiterer Faktor, der zu beachten ist. Die *Größe der Arena* steht in direkter Beziehung zu den Arten der vom Publikum ausgehenden Reaktionen. Die kleine Boxarena begünstigt eine Gemeinschaftsatmosphäre, insbesondere wenn das ganze Jahr über eine festgelegte Zahl von Boxveranstaltungen stattfindet. Eine solche Regelmäßigkeit erhöht in einer kleinen Arena die Wahrscheinlichkeit, bekannte Gesichter wiederzusehen und frühere Bekanntschaften aufzufrischen.

In einer kleinen Arena befindet sich ein größerer Anteil des Gesamtpublikums in Ringnähe als in einer großen Arena; dadurch lassen sich die Bewegungen der Boxer besser verfolgen. Diese Nähe bietet einem großen Teil des Publikums besser Gelegenheit, Gesten und Bewegungen der Boxer und ihrer Anhängerschaft zu erkennen, die aus größerer Entfernung wohl nicht festzustellen wären. Diese Enge deutet auch unausgesprochen an, daß eine größere Gleichheit unter den Anwesenden herrscht. Das heißt, im Vergleich zu einer größeren Arena hat ein größerer Teil der Anwesenden denselben Eintrittspreis gezahlt und eine etwa gleich gute Sicht auf den Boxring. Zwar beeinflußt die Größe der Arena die Reaktionen des Boxpublikums, doch erzeugen auch andere Reize Reaktionen, die in jeder Boxarena auftreten können, und zwar unabhängig von ihrer jeweiligen Größe.

Die längliche und in Ränge eingeteilte Form der Veranstaltungsstätte macht die Besucher, die sich gegenüber oder untereinander sitzen, füreinander besser sichtbar. Ihre Verhaltensweisen können sofort von anderen wahrgenommen werden. Dadurch steigt die Erregung, es erfolgt ein gegenseitiges „Anstecken" in Form von *Wahrnehmungsübertragung*. Durch die Sichtbarkeit der anderen Besucher läßt sich auch die eigene Anhängerschaft innerhalb des Publikums besser identifizieren. Darüberhinaus ruft dies oft auch entgegengesetzte Anhängerreaktionen im Publikum hervor.

Das Boxpublikum wird volkstümlich als ein barbarisches Kollektiv beschrieben, widerhallend von blutdürstigen Schreien, die nach brutaler Vernichtung eines der Wettkämpfer verlangen. Spontane Zurufe wie „Bring ihn um!" oder „Mach ihn fertig!", die man aus Zuschauermunde hört, lassen sich auf eine tropismatische Reaktion zurückführen, ausgelöst durch Treffer, die eine Entscheidung oder das mögliche Ende des Kampfes signalisieren. Diese Reaktionen werden noch unterstützt durch die konzentrierte Aufmerksamkeit und die ihr zugrundeliegenden hohen Erwartungen des Publikums. Die Qualität des Boxkampfes fördert die ständige Erwartung einer vorzeitigen Entscheidung, besonders wenn es sich um ein aktionsreiches Gefecht handelt. Der Umstand, daß das Publikum nicht über die von Runde zu Runde erfolgende Punktewertung der Kampfrichter und des Ringrichters informiert wird, trägt weiterhin zur spannungsgeladenen Atmosphäre des Kampfes bei. Folglich ist das Publikum geradezu prädestiniert für spontane Spannungsentladungen, die sich durch die Ungewißheit über den Ausgang des Kampfes entwickeln. Diese *kognitive Spannung* wird noch intensiviert, wenn ein Kampf lebhaft ist, d. h. ein ständiger und anhaltender Schlagabtausch stattfindet.

Je nachdem, wie lebhaft oder wie langweilig die Aktionen im Ring sind, kann sich die Reaktion des Publikums auch über die eigentliche *Anhängerschaft* hinaus ausbreiten. Die Zuschauer reagieren auf die ständige Möglichkeit einer vorzeitigen Entscheidung. Ihre Reaktionen werden durch die Schwankungen des Kampfes gedämpft. Die Notwendigkeit, die Spannung zu unterdrücken, ist stärker als Parteigängertum; daher unterstützt das Publikum den Sportler, dessen beherrschende Aktivität ein mögliches Ende andeutet.

Manchmal reagiert das Publikum spontan als einmütige Masse auf bekannte Anzeichen im Verlaufe des Kampfes. Bei anderen Gelegenheiten reagieren die Mehrheit oder Teile des Publikums ganz unterschiedlich auf Anzeichen, die nicht allgemein bekannt sind. In jedem Falle aber reagieren sie auf die Art und das Niveau der Aktivität im Ring.

Doch diese Reaktionsweisen der Zuschauer stehen in einem unauflösbaren Zusammenhang mit ihren *boxerischen Kenntnissen*. Ungefähr ein Drittel der befragten Zuschauer hatte Kenntnisse über die beim Boxen anzuwendenden strategischen Feinheiten. Die Mehrzahl des Publikums weiß aber nichts oder nur wenig über die Feinheiten des Boxens. Diese Gruppe neigt dazu, Vorgänge im Ring falsch auszulegen und dementsprechend zu reagieren. Viele Spontanreaktionen der Mehrheit oder von Teilen des Publikums lassen sich auf Fehldeutungen zurückführen. Andererseits ist anzunehmen, daß bewußte Reaktionen von Teilen des Publikums auf zutreffenden Interpretationen des Geschehens im Ring beruhen. Das Boxpublikum ist die Summe seiner Teile, und gleichzeitig ist es mehr als seine Teile — je nach dem, welche Stimuli wirksam sind. Ein hohes Kampfniveau vermindert die Möglichkeit stärker voneinander abweichender Reaktionen und ruft einheitliche Publikumsreaktionen hervor. Situationsbedingte Kampfabläufe rufen geteilte Reaktionen hervor. Diese Reize treten mit der Entfaltung des Kampfrhythmus episodisch in jedem Boxkampf auf. Mit steigendem Tempo des Boxkampfes sind sie auch kumulativ vorhanden.

Die Art und Stärke der Publikumsreaktionen stehen in Beziehung zu den oben angeführten fünf Faktoren. Diese Faktoren wirken als Rahmenbedingungen, durch die die dynamische Wechselwirkung zwischen der Aktivität im Ring und dem Publikum beeinflußt wird.

Das Bild in der Sportpropaganda.* M. Bouet (Rennes)

Ich möchte hier einige Bemerkungen über das Sportbild im Rahmen von Propagandakampagnen zugunsten sportlicher Betätigung vorbringen. Als Überzeugungsaktionen unterscheiden sich diese Kampagnen grundsätzlich nicht von der Werbung. Wenn man jedoch das angestrebte Ziel betrachtet, so fällt ein allgemeiner Unterschied auf: Die Sportpropaganda ist bestrebt, eine *Einstellung* herbeizuführen, die eine in Normen und Werten ausgedrückte Gesamtheit von Handlungen umfaßt, während die Werbung versucht, Bedürfnisse enger auf einen Gegenstand zu polarisieren. Die Sportpropaganda hat die Aufgabe, echte Sportbegeisterung im Individuum selbst zu erwecken, aus ihm einen Sportler zu machen. Etwas völlig anderes ist es dagegen, wenn Bilder aus dem Bereich des Sports so manipuliert werden, daß sie zum Kauf von Zahnpasta oder Bier auffordern.

Ich hatte Gelegenheit, eine Sammlung von 77 Plakaten zu untersuchen, die Propaganda zugunsten des Sports zum Inhalt hatten. Dieses Material ist begrenzt; aber ich habe den Eindruck, daß in der gesamten Sportpropaganda die bildliche Darstellung ohnehin keinen sehr großen Raum einnimmt (wobei der Beitrag der Philatelie nicht unterschätzt werden darf). Wie dem auch sei, vom Standpunkt des Beitrages, den die Semiotik hier zur psychosoziologischen Analyse des Phänomens leisten kann, dürften folgende Bemerkungen angebracht sein:

Betrachten wir zunächst die *Merkmale* der Propagandabilder, die zur Verbreitung des Sportes angefertigt werden. Im Gegensatz zu dem, was in der Werbung vor sich geht, bildet der Sport zugleich das Thema der Botschaft und ihr Bezugsobjekt. Er greift daher gleichzeitig als konnotatives und als denotatives Element ein. Dadurch verdichtet sich der Propagandainhalt zwar zu einer homogeneren Botschaft, als dies in der kommerziellen Werbung üblich ist, aber da die Botschaft genauer und deutlicher verschlüsselt ist, bleibt die Zahl der von ihr ausgelösten Assoziationen begrenzt. Wenn wir es nur mit der Denotation zu tun hätten, wäre der Sport nur objektiv erfaßt und die angesprochenen Personen könnten nicht emotionell berührt werden. Wenn andererseits die Konnotation zu sehr über die Botschaft hinausgriffe, müßte diese rein ästhetisch bleiben; der Sport würde damit zu seinem eigenen Bezugsobjekt, würde den Charakter eines sportlichen Bildwerks annehmen, und die Propaganda würde sich in kontemplative Subjektivität auflösen. Vielleicht fehlt dem Bild in der Sportwerbung überhaupt jene Spannungsverschiebung zwischen dem Thema als Zeichen und dem Gegenstand als Bezeichnetem, die in der kommerziellen Werbung zur Auslösung von Provokation dient. Man könnte daraus schließen, daß das für die Sportwerbung verwendete Bild nicht aus dem Sport entnommen werden dürfte, sondern von anderen Bereichen her auf ihn verweisen sollte.

Ich möchte nun auf die *Verfahren der Zeichengebung* eingehen, die in den Bildern der Sportwerbung zum Ausdruck kommen. Vor allem ist zu sagen, daß in der Sportwerbung

---
* Übersetzung aus dem Französischen.

eher das gezeichnete und gemalte als das photographische Bild Verwendung findet, weil es mehr Möglichkeiten zur Umstrukturierung, Montage und Stilisierung bietet. Die Photographie hat es dagegen mit dem Problem zu tun, daß der Identifikationsprozeß entweder dadurch erschwert wird, daß der abgebildete Champion zu perfekt ist, oder umgekehrt dadurch, daß nur ein mittelmäßiger Bewegungsablauf gezeigt werden kann, der ebenfalls nicht werbewirksam ist.

Bemerkenswert ist, daß das Bild der Sportwerbung häufig Gestalten in Form von „Männchen" (wie Poltergeister, Schneemänner, zu Hampelmännern zusammengefügte Sportgeräte usw.) aufweist. Diese sympathischen Figuren erschließen ein Traumland, das an kindliche Begeisterungsfähigkeit anknüpft; sie erwecken das Bedürfnis nach Bewegung und Spiel, umgeben die Werbung mit einer Atmosphäre guter Laune und Vertrautheit.

Ich möchte darauf hinweisen, daß auch Symbole verwendet werden, die mit Schicksals- und Glücksvorstellungen verbunden sind: Spielkarten, vierblättriger Klee. Damit werden Schlüsselworte aus dem Bereich der Mantik eingeführt. Es wird versucht, den Anschein zu erwecken, daß der Sport eine Angelegenheit der vom Glück Begünstigten, Erfolgreichen und Zufriedenen sei.

Dies führt zu einem anderen Aspekt, nämlich der häufigen Verwendung eines Kontrastverfahrens, durch das der Sport, im Gegensatz zum „Bösen", zu Alkohol, Krankheit und Geistesgestörtheit, als etwas „Gutes" dargestellt werden soll.

Zuletzt sollen einige *zentrale Themenstellungen* im Bild der Sportpropaganda behandelt werden, um die Wahrnehmung der Sinngehalte und Werte, die dem Bild sein Relief verleihen, zu ermöglichen.

Der dem allgemeinen Thema der Gesundheit eingeräumte Vorrang ist eindeutig, gleichgültig, ob ausdrücklich oder latent. Jedoch wird seine Vielfalt immer ausgeprägter. Anpreisung der Kraft, Leistung, des Widerstandes, Sport als psychischer und geistiger Gleichgewichtsfaktor, körperliche Betätigung als Prinzip der Langlebigkeit: dies sind nur die Hauptrichtungen. Auch auf andere Themen wird zurückgegriffen. Das Thema der Schönheit des Körpers wird als Hebel der Propaganda bei den Frauen verwendet. Glück („run for fun") taucht oft auf; allgemein werden die Personen auf den Bildern mit lachendem Gesicht abgebildet. Man findet die Themen des geselligen Zusammenseins, der Freundschaft, der Mannschaft (mit dem Gespenst der Einsamkeit im Hintergrund). Schließlich die Idee der Flucht, die mit der des Risikos kombiniert zum Abenteuer führt (Werbung für die sportliche Betätigung in freier Natur, Sport als Risiko und Befriedigung des Entdeckungsdranges).

Ich habe nicht den Eindruck, daß die im Zusammenhang mit Wettbewerbs- und Aggressivitäts-Motivationen stehenden Themen häufig angesprochen werden, ausgenommen in der Werbung für Judo und andere Kampfsportarten.

Zahlreiche Bilder der Sportpropaganda lassen neben der eindeutig erkennbaren Bedeutung ihres Themas unterschwellig eine ideologische Note erkennen, z. B. den Wert der Gesundheit als Kraft im Dienste der Arbeit und des Vaterlandes, Sport als diszipliniertes, produktives Verhaltensmodell, die Verbindung zwischen Streben nach sportlicher Leistung und industriellem und technologischem Prestige usw. Der Sport wird dem Propagandakampf zugeordnet, den manche Staaten für die Hygiene, gegen den Alkohol, den Tabak, gegen gewisse Krankheiten, gegen den Medikamentenmißbrauch führen. Manchmal kann nicht so sehr von einer Propaganda für den Sport selbst gesprochen werden, sondern eher von einer Propaganda für einen Staat und für eine Ideologie mit den Mitteln des Sports. In anderen Ländern jedoch ist es die kommerzielle Werbung mit sportlichem Inhalt, die auf eine vielleicht noch hinterhältigere Weise Ideologiefragmente einschleust — insbesondere die Ideologie der kapitalistischen Konsumgesellschaft.

Zur Funktion und Wirkungsweise der Massenkommunikationsmittel bei der Gewinnung der DDR-Bevölkerung für Körperkultur und Sport.* R. Florl (Berlin)

In den sozialistischen Staaten und damit auch in der DDR geht man von der Erkenntnis aus, daß die Entwicklung von Körperkultur und Sport den Interessen jedes einzelnen Bürgers und des ganzen Volkes dient. Staat und Gesellschaft unternehmen beträchtliche An-

---

* Vollständige Fassung in: Theorie und Praxis der Körperkultur 21, 1095—1096 (1972).

strengungen, um dieses humanistische Anliegen immer besser zu verwirklichen. Nach vorliegenden statistischen Erhebungen sind gegenwärtig etwa 55 bis 60% der Kinder, Jugendlichen und Erwachsenen in dieser oder jener Form an der Ausübung von Körperkultur und Sport aktiv beteiligt[1].

Um diese Zahl weiter zu vergrößern, ist ein ganzer Komplex von Maßnahmen erforderlich, unter denen neben der Bereitstellung von Sportstätten und -geräten, neben der Heranbildung der benötigten Fachkräfte sowie der wissenschaftlich begründeten Ausarbeitung von Programmen, Tests und Normativen für die Sporttreibenden der Prozeß der planmäßigen Gewinnung der noch abseits Stehenden eine große Bedeutung hat.

Und gerade an diesem Punkt ergibt sich ein breites Wirkungsfeld für die Massenmedien. Sie sind unentbehrliche Instrumente der Information, der Aufklärung, der Werbung und in einem bestimmten Maße der Organisierung der sportlichen Betätigung selbst. Durch Kenntnisvermittlung über die Bedeutung und Gestaltung des Sporttreibens, durch die Förderung von sportbezogenen Einstellungen und Bedürfnissen sowie durch die Aufforderung zum Handlungsvollzug helfen sie, die öffentliche Meinung in einer für das Sporttreiben günstigen Weise zu beeinflussen. Sie erfüllen insofern eine erzieherische und bildende Funktion zugleich.

Die Wirksamkeit der Massenmedien bei der Gewinnung der Bevölkerung für das Sporttreiben ist um so nachhaltiger, je mehr sie an vorhandene Bedürfnisse anknüpfen. Das ist deshalb von Bedeutung, weil — wie Rubinstein feststellt — das Problem eben darin liegt, „die moralischen Forderungen für die Menschen innerlich bedeutsam zu machen, die Forderungen also nicht einfach zu stellen, sondern sie so zu fassen, daß derjenige, an den man sie richtet, sie auch akzeptiert".[2]

Im Ergebnis von Untersuchungen, die in der DDR durchgeführt wurden, kann man feststellen, daß einige Bedürfnisse in besonderem Maße mit Aussicht auf Erfolg ansprechbar sind, wenn es um die Gewinnung für das Sporttreiben geht. Dazu gehören insbesondere das Bedürfnis nach sozialem Kontakt, nach Selbstsicherung, nach psycho-physischer Vervollkommnung und nach Bewegung. Demzufolge wäre Sport durch die Massenkommunikationsmittel zum Zwecke der Gewinnung von Nichtsporttreibenden vorrangig darzustellen als Möglichkeit unverbindlicher, aber auch verbindlich erlebbarer Geselligkeit, als Möglichkeit, sich gesund zu erhalten, sich im Hinblick auf körperliche und geistige Leistungsfähigkeit zu vervollkommnen.

Darüberhinaus gilt es, die konkreten Möglichkeiten des Sporttreibens in seinen vielfältigen Formen zu zeigen und dabei die räumlichen (örtlichen) und zeitlichen Komponenten wie Betrieb, Wohngebiet, Erholungsgebiet und Tages-, Wochenend- und Urlaubsfreizeit gebührend zu berücksichtigen[3].

Eine spezifische und besonders nachhaltige Wirkung der Massenkommunikationsmittel ergibt sich durch die Organisierung massenwirksamer Veranstaltungen, die in beispielhafter Weise Möglichkeiten des Sporttreibens für Jedermann popularisieren. Dazu liegen in der DDR wertvolle Erfahrungen vor. So gestaltet zum Beispiel das Fernsehen eine Sendefolge unter dem Titel „Mach mit — bleib fit", die der Popularisierung des gemeinsamen Sportprogramms des DTSB (Deutscher Turn- und Sportbund) und des FDGB (Freier Deutscher Gewerkschaftsbund) dient und Mannschaften verschiedener Betriebe und Arbeitsbrigaden in volkstümlichen sportlichen Wettbewerben zeigt, denen eine hohe emotionale Wirkung und Anziehungskraft innewohnt. In ähnlicher Richtung liegt die besonders für Kinder und Jugendliche gestaltete Sendefolge „Mach mit — mach's nach — mach's besser!"

Im Rundfunk entspricht den oben genannten Erfordernissen der Gewinnung für sportliche Betätigung in besonderem Maße die allwöchentlich, speziell für die Bewohner der Hauptstadt Berlin gesendete Reihe „He-he-he, Sport an der Spree". Auch die Zeitschriften und Tageszeitungen unterstützen den Gewinnungsprozeß in vielfältiger Weise durch die

---

1 Vgl. Theorie und Praxis der Körperkultur, Heft 11, 1971.

2 Rubinstein, S. L.: Grundlagen der allgemeinen Psychologie. Berlin 1958. S. 118.

3 Vgl. Buggel, E.: Die Urlaubsfreizeit und ihr Beziehungsgefüge im Lebensvollzug erwachsener Menschen. Habilitationsschrift DHfK Leipzig 1965.

Organisierung des Sports für alle. Die Zeitschrift „Für Dich" gestaltete einen recht populär gewordenen Familienwettkampf, und die Tageszeitungen veranstalteten Massenstaffelläufe wie zum Beispiel den „BZ-am-Abend-Lauf".

Als besonders effektiv für die Gewinnung zum Sporttreiben hat sich das aufeinander abgestimmte Vorgehen der verschiedenen Massenmedien erwiesen. So veröffentlichen beispielsweise Zeitschriften und Zeitungen solche Übungsprogramme und Anleitungsmaterialien, die unmittelbar Bezug nehmen auf entsprechende Sendereihen des Fernsehens, und umgekehrt unterstützen Sendungen des Fernsehens und des Rundfunks sportliche Aktionen, die von Presseorganen veranstaltet werden.

Auf diese Weise werden Hunderttausende Kinder, Jugendliche und Erwachsene in interessanter Form angesprochen und an das regelmäßige Sporttreiben herangeführt. Man muß dieser Seite der Wirksamkeit der Massenmedien mindestens ebensoviel Aufmerksamkeit widmen wie der zweifellos erforderlichen Information über bedeutende Wettkämpfe und weltsportliche Ereignisse; denn die Werte des Sports sollen zum Wohle des Volkes allen Bürgern erschlossen werden.

Sport und Werbung. L. Silance (Brüssel)

Den komplementären Aspekt der Werbung im Zusammenhang mit Sport — nämlich nicht: Werbung für den Sport, sondern: Werbung durch den Sport — griff L. Silance in seinem Beitrag auf. Er ging von der Überlegung aus, daß die populären Zuschauersportarten sich in einer bewußt aufrechterhaltenen Zwiespältigkeit befänden. Einerseits kämen Berufssportler, die ohnehin für ihre Leistungen bezahlt werden, in den Genuß einer kostenlosen Werbung durch die Berichterstattung in den Massenmedien; andererseits mache die Konsumgüterindustrie sich das zunutze und verwende Sportler als Werbeträger für ihre Zwecke. Allgemeine juristische Probleme, die sich aus dieser Sachlage ergeben, wurden von Silance aufgezeigt.

Hypothesen über eine Hierarchie der Sportarten in den Massenmedien.
H. D. Krebs (Köln)

Aus Vorüberlegungen, Erfahrungen und Teiluntersuchungen lassen sich bestimmte hypothetische Schlußfolgerungen ableiten, die fraglos noch einer entsprechenden Verifizierung bedürfen:
1. Hohe Mitgliederzahlen an aktiven Sportlern und hoher Anteil in den publizistischen Medien sind nicht kongruent.
2. Hohes Sozialprestige und hohes Publikumsinteresse scheinen wesentliche Faktoren für hohen Anteil in den Massenmedien zu sein.
3. Anteilsteigernd sind internationale Bedeutung, Erfolge, traditionelle und internationale Meisterschaften und Vergleiche (so brachte BILD 1966 bei der Fußball-Weltmeisterschaft bis zu 95% der gesamten Sportberichterstattung nur Fußball-WM).
4. Bedingten Einfluß haben Vorlieben und Einstellungen der Journalisten bzw. der jeweiligen Medien selbst.
5. Sportberichterstattung konzentriert sich auf die Ereignisse der Elite (gilt auch grundsätzlich für die lokale und regionale Berichterstattung) und läßt Freizeitprobleme am Rande liegen.
6. Die feststellbare Ausfächerung der Berichterstattung geht zu Lasten des Fußballs und der übrigen sonst stärker berücksichtigten Sportarten.
7. Da die vereinfachte Unterscheidung in aristokratische und volkstümliche Sportarten (mit Analogie zum englischen Unterschied von „sports" und „games") nicht ausreicht, wird ein Modell vorgeschlagen, das freilich noch genau diskutiert werden muß. Es versucht aktive und passive Popularität, soziale Bandbreite und Exklusivität sowie traditionelle Rollen einzubeziehen:
a) Basissportarten mit hoher Publikumsresonanz und aktiver Anteilnahme: Fußball, Leichtathletik, Schwimmen, bedingt Skisport.
b) Sportarten mit hoher Publikumsresonanz und geringer aktiver Teilnahme: Motorsport, Radsport, Berufsboxen, Eiskunstlauf, bedingt Turf.

c) Basissportarten mit hoher aktiver Teilnahme und geringerer Publikumsresonanz: Turnen, Schießen, bedingt Tischtennis.

d) Sportarten mit traditionell bedeutsamer Resonanz und sozialer Einschätzung, aber sozial geringeren und zum Teil verengten bzw. exklusiven aktiven Teilnehmern: Segeln, Golf, Pferdepolo, Wasserski, bedingt Hockey, Fechten, Rudern und Reiten.

e) Sportarten mit traditionell gehobener Resonanz, aber geringer sozialer Einschätzung: Gewichtheben, Ringen, bedingt Eiskockey.

f) Randsportarten ohne hohes Sozialprestige und allgemein geringer Resonanz: Rollhockey, Baseball, Faustball.

g) Sportarten mit breiterem sozialem Spektrum und gehobenem Interesse: Handball, Basketball, Judo (hier findet sich freilich ein größeres Gefälle in den Zahlen der Aktiven).

h) Sportarten mit breiterem sozialen Spektrum und geringerem Interesse: Wasserball, Kanu.

Sozialfaktoren und sportliche Leistung

Einführung.* E. Buggel (Berlin)

Wenn wir das Thema „Sozialfaktoren und sportliche Leistung" einer wissenschaftlichen Betrachtung unterziehen, ist sowohl der Begriff der Sozialfaktoren als auch der der sportlichen Leistung im weiteren und im engeren Sinne zu definieren. Die Sozialfaktoren im weiteren Sinne, die auch als exogene, indirekte oder objektive bezeichnet werden, umfassen die gesamtgesellschaftlichen Wirkungsfaktoren, die auf den Menschen als sozialbiologisches Wesen wirken. Die Sozialfaktoren im engeren Sinne, für die auch die Attribute endogene, direkte oder subjektive Verwendung finden, charakterisieren diejenigen Wirkungskräfte, die die menschliche Persönlichkeit in den sozialen Mikrogruppen beeinflussen. Der Begriff der sportlichen Leistung schließlich ist im weiteren Sinne als dominierende Kategorie jedweder sportlichen Tätigkeit und im engeren Sinne als Kategorie des Leistungssportes zu betrachten.

Bekannt ist, daß die einzelnen Sozialfaktoren in ihrer Wirkungsgröße für die sportliche Leistung noch nicht ausreichend exakt begründet sind, ja, daß es bei den einzelnen Wissenschaftlern große Widersprüche bei der Bestimmung des Stellenwertes der einzelnen Sozialfaktoren gibt. Die Forschung befindet sich auf diesem Gebiet noch in der Anfangsphase. Deshalb sollten auch die bereits angewandten und anzuwendenden Forschungsmethoden und -techniken zur Bestimmung der Gültigkeit der einzelnen Sozialfaktoren in der Diskussion einen bestimmten Raum einnehmen.

Zum sportlichen Leistungsbegriff

Kunath bestimmt den sportlichen Leistungsbegriff wie folgt:

„Der sportliche Leistungsbegriff charakterisiert in erster Linie ein gesellschaftliches Verhältnis. In der sportlichen Leistung werden Ergebnisse der sportlichen Ausbildung und der Erziehung gemessen bzw. bewertet und ihr Zustandekommen sowie ihre gesellschaftliche Bedeutung von den verschiedenen sozialen Kräften eingeschätzt. Die sportliche Leistung ist ein Ausdruck der physischen und psychischen Leistungsfähigkeit der menschlichen Persönlichkeit und der Leistungsfähigkeit der gesamten Gesellschaft, insbesondere des Bereichs von Körperkultur und Sport. Das Streben der Menschen nach sportlichen Leistungen und Höchstleistungen hat seine Wurzeln in der gesellschaftlichen Wertschätzung von Körperkultur und Sport, insbesondere in der allseitigen Förderung des Trainings- und Wettkampfsystems. In der sozialistischen Gesellschaft ist die Durchsetzung des Leistungsprinzips objektives Erfordernis und subjektives Bedürfnis zugleich".

Sozialfaktoren im weiteren Sinne

Bei der Kennzeichnung der Sozialfaktoren im weiteren Sinne muß davon ausgegangen werden, daß sich in der sportlichen Leistungsbereitschaft und Leistungsfähigkeit des Menschen als sozialbiologisches Wesen die ökonomischen, ideologischen,

---
* Vollständige Fassung in: Theorie und Praxis der Körperkultur **2**, 1086—1088 (1972).

politischen, kulturellen, wissenschaftlich-technischen, sozialen u. a. Ziele und Aufgaben der verschiedenen Gesellschaftsformationen, Klassen und Staaten also, sich die gesamtgesellschaftlichen Wirkungsfaktoren widerspiegeln. Folglich äußert sich in der Relation von Sozialfaktoren und sportlicher Leistung objektiv der Prozeß der politisch-ideologischen Auseinandersetzung zwischen Staaten unterschiedlicher Gesellschaftsordnungen im Ringen um den sozialen Fortschritt der Menschheit. Die von Nowikow begründeten wichtigsten sozial-ökonomischen Faktoren für die sportliche Leistung im Leistungssport können auch für die allgemeine sportliche Leistungsentwicklung der Bevölkerung als Basiswerte gelten. In Anlehnung an Nowikow sind dies für das jeweilige Land:

— die Verteilung des gesellschaftlichen Reichtums an alle Klassen und Schichten der Bevölkerung; die Höhe des Nationaleinkommens pro Kopf der Bevölkerung;
— der Stand der Befriedigung der elementaren Lebensbedürfnisse nach Essen und Trinken durch alle Klassen und Schichten der Bevölkerung; der Kaloriengehalt der Ernährung der Bevölkerung;
— das Entwicklungsniveau des Gesundheits- und Sozialwesens, der Gesundheitszustand, die durchschnittliche Lebenserwartung der Bevölkerung;
— der Entwicklungsstand des Bildungswesens und das Bildungsniveau der Bevölkerung;
— der Anteil der Stadtbevölkerung an der Gesamtbevölkerung bzw. der Stand der Annäherung des Lebensniveaus auf dem Lande an das der Stadt.[1]

Dabei gilt als entscheidendes Kriterium, daß nicht die sportliche Leistungsfähigkeit der Elite der Gesellschaft Maßstab sein kann, sondern die aller Bevölkerungsschichten.

So gesehen sind folgende Fragen zu beantworten:

Wie wird der gesellschaftliche Reichtum, das Nationaleinkommen, für soziale Belange, zu denen Körperkultur und Sport, die Entwicklung der körperlichen Leistungsfähigkeit der Menschen gehören, in den verschiedenen Gesellschaftsformationen verteilt? — Welche staatlichen Gesetze und Verordnungen, Beschlüsse gesellschaftlicher Organisationen, Einrichtungen und Körperschaften existieren, die die sportliche Leistungssteigerung als elementares humanistisches Anliegen der Gesellschaft von der Kindheit bis ins hohe Alter sichern? Wieviel Kader mit welcher Qualität stehen für die Körperkultur zur Verfügung? Welche materiell-technischen Bedingungen werden für Körperkultur und Sport geschaffen? Welchen Entwicklungsstand hat die Sportwissenschaft erreicht? Welche Organisationsformen für die sportliche Leistungssteigerung stehen zur Verfügung? — Wie ist die öffentliche Meinung zum Sporttreiben, zur sportlichen Leistungsfähigkeit und wie wirken die Massenmedien auf die Meinungsbildung ein? Also wie ist die gesellschaftliche und politische Wertschätzung sowohl der allgemein-sportlichen Leistungsfähigkeit als auch der Leistung im Hochleistungssport? Wenn, wie Lenk schreibt, der Leistungssport in der Öffentlichkeit kapitalistischer Länder als ein „nationalistischer Brot- und Zirkuszauber" eingeschätzt wird, fehlt es sowohl beim Durchschnittsbürger als auch bei Hochleistungssportlern an einem ganz entscheidenden gesellschaftlichen Antrieb.

---

1 Vgl. dazu A.D. Nowikow u. M. Maksimenko: Soziale und ökonomische Faktoren und das Niveau sportlicher Leistungen verschiedener Länder. In: Sportwissenschaft **2**, 156—167 (1972).

Sozialfaktoren im engeren Sinne

Unter den Sozialfaktoren im engeren Sinne sind jene Faktoren zu fassen, die die sportliche Leistungsbereitschaft und -fähigkeit des Einzelsportlers oder der Sportgruppen direkt, subjektiv beeinflussen. In der Diskussion sollten folgende Primärfaktoren für die optimale Entwicklung der Leistungsbereitschaft und -fähigkeit im Mittelpunkt stehen:

— Der ideologische Bewußtseinsstand des Sportlers, in der Sportlergruppe sowie im Elternhaus und anderen sozialen Gruppen.
— Die wichtigsten sozialen Beziehungen des Sportlers zu den Kontaktpartnern: Sportler zum Trainer, Sportler zum Sportler der eigenen Mannschaft oder Gruppe, Sportler zum sportlichen Gegner, Sportler zu den Eltern, zur Familie, Sportler zu den Freunden und der Arbeitsgruppe oder Schulklasse, Sportler zum Zuschauer.
— Die Schulbildung des Aktiven, die berufliche Tätigkeit bzw. Laufbahn und Entwicklung des Aktiven, wozu auch die Berufspositionen der Eltern, der Sozialstatus im Elternhaus und die damit im Zusammenhang stehende soziale Sicherheit für ausscheidende Leistungssportler zu rechnen ist. Zu diesem Sozialfaktor gehört auch die Zufriedenheit und der Erfolg außerhalb der sportlichen Tätigkeit, d. h. in der Arbeit, in der Schule, in der Freizeit.

Diese genannten Sozialfaktoren im engeren Sinne korrespondieren hochgradig vor allem mit dem biologischen Leistungsstatus, den Willens- und Charaktereigenschaften, der medizinischen Betreuung, der Ernährung und dem persönlichen Lebensregime des Sportlers sowie den sportmethodischen und -erzieherischen Bedingungen im Training und im Wettkampf.

Zusammenfassend kann gesagt werden: Die subjektiven, inneren Sozialfaktoren können sich nur in dem Maße voll ausprägen, wie günstige objektive, äußere Bedingungen, vor allem im sozial-ökonomischen Bereich, geschaffen sind; umgekehrt führen günstige äußere objektive Bedingungen nicht automatisch zu einer sportlichen Leistungssteigerung. Damit wird die Rolle der Persönlichkeit in der Entwicklung der sportlichen Leistung nachhaltig unterstrichen.

G. Nagy (Budapest)

Der Einfluß gesellschaftlicher Faktoren auf die sportliche Leistung*

Es war Rubinstein, der die These aufstellte, daß ein äußerer Stimuluseffekt durch innere (subjektive) Bedingungen wirksam wird. Aber zumeist hängt es von den inneren Bedingungen ab, wie diese Stimuluseffekte in Erscheinung treten, denen der Mensch unterworfen wird. Die Existenz dieses gegenseitigen Einflusses wird nicht angezweifelt, und als Folge davon ist sicher, daß eine sportliche Leistung — die einen komplizierten Prozeß unter Beteiligung einer Vielfalt von Faktoren darstellt — nicht unabhängig von gesellschaftlichen Faktoren gesehen werden darf.

Diese Tatsache wird wiederholt von Sportpsychologen direkt oder indirekt unterstrichen. Davon ausgehend müssen nicht nur jene Faktoren untersucht werden, die einen negativen oder positiven Einfluß während des Wettkampfes selbst ausüben — wie z. B. Publikum oder die Beziehungen zu anderen Mitgliedern der Mannschaft usw. —, sondern auch der äußere Stimulus ist wichtig, der einen Einfluß auf die Auswahl der Sportart, den Lehr- und Trainingsprozeß und den Wettkampf selbst

---
* Übersetzung aus dem Englischen.

ausübt. Diese Feststellung erklärt im weitesten Umfange das Konzept des sozialen Einflusses; aber die Angaben der Spezialliteratur zeigen, daß dieser Faktor nur im Zusammenhang mit entsprechender Erziehung wirksam wird.

Im allgemeinen unterscheiden sich Sportler von der durchschnittlichen Bevölkerung dadurch, daß sie extrovertiert sind. Das garantiert die verstärkte Möglichkeit für einen äußeren (sozialen) Einfluß des Stimuluseffekts. Nach J. Kane (1968) verliert die Extroversion zusammen mit den charakteristischen physischen Fähigkeiten an Bedeutung; er betont aber, daß dieser Zusammenhang nicht verallgemeinert werden könne. J. Schendel (1965) stellte fest, daß jüngere Sportstudenten eine günstigere persönliche Einstellung zu sozialer Adaption zeigen als diejenigen, die keinen Sport treiben. O. Neumann (1957) unterstrich den Wunsch des Sportlers nach Erfolg; die Untersuchungen von F. Antonelli (1961) besagen das gleiche. E. Karolczak (1969) hat die Extroversion im Falle von Boxern gezeigt. J. E. Counsilman (1967) wies anhand von experimentellen Tatsachen nach, daß es notwendig ist, die Persönlichkeit des Sportlers anzuerkennen, um ihn beeinflussen zu können. M. Vanek (1968) hat aus den persönlichen Angaben von 650 prominenten Sportlern gefolgert, daß die Notwendigkeit der Beibehaltung bereits errungener Anerkennung eine starke Belastung darstellt; sie hat jedoch auch eine positive Wirkung, weil die Sportler ihren erreichten sozialen Status mit Arbeit und Training beibehalten oder verbessern wollen.

Die Wirkung sozialer Faktoren ist nicht spontan, aber im Ergebnis des Erziehungs- und Vorbereitungsprozesses des Trainings werden sie mehr und mehr wirksam. G. Stübner (1967) unterstrich die Notwendigkeit der Persönlichkeitsbildung während des Trainings und K. Deschka (1969) hob die Bedeutung der gleichen Tatsache hervor. J. M. Goldfarb (1968) wies auf die Bedeutung des Trainers im Erziehungsprozeß hin. Nawroczka (1965) belegte anhand von Forschungsergebnissen, daß der Einfluß sozialer Faktoren meistens durch die Persönlichkeit des Trainers wirksam wird. Nach P. A. Rudik (1959) besteht eine der bedeutendsten Aufgaben der allgemeinen physischen Vorbereitung darin, die willensmäßigen Bemühungen zu einem Maximum zu bringen; hierbei spielen die moralischen Gefühle eine große Rolle. I. Macak (1965) ist der Auffassung, daß die Anwendung eines wettkampfähnlichen Trainings dem Sportler hilft, erfolgreich mit Schwierigkeiten fertigzuwerden, wie sie beim Wettkampf auftreten, immer bezogen auf die durch soziale Faktoren hervorgerufenen negativen Einflüsse. Die Forschungen von A. C. Puni (1959) zeigen, daß konstante Zielstrebigkeit während des Trainings die Willenskraft stärkt und durch diesen Umstand auch das Niveau der Leistung verbessert wird.

Im Falle der Wettkämpfe, die dem Training folgen, wird der Einfluß sozialer Faktoren intensiver; aber er stellt zugleich eine positive Einwirkung für einen gut vorbereiteten Sportler dar. G. Pörvanow, E. Genowa u. N. Popow (1963) zeigen anhand von Experimenten, daß — besonders im Falle von physischen Leistungen, die eine große Ausdauer verlangen — dieser Einfluß am stärksten war. G. M. Dvali (1969) beobachtete den Einfluß der Verbesserung während des Wettkampfes in einer seiner Untersuchungen. Nach E. Guéron (1969) hängt der Erfolg bei Wettkämpfen zuerst von der Klarheit der Aufgabenstellung und dem Grad der Überzeugung von ihrer objektiven, sozialen Bedeutung ab. Die Untersuchungen von G. Müller (1961), die sich mit der Wirkung des Erfolges und des Versagens beschäftigen, weisen ebenfalls auf die Bedeutung sozialer Faktoren hin.

Die Grundbedingung für alle Arten von sportlicher Leistung besteht darin, das Interesse der Jugend für den Sport zu wecken, was primär eine soziale Aufgabe darstellt; erst sekundär ist es von Bedeutung, die entsprechende Sportart auszuwählen. E. Wasilewski (1964) beschäftigt sich in seinen Untersuchungen mit der Frage der Motive und ihrer Auslösung bei Sportaktivitäten und belegt den bedeutenden Einfluß der Mikro-Umgebung. Bei W. Henning (1965) hängt der Grad der Auslösung der Motive für eine sportliche Betätigung in starkem Maße davon ab, wie aus emotionaler Einstellung eine erkennende wird, d. h. je fortgeschrittener die Studenten in ihrem Alter sind, je bewußter sind sie sich der Werte, die ihre Interessen motivieren. In einer Studie beschäftigt sich A. Gurycka (1964) mit dem Wechsel der Interessen bei Kindern und ihren damit im Zusammenhang stehenden Aktivitäten; er bezieht sich auf Roe (1956), der die relative Festlegung der Interessen nach der Pubertät sieht. Seine Feststellung wird durch die Tatsache belegt, daß der entscheidend beteiligte Faktor, der die Herausbildung der Interessen beeinflußt, die engere soziale Umgebung ist.

In eigenen Forschungen — wobei 1007 Schüler und 1556 Eltern untersucht wurden — haben wir versucht, auf zwei Fragen eine Antwort zu finden:

1. Durch welche konkreten Faktoren wird die Herausbildung des Interesses für eine sportliche Aktivität und der Wunsch nach sportlicher Leistung bei Jungen und Mädchen im Alter zwischen 8 und 15 Jahren bestimmt?

2. Welchen erzieherischen Einfluß hat der Sport und welche Erwartungen knüpfen die Eltern daran?

Methodisch wurde folgendermaßen vorgegangen: Wir benutzten einen Fragebogen für die Eltern und die Schüler und analysierten daneben die von Schülern geschriebenen Aufsätze.

Ergebnisse: Von den Schülern, die unsere Fragen beantworteten, wurden zur Bewerbung an einer Sportschule angeregt: 29% durch die Schule, 25% durch die Familie, 18% durch verschiedene Informationsquellen (Rundfunk, Fernsehen usw.) und 7% durch Freunde. Ihr Interesse an Leistung wird daran deutlich, daß 80% von ihnen „Welt-, Europa- oder wenigstens ungarischer Meister" werden wollten. In ihren Aufsätzen ist von besonderem Einfluß, daß ihr Sportidol ein nationaler oder ausländischer Meister ist, und sie möchten so bekannte Sportler wie ihre Vorbilder werden.

Die Eltern unterstützen die sportliche Aktivität ihrer Kinder, weil:

sie die Gesundheit des Kindes erhält und verbessert und eine gesunde Lebensweise garantiert wird;

sie den Charakter und die Persönlichkeit des Kindes günstig beeinflußt, d. h. das Selbstvertrauen, die Disziplin, die Willenskraft, den Mut etc. verbessert;

sie die physischen Eigenschaften wie Stärke, Kraft, Schnelligkeit und Ausdauer entwickelt;

sie die Forderung der Kinder nach Bewegung und Spiel erfüllt; sie bringt den Kindern Spaß, Stärke, Fitneß und regt sie zu bleibendem Sportinteresse an;

sie physische und psychische Ausgeglichenheit bringt, die sich günstig auf die Studienleistungen auswirkt;

sie dazu beiträgt, daß sich das Kind gut in ein Kollektiv einordnet; es lernt andere schätzen und kann durch sein Verhalten, die Anerkennung und den Respekt der anderen Kinder erlangen;

sie dazu beiträgt, daß das Kind seine Freizeit sinnvoll nutzt und überflüssige Energie dem Sport widmet;

sie zur Entwicklung des sportlichen Talents beiträgt und der Trainer einen guten Sportler aus dem Kinde entwickeln kann.

Literatur

Antonelli, F.: La valutazione psicoclinica dell'atleta. Medicina dello Sport 323—331 (1961).
Counsilman, J. E.: Motivation of athletes during practice sessions. Swimming Technique 100—103 (1967).
Deschka, K.: Die Aufgaben eines seelischen Trainings. Die Lehre der Leichtathletik **15**, 347—350 (1959).
Dvali, G. M.: Some psychological questions of the engagement in competitions. Pszichologicseszkaja Podgotovka Szportszmena 164—174 (1969).
Goldfarb, J. M.: Motivational psychology in coaching. Scholastic Coach **6**, 54—57 (1968).
Guéron, E.: The psychological capability of resistence of the sportsman. Voproszi na Fizicseszkata Kultura **2**, 71—77 (1969).
Gurycka, A.: Interessen bei Schülern. Warsaw 1964.
Henning, W.: Die Motivation des Sportinteresses bei Kindern und Jugendlichen. Theorie und Praxis der Körperkultur **9**, 799—806 (1965).
Kane, J. E.: Personality and athletic ability. Swimming Technique **10**, 79—81 (1968).
Karolczak, B.: Psychological examinations in boxing. Sport Wacznowy **7**, 30—32 (1969).
Macak, I.: The modelled training. Trener a Cvicitel **11**, (1965).
Müller, S.: Erfolg und Mißerfolg als sportpsychologisches Problem. Theorie und Praxis der Körperkultur **3**, 217—226 (1961).
Nagy, G.: Motives of girls and boys between 8 and 15 for choosing a particular branch of sport, assessed by means of questionnaires. Pszichológiai Tanulmányok **11**, 431—440 (1969).
— The tasks of the sport and physical education in reflection of a parental opinion research. A Testnevelés Tanitása **3**, 73—76 (1970).
Nawroczka, W.: The causes and symptoms of emotional effects in the case of prominent sportmen. Voproszi na Fizicseszkata Kultura, Sofia no. 7, 1965.
Neumann, O.: Sport und Persönlichkeit. München, p. 230, 1957.
Pörwanow, B., Genowa, E., Popow, N.: Der Einfluß einiger stimulierender Faktoren auf die Willensanstrengung bei unterschiedlicher körperlicher Tätigkeit. Theorie und Praxis der Körperkultur **8**, 726—736 (1963).
Puni, A. C.: Die Willenserziehung des Sportlers. Theorie und Praxis der Körperkultur **9**, (1959).
Rudik, P. A.: The concept, content and tasks of the psychological preparation of the sportsmen. Pszichologicseszkaja Podgotovka Szportszmena, Moscow, p. 3—10, 1959.
Schendel, J.: Psychological differences between athletes and nonparticipants in athletics at three educational levels. Res. Quart. **1**, 52—67 (1965).
Stübner, G.: Willenserziehung im Training. Theorie und Praxis der Körperkultur **11**, 1002—1009 (1967).
Vanek, M.: Psychodiagnostische Methoden im Sport. Schweizerische Zeitschrift für Sportmedizin **3**—**4**, 137—143 (1968).
Wasilewski, E.: The problem of motivation in the sport-activity. Roczniki Naukowe, p. 33—57, 1964.

Kurzreferate

Secondary School Sports: Ein integrierter Teil der Erziehung und eine einleitende Phase für die Heranbildung von Olympia-Athleten. W. Johnson (Urbana)

Nach dem Vergleich der gegensätzlichen Organisation des Sports in den Vereinigten Staaten und in anderen Ländern — hier die Koppelung an Schulen und Universitäten, dort die enge Bindung an das Vereinswesen — stellte der Referent fest, daß „secondary school sports" einen wesentlichen Teil der Erziehung ausmachen. Zur Untermauerung dieser Auffassung geht Johnson ausführlich auf zahlreiche Aspekte der „secondary-school sports" ein, auf ihre Geschichte, ihre Ziele, die Stellung des „Coach", auf Einrichtungen, Finanzierung und das angebotene Sportprogramm.

Der Referent wandte sich dann der Feststellung zu, das „interscholastic sports"-Programm sei ein integrierter Teil der amerikanischen „Secondary Schools" und damit die erste von drei Stufen für die Heranbildung von Olympia-Athleten. Als Beweis nennt er die am „interscholastic sports"-Programm teilnehmenden 73 Millionen Studenten (nach einer Erhebung aus dem Jahr 1964), die sich auf 27 Sportarten verteilen. Aus diesem weiten Feld rekrutieren sich in allen Disziplinen talentierte Sportler für die Teilnahme an den „highly competitive sports" der Colleges und Universitäten. Die höchste Stufe des Olympia-Vorbereitungs-Programmes kann nur unter Mitwirkung von NCAA, der „Amateur Athletic Union (AAU)" und des Nationalen Olympischen Komitees erreicht werden.

Führungsfunktion und Führungsstil in Sportgruppen*. P. Kunath (Leipzig)

Nach Kunath spiegelt die Führungsfunktion einer Sportgruppe „die gesamtgesellschaftliche Zielstellung für die Bildung und Erziehung der Jugend wider und hat seine Verwirklichung zu sichern. Sie wird von Trainern, Übungsleitern und Funktionären der Sportorganisation oder in der Schule von den Sportlehrern wahrgenommen. Die Träger der Führungsfunktion sind Mitglieder des Kollektivs der Sportler, sie verwirklichen die Führungsfunktion auf der Grundlage der Tätigkeit des Sportkollektivs. Ihre Hauptverantwortung besteht darin, allen Sportlern zur allseitigen Entwicklung ihrer Persönlichkeit zu verhelfen sowie entsprechend ihren Interessen und Fähigkeiten zur Förderung ihrer sportlichen Talente beizutragen. Der Führungsstil wird als die Art und Weise der Verwirklichung der Führungsfunktion dargestellt. Die verschiedenen Sozialfaktoren, insbesondere die Bedingungen eines Sportlerkollektivs und das Alter der Sportler, modifizieren den Führungsstil".

Gruppendynamische Aspekte im Training und Wettkampf der Kunstturnerinnen und Kunstturner der BRD. F. und W. Immig (Erlangen)

Die zentrale Frage stellt sich hinsichtlich potentieller Determinanten, die in kleinen, zentripetal organisierten Gruppen aus dem Bereich des Hochleistungssports mit spezifischen Beziehungsstrukturen zu einer optimalen Aktualisierung des Leistungsvermögens der Gruppe beitragen können. Folgende Bereiche scheinen für die Abgrenzung der Thematik relevant zu sein:

Die soziale Struktur der Gruppe, Einfluß der Sozialisationsprozesse, Ziel- und Wertvorstellungen innerhalb der Gruppe, Gruppenkohäsion bzw. emotionale Integration sowie die Position des Trainers in der Gruppe, Binnenkonflikte und Interdependenzen mit übergeordneten sozialen Ordnungen bzw. Organisationen. Es wurde eine Fallstudie der männlichen deutschen Jugendnationalmannschaft im Kunstturnen unter besonderer Berücksichtigung folgender Aspekte erstellt: Objektive Leistungsrangfolge (ermittelt anhand von Wettkämpfen) im Vergleich mit subjektiver Leistungseinschätzung der Mannschaftsmitglieder und des Trainers, soziometrische Gruppenstruktur und die Position des Trainers innerhalb der Mannschaft.

Die Jugendnationalmannschaft — bestehend aus acht Mitgliedern (zwei weitere Ersatzturner können hinzukommen) — ist eine sehr leistungsstarke Gruppe, die auch auf internationaler Ebene bedeutende Erfolge erringen konnte. Die soziale wie auch die Altersstruktur kann als sehr homogen bezeichnet werden, da es sich fast ausschließlich um 16 bis 18jährige Schüler handelt.

---

* Vollständige Fassung in: Theorie und Praxis der Körperkultur **21**, 1103—1105 (1972).

Sozialfaktoren und sportliche Leistung

Die Gruppenarbeit ist bestimmt durch die konstant bleibende Grundsituation im Wettkampf und im Training. Jedes Gruppenmitglied übt nacheinander gleichartige Aktivitäten aus, welche durch die verschiedenen Geräte vorgegeben sind. Das bedeutet, daß die minimale Arbeitsteilung innerhalb der Gruppe eine wenig differenzierte Rollenstruktur notwendig macht. Für die Gruppenzugehörigkeit ist die individuelle Leistung des Turners maßgebend — d. h. die Mitglieder sind austauschbar —, sie ist durch Leistungskriterien bestimmt.

Ein wesentlicher Aspekt gruppendynamischer Prozesse ist die subjektive Leistungseinschätzung in Hochleistungssportgruppen. Die objektive Leistungsrangfolge (Leistungstests) wurde korreliert mit der subjektiven Rangfolge, die jeder einzelne Turner — im Rahmen einer Fragebogenaktion — abgegeben hatte. Der Mittelwert der einzelnen Korrelationen — ermittelt wurde der Rangkorrelationskoeffizient Rho nach Spearman — ergab: $R = 0,77$ (Signifikanzniveau 95%). Die höchsten Teilkorrelationen für die Einzelplätze ergaben sich bei Platz 1 und 2, bzw. 7 und 8.

Die subjektive Rangfolge für die Gesamtmannschaft, korreliert mit der objektiven Leistungsrangfolge, ergab: $R = 0,92$ (Signifikanzniveau 99%). Die Korrelation der subjektiven Leistungsrangfolge des Bundestrainers mit der objektiv ermittelten Rangfolge entspricht genau dem Mittelwert der Korrelationen zwischen der subjektiven Rangeinschätzung der einzelnen Turner und der objektiven Rangfolge: $R = 0,78$ (Signifikanzniveau 95%). Die subjektive Leistungseinschätzung der Turner stimmt mit der des Trainers ebenso überein wie mit der objektiven. Dies läßt den Schluß zu, daß in der untersuchten Gruppe hinsichtlich der Mannschaftsaufstellung keine leistungsmindernden Spannungen auftreten dürften.

Die Aufnahme in die Gruppe hängt nur von Leistungskriterien ab. Es stellt sich die Frage, inwieweit die interpersonellen Beziehungen durch den Leistungsaspekt überlagert werden.

Die soziometrische Struktur wurde gemessen in den Dimensionen: 1. Beziehungen der Zuneigung und Abneigung — Vorzugswahl bzw. Ablehnung als Freizeitpartner. 2. Subjektive Interaktionspräferenzen — Vorzugswahl bzw. Ablehnung als Trainingspartner. 3. Leistungsfähigkeit — Unersetzlichkeit und Zuverlässigkeit im Wettkampf — bzw. Ersetzbarkeit und Unzuverlässigkeit im Wettkampf.

In der 1. und 2. Dimension — Vorzugswahlen, Freizeitpartner bzw. Trainingspartner — ergaben sich jeweils zwei Gegenseitigkeitswahlen; 50% der abgegebenen Wahlen fallen auf $1/3$ der Mannschaft. In der 1. und 2. Dimension — Ablehnungen, Freizeitpartner bzw. Trainingspartner — kommt es zu keinen Gegenseitigkeitsablehnungen. Die vorliegenden Soziogramme lassen erkennen, daß Vorzugswahl bzw. Ablehnung nach persönlichen und nicht nach Leistungskriterien erfolgte. Der Vergleich der Soziogramme der 3. Dimension — Unersetzlichkeit bzw. Ersetzbarkeit im Wettkampf — mit der objektiv ermittelten Rangfolge zeigt, daß die Stimmen ausschließlich nach Leistungskriterien abgegeben wurden. Aus der soziometrischen Struktur lassen sich weder manifeste noch latente Binnenkonfliktmöglichkeiten erkennen. Dazu fehlt auch ein klares Führungs-Dual, z. B. zwischen Beliebtestem und Leistungsstärkstem, die beide durch Gegenseitigkeitswahlen auf allen drei Dimensionen verbunden sind. Die Korrelationen der drei Dimensionen untereinander, ermittelt nach dem Bravais-Pearsonschen Maßkorrelationskoeffizienten, ergeben, daß die ersten beiden Dimensionen sehr hoch miteinander korrelieren, mit der dritten Dimension jedoch in keinem statistisch signifikanten Zusammenhang stehen.

Sollte die Dimension der Leistungsfähigkeit die emotionalen Dimensionen der Gruppenstruktur überlagern, müßte die subjektive Mannschaftsrangfolge hoch mit der Rangfolge der Mannschaftsmitglieder nach dem „emotionalen Status" korrelieren. Der emotionale Status wurde auf den Dimensionen, Sympathie — Antipathie (= die Dimension eins und zwei) nach:
$$SS = (SS +) - (SS -) \text{ ermittelt.}$$

$$SS + = \frac{\text{Summe der empfangenen gewichteten Wahlen}}{\text{Gesamtsumme aller abgegebenen gewichteten Wahlen pro Dimension}}$$

$$SS - = \frac{\text{Summe der empfangenen gewichteten Ablehnungen}}{\text{Gesamtsumme aller abgegebenen gewichteten Ablehnungen pro Dimension}}$$

Es ergibt sich ein $R = 0,29$ (keine statistische Signifikanz).

Dieses Ergebnis unterstreicht noch deutlicher die aus den Soziogrammen gewonnenen Folgerungen — die Vorzugswahlen bzw. Ablehnungen wurden weitgehend unabhängig von Leistungskriterien abgegeben. Dies läßt den Schluß zu, daß in der untersuchten Gruppe der Leistungsschwächste, im Gegensatz zu vielen anderen Hochleistungssportgruppen, nicht mit dem „Ablehnungsstar" identisch ist.

Die Position des Trainers scheint für ein Hochleistungstraining im Kunstturnen besonders bedeutsam, da hier das Verhältnis von Trainer zu Aktiven auf gegenseitige, sehr enge, und zwar ständige Aktivitäten während des Trainingsprozesses aufgebaut ist, d. h. für einen optimalen Leistungsoutput ist es notwendig, daß der Turner den Trainer als Partner akzeptiert. Da über den gesamten Zeitraum des Leistungstrainings im Kunstturnen (Erlernen von schwierigen, unsicheren, neuen Elementen) eine sehr vielfältige Kommunikation und enger körperlicher Kontakt zwischen Turner und Trainer herrscht, können sich Antipathien negativ auf die Trainingseffektivität auswirken. Um Informationen über den Bundestrainer zu bekommen, wurde ein Polaritätsprofil mit drei verschiedenen Stimuli aufgestellt: Der Bundestrainer — die Führerpersönlichkeit — der gute Trainingspartner.

Das Q-Maß (Produkt-Momentkorrelation nach Bravais-Pearson) gibt an, inwieweit das Vorstellungsbild, das die Turner vom Bundestrainer haben, mit den beiden anderen übereinstimmt.

Beide Q-Maße liegen im positiven Bereich der Skalierung (Signifikanz 99,9%), d. h. die Korrelation drückt einen sehr starken Zusammenhang im positiven Bereich der zugeordneten Attribute aus.

In dieser Mannschaft kommt das Idealbild des guten Trainingspartners und die Vorstellung über eine Führerpersönlichkeit dem tatsächlichen Profil des Bundestrainers sehr nahe.

Leistungssport im Jugendalter als pädagogisches Problem

Einführung. H. Groll (Wien)

Zur Frage gestellt ist der Leistungssport im Jugendalter, also in dem für die Entwicklungs- und Lernvorgänge im menschlichen Leben wichtigen Abschnitt zwischen dem 10. und 20. Lebensjahr. Leistungssport im Jugendalter als *pädagogisches Problem*, das heißt, die Leistungsschulung verstanden als Auftrag und Anlaß für die Erziehung Jugendlicher, aber auch als Sorge in der Sporterziehung. Es geht um die pädagogisch sinnvolle Bewältigung des „erziehlich ambivalenten Charakters" des Leistungssports in der Jugenderziehung. Das Problem soll nicht nur als ein schulisches Anliegen gesehen werden; es berührt auch die Jugendarbeit in anderen Institutionen (Jugendklubs, Jugendabteilungen in Vereinen ...).

Zwei Fragenkomplexe scheinen vordringlich:

1. Der Jugendsport im Spannungsfeld einer gesunden Leistungsidee und einer pervertierten Leistungsideologie; es geht hier um die pädagogischen Möglichkeiten eines jugendadäquaten und sportgerechten Leistungsstrebens bzw. um die pädagogischen Fehlwirkungen eines grenzenlosen Leistungsstrebens oder einer unkritischen Leistungsverweigerung infolge eines unmäßigen Leistungsdruckes.

2. Grundsätze und Organisationsformen für die Leistungsschulung in der Sporterziehung der Schule; es geht hier um die zweckentsprechenden und zielgerechten kommunalpolitischen und schulgesetzlichen Voraussetzungen sowie um die konkreten Ziele und Unterrichtsgrundsätze (Wege) der sportlichen Leistungsschulung in leistungsinhomogenen Gruppen (Schulklassen) mit außersportlichen, gesamtschulischen Aufgaben.

A. Nicu (Bukarest)

Methodische Kriterien der sportlichen Vorbereitung von Kindern und Junioren*

Der Referent stellt einleitend fest, man bemühe sich in Rumänien um eine Optimierung der sportlichen Erziehung unter der Bezeichnung „sportliche Vorbereitung der Kinder und Junioren" (zum Leistungssport). Diese Formulierung habe sich aus pädagogischen Gründen und wegen ihres umfassenderen Sinninhaltes in offiziellen Dokumenten sowie der Fachliteratur durchgesetzt.

Im planmäßigen und ständig zu kontrollierenden Aufbau der sportlichen Vorbereitung unterscheidet Nicu drei „Etappen": die *Anfangsetappe*, die *spezielle-* und die *Vervollkommnungsetappe*.

---

* Übersetzung aus dem Französischen.

Die Anfangsetappe

Der Anfangsetappe, die der Integrierung, Anpassung, Prüfung und Auswahl dient, sind mehrere Momente eigen:

Die *primäre Auswahl*, ein im Laufe vieler Wochen oder sogar Monate organisierter Prozeß, bei dem Sportlehrer gemeinsam mit den Trainern das motorische Potential der Schüler prüfen. Die Momente der primären Auswahl und die dabei eingehaltene Reihenfolge sind:

Prüfung des Gesundheitszustandes: Sie erfolgt in sportmedizinischen Kliniken nach neuesten Erkenntnissen und unter Berücksichtigung der beigegebenen Anamnese. Die *anthropometrische Erhebung* hält die Wachstums- und Entwicklungsstufe des Kindes fest. Die betreffenden Daten erlauben eine relative Voraussage des biologisch erreichbaren Konstitutionstyps. Der *motorische Test* stellt die Entwicklung der Grundeigenschaften *Schnelligkeit, Ausdauer, Kraft, Gewandtheit* einschließlich der *Sprungkraft* fest. Die Daten dieser Untersuchung sind für die Auswahl und Zuordnung des Kindes am wichtigsten. Eine Arbeit neueren Datums über die Messung des biometrischen Leistungspotentials wurde von einem Autorenkollektiv (A. Nicu, V. Mazilu, Al. Focseneanu, E. Wilk) durchgeführt. Sie prüft den Wirkungsgrad von fünf somatischen und zehn motorischen Parametern, welche ein Bild über die Belastungsmöglichkeiten des Kindes und Jugendlichen liefern können. Daraus ergibt sich nicht nur eine Beurteilung des biometrischen Belastungsmittels der Schüler der 1. bis 12. Klasse (6 bis 18 Jahre), sondern auch die Feststellung der im Kollektiv verborgenen Talente sowie die Methoden ihres Aufspürens. Die fünf somatischen und zehn motorischen im Untersuchungsprotokoll enthaltenen Parameter erlauben den Vergleich der Leistungen eines Kindes mit denen des Kollektivs, dem es entstammt, bzw. mit den Leistungen seiner Altersstufe. Diesem Vergleich kommt der Wert von Tests zu. An Hand von Skalentabellen kann nämlich die Bedeutung der Leistung errechnet und das Talent aufgespürt werden. Wenn auch die Durchführung dieser Tests etwas mühseliger erscheint als die der bisher in der Fachliteratur bekannten, rechtfertigen die exakteren Schlußfolgerungen den Mehraufwand an Arbeit.

Ohne auf die Einzelheiten dieser Untersuchung eingehen zu können, darf gefolgert werden, daß das Problem des *Talents* in den auf Schnelligkeit basierenden Disziplinen für die Zeitspanne des Kindes- und Jugendalters noch nicht genügend untersucht wurde. Wir wissen, daß beim Sprint die Leistungen von zwei Faktoren abhängen, deren Werte sich in einem umgekehrt proportionalen Verhältnis befinden: der *Laufschrittlänge* und der *Lauffrequenz*.

Praktisch wird uns das Vorhandensein eines Talents durch die *Schrittzahl innerhalb einer Sekunde* angezeigt. Die Möglichkeit, bei diesen Faktoren genetischer Natur Fortschritte zu erzielen, ist relativ begrenzt. Diese Begrenzung wird von der Tatsache bestimmt, daß die Frequenz der Schritte pro Sekunde die Alternanz der Grundprozesse der Gehirnrinde, nervlich-muskuläre Reizhemmungen und die objektive Charakteristik der Erbanlagen des Kindes widerspiegelt. Folglich stellt das Zählen der Schritte pro Sekunde im Rahmen der motorischen Auswahlprüfung einen wichtigen Hinweis für das Aufspüren eines Talents dar, zu dem noch das Abmessen der Schrittlänge hinzukommt.

Deshalb gelten die Aufzeichnungen des Parameters *Schnelligkeit* als die wichtigsten; sie werden festgehalten und bei der Auswahl des Kindes oder Jugendlichen für eine ganze Reihe von Sportarten (alle Sportspiele und Leichtathletik) verwendet. Die anderen Eigenschaften — *Ausdauer und Kraft* — werden im nachfolgenden Prozeß der sportlichen Vorbereitung in der beabsichtigten Richtung und in den genannten Ausmaßen entwickelt.

Aus der erwähnten Untersuchung geht hervor, daß 2% der getesteten Schüler (34000) zwischen 11 bis 14 Jahren Strecken von 12 bis 36 km in gleichmäßigem Lauftempo zurückgelegt haben. Die Durchschnittsgeschwindigkeit betrug 12 km/h. Durch Umfragen im Kreise der für aerobe Belastung geeigneten Kinder ging hervor, daß einige von ihnen noch nie solche Strecken gelaufen waren.

Die Ergebnisse des *Gewandtheitstests* wurden zum Großteil von der Eigenschaft *Schnelligkeit* beeinflußt, welche einen Teil des Tests bildete. Auch im Falle der *Sprungkraft* zeigte sich ein Zusammenhang mit den Werten des Parameters Schnelligkeit.

Der Vergleich der Laboraufzeichnungen über die Messung der *Reaktionsschnelligkeit* (Tappingtest) mit den Ergebnissen der motorischen, im Stadion durchgeführten Untersuchungen hat eine so große Ähnlichkeit der Schlußfolgerungen ergeben, daß ihre parallele Anwendung nur eine Überprüfung darstellt.

Der psychologische Test: Trotz der schwierigen Durchführung lehrt uns die Erfahrung, daß eine starke und beständige *Motivation* des Kindes zugunsten der Belastung ein im Augenblick der Auswahl diskussionswertes subjektives Grundkriterium darstellt. Das Kriterium der *speziellen Fähigkeiten* ist eine mühseligere, spätere Etappe der Untersuchung der Erkenntnisprozesse, der Temperaments- und Persönlichkeitszüge, der psycho-motorischen Eigenschaften usw. Das Kriterium der *Leistungsfähigkeit* hebt mit Hilfe psychophysiologischer Tests oder durch einfache Reaktion der Versuchsperson die Widerstandskraft gegenüber psychischer Ermüdung hervor.

Das Kriterium der *Lernerfolge* bietet ebenfalls eine Möglichkeit zu entscheiden, ob das Kind in der Sportsektion zurückzuhalten ist oder nicht, da zwischen dem Niveau seiner intellektuellen Prozesse und der Aneignungsart (konkret, rasch, vollständig, fehlerhaft usw.) ein gewisser Zusammenhang besteht.

Das *psycho-soziale* Kriterium spielt bei der Auslösung und Erhaltung der Motivation eine wichtige Rolle. Soziologische Ermittlungen haben gezeigt, daß die den Sportsektionen zustrebenden Kinder meist kinderreichen Familien entstammen, welche über ein Durchschnittseinkommen verfügen, in der Nähe der Trainingsstätten wohnen und deren Eltern oder Geschwister Sport betrieben haben.

Die *vielseitige Entwicklung* ist das erste Ziel, das der Trainer nach der endgültigen Auswahl der Gruppe verfolgt. Der Arbeitsplan steht in einer direkten Verbindung mit der später zu erreichenden Leistung, stellt aber das dafür zu schaffende Fundament auf eine breite Basis.

Im allgemeinen wird diese Vorbereitung von mehreren Faktoren bestimmt: dem Profil der zukünftigen Spezialisierung, den vorhandenen materiellen Grundlagen, den klimatischen Bedingungen und den sportlichen Traditionen der Schule. Die Dauer einer Sportstunde beträgt 90 min; ein Wochenzyklus umfaßt 2 bis 3 Trainingsstunden, im Lager und in den Ferien 3 bis 4 Wochenstunden. Die vielseitige Vorbereitung dauert im Durchschnitt 1 bis 2 Jahre; der Beginn dieser Vorbereitung liegt in der Leichtathletik bei 9 bis 10, im Turnen bei 7 bis 8, in den Sportspielen bei 7 bis 9, in der Schwerathletik bei 10 bis 13, im Schwimmen bei 6 bis 7, im Eiskunstlauf bei 6 bis 7 Jahren.

Das Problem des *Anfangs-* und *Abschlußalters* dieser Vorbereitungsetappe ist leider noch ungenügend untersucht. Es gilt als gesichert, daß in erster Linie das biologische Alter des Kindes und weniger das chronologische Alter den Beginn bestimmt.

Spezielle Etappe

Die methodischen Kriterien, welche diese Etappe gliedern, sind folgende:

Das Kriterium der Entwicklung der motorischen Eigenschaften. Nach der gegenwärtigen Auffassung können die motorischen Eigenschaften nicht von der Technik des Sports getrennt werden. Das Zurückbleiben der Wertmeßziffern dieser Eigenschaften, insbesondere der der Kraft und Schnelligkeit, bedingen Fehler in der Technik. Deshalb ist es angezeigt, ein optimales Verhältnis zwischen dem Entwicklungsniveau der Muskelkraft und der Schnelligkeit zu erreichen, um vom Beginn der Spezialisierung an die Aneignung einer zweckmäßigen Technik zu ermöglichen. Diese neue und gleichzeitig geprüfte Auffassung besteht darin, daß das Entwicklungsniveau der Eigenschaften Schnelligkeit und Kraft sich nicht mehr in direkter Abhängigkeit zum Alter der Versuchsperson befindet. Wichtig bleibt das Ziel der Vorbereitung, das auf vernünftige, altersangepaßte Weise verfolgt wird. Kraft und Schnelligkeit sollen auf natürlichem Wege erreicht werden; die dynamische Kraftarbeit findet stärker als die statische Verwendung.

Im Bereich der Ausdauerentwicklung kamen neue Impulse durch die Erfolge der Australier und Neuseeländer in Tokio, deren Leistungen man auf das in diesem geographischen Raum schon im Kindesalter gepflegte Langstreckenlaufen zurückgeführt hat. Die Sportphysiologie hat gezeigt, daß sich der Körper in diesem Alter an Dauerbelastung besser und rascher anpaßt als der des Erwachsenen, selbstverständlich nur dann, wenn das Lauftempo vernünftig gewählt wird. Das größere Herzvolumen und das geringere Gewicht des Kindes begründen, weshalb es seiner Struktur nach ein Langstreckenläufer ist.

Autoren verschiedenster Fachrichtungen — Physiologen, Trainer (Adam, Åstrand, Counsilman, Filin, Hollmann, Jokl, Kirsch, Maiorow, Mellerowicz, Nöcker, Reiss, Walik usw.) — empfehlen deshalb, die Mittel, welche eine Verbesserung der Wertmeßziffern der allgemeinen Ausdauer ermöglichen, bereits vom 9. Lebensjahr an zu benützen. Die sowjetische Schule (Osolin, Iacowlew, Wolkow, Zaciorski) bestätigt dies und zeigt gleichzeitig die Nützlichkeit der hauptsächlichen Anwendung einer gleichmäßigen Arbeitsmethode auf, die eine bessere Übereinstimmung der Tätigkeit der vegetativen Systeme, den Sauerstoffverbrauch betreffend, sicherstellt. Die funktionellen „Grenzen" des Organismus entwickeln sich im Falle einer weniger anstrengenden, aber länger andauernden Belastung besser.

Aufgrund der genannten Argumente ist anzunehmen, daß eine bestimmte Reihenfolge der Entwicklung der motorischen Eigenschaften zu Beginn dieser speziellen Etappe (der 2.) der Vorbereitung des Kindes und Junioren nicht begründet ist, weil sich die Altersstufe zwischen 11 bis 14 Jahren für jede Art von Tätigkeit als günstig erweist.

Folglich zeigt das methodische Kriterium der speziellen Etappe an: das Niveau des Beginns der Entwicklung der motorischen Eigenschaften, die Art und Weise der Beeinflussung dieses Faktors gleichzeitig mit dem technischen, die Vorherrschaft des Umfangs über die Intensität und eine Minimaldauer von 1 bis 2 Jahren. Daneben weist es darauf hin, daß der Arbeitsweise im aeroben Bereich vorrangige Bedeutung gegenüber der im anaeroben zukommt.

In dieser Etappe unterscheiden wir eine Jahresplanung in der Form eines *Monozyklus*, welcher sich aus einer langen *Vorbereitungsperiode* (4 bis 6 Monate), einer *Wettkampfperiode* (1 bis 2 Monate) und einer *Übergangsperiode* (1 bis 2 Monate) zusammensetzt. In letzter Zeit wird infolge der Überlagerung der Schulprüfungen und der Wettkampftermine auch ein jährlicher *Bizyklus* (eine Aufeinanderfolge von 2 Monozyklen) festgestellt. Die Wochenzyklen schließen 3, in den Ferien 4 bis 5 Trainingszeiten ein.

Das Wettkampfkriterium. Die Art der Wettkampfvorbereitung, die Häufigkeit der Wettkämpfe und ihr Niveau bilden ein wichtiges Element zur Formung des Spitzensportlers. Daher wird in dieser Periode die Teilnahme an Wettkämpfen empfohlen (6 bis 8 in Abständen von je 2 Wochen). Neben den Gewöhnungsabsichten, der verbesserten Selbstkontrolle und der Beseitigung negativer Startfaktoren geht es dabei auch um eine erzieherische Wirkung. Der Jugendliche soll lernen, den Wettkampf zu achten, sich gewissenhaft vorzubereiten und einen Teil seiner Freizeit der geistigen Einstellung gegenüber dem Wettkampf unterzuordnen.

Das Kriterium der zur Verfügung stehenden Freizeit. Der Referent betont, es sei wesentlich, *wieviel* und *wann* Freizeit zur Verfügung stehe, *wo* und *wie* sie genützt werde. Da die sportliche Vorbereitung etwa ein Viertel der Freizeit der Jugendlichen in Anspruch nehme, werde ein günstiges Verhältnis zwischen „dynamischen" und „statischen" Beschäftigungen erreicht. Die anthropometrischen und funktionellen Maßzahlen wiesen bei den Schülern mit sportlichem Vorbereitungsprogramm besonders gute Tendenzen auf. Vor allem könne auch festgestellt werden, daß das „intellektuelle Niveau der Schüler an den Sportgymnasien (wenigstens 8 Wochenstunden Leibeserziehung und Sport) ... dem an anderen Gymnasien in keiner Weise nachsteht".

Nicu hält die Sportgymnasien für geeignete Modelle, an denen sich die zukünftigen Allgemeinschulen orientieren können.

Die Etappe der Vervollkommnung

Sie beginnt, von Sportart zu Sportart verschieden, frühestens nach 4 Jahren, und ihr Endziel ist das Erreichen der 1. Leistungsklasse. Für Inhalt und methodisches Vorgehen gelten die bereits in den vorhergehenden Etappen genannten Kriterien. Natürlich nehmen das Volumen und die Intensität kontinuierlich zu und gegen Ende der Etappe nähern sie sich denjenigen der Senioren. Der Rekord rückt als Ziel näher, bleibt aber immer noch im Rahmen der Perspektivvorbereitung. Die Wochenzyklen umfassen jetzt 3 bis 5 Trainingszeiten von längerer Dauer (100' bis 120'). Die Ferien sind im allgemeinen Vorbereitungs- und Akkumulationsperioden oder Wettkampfperioden (im Sommer). Eine vernünftige Belastung während des Trainings, Sorgfalt bei der statischen Belastung und der Anwendung von anaeroben Reizen, die immer öfter angetroffen werden, bleiben auch weiterhin methodische Kriterien.

Schlußfolgerungen

Die sportliche Vorbereitung der Kinder und Junioren ist Voraussetzung für die Heranbildung von Spitzensportlern und gliedert sich in drei miteinander kausal verbundene Etappen:

Die Anfangsetappe, in welcher der Auswahlprozeß durch den der einheitlichen, vielseitigen Entwicklung fortgesetzt wird.

Die Spezialetappe, in der der spezifischen Arbeit zur Entwicklung der motorischen Eigenschaften größeres Volumen und größere Intensität eingeräumt wird. Die spezifische Vorbereitung der motorischen Eigenschaften verbindet sich mit dem Prozeß des Erlernens und der technischen Verbesserung und bildet ein einheitliches Ganzes. Die Vervollkommnungsetappe bringt einmal dem jungen Sportler die Anerkennung als Junior und stellt zum anderen durch die gesteigerte, wohldosierte Trainingsintensität eine Zwischenetappe der Entwicklung vom Junior zum Senior dar.

Die Gesamtdauer dieses Prozesses ging — als Ergebnis der sportwissenschaftlichen Forschung — auf 5 bis 6 Jahre zurück. Die sportlich guten Leistungen, die von den Junioren gegen Ende dieser Vorbereitungsperiode in den meisten Sportarten erzielt wurden, bestätigen die Richtigkeit dieser Art der Organisation und Durchführung des lern-erzieherischen Prozesses.

Literatur

Nicu, A.: Studii privind pregatirea sportiva a copiilor si juniorilor. Bucuresti 1972.
— Mazilu, V., Focseneanu, A., Wilk, E.: Potentialul biomotric al populatiei scolare cls. V—XII. Bucuresti 1970/71.

Kurzreferate

Der Wettkampfsport und die Erziehung der Jugend. P. Seurin (Arreau)

Das Problem der Nutzung des sportlichen Wettkampfs für die Erziehung erfährt durch die Aufwertung des Sports im Rahmen der sozialen Phänomene immer größere Bedeutung. In unserer Gegenwart zeigt sich dieser Wettkampf als ein Ausleseprozeß von Athleten, an dem die Öffentlichkeit regen Anteil nimmt. Daneben besteht er aber auch als Mittel der Erziehung in Schule und Verein. Hier orientieren sich allerdings die Regeln und Durchführungsprinzipien an pädagogischen Maximen.

Im idealen Wesen des Wettkampfsports liegt die Bejahung anstehender Widerstände, der Wille, sich durchzusetzen und zu bestätigen. Nach Ansicht des Referenten lassen sich diese Tugenden nicht in allen Sportarten optimal fördern; vor allem gilt dies für die „auf Schau" zielenden Disziplinen, die deshalb weniger berücksichtigt werden sollen.

Positive Faktoren bietet der Wettkampfsport für Seurin durch
— die in einigen Sportarten mögliche Erreichung des von ihm erstrebten Erwachsenenstandards,
— die Möglichkeit, aktiv zu werden, Verantwortung zu übernehmen und die eigenen Grenzen kennenzulernen,
— das im Verein herrschende soziale Klima; oft wird es das Familienleben ergänzen oder gar ersetzen,
— die Möglichkeit, sich frühzeitiger und vollständiger als Erwachsener zu fühlen.

Negativ erscheinen dem Referenten:
— der Arbeitscharakter des Wettkampfsports,
— das oft abschreckend wirkende hohe Leistungsniveau,
— die Einschränkung des Freiheitsdranges.

Er fordert deshalb:
1. Die Erwachsenen sollen die Voraussetzungen zum Wettkampfsport schaffen, während Organisation und Durchführung in den Händen der Jugendlichen bleiben. Bei diesem Vorgehen ist einkalkuliert, daß der jetzige Leistungsstandard möglicherweise zurückgeht; dies wird aber durch die Erfolge im sozialen Bereich mehr als ausgeglichen.
2. Den moralischen Werten muß im Wettkampfsport größere Bedeutung zuerkannt werden.

Leistungssport im Jugendalter als pädagogisches Problem

Über die Wirkung des Hochleistungssports auf den Jugendlichen.
G. McKelvey (Dundas)

Der Referent geht aus von der Welt des Kindes, die sich an Einfachheit, Schönheit und Vertrauen orientiert. Ihr entgegen steht die der Erwachsenen. Sie bemüht sich um eine Steigerung des menschlichen Leistungsvermögens und will den Erfolg um jeden Preis. Diese Auffassung bleibt auf den Sport nicht ohne Auswirkungen. Um eine Schädigung des Jugendlichen durch den Wettkampfsport zu vermeiden, ist eine grundsätzliche Unterscheidung zwischen „Teaching" und „Coaching" zu treffen. Während nämlich das Kind beim „Teaching" seine physischen Grenzen im Bereich der Kraft, Ausdauer etc. kennenlernt und das Spektrum seiner psychischen Erfahrungen von Furcht bis Glück reicht, lernt es in der „coaching situation", Fouls zu machen, dem Gegner zu mißtrauen oder ihn gar zu hassen. Diese den Hochleistungssport kennzeichnenden Haltungen stehen im Widerspruch zum Geist des „Fair play", der sich nicht an Sieg oder Niederlage orientiert, sondern am „how to play the game".

Der Referent fordert, negative Einflüsse möglichst lange von den Jugendlichen fernzuhalten. „Coaching" sollte erst mit Junioren betrieben werden, weil diese reifer seien und den sozialpsychologischen Pressionen des Hochleistungssports besser widerstehen könnten.

Aktuelle Probleme des Jugendsports. W. P. Filin (Moskau)

Der Referent stellt einleitend fest, daß im Kindes- und Jugendalter die Grundlagen für hohe und stabile Sportleistungen geschaffen werden. In der UdSSR wird deshalb die sportliche Jugendarbeit ständig verbreitet, wobei dem entwickelten Sportschulensystem hervorragende Bedeutung zukommt. Auch die wissenschaftliche Erforschung der Probleme des Kinder- und Jugendsports, seiner pädagogischen, psychologischen und biologisch-medizinischen Aspekte, wird intensiv betrieben. Filin weist auf die in den letzten Jahren erschienenen aufschlußreichen Arbeiten hin, die der wissenschaftlichen Begründung der aktuellen Probleme des Kinder- und Jugendsports gewidmet sind. Sie zeigen, daß der vieljährige Lern- und Trainingsprozeß nur wirksam sein kann, wenn Altersbesonderheiten der menschlichen Entwicklung, Trainingszustand des Sportlers und Spezifik der bestimmten Sportart berücksichtigt werden.

Der Trainingsprozeß gliedert sich in vier Abschnitte: einleitende Sportausbildung — Anfangsspezialisierung — vertieftes Training in der gewählten Sportart — Vervollkommnung des sportlichen Könnens. Dabei haben Untersuchungen gezeigt, daß für den Jugendsportler der Umfang und die Intensität der Trainingsbelastungen kontinuierlich zu erhöhen sind, aber der Zuwachs des Umfangs den der Intensität übersteigen soll. Filin betont — auf empirische Forschungen verweisend — die wichtige Rolle des sportlichen Trainings bei der Bildung der motorischen Funktion im Schulalter.

Der Referent geht dann auf die altersspezifische Entwicklung der Ausdauer und Schnellkraft ein und hebt für den Bereich der Schnelligkeitsentwicklung heraus, daß aufgrund langjähriger Untersuchungen die optimale Förderung während der „Anfangsetappe" nicht durch ein vorzeitiges, eng spezialisiertes Schnelligkeitstraining zu erreichen ist, sondern durch die Kombination von Schnellkraft- mit eigentlichen Schnelligkeitsübungen, aber in geringerem Umfang. Um die Entstehung der „Bewegungssperre" zu vermeiden, soll in der „Etappe des vertieften Trainings" hauptsächlich die Methode der wiederholten dynamischen Belastungen angewendet werden.

Nach Hinweisen auf den Zusammenhang zwischen physischen Eigenschaften und der sportlichen Technik wendet sich der Referent der Vervollkommnung des Selektionssystems von sportlich talentierten Kindern und Jugendlichen zu.

Er betrachtet als notwendig:
1. die Verallgemeinerung der Trainererfahrungen,
2. die Festlegung der Anforderungen, die an die Fähigkeiten der Kinder in der bestimmten Sportart gestellt werden,
3. die Schaffung eines Testsystems für jede Sportart,

4. die Durchführung von Massenuntersuchungen der Schüler zum Zwecke der vorläufigen Auswahl und der sportlichen Orientierung,

5. eine systematische Trainingszustandskontrolle, um die Effektivität des geschaffenen Systems der Selektion und sportlichen Orientierung zu überprüfen.

Abschließend betont Filin, aufgrund der weiteren Vervollkommnung der Erziehungs- und Ausbildungsmethodik der jugendlichen Sportler werde die „Alterspädagogik" ein immer wichtigerer selbständiger Wissenschaftszweig, der Einfluß auf die Bildung der geistigen und physischen Eigenschaften der jungen Generation seines Landes ausübe.

Pädagogische Grundlagen des modernen Ausbildungssystems für Sportler.*
W. Kusnezow (Moskau)

Folgende miteinander zusammenhängenden Faktoren bestimmen das Erreichen sportlicher Höchstleistungen:

1. stark ausgeprägte spezifisch-motorische und -psychische Veranlagung für eine bestimmte Disziplin; 2. der Gesundheitszustand des Sportlers; 3. der Entwicklungsstand der Trainings-, Wettkampf- und Rehabilitationsmethoden; 4. die Qualität der Einrichtung in den Sportanlagen und Rehabilitationszentren; 5. die Fachkenntnisse und pädagogischen Fähigkeiten des Trainers; 6. das Selbstvervollkommnungsstreben des Sportlers.

Für die Auswahl von Spitzensportlern gelten folgende Kriterien: 1. sportliche Ergebnisse; 2. Alter und Gesundheitszustand; 3. Fehler in der technischen Ausführung einer Sportart; 4. Entwicklungsniveau der spezifisch-psychischen Parameter; 5. potentielle Möglichkeiten des funktionellen Organsystems; 6. physische Fähigkeit, spezifische Trainingsbelastungen zu verarbeiten; 7. Zielstrebigkeit.

Trainings-, Wettkampf- und Rehabilitationsmethode müssen eine Einheit bilden, um optimale Leistungen erzielen zu können.

---

* Das Referat wurde in einem anderen Arbeitskreis gehalten.

Grundlagen und Grenzen des Leistungssports – Medizinische Erkenntnisse

Physiologische Grundlagen des Leistungssports

Einführung.* P.-O. Åstrand (Stockholm)

Das Gebiet der Trainings- und Leistungsphysiologie ist außerordentlich vielfältig. Ein „Arbeitsphysiologe" im klassischen Sinne zu sein, wird zunehmend schwieriger. Die ihm erwachsenden Forschungsaufgaben sind mittlerweile sowohl im Hinblick auf Methodik als auch auf das erforderliche profunde Detailwissen kompliziert und zeitraubend geworden. Seine Arbeit ersteckt sich auf eine Vielzahl von Einzelbereichen, so z. B. auf die Physik und Dynamik der Lungenventilation und auf die zelluläre Biochemie, aber auch auf die vielschichtigen Wechselbeziehungen, die diese Bereiche zum sauerstoff-transportierenden System aufweisen —, um nur eines der „homogenen" Konzepte zu erwähnen. Die Bearbeitung dieses Wissensgebietes erfordert ohne Zweifel für jedes Detail Spezialisten; dabei entsteht fast unvermeidlich die Gefahr, daß nach und nach die Fähigkeit und das Wissen verloren gehen, die für die Integration des Details in den Gesamtkomplex erforderlich sind. Körperliche Leistung ist das Ergebnis einer erfolgreich koordinierten Funktion *aller* Körperzellen.

Das „milieu interne" wird durch keinen Einfluß stärker bestimmt als durch den des arbeitenden Skelettmuskels. Aus diesem Grunde ist es unbedingt erforderlich, daß die Physiologen bei der Untersuchung und Diskussion verschiedener Funktionen die Arbeitssituation wesentlich berücksichtigen. Dies sollte insbesondere dann der Fall sein, wenn es um die Betrachtung regulatorischer Mechanismen geht. In den Lehrbüchern der Physiologie für Studenten der Medizin und Biologie wird dieser Bereich der Arbeit und des Trainings in einer geradezu unglaublichen Weise vernachlässigt. Die Verantwortung dafür trifft uns selbst, da wir bisher nicht in der Lage gewesen sind, den Begriff „Arbeitsphysiologie" erfolgreich genug unter die Leute zu bringen.

Andererseits ist eine vielversprechende Entwicklung durch den Umstand gewährleistet, daß Leistungsphysiologie unter Einschluß des Wettkampfsports im wahren Sinne des Wortes ein internationales Anliegen ist. Nationalistische Engstirnigkeit und Geheimniskrämerei gibt es nicht. Eine uneingeschränkte Diskussion über Trainingsmethoden, Methoden zur Leistungsverbesserung, zur Vermeidung und Behandlung von Verletzungen etc. ist daher möglich.

Indessen kann es aber vorkommen, daß die wissenschaftliche Arbeit Ergebnisse liefert, die sogar in einem ethischen Problem enden. In unserem Department haben wir uns jahrzehntelang mit der „Verbrennungsmaschine" des Skelettmuskels beschäftigt, wobei wir uns vor allem dem sauerstoff-transportierenden System zuwandten. Im Rahmen von Untersuchungen, die darauf abzielten, die Anpassungs-

---

* Übersetzung aus dem Englischen.

fähigkeit dieses Systems zu prüfen, erschien es uns unter anderem naheliegend, die Menge des zur Verfügung stehenden Sauerstoffträgers, also den Hämoglobin-Gehalt des Blutes, zu modifizieren. Die Kollegen Ekblom und Goldbarg stellten fest, daß durch ein Ansteigen des Hämatokrit-Wertes, hervorgerufen durch die Retransfusion von ungefähr 400 g Erythrocyten, die maximale Sauerstoffaufnahme über die Kontrollwerte hinaus gesteigert werden konnte. Die Dauerleistungsfähigkeit, bestimmt durch die maximale Leistung auf einem Laufband, verbesserte sich bei zwei der drei Versuchspersonen signifikant (es waren 800 ml Blut entnommen und 4 Wochen lang in einer Blutbank gelagert worden; das Blut wurde zentrifugiert und die Erythrocyten dem Spender reinfundiert). Ich glaube, daß man versteht, warum ich diese Ergebnisse für etwas besorgniserregend halte, wobei ich weniger an den wissenschaftlichen Standpunkt als an eventuelle praktische Anwendungsmöglichkeiten denke.

A. N. Worobjew (Moskau)

Die Trainingsbelastung unter medizinisch-biologischem Aspekt*

Um immer bessere sportliche Leistungen zu erzielen, werden heute immer höhere Trainingsbelastungen angewendet. Das hat zu einer deutlichen Zunahme von Traumen und Überlastungsschäden beim Training geführt und damit zum vorzeitigen Ausscheiden von Spitzensportlern aus dem Leistungssport. Deswegen erhebt sich mit großer Dringlichkeit die Frage, wie eine weitere Steigerung der Leistungen ohne weitere Zunahme der Trainingsbelastungen zu erreichen ist.

Unsere Untersuchungen auf dem Gebiet der Schwerathletik haben gezeigt, daß Spitzenleistungen dann erreicht werden können, wenn die optimale Belastung im Training rationell auf Trainingszyklen verteilt wird.

Unter einer optimalen sportlichen Belastung verstehen wir eine mit einem Minimum an Spezifität und Intensität, die trotzdem zur Erzielung von Rekordergebnissen führt.

Es gibt bestimmte Gesetzmäßigkeiten der Reaktionen des Organismus auf die sportliche Belastung. Materielle Veränderungen, der Zerfall der Zellstrukturen, die Verausgabung von Energiespeichern in den Organen und Geweben während ihrer Aktivität im sportlichen Training lösen vor allem die Prozesse aus, die zur morphologischen und funktionellen Restitution führen. Die Geschwindigkeit, mit der sich während der Betätigung die materiellen Veränderungen im arbeitenden Organ entwickeln, beeinflußt wesentlich die Restitutionsprozesse.

Bei langdauernder und intensiver Muskelbetätigung nimmt die Anhäufung der Zerfallsprodukte des Stoffwechsels so zu, daß eine Retroinhibierung, also eine Hemmung durch das Endprodukt erfolgt. Auf diese Erscheinung stoßen wir immer häufiger in der sportlichen Praxis im Zusammenhang mit der stetigen Zunahme der Trainingsbelastung.

Es konnte nachgewiesen werden, daß sich die besten Bedingungen für den Ablauf anaboler Prozesse erzielen lassen, wenn auf Belastungen mit hoher Intensität solche mit niedrigerer folgen. Die Belastungshöhe muß jedoch ausreichend bleiben

---

* Übersetzung aus dem Russischen.

zur Aufrechterhaltung derjenigen positiven Veränderungen, die als Folge der hohen Belastung den Anabolismus stimulieren sollen. Somit ist beim Training eine geringe Belastung oder ihre plötzliche Minderung nach einer hohen oder einer Serie hoher Belastungen eine unabdingbare Voraussetzung für die Restitution resp. die Superrestitution und die Rehabilitation (im medizinischen Sinne) des Organismus und damit für die systematische Steigerung der sportlichen Leistungen.

Es besteht eine Verbindung zwischen der Anwendung einer Serie genügend hoher Belastungen und der biologischen Gesetzmäßigkeit der Entwicklung des Organismus, d. h., dem Übergang von quantitativen Veränderungen in qualitative. Man beobachtet sozusagen eine Summierung des durch die vorhergehenden Trainingsübungen erzielten Effekts. Sie äußert sich in Makrosprüngen, denen zufolge im Organismus schon bedeutende morphologische und funktionelle Veränderungen vor sich gehen. Die progressiven morphologischen und funktionellen Veränderungen im Organismus des Sportlers sind durch den Charakter, die Höhe und die Dauer des beim Training angewendeten Reizes bedingt.

Bei qualifizierten Sportlern mit langer Sportpraxis reagiert der Organismus auf die Trainingsbelastung geringer. Daraus ergibt sich die Notwendigkeit, Belastungen mit höherer Intensität und größerem Umfang anzuwenden und sogenannte Streß-Belastungen einzuschalten. Gewöhnlich entsprechen diese in ihrem Umfang 90 bis 100% des für den Sportler erreichbaren Maximums und in ihrer Intensität nicht weniger als 100 bis 110% des monatlichen Mittelwerts. Solche Trainingsphasen führen zu einige Tage anhaltenden Funktionsänderungen in verschiedenen Organen des Athleten.

Die Wiederherstellung der früheren Leistungsfähigkeit stellt sich unter der Bedingung der geminderten Belastung bei gut trainierten Athleten nach 3 bis 7 Tagen ein. Ein solches Training muß entsprechend unseren Untersuchungen spätestens 12 Tage vor dem Wettkampf durchgeführt werden. Als Beispiel sei das Training zur Entwicklung der Muskelstärke geschildert. Beim Training des Gewichthebens wird vor allem eine Hypertrophie der Skelettmuskulatur bewirkt durch Aktivierung der Muskelzellen zur Eiweißsynthese.

Aufgrund der Arbeiten von Parin et al., Devi, Mukandau, Meerson u. a. kann man annehmen, daß hohe, streßartige Belastungen zu einem erheblichen Zerfall an Zellstrukturen führen, deren Resynthese in den folgenden Tagen bei geringerer Belastung erfolgt. Aller Wahrscheinlichkeit nach erfordern die Resynthese und die Hypertrophie der Zellstrukturen der Muskeln eine längere Zeitspanne als das Wiederauffüllen der Energiespeicher.

Nach Meerson ist die Aktivierung der Energiebildung in den Zellen die Aufgabe der ersten Dringlichkeitsstufe, während die Aktivierung der Synthese von Nukleinsäuren und Eiweiß die Aufgabe der zweiten Dringlichkeitsstufe ist.

Unseres Erachtens läßt sich damit erklären, warum wir keine wesentliche Zunahme der Muskelkraft bei solchen Sportlern erzielten, die 2 bis 3mal höhere Belastungsvolumina beim Gewichtheben erreichten als einige unserer Rekordsportler, die mit geringeren Belastungsvolumina trainiert worden waren. Denn durch die höheren Belastungsvolumina war die Energiebildung stärker aktiviert worden als die Eiweißsynthese. Damit wurden die Sportler zwar ausdauernder, aber nicht kräftiger.

Zu erwähnen ist, daß die Korrelation zwischen den Belastungsvolumina und den sportlichen Resultaten bei hochqualifizierten Schwerathleten gering ist ($r = 0{,}224$), während die sportlichen Resultate mit dem mittleren Trainingsgewicht gut korrelieren (r = 0,904 bei P<0,001).

So ist die Gesetzmäßigkeit der Anwendung eines Belastungsoptimums deutlich am Beispiel der Entwicklung der Muskelstärke zu beobachten. Je mehr das Belastungsoptimum überschritten wird, um so mehr sinkt die Effektivität des Trainings, und umgekehrt, um so deutlicher entwickelt sich die Ausdauer.

Ein anderer wichtiger Faktor des sportlichen Trainings ist die rationelle Verteilung der Belastung in Zyklen. Bekanntlich fand im sportlichen Training das Prinzip der allmählichen Steigerung der Trainingsbelastung Anerkennung (Gorinewskij, Birsin, Osolin, Matwejew u.v.a.). Die relative Einhaltung des Prinzips der sukzessiven Steigerung und Senkung der Belastung beim Training ist von großer Bedeutung. Bei strenger Einhaltung dieses Prinzips erreichen wir eine allmähliche Anpassung des Organismus an eine immer höhere oder geringere Belastung. Als Folge der unbedeutenden Veränderungen der Belastung paßt sich der Organismus relativ schnell einem scheinbar stationären Reiz an. Deshalb reagiert der Organismus auf das Training kaum noch, d. h., es erfolgt eine Adaptation. Wenn die Anpassung des Organismus an die Belastung schnell erfolgte, wird natürlich die gewünschte Reaktion nicht eintreten. Auch deswegen ist das Prinzip der Sukzessivität ungünstig, weil nach hohen Belastungen für die Restitution und Superrestitution des Organismus eine Minderung der Belastung auf die Hälfte bis ein Drittel erforderlich ist. Anderenfalls wäre die Entwicklung der notwendigen motorischen Qualitäten nicht gewährleistet und die Restitution des Organismus erfolgte nicht.

Deshalb muß man bei Anwendung des Prinzips der sukzessiven Veränderung der Trainingsbelastung die sukzessive Erschwerung der Trainingsbedingungen stark relativieren. Die strenge Einhaltung dieses Prinzips bei hochqualifizierten, sehr gut durchtrainierten Athleten ist deshalb größtenteils unangebracht, da eine gewünschte Entwicklung einer bestimmten Qualität, z. B. der Muskelstärke, trotz intensiver Arbeit meist nicht erreicht wird.

A.D. Ermakow hat eine Serie von Versuchen an Schwerathleten durchgeführt, in denen die Kontrollgruppen der Sportler in 2monatlichen Zyklen bei sukzessiver Steigerung und Senkung der Belastung trainierten. In den Versuchsgruppen wurden genau die gleichen Belastungen variierend verteilt, d. h. in einem Training stark gesteigert, im anderen auf die Hälfte oder auf ein Drittel reduziert. Im Ergebnis erwies sich die Zunahme der sportlichen Leistung in den Versuchsgruppen um 50% höher als in den Kontrollgruppen. Die Analyse der Belastungsverteilung bei vielen hochqualifizierten Athleten zeigt auch, daß sie sehr variiert wird.

Berechtigt ist die Frage, ob es angezeigt ist, das Prinzip der Variation der Belastung auf Sportler auszudehnen, die noch zu wenig trainiert sind, und solche, die erst anfangen, eine bestimmte Sportart auszuüben. Untersuchungen haben gezeigt, daß Neulinge gute Erfolge in der Entwicklung ihrer Kräfte erreichen, wenn abwechselnd Belastungen mit hohen und geringen Gewichten angewendet werden. Mehr noch, in den ersten Übungsstunden erfolgt die Aneignung der Ausführungstechnik der Übung schneller, wenn ein bestimmter Reiz benutzt wird. Dieses Prinzip der Vervollkommnung in der Ausführungstechnik einer Übung hat auch für qualifizierte Sportler Gültigkeit.

Wir nehmen an, daß im frühen Stadium der Ausbildung eine gewisse Gleichmäßigkeit der Trainingsbelastung angezeigt ist, die es dem Organismus erlaubt, sich schneller anzupassen und die Technik der Bewegungen zu meistern. Wir können auch die Tatsache nicht leugnen, daß einem bestimmten Stadium der Meisterschaft eines Sportlers eine bestimmte Belastung entspricht. Die Sportler und ihre Trainer müssen die Trainingsbelastung aufgrund der funktionellen Möglichkeiten des Organismus planen. Zur Erreichung des besten Effekts im Training und folglich der geringsten Anpassung des Organismus an einen bestimmten Reiz ist eine optimale Variation der Trainingsbelastungen erforderlich. Die Variation der Belastung richtet sich nach den funktionellen Möglichkeiten des Organismus des Sportlers. Es muß dabei erwähnt werden, daß das Prinzip der Variation nicht nur auf die Verteilung der Trainingsbelastung beschränkt ist, sondern es erstreckt sich auch auf die Wahl der Mittel und der Trainingsmethodik. Wir gelangten zu der Schlußfolgerung, daß in der Schwerathletik die Steigerung und Minderung der Belastung im einzelnen Training sprunghaft durchgeführt werden muß.

Dieses Prinzip bewährte sich mit Erfolg auch im Training der Ruderer, der Schwimmer, in der Leichtathletik und in einigen anderen Sportarten.

Folglich sind bei hoher sportlicher Meisterschaft starke, aber den funktionellen Möglichkeiten des Sportlers angepaßte Veränderungen in den Belastungen und deren Variationen zweckmäßig. Ein solches Prinzip im Aufbau der Trainingsbelastung gestattet es, bei geringem Arbeitsaufwand und geringerem Umfang der Belastung höhere sportliche Resultate zu erreichen. Wir sehen in der sprungweisen Veränderung der Belastung die Bedingungen für eine geringere Adaptation des Organismus des Sportlers an den Reizfaktor im Training, d. h. die Bedingung für eine vollständige Restitution und Superrestitution des Organismus für eine bessere Entwicklung der notwendigen motorischen Eigenschaften.

Unsere Schlußfolgerung findet Bestätigung auch in den Reaktionen verschiedener vegetativer und somatischer Systeme auf die Belastung. Veränderungen im Bereich des Herz- und Gefäßsystems, der Atmung, des Energieumsatzes, des Wasser- und Mineralhaushaltes, des Nervensystems und der Muskulatur u. a. als Antwort auf die Trainingsbelastung haben einen Phasencharakter. Eine Steigerung der Leistungsfähigkeit der Sportler beobachtet man in der Regel erst nach der Restitution der meisten Funktionen und ihrer einwandfreien und koordinierten Aktivität. Zu erreichen ist das aber nur, wenn nach der an Umfang und Intensität schweren Trainingsarbeit eine ausgeprägte Minderung der Belastung folgt.

Bei Anwendung des Prinzips des optimalen und variierten Aufbaues der Trainingsbelastung kann man mit Erfolg die Entwicklung der erforderlichen motorischen Eigenschaften steuern und bei geringeren Belastungen beste sportliche Resultate ohne Einbußen für die Gesundheit des Sportlers erreichen.

Kurzreferate und Diskussion

In seinem Referat „Energy metabolism during physical exercises" berichtete V. Seliger (Prag) über Stoffwechseluntersuchungen an 853 trainierten Sportlern der Bewegungsdisziplinen. Er hatte den Energieverbrauch bei den verschiedenen Sportarten mit Hilfe der indirekten Kaloriemetrie (Douglas-Sack) gemessen. In einer ersten Gruppe mit einer länger als 5 min dauernden sportlichen Übung wie Skilanglauf oder Fußball betrug der durchschnittliche Energieumsatz 0,08 bis 0,43 Kcal./min/kg mit einer relativ hohen Sauerstoffschuld von durchschnittlich 4,5 l, in einer zweiten Gruppe mit zwischen 1 bis 3 min dauernden Übungen wie Mittelstreckenläufern oder Boxern ergaben sich 0,09 bis 0,78 Kcal./min/kg bei durchschnittlicher O_2-Schuld von 4,3 l und in der 3. Gruppe mit 1 bis 30 sec dauernden Übungen wie Springen und Werfen fand sich ein Energieumsatz von 0,25 bis 4,26 Kcal./min/kg mit einem Anteil der aerob gewonnenen Energie von 7% und einer geringen Sauerstoffschuld von durchschnittlich 2,1 l. Aus diesen Werten ließen sich lineare Beziehungen ableiten zwischen der Stoffwechselleistung und dem Logarithmus der Dauer der sportlichen Übung und ebenfalls zwischen dem prozentualen Anteil des aeroben Stoffwechsels am Gesamtenergieumsatz und dem Logarithmus der Dauer der sportlichen Übung. Aufgrund dieser Beziehungen konnte er die erreichte Leistungsfähigkeit der einzelnen Sportler in solche der Spitzenklasse oder des Mittelfelds einordnen. Eine engere Korrelation zwischen Energieumsatz und verschiedenen funktionellen Parametern wie u. a. der Herzfrequenz war nur bei länger dauernden Sportübungen, bei denen steady-state-Bedingungen erreicht wurden, nachweisbar, was Seliger in der anschließenden Diskussion nochmals besonders hervorhob.

In seinem Referat „Improvement associated with physical training programs" berichtete Th. K. Cureton (Urbana) über die Ergebnisse von mehr als 100 Studien, die er in den letzten 25 Jahren an einigen 1000 Männern und Frauen mittleren Alters durchgeführt hatte. Signifikante körperliche Veränderungen, wie z. B. solche des Gewichtes, des Körperumfanges und des Fettgehaltes, waren vor allem durch solche Trainingsprogramme zu erzielen, die mindestens täglich 45 bis 60 min 5 bis 6mal wöchentlich durchgeführt wurden mit einem Energiebedarf von etwa 1500 bis 2000 Kcal. pro Woche. Von den cardiovasculären und respiratorischen Veränderungen tendierte vor allem die Pulsfrequenz zu eindeutig niedrigeren Werten nach dem Training. Cardiovasculäre Veränderungen, gemessen an der maximalen Sauerstoffaufnahme, waren besonders bei Frauen kaum feststellbar und wurden noch geringer, wenn andere beeinflussende Faktoren, wie z. B. Körperbau, berücksichtigt wurden. Deswegen wird nach Curetons Meinung die Aussagekraft der maximalen Sauerstoffaufnahme-Bestimmung häufig überschätzt, denn auch große Änderungen der Ausdauer könnten ohne Änderung der maximalen Sauerstoffaufnahme auftreten.

In den motorischen Tests ließen sich vor allem Erhöhung der muskulären Ausdauer, der Balance und der Flexibilität nachweisen, während sich Kraft und Schnelligkeit kaum steigern ließen. An psychischen Veränderungen waren in einer 8-Jahresstudie z. B. eine Zunahme der Gelassenheit und ein Nachlassen der Klagsamkeit festzustellen. Eine Beziehung von geistiger Trägheit zu hohen Cholesterinwerten wurde festgestellt. Abnahme des Cholesterins und der Blutfette hatte sich durch Programme von 1000 bis 2000 Kcal. wöchentlich nach einigen Monaten Training erreichen lassen. Abschließend warnte Cureton vor Trainingsprogrammen in der Rehabilitation mit Übungen, die in kurzer Zeit größere Anstrengungen erforderten, und betonte die Wichtigkeit einer langsamen Anpassung und Steigerung der Belastungen unter ständiger Leitung und Überwachung durch den Sportlehrer.

In seinem Referat „Effect of age on the measurement of aerobic power" berichtete E. Karvinen (Jyväskylä) zusammen mit H. Rusko über Messungen der maximalen Sauerstoffaufnahme an 4 verschiedenen Gruppen (14 Studenten, 8 Studentinnen, 10 Schülern 11 Jahre alt und 14 Männern 50 bis 61 Jahre alt) mit 3 verschiedenen Methoden (nach Åstrand, *ICSPFT* und *IBP*). Die ermittelte durchschnittliche maximale Sauerstoffaufnahme betrug dabei in den einzelnen Gruppen 4,46 bzw. 2,58 bzw. 2,23 bzw. 2,70 l/min. Dabei ergaben die 3 verschiedenen Methoden gleiche Ergebnisse der maximalen Sauerstoffaufnahme mit nur geringfügigen nicht signifikanten Abweichungen. Da mit der Åstrand-Methode die höchsten Lactatspiegel (106 mg%) erreicht wurden, meinte der Autor, könnten die Probanden mit dieser Methode näher bis zur völligen Erschöpfung gefordert werden. Nachteilig wäre jedoch gegenüber der IBP-Methode, daß 2 oder manchmal 3 Sitzungen zur Erreichung der Maximalwerte erforderlich wären. Bei Männern mittleren oder höheren Alters sollte die ICSPFT-Methode bevorzugt werden, da hier die Arbeitsbelastung langsamer gesteigert würde.

Åstrand ging auf die von Cureton geübte Kritik an der Wertigkeit der Bestimmung der maximalen Sauerstoffaufnahme ein und meinte, daß sich nach der maximalen Sauerstoffaufnahme doch die Stärke der „menschlichen Verbrennungsmaschine" und die Effektivität des Sauerstofftransportsystems abschätzen ließe. Wenn auch andere Funktionen als die maximale Sauerstoffaufnahme und Pulsfrequenz während einer submaximalen Arbeitsbelastung beobachtet werden sollten, wäre eine Belastungszeit von nur 2 min pro Leistungsstufe wie bei der IBP-Methode nicht ausreichend und eine Belastungszeit von mindestens 5 min pro Leistungsstufe zu bevorzugen.

T. Ishiko (Chiba) berichtete zusammen mit I. Acki in seinem Referat „Maximal oxygen uptake and athletic performance in long distance runners" über Ergebnisse von Messungen der maximalen Sauerstoffaufnahme an verschiedenen Sportlern (Langstreckenläufern, Springern, Werfern und Sprintern), bestimmt auf dem Laufband. Er fand die höchsten Werte von 4,5 l/min bei Werfern von hoher Statur und großem Gewicht, während die maximale Sauerstoffaufnahme in l/min bei Langstreckenläufern, verglichen mit Sportlern anderer Disziplinen, nicht so hoch war. Bezogen auf kg Körpergewicht lagen die Werte bei den Langstreckenläufern mit 77,1 ml/kg × min deutlich höher als bei Werfern, Springern und Sprintern mit 54,9 bzw. 59,4 bzw. 60,1 ml/kg × min. Bei Langstreckenläufern der Spitzenklasse war die maximale Sauerstoffaufnahme pro kg Körpergewicht höher als bei solchen der Mittelklasse. Deswegen könnte nach Meinung des Autors die maximale Sauerstoffaufnahme bezogen auf kg Körpergewicht als gutes Maß für die Ausdauerkapazität dienen. In einer Diskussionsbemerkung dazu wies F.I. Katch (New York) darauf hin, daß es vor Verwendung des Maßes der maximalen Sauerstoffaufnahme pro kg Körpergewicht wünschenswert wäre, noch genau die Beziehungen zwischen diesen beiden Größen zu klären unter Berücksichtigung auch anderer Faktoren wie besonders des Körperbaues.

Durch seine Untersuchungen, über die J. Malarecki (Warschau) in seinem Referat „The influence of some physiological and anthropological factors on sports results" berichtete, konnte er die Feststellung bestätigen, daß die Ausdauer auf dem Laufband sich nicht immer parallel zur maximalen Sauerstoffaufnahme verhält. So fanden sich Individuen mit einer relativ niedrigen maximalen Sauerstoffaufnahme von 59,1 ml/kg × min mit besseren Resultaten beim Wettkampf und auf dem Laufband als andere mit höheren maximalen Sauerstoffaufnahmewerten von z. B. 74,4 ml/kg × min. Auch nach einem Training von einem Monat stiegen die maximalen Sauerstoffaufnahmewerte nur um 20% gegenüber einem Anstieg der Ausdauer auf dem Laufband um 49,9%. Bei Untersuchungen über die Beziehungen zwischen Körpergewicht und maximaler Sauerstoffaufnahme an Boxern fand er eine Abnahme der maximalen Sauerstoffaufnahme pro kg mit zunehmendem Körpergewicht. Bei Gewichthebern nahm die Kraft bezogen auf das Körpergewicht mit zunehmendem Körpergewicht ab. Wurde jedoch das gehobene Gewicht auf den Körperquerschnitt bezogen, erreichten Gewichtheber mit mittlerem Körpergewicht die höchsten Werte. Åstrand wies anschließend nochmals auf die Übereinstimmung der Ergebnisse von Ishiko und Malarecki hin, daß es wohl ein definitives Kraftminimum der menschlichen Verbrennungsmaschine gäbe, wofür die maximale Sauerstoffaufnahme ein gutes Maß wäre, daß darüberhinaus jedoch noch viele andere Faktoren sehr bedeutend seien. Deswegen könnte man auch nach der Höhe der maximalen Sauerstoffaufnahme keine exakte Vorhersage über die aktuelle Leistungsfähigkeit eines Sportlers machen.

F.I. Katch (New York) ging in seinem Referat „Relationship between the differences in treadmill and bicycle ergometer maximal oxygen uptake to maximal leg strength, leg weight, and leg volume" den möglichen Ursachen der unterschiedlichen Höhe der am Fahrradergometer und am Laufband bestimmten maximalen Sauerstoffaufnahme nach. Durch seine Untersuchungen sollte insbesondere geklärt werden, ob eine Beziehung der Beinkraft zu diesen Differenzen bestände. Dazu bestimmte er in einem neuen Verfahren die maximale Beinkraft mit einem an einem Monark-Fahrradergometer montierten Cybex-isokinetic-Dynamometer dynamisch im Gegensatz zu den bisher verwendeten statischen Verfahren. Daneben wurden das Beingewicht, Beinvolumen und das spezifische Gewicht des gesamten Körpers gemessen. Nach den Ergebnissen, wobei die maximale Sauerstoffaufnahme am Fahrradergometer um durchschnittlich 12,4% unter der am Laufband bestimmten lag, traf die Arbeitshypothese nicht zu, daß mit zunehmender Beinkraft die Differenz zwischen der am Fahrradergometer und der am Laufband bestimmten maximalen Sauerstoffaufnahme kleiner würde. Möglicherweise ist jedoch die Muskelmasse ein wichtiger Faktor der unterschiedlichen maximalen Sauerstoffaufnahme, da eine Korrelation von $r = -0,40$ zwischen dem spezifischen Gewicht der Beine und der Differenz zwischen der maximalen Sauerstoffaufnahme auf dem Laufband und dem Fahrradergometer gefunden wurde.

V. Thomas (Liverpool) versuchte, Ventilationsgrößen mit einer großen Zahl von anderen, an Sportlern bestimmten Meßwerten zu korrelieren, worüber er in seinem Referat „Ventilatory measures of fitness in sportsmen" berichtete. An 112 Sportlern waren je 54 Parameter bestimmt worden, nämlich solche des Kreislaufs, der Ventilation, des Körperbaues, der Kraft verschiedener Muskelgruppen sowie verschiedene psychologische Daten. Da die 3 Ventilationsgrößen Vitalkapazität, exspiratorische 1-sec-Kapazität und forcierte exspiratorische Flußrate von 200 bis 1200 ml an einem einzelnen Gerät relativ einfach und zuverlässig bestimmbar sind, sollte ihr Wert zur Bestimmung der Leistungsfähigkeit von Sportlern geprüft werden. Es wurden deswegen die Korrelationen zwischen diesen 3 Lungenfunktionsgrößen und den übrigen gemessenen Parametern bestimmt. Von den 159 möglichen Korrelationen erreichten 90 mindestens die Signifikanzgrenze von 0,05. Die Korrelationen zwischen den Atmungsgrößen und den übrigen Parametern waren besser als alle anderen möglichen Korrelationen zwischen den Meßwerten. Daraus folgerte der Autor, daß bei begrenzten Möglichkeiten bzw. begrenzter Zeit zur Bestimmung der körperlichen Leistungsfähigkeit die Ventilationsgrößen eine höhere Aussagefähigkeit als viele andere, häufig verwendete Meßgrößen hätten.

Th. K. Cureton fragte, wie sich die Korrelationen bei Berücksichtigung von Körpergröße, -gewicht und -oberfläche verhielten. Thomas antwortete, daß diese anthropometrischen Faktoren berücksichtigt worden seien und in der Tat die Korrelationen beeinflußten, jedoch die Beziehungen, die zu seinen Schlußfolgerungen führten, nicht verändert hätten. Dabei gab er zu bedenken, daß die anthropometrischen Parameter ja bei der Wertung der Wettkampfergebnisse durchaus nicht immer berücksichtigt würden.

Ausgehend von der Tatsache, daß ein Großteil der Erkrankungen und Todesfälle bei Erwachsenen, z. B. in Japan und den USA, durch Bewegungsmangel bedingt und durch verstärkte körperliche Aktivität verhindert werden könnten, berichtete T. Meshizuka (Tokio) in seinem Referat „A year long effects of physical excercise prescription" von den Auswirkungen eines 1 Jahr dauernden körperlichen Trainingsprogrammes mit einem Energiebedarf von 998,6 Kcal. täglich an einem 41 Jahre alten berufstätigen Mann. Von den monatlich gemessenen 24 Parametern zeigten sich bei den anthropometrischen Daten Verbesserungen um 10 bis 20%, bei den motorischen Funktionen um 10 bis 30%. Die Vitalkapazität stieg um 840 ml, die Zeit für 1500 m Gehen verkürzte sich um 235 sec, das Körpergewicht hatte um 10,5% abgenommen.

In seinem Referat „Immediate and training effects of eccentric work" berichtete P. V. Komi (Jyväskylä) über die unterschiedlichen Effekte eines exzentrischen und konzentrischen Muskeltrainings der Arme. Er fand, daß der Ermüdungseffekt der exzentrischen Arbeit viel ausgeprägter wäre als der der konzentrischen Arbeit, da die Muskelspannung nach 40 Kontraktionen bei exzentrischer Arbeit annähernd auf 50% absank, bei konzentrischer Arbeit jedoch nur auf 80 bis 82%. Ein weiterer wichtiger Unterschied waren die nach exzentrischer Arbeit auftretenden starken Schmerzen, besonders an den Sehnenansätzen der Muskeln. Da die integrierte elektromyographische Aktivität, registriert am M. biceps brachii bei beiden Arbeitstypen gleich war, mußte die Aktivierung der kontraktilen Komponente ebenfalls gleich sein. Daraus folgerte der Autor, daß die Ursache für diese Unterschiede in der elastischen Komponente der Muskulatur zu suchen seien, eine Arbeitshypothese konnte er jedoch noch nicht anbieten. Auf eine Frage von K. Kingsbury (Amersham) nach praktischen Erfahrungen mit exzentrischem Training bei Sportlern berichtete Komi, daß finnische Gewichtheber bereits mit dieser Methode trainierten und mit dem Erfolg sehr zufrieden wären. Jedoch ließen sich die Muskelschmerzen zu Trainingsbeginn nicht vermeiden, so daß der Trainingsablauf sehr sorgfältig überwacht werden müßte.

E. P. Wooten (Eugene) berichtete zusammen mit A. Evans in dem Referat „Effect of isokinetic exercise on the development of strength of elbow flexors of college women" über die Ergebnisse eines in sieben Gruppen zu je fünf Frauen an 5 Tagen wöchentlich durchgeführten Trainingsprogramms. Die erste Gruppe diente als Kontrollgruppe, die zweite trainierte isometrisch, die übrigen vier isokinetisch an einem Cybex-Exerciser mit unterschiedlichen Umdrehungsgeschwindigkeiten (3, 6, 9, 12, 15/min). Vor und nach dem Training wurden bei jeder Versuchsperson die isometrische Kraft sowie die isokinetische Kraft bei den fünf verschiedenen Umdrehungsgeschwindigkeiten am gleichen Gerät bestimmt.

Physiologische Grundlagen des Leistungssports

Die statistisch-mathematische Analyse der Meßergebnisse zeigte folgendes: Durch 2 min dauerndes isokinetisches oder auch durch 6 sec dauerndes isometrisches Training täglich konnte in 4 Wochen ein signifikanter Kraftzuwachs bei den Umdrehungsgeschwindigkeiten von 3 und 6/min erzielt werden. Zwischen der isometrischen und isokinetischen Kraft der Ellbogenbeuger bestand eine geringe, aber signifikante Korrelation, die engste Korrelation bei einer Umdrehungsgeschwindigkeit von 6/min. Die Beziehung zwischen der Umdrehungsgeschwindigkeit beim isokinetischen Training und der bei dieser Umdrehungsgeschwindigkeit entwickelten Kraft war bei Umdrehungsgeschwindigkeiten über 9/min lockerer als bei den niedrigeren Geschwindigkeiten.

In seinem Referat „A report on the result of *ICSPFT* performance test applied to the people in Asian countries" berichtete T. Meshizuka (Tokio) über die Ergebnisse einer zusammen mit M. Nakanishi ausgewerteten Pilot-Studie, die von 1969 bis 1971 in Japan, Thailand, Süd-Vietnam, Philippinen, Taiwan, Hongkong und Südkorea durchgeführt worden war. Von den Altersgruppen 7, 12 und 18 Jahren wurden je mindestens 40 Personen beiderlei Geschlechts untersucht, insgesamt ca. 3200 Personen. Durchgeführt wurden anthropometrische Messungen (Körpergröße und -gewicht und Rohrer-Index, sowie 8 Leistungstests nach den Vorschriften des „Final report on physical fitness measurement standards", veröffentlicht 1970 von der *ICSPFT*. Körpergröße und Gewicht waren am größten bei den Japanern, am niedrigsten bei den Vietnamesen. Bei fast allen Leistungs- und Funktionsprüfungen (50 m-Lauf, Weitsprung aus dem Stand, Handgriffstärke, Klimmzüge, 40 m-Pendellauf, Rumpfbeugen, Aufsitzübungen, Langstreckenlauf) zeigten die Japaner die besten Ergebnisse. Es wurde die Reihenfolge der Länder nach den Ergebnissen der Leistungstests mit der nach den Ergebnissen der Funktionsübungen und der anthropometrischen Messungen verglichen. Hierbei zeigte sich eine übereinstimmende Reihenfolge bei den Männern, bei den Frauen jedoch eine teilweise umgekehrte Reihenfolge mit deutlich weniger engen Beziehungen zwischen morphologischen und funktionellen Parametern als bei den Männern. So waren z. B. die Ergebnisse der Vietnamesinnen bei den Funktionsprüfungen relativ gut bei aber relativ niedrigen morphologischen Werten, während sich bei den Koreanerinnen ein entgegengesetzter Befund ergab. Bis auf die unterschiedlichen Ernährungsgewohnheiten konnten die Autoren keine anderen Erklärungen für die unterschiedlichen Ergebnisse der Messungen in den verschiedenen Ländern geben.

In seinem Referat „On-line Datenverarbeitung beim spiroergometrischen Leistungstest" berichtete H.-F. Rittel (Aachen) zusammen mit G. Biener, H. Blackert und H. Lueg über Aufbau und Funktion einer elektronischen Datenverarbeitungsanlage für die spiroergometrische Leistungsprüfung. Daten von einem optisch, elektronisch arbeitenden Lungenfunktionsmeßplatz, dem EKG-Gerät und dem Fahrradergometer wurden in einen Digitalrechner mit DEC-tape (Magnetband) gegeben, als Ausgabeeinheit diente ein Fernschreiber. Das Schema des Untersuchungsganges war folgendes: Nach einer Checkliste wurden mit Hilfe des Rechners Allgemeindaten und Angaben zur Person des Sportlers abgefragt und daraus Sollwerte berechnet. Danach lief eine vorprogrammierte Ruhe-, Belastungs- und Erholungsuntersuchung ab. Der Rechner schaltete dabei automatisch von Belastungs- auf Erholungsuntersuchung um, wenn eine Mindestfrequenz von 25 Umdrehungen pro min am Fahrradergometer unterschritten wurde, da dann die anstehende Wattleistung vom Untersuchten nicht mehr erbracht werden konnte. Ausgelöst von einem quarzgesteuerten Taktgeber als zentraler Steuereinheit wurden innerhalb einer Minute die gemessenen und unter Berücksichtigung der notwendigen Korrekturen errechneten Daten ausgedruckt, insgesamt 15 Werte: Wattstufe, Belastungsdauer, Pulsfrequenz, Atemfrequenz, Atemvolumen, Atemminutenvolumen, O_2-Aufnahme und CO_2-Abgabe in ml sowie in % des Atemminutenvolumens, respiratorischer Quotient, Atemäquivalent, O_2-Puls, O_2-Aufnahme pro Körperoberfläche sowie systolischer und diastolischer Blutdruck. Der Output ist so übersichtlich und mit erläuterndem Klartext versehen, daß er unverändert als Dokumentation verwendet werden kann und während des Untersuchungsablaufes dem Untersucher Entscheidungen über den weiteren Untersuchungsgang nach den jeweils vorliegenden Funktionswerten ermöglicht.

F. Durusoy (Ankara), „Heart volume and its relationship to body weight in trained sportsmen", bestimmte Körpergewicht und nach Rohrer-Kahlstorf in der Modifikation von Musshoff und Reindell das Herzvolumen von 11 Boxern und 62 Ringern der Spitzenklasse sowie von 33 Medizinstudenten als Kontrollgruppe. Das Durchschnittsalter der Sportler betrug 26, das der Kontrollgruppe 22 Jahre. Die Mittelwerte von Herzvolumen/Körpergewicht ergaben statistisch signifikante Unterschiede zwischen den Sportlern und Untrainierten. Die Korrelation war linear, der Korrelationskoeffizient betrug 0,94 bei den Boxern und 0,87 bei den Ringern. Bei der Kontrollgruppe betrug er 0,57. Die mittleren Werte des Quotienten Herzvolumen/Körpergewicht betrugen bei den Boxern 12,84, bei den Ringern 11,66 und bei der Kontrollgruppe 9,46. Das sehr gute Ergebnis bei den Sportlern wurde auf die hervorragende physische Kondition zurückgeführt.

Einen Beitrag zur Höhenadaptation lieferten M. Paz-Zamora, J. Coudert, A. Freminet, J. P. Gascar, J. Durand (La Paz) mit ihrem Vortrag über „Aerobic and anaerobic capacity at 3750 m (La Paz) in resident athletes and sea level athletes during acclimatization". Bei 18 Spitzenfußballern, die auf Meereshöhe geboren wurden und dort lebten, wurden am 1. und 9. Tag nach Ankunft in La Paz spiroergometrische Untersuchungen, Bestimmungen des Haematokrit, des arteriellen O_2- und CO_2-Drucks sowie des Laktatspiegels durchgeführt. Diese Werte wurden mit denen von 18 einheimischen Spitzenfußballern verglichen. Es wurde festgestellt, daß die VO_2 max der ersten Gruppe sich innerhalb der 9 Tage Höhenadaptation änderte, daß diese Werte aber tiefer als die der Einheimischen lagen (37 ml/kg/min gegenüber 49 ml/kg min — $P<0,02$). Haematokrit und arterielle O_2-Drucke ergaben keine Unterschiede. Der arterielle CO_2-Druck und der Laktatspiegel waren bei den Einheimischen signifikant höher. Die Autoren folgerten, daß die Möglichkeit des O_2-Transports zur Peripherie zwischen Flachlandathleten und solchen in großen Höhen vollkommen vergleichbar, der limitierende Faktor der O_2-Utilisation auf Körpergewebeebene zu suchen seien und rassische Unterschiede neben der Akklimatisation eine bedeutende Rolle bei der Arbeit in großen Höhen spiele.

D. Mathur (Patiala) berichtete über elektrokardiographische Untersuchungen an 23 männlichen Athleten im Alter von 18 bis 30 Jahren, die Indien bei den Asiatischen Spielen und Olympischen Spielen seit 1964 vertreten hatten. Sein Thema lautete „A study of electrocardiogram In top Indian athletes". Er fand, daß die EKGs von hochtrainierten indischen Mittel- und Langstreckenläufern gegenüber der Normalpopulation gleichen Alters und Geschlechts eine signifikant nachweisbare Linkshypertrophie aufwiesen, jedoch ohne Anhalt dafür, daß pathologische Veränderungen des Herzens vorlagen. Weitere bekannte EKG-Veränderungen ausdauertrainierter Sportler wurden bestätigt.

Unter dem Thema „Der funktionelle Zustand des Herz- und Gefäß-Systems bei Läufern in verschiedenen Trainingsperioden" legten V. Wasiljewa, N. Stepotschkina, A. Teslenko (Leningrad) Ergebnisse von 20 Langstreckenläufern vor, die mit polykardiographischen, tachyoszillographischen, sphygmographischen, elektro- und vektorelektrographischen Messungen im Verlauf von 2 Jahren gewonnen wurden. Die in Ruhe erhobenen Untersuchungsergebnisse erbrachten die bekannten Herzkreislaufveränderungen von Dauerleistern im Verlauf eines Trainings. Die Autoren wiesen besonders darauf hin, daß zur Beurteilung des Trainingszustandes das Verhalten der Herzfrequenz ungenügend sei. Während der Übergangsphase des Trainings in den Wintermonaten hatten sie keine Veränderungen der Herzfrequenz gesehen, aber deutliche des indirekt bestimmten Schlagvolumens (nach Broemser-Ranke), des Herzminutenvolumens, des peripheren Widerstandes und weiterer die Funktion des Myokards beschreibender Indizes. Sie empfahlen, diese Parameter bei der Beurteilung im Auge zu behalten und wiesen auf die nicht eingreifende, aber aussagekräftige verwendete Untersuchungsmethodik hin.

H. V. Dhanaraj (Edmonton) machte in seinem Referat über „Adults and detraining" auf die Wissenslücke über Trainingsabbruch und Trainingsunterbrechung aufmerksam.

Die weiteren Referate beschäftigten sich mit Bestimmungsmethoden der körperlichen Leistungsfähigkeit, wobei insbesondere Wert auf einfache Anwendbarkeit gelegt wurde. K. J. Kingsbury (Amersham) machte in seinem Referat über „Assessment of fitness" auf die Schwierigkeiten aufmerksam, die bestehen, um die adäquaten Erfordernisse in einer speziellen Sportart zu bestimmen. Ihre Kenntnis ist notwendig, um einen Athleten bei guter Gesundheit, mit ausbalancierter Diät und durch richtiges Training für alle Belastungen im speziellen Fall vorzubereiten. Er stellte die Problematik am Beispiel von Judokas dar. Bei Mitgliedern der englischen Nationalmannschaft bestimmte er Arbeitstoleranz, maximale Herzfrequenz und maximale O_2-Aufnahme auf dem Fahrradergometer. Die gewonnenen Werte entsprachen denen von Spitzenathleten in anderen Sportarten. Die Judokas waren bei diesen Prüfungen nur in den Beinen ermüdet. Weder von seiten des Herzens noch der Lunge waren sie übermäßig belastet und wiesen auch nicht die typischen Erschöpfungszeichen wie nach einem Judokampf auf. Die bei der Ergometerbelastung bestimmten maximalen Herzfrequenzen lagen zwischen 160 bis 180/min. Beim Judokampf hingegen konnte bereits nach 2 min Pulsfrequenzen über 200/min (meistens zwischen 210 bis 230/min) registriert werden. Die Erklärung wurde darin gesehen, daß Judokas ihre Hauptarbeit mit dem Oberkörper verrichten. Um dies zu beweisen, wurden die Pulsfrequenzen bei den gleichen Athleten nach 10mal 30 Yards Sprints, die mit maximaler Anstrengung einmal ohne und einmal mit Gewichten (5-lbs) in jeder Hand durchlaufen werden mußten, bestimmt. Rennen ohne Gewichte ergab den Ergometerwerten vergleichbare, Rennen mit Gewichten den Wettkampfbedingungen ähnliche Pulsfrequenzen, und die Kämpfer zeigten die gleichen Erschöpfungserscheinungen. Auch die Tatsache, daß die hohen Laktatspiegel nach einem 6minütigem Judokampf im Fahrradergometertest nicht erreicht wurden, wies auf die unzureichende Belastung und generell auf die Notwendigkeit von sportartspezifischen Prüfmöglichkeiten der Leistungsfähigkeit hin.

Untersuchungen über „Das Verhalten der Belastungsacidose bei ergometrischen Untersuchungen von 11jährigen Schülern einer Sportschule" legten K. Harnancourt, G. Gaisl (Graz) vor. Sie erklärten, daß zur Beurteilung des anaeroben Anteils einer maximalen Belastung die Bestimmung der Belastungsacidose neben der Arbeitspulsfrequenz herangezogen werden muß. Zur Bestimmung des Säurebasenstatus verwendeten sie den Gas-Check AVL, der bei einfachster Bedienung eine hohe Meßfrequenz besitzt. An 64 Schülern im Alter von 11 Jahren konnten sie bei einer standardisierten Belastung von 125 Watt für 5 min eindeutige Unterschiede der Leistungsstärke anhand der Parameter-Pulsfrequenz und Base-Excess feststellen. Schüler mit Pulsfrequenzen um 190/min und Base-Excess von z. B. über — 9 mval/l waren am wenigsten belastbar, Schüler mit Pulsfrequenzen um 190/min und Base-Excess von nur — 3,8 mval/l hatten eine durchschnittliche und Schüler mit geringerer Pulsfrequenz und keiner nennenswerten Belastungsacidose hatten die beste körperliche Leistungsfähigkeit.

Über „Altersbedingte Besonderheiten eines einfachen kardiopulmonalen Tests" sprach G. Karaneschew (Sofia). 1969 hatte er einen Belastungstest mit Atemanhalten in Ruhe und 2 min nach einer definierten Belastung (Stufenbelastung: Höhe 30 cm, 30 mal/min in 3 min) vorgeschlagen. Bei 3 Altersgruppen von 10 bis 15, 20 bis 30 und 60 bis 70 Jahren wurden Apnoezeiten bestimmt. In der mittleren Gruppe waren sie in Ruhe und nach Belastung statistisch signifikant länger als in der ersten und dritten. Die älteste Personengruppe erbrachte die kürzesten Werte. Untersuchungen der arteriellen O_2-Sättigungen während der Apnoephasen bestätigten diese altersmäßigen Differenzen.

S. Yusa (Yokohama) verglich in „A study of cardiovascular tests" einen „40 mm-Quecksilbertest" mit dem „Harvard-Step-Test". Bei ersterem werden die sitzenden Probanden aufgefordert, in ein Quecksilbermanometer zu blasen und die Quecksilbersäule auf einer Höhe von 40 mm Hg so lange als möglich zu halten. Dabei werden EKG und Herzfrequenz registriert. Bei 56 japanischen Athleten konnte er mit dieser Untersuchungsmethodik feststellen, daß Personen, die längere Atemanhaltezeiten hatten, geringere Pulsfrequenzen aufwiesen. Der Vergleich mit dem Harvard-Step-Test wies auf die Brauchbarkeit dieser Methode hin.

Sutarman (Kebajoran-Baru) stellte „The three recovery pulse methods of assessing physical fitness" vor. Nach seinen Untersuchungen erwies sich diese von Johnson et al. 1942 entwickelte Methode als ausgesprochen einfach und brauchbar auch für Feldversuche. Als Maß der Leistungsfähigkeit wird die Pulssumme der letzten 30 sec in der 1., 2. und 3. min nach Beendigung einer körperlichen Anstrengung als verläßliches Maß der körperlichen Leistungsfähigkeit angesehen. Als standardisierte Belastungsmethoden wurden vom Autor Fahrradergometer-Untersuchungen für 6 min oder der Stufenbelastungstest nach Gottheiner (1967) empfohlen.

Angewandtes medizinisches Wissen im Hochleistungssport

R. Medved (Zagreb) hob in seiner Einleitung drei wissenschaftliche Belange der Medizin im Leistungssport hervor: 1. Die wissenschaftlich fundierte Auswahl der Sportler, die in einigen Sportarten schon in der Präpubertätsphase vorgenommen werden kann, 2. die Erhaltung des optimalen Gesundheitszustandes des Sportlers und 3. die Bestimmung der Leistungsfähigkeit und aufgrund dieser die Festlegung des Trainingsplanes.

St.-E. Strauzenberg (Kreischa)

Angewandtes Wissen im Leistungssport

Die gegenwärtige Situation im Leistungssport erhält ihren besonderen Charakter dadurch, daß in der überwiegenden Zahl der Sportarten die Spitzenleistungen zahlreicher Athleten dicht in der Nähe des jeweiligen Weltrekordes liegen. Diese Dichte der Weltklasseleistungen ist ein Hinweis darauf, daß Hochleistungen im Sport nicht mehr vornehmlich eine Frage der vorhandenen Anlagen und auch seltener das Resultat lediglich individueller Bemühungen, sondern das Ergebnis einer zielbewußten, wissenschaftlich fundierten Arbeit sowie eines beträchtlichen gesellschaftlichen Aufwandes sind.

Bei der sportmedizinischen Diagnostik ist spezifische Erfahrung und Sachkenntnis Voraussetzung für eine richtige Interpretation der Befunde und ihre Umsetzung. Die sportärztliche Diagnose ist erforderlich, weil die spezifische sportliche Leistung allein keine genügend zuverlässige Aussage darüber zuläßt, wie gut die an der gebrachten Leistung beteiligten Funktionsbereiche entwickelt sind. Eine hohe sportliche Leistung kann auch dann gebracht werden, wenn nicht alle daran beteiligten Organsysteme einen gleich guten Funktionszustand haben. An den Sportmediziner wird deshalb die Frage gestellt, welche Entwicklungsreserven in den maßgebenden Funktionsbereichen vorhanden sind und in welchem Verhältnis sie trainingsmäßig entwickelt werden sollten.

Viele Jahre hindurch erstreckte sich die Diagnostik nahezu ausschließlich auf die Erfassung der Funktionsgüte des kardiorespiratorischen Systems. Dabei ist es gelungen, einige grundlegende Gesetzmäßigkeiten der Anpassung an hohe Belastungen zu erfassen, die für die Beurteilung des Leistungszustandes benutzt werden können. Im kardiorespiratorischen Bereich kommen die umfassenden ökonomisierenden Wirkungen des Ausdauertrainings durch die bekannte trophotrope Gesamtumstellung der Kreislauffunktion besonders deutlich zum Ausdruck (Raab, 1969). Der Messung und damit der Heranziehung als Beurteilungskriterien in der praktischen Anwendung sind vor allem folgende Anpassungsvorgänge zugänglich: Die mitochondriale Ausstattung und der Enzymsatz der Muskelzelle wird durch das Hochleistungstraining in einer Weise verändert, daß der angebotene Sauerstoff besser ausgenutzt werden kann (Holloszy, 1967). Dadurch wird eine gegenüber dem Vor-

Angewandtes medizinisches Wissen im Hochleistungssport

zustand gleiche Leistung bei geringerer lokaler Durchblutungsgröße möglich (Frick u. Katila, 1968; Gadermann et al., 1966). Dieser Vorgang kann durch eine Erhöhung der arteriovenösen Sauerstoffdifferenz unter einer gegebenen Belastung erfaßt werden (Brandi u. Brambilla, 1961). Der Organismus kommt dieser Erhöhung der Leistungsreserve durch Veränderungen im Gefäßsystem mit vermehrter Kapillarisierung und Eröffnung von Kollateralen sowie einer Erhöhung des Venentonus entgegen (Gadermann et al., 1966; Tittel et al., 1966; Vassiliyewa, 1966). Der dadurch gewährleisteten Zunahme der Transportkapazität entspricht eine erhebliche Steigerungsfähigkeit des Herzschlagvolumens und des Herzzeitvolumens (Åstrand et al., 1964; Bevegard et al., 1960; Chapman et al., 1960; Ekblom et al., 1968; Frick u. Katila, 1968). Dabei zeigt das Herz die typischen Kriterien des Sportherzens mit großem Volumen und, im Gegensatz zum Starling'schen Gesetz, niedrigem enddiastolischen Kammerdruck und vermehrter systolischer Kontraktion unter Belastung (Frick u. Katila, 1968), die Ausdruck einer erhöhten Kontraktionskraft der Myokardfaser ist. Herzgröße und Ruheherzfrequenz sind deshalb gut verwertbare Führungsgrößen für die Beurteilung des Angepaßtseins an hohe Ausdauerleistungsanforderungen. Auch die Belastungsherzfrequenz ist im submaximalen Belastungsbereich für die Beurteilung der Leistungsfähigkeit gut verwertbar. Bei Vergleichsuntersuchungen ist die Beziehung zwischen niedrigster Belastungsherzfrequenz und raschester Rückkehr zum Ruhewert und bester Ausdauerleistungsfähigkeit sehr eng. Im maximalen Belastungsbereich läßt jedoch die Herzfrequenz keine Beurteilung der Leistungsfähigkeit mehr zu, weil die maximale Kreislaufanpassung im Hochleistungssport sehr rasch erreicht wird und trotz relativ hoher Differenzierung der maximalen Leistung keine entsprechenden Unterschiede in der maximalen Herzfrequenz erkennen läßt.

Diese anwendungsfähigen Beurteilungskriterien aus dem kardiorespiratorischen System wurden ergänzt durch die Feststellung der maximalen Sauerstoffaufnahmefähigkeit, die eine sehr komplexe Größe darstellt, unter geeigneten Bedingungen gut reproduzierbar ist und als jene Größe bezeichnet werden kann, die die engsten Beziehungen zur Gesamtleistungsfähigkeit aufweist (Shephard, 1967; Taylor et al., 1955). Jedoch stellte es sich heraus, daß die maximale Sauerstoffaufnahmefähigkeit nur dann mit der spezifischen Leistungsfähigkeit in etwa übereinstimmt, wenn die maximale aerobe Kapazität auch die entscheidende Größe für die sportliche Leistung darstellt. Das trifft generell für ausgesprochene Dauerleistungen zu. Jedoch verliert diese Größe ihre Aussagekraft umso mehr, je stärker andere Bewegungseigenschaften an der Gesamtleistung beteiligt sind. Dabei ist auf die beachtenswerten Unterschiede zwischen der maximalen Sauerstoffaufnahmefähigkeit unter Fahrradergometerbelastung im Sitzen gegenüber Belastung im Liegen hinzuweisen (Bevegard et al., 1960) sowie auf die noch wichtigeren Unterschiede gegenüber der Laufbandbelastung (Faulkner et al., 1971).

Um darüber Auskunft zu erhalten, wie der Organismus in der Lage ist, den Anforderungen an große Belastungsintensitäten mit vorwiegender Beanspruchung anoxydativer Stoffwechselprozesse nachzukommen, haben sich die Bestimmungen des Säurenbasenhaushaltes und die Bestimmung des Blutlaktats als diagnostisch sehr wertvoll erwiesen. Eine hohe Mobilisationsfähigkeit der Glykogenreserven und eine gute Toleranz hoher Laktatanschoppungen sind Voraussetzungen für gute Schnelligkeits- und Schnelligkeitsausdauerleistungen.

Für viele Sportarten mit hohen Anforderungen an das Durchhaltevermögen und an die Steigerungsfähigkeit haben sich Untersuchungen zur Erfassung der endokrinen Stabilität als wertvoll erwiesen (Shephard, 1967; Kägi, 1955; Viru u. Körge, 1971). Für die verbreitete Anwendung ist es allerdings notwendig, die methodischen Möglichkeiten noch weiter auszubauen und die Kenntnisse über die Dynamik besonders der Nebennierenrinden- und Markhormone zu erweitern.

Für die Praxis der Erfassung von Parametern, die Blutentnahmen zur Voraussetzung haben, ist es wichtig, den optimalen Zeitpunkt für die Entnahme zu kennen und auch die Besonderheiten der Blutverteilung nach intensiven Belastungen zu berücksichtigen. Nichtbeachtung der Verteilungsverhältnisse und der durchaus differierenden Konzentrationsdynamik der verschiedenen Substanzen im Blut kann zu erheblichen Fehlinterpretationen führen (Strauzenberg u. Thierbach, 1970). Auf die Bedeutung der Erfassung von Parametern aus dem Gebiet der neuromuskulären Funktion bei der sportmedizinischen Leistungsdiagnostik sei ebenfalls hingewiesen. Es muß jedoch festgestellt werden, daß — wie es auch die internationale Literatur ausweist — hierbei nicht nur apparative Schwierigkeiten bestehen, sondern auch bezüglich der Interpretation und der Umsetzung in die Trainingspraxis noch nicht ausreichende Erfahrungen vorliegen.

Die Beurteilung der Belastungsfähigkeit ist ein weiteres wichtiges Betätigungsfeld für die Umsetzung wissenschaftlicher Erkenntnisse. Sie wird durch die Erfassung von Ermüdungserscheinungen und die Beobachtung des Verlaufes der Wiederherstellungsprozesse möglich. Nach den vorliegenden Kenntnissen darf es als gesichert angesehen werden, daß die Funktion eines Organsystems umso stabiler und damit umso belastungsfähiger ist, je rascher der Ausgangszustand nach einer Belastung wieder erreicht wird (Shephard, 1967). Gute Rückbildungstendenzen der durch die Belastung hervorgerufenen Auslenkungen sprechen für eine hohe Belastbarkeit und einen guten Funktionszustand, verzögerte Rückbildung hingegen für eine mangelhafte Belastbarkeit und eine nicht optimal entwickelte Funktion.

Für diese Zielstellungen haben sich bei Spitzenathleten bezüglich des Herzkreislaufsystems elektrokardiographische, mechanokardiographische, phlebographische und ballistokardiographische Untersuchungen als nicht sehr brauchbar erwiesen. Hingegen ist das Verhalten der Herzfrequenz während der Erholungszeit und auch die Berücksichtigung der Herzfrequenz am Morgen des nächsten Tages nach Belastung, die sog. Basisherzfrequenz, für die Beurteilung des Ermüdungszustandes recht gut verwendbar.

Was die für die praktische Anwendung in Betracht kommenden Parameter der Stoffwechselfunktion betrifft, so besteht Übereinstimmung darüber, daß die Beobachtung des Verhaltens der Glukose, der Fettsäuren und der Serumeiweißfraktionen offenbar wenig ergiebig ist. Die Auslenkungen bilden sich ohne Beziehung zum Ermüdungszustand rasch zurück und weisen intraindividuell große Streuungen auf, deren Ursachen nicht erfaßbar sind. Auch das Laktatverhalten gibt zur Beurteilung des Ermüdungsgrades wenig Aufschluß. Besseren Einblick ermöglicht die Bestimmung der Serumenzyme. Verzögerte Rückbildung der LDH und ihrer Isoenzyme, der SGOT und der CPK, können als Hinweise für ein ungünstiges Verhältnis zwischen Belastungs- und Erholungsfähigkeit angesehen werden. Die Dynamik der Mobilisierung und der Ausscheidung von Corticosteroiden ergibt ebenfalls Anhaltspunkte für die Beurteilung des Ermüdungsgrades und die Vollständigkeit der Wiederherstellungsvorgänge (Viru u. Körge, 1971).

Da es im Hochleistungssport in erster Linie darauf ankommt, ein optimales Wettkampfergebnis zu erzielen, d. h. zum richtigen Zeitpunkt in Höchstform zu sein und diese Höchstform auch in eine Höchstleistung umzusetzen, muß gesichert werden, daß die physische Ausgangssituation des Athleten für den bevorstehenden Wettkampf gut ist. Dazu gehört die Sicherung eines guten gesundheitlichen Allgemeinzustandes, wodurch die Bedeutung der fortlaufenden ärztlichen Überwachung einschließlich der Impfungen und evtl. notwendiger Zahnsanierungen unterstrichen wird. Hierzu gehört auch die Durchsetzung wichtiger gesundheitserzieherischer und allgemein hygienischer Aspekte, wie die Körperpflege, die Ernährung, die Tagesgestaltung einschließlich der Gewährleistung eines ausreichenden und erholsamen Schlafes sowie einer vernünftigen Einstellung zum Genußmittelgebrauch und zum Sexualleben. Hinsichtlich der Ernährung ist es erforderlich, sich mit einer gewissen Überbewertung der Eiweißbestandteile der Sportlerernährung auseinanderzusetzen, die nach übereinstimmenden Untersuchungen bei den Athleten, aber auch bei vielen Trainern, sehr verbreitet ist. Die Untersuchungen des Arbeitskreises um Hultman haben erneut die Bedeutung der schon in den 30er Jahren postulierten Sicherung einer ausreichenden Kohlenhydratbevorratung des Organismus unterstrichen und dadurch die Notwendigkeit wieder in den Vordergrund gerückt, ausreichende Mengen von Kohlenhydraten aufzunehmen (Hultman, 1967). Weiterhin ist es erforderlich, den bei intensivem Training erheblich ansteigenden Verbrauch von Vitaminen durch entsprechende Substitution abzudecken und einem Defizit vorzubeugen.

Unter den Maßnahmen für die Sicherung einer optimalen Ausgangssituation spielt heute das Höhentraining eine besondere Rolle. Die Erfahrungen über die Wirkungen des sportlichen Trainings in Höhen um 2000 m lassen sich dahingehend zusammenfassen, daß die atmosphärischen Verhältnisse des Höhentrainings einen Hypoxiereiz darstellen, der tiefgreifende Anpassungserscheinungen im Organismus hervorruft, die alle im Sinne einer Erhöhung der Hypoxietoleranz wirken. Es kommt im Verlauf von 3 bis 4 Wochen zu einer signifikanten Zunahme des Blutvolumens und des Hämoglobins, zu einer erhöhten Organvaskularisation, zur Verstärkung der endokrinen Aktivität und zu einer bedeutenden Erhöhung der intrazellulären Enzymaktivität, die sich sowohl auf die oxydativen als auch auf die anoxydativen Abläufe erstreckt (Roskamm et al., 1968). Diese Veränderungen addieren sich zu den schon genannten trainingsbedingten Anpassungserscheinungen der Spitzensportler. Da die beschriebenen Höheneinflüsse noch eine gewisse Zeit nach dem Höhenaufenthalt bestehen bleiben, können diese Effekte die Leistungsfähigkeit der Athleten nach Rückkehr ins Flachland meßbar verbessern.

Kenntnisse über die Wirkungen verschiedener pharmakologischer Substanzen, die zunächst insbesondere im Berufssport angewendet worden sind, haben Sportärzte und auch Trainer verschiedentlich dazu verführt, dieses Wissen auch außerhalb des Berufssports zur Leistungssteigerung einzusetzen. Bedauerlicherweise haben sich einige nicht einmal davon abhalten lassen, selbst bei Wettkämpfen anläßlich Olympischer Spiele von diesem Wissen Gebrauch zu machen. Dabei muß festgestellt werden, daß die in den international abgestimmten Dopinglisten enthaltenen Substanzen nicht nur einen lediglich sehr zweifelhaften Effekt auf die sportliche Leistung haben, sondern daß sie mit Sicherheit nachteilige Wirkungen auf den Athleten selbst und die Integrität seiner Persönlichkeit ausüben.

Diese aus zahlreichen Wissenschaftszweigen wie der Leistungsphysiologie, der Stoffwechselforschung, der Biochemie stammenden und z. T. von der Sportmedizin selbst erarbeiteten Kenntnisse und ihre Anwendung in der sportmedizinischen Arbeit mit dem Hochleistungssportler haben einen wesentlichen Anteil an der weiteren Leistungsentwicklung in zahlreichen Disziplinen gehabt. Weiter zunehmendes Wissen und verfeinerte Methoden werden immer umfassendere Möglichkeiten für die Verbesserung der Wirksamkeit des in der praktischen Arbeit mit dem Hochleistungssportler tätigen Sportarztes erschließen.

Angesichts dieser Entwicklungstendenzen muß aber hervorgehoben werden, daß gleichzeitig mit dem Vordringen in immer höhere Leistungsbereiche die Verantwortung aller an der Trainingsgestaltung beteiligten Wissenschaftler und Praktiker dafür zunimmt, daß die Vervollkommnung der sportlichen Leistung nicht zu Über- oder Fehlbeanspruchung führt und die gleiche Aufmerksamkeit und Sorgfalt, die der Leistungsentwicklung gilt, auch der Entwicklung der Gesamtpersönlichkeit des Sportlers gewidmet werden.

Literatur

Åstrand, P. O., Cuddy, T. E., Saltin, B., Stenberg, J.: Cardiac output during submaximal and maximal work. J. appl. Physiol. **19**, 268 (1964).

Bevegard, S., Holmgren, A., Jonsson, B.: The effect of body position on the circulation at rest and during exercise with special reference at the influence on the stroke volume. Acta physiol. scand. **49**, 279—298 (1960).

Brandi, G., Brambilla, I.: Arterio-venous difference of oxygen, cardiac output, and stroke volume in function of the energy consumption. Arbeitsphysiologie **19**, 130—133 (1961).

Chapman, C. B., Fisher, J. N., Sproule, B. J.: Behavior of stroke volume at rest and during exercise in human beings. J. clin. Invest. **39**, 1208—1212 (1960).

Ekblom, B., Åstrand, P. O., Saltin, B. et al.: Effects of training on the circulatory response to exercise. J. appl. Physiol. **24**, 518 (1968).

Faulkner, J. A., Roberts, D. E., Elk, R. L., Conway, J.: Cardiovascular responses to submaximum and maximum effort cycling and running. J. appl. Physiol. **30**, 457—461 (1971).

Frenkl, R., Csalay, L.: On the endocrine adaptation to regular muscular activity. J. Sport Med. (Torino) **10**, 151—156 (1970).

Frick, M. H., Katila, M.: Hemodynamic consequences of physical training after myocardial infarction. Circulation **37**, 192 (1968).

Gadermann, E., Jungmann, H., Metzner, A.: Anpassungsvorgänge der Kreislaufperipherie an körperliche Belastungen. XVI. Weltkongreß für Sportmedizin Hannover 1966. Kongreßbericht Köln–Berlin, S. 78—90.

Holloszy, J. O.: Biochemical adaptions in muscle. J. biol. Chem. **242**, 2278—2282 (1967).

Hultman, E.: Studies on muscle metabolism of glycogen and active phosphate in man with special reference to exercise and diet. Stockholm 1967.

Kägi, H. R.: Der Einfluß von Muskelarbeit auf die Blutkonzentration der Nebennierenrindenhormone. Helv. med. Acta **22**, 258—267 (1955).

Raab, W.: Fundamentals of heart protection through physical activity. W. Va med. J. **65**, 1—3 (1969).

Roskamm, H., Samek, L., Weidemann, H., Reindell, H.: Leistung und Höhe. Ludwigshafen 1968.

Shephard, R. J.: Physiological determinants of cardiorespiratory fitness. J. Sport Med. (Torino) 111—134 (1967).

Strauzenberg, S. E., Thierbach, P.: Studies on possible misinterpretations of blood findings in samples taken from the capillary area of the ear lobe under certain exercise conditions in sport. Proc. Physical Assessment Labor. Assessment of Phys. Fitness. Prag, 229—233 (1970).

Taylor, H. L., Buskirk, E., Henschel, A.: Maximal oxygen intake as an objective measure of cardiorespiratory performance. J. appl. Physiol. **8**, 73—80 (1955).

Tittel, K., Knacke, W., Brauer, B., Otto, H.: Der Einfluß körperlicher Belastungen unterschiedlicher Dauer und Intensität auf die Kapillarisierung der Herz- und Skelettmuskulatur bei Albino-Ratten. Verh. XVI. Weltkongr. f. Sportmed. Hannover 1966.

Vassiliyeva, V. E.: Change of elastic and muscular type arterial vessela tone in connection with person motor regime. XVI. Weltkongreß für Sportmedizin Hannover 1966. Kongreßbericht Köln–Berlin, S. 176—180.

Viru, A., Körge, P.: Metabolic processes and adrenocortical activity during Marathon races. Int. Z. angew. Physiol. **29**, 173—183 (1971).

Zimkin, N. V., Korobkow, A. V.: The importance of physical exercise as a factor of increasing resistance of the body to unfavorable influence under conditions of modern civilization. XVI. Weltkongreß für Sportmedizin Hannover, 1966. Kongreßbericht Köln, Berlin, S. 63—77.

Kurzreferate

Die Leistungsfähigkeit bei statischer und dynamischer Arbeit. M. D. Asatjan (Tiflis)

Es wird die Anwendung der sog. Umschaltung beim rationellen Aufbau eines Trainings dargestellt. Die ersten wissenschaftlichen Untersuchungen wurden von I. N. Setschenow am Anfang unseres Jahrhunderts durchgeführt. Er stellte fest, daß bei Ermüdungen, die durch die Anstrengungen des rechten Armes bedingt sind, die Arbeitsfähigkeit nicht bei völliger Ruhe am raschesten wieder hergestellt wird, sondern unter kurzfristiger Einschaltung (in der Ruhepause) des linken Armes. Bei der Beobachtung von Radrennfahrern konnte man feststellen, daß einige von ihnen während des Rennens auf der Straße von Zeit zu Zeit den Freilauf benutzen und zu treten aufhören, oder sogar die Pedalen rückwärts in umgekehrter Richtung im Freilauf zu drehen begannen. Hieraus wurde die Vorstellung entwickelt, eine Vorrichtung zu konstruieren, mit deren Hilfe man bei Drehung der Pedalen in beliebiger Richtung die aktive Trittbewegung nach vorn fortsetzen könnte. Experimentelle Untersuchungen wurden mit Radfahrern mit 23 Trainingsfahrten durchgeführt. Die Anwendung der Umschaltung in Form umgekehrter Trittrichtung auf dem Spezialrad zeigte eine Erhöhung der täglichen, aber auch der wöchentlichen und monatlichen Trainingsbelastung. Im Endeffekt hatte die auf diese Weise trainierende Gruppe von 7 Sportlern weit höhere Indizes des Ausdauerniveaus entwickelt als die Kontrollgruppe. Die Differenzen zwischen den Indizes ist statistisch gesichert ($P < 0,001$). Bei weiteren Untersuchungen bestand die Testaufgabe im Tragen eines 20 kg schweren Gewichtes an einem Handgriff. Andere Versuchspersonen wurden angewiesen, ihren Körper liegend abwechselnd auf der rechten und linken Hand aufgestützt zu halten. Bei der Ausführung beider Testaufgaben wurde der Versuchsperson völlige Freiheit in der Wahl der Arbeitsbedingungen gelassen, d. h. es wurde gestattet, den Wechsel des belasteten Armes (das Umschalten) in unbegrenzter Anzahl auszuführen. Am Anfang des Versuches schaltete die Versuchsperson selten um und entwickelte dabei keine bestimmte Rhythmik, später hingegen öfters und rhythmischer. Nach 3 oder 4 Umschaltungen stellte sich ein gewisses stabiles Gleichgewicht ein, unter welchem die Versuchsperson ihre Arbeit noch eine lange Zeit beibehält. Weiterhin wurde die Effektivität schichtweiser und gleichzeitiger Arbeit bei verschiedenen Belastungsformen untersucht. Es erwies sich, daß bei verhältnismäßig geringer Belastung (30 bis 35% des eigenen Körpergewichts) die Schichtarbeit effektiver war. Bei hohen Belastungen hingegen erwies sich die gleichzeitige Armarbeit als weitaus effektiver als die schichtweise.

Sportliche Prüfungen und Tests. G. de Souza Gomes (Rio de Janeiro)

Nach vergleichender Betrachtung der bekannten Untersuchungsverfahren und Tests in der Sportmedizin wird ein vereinfachtes Vorgehen empfohlen. Dabei werden allein die respiratorische Kapazität., die Atemrhythmik, die Pulsfrequenz und der Blutdruck registriert.

Elektrokardiographische Bestimmung des "heart score" bei Sportlern.
J. D. Steel (Melbourne)

Als „heart score" wird die mittlere QRS-Dauer in msec bezeichnet. Untersuchungen an Athleten und Rennpferden haben gezeigt, daß mit der Bestimmung dieser Meßgröße ein verwendbarer Indikator für die Herzgröße und Leistungsfähigkeit gewonnen wird. Bei Rennpferden fand sich eine positive Korrelation von 0,92 zwischen heart score und Herzgewicht. Untersuchungen an australischen Olympiateilnehmern von 1968 erbrachten signifikante, positive Korrelationen zwischen heart score und der Herz-Lungen-Relation sowie dem Transversaldurchmesser des Herzens im Röntgenbild. Der mittlere heart score von 66 männlichen Mitgliedern der australischen Olympiamannschaft 1968 betrug 101 ± 7 und von 13 weiblichen Mitgliedern 91 ± 7. Bei den Olympischen Spielen von Mexiko hatte nur ein Teilnehmer von Endläufen einen heart score unter 100, und keine Teilnehmerin erreichte einen Endlauf, die einen heart score unter 90 hatte. Aus vergleichenden Untersuchungen von heart score und Leistungsfähigkeit an verschiedenen Sportlern ist zu folgern, daß diese Auswertung des Elektrokardiogrammes den übrigen medizinischen Tests hinzugefügt werden sollte.

Über den Ernährungszustand kolumbianischer Athleten. L. E. Echeverry, O. Lema (Medellin)

Unter der kolumbianischen Bevölkerung ist die Unterernährung bei Proteinmangel weit verbreitet. An 62 Kolumbianern im Alter zwischen 17 und 25 Jahren, und zwar an Amateurathleten männlichen Geschlechts, vorwiegend Radfahrern und Langstreckenläufern, wurde eine Studie durchgeführt, um den Ernährungszustand dieser Personengruppe aufzuzeigen. Dazu wurden folgende Untersuchungen durchgeführt: Gewicht, Größe, andere anthropometrische Messungen, Dicke der Haut, Hb, Hbo, Gesamteiweiß, Proteinelektrophorese, Cholesterol, Carotin, Vitamin im Serum, Folsäure, pulmonale und cardiovasculäre dynamische Untersuchungen, Nierenfunktionsproben sowie eine Überwachung der Diät. Der IQ wurde nach dem progressiven Matrixtest nach Raven geprüft.

Die Ergebnisse haben gezeigt, daß ein verringerter Kalorienverbrauch besteht, welcher sich in den geringen Körpergewichten und der geringen Dicke der Hautschicht zeigt. Die hämatologischen Parameter wie Hb, Hbo und Blutausstrich lagen innerhalb normaler Grenzen im Vergleich zur Normalbevölkerung. Sie waren jedoch geringgradig vermindert im Vergleich zu den Werten in weiterentwickelten Teilen der Welt. Auffallend war der Mangel an Vitaminvorräten, obwohl die Überwachung der Nahrungsmittelzufuhr einen weitverbreiteten Mißbrauch von Vitaminzusätzen ergab.

Flüssige Mahlzeit mit hohem Kohlehydrat- und niedrigem Fettgehalt für Sportler.
P. V. J. Macaraeg (Manila)

Eine neuere Untersuchung über Nahrungsaufnahme bei philippinischen Sportlern ergab, daß die eigentliche Kalorienaufnahme unterhalb der empfohlenen Zuteilung für sehr aktive Sportler lag. Wir untersuchten daher die Verwendung einer flüssigen Mahlzeit (Sustagen) mit hohem Kohlehydrat- und niedrigem Fettgehalt als Nahrungszusatz.

Vierundzwanzig junge Ringer wurden für eine 8wöchige intensive Trainingszeit in ein Lager gebracht und erhielten die gleiche Nahrung. Der einzige Unterschied war der, daß Gruppe I die flüssige Mahlzeit als Nahrungszusatz 2mal täglich erhielt, während Gruppe II ein Tonikum mit Milch als eine Art Halbplacebo oder Kontrolle erhielt. Ausgangsgewichte und Tests, einschließlich Stoß aus der Hocke, Sprung aus der Hocke, Aufzug an der Reckstange, Aufstemmen und Aufsitzen wurde durchgeführt und wöchentlich wiederholt. Hämatokrit und Hämaglobin wurden vor und nach der Trainingszeit bestimmt.

Die Ergebnisse sind in der Tabelle dargestellt.

	Mean increase ± S. A. at the end of 8 weeks training		
	Liquid Meal Supplement (Group I)	Control Group (Group II)	P
1. Squat-thrust	27.0 ± 2.38	17.5 ± 1.47	<.01
2. Squat-jump	42.8 ± 5.04	19.7 ± 5.38	<.01
3. Pull-up from chinning bar	10.4 ± 5.06	4.4 ± 0.57	<.01
4. Push-up	29.8 ± 2.41	17.2 ± 1.26	<.01
5. Sit-up	53.4 ± 5.72	24.0 ± 1.32	<.01

Die mittleren Steigerungen ± S.A. im Stoß aus der Hocke, Sprung aus der Hocke, Aufzug, Aufstemmen und Aufsitzen waren nach 8 Wochen alle signifikant größer (p<.01) bei denjenigen, die die flüssige Mahlzeitergänzung (Gruppe I) erhielten, als bei der Kontrollgruppe (Gruppe II). Ähnliche Ergebnisse wurden auch am Ende von 4 und 6 Trainingswochen erzielt.

Bei keiner Gruppe zeigte sich eine signifikante Änderung im Gewicht, Hämatokrit oder Hämoglobin. Es wurde beobachtet, daß Gruppe I bessere Ausdauer und Reflexe zeigte und während der eigentlichen Ringkämpfe stärker war als die Kontrollgruppe.

Die Wirkungen der Verwendung von Nahrungszusätzen auf die menschliche Hochleistung. W. H. Osness (Kansas)

Dreißig Schwimmer wurden in drei Zehnergruppen aufgeteilt. Die erste Gruppe wurde als Kontrolle verwendet und erhielt eine Laktosekapsel als Zusatz, die als Placebo diente. Die zweite Gruppe erhielt eine Kapsel, die eine große Dosis von Multivitaminen, Mineralien und Verdauungsenzymen enthielt. Die dritte Gruppe erhielt den gleichen Zusatz wie die zweite unter Hinzufügung von 24 g eines Proteinzusatzes mit Vitaminen und Mineralstoffen. Der Zusatz wurde an allen 7 Tagen der Woche während der ganzen Saison gegeben. Das angewendete Trainingsprogramm war für alle an der Untersuchung beteiligten Schwimmer gleich und begann spät im September mit zweimal täglichem Training von Montag bis Freitag. Das Trainingsprogramm bestand aus Intervalltraining, ergänzt durch Gewichtstraining, ähnlich dem Programm, das von den erfolgreichsten College-Schwimmteams heute verwendet wird. Insgesamt 37 verschiedene Parameter wurden vor der Saison gemessen, zweimal während der Mitte der Saison und am Ende der Saison. Alle Messungen wurden kontrolliert durchgeführt und waren sowohl gültig wie zuverlässig.

Die Untersuchung zeigte mehrere Unterschiede bezüglich der Leistung des Sportlers und der Verwendung von Nahrungszusätzen von Vitaminen und Vitaminen plus Protein. Die Kontrollgruppe verlor während der Saison an Gewicht, verglichen mit den zwei Gruppen mit ergänzter Nahrung, die kein Gewicht verloren. Alle drei Gruppen steigerten ihre Sauerstoffaufnahme, aber die Vitamingruppe und die Vitamin-Proteingruppe steigerte sie in größerem Maße. Die vitamin-ergänzte Gruppe zeigte einen größeren Anstieg der Arbeitsleistungsfähigkeit als die Kontrollgruppe oder die Vitamin-Proteingruppe. Die Vitamin-Proteingruppe zeigte eine erheblich größere Steigerung der Kraft-Meßergebnisse, wobei die Vitamingruppe und die Kontrollgruppe ebenfalls höhere Meßergebnisse zeigten. Die Messungen des Körperumfanges waren unter den Gruppen sehr unterschiedlich, die Vitamin-Proteingruppe wies aber einen etwas größeren prozentualen Anstieg auf. Sowohl die Vitamin- wie die Vitamin-Proteingruppe zeigten eine geringere Reaktion der Pulsfrequenz in Ruhe und bei mäßiger Belastung, das Umgekehrte zeigte sich bei maximaler Aktivität. Ein beträchtliches Absinken des systolischen Blutdruckes wurde in beiden Gruppen mit Nahrungszusätzen, verglichen mit der Kontrollgruppe, gesehen. Schließlich fanden sich bei der Vitamin-Proteingruppe ungefähr halb so viel Abwesenheitstage wie bei der Kontrollgruppe, und die vitamin-ergänzte Gruppe hatte weniger Abwesenheitstage als die Kontrollgruppe unter ähnlichen Bedingungen.

Table 1. Circulatory and respiratory response during maximal exercise before and after a season of ice hockey

		WT (kg)		MVO_2 (l/min)		MVO_2 (ml/kg/min)		HR		$V_{E_{STPD}}$ (l/min)	
		pre	post	pre	post	pre	post	pre	post	pre	post
Forwards (N = 5)	x̄	69.0	68.4	3.90	3.97	56.7	58.1	196.2	193.6	109.8	120.1
	s	±3.97	±3.66	±0.09	±0.12	±4.04	±2.53	±6.6	±4.6	±13.5	±10.9
Defensemen (N = 4)	x̄	80.5	80.0	4.09	4.41	50.7	55.2	193.3	193.5	126.2	128.4
	s	±3.4	±5.37	±0.56	±0.45	±5.72	±4.99	±10.4	±7.5	±9.3	±15.2
Goaltender (N = 1)	x̄	81.4	81.8	4.30	4.33	52.8	52.8	196	196	140.8	134.4
Control (N = 4)	x̄	73.7	73.0	3.82	3.85	51.7	53.0	197.3	193	124.5	136.1
	s	±9.31	±9.69	±0.55	±0.74	±4.18	±9.73	±6.4	±8.2	±20.2	±25.0
Total Hockey Players (N = 10)	x̄	74.8	74.4	4.02	4.18	53.9	56.4	195.0	193.8	119.5	124.9
	s	±7.0	±7.2	±0.36	±0.35	±5.2	±3.9	±7.6	±5.4	±15.2	±12.6

Adaptive Reaktionen an die Ausübung von Eishockey. H. Green, P. Bishop, M. Houston, R. McKillop, R. Norman, P. Stothart (Waterloo)

Die Anwendung wissenschaftlicher Grundsätze im Training von Eishockeyspielern war dadurch verzögert, daß ein Mangel an Kenntnissen bezüglich der physiologischen Grundlagen dieses Spieles bestand. Während der Intercollegiate-Hockey-Saison 1971/72 versuchten wir, ein besseres Verständnis dieses Spieles zu gewinnen. Es wurden dazu folgende Maßnahmen durchgeführt: a) Ausgedehnte Laboratoriumsuntersuchungen an einer Anzahl von Spielern vor und nach der Saison zur Bestimmung der Art und des Umfangs adaptativer, körperlicher Veränderungen, des aeroben und anaeroben Stoffwechsel-Systems und der damit zusammenhängenden Vorgänge. b) Definition der Leistungsart und der akuten Auswirkungen der Leistung der Spieler. Die Natur der körperlichen Leistung wurde durch Aufzeichnungen des Bewegungsablaufes der Spieler bestimmt. Es wurden die Spielabläufe im Film festgehalten und wieder abgespielt, insbesondere wurde jeder Shift auf dem Eis festgehalten, die Dauer der Shifts, die Dauer der Spielpausen und der Ruheperioden. Die Herzfrequenzen wurden kontinuierlich mittels Radio-Telemetrie auf den Monitor übertragen, venöse Blutproben wurden am Ende jeder Periode entnommen und zur Bestimmung der Milchsäurekonzentration analysiert.

Die Ergebnisse deuten auf adaptive Veränderungen hin, welche nach einer 4monatigen Saison (November bis Februar) eintraten, während der etwa 20 Hockeyspiele ausgetragen wurden. Das Training erfolgte durchschnittlich 4mal wöchentlich und dauerte in der Regel 1$^1/_2$ Std.

Auf der Grundlage vergleichender Bestimmungen läßt sich sagen, daß bei Eishockeyspielern keine gesteigerte Energiegewinnung eintritt. Im Vergleich zu Dauerleistungsathleten liegt ihre aerobe Kapazität erheblich unter dem Durchschnitt. In ähnlicher Weise ergeben sich auch im Vergleich mit trainierten Sprintern, Schwimmern und Läufern niedrigere Werte der anaeroben Kapazität. Die adaptiven Veränderungen dieser Stoffwechsel-Systeme im Verlaufe einer 4monatigen Hockeysaison sind nicht besonders eindrucksvoll, wenn man sich klarmacht, daß Training und Spiele etwa 5mal pro Woche ausgetragen werden. Der Mangel an eindrucksvollen Veränderungen dieser Kapazitäten läßt den Rückschluß zu, daß diese Systeme im Zusammenhang mit dem Training nicht bedeutungsvoll sind. Mit anderen Worten: es wird den Maßnahmen, welche zur Steigerung dieser Kapazitäten während der Saison dienen können, zu wenig Beachtung geschenkt. Die Wichtigkeit eines hochentwickelten aeroben und anaeroben Systems für das Eishockeyspiel ist offensichtlich im Hinblick auf die Natur der Belastung. Wie bereits festgestellt, stellt Eishockey ein klassisches Beispiel von Intervallarbeit bzw. intermittierender Arbeit dar. Es besteht hier die Notwendigkeit, jedes dieser beiden Systeme in Abhängigkeit von den Verhältnissen zwischen Arbeit und Ruhe stärker einzubeziehen.

Table 2. *Total run time and blood lactate changes during an anaerobic test before and after a season of ice hockey*

		Total run time (sec)		Blood lactate (MG%)	
		pre	post	pre	post
Forwards	X	61.0	71.0	128.3	146.8
(N = 3)	S	±6.2	±9.7	±14.1	±7.5
Defensemen	X	60.3	71.8	116.4	139.0
(N = 4)	S	±8.7	±11.0	±24.6	±6.8
Goaltender	X	54	62	119.4	143.6
(N = 1)	S				
Controls	X	58.3	60.8	130.0	138.6
(N = 4)	S	±14.1	±12.3	±12.1	±5.0
Total Hockey Players	X	59.8	70.2	121.1	142.4
(N = 8)	S	±6.9	±9.7	±17.6	±8.4

Über die sportärztlich-pädagogischen Untersuchungen bei der Ausbildung von Hochleistungssportlern. F. Markusas (Tallinn)

Markusas ging auf die Zusammenarbeit von Arzt und Trainer bei der Dosierung der individuellen Trainingsbelastung ein. Grundlage der Belastungsdosierung sind EKG, vor und nach dem Training, und sportartspezifische Belastungstests.

Determinanten der Sportausübung: Ein zusammenfassendes Schema.
C. Bouchard (Quebec)

Die Sportausübung (P) wird bestimmt durch Einflüsse von Untergruppen, bezeichnet durch H, D und C. Dabei bedeuten H die Untergruppe der nicht Variablen, D die Untergruppe der Varianten, C die Untergruppe von Kontrollen und Organisationsfaktoren.

Wenn H für die Untergruppe der nicht Variablen steht, dann bedeuten:

Hm = vererbte Faktoren, bezogen auf die morphologische Struktur des Athleten, Ho = vererbte Faktoren, bezogen auf die organische Struktur und Kapazität des Athleten, Hp = die vererbten Faktoren, bezogen auf die Aufnahmefähigkeit des Athleten, Hps = die vererbten Faktoren, bezogen auf die psychologischen Charakterzüge des Athleten.

Wenn D für die Untergruppe der Varianten steht, dann bedeuten:

Et = die technische Fertigkeit des Athleten für die gegebene Aktivität, Is = die funktionelle Intelligenz des Athleten für die gegebene Aktivität, Dpg = die allgemeine körperliche Kondition des Athleten, Dps = die spezifische körperliche Kondition des Athleten für die gegebene Aktivität, Pps = die psychologische Bereitschaft des Athleten, Vs = die soziale Umwelt des Athleten, Fc = komplementäre Faktoren, welche die Ausübung beeinflussen, z. B. atmosphärische Bedingungen, Geräte und Ausrüstung etc., R = Einflüsse von Entspannung und Muße auf den Zustand der Einsatzbereitschaft des Athleten.

Schließlich, wenn C für die Untergruppe von Kontrollen und anderen organisatorischen Faktoren steht, dann bedeuten:

Cr = das organisatorische System, welches das Training des Athleten programmiert und kontrolliert, Ce = das Trainingshandbuch und das Notizbuch des Athleten als wichtigste Werkzeuge des Systems, Emg = die präventive und korrektive ärztliche Überwachung des Athleten, Edg = Auswertung und Kontrolle der allgemeinen Determinanten der Sportausübung, Eds = Auswertung und Kontrolle der spezifischen Determinanten der athletischen Sportausübung, Ss = Beitrag des Personals und der Spezialisten der Sportwissenschaft zur Vorbereitung des Athleten.

Auch ohne weitere Details ist nun die Erkenntnis möglich, daß das vorgeschlagene System sowohl auf Forschung als auch auf praktischer Tätigkeit beruht. Das Modell gestattet die rasche Einsicht in die Tatsache, daß die Forschungstätigkeiten auf dem Gebiet der Sportausübung um einige wenige der aufgeführten Faktoren konzentriert sind. Das vorgeschlagene Modell könnte wahrscheinlich von einiger Bedeutung in der Planungsphase der Entwicklung junger Athleten sein. Oder es könnte auch eine wichtige Aufgabe in der Integration der Ergebnisse früherer und laufender Forschungen in verständlicher Form für die verschiedenen mit Sportausübung befaßten Personen erfüllen.

Grundlegende Stoffwechselprobleme im Sport

B. Saltin (Stockholm)

Metabolische Grundlagen im Sport*

Mobilisierung und Verbrauch von Substrat sind wichtige Faktoren in der Physiologie der körperlichen Belastung. Auf dem Gebiet des Stoffwechsels fehlte es lange Zeit an Methoden für detaillierte Untersuchungen beim Menschen. Die Einführung von Isotopen und Nadeln für die Gewebsentnahme in die Stoffwechselforschung hat hier zu einer intensiven und umfangreichen Tätigkeit geführt. Mittlerweile liegen zahlreiche Übersichtsartikel vor (Havel, 1971; Karlsson, 1971; Keul et al., 1969; Rosell u. Saltin, 1973; Saltin u. Hermansen, 1967).

In dieser Arbeit sollen einige der neueren Beobachtungen beschrieben werden. Im Speziellen sollen die Adaptationen der Muskelzelle an körperliches Training und ihre Bedeutung für die metabolische Reaktion unter Belastung diskutiert werden. Dieser Artikel faßt Ergebnisse zusammen, die an anderer Stelle bereits vorgelegt und ausführlicher diskutiert wurden (Gollnick et al., 1972a, 1973a; Saltin, 1973).

Faserverteilung im menschlichen Muskel

Wie sind Muskelfasern zu klassifizieren: Für die Identifizierung der Eigenschaften und die Benennung der verschiedenen Fasern, die im Skelettmuskel vorkommen, wurden in den vergangenen Jahren verschiedene Methoden und Klassifizierungssysteme verwendet (Barnard et al., 1971; Edström u. Nyström, 1969; Gautier, 1970; Gollnick et al., 1972a, 1972b; Peter et al., 1972; Stein u. Padykula, 1962). Folgt man dem von Barnard et al. (1971) vorgeschlagenen histochemischen Verfahren einschließlich der in einem späteren Artikel empfohlenen geringfügigen Modifikationen (Peter et al., 1972), läßt sich im menschlichen Skelettmuskel folgendes beobachten: Ein Fasertyp färbt sich wegen der myofibrillären ATP-ase dunkel an, der andere Typ hell. Eine dunkle Anfärbung geht mit einer hohen myofibrillären ATP-ase-Aktivität und schnellen Kontraktionseigenschaften der Muskelfaser einher (Barnard et al., 1972). Die myofibrillären ATP-ase reichen Fasern färben sich aufgrund der NADH-Diaphoraseaktivität weniger als die ATP-ase armen Fasern, was auf einen Unterschied zwischen dem oxydativen Potential der zwei Fasertypen hinweist. Die Situation verhält sich umgekehrt, wenn die glykolytischen Fähigkeiten anhand der α-Glycerophosphat-Aktivität bestimmt werden. Diese Aktivität überwiegt in den an myofibrillärer ATP-ase reichen Fasern. Mit der Periodsäure-Schiff-Reaktion (PAS-Reaktion) erhält man in beiden Fasertypen eine Anfärbung gleicher Intensität, wenn der Muskel einen hohen Gehalt an Glykogen aufweist (Tab. 1).

Tabelle 1 enthält einige der charakteristischen Eigenschaften der sich aufgrund der ATP-ase Reaktion dunkel- bzw. hellfärbenden Fasern des menschlichen Muskelgewebes. Mit eingeschlossen sind auch einige der Veränderungen, die mit einem körperlichen

---

* Übersetzung aus dem Englischen.

Table 1. *Histochemical characteristics of fibers in human skeletal muscle, with a note within parenthesis about effects of physical training (based on results reported in Eriksson et al., 1973; Gollnick et al., 1972a, 1973a)*

Contractile speed		
Myosin ATP-ase-pH 9.4	Fast (→)	Slow (→)
Oxidative potential		
DPNH-diaphorase	Low (↗)	High (↗)
Glycolytic potential		
— glycerophosphate dehydrogenase	High (↗)	Low (→)
Glycogen content		
PAS stain	High (↗)	High (↗)

Konditionstraining einhergehen. Man kann beobachten, daß Training sowohl das oxidative als auch das glykolytische Potential der Fasern steigert, jedoch bestehen zwischen den Fasertypen Unterschiede. Es hat den Anschein, daß die Zunahme der glykolytischen Kapazität fast ausschließlich in den an myofribrillärer ATP-ase reichen Fasern stattfindet. Andererseits nimmt die oxidative Kapazität in allen Fasern zu, sie bleibt jedoch auch nach dem Training in den hellen Fasern mit myofibrillärer ATP-ase am höchsten. Gewöhnlich wird im trainierten Muskel mehr Glykogen gespeichert als im untrainierten. Sollten in dieser Hinsicht zwischen den Fasertypen irgendwelche Unterschiede bestehen, sind sie mit den histochemischen Methoden nicht erfaßbar, da die PAS-Färbung bei einem Muskelglykogengehalt von 80 bis 100 mMol Glukose-Einheiten × kg^{-1} und darüber maximal ist (Gollnick et al., 1972b).

Nach der traditionellen Vorstellung bezeichnet man die Fasern mit der höchsten oxidativen Kapazität als rote Fasern und die mit einer geringen oxidativen Kapazität als weiße Fasern. Wie bereits erwähnt wurde, kann die oxidative Kapazität in beiden Fasertypen durch körperliches Konditionstraining erhöht werden. Nach der Anfärbung der NADH-Diaphorase zu urteilen, ist es tatsächlich so, daß die oxidative Kapazität der an myofibrillärer ATP-ase reichen Fasern einer auf Ausdauer trainierten Person höher ist als die der an myofibrillärer ATP-ase armen Fasern einer Person mit sitzender Lebensweise. Es scheint deswegen relevanter zu sein, die Fasern auf der Basis ihrer kontraktilen Eigenschaften zu identifizieren, die zumindest nach den Beobachtungen am Versuchstier durch den Zustand der Aktivität nicht beeinflußt werden (Barnard et al., 1970; Guth, 1968). Die hierfür vorgeschlagenen Bezeichnungen sind „langsame" und „schnelle" Muskelfasern (Barnard et al., 1971; Gollnick et al., 1972a). Die Muskelfasern, deren myofibrilläre ATP-ase hell angefärbt wird, sind die „langsamen" (langsame Zuckungen — slow twitch — ST) Fasern und die, die dunkel angefärbt werden, die „schnellen" (schnelle Zuckungen — fast twitch — FT) Fasern.

Relative Verteilung der Muskelfasern: Der mittlere Prozentgehalt von langsamen Fasern bei untrainierten Personen lag bei 40, es fanden sich jedoch auch sehr viel höhere und sehr viel niedrigere Werte. Bei unterschiedlichen Gruppen von Sportlern von gutem nationalem Standard bis zu Gewinnern von Medaillen in Dauerleistungsdisziplinen überwiegen die langsamen Fasern. Gewichtheber weisen dagegen einen Anteil von ungefähr jeweils 50% beider Fasertypen auf. Bei diesen Personengruppen bestanden außerdem recht große Schwankungen von Fall zu Fall.

Bei den meisten Gruppen, die untersucht wurden, fanden sich bei einem Vergleich der relativen Faserverteilung in einem Armmuskel (M. deltoideus) und einem Beinmuskel (M. quadriceps femoris, lateraler Anteil) sehr ähnliche mittlere Werte. Dies galt auch ohne Rücksicht darauf, ob mit der betreffenden Muskelgruppe ein Training durchgeführt worden war oder nicht.

Eine klassische Frage ist die, ob im menschlichen Skelettmuskel ein Wechsel von einem Fasertyp zum anderen stattfinden kann. Im Rahmen kürzlich durchgeführter Trainingsstudien (Dauerleistungstraining) konnten bei einer Klassifizierung der Fasern auf der Basis der Anfärbbarkeit ihrer myofibrillären ATP-ase keine derartigen Übergänge beobachtet werden. Die Unterschiede in der relativen Faserverteilung, die bei verschiedenen Gruppen von Sportlern beobachtet wurden, dürften demnach auf eine natürliche Selektion zurückzuführen sein. In diesem Zusammenhang verdient hervorgehoben zu werden, daß bei untrainierten Personen eine sehr große Streubreite in der Faserverteilung gefunden wurde.

Größe der Muskelfasern: Im allgemeinen haben die „schnellen" Fasern einen größeren Durchmesser als die „langsamen" Fasern (Edström u. Nyström, 1969; Edström u. Ekblom, 1972; Gollnick et al., 1972a) und nehmen deshalb eine etwas größere Fläche des Muskelquerschnittes ein, als es ihrem prozentualen Anteil entspricht. Das vorwiegende Trainieren eines Fasertyps kann zu einer Größenzunahme dieses besonderen Fasertyps führen; das heißt, daß sich die Fläche, die ein Fasertyp in den Muskeln ausfüllt, ändern kann, obwohl die Faserverteilung gleich zu bleiben scheint.

Enzymaktivität in Muskelhomogenaten beim Menschen: Die histochemischen Farbnachweise für die oxidative und glykolytische Kapazität des Muskels haben gezeigt, daß im Verlauf eines Trainings deutliche Veränderungen auftreten. Diese Beobachtungen werden durch direkte Messungen von Enzymaktivitäten in Muskelproben erhärtet (Eriksson et al., 1973; Gollnick et al., 1973a; Varnauskas et al., 1970). Die Aktivität der Succinat-Dehydrogenase (SDH; eines der oxidativen Enzyme in den Mitochondrien), die vor dem Training im Mittel bei 4,7 mMol $\times (g \times min)^{-1}$ lag, erhöhte sich in einer Untersuchung auf 9,1 mMol $\times (g \times min)^{-1}$ nach 5monatigem Training (Gollnick et al., 1973a). Die Aktivität der Phosphofruktokinase (PFK; glykolytisches Enzym) nahm ebenfalls von einem mittleren Wert von 27 mMol $\times (g \times min)^{-1}$ vor dem Training auf 59 mMol $\times (g \times min)^{-1}$ nach dem Training zu.

Im Gegensatz zur Faserverteilung scheint das Training einen spezifischen und umschriebenen Effekt auf die Enzymaktivität zu haben; nicht nur, daß sich die höchsten Werte bei den besttrainierten Sportlern fanden, sondern die höchsten Enzymaktivitäten wiesen die Muskelgruppen auf, die im Training und im Wettkampf am stärksten benutzt wurden. In neueren Experimenten konnten wir nachweisen, daß die Veränderungen der SDH einige Zeit brauchten. Ein 4wöchiges intensives Dauerleistungstraining mag nicht genug sein, die SDH-Aktivität signifikant ansteigen zu lassen, während 6 bis 8 Wochen ausreichend sind.

Physiologische Bedeutung der beiden Fasertypen

Glykogenverwertung in Muskelfasern beim Menschen: Beide der beim Menschen deutlich unterscheidbaren Muskelfasertypen enthalten große Mengen von Glykogen (Gollnick et al., 1972b, 1972c, 1973a). Bei starker Belastung fällt der Glykogengehalt des Muskels langsam ab. Es erhebt sich die Frage, ob diese Entspeicherung gleichzeitig in beiden Fasertypen verläuft oder ob die Fasern selektiv beansprucht werden. Diese Frage wurde bei Personen untersucht, die sich zunächst bis zur Erschöpfung (Training von 2 bis 3 Std Dauer) bei einer Arbeitsbelastung verausgabten, bei der

60 bis 70% der maximalen Sauerstoffaufnahme erreicht wurden (60 Pedalumdrehungen pro Minute). Einige Tage später folgten 5 bis 6 Übungen (von 10minütigen Ruhepausen unterbrochen) von 50 bis 60 sec Dauer bei 140 bis 150% der maximalen V_{O_2} bei 90 Pedalumdrehungen pro Minute und darüber (Gollnick et al., 1973b, 1973c).

Bei den Dauerübungen verloren zuerst die „langsamen" Fasern ihr Glykogen. Nachdem das Glykogen in den meisten dieser Fasern verschwunden war, setzte auch bei den „schnellen" Fasern eine allmähliche Entspeicherung ein. Im Zustand der Erschöpfung enthielten beide Fasertypen kein oder nahezu kein Glykogen mehr. Sofern noch überhaupt etwas Glykogen vorhanden war, fand es sich in den „schnellen" Fasern. Beim Langstreckenlauf wurden im wesentlichen die gleichen Beobachtungen gemacht (Costill et al., 1973).

Ein völlig anderes Bild boten die „sprint"-Übungen (Abb. 1). Trotz einer Gesamtbelastungszeit von nur 5 bis 6 min war der Glykogengehalt mancher Fasern

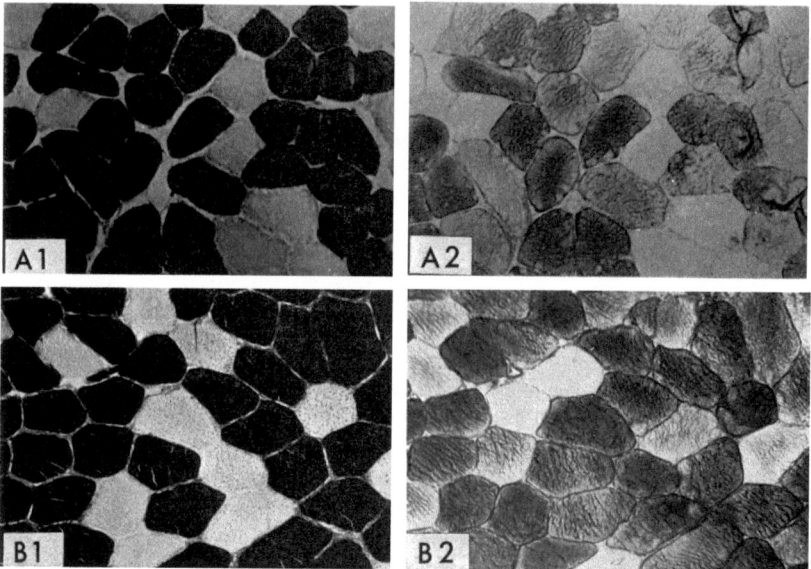

Abb. 1. Photomikrographien von Schnitten aus dem M. vastus lateralis nach 2stündiger Belastung bei 70 bis 80% des V_{O_2}max (A) und nach 6 einminütigen Belastungsspitzen hoher Intensität (B). Die Serienschnitte wurden zum Nachweis der myofibrillären ATPase-Aktivität (1) und von Glykogen (2) mit der PAS-Reaktion angefärbt. Bei der Dauerbelastung (A) zeigen die „schnellen" Fasern (myofibrilläre ATPase dunkel angefärbt) und die „langsamen" Fasern (myofibrilläre ATPase hell angefärbt) noch nach 2 Std der Übung eine dunkle Glykogenanfärbung. In den „langsamen" Fasern ist das Glykogen jedoch zum größten Teil verschwunden. Nach Übungen vom Typ der Kurzstreckenläufe (B) weisen die „schnellen" Fasern die stärkste Glykogenentspeicherung auf. Vergrößerung: 130fach (Gollnick et al., 1973b, 1973c)

vollständig verschwunden. In diesem Fall hatten die „schnellen" Fasern ihr Glykogen aufgebraucht, ein Hinweis darauf, daß diese Fasern die Arbeitsleistung erbracht hatten. Nach einer Untersuchung aus jüngerer Zeit verschwindet beim Langstreckenlauf das Glykogen selektiv in den „langsamen" Fasern, und es hat so den Anschein, daß die „schnellen" Fasern hauptsächlich beim bergauf Laufen beteiligt sind (Costill et al., 1973).

Ausgehend von solchen Ergebnissen scheinen die Muskelfasern selektiv beansprucht zu werden. Die „langsamen" Fasern werden bei langsamerem Arbeitstempo aktiviert. Unter zwei Bedingungen werden die „schnellen" Fasern beansprucht. Einmal, wenn das Glykogen der „langsamen" Fasern aufgebraucht ist (Gollnick et al., 1972a, 1972b, 1973b), zum anderen, wenn die Arbeit sehr intensiv ist (Gollnick et al., 1973c). Der Regelmechanismus, der dies bewerkstelligt, ist nicht bekannt; die Beobachtung, daß die einzelnen motorischen Einheiten unterschiedliche Schwellen haben, könnte jedoch eine teilweise Erklärung sein (Henneman u. Olson, 1965). Die weiter oben dargestellten Beobachtungen dürften für die Planung von Dauerleistungs- und Kurzstreckentraining wichtig sein.

Bei hohen Kontraktionsgeschwindigkeiten und übermaximalen Anstrengungen werden die „schnellen" Fasern beansprucht. Welcher der beiden Faktoren — Kontraktionsgeschwindigkeit oder Arbeitslast — darüber entscheidet, ob die „schnellen" Fasern eingesetzt werden sollen, ist nicht ganz bekannt, jedoch scheint die Arbeitsintensität am entscheidendsten zu sein.

Verteilung der Muskelfasern und Trainingskapazität: Die Fasern eines Muskels haben spezifische Eigenschaften (Barnard et al., 1971; Gollnick et al., 1972a, 1973a; Peter et al., 1972). In gewissem Umfang könnten diese durch den Stand der körperlichen Aktivität modifiziert werden (Baldwin et al., 1972; Gollnick et al., 1972a, 1973a). Neben diesen umschriebenen Anpassungen an ein körperliches Training laufen andere Prozesse allgemeiner Natur ab. Auf der Basis dieser Kenntnisse sind einige theoretische Überlegungen von praktischer Bedeutung möglich.

Bei Übungen mit explosionsartiger Beanspruchung werden die meisten „schnellen" Fasern gefordert, die unter einem Training von hoher Intensität und hoher Geschwindigkeit an Größe und glykolytischer Leistung zunehmen. Ein Kurzstreckenläufer, der die 100-m-Distanz in 9,9 sec läuft, erfüllt die oben umrissenen Kriterien, wie sie zum Teil in Tab. 2 aufgeführt sind. Wenn die Anforderungen eine hohe

Table 2. *Individual values for muscle fiber composition (slow twitch fibers), succinate dehydroegnase (SDH) and maximal oxygen uptake in four different runners (Saltin, 1973)*

Distance (performance)	ST fibers %	SDH $\mu m \, (g \times min)^{-1}$	Max V_{O_2} $ml \, (kg \times min)^{-1}$
Sprinter (100 m: 9.9 sec)	26	3.9	56
Middle-distance* (mile: 4.03)	52	6.1	72
Middle-distance** (mile: 4.03)	62	8.0	75
Long distance (10.000 m: 28.0)	75	9.0	79

* Excellent in the spurt
** Poor in the spurt

glykolytische Kapazität und eine hohe Dauerleistung verlangen, ist die Situation komplexer.

Zwei Beispiele von Läufern über eine mittlere Distanz mögen diese Situation beleuchten. Einer der Läufer hat mehr „langsame" als „schnelle" Fasern; der andere beide Fasertypen im Verhältnis von ungefähr 50:50. Welcher von beiden hat die besseren Chancen? Wahrscheinlich der Läufer mit einer Faserverteilung von 50:50. Durch ein intensives Dauerleistungstraining kann er das oxydative Stoffwechselvermögen der „schnellen" Fasern verbessern und so ausreichend Ausdauer aufbringen, um bis zum Endspurt mitzuhalten. Beim Finish kann er zudem sein Tempo steigern und den Lauf gewinnen. Für viele Formen der körperlichen Betätigung (Tennis, Schwimmen etc.) ist wahrscheinlich ein gleicher Anteil an schnellen und langsamen Fasern am günstigsten. Für Dauerleistungen scheint es wichtig zu sein, mehr langsame als schnelle Fasern aufzuweisen. Es ist jedoch bei Wettkämpfen über Laufstrecken von 5000 und 10000 m wohl nicht vorteilhaft, zuviel „langsame" Fasern zu haben, wie der Läufer in der Tabelle. Dieser Läufer konnte ein sehr hohes Lauftempo sehr lange durchhalten, er war jedoch nicht imstande, sehr schnell zu sprinten. Ein Läufer mit einer solchen Faserverteilung dürfte durchaus fähig sein, über 5000 oder 10000 m an eine Weltrekordzeit heranzukommen oder diese auch einzustellen, er kann jedoch kaum Olympiasieger über 5000 oder 10000 m werden. Er müßte einen größeren Prozentsatz „schneller" Fasern haben. Nur dieser Fasertyp kann durch ein extremes Training, das auf Ausdauer und Spurtleistung abgestellt ist, sowohl seine oxydative als auch glykolytische Kapazität verbessern.

Noch vor einigen Jahrzehnten haben sich Langstreckenläufer aus einem Personenkreis rekrutiert, bei dem „langsame" Fasern überwogen. Heutzutage können solche Leute noch immer erfolgreich an Wettkämpfen über die Marathonstrecke oder an Orientierungsläufen teilnehmen; über 5000 und 10000 m sind sie aber im Endspurt zu langsam.

Spielt eine spezielle Muskelfaserverteilung neben ihrer Bedeutung für die sportliche Leistungsverbesserung eine Rolle bei der Entscheidung, welche Form der körperlichen Betätigung für Menschen mit sitzender Lebensweise vorzuziehen ist? Das ist durchaus möglich. Personen mit einem hohen Prozentsatz „schneller" Fasern dürften bei Aktivitäten, die Ausdauer verlangen, schlecht abschneiden oder keine Freude an diesen Sportarten haben. Außerdem kann es sein, daß diese Personen auch nach längerem körperlichem Konditionstraining nur eine geringe Leistungsverbesserung zeigen, d. h., daß ein Teil der großen Streuung in der Steigerung der Leistungsfähigkeit, die man bei einer Gruppe von Personen beobachtet, die sich dem gleichen Trainingsprogramm unterzieht, mit einer unterschiedlichen Muskelfaserverteilung erklärt werden kann.

Aufgrund dieser Auslegungen könnte man annehmen, daß eine Bestimmung der relativen Muskelfaserzusammensetzung dazu benutzt werden kann, zu einem frühen Zeitpunkt im Leben festzustellen, wer später geeignet sein wird, sich mit Erfolg an verschiedenen Wettkampfarten zu beteiligen. Dieser Umstand enthebt einen jedoch in keiner Weise der Notwendigkeit intensiven Trainings. Es besteht auch die Möglichkeit vorauszusagen, inwieweit Muskeln und Körper fähig sind, sich den Anforderungen des Trainings anzupassen.

Literatur

Baldwin, K. M., Klinkerfuß, G. H., Terjung, R. L., Molé, P. A., Holloszy, J. O.: Respiratory capacity of white, red, and intermediate muscle: adaptive response to exercise. In: Amer. J. Physiol. **222**, 373—378 (1972).

Barnard, R. J., Edgerton, V. R., Peter, J. B.: Effect of exercise on skeletal muscle. I. Biochemical and histological properties. In: J. appl. Physiol. **28**, 762—766 (1970).

— — Furukawa, T., Peter, J. B.: Histochemical, biochemical and contractile properties of red, white, and intermediate fibers. In: Amer. J. Physiol. 220, 410—414 (1971).
Costill, D. L., Gollnick, P. D., Jansson, E., Saltin, B., Stein, E. M.: Glycogen depletion pattern in human muscle fibers during distance running. In: Acta physiol. scand. 84, (1973).
Edström, L., Nyström, B.: Histochemical types and sizes of fibres of normal human muscles. In: Acta neurol. scand. 45, 257—269 (1969).
— Ekblom, B.: Differences in sizes of red and white muscle fibers in vastus lateralis of m. quadriceps femoris of normal individuals and athletes. In: Scand. J. clin. Lab. Invest. 30, 175—181 (1972).
Eriksson, B. O., Gollnick, P. D., Saltin, B.: Muscle metabolism and enzyme activities after training in boys 11—13 years old. In: Acta physiol scand. 84 (1973).
Gautier, G. F.: The ultra structure of three fiber types in mammalian skeletal muscle. In: E. J. Briskey, R. G. Cassens and B. B. Marsh: Physiology and Biochemistry of Muscle as a Food II. Univ. of Wisconsin, Madison, 7, 103—130 (1970).
Gollnick, P. D., Armstrong, R. B., Saubert IV, C. W., Piehl, K., Saltin, B.: Enzyme activity and fiber composition in skeletal muscle of trained and untrained men. In: J. appl. Physiol. 33, 312—319 (1972a).
— Peihl, K., Saubert IV, C. W., Armstrong, R. B., Saltin, B.: Diet, exercise, and glycogen changes in human muscle fibers. In: J. appl. Physiol. 33, 421—425 (1972b).
— Armstrong, R. B., Saltin, B., Saubert IV, C. W., Sembrowich, W. L., Shepherd, R. E.: Effect of training on enzyme activity and fiber composition of human skeletal muscle. In: J. appl. Physiol. 34, 107—111 (1973a).
— — Saubert IV, C. W., Sembrowich, W. L., Saltin, B.: Glycogen depletion patterns in human skeletal muscle fibers during prolonged work. In: Pflügers Arch. (1973b).
— — — Shepherd, R. E., Saltin, B.: Glycogen depletion patterns in human skeletal muscle fibers during spring work. In: J. appl. Physiol. 34 (1973c).
Guth, L.: „Trophic" influences of nerve on muscle. In: Physiol. Rev. 48, 645—687 (1968).
— Yellin, H.: The dynamic nature of the so-called „fiber types" of mammalian skeletal muscle. In: Exp. Neurol. 31, 277—300 (1971).
Havel, R. J.: Influence of intensity and duration of exercise on supply and use of feeds. In: B. Pernow, B. Saltin. Muscle Metabolism during Exercise. New York, London 315—325 (1971).
Henneman, E., Olson, C. B.: Relationship between structure and function in the design of skeletal muscle. In: J. Neurophysiol. 28, 581—598 (1965).
Karlsson, J.: Lactate and phosphagen concentrations in working muscles of man. In: Acta physiol. scand. 82, Suppl. 358 (1971).
Keul, J., Doll, E., Keppler, D.: Energy Metabolism of Muscle. München 1969.
Ogata, T., Murata, F.: Cytological features of three fiber types in human striated muscle. In: Tohoku J. exp. Med. 99, 225—245 (1969).
Peter, J. B., Barnard, R. J., Edgerton, R. V., Gillespie, C. A., Stempel, K. E.: Metabolic profiles of three fiber types of skeletal muscle in guinea pigs and rabbits. In: Biochem. 11, 2627—2633 (1972).
Rosell, S., Saltin, B.: Energy need delivery and utilization in exercise. In: G. Bourne: Muscle, vol. II, 2nd Edition. New York 1973.
Saltin, B., Hermansen, L.: Glycogen stores and prolonged severe exercise. In: G. Blix: Nutrition and Physical Activity. Stockholm 1967.
— Metabolic fundamentals in exercise. In: Science and Medicine in Sports (1973).
Stein, J. M., Padykula, H. A.: Histochemical classification of individual skeletal muscle fibers of the rat. In: Amer. J. Anat. 110, 103—115 (1962).
Varnauskas, E., Björntorp, P., Fahlén, M., Prerovsky, I., Stenberg, J.: Effects of physical training on exercise blood flow and enzymatic activity in skeletal muscle. In: Cardiovasc. Res. 4, 418—422 (1970).

Grundlagen und Grenzen des Leistungssports — medizinische Erkenntnisse

Kurzreferate

Mitochondrienvolumen und -oberflächen im menschlichen Skelettmuskel mit hoher aerober Kapazität. H. Hoppeler, P. Lüthi, H. Claassen, H. Howald, E. R. Weibel (Magglingen, Bern)

Neben den bekannten Effekten auf dem cardiovasculären Sektor führt ein Dauerleistungstraining nach neueren Erkenntnissen auch zu elektronenmikroskopisch faßbaren Anpassungserscheinungen in der beanspruchten Skelettmuskulatur. Die Veränderungen betreffen naturgemäß in erster Linie die im oxydativen Zellstoffwechsel die dominierende Rolle einnehmenden Mitochondrien. So wurde 1969 fast gleichzeitig von Gollnick et al. (1969) wie von Kraus et al. (1969) über eine Zunahme von Zahl und Größe der Mitochondrien im Skelettmuskel der trainierten Ratte berichtet, und diese Befunde wurden 1971 durch den Arbeitskreis von Kiessling in Schweden (1971) und jenen von Morgan (1971) in den USA für den trainierten Skelettmuskel des Menschen bestätigt. Ein großes Problem bestand lange Zeit in der quantitativen Beurteilung von Zellstrukturen in elektronenmikroskopischen Präparaten. Dank den in den letzten Jahren entwickelten Methoden der stereologischen Morphometrie (Weibel, 1969) ist dieses Problem heute weitgehend gelöst.

Wir haben uns zum Ziel gesetzt, die ultrastrukturellen Anpassungserscheinungen im Skelettmuskel des ausdauertrainierten Menschen mit unseren morphometrischen Methoden quantitativ zu erfassen und die gewonnenen Meßdaten direkt mit denjenigen der klassischen Leistungsphysiologie zu vergleichen. In der vorliegenden Kurzmitteilung müssen wir uns auf die Darstellung unserer Ergebnisse bezüglich Mitochondrienvolumen und -oberflächen, sowie auf deren Beziehungen zur aeroben Kapazität der untersuchten Probanden beschränken.

Für die Untersuchung stellten sich 5 Orientierungsläufer und 1 Orientierungsläuferin der nationalen und internationalen Spitzenklasse zur Verfügung. Das mittlere Alter dieser gut trainierten Gruppe betrug $25{,}312 \pm 3{,}048$ Jahre. Zum Vergleich wurden 9 Herren und 3 Damen im mittleren Alter von $26{,}379 \pm 6{,}658$ Jahren herangezogen, welche keinem regelmäßigen Dauerleistungstraining nachgehen.

Für die Biopsie des M. vastus lateralis bedienten wir uns der Technik nach Bergstroem (1962) und einer Nadel mit 4,5 mm Außendurchmesser. Die Probanden wurden angewiesen, 24 Std vor der Biopsie nicht zu trainieren und eine bezüglich Kohlehydrat- und Fettgehalt normale Kost zu sich zu nehmen.

Die pro Biopsie gewonnenen 20 bis 30 mg Muskelgewebe wurden sofort nach der Entnahme in das Fixationsmedium (6,25% Glutaraldehyd in 0,1 m Natriumcacodylat-Puffer, pH 7,4/430 mosm) gebracht und in diesem Medium in jeweils 10 bis 12 Blöcke von ca. $2 \times 1 \times 1$ mm zerkleinert. Nach 4 bis 5 Std Vorfixation in Glutaraldehyd wurde das Material für 2 Std in 1% Osmiumsäure in Veronalacetat-Puffer nach Palade (1952) nachfixiert. Vor dem Dehydrieren und Einbetten in Epon 812 nach Luft (1961) wurden die Blöcke während 2 Std mit 0,5% Uranylacetat in 0,05 m Maleatpuffer (pH 5,0) kontrastiert. Die auf einem LKB-Mikrotom 111 mit Diamantmesser gewonnenen Schnitte kontrastierten wir mit Bleicitrat nach Reynolds (1963). Die Schnittdicke betrug 800 bis 1000 Å.

Für die morphometrische Analyse verwendeten wir ausschließlich Schrägschnitte. Es wurden pro Biopsie 6 Blöcke zufällig ausgewählt und pro Block an einem Philips EM 200 auf Kleinbildfilm je 10 Aufnahmen bei 8500facher Vergrößerung aufgenommen. Die insgesamt 60 Aufnahmen pro Biopsie wurden mit einem 144-Punkt-Vielzwecksystem bei 102000facher Endvergrößerung morphometriert (Weibel, 1966, 1969). Dabei wurden die Bilddaten direkt auf Lochkarten übertragen und später auf einem Digitalcomputer des Typs Bull Gamma 30 S ausgewertet (Gnaegi et al., 1970).

Im Anschluß an die Muskelbiopsie wurden unsere Probanden mittels Fahrradergometrie sitzend nach dem bei uns gebräuchlichen, kombinierten Steady state-/vita maxima-Programm ausbelastet (Schönholzer, Howald, 1972). Die auf das Körpergewicht bezogene maximale Sauerstoffaufnahme (V_{O_2} max) als bestes Kriterium für die aerobe Kapazität eines Individuums wurde dabei in einem offenen Spirometriesystem (Pneumotest mit direkter elektronischer Datenverarbeitung: Olivetti Programma 102) ermittelt (Howald, Schönholzer, i. Dr.).

Grundlegende Stoffwechselprobleme im Sport

Die Gruppe unserer gut trainierten Orientierungsläufer wies im Mittel gegenüber den nicht regelmäßig trainierenden Probanden eine um 28% höhere V_{O_2} max auf. Der Gruppenunterschied läßt sich statistisch durch den t-Test für unverbundene Stichproben auf dem 0,5%-Niveau sichern (Tab. 1).

Tabelle 1. *Spiroergometrische und morphometrische Daten der untersuchten Probanden*

Probanden	Spiroergometrie		Morphometrie		M'volumen
	V_{O_2} max. (ml/min × kg)	Vol% Mitochondrien	Mitochondrienoberfläche (m^2/cm^3)	Cristaeoberfläche (m^2/cm^3)	M'oberfl. (cm^2/m^3)
untrainiert (n = 12)					
♀ Cl. H.	38,9	4,722	7,465	7,452	0,6327
Hop. E.	44,8	3,204	5,396	5,959	0,5888
Pf. S.	47,3	4,249	6,816	8,651	0,5833
♂ B. M.	69,9	5,995	8,720	9,416	0,6610
Hop. H.	57,6	5,196	8,821	9,488	0,5909
Hop. P.	63,7	6,465	10,300	11,530	0,6131
Hop. R.	62,7	5,384	8,082	11,000	0,6974
How. H.	53,3	5,836	9,757	11,340	0,6268
L. P.	60,0	5,740	8,267	8,457	0,6682
R. J.	68,6	5,671	8,374	10,150	0,6688
S. G.	54,9	5,729	8,977	8,989	0,6272
Tsch. J.P.	60,8	6,742	8,586	14,790	0,7906
$\bar{X}$	56,9	5,411	8,297	9,768	0,6457
SD ±	9,5	0,973	1,297	2,258	0,0581
trainiert (n = 6)					
♀ I. U.	56,1	7,420	11,240	11,350	0,6406
♂ J. K.	83,5	9,537	11,190	19,860	0,8124
M. B.	70,5	8,181	10,810	16,890	0,7424
M. H.	75,3	8,009	12,470	13,440	0,6427
W. D.	73,1	9,415	12,570	18,910	0,7409
Z. P.	78,2	7,857	9,926	16,470	0,7664
$\bar{X}$	72,8	8,403	11,368	16,487	0,7242
SD ±	9,3	0,869	1,010	2,703	0,0690
t	3,378	6,379	5,067	5,595	2,561
2P	< 0,005	<0,001	<0,001	<0,001	<0,025

Die ultrastrukturellen Elemente des Skelettmuskelgewebes und insbesondere die Mitochondrien bleiben mit der von uns angewandten Entnahme- und Verarbeitungstechnik sehr gut erhalten.

Morphometrisch ergibt sich für die Gruppe der Probanden mit hoher aerober Kapazität ein im Mittel um 55% höherer Anteil der Mitochondrien am Testvolumen als bei den Probanden mit schlechterem Dauerleistungsvermögen. Die mittlere Mitochondrienoberfläche ist im Skelettmuskelgewebe der trainierten Versuchspersonen um 37% und die mittlere Oberfläche der Cristae mitochondriales sogar um 69% größer als die entsprechenden Oberflächen in der Muskulatur der nicht trainierenden Vergleichspersonen. Statistisch sind alle genannten morphometrischen Gruppenunterschiede hochsignifikant. Die ebenfalls signifikante Zunahme des Quotienten Mitochondrienvolumen/Mitochondrienoberfläche um 12% bestätigt den optischen Eindruck, wonach im Skelettmuskel der gut trainierten Probanden die Mitochondrien einen größeren Durchmesser aufweisen (Tab. 1).

Die auf das Körpergewicht der Probanden bezogene V_{O_2} max (Abb. 1) ist eng mit dem prozentualen Anteil der Mitochondrien am Testvolumen korreliert (r = 0,8239). Obwohl

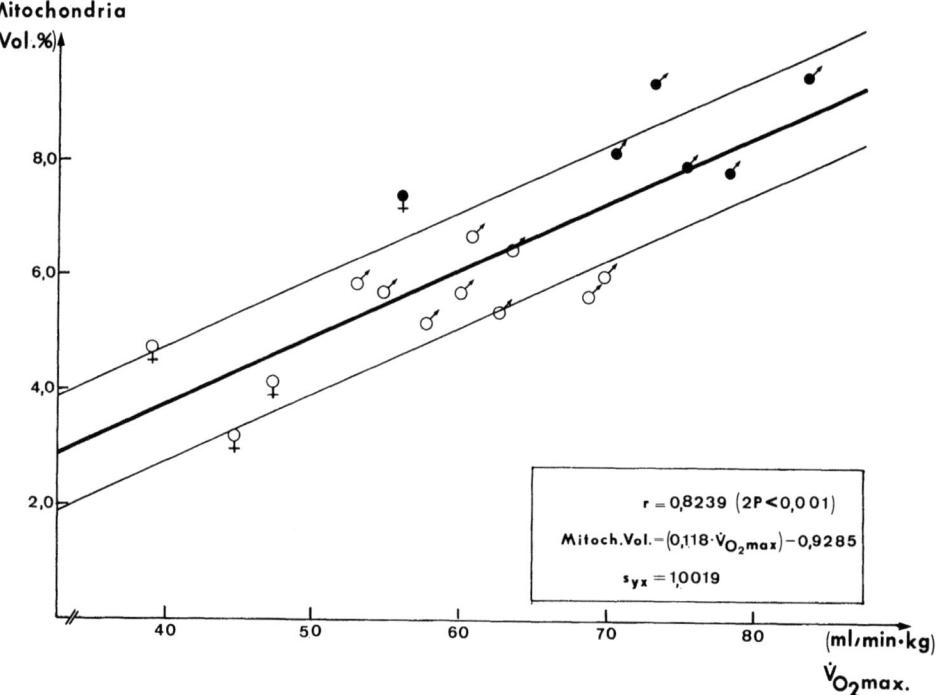

Abb. 1. Korrelation der aeroben Kapazität (V_{O_2} max) mit dem Mitochondrienvolumen (♀: untrainierte Frauen, ♂: untrainierte Männer; ⚲: trainierte Frau, ⚲: trainierte Männer)

unter unseren Probanden vorläufig nur eine kleine Anzahl weiblichen Geschlechtes war, scheinen die bekannten geschlechtsspezifischen Unterschiede im Sauerstoffaufnahmevermögen (Åstrand, Rodahl, 1970) ihre morphologische Bestätigung in den bei unseren Probandinnen niedrigeren Mitochondrienvolumina zu finden.

Wie der Skelettmuskel der auf Dauerleistungen trainierten Ratte (Gollnick, King, 1969; Kraus et al., 1969) zeichnet sich aufgrund unserer Ergebnisse der M. vastus lateralis des ausdauertrainierten Menschen ebenfalls durch ein größeres Mitochondrienvolumen aus. Wir haben damit prinzipiell die Resultate von Kiessling et al. (1971) und von Morgan et al. (1971) bestätigen können. Darüber hinaus haben wir unseres Wissens erstmals auf die direkte und geschlechtsgebundene Beziehung des Mitochondrienvolumens zur V_{o_2} max hingewiesen und haben damit gewissermaßen eine Brücke zwischen der zellulären Ultrastruktur und der Leistungsphysiologie geschlagen. Die nachgewiesene enge Korrelation der beiden Meßgrößen ist unseres Erachtens ein wichtiger Hinweis darauf, daß die maximale Sauerstoffaufnahme und damit das Dauerleistungsvermögen des Menschen unter anderem ganz wesentlich durch die mitochondriale Oxydationskapazität begrenzt wird.

In diesem Zusammenhang kommt auch den von uns quantitativ erfaßten Veränderungen der Oberfläche der Mitochondrien und ihrer Cristae entscheidende Bedeutung zu, sind doch die Enzyme des oxydativen Zellstoffwechsels an diese Strukturen gebunden. Aufgrund der vergrößerten Mitochondrien-Membranoberflächen wären für den trainierten Skelettmuskel auf dem biochemischen Sektor höhere Aktivitäten von Enzymen des Citratcyclus und der Atemkette zu erwarten. Holloszy (1967) und Kraus et al. (1969) haben derartige Enzymaktivitätssteigerungen für den Skelettmuskel der trainierten Ratte nachgewiesen. In eigenen Untersuchungen haben wir im M. vastus lateralis von Sportlern mit sehr hoher V_{O_2} max eine gegenüber Nichttrainierten um das Zweieinhalb- bis Dreifache gesteigerte Succinat-Dehydrogenase (SDH)-Aktivität nachweisen können. In ihrem Ausmaß gleich starke Zu-

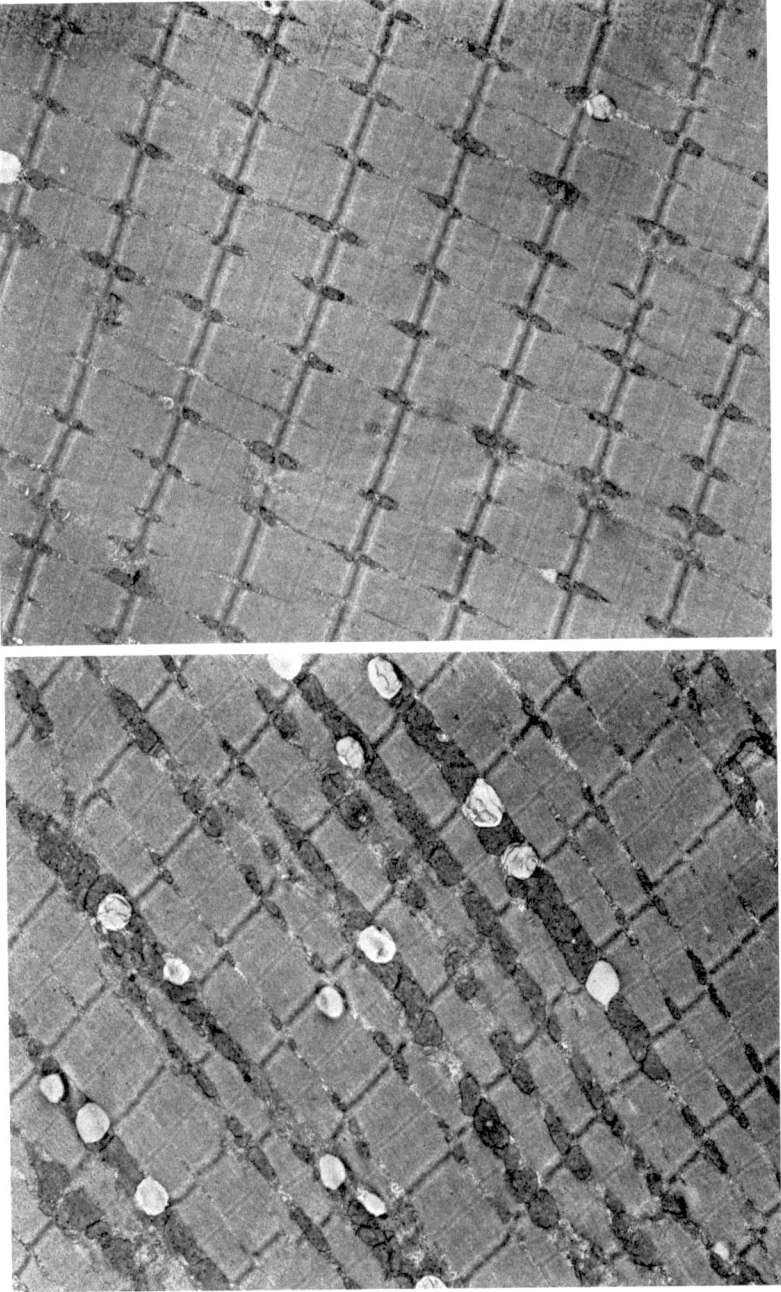

Abb. 2. a) Untrainierter Proband, Längsschnitt aus dem M. vastus lateralis bei ca. 7000facher Vergrößerung; „intermediäre" Faser? b) Trainierter Proband, Längsschnitt aus dem M. vastus lateralis bei gleich starker Vergrößerung; „rote" Faser mit Mitochondrien-„Straßen" und reichlich Triglyceridpartikeln

nahmen der SDH-Aktivität im trainierten menschlichen Skelettmuskel wurden von Gollnick et al. (1972) mitgeteilt.

Über das Fasermuster des von uns untersuchten M. vastus lateralis läßt sich anhand der für die morphometrische Analyse verwendeten Schrägschnitte nichts Sicheres aussagen. Nach den von Schmalbruch (1970) angegebenen elektronenmikroskopischen Kriterien finden sich in unseren mehr zu Dokumentationszwecken zusätzlich angefertigten Längsschnitten sowohl „rote" (Abb. 2b) wie „intermediäre" Fasern (Abb. 2a). Gemeinsam mit D. Pette haben wir im M. vastus lateralis von untrainierten Probanden histochemisch durch SDH- und ATPase-Färbung ein Verteilungsmuster mit ca. 40% „roten" und 60% „weißen" Fasern nachweisen können. Für den trainierten Skelettmuskel des Meerschweinchens haben Barnard et al. (1970) eine Zunahme an „roten" Fasern erfassen können; dieser Befund wurde letzthin durch Gollnick und Saltin (1972) für den Skelettmuskel des trainierten Menschen bestätigt. Wie weit es im Verlauf des Trainingsprozesses zur Umstrukturierung primär „weißer" Fasern zu „roten" Fasern kommt, werden kombinierte elektronenmikroskopisch/ histochemische Untersuchungen zeigen müssen.

Bei 5 Orientierungsläufern und 1 Orientierungsläuferin (mittleres Alter 25,3 Jahre, mittlere V_{O_2} max 72,8 ml/min × kg) wurden Muskelbiopsien aus dem M. vastus lateralis entnommen und das Muskelgewebe elektronenmikroskopisch untersucht. Im Vergleich mit 9 Männern und 3 Frauen ohne regelmäßiges körperliches Training (mittleres Alter 26,9 Jahre, mittlere V_{O_2} max 56,9 ml/min × kg) wurden im Skelettmuskelgewebe der trainierten Probanden auf morphometrischem Wege die folgenden quantitativen Veränderungen festgestellt:

1. Zunahme des Volumenanteils der Mitochondrien von 5,411 ± 0,973 auf 8,403 ± 0,869 Vol % (2 P<0,001).

2. Vergrößerung der Mitochondrienoberfläche von 8,297 ± 1,297 auf 11,368 ± 1,010 m²/cm³ (2 P<0,001).

3. Vergrößerung der Cristaeoberfläche von 9.768 ± 2,258 auf 16,487 ± 2,703 m²/cm³ (2 P<0,001).

4. Zunahme des Quotienten Mitochondrienvolumen/Mitochondrienoberfläche von 0,6457 ± 0,0581 auf 0,7242 ± 0,0690 cm³/m² (2 P<0,025).

Zwischen der in ml O_2/min × kg Körpergewicht ausgedrückten maximalen Sauerstoffaufnahme der Probanden und dem Volumenanteil der Mitochondrien besteht eine hochsignifikante Korrelation (r = 0,8239).

Aufgrund der Ergebnisse wird postuliert, daß dem Mitochondrienvolumen und den Mitochondrienoberflächen in der Skelettmuskulatur für das Dauerleistungsvermögen (aerobe Kapazität) des Menschen entscheidende Bedeutung zukommt.

Literatur

Åstrand, P.O., Rodahl, K.: Textbook of Work Physiology. New York 1970.
Barnard, R.J., Reggie Edgerton, V., Peter, J.B.: Effect of exercise on skeletal muscle. I. Biochemical and histochemical properties. J. appl. Physiol. **28**, 762—766 (1970).
Bergstroem, J.: Muscle electrolytes in man. Scand. J. clin. Lab. Invest. **14**, Suppl. 68 (1962).
Gnaegi, H.R., Burri, P.H., Weibel, E.R.: A multipurpose computer program for stereology. Proc. 7th Int. Congr. Electron Microscopy Vol. **3**, 443—444 (1970).
Gollnick, P.D., King, D.W.: The immediate and chronic effect of exercise on the number and structure of skeletal muscle mitochondria. In: J. Poortmans (ed.): Biochemistry of Exercise, Medicine and Sport, Vol. **3**, 239—244. Basel, New York 1969.
— Armstrong, R.B., Saubert IV, C.W., Piehl, K., Saltin, B.: Oxidative capacity and fiber composition in skeletal muscle of trained and untrained men. Med. and Sci. in Sports **4**, 50 (1972).
Holloszy, J.O.: Biochemical adaptations in muscle. Effects of exercise on mitochondrial oxygen uptake and respiratory enzyme activity in skeletal muscle. J. biol. Chem. **242**, 2278—2282 (1967).

Howald, H., Schoenholzer, G.: Erfahrungen bei der Ergospirometrie in einem offenen System mit direkter elektronischer Datenverarbeitung. Sportarzt und Sportmedizin (im Druck).

Kiessling, K. H., Piehl, K., Lundquist, C. G.: Effect of physical training on ultrastructural features in human skeletal muscle. In: B. Pernow and B. Saltin (ed.): Muscle Metabolism During Exercise, p. 97—101. New York, London 1971.

Kraus, H., Kirsten, R., Wolff, J. R.: Die Wirkung von Schwimm- und Lauftraining auf die celluläre Funktion und Struktur des Muskels. Pflügers Arch. 308, 57—79 (1969).

Luft, J. H.: Improvements in epoxy resin embedding methods. J. biophys. biochem. Cytol. 9, 409—414 (1961).

Morgan, T. E., Cobb, L. A., Short, F. A., Ross, R., Gunn, D. R.: Effect of long-term exercise on human muscle mitochondria. In: B. Pernow and B. Saltin (ed.): Muscle Metabolism During Exercise, p. 87—95. New York, London 1971.

Palade, G. E.: A study of fixation for electron microscopy. J. exp. Med. 95, 285 (1952).

Reynolds, E. S.: The use of lead citrate at high pH as an electron-opaque stain in electron microscopy. J. Cell Biol. 17, 208 (1963).

Schmalbruch, H.: Die quergestreiften Muskelfasern des Menschen. Ergebnisse der Anatomie und Entwicklungsgeschichte. 43, 1. Berlin, Heidelberg, New York 1970.

Schoenholzer, G., Howald, H.: Ergometrische Methoden zur Messung der aeroben und anaeroben Kapazität. III. Int. Seminar für Ergometrie, Berlin 1972.

Weibel, E. R., Kistler, G. S., Scherle, W. F.: Practical stereological methods for morphometric cytology. J. Cell Biol. 30, 23—38 (1966).

— Stereological principles for morphometry in electron microscopic cytology. Int. Rev. Cytol. 26, 235—302 (1969).

Vergleichende Untersuchungen des Muskelstoffwechsels in Ruhe und nach Arbeit bei Normalpersonen, bei isoliertem Training einzelner Muskelgruppen (Unterarm) und bei trainierten Sportlern. K. Caesar, D. Jeschke, H. F. v. Oldershausen (Köln, Tübingen)

Es wird über Untersuchungen einzelner Metabolite an drei verschiedenen Gruppen von Versuchspersonen in unterschiedlichem Trainingszustand berichtet. Elf gesunde, jugendliche männliche Versuchspersonen im Alter von 19 bis 26 Jahren waren nicht trainiert. Bei dem gleichen Kollektiv wurden nach einem isolierten Training nur eines Unterarmes über 12 Wochen die Untersuchungen wiederholt. In dem täglichen Trainingsprogramm mußten die Versuchspersonen ein Gewicht von 2 kg an den Fingern 60mal in 2-sec-Abständen durch Streckung und Beugung im Handgelenk 10 cm anheben. Die Trainingsleistungen wurden in 2wöchentlichen Abständen mit einem Handergometer kontrolliert. Die dritte Gruppe von Versuchspersonen bestand aus 16 gut trainierten Sportstudenten im Alter von 19 bis 24 Jahren, die mindestens zweimal 2 bis 3 Std pro Woche ein Leistungstraining in verschiedenen leichtathletischen Disziplinen seit mehreren Jahren absolvierten.

Gemessen wurde die Konzentration von Laktat und Pyruvat im venösen und arteriellen Blut, das in Ruhe, sofort und 3 min nach einer standardisierten rhythmischen Unterarmarbeit von 2 min Dauer aus Verweilkanülen in einer tiefen Armvene des arbeitenden Armes und aus der Arteria femoralis entnommen wurde. Quantitative Durchblutungsmessungen am Unterarm erfolgten zu den gleichen Zeitpunkten mit einem Venenverschlußplethysmographen nach Barbey (1963). Die Ergebnisse sind in Mittelwerten zusammengefaßt und mit der Standardabweichung angegeben.

Die Laktat-Konzentration steigt im Armvenenblut sofort nach der 2minütigen rhythmischen Unterarmarbeit hoch signifikant an (P = 0,001), während sich im femoral-arteriellen Blut nur geringe Veränderungen zeigen. Nach 12wöchigem isolierten Training findet sich im linken Arm ein größerer venöser Laktat-Anstieg mit 2,468 ± 0,354 mMol/l als bei der untrainierten Person mit 2,107 ± 0,59 mMol/l. Bei den trainierten Sportlern bestätigen die Ergebnisse die Angaben der Literatur (Übersicht bei Keul et al., 1969), daß trainierte Personen auf der gleichen Leistungsstufe mit 1,980 mMol/l eine geringere Laktat-Abgabe in das venöse Blut haben als nicht trainierte. Der Gehalt von Pyruvat im venösen Armblut und in der Arteria femoralis zeigt keine verwertbaren Unterschiede bei Normalpersonen und nach isoliertem Unterarmtraining sowie bei trainierten Sportlern. Auffällig

Grundlagen und Grenzen des Leistungssports — medizinische Erkenntnisse

ist hier die höhere arterielle und venöse Pyruvat-Konzentration, wodurch bei den Leistungssportlern schon ein niedrigerer Laktat-Pyruvat-Quotient zu errechnen war als bei den beiden übrigen Kollektiven (Abb. 1). Auch bei Berücksichtigung dieser unterschiedlichen Aus-

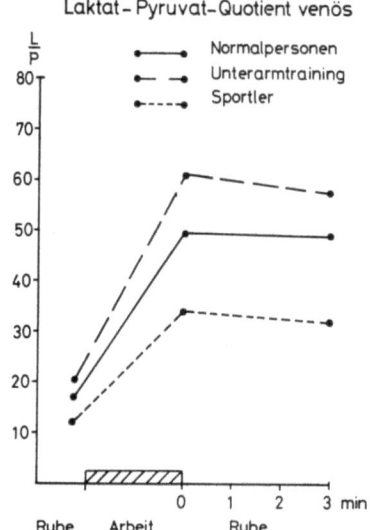

Abb. 1. Verhalten des Laktat-Pyruvat-Quotienten im venösen Armblut nach standardisierter rhythmischer, submaximaler Unterarmarbeit bei jugendlichen Normalpersonen, nach 12wöchigem Unterarmtraining und bei Sportlern

gangswerte wird jedoch deutlich, daß nach isoliertem Unterarmtraining im Armvenenblut bei der gleichen Belastung ein höherer und bei den trainierten Leistungssportlern ein niedrigerer Laktat-Pyruvat-Quotient entsteht als bei der untrainierten Vergleichsgruppe.

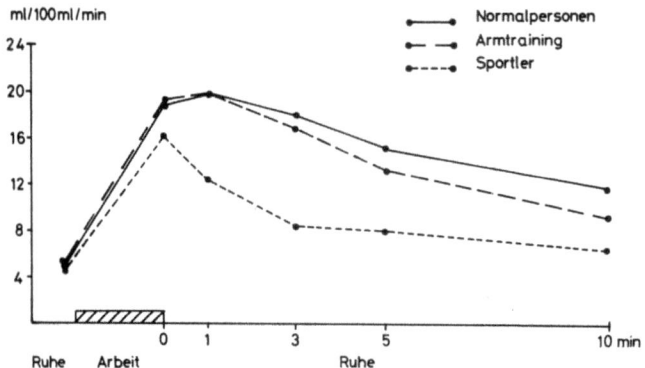

Abb. 2. Unterarmdurchblutung nach derselben Arbeitsbelastung der Unterarmmuskulatur bei jugendlichen Versuchspersonen in unterschiedlichem Trainingszustand

Die Diskussion von Metabolitkonzentrationen und Gasspannungen im Blut ohne Kenntnis des Blutströmungsvolumens ist unvollständig. Das wird deutlich bei Betrachtung der unterschiedlichen Größe der Arbeitshyperämie im Unterarm nach der standardisierten Muskelarbeit (Abb. 2), die bei den 3 Gruppen von Versuchspersonen gemessen wurde. Nach isoliertem Muskeltraining findet sich im trainierten Arm ein gleichgroßer Durchblutungsanstieg nach Muskelarbeit, jedoch eine schnellere Rückbildung der Mehrdurchblutung als bei Nichttrainierten. Dieser verminderte Blutbedarf der isoliert trainierten Muskulatur in der Erholungsphase konnte bei einem Training mit statischer Muskelarbeit noch stärker beobachtet werden (Caesar et al., 1969, 1970, 1972). Zu den Zeitpunkten sofort und 3 min nach Belastung, an denen die Metabolitkonzentrationen diskutiert werden, zeigen sich zwischen trainiertem und nicht trainiertem Arm hier noch keine zu berücksichtigenden Unterschiede im Durchblutungsvolumen.

Bei den untersuchten Leistungssportlern fand sich in Übereinstimmung mit Clausen et al. (1969), Elsner u. Carlson (1962), Grimby et al. (1967), Treumann u. Schroeder (1968) nach Muskelarbeit dagegen eine erheblich niedrigere Unterarmdurchblutung als bei Normalpersonen. Die geringere Laktat-Konzentration in einem kleineren Strömungsvolumen verstärkt daher den Befund einer deutlich verminderten Laktat-Produktion bei Leistungssportlern.

Die Ergebnisse werden auf die Möglichkeit des Muskelstoffwechsels zurückgeführt, sich der jeweiligen Trainingsform anzupassen. Kurzfristige rhythmische Muskelarbeit mit einer Dauer von 2 min wird ganz überwiegend durch eine glykolytische Energiebereitstellung gedeckt. Die erhöhte Laktat-Konzentration im venösen Armblut nach einem gezielten Training mit dieser kurzfristigen Arbeitsform kann als Zeichen für eine vermehrte glykolytische Durchsatzrate angesehen werden und damit als Ausdruck einer verbesserten anaeroben Energiegewinnung. Bei den Leistungssportlern mit einem überwiegendem Ausdauertraining ist hingegen die effektivere aerobe Stoffwechselleistung verbessert, worauf eine geringere Laktatabgabe nach Muskelarbeit resultiert.

Literatur

Barbey, K., Barbey, P.: Z. Kreisl.-Forsch. **52**, 1129 (1963).
Caesar, K., Neher, M., Schollmeyer, P., Stein, E.: Z. Kreisl.-Forsch. **58**, 345 (1969).
— Jeschke, D.: Internist (Berl.) **11**, 283 (1970).
— Bader, K., Jeschke, D.: Med. Welt **23**, 1110 (1972).
Clausen, J.P., Larsen, O.A., Trap-Jensen, J.: Circulation **40**, 141 (1969).
Elsner, R.W., Carlson, L.D.: J. appl. Physiol. **17**, 436 (1962).
Grimby, G., Häggendal, E., Saltin, B.: J. appl. Physiol. **22**, 305 (1967).
Keul, J., Doll, E., Keppler, D.: Muskelstoffwechsel. München 1969.
Treumann, F., Schroeder, W.: Z. Kreisl.-Forsch. **57**, 1024 (1968).

Glycogensynthese und Milchsäurestoffwechsel nach körperlicher Belastung.
A. Brooks (Berkeley)

Es wurde Laktat im Blut, im Muskel und der Leber, Glycogen im Muskel und der Leber sowie die Konzentrationen der Blutglucose in Abhängigkeit von der Zeit bestimmt bei durch Arbeit erschöpften Ratten sowie bei Ratten nach einer Hungerperiode. Um eine große Milchsäurebildung zu induzieren, wurde die zu Erschöpfung führende Arbeit so angelegt, daß eine signifikante Verarmung an Glycogen und ein Milchsäureanstieg im Blut bewirkt wurden. Die Voruntersuchungen ließen erkennen, daß durch eine Laufzeit von 1 Std Glycogenarmut erzielt werden konnte. Bei einem anschließenden kontinuierlichen Anstieg der Geschwindigkeit im Sinne eines Endspurts kam es zur Laktatacidaemie. In der 2. Phase dieser Untersuchung, der Phase einer Isotopeninfusion, erhielten die durch die Belastung erschöpften Tiere und nicht belastete hungernde Kontrolltiere gleichzeitig Laktat injiziert, welches mit 1 μ Ci markiert war (0,152 μMol). Unmittelbar nach der Injektion wurden die Tiere in getrennte Stoffwechselzellen aus Glas untergebracht zur Bestimmung des durch Isotopen markierten CO_2.

Nach einem initialen Anstieg als Folge der körperlichen Belastung kehrte die Laktatkonzentration im Blut nach 15 min Erholung auf den Ausgangswert in Ruhe zurück. Anschließend hielt der Abfall der Blutlaktatkonzentration weiter an. Eine Stunde nach der

Erholung lagen die Werte deutlich unter den Kontrollwerten. Die Reaktion der Milchsäurekonzentration in Muskel und Leber war ähnlich wie die im Blut, mit der vorhergesehenen Ausnahme, daß die absoluten Werte für Muskellaktat etwas höher lagen. In der Phase unmittelbar nach Belastung, welche dem Ausgleich des Sauerstoffdefizits eingeräumt wird, fielen die Milchsäurekonzentrationen von stark erhöhten Werten unter den Kontrollwert ab. Diese Ergebnisse waren aufgrund der Annahme des klassischen Sauerstoffdefizits zu erwarten. Fasten hatte den erwarteten Effekt auf die Verringerung der Glycogenkonzentration in der Leber der nicht belasteten Kontrolltiere. Im Vergleich zu den nicht belasteten Kontrolltieren verblieb jedoch bei den Ratten nach erschöpfender Arbeit wenig Glycogen in der Leber. In der Periode unmittelbar nach der Arbeit ergab sich kein Anhalt dafür, daß eine signifikante Glycogensynthese stattgefunden hatte. Die Konzentration des Glycogens in der Leber 24 Std nach Erholung von erschöpfender Arbeit war offensichtlich nicht unterschiedlich im Vergleich zu dem Wert unmittelbar nach Arbeit und deutete auch nicht auf eine signifikante Glycogensynthese hin. Der Ablauf der Reaktion, welcher bei der Konzentration von Muskelglycogen beobachtet wurde, war ähnlich wie der des Leberglycogens. Eine verstärkte körperliche Anstrengung reduzierte die Konzentration von Muskelglycogen eindeutig. Wie im Falle des Leberglycogens ergab sich kein Anhalt für die Wiederauffüllung des Muskelglycogens in der Phase unmittelbar nach Arbeit. Im Gegensatz zu dem Ergebnis, welches aufgrund der Milchsäuretheorie bei Sauerstoffdefizit zu erwarten war, stellte sich in der unmittelbar einer körperlichen Anstrengung folgenden Periode keine Glycogensynthese heraus.

Der Grad der Hypoglycaemie, welcher bei Ratten unmittelbar nach körperlicher Erschöpfung festgestellt wurde, war erstaunlich. Der Wiederanstieg auf Werte, welche gleich waren wie bei Kontrolltieren ohne körperliche Übung bzw. noch darüberhinausging, vollzog sich innerhalb von 15 min in der Erholung. Nach der raschen Erholung der Blutglucose auf Kontrollwerte, was gleichzeitig mit dem Absinken der Milchsäure-Konzentration im Blut ablief, zeigte die Blutglucose einen deutlichen Konzentrationsabfall nach 15minütiger Erholung. Dieser Trend wurde während der Beobachtungsperiode beibehalten, der Glucosespiegel im Blut war nach 24 Std Ruhepause deutlich niedriger als in der 15. min der Ruhepause. Sowohl in der Gruppe der durch Arbeit erschöpften Tiere als auch in der Kontrollgruppe nach einer Hungerperiode erfolgte der Beginn der Evolution von markiertem CO_2 rasch nach der Laktatinfusion. Es stellte sich ein Ablauf heraus, wobei 15 bis 20% der infundierten markierten Substanz als CO_2 in den ersten 10 min erschien. Die größte Ausschüttung erfolgte in allen Fällen während der Periode der zweiten 10 min. In diesem Zeitraum erschienen weitere 20 bis 25% der infundierten Substanz als CO_2. Nach der zweiten Periode stellte sich ein eindeutiger Abfall in der Ausscheidung des markierten CO_2 dar.

Zusammenfassend stehen die hier vorgelegten Daten in direktem Widerspruch zu der Milchsäuretheorie im Sinne eines Verbrauchs nach körperlicher Belastung. Es besteht nicht nur keine Glycogensynthese aus Milchsäure, das Glycogen wird auch anscheinend nicht aus irgendeiner anderen CO_2-abgebenden Reaktion synthetisiert. Der primäre Weg der Milchsäure nach körperlicher Belastung scheint oxydativer Art zu sein.

Neuentwicklung und Erprobung einer Muskelbiopsienadel. G. Hoffmann (München)

Es wird ein Biopsieverfahren beschrieben, daß das Aspirationsprinzip der Menghininadel mit dem Schneideprinzip der Bergströmnadel verbindet, und zwar so, daß durch Aspiration ein Stück Gewebe in die Kanüle gesaugt und dieses dann abgeschnitten wird. Die Nadel besteht aus einer Einstichkanüle mit einer seitlichen ovalen Öffnung, aus einer aufgeschraubten Injektionsspritze und aus einem im gesamten System axial beweglichen Schneidezylinder, der unten scharf geschliffen ist. Der Außendurchmesser der Einstichkanüle beträgt 2,4 mm, die seitliche Öffnung, durch die die Muskelprobe bei Aspiration angesaugt wird, hat eine Fläche von ca. 10 mm^2.

Für die Entnahme von Muskelproben eignet sich z. B. der laterale Anteil des Musculus quadriceps femoris. Nach Anästhesie von Haut, Unterhautfettgewebe und Fascie wird mit einem Stichel eine kleine Inzision gesetzt. Vor Beginn des Biopsievorgangs sind der Pumpenstempel und Schneidezylinder der sterilen Nadel vollständig herabgeschoben. Die Einstichkanüle wird in die Inzision eingeführt und durch die Fascie hindurch ins Muskelgewebe vorgeschoben. Nun wird der Schneidezylinder bis zur einer Sichtmarke zurückgezogen, so daß die seitliche Öffnung der Einstichkanüle freigegeben wird. Der Pumpenstempel der Injektionsspritze wird zur Aspiration vollständig hochgezogen und anschließend der Schneidezylinder bis zum Anschlag heruntergedrückt. Ein leichter Widerstand kennzeichnet das Abschneiden der Muskelprobe. Die Nadel wird herausgezogen und das Gewebsstück mit einem Metallstab aus dem Schneidezylinder nach Abschrauben der Rändelschraube am oberen Ende herausgestoßen.

Bei 50 Entnahmen aus frischem Fleisch betrug das Gewicht der Proben im Mittel 6,7 mg. Das mittlere Gewicht der Muskelbiopsieproben, die aus dem Musculus quadriceps femoris von 3 Versuchspersonen gewonnen wurden, lag mit 6,2 mg im angegebenen Bereich. Dies reicht für biochemische Mikroanalysen aus. Die Vorteile der Nadel liegen in der Einfachheit und Kürze des Eingriffs. Der eigentliche Biopsievorgang, d. h. das Ansaugen und Abschneiden der Muskelprobe benötigt weniger als 1 sec. Die Zeit vom Einführen bis zum Herausziehen der Nadel beträgt etwa 5 sec. Die Versuchsperson empfindet einen leichten und sehr kurzen Schmerz, so daß die reflektorische Abwehrspannung der Muskulatur den Biopsievorgang nicht beeinträchtigt. Die Inzisionsstelle braucht nicht genäht oder geklammert zu werden. Ein mit Heftpflaster befestigter, steriler Tupfer genügt zur Wundversorgung, so daß die Versuchsperson kaum behindert ist, was vor allem für Leistungssportler Bedeutung hat. Der mit einem Muskelkater vergleichbare Nachschmerz ist unerheblich. Obwohl die Nadel eigens für die Muskelbiopsie entwickelt wurde, dürfte sie auch zur Entnahme anderer Gewebe geeignet sein.

Energetische Kriterien der Leistungsfähigkeit der Sportler. N. I. Wolkow (Moskau)

Die Bedeutung von Leistungs-, Kapazitäts- und Effektivitätskriterien, die den Einfluß des Spezialtrainings in den einzelnen Sportarten charakterisieren, wurden anhand von Dias angegeben. Der größte Anteil der aeroben Energiegewinnung wurde bei Radsportlern, Langstreckenläufern, Skiläufern, Schwimmern und Eisschnelläufern verzeichnet. Die höchsten Werte der maximalen anaeroben Leistung wurden bei Kurzstreckenläufern, Eishockeyspielern und Bahnradfahrern bemerkt. Die höchsten Werte des glykolytischen anaeroben Leistung wurden bei Mittelstreckenläufern, Eishockeyspielern und Bahnfahrern registriert. Maximale aerobe Kapazität war zu verzeichnen bei Skilangläufern, Langstreckenläufern und Straßenfahrern. Die höchsten Daten der alaktaten anaeroben Kapazität hatten Kurzstreckenläufer, Basketballspieler und Ringer, und die höchsten Werte der glykolytischen anaeroben Kapazität Mittelstreckenläufer, Bahnfahrer und Eishockeyspieler. Der Effektivität des anaeroben Metabolismus nach waren Langstreckenläufer, Skilangläufer und Straßenfahrer die besten. Die effektvollste Ausnutzung der anaeroben Reserven demonstrierten Eishockeyspieler und Mittelstreckenläufer.

Unter realen Wettkampfbedingungen unterscheiden sich wesentlich die einzelnen Komponenten der physischen Leistungsfähigkeit in verschiedenen Übungsarten. Die den maximalen Werten nahe Sauerstoffaufnahme wird von den Sportlern auf den Strecken von 800 m bis 3000 m erreicht. Auf den kürzeren oder längeren Laufstrecken ist das Sauerstoffaufnahmeniveau niedriger als die Werte der maximalen aeroben Leistung. Der höchste Prozentsatz der maximalen Sauerstoffschuld wird auf den Strecken von 400 bis 1000 m erreicht, aber auch hier überschreitet er nicht 60 bis 80% der Maximalwerte.

Am stärksten beeinflußt das Maximum der Sauerstoffaufnahme das sportliche Ergebnis auf den Strecken von 5 und 10 km. Auf den kurzen Laufstrecken ist dieser Einfluß unwesentlich. Die Größe der Sauerstoffschuld zeigt eine hohe Korrelation zu dem sportlichen Resultat auf den Kurz- und Mittelstrecken, weniger auf den Langstrecken.

Auf das Verhältnis zwischen energetischen Leistungsfähigkeitskriterien und sportlichen Resultaten übt der Trainingszustand einen bedeutenden Einfluß aus. So decken z. B. die Meßwerte der maximalen Sauerstoffaufnahme und -schuld bei Eisschnelläufern aus der allgemeinen Gruppe eine hohe Korrelation mit den sportlichen Leistungen auf, während bei Eisschnelläufern der internationalen Leistungsklasse diese Korrelation unwesentlich ist.

Bei Langstreckendisziplinen zeigen eine hohe Korrelation zum Resultat nicht nur die Größe der maximalen anaeroben Leistung, sondern in noch größerem Maße die Größe der aeroben Kapazität. Auf den Strecken von 15 und 30 km im Skilauf ist die Zeitdauer der Beibehaltung der maximalen Sauerstoffaufnahme mit sportlichen Leistungen eng verbunden.

Grundlagen und Grenzen des Leistungssports — medizinische Erkenntnisse

Über den Einfluß von Alter und körperlichem Training auf die Entwicklung und den Stoffwechsel des Bindegewebes. E. Heikkinen, A. Küskinen (Jyväskylä)

12 bis 14 Monate alte Mäuse wurden in einer Tretmühle für die Dauer von ca. 4 Wochen trainiert. Eine andere Gruppe von Mäusen wurde in sehr kleinen Käfigen gehalten, um ihre normale Beweglichkeit zu verringern. Eine dritte Gruppe diente als Kontrollkollektiv. Den Tieren wurde mit Tritium behandeltes Prolin intraperitoneal injiziert. Der Umsatz von collagenen und nichtcollagenen Proteinen wurde in verschiedenen Geweben gemessen. Der Stoffwechsel von collagenen und nichtcollagenen Proteinen war besonders in der Achillessehne und in den langen Röhrenknochen bei den trainierten Tieren erhöht. Die körperliche Inaktivität verzögerte den Stoffwechsel von collagenen und nichtcollagenen Proteinen. Der Stoffwechsel der Bindegewebsproteine wird durch den Grad der körperlichen Tätigkeit beeinflußt, auch bei älteren Tieren.

In einer späteren Studie wurde die gesteigerte Aktivität einiger Schlüsselenzyme des Krebscyclus, des Pentose-Phosphatcyclus und der Glycolyse sowohl in der Achillessehne als auch im Femur bei trainierten Tieren untersucht. 2 Wochen alte Mäuse wurden auf einer Tretmühle für die Dauer von 3 bis 7 Wochen bei einer Geschwindigkeit von 30 cm pro sec trainiert. Die Versuchsanordnung erfolgte mit einer progressiv ansteigenden täglichen Laufzeit von 20 auf 180 min. Es wurden chemische Analysen der Bindegewebskomponenten in verschiedenen Geweben durchgeführt. Die Belastungsgrenze des Femur hinsichtlich einer Fraktur sowie die Spannungsgrenze der isolierten Patellarsehne wurden gemessen. Nach einem 3wöchigen Training wurden erhöhte Mengen von Hydroxyprolin und Nitrogen in der Achillessehne beobachtet. In den langen Röhrenknochen war der Gehalt von Hexosamin und Hydroxyprolin gesteigert. Bei den trainierten Tieren waren die Spannkraft der Patellarsehne und die Bruchbelastung des Femur höher. Bei der Fortsetzung des intensiven Trainings (über 120 min pro Tag) über einen längeren Zeitraum als 3 Wochen wurde ein verzögertes Wachstum des Femur festgestellt. Die oben erwähnten Veränderungen in bezug auf den Gehalt von Hydroxyprolin, Nitrogen und Hexosamin nahmen ab, der Calciumgehalt und die Bruchbelastung des Femurknochens stiegen jedoch an. Das körperliche Training kann die Entwicklung des Bindegewebes junger Tiere entweder anregen oder verzögern, und zwar in Abhängigkeit von der Intensität und Dauer der körperlichen Belastung.

2 Monate alte Mäuse wurden in der Tretmühle 3 Wochen lang trainiert. Sowohl den trainierten als auch den Kontrolltieren wurden bilateral Frakturen der Tibia zugefügt. Die Bildung von Frakturcallus wurde danach überprüft und zwar durch Analyse der chemischen Zusammensetzung des Callus am 5., 7., 10. und 14. Tage nach der Fraktur und durch Messung der Synthese des Collagen am 5. und 10. Tage nach der Fraktur. Das Callusgewebe der trainierten Tiere enthielt mehr Calcium und das Verhältnis von Hydroxyplorin zu Nitrogen war erhöht. Auch die Nitrogensynthese war bei den trainierten Tieren im Frakturcallus am 5. Tage erhöht. Das vorausgehende Training scheint daher die regenerative Fähigkeit des Knochens zu steigern, wie aus der chemischen Zusammensetzung und dem Collagenstoffwechsel von Callusgewebe nach experimentellen Frakturen anzunehmen ist.

Die Bedeutung der Nieren in der Aufrechterhaltung der Homöostase bei körperlicher Belastung. L. Dec (Katowice)

Eine Gruppe von 15 gesunden Personen im Alter von 18 bis 22 Jahren ist untersucht worden. Ein Vergleich verschiedener Parameter der Nierenfunktion während 3 Std Ruhe und während 3 Std körperlicher Belastung wurde angestellt. Die untersuchten Personen wurden mit einen 100 m-Lauf, Freiübungen, 1000 m-Lauf und 3 km-Marsch belastet. Alle diese Muskelübungen wurden binnen 3 Std ausgeführt. Die Nierenfunktion während der Belastung wurde mit der Funktion der Nieren im Ruhestand innerhalb einer identischen Zeitspanne verglichen und dann als Kontrollversuch ausgewertet. Jeder von den untersuchten Personen hat vor dem Ruhe- und Belastungsversuch 250 ml Wasser bekommen, um den entsprechend normalen Hydratationszustand aufrechtzuerhalten.

Es wurden folgende Parameter bestimmt: die renalen und extrarenalen Wasserverluste, die Glomerularfiltration (GFR), die osmotische Clearance (C_{osm}), die Clearance des osmotisch freien Wassers (Reabsorptionswasser — $T^c_{H_2O}$) und die renale Natrium-, Kalium- und Reststickstoffausscheidung.

Grundlegende Stoffwechselprobleme im Sport

Bei allen Untersuchten konnte nach 3 Std anstrengender Belastung eine statistisch wesentliche Diuresesenkung von 1,43 ml/min bis auf 0,41 ml/min festgestellt werden. Der extrarenale Wasserverlust vergrößerte sich während der 3stündigen Belastung von 121 ml bis auf 425 ml. Im Durchschnitt sank die Glomerularfiltration von 120 ml/min bis auf 90 ml/min. Diese Differenz war statistisch unbedeutend.

Bei allen Untersuchungen wurde nach der Belastung eine Verminderung der osmotischen Clearance (C_{osm}) von 2,80 ml/min bis auf 1,10 ml/min festgestellt. Auch die Clearance des Reabsorptionswassers (T^c_{H2O}) nach der Belastung senkte sich von 1,28 ml/min bis auf 0,68 ml/min. Die Ausscheidung des Natriums vermindert sich nach Belastung von 126,2 bis auf 43,4 mEq/l, des Kaliums von 56,1 bis auf 44,4 mEq/l, des Harn-Reststickstoffes von 4,83 bis auf 2,46 mg/min.

Anabole Steroide, Leistungsfähigkeit und Stoffwechsel. J. Keul (Freiburg)

Die Bewertung anaboler Steroide auf die Leistungsfähigkeit wird unterschiedlich beurteilt. Befunde über ihre Einwirkung auf den Stoffwechsel, insbesondere bei Körperarbeit sind spärlich. Um weitere Einblicke in die Wirkung anaboler Steroide zu erhalten, wurden 10 Studenten und 15 Gewichtheber über 2 bzw. 3 Monate untersucht und im Abstand von 10 bis 14 Tagen 50 mg Nandrolondecanoat (Deca-Durabolin) intramuskulär gespritzt; dieses Steroid wurde aus der Vielzahl der erhältlichen Präparate ausgewählt, da es als nichtalkyliertes Derivat nach den Angaben der Literatur zu keinen Schäden führt. Vier Gewichtheber, die seit 2 Jahren intermittierend Nandrolondecanoat erhalten, werden ständig überwacht. Hinweise für eine Schädigung konnten an diesen Versuchsgruppen, einschließlich der Langzeitstudie, nicht erhoben werden, wenn folgende Werte, die sämtlich im Normbereich lagen, zugrunde gelegt werden: Bilirubin, SGOT, SGPT, alkalische Phosphatase, Elektrophorese, Harnstoff, Harnsäure, Creatinin, Serumlipide einschließlich der verschiedenen Unterfraktionen und eine Vielzahl von Eiweißfraktionen im Blutserum.

Bemerkenswert ist, daß bei 3 Gewichthebern, die unter Nandrolondecanoat völlig normale Werte zeigten, nach Einnahme von alkylierten Steroiden, und zwar Metandrostenolon (Dianabol), das ohne unser Wissen eingenommen worden war, sich pathologische Erhöhungen der SGOT, SGPT, alkalischen Phosphatase und des Bilirubins fanden.

Diese Befunde und auch die Angaben in der Literatur gestatten es nicht, generell von einer schädigenden Wirkung der anabolen Steroide zu sprechen, sondern es muß in Übereinstimmung mit Krüskemper (1972) von einer hormonellen Wirksamkeit bzw. Schädigung einzelner anabol-wirkender Steroide gesprochen werden, wobei die chemische Struktur zugrundegelegt werden muß. Dies gilt im gleichen Maße auch für den Einfluß anaboler Steroide auf die Leistungsfähigkeit, da diese je nach der chemischen Struktur des Steroids völlig unterschiedlich sein wird.

Zur Beurteilung der Wirkung von Nandrolondecanoat auf die Leistungsfähigkeit wurden auf der einen Seite die Studenten und Gewichtheber einer ergometrischen Vita-maxima-Belastung, andererseits die Gewichtheber drei verschiedenen Kraftübungen (Bankdrücken, Kniebeugen, Kreuzheben) unterzogen. Dabei ergab sich, daß unter Ergometerarbeit im hohen Arbeitsbereich die Herzfrequenz um 7 Schl./min niedriger lag ($p<0,0025$), in der Erholungsphase gar um 10 Schl./min ($p<0,0005$). Bei den Gewichthebern wurde nach Nandrolondecanoat bei der Vita-maxima-Belastung 21,4 Watt, was 5,3% entspricht, mehr geleistet ($p<0,005$). Bei den verschiedenen Übungen beim Gewichttraining wurden 6,0% mehr geleistet, wobei der Leistungszuwachs der Kontrollgruppe abgezogen wurde. Auch bei den Gewichthebern ist in der Erholungsphase die Herzfrequenz trotz vorausgegangener höherer Leistung niedriger. Das günstigere Verhalten in der Erholungsphase spricht auch für die subjektiven Angaben der Sportler, daß sie sich unter den Gaben von Nandrolondecanoat weniger erschöpft fühlten, ein längeres und härteres Training durchführen könnten und die Leistungsbereitschaft erhöht sei.

Es liegt nahe, daß, verbunden mit einer erhöhten Leistungsfähigkeit, auch Veränderungen der energieliefernden Substrate im Blutserum eintreten. Obwohl Erniedrigungen des Blutzuckerspiegels nach Gaben von alkylierten Steroiden gefunden wurden (Dardenner u. Rösch, 1960; Landon u. Wynn, 1962), und dies als Folge einer Glykogenverarmung der Leber bewertet wurde, waren nach mehrmonatiger Behandlung mit Nandrolondecanoat

Grundlagen und Grenzen des Leistungssports — medizinische Erkenntnisse

in Ruhe und während Körperarbeit keine Veränderungen des Blutzuckers gegeben. Andererseits zeigen die Lactat- und Pyruvatspiegel nach Nandrolondecanoat signifikant niedrigere Spiegel (Abb. 1). Dies läßt sich sowohl bei den Untrainierten als auch bei den

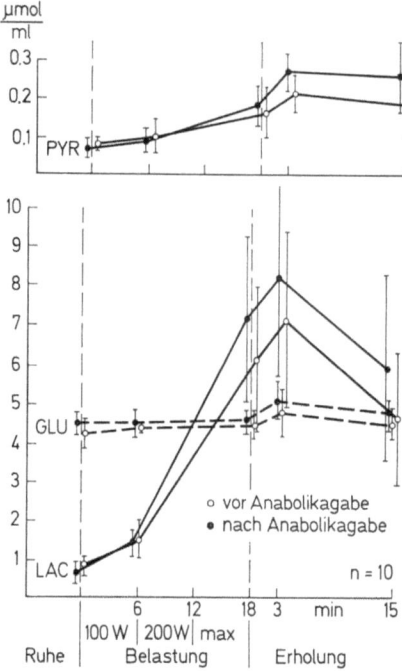

Abb. 1. Während der Glukosespiegel im Blut vor und nach Nandrolondecanoat unverändert bleibt, sind nach einer 2monatigen Behandlung die Lactat- und Pyruvatspiegel signifikant vermindert, was als Ausdruck einer verbesserten oxydativen Zelleistung zu werten ist

Trainierten bei Fahrradergometerbelastung sowie auch beim Gewichttraining mit Belastungen gleicher Intensität zeigen. Diese verminderten Lactatspiegel sind entweder auf eine Verminderung der Glykolyse und damit einer geringeren Bildung von Pyruvat bzw. Lactat durch Nandrolondecanoat zurückzuführen oder durch eine erhöhte Oxydation des glykolytischen Endproduktes des Pyruvats bedingt. Wahrscheinlich muß letzteres in Betracht gezogen werden, da aufgrund der Veränderungen der übrigen energieliefernden Substrate kein Hinweis für die Bevorzugung eines anderen energieliefernden Metaboliten besteht.

Unabhängig von der ursächlichen Deutung dieses Befundes kann aufgrund der Kenntnisse über Lactat und Pyruvat bei Körperarbeit festgehalten werden, daß niedrigere Lactat- oder Pyruvatspiegel bei Belastungen gleicher Intensität als Hinweis für eine Leistungsverbesserung zu gelten haben.

Die Wirkung anaboler Steroide auf den Fettstoffwechsel ist abhängig von ihrer chemischen Struktur. Dadurch ist bedingt, daß sowohl den anabolen Steroiden nachgesagt wird, daß sie bestimmte Lipidfraktionen im Blutserum senken bzw. erhöhen (Krüskemper, 1972). Unter Nandrolondecanoat werden sowohl bei Untrainierten als auch bei Trainierten im nüchternen Zustand die Gesamtlipide und Beta-Lipoproteide in Ruhe und bei Körperarbeit erhöht, was besonders auffällig ist, da in der Kontrollgruppe die Werte abgesunken sind

Grundlegende Stoffwechselprobleme im Sport

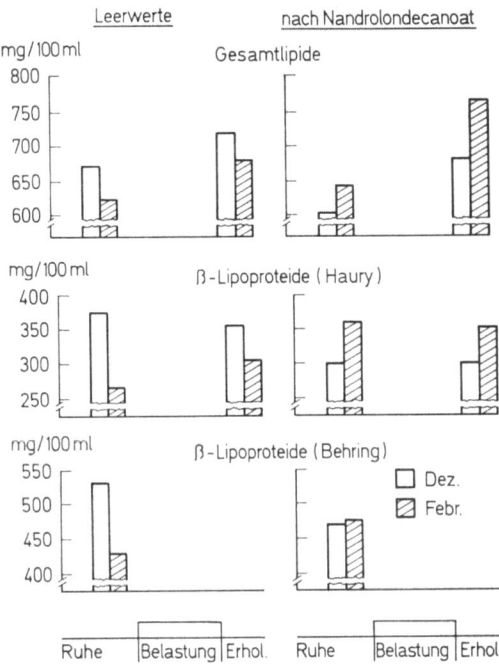

Abb. 2. Die Gesamtlipide sind in Ruhe und nach Belastung unter Nandrolondecanoat erhöht, in gleicher Weise findet sich eine Erhöhung der Beta-Lipoproteidfraktionen. Die Neutralfette, freie Fettsäuren und Glycerol zeigen keine wesentlichen Änderungen

(Abb. 2). Die unmittelbar mit dem Energiestoffwechsel in Zusammenhang stehenden freien Fettsäuren, Triglyceride und Glycerol zeigen nach Nandrolondecanoat keine wesentlichen Veränderungen, womit auch kein Hinweis für eine erhöhte Lipolyse gegeben ist. Die Zunahme der Gesamtlipide dürfte durch eine Erhöhung der Cholesterinfraktion bedingt sein.

Es wurde bereits unter dem Aspekt der möglichen Schädigung durch Nandrolondecanoat auf das Verhalten der Eiweißfraktionen im Blutserum hingewiesen. Die Verminderung des Harnstoffgehaltes im Blut nach Nandrolondecanoat ist Ausdruck der anabolen Wirkung und stimmt mit der Tatsache überein, daß die Stickstoffausscheidung vermindert ist (Bergmann, 1962; Brown u. James, 1961; Celejova u. Homa, 1970; Van Wayen, 1968). Erstaunlich ist, daß keine wesentlichen Veränderungen der Eiweißfraktion eintraten, abgesehen von einer Zunahme des Ceruloplasmins. Das Ceruloplasmin ist im Zusammenhang mit der Oxydaseaktivität zu sehen und Erhöhungen des Ceruloplasmins wurden als Ausdruck für eine Verbesserung der Leistungsfähigkeit betrachtet (Haralambie, 1969; Haralambie u. Keul, 1970).

Es ist wichtig, die einzelnen anabolen Steroide nach ihrer chemischen Struktur zu trennen und ihre Eigenschaften bezüglich Schädigung, Wirkungsweise und Beeinflussung der Leistungsfähigkeit zu prüfen. Es kann sein, daß die unmittelbar anabole Wirkung der Steroide auf die Leistungsfähigkeit gering ist und wesentlich die Bereitschaft zum Training bzw. zu körperlicher und geistiger Tätigkeit verbessert wird. Somit würde durch das Anabolikum die Motivation für das Training begünstigt werden und dadurch Leistungsverbesserungen mit hervorgerufen.

Es darf nicht verkannt werden, daß entscheidend für die Verbesserung der Leistungsfähigkeit ein systematisches Training, eine sinnvolle Ernährung und eine ausgewogene Lebensweise ist.

Literatur

Ariel, G., Saville, W.: Anabolic steroids: The psychological effects of placebos. Med. and Sci. in Sports **4**, 124 (1972).

Bergmann, M.: Die Wirkung von „Deca-Durabolin" auf den Reststickstoffspiegel im Blut. Med. Welt **10**, 538 (1962).

Bergström, J., Hultman, E.: The effect of exercise on muscle glycogen and electrolytes in normals. Scand. J. clin. Lab. Invest. **18**, 1 (1966).

Brown, I. A., James, M. E.: Nandrolone-phenpropionate in progressive muscular dystrophy... a preliminary report. Arch. Pediat. **78**, 421 (1961).

Celejowa, I., Homa, M.: Food intake, nitrogen and energy balance in polish weightlifters, during a training camp. Nutrition and Metabolism **12**, 259 (1970).

Dardenne, U., Rösch, O.: Experimentelle Untersuchungen über den Wirkungsmechanismus der Therapie der Retinopathia diabetica mit eiweißanabolen Hormonen. Aus: Bericht der deutschen Ophthalmologischen Gesellschaft **63**, 72 (1960).

Fowler, W. M., Gardner, G. W., Egström, E. H.: Effect of anabolic steroid on physical performance of young men. J. appl. Physiol. **20**, 1038 (1965).

Haralambie, G.: Zum Normalwert des Coeruloplasmins im Serum und seine Beeinflussung durch Körperarbeit. Z. klin. Chem. u. klin. Biochem. **7**, 352 (1969).

— Keul, J.: Serum glycoprotein levels in athletes in training. Experientia (Basel) **26**, 959 (1970).

Johnson, L. C., O'Shea, J. P.: Anabolic steroid. Effect of strength-development. Science **164**, 3882 (1969).

Keul, J., Doll, E., Keppler, D.: Energy Metabolism of Human Muscle. Basel etc. 1971.

— Limiting Factors of Physical Performance. Stuttgart. 1973.

Krüskemper, H. L.: Anabolic Steroids. New York 1968.

— Androgene, anabole Steroide und Fettstoffwechsel. Z. Ernährungsw. Suppl. **12**, 16 (1972).

Landon, J., Wynn, V., Cooke, J. N., Kennedy, A.: Effects of anabolic steroid, methandienone on carbohydrate metabolism in man. Metabolism **11**, 513 (1962).

Pernow, B., Saltin, B.: Muscle Metabolism During Exercise. New York, London 1971.

Steinbach, M.: Über den Einfluß anaboler Wirkstoffe, Muskelkraft und Muskeltraining. Sportarzt und Sportmedizin **19**, 485 (1968).

Van Wayen, R. G. A.: Bestimmung der stickstoffsparenden Wirkung anaboler Hormone mit Hilfe der Bilanzuntersuchungen. Arzneimittel-Forsch. **18**, 872 (1968).

Zicha, L., Timm, G., Köhnlein, G., Plössel, R. G.: Untersuchung über den Einfluß verschiedener Anabolika auf die Gesamtglucosetoleranz und Glucoseutilisation. Deutsche Gesellschaft für Endokrinologie, Wiesbaden, 127—130 (1966).

Sekretion von Wachstumshormonen während des Trainings: Eine Determinante der physischen Fitneß. J. Sutton, J. Young, L. Lazarus (Sydney)

An jungen männlichen Versuchspersonen im Alter zwischen 23 und 28 Jahren wurden Untersuchungen über die hormonale Reaktion auf körperliche Übungen durchgeführt. Die Personen wurden als fit (8 Personen) oder unfit (6 Personen) klassifiziert. Die Einteilung erfolgte aufgrund der aeroben Kapazität, wobei bei den als fit bezeichneten Versuchspersonen eine Kapazität von 64 ml O_2kg/min (zwischen 58 bis 78) und bei den als unfit erachteten Versuchspersonen eine Kapazität von 28 ml O_2kg/min (zwischen 24 und 32) angenommen wurde. Die Studie enthält Messungsreihen von Glucose, Fettsäuren, Wachstumshormonen im Serum, Seruminsulin, Serumglucagon und Plasmacortisol während und nach einer 30 min dauernden Periode maximaler körperlicher Anstrengung. Zur Unterstützung der Messungen des Plasmaspiegels erfolgten auch Messungen der Produktionsgeschwindigkeit von Wachstumshormonen sowie die Geschwindigkeit der Stoffwechsel-Clearance während der Belastung. Diese Untersuchungen erfolgten mit Hilfe eines Gerätes, bei dem ständig eine integrierte Blutprobe entnommen wurde und entsprechend eine Infusion von Wachstumshormonen, welche mit Radiojod markiert waren, zugeführt wurde.

Grundlegende Stoffwechselprobleme im Sport

Bei den Versuchspersonen wurde in die Cubitalvene ein Venenkatheter gelegt, nachdem sie während der Nacht keine Nahrung erhalten hatten. Nach einer Ruhephase von 40 bis 60 min wurden die ersten Blutproben entnommen. Die Versuchspersonen mußten dann auf einem Fahrradergometer mit steigender Arbeitslast treten. Die Belastung war so bemessen (aufgrund früherer Untersuchungen), daß es nach 30 min zu einer vollständigen Erschöpfung kam. Die Blutproben wurden während der Belastung und weiter 120 min nach der Belastung entnommen. Die Ergebnisse aller gemessenen Parameter waren in beiden Gruppen ähnlich, mit der Ausnahme des Wachstumshormons. In beiden Gruppen war der Ausgangswert ähnlich $1,2 \pm 0,6$ ng/ml (bei den als fit bezeichneten Versuchspersonen) und $2,2 \pm 0,9$ ng/ml (bei den als unfit bezeichneten Versuchspersonen). In beiden Gruppen erfolgte ein signifikanter Anstieg der Wachstumshormone während der Belastung auf $13,3 \pm 4,9$ ng/ml (bei den als fit bezeichneten Versuchspersonen) und $16,5 \pm 9,8$ ng/ml (bei den als unfit bezeichneten Versuchspersonen). Jedoch nach Beendigung der Übungen kehrte der Spiegel bei den als fit bezeichneten Versuchspersonen innerhalb 30 min auf den Ausgangswert zurück, bei den als unfit bezeichneten Versuchspersonen hielt der Anstieg jedoch an, er erreichte ein Maximum von $21,5 \pm 7,6$ ng/ml 60 min nach der Belastung (Abb. 1).

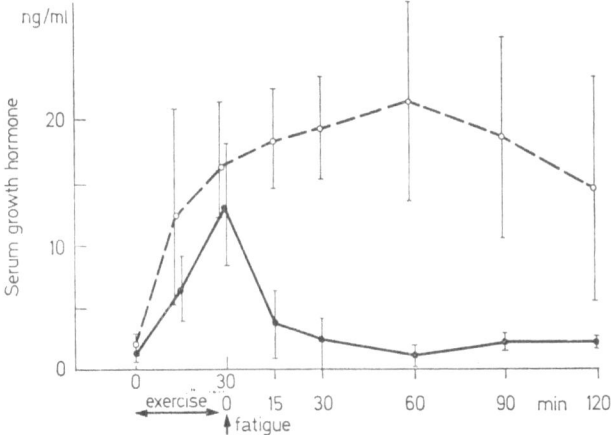

Abb. 1. Wachstumshormone bei maximaler Belastung. Reaktion der Wachstumshormone im menschlichen Serum (in ng/ml) auf körperliche Belastung

⎯⎯→ fit
⎯⎯-○ unfit

Während der submaximalen Belastung erfolgte ein Anstieg von Wachstumshormon nur in der Gruppe der als unfit bezeichneten Versuchspersonen (Abb. 2).

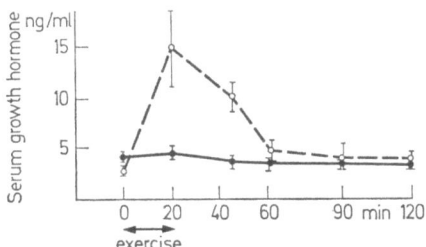

Abb. 2. Wachstumshormone bei submaximaler Belastung

Diese Ergebnisse bestätigen die Annahme, daß eine Sekretion von Wachstumshormon während starker Muskelbelastung erfolgt. Es ist demnach anzunehmen, daß es eine entscheidende Stoffwechselrolle während des Trainings zur Regulierung der Energiesubstrate besitzt.

Als Stimulans für die Sekretion der Wachstumshormone während der körperlichen Belastung wirken wahrscheinlich der anaerobe Stoffwechsel und die Bildung von Milchsäure, da eine Laktatinfusion einen signifikanten Anstieg der Serumwachstumshormone hervorrief.

Daraus kann die Schlußfolgerung gezogen werden, daß Wachstumshormone für die Muskelbelastung wichtig sind und daß die rasche Rückkehr der Wachstumshormone auf den Ausgangswert nach starker muskulärer Belastung ein Charakteristikum körperlicher Fitneß darstellt.

Über den Muskelstoffwechsel älterer Sportler bei dosierter Arbeit. H. Liesen, D. Michel, K. Weber, D. Fotescu, W. Hollmann (Köln)

Es wird über einige Ergebnisse einer größeren Studie über die Wirkung eines Ausdauertrainings auf die bekannten, vorwiegend stoffwechselbedingten Risikofaktoren frühzeitiger degenerativer Herz-Kreislauf-Erkrankungen berichtet. Die dargestellten Untersuchungsergebnisse wurden an 22 Sportlern im Alter von 55 bis 80 Jahren erhoben. Alle Probanden übten seit mehreren Jahren bis Jahrzehnten ein tägliches oder zumindest 3 bis 4maliges wöchentliches Ausdauertraining aus, das fast ausschließlich in Langläufen bestand. Jeder Sportler hatte sich zwei Untersuchungen zu unterziehen:

1. Einer ausführlichen anamnestischen und klinischen Untersuchung mit Herzgrößenbestimmung, Ermittlung des Blutvolumens und Gesamthämoglobingehaltes und einer spiroergometrischen Standard-Test-Untersuchung nach Hollmann u. Venrath.

2. Einige Tage später nach 14stündiger absoluter Nahrungskarenz einer spiroergometrischen Dauerbelastung mit etwa 70% ihrer maximalen Leistungsfähigkeit über mindestens 1 Std (in Einzelfällen wurde eine Arbeitszeit von 100 bis 120 min erreicht) bis zur subjektiven Erschöpfung. Den 55 bis 65jährigen wurde vor Versuchsbeginn ein Einschwemmkatheter in eine Vena femoralis und eine Braunüle in eine Vena cubitalis eingelegt. Außerdem erfolgten Blutprobenentnahmen aus dem mit Finalgon® hyperämisierten Ohrläppchen. Diese Sportler arbeiteten im Sitzen auf einem Fahrradergometer nach E. A. Müller. Bei den 65 bis 80jährigen wurde auf eine Punktierung der Vena femoralis verzichtet. Die Probanden arbeiteten gegen ein Tretkurbelergometer im Liegen.

Ergebnisse: Der *Sauerstoffpartialdruck* (Abb. 1) nahm im Blut aus der arbeitenden Muskulatur (durchgezogene Linie) mit zunehmender Belastungsdauer geringfügig ab, während er

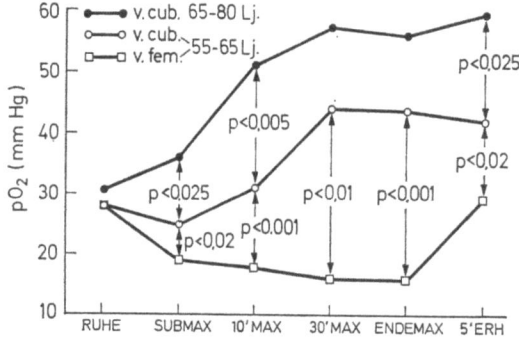

Abb. 1. Das Verhalten des Sauerstoffpartialdruckes (PO_2) im femoral- und cubital-venösen Blut während erschöpfender Fahrradergometerarbeit mit etwa 70% der maximalen Leistungsfähigkeit bei ausdauertrainierten Sportlern im Alter von 55 bis 80 Jahren (55 bis 65 Jahre n = 16; 65 bis 80 Jahre n = 6)

im Blut aus der Vena cubitalis deutlich anstieg. Die Differenzen waren deutlich signifikant. Auffällig ist, daß die Werte der älteren untersuchten Personen (65 bis 80 Jahre) an allen Beobachtungspunkten über denen der 55 bis 65jährigen lagen. Ein zum Sauerstoffpartialdruck beinahe spiegelbildliches Verhalten zeigte der *Kohlensäurepartialdruck*. Der *pH-Wert* fiel im femoral-venösen Blut zu Beginn der Fahrradergometerarbeit stark ab. Von der 20. Belastungsminute an nahm er kontinuierlich bis zum Ende der Belastung und der beobachteten Erholungsphase zu. Der Ruheausgangswert wurde jedoch nicht wieder erreicht. Ein ähnlicher Kurvenverlauf war im cubital-venösen Blut zu beobachten. Die hier am Ende der Belastung gemessenen Werte lagen jedoch oberhalb der Ruhewerte. Die Mittelwerte der pH-Wert-Bestimmungen bei den 65 bis 80jährigen waren an allen Beobachtungspunkten gegenüber den Vergleichsbefunden bei den 55 bis 65jährigen deutlich zum Alkalischen hin verschoben. Das Verhalten der Parameter des *Säure-Base-Haushaltes* weist darauf hin, daß die beschriebenen pH-Wert-Veränderungen sowohl respiratorisch wie metabolisch bedingt sind.

Der *Milchsäurespiegel* (Abb. 2) im femoral-venösen Blut zeigte gegenüber den cubital-venösen Befunden keine richtungsweisenden oder gar statistisch zu sichernden Differenzen

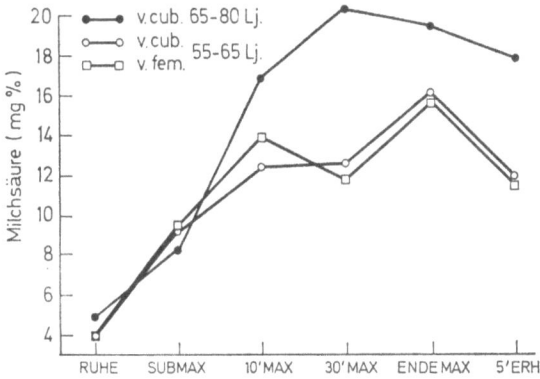

Abb. 2. Das Verhalten des Milchsäurespiegels im femoral- und cubital-venösen Blut bei erschöpfender submaximaler Tretkurbelergometerarbeit (bei den 55 bis 65jährigen im Sitzen, bei den 65 bis 80jährigen im Liegen) ausdauertrainierter Alterssportler

auf. Bis zur 20. Arbeitsminute war ein deutlicher Anstieg der Mittelwerte zu beobachten. Mit zunehmender Belastungsdauer sanken die Werte im Blut aus der Arbeitsmuskulatur ab. Der höchste Milchsäurewert wurde jedoch am Ende der bis zur subjektiven Erschöpfung durchgestandenen Belastung registriert. Der bei den 65 bis 80jährigen gemessene Milchsäuregehalt im cubital-venösen Blut lag von der 20. Belastungsminute an deutlich oberhalb der Vergleichswerte der jüngeren Probandengruppe. Nach der erschöpfenden Ausdauerbelastung nahm der *Albumingehalt im Serum* sowohl aus der arbeitenden als auch aus der nicht arbeitenden Muskulatur deutlich signifikant zu. Statistisch schwach zu sichernde Differenzen ergaben sich auch für die Alpha-1 und Alpha-2-Globulin-Fraktionen. Der *Cholesteringehalt* war gegenüber den Ruheausgangswerten am Ende der Belastung im Blut aus der ruhenden und arbeitenden Muskulatur hochsignifikant angestiegen.

Freies Glyzerin und Gesamtglyzerin hatten durch die erschöpfende Ausdauerbeanspruchung im femoral- und cubital-venösen Blut hochsignifikant zugenommen. Die Neutralfette wiesen jedoch nur im Blut aus der arbeitenden Muskulatur eine schwach signifikant erniedrigte Differenz auf. Die elektrophoretische Trennung der *Lipoproteine* ergab einen Anstieg der Beta-Lipoproteine im Blut aus der arbeitenden Muskulatur am Ende der Ausdauerbeanspruchung gegenüber den Ruheausgangswerten. Im cubital-venösen Blut nahmen sie dagegen geringfügig ab. Die Prä-Beta-Lipoproteine waren im femoral-venösen Blut — entsprechend dem Verhalten der Neutralfette — deutlicher niedriger als im Blut aus der nicht arbeitenden Muskulatur. Für die Alpha-Lipoproteine wurde eine geringe Zunahme der relativen Prozente registriert.

Pharmaka und Sport

Einführung. L. Prokop (Wien)

Die Auswirkungen des unbiologischen Lebens und der Streßsituation von heute, das verständliche Bestreben, biologische Alterserscheinungen zu verringern oder auszuschalten, und nicht zuletzt das Streben nach Leistungssteigerung auf den verschiedensten Gebieten des Lebens konfrontieren den modernen Menschen über die klinisch indizierte Anwendung hinaus in zunehmendem Maß mit den verschiedensten Pharmaka.

Die Heilmittel nehmen damit immer mehr eine zentrale Stellung im Leben des Menschen von heute ein, so daß er nach ihnen greift, auch wenn er sie nicht braucht. Zusammen mit verschiedenen mystischen Vorstellungen und dem den Menschen eigenen Wunderglauben ergeben sich dann sehr oft Abhängigkeiten, die, von der pharmazeutischen Industrie geschickt genützt, die weltweite Tablettensucht verständlich machen.

So ist es auch verständlich, daß der Sportler, der als Kollektiv gesehen gegenüber dem Durchschnittsmenschen nicht nur in körperlicher Hinsicht eine Extremstellung einnimmt, sondern bekanntlich auch viele andere Eigenschaften des Kollektivs in auffallender Häufigkeit und Intensität aufweist, zu den Pharmaka eine besondere Beziehung entwickelt hat. Eine solche ergibt sich primär aus einer echten medizinischen Indikation, wie sie durch die Folgen der besonderen organischen Belastung insbesondere des Bewegungsapparats im zunehmendem Maß gegeben ist. Es ist bedauerlich, aber eine nicht zu übersehende Tatsache, daß es heute kaum einen Spitzenathleten gibt, der wirklich als völlig gesund angesprochen werden kann. Dazu kommt in steigendem Maße das Bestreben einer pharmakologischen Leistungssteigerung auf allen Gebieten des Lebens. Ein solches hat sich vom ursprünglichen Anwendungsgebiet Kampf, Sport und Beruf immer mehr auch auf die private Sphäre des Menschen ausgedehnt, so daß das Spektrum der Stimulationsabsichten heute von der sportlichen Leistung über berufliche Erfolge bis zur sexuellen Potenz reicht. Pharmaka sollen die mangelnde Leistung geben oder zurückgeben und so die Folgen eines unvernünftigen Lebens, einseitiger Überforderung, mangelnder konstitutioneller Leistungsbereitschaft, mangelnden Einsatzwillens oder Nicht-verzichten-wollens auf Annehmlichkeiten kompensieren.

Die Vielschichtigkeit der sportlichen Leistung im Hinblick auf die zahlreichen endo- und exogenen Faktoren der Motivation und der organischen Leistungsbereitschaft verleiten verständlicherweise zur pharmakologischen Polypragmasie. Diese findet dann darin ihren Ausdruck, daß Spitzenathleten heute nur dann startfähig zu sein glauben, wenn sie mit 6, 8 oder 10 verschiedenen Medikamenten behandelt, oder, wie sie meinen, „aufgebaut" werden. Daß sich daraus eine echte medizinische Problematik durch nicht übersehbare Wirkungsinterferenzen, biochemische oder pharmakologische Inkompatibilität und Störungen des Enzymgleichgewichts ergeben, ist dem kritischen Wissenschaftler verständlich. Der Wunderglaube, das mystische Denken, das gerade im Sport eine nicht zu unterschätzende Rolle spielt, ist dagegen solchen nüchternen Einwänden gegenüber absolut resistent. Der Sportler glaubt das, was er glauben will, was in sein Denksystem paßt oder was ihm suggeriert wird. Er kann, wie die Placebountersuchungen der Spitzenathleten mit neutralen und sogar objektiv leistungsmindernden Substanzen zeigen, diesen Glauben sogar autosuggestiv in eine bessere Leistung umsetzen.

Zweifellos gibt es, nüchtern und wissenschaftlich betrachtet, sowohl leistungsfördernde wie leistungsmindernde Pharmaka. Die Zahl der echt und primär leistungsfördernden Substanzen ist minimal. Die meisten Substanzen, die dann auch zum Doping verwendet werden, wirken zentral-nervös stimulierend oder psychisch enthemmend. Bei vielen Substanzen, den stimulierenden wie beruhigenden, ist die Wirkung ausgesprochen dosisabhängig. Das bedeutet aber, daß die Spanne zwischen einer leistungspositiven und -negativen Dosis oft sehr klein ist. Darüber hinaus sind noch viele Substanzen schon primär medizinisch höchst problematisch und in bestimmten Dosierungen ausgesprochen gefährlich. In diesem Zusammenhang seien nur die klassischen stimulierenden Dopingsubstanzen, im besonderen die Amphetamine, die Narkotika und die eine Sonderstellung einnehmenden Anabolika erwähnt. Von vielen anderen heute in der Therapie von Spitzenathleten unersetzlichen Pharmaka, von den Antiphlogistica, Antibiotica, Myotonolytica, Heparinoiden bis zu den Tranquillizern, weiß man noch recht wenig über ihren Einfluß auf die Leistungsfähigkeit. Andererseits werden viele körpereigene biologische Substanzen zusätzlich gegeben, die in ihrer leistungsfördernden Wirkung enorm überschätzt werden. So wie chemische Substanzen noch lange keine echten Heilmittel sind, sind Vitamine, Spurenelemente und andere anorganische und organische Funktionselemente des Organismus noch keine leistungsfördernden Stoffe. Außerdem können selbst physiologische Substanzen die chemische Steuerung des Organismus und das funktionelle Totalitätsprinzip stören und so einen locus minoris resistentiae schaffen. Da die Höchstleistung gerade im Sport wiederum eine Optimierung aller Funktionen voraussetzt, resultiert daraus zwangsläufig eine Leistungsminderung und oft unerklärliches Versagen.

Darüberhinaus ergeben sich neben dem rein Medizinischen auch vom Ethischen her Bedenken einer pharmakologischen Manipulation des Menschen. Gerade in Hinblick auf den sportlichen Wettkampf steht sogar die ethische Kontraindikation durch das Fairneßprinzip weit vor der medizinischen Ablehnung des Dopings. Denn die Anwendung von Dopingmitteln muß nicht immer gefährlich sein, sie ist aber in allen Fällen unfair, weil das Prinzip der gleichen Bedingungen verletzt wird. Ein Doping läßt den Menschen seine limitierenden Faktoren in psychischer und physischer Hinsicht vergessen, so daß er seiner eigentlichen Bestimmung zweckentfremdet und damit gezwungen wird, die Grenze zum Pathologischen zu überschreiten.

Grundlagen und Grenzen des Leistungssports — medizinische Erkenntnisse

A. Dirix (St. Niklaas)

Pharmazeutische Präparate und Sport*

Die vorliegende Studie behandelt die bei der sog. „biologischen Präparation" der Sportler immer häufiger angewendeten Stoffe, ihre biochemischen, pharmakodynamischen und toxischen Eigenschaften sowie ihre sich daraus ergebenden tatsächlichen Verwendungsmöglichkeiten bei Sportlern. Dabei stützten wir uns neben eigenen Erfahrungen besonders auf die Arbeiten von Creff u. Bérard (1963), Noirfalise (1968), Heuschem, De Vleeschhouwer u. Moerman.

Vitamine

In den Ländern mit abwechslungsreicher Kost gibt es im allgemeinen keine Vitaminmangelzustände. Beträchtliche Anstrengungen können jedoch den Vitaminbedarf steigern und ein zusätzliches Angebot derselben kann pharmakodynamische Eigenschaften haben, die den Stoffwechsel anregen.

Biologische Analeptika sind die B-Vitamine B1, B6 und B12 und das Vitamin C. Während zahlreiche Autoren dem *Vitamin B1* eine bedeutende tonische Aktivität zuschreiben, mit Verringerung der Erholungszeit, der Ermüdung und Ausbleiben von Muskelkrämpfen, halten andere Autoren die zusätzliche Gabe von Vitamin B1 für wirkungslos. Diese Meinungsverschiedenheiten sind darauf zurückzuführen, daß manche Individuen mit Thiamin gesättigt sind, während bei anderen ein seltener absoluter oder häufiger relativer Vitaminmangel wie z. B. beim Alkoholabusus oder bei der chronischen Kolitis vorliegt. Massive Dosen (z. B. 2 g) können toxisch wirken; intravenöse Injektion kann einen Schock auslösen.

Vitamin B6 (Pyridoxin) bessert den Muskelstoffwechsel vor allem des Herzens. Chailley-Bert und Plas (1968) haben gezeigt, daß Funktionsstörungen, die zusammen mit besonderen Merkmalen der S-T Strecke im Elektrokardiogramm auftreten, sich bei Ruhe, kohlehydratreicher Kost und unter dem Einfluß von Vitamin B6 zurückbilden. Auf die Unverträglichkeit einer hohen intravenösen Dosis von 1 g wurde hingewiesen.

Ein Mangel an *Vitamin B12* (Cyanocobalamin) ist nicht zu fürchten. Die eiweißaufbauende Wirkung kann zur Beeinflussung der Muskelmasse dienen. Die Gabe dieses Vitamins ist bei gewissen Anämien gerechtfertigt.

Überaus zahlreiche Versuche mit *Vitamin-B-Komplex* zeigen voneinander abweichende Ergebnisse, die durch den Ausgangs-Ernährungszustand der betreffenden Person erklärbar sind. Fast alle Forscher empfehlen eine mäßige Zufuhr während Muskelübungen, um latente Mangelzustände zu beheben.

Die biologische Wirkung von *Vitamin C* ist wichtig und vielfältig, nämlich regelnd auf die Zellatmung und verschiedene Fermentsysteme und stimulierend auf die Bildung von roten Blutkörperchen und Hämoglobin, auf die Bildung von Kollagen, Ossoid und Dentin und damit auf die Entstehung und Wiederherstellung der Haut-, Knochen- und Zahngewebe sowie auf die Abwehr des Organismus gegen infektiöse, toxische und immunologische Schäden neben Besserung der Ermüdungsresistenz

---

* Übersetzung aus dem Französischen.

und der Kälteakklimatisierung. Die Hypervitaminose kann Durchfälle, Schlaflosigkeit, Erregung, azidotische Störungen, Bradykardie und Krämpfe auslösen.

Die *anderen Vitamine*, u. a. Vitamin P, Pantothensäure und Folsäure, sind von geringerer Bedeutung. *Vitamin B2* oder Riboflavin findet bei Muskelkrämpfen Verwendung. Von den fettlöslichen Vitaminen kann Vitamin A bei nächtlicher Betätigung empfohlen werden. Eine erhöhte Zufuhr der Vitamine D, E und K hat bei erwachsenen Sportlern keinen Sinn. Ein Überschuß an Vitamin A und D kann schädlich sein.

Derzeit verabfolgt man Sportlern hohe Dosen Vitamine, was jedoch nachteilige Folgen haben kann. Unter den normalen Umständen einer guten Gesundheit und einer richtigen Ernährung gibt es keinen Vitaminmangel. Es kann jedoch ein Mangel infolge Resorptionsstörung auftreten. Dann ist eine Vitaminzufuhr ebenso wie bei intensiver körperlicher Betätigung gerechtfertigt. Wir bevorzugen Polyvitamine, die synergistisch wirken, in Kombination mit mineralischen Elementen in der Zeit vor dem Wettkampf und mit Vitamin B-Komplex sowie Vitamin C während Intensivtraining und Wettkampf.

Mineralstoffe

Absolute Mangelzustände sind selten, relative Mangelzustände etwas häufiger. *Natrium und Chlor* nehmen deutlich ab durch reichliches Schwitzen nach langen Anstrengungen und bei heißem Wetter. Dadurch kommt es dann zu Müdigkeit, Krämpfen und Schlaflosigkeit. Unter diesen Umständen steigert die vorherige Zufuhr von Kochsalz die Ausdauer. Der Verlust an *Kalium* muß ebenfalls durch Verabfolgung dieses Elementes ausgeglichen werden, das auch bei den im Gefolge intensiver Muskelermüdung auftretenden hypoglykämischen Zuständen angezeigt ist. *Magnesium, Phosphor, Schwefel und Jod* sind in einer ausgeglichenen Kost in normalen Mengen enthalten, ebenso auch die *Spurenelemente* (Fluor, Zink, Kobalt und andere Stoffe, u. a. Kupfer und Mangan). Einen Kalziummangel mit entsprechender Stoffwechselentgleisung riskieren junge Menschen mit hohem Kalziumbedarf, wenn die Zufuhr an Milchprodukten unzureichend ist. *Eisen* hat seine Indikationen bei geringfügigen Anämien, die auch in der Sportpraxis und manchmal bei Frauen während der Menstruation häufiger sind, als vielfach angenommen wird.

Medikamente für Herzkreislaufapparat und Atmungssystem

Der Nutzen der *respiratorischen Analeptika*, wie Kampfer und Ersatzpräparate (Lobelin, Micoren usw.) ist äußerst hypothetisch. Die *Bronchodilatatoren*, z. B. Adrenalin und Isoprenalin, lösen oft lästige Reaktionen aus: Herzklopfen, Hyper- und Hypotonie usw. Die *Kardiotonika*, insbesonders die Digitalisglycoside, wirken nur am insuffizienten Herzen. Die *kardialen Analeptika* (Kampfer, Nicethamid) stimulieren das Herz durch Wirkung auf Zentren der Medulla. Beim Athleten sind sie ganz zwecklos.

Die drucksteigernde Wirkung von *Vasokonstriktoren*, z. B. von Adrenalin und seinen Derivaten, wird während oder nach einer körperlichen Erschöpfung beim Athleten kaum von Nutzen sein. Beim normalen Individuum sind sie völlig abzulehnen. Die Anwendung von *Vasodilatatoren* (Nitrite, Nikotinsäurederivate) ist zu verbieten wegen ihrer drucksenkenden Wirkung, die einen Kreislaufkollaps zur

Folge haben kann. Die *ß-Rezeptorenblocker* verringern die Tachykardie durch Belastung und Streß bei Skispringern. *Lidoflazin* bessert möglicherweise die Leistung bei gewissen untrainierten gesunden Personen.

Psychotrope Medikamente

Zuerst zu den *Psychostimulantia*. Von ihnen stimuliert *Kokain* die Hirnrinde und bewirkt eine flüchtige Anregung körperlicher und psychischer Prozesse, die Nebenwirkungen (Halluzinationen) stellen jedoch eine ernste Gefahr dar. Die *Methylxanthine* (Koffein und Theophyllin) steigern die körperliche und psychische Aktivität und verringern die Ermüdung. In hohen Dosen haben sie unangenehme Wirkungen. Die *Phenylamine* (Amphetamine und Metamphetamine) wirken stark erregend. Die Amphetamine sind wie das Ephedrin indirekte Sympathikomimetika und haben deutliche Effekte auf das Zentralnervensystem. Sehnenrisse sollen nach Verwendung dieser Präparate häufiger sein. Die körperlichen Effekte sind zahlreich, hervorzuheben Euphorie und Verschwinden des Müdigkeitsgefühles. Das Medikament ist gefährlich und kann zum Tod und zur Sucht führen. Genannt seien hier noch Mephentermin (Wyamine), Phenmetrazin (Preludin) und ein Theophyllin-Amphetaminkomplex (Captagon). Die Piperidine (Rilatin) haben zentralnervös stimulierende Effekte, sind aber weniger gefährlich. Bezüglich der Wirkung des Präparates auf die Leistung sind die Meinungen geteilt.

Nach Segers et al. (1962) beeinflußt das von ihnen untersuchte rechtsdrehende Amphetamin die Anpassung an die Belastung ohne jeden Zweifel ungünstig; dies gilt sowohl für die physiologischen und biochemischen Größen als auch für die Veränderungen im Elektrokardiogramm. Manche Sportler behaupten, daß der Effekt bei kurzen Beanspruchungen günstig sein kann. Dies ist erklärlich, da das Präparat das Ermüdungsgefühl verringert. Die Autosuggestion kann erheblich sein: In einem Fall zeitigte die Injektion von destilliertem Wasser anstelle von Amphetamin ausgezeichnete Ergebnisse bei einer Weltmeisterschaft.

Aus der Reihe der *Antidepressiva* bekämpfen die Monoaminooxydase-Hemmer (MAO-Hemmer) (Marsilid, Marplan, Niamid, Sursun) Ängstlichkeit und Depression und verursachen Euphorie und Erregung und manchmal eine Hypotonie mit Kollaps, wenn bestimmte andere Medikamente gleichzeitig verabfolgt werden, wie auch die Nachfolgepräparate, nämlich Dibenzoazepinderivate (Iminpramin, Tofranil).

Die *Psycholeptika* hemmen die geistige Aktivität. Narkotika, Hypnotika und Neuroleptika (Meprobamate, Atarax, Postafen, Librium, Valium) können die körperliche Leistungsfähigkeit ebenso senken wie Alkohol. Sie können aber zur Bekämpfung der Schlaflosigkeit von Nutzen sein.

Hormone

Die anabolen Steroide, Abkömmlinge des Testosterons, werden von manchen systematisch gegeben. Obwohl sie theoretisch keine androgene Aktivität haben sollen, können sie zu Maskulinisierungssymptomen führen. Sie werden bei Wettkampfarten verwendet, bei denen die Steigerung der Muskelmasse und Muskelkraft erwünscht ist: Gewichtheben, Kugelstoßen, Diskus- und Speerwerfen. Manche Autoren meinen, daß diese Substanzen die Wirkungen des Muskeltrainings erhöhen. Häufig muß dieser Effekt jedoch größtenteils dem Training selbst sowie einer eiweißreichen Kost zugeschrieben werden. In anderen Sportdisziplinen mindern die Gewichtszunahme und die Wasserretention die Leistung. Diese Hormone finden auch Verwendung bei Abmagerung und Hypotonus, in letzterem Fall zusammen mit Desoxykortikosteron. Ungünstige Nebenwirkungen nach Verabfolgung mäßiger Dosen kommen nicht oft vor, der Mißbrauch kann aber pathologische Auswirkungen haben: beim Mann cholostatischer Ikterus, Hochdruck und Wasserretention, Impotenz, Ausbleiben oder Rückgang der Spermatogenese und Akne; bei der Frau können Hirsutismus und Störungen des Menstruationszyklus auftreten und beim Jugendlichen kann eine vorzeitige Schließung der Epiphysenfugen zum Wachstumsstillstand führen. Allgemein ist man der Ansicht, daß diese Präparate lediglich während der Trainingszeit verabfolgt werden sollen. Wenn dies vielleicht vor einigen Jahren zutraf, so nehmen derzeit aber viele Athleten diese Präparate ununterbrochen.

Östrogene und Gestagene unterdrücken die Ovulation oder andere den Menstruationszyklus. Um über ihren etwaigen Nutzen urteilen zu können, muß man wissen, ob die Leistung der Sportlerin während der Menstruation herabgesetzt oder gesteigert ist; dies ist individuell sehr verschieden.

Die von manchen Ärzten verabfolgten natürlichen *Glukokortikoide* und ihre synthetischen Ersatzpräparate haben eine starke Wirkung auf den Kohlehydratstoffwechsel, entzündungshemmende und Antischock-Eigenschaften und stimulieren das Zentralnervensystem. Zwischenfälle als Folge langer Verwendung können auftreten: Stoffwechselstörungen und neuropsychische Störungen, Magengeschwüre, Aplasie der Nebennierenrinde usw. Eine günstige Wirkung auf das Herzkreislaufsystem ist beim Gesunden nicht bewiesen, und es liegen keinerlei experimentelle Ergebnisse bezüglich dersportlichen Leistung vor.

Das *ACTH* (adrenocorticotropes Hormon) stimuliert die Nebennierenrinde. Die Substanz wird manchmal Radrennfahrern gegeben.

Schlußfolgerungen. Die Hormone sind Medikamente, deren Verwendung bei bestimmten krankhaften Zuständen angezeigt ist. Bei der Vorbereitung von Athleten können sie völlig nutzlos sein oder einen günstigen Einfluß haben oder aber kontraindiziert sein. Diese Substanzen sind keineswegs frei von gefährlichen Nebenwirkungen und werden aus diesem Grunde oft als Dopingmittel angesehen.

Sonderfälle und Verschiedenes

Strychnin stimuliert die Sinne, steigert die Reflexe und den Muskeltonus; hohe Dosen sind toxisch. Die Verwendung ist in Sportkreisen noch immer verbreitet, jedoch weniger als vor einigen Jahrzehnten.

Ibogain ist ein Extrakt aus Orientsträuchern, der drei Alkaloide enthält, die erregend auf das Zentralnervensystem wirken.

Plazebo hat eine mäßige nützliche Wirkung und trotz seiner inerten Natur unheilvolle Nebenwirkungen. Positive Effekte und ungünstige Folgen kommen mäßig oft vor. Die Zahl der indifferenten Fälle ist recht hoch.

Aspartat hat bei gesunden und nicht ermüdeten Personen, die einer Belastung ausgesetzt werden, einen recht bescheidenen günstigen Einfluß, schädliche Effekte von ungefähr gleicher Größenordnung wie die nützlichen, ist häufig wirkungslos, kann aber vielleicht während der Erholung nützlich sein.

Es ist äußerst fraglich, ob dem *ATP* ein echter Wert als Medikament gegen die Ermüdung zukommt.

Biologische Vorbereitung von Athleten

Bei der ärztlichen Betreuung der großen internationalen Wettkämpfe verabreichen wir folgende Präparate:

Vorwettkampfperiode: Polyvitamine zusammen mit Mineralstoffen, eine Dosis täglich 3 Monate lang in intermittierenden Kuren. Wird bei einer vollständigen Durchuntersuchung im Labor ein Mangelzustand aufgedeckt, so müssen auch noch andere Stoffe gegeben werden; z. B. wurden in mehreren Fällen von mäßiger Anämie Antianämika und Eisen verabfolgt.

Wettkampf- und Intensivtrainingsperiode: Vitamin B-Komplex (B1 100 mg + B6 150 mg + B12 15 gamma): eine Dosis täglich; sowie Vitamin C (1 g täglich).

Bei großer Hitze und starkem Schwitzen müssen Kalium und Kochsalz zugesetzt werden. Bei Langzeitbelastungen wie Straßenrennen für Radfahrer sind Kaffee oder Tee und Dextrose nützlich.

Zwischen- und Nachwettkampfperiode: Man kann Alkalien und Mittel gegen Ermüdung, z. B. Aspartate, geben.

Zusammenfassung

Zweck dieser Abhandlung ist es, die Pathophysiologie der biologischen Vorbereitung des Athleten klarzustellen, um den mit der Wettkampfvorbereitung der Sportler beauftragten Ärzten und denen, die mit der äußerst schwierigen Aufgabe der Zusammenstellung der Dopingmittelliste betraut sind, objektive Informationen zu liefern.

Eine große Vielfalt von Präparaten wird verwendet; manche ganz deutlich unter dem Einfluß einer „Mode", während andere sofort aufgegeben werden, wenn der Sportler weiß, daß sie verboten sind und durch eine Laboruntersuchung nachgewiesen werden können.

Alle Substanzen, selbst die harmlosen, können einen günstigen psychologischen Effekt haben. Die gefährlichen Substanzen können sehr rasch wirken (Amphetamine) oder erst später (Amphetamine und Hormone).

Die Rolle des Arztes ist äußerst wichtig; denn er ist es, der bei den Sportlern gute oder schlechte Gewohnheiten schafft. Er muß sich gut überlegen, ob die Gabe bestimmter Substanzen günstig oder gefährlich ist, bevor er ein Urteil darüber fällt, und er darf sich nicht von Gründen finanzieller Natur, des eigenen Prestiges oder eines übertriebenen Nationalismus leiten lassen.

Literatur

Blatter, K., Imhof, P.: Il ruolo dei beta-recettori adrenergici nella tachicardia de stress emotivo: indagini radiotelemetriche in saltato con lo sci. Schweiz. Z. Sportmed. 17, 131 (1969).

Creff, A. F., Bérard, L.: Sport et Alimentation. Physiologie nutritionelle et Diététique des activités sportives. 1963.

— Canu, L.: Les crampes. Médecine du Sport 3, 47—143, 52—148 (1970).

De Schaepdrijver, A.: Farmakologisch Vademecum. Gent 1968.

— Hebbelinck, M.: Doping. Oxford 1965.

Dirix, A.: Physio-pathologie de la préparation biologique. Cours International Assoc. Héllén. Sport — F.I.M.S. Athènes 1970.
— L'Alimentation du coureur cycliste sur route. XIIe Congrès International de Médecine sportive — F.I.M.S. Moscou 1958.
— L'Alimentation à l'âge scolaire et à l'adolescence et l'entraînement physique. Congrès Mondial d'Education Physique. Bruxelles 1958.
Hanekopf, G.: XVI. Weltkongreß für Sportmedizin, Hannover. Köln, Berlin 1966.
Kûcera, M., Slezàk, Z.: Die Verletzung von Achillessehnen bei den pharmakologisch behandelten Sportlern. Abstracta. Symposium de leasionibus tendinis Achillis apud athletas. Pragae 17.—18. XI. 1966.
Lederer, J.: Diététique du Médecine Praticien. Paris 1957.
Lucking, M.: Summary on Anabolid Steroids. (I.O.C.) 1966.
Metevier, C.: Enzymatic and ionic changes in man associated with physical work. J. Sport Med. 9, 186 (1969).
Noirfalise, A., Heughem, C., De Vleschhouwer, G. R., Moerman, E.: Les substances dopantes. Extrait des „Annales de Biologie Clinique", Nr. 3, 4 Mars, Avril 1968 (pp. 249—272).
Petit, J. M., Delhez, L., Pirnay, F., Koninckx, N.: Action physiologique des drogues sur les facteurs limitatifs du travail musculaire et de performance sportive. Institut Malvoz, Liège, Belgique, 1970.
Plas, F.: Surrénales et sport. Médecine et hygiène. Genève No. 841. 9 Octobre 1968.
Poortmans, J. F.: Biochemistry of Exercise. Medicine and Sport, Vol. III. Bâle 1969.
Poiletman, R. M., Miller, H. A.: The influence of wheat germ oil. J. Sport Med. (Torino) 8, 1 (1968).
Prokop, L.: Die Mineralstoffe der Milch. Österreichisches Journal für Sportmedizin 1, 19 (1972).
— Multivitamine bei Spitzenathleten. Ärztl. Prax. 21, 3005 (1969).
— Vitamine und sportliche Leistungsfähigkeit. Österreichisches Journal für Sportmedizin 1, 17—21 (1972).
Regozkin, V. A.: Application of vitamine to speed up acclimatisation of sportsmen to hypoxia. J. Sport Med. (Torino) 9, 204 (1969).
Segers, M., et al. Travaux de service d'études de l'I.N.E.P.S. Vol. 1. Bruxelles 1962.
Suchianu, G. A.: La preparacion biologica del deportista. Medicina de la Educacion Fisica y el Deporte. 15, 39—48 (1970).
Van Rossum, J. M., Vree, T. B.: Doping middelen met centraal stimulerende werking. Nederlands Tijdschrift voor Geneeskunde. 1. Nov. 1969, Nr. 44.
Worobjew, A.: Revue Olympique. Lausanne, 34—35 (1970).
Wuscheck, H., Kempe, G., Ahrendt, E.: Hyposiderämie bei chronischen Achillodynien. Abstracta Symposium de laesionibus tendinis Achillis apud athletas. Pragae 17.—18. XV. 1966.

Kurzreferate und Diskussion

In seinem Referat „Local anaesthesia and sport" begründete G. La Cava (Rom) seine Meinung, daß die Verwendung von Lokalanästhetika zur Behandlung von Sportverletzungen ein therapeutischer Fehlgriff sei. Die Injektion eines Lokalanästhetikums in das Gebiet eines Gelenkes oder Sehnenansatzes hätte die magische Wirkung, daß der Schmerz verschwände und eine freie Bewegung wieder möglich würde. Da jedoch nicht nur die afferenten, den Schmerz leitenden Fasern blockiert würden, sondern ebenso die propriozeptiven Sinnesorgane wie die Golgi- und Mazzoni-Körperchen, würde die beim Sportler so perfekt funktionierende Steuerung des Bewegungsablaufes gestört. Damit ergäbe sich die Gefahr einer Verschlimmerung der so behandelten Verletzung. Aus dieser Sicht müßte die Verwendung von Lokalanästhetika als Doping betrachtet werden, da sie, wie andere Pharmaka, das Gefühl der Ermüdung ausschalteten, den Schmerz des Traumas unterdrückten, womit beide Gruppen von Pharmaka gleichermaßen eine Gefahrenquelle für die Gesundheit des Sportlers wären.

Die besonderen Gefahren der Verwendung von Lokalanästhetika zeigte auch der Fall eines finnischen Hochspringers, der bei einem Wettkampf eine komplette Sehnenruptur an der Stelle erlitt, an der er in 10 Wochen 3 lokale Injektionen eines Lokalanästhetikums zusammen mit einem Corticosteroid erhalten hatte, worüber K. Hartiala (Helsinki) in der Diskussion kurz berichtete.

Über sehr gute Erfahrungen mit der lokalen Infiltrationsbehandlung (Xylocain und Betametason), besonders auch bei Sportlern, hatte jedoch H. Illmann la Rosa (Lima) zusammen mit A. T. Matsuda und J. M. V. Arrisveno in seinem Referat „El fosfato disódico y acetato de betametasona en la infiltración" berichtet. Er hatte diese Behandlungsmethode bei insgesamt 1492 Patienten mit verschiedenen Indikationen eingesetzt und fand sie gerade bei den Sportlern deutlich der klassischen Behandlungsmethode (physikalische Therapie und Medikamente) überlegen.

In seinem Referat „Psychotropic drugs and sport" gab M. Paparescos (Athen) einen Überblick über die zum Doping verwendeten Psychopharmaka. Er ging ausführlicher auf die psychotropen Pharmaka ein, deren Besitz, Produktion, Transport, Verkauf und Verteilung von der UNO 1971 unter internationale Kontrolle gestellt worden waren unter besonderer Berücksichtigung der Amphetamine und verwandter sympathicomimetischer Amine. Nach einer eigenen Erhebung, insbesondere nach Befragung verschiedener Trainer ergab sich, daß vor allem diese, wie aber auch viele andere, psychotrope Drogen besonders häufig zum Doping beim Radrennen, Fußball und Schwimmen verwendet würden, bei Tierrennen besonders zum Doping von Pferden. Trotz einzelner entgegengesetzter Ergebnisse hätten die meisten Untersuchungen ergeben, daß die Amphetamine keinen statistisch nachweisbaren Effekt auf die erzielte Leistung des Sportlers hätten. Nach allgemeiner Ansicht wäre im Fall einer Verbesserung der körperlichen Leistung durch Amphetamine dieser Effekt auf psychische Mechanismen zurückzuführen und nicht auf Veränderungen der physiologischen Funktionen. Tranquillizer hätten einen eher nachteiligen als nützlichen Effekt auf die Leistungsfähigkeit. Wegen der Vernachlässigung eines harten und korrekten Trainings im Glauben an die „magische Pille" wären mehr Gedopte unter den Verlierern als unter den Gewinnern der Wettkämpfe zu finden.

Auf eine Frage von M. Singh (Edmonton), wieweit die Ergebnisse von Tierversuchen in der Drogenforschung auf den Menschen übertragbar wären, wies Paparescos besonders auf die sehr unterschiedliche Wirkung des Morphins und Phenobarbitals beim Pferd und Menschen hin. Beide Substanzen würden sehr häufig wegen ihrer zentralnervösen Stimulierung zum Doping von Pferden verwendet, wären aber wegen ihrer sedierenden Wirkung beim Menschen dafür völlig ungeeignet.

H. Liesen (Köln) berichtete in seinem Referat „Der Einfluß maskierter Amphetamine auf den Arbeitsstoffwechsel des Skelettmuskels und kardiopulmonale Leistungskriterien" über die Ergebnisse von Versuchen, die er zusammen mit M. Donike, J. Beier, D. Stratmann und W. Hollmann durchgeführt hatte. Folgende Präparate wurden in der Untersuchung verwendet: AN1 (30 mg), Gewodin (3 Tbl.), Segontin (120 mg) sowie Captagon (75 mg) und mit dem Effekt von reinem Amphetamin (15 mg) verglichen. Die Versuche wurden an 4 gesunden, gut trainierten Sportstudenten durchgeführt. Sie erhielten diese Präparate in der angegebenen Dosierung $1/2$ Std vor Versuchsbeginn oral in einfachen Blindversuch, hatten dann eine spiroergometrische Dauerbelastungsuntersuchung zu absolvieren, wobei aus dem Blut der V. femoralis eine große Zahl von Stoffwechselparametern bestimmt wurde sowie mit einer neu entwickelten Methode gaschromatisch Amphetamin und Methamphetamin im Blut und im Urin gemessen wurden. Nach Einnahme von AN1, Gewodin und Captagon ließ sich sowohl im Blut wie im Urin eindeutig Amphetamin nachweisen, nach Segontin jedoch nicht. Die Arbeitszeit bis zur subjektiven Erschöpfung hatte dabei gegenüber den Kontrolluntersuchungen ohne Medikament nach Gewodin um 10%, nach Captagon um 28%, nach AN1 um 33% und nach reinem Amphetamin um 77% zugenommen. Bezüglich der Beeinflussung des Sauerstoff- und CO_2-Partialdrucks sowie des Milchsäuregehaltes im Blut der Arbeitsmuskulatur verhielten sich die sogenannten maskierten Amphetamine und reines Amphetamin grundsätzlich gleich. Auf eine Frage von L. Prokop, welche Bedeutung Liesen diesen Versuchsergebnissen beimesse, erwiderte er, daß bisher nicht bekannt gewesen sei, daß die untersuchten Präparate AN1, Gewodin und Captagon im Körper metabolisiert werden zu relevanten Mengen von Amphetamin. Dadurch ergäben sich für diese Präparate entsprechende Gefahren einer Sucht und anderer Gesundheitsschäden wie für reines Amphetamin. Die diese Präparate vertreibenden Firmen hätten darauf bisher noch nicht hingewiesen. Zusätzlich könne aus den Ergebnissen der Stoffwechseluntersuchungen gefolgert werden, daß durch die nach Amphetamin wie auch nach maskierten Amphetaminen auftretende vermehrte anaerobe Energiebereitstellung auf Kosten der aeroben eine unökonomische und gesundheitlich bedenkliche Arbeitsweise der Muskulatur verursacht wurde.

M. Singh (Edmonton) hatte zusammen mit R. Steadward und B. J. Sponde Auswirkungen des Marihuana-Rauchens auf Atmungs- und Kreislauffunktionen untersucht, über die er in seinem Referat „Physiological Effects of Marihuana Smoking on Young Adults" berichtete. 20 männliche Jugendliche hatten aus einer Glaspfeife im doppelten Blindversuch Marihuana oder Placebo geraucht. Direkt im Anschluß daran fanden sich bei den Marihuana-Rauchern gegenüber den Placebo-Rauchern und Kontrollen deutlich höhere Werte für die Ruhepulsfrequenz und den systolischen wie diastolischen Blutdruck. Die körperliche Leistungsfähigkeit, gemessen auf dem Fahrradergometer (PWC 170), hatte erheblich abgenommen. Unbeeinflußt vom Marihuana erwiesen sich die Muskelkraft (hand grip strength) sowie die Ventilationsgrößen wie Vitalkapazität und Flußraten (0 bis 25% und 25 bis 75%).

In seinem Referat „Our experiences of doping control at the Winter Olympic Games in Sapporo, 1972" berichtete Y. Kuroda (Tokyo) über die Probleme und Schwierigkeiten bei der Dopingkontrolle. Da Doping-Probleme in Japan zuvor nie vorgekommen waren, erwies sich der internationale Austausch der neuesten Kenntnisse über die Doping-Kontrolle und die verwendeten Standardsubstanzen zur Fixierung von analytischen Standardmethoden als besonders wichtig. Da die wünschenswerte generelle Testung aller an den Wettkämpfen teilnehmenden Sportler bisher an dem dafür erforderlichen zu großen technischen und zeitlichen Aufwand scheiterte, müßten einfachere, exakte und gleichzeitig schnell durchzuführende Methoden entwickelt werden. Nach der persönlichen Meinung des Autors dürfte das Doping niemals, aus welchen Gründen auch immer, erlaubt werden, da 1. das Doping der Verpflichtung des Sportlers zu fairem Verhalten widerspräche und 2. Doping stets zu gefährlichen Unfällen und Gesundheitsgefährdung der Sportler führe, was jedoch besonders von jungen Sportlern häufig unterschätzt werde.

In der Diskussion machte K. Hartiala (Helsinki) den Vorschlag, die Dopingkontrolle vor allem auf nationaler Ebene zu forcieren. So sei in Finnland mit gutem Erfolg jetzt die generelle und konsequente Durchführung von Dopingkontrollen bei allen Qualifikationswettkämpfen zu National-, Europa- und Weltmeisterschaften eingeführt worden.

In der Einleitung zu seinem Referat „Doping-laws and rules" wies L. Silance (Brüssel) darauf hin, daß das IOC erst 1964 in Rom mit bestimmten Dopingkontrollen als Reaktion auf den Tod des dänischen Radfahrers Jensen begann. Das juristische Hauptproblem beim Doping seien die unterschiedlichen und z. T. widersprüchlichen Texte der Gesetze, die seit 1964 in den verschiedenen Ländern und Sportföderationen erlassen wurden. Die Ursache dieses Problems sei die mangelhafte Koordination der für diese Gesetze Verantwortlichen. Deswegen schlug der Autor vor, daß vor der Erlassung von Gesetzen und Regeln eine große Aufklärungskampagne über das Doping bei den Sportlern und deren Leitern gestartet werden sollte. Vor Verabschiedung von Gesetzestexten sollte eine internationale Konvention über das Doping verabschiedet werden. Das müßte aber Utopie bleiben, wenn nicht gleichzeitig eine ebensolche Konvention gegen die Verwendung von Drogen überhaupt mit einem darin enthaltenen speziellen Abschnitt über das Doping im Sport verabschiedet würde. Eine internationale Regelung des Dopings müßte folgendes beinhalten: 1. eine Liste der auf jeden Fall verbotenen Präparate, 2. eine Vorschrift für die erforderlichen Untersuchungen und Nachweismethoden, 3. die Möglichkeiten zum Aufschub der Untersuchungen und zu einem Gegengutachten sowie zu einer Einspruchserhebung, 4. Sanktionen bei Verstößen. Nach weiteren Erläuterungen zu diesen einzelnen Punkten schlug Silance die Einrichtung einer Sportkommission für Doping durch die Sportföderationen und das IOC vor.

In seinem Referat „Anabolic steroids and sport" gab L. Komadel (Bratislawa) einen Überblick über die Probleme bei der Verwendung von Anabolica, den am häufigsten von

Sportlern zur Leistungsverbesserung gebrauchten Pharmaka. Der Glaube der Sportler, besonders der Schwerathleten, an die leistungssteigernde Wirkung dieser Substanzen wäre inzwischen so unerschütterlich geworden, daß die bisherige Taktik mit Drohungen und Einschüchterungen unter Hinweis auf die möglichen Gefahren wie u. a. Leberschäden, Wachstumsstillstand bei Jugendlichen, Virilisierung und Amenorrhoe bei Frauen, Beeinträchtigung des Stoffwechsels und der Sexualfunktionen, Entstehung von Ödemen und Akne, sich als wirkungslos erwiesen hätten. Besonders nachteilig wäre das Fehlen wirklich exakter und methodisch einwandfreier Untersuchungen über die tatsächlichen Effekte der Anabolika bei Hochleistungssportlern. Dabei wären sowohl aus medizinischer wie aus ethischer Sicht die Anabolika als klassische Dopingsubstanzen zu betrachten. Jedoch bliebe die Aufnahme der Anabolika in das offizielle Dopingverzeichnis so lange irreal, bis nicht praktikable Nachweismethoden für diese Substanzen entwickelt worden wären. Deswegen forderte der Autor die Medizinische Kommission des IOC auf, eine internationale Arbeitsgruppe einzusetzen, die die Erfahrungen mit der Verwendung von Anabolika bei Spitzensportlern sammeln, die Resultate wissenschaftlich auswerten und der Medizinischen Kommission des IOC dann eine solche Empfehlung unterbreiten sollte, nach der eine eindeutige Entscheidung über dieses Problem möglich sei.

In seinem Referat „The role of drugs in rehabilitation" ging L.R.T. Williams (Dunedin) auf die häufig bei der Rehabilitation erforderlichen Medikamente ein, die grundsätzlich zu zwei verschiedenen Zwecken verordnet würden. Einmal würden Pharmaka spezifisch zur Behandlung einer speziellen Krankheit eingesetzt, wie z. B. Antihypertensiva bei Hypertonikern. Zum anderen würden Medikamente verwendet, nicht um direkt eine Erkrankung zu beeinflussen, sondern um dem Patienten als Person zu einem besseren Befinden zu verhelfen. Als Beispiele aus dieser zweiten Gruppe von Medikamenten nannte er die Analgetika zur Erleichterung der Mobilisation schmerzhafter Gelenke, die Stimulantien bei großer Entkräftigung nach langer Bettruhe und die Antidepressiva bei Mutlosigkeit wegen zu langsamen Fortschreitens der Genesung trotz harten Trainings oder wegen schwieriger familiärer Probleme. In diesem Zusammenhang wies Williams besonders auf das häufige Vorkommen von Depressionen auch bei Sportlern hin, die sich wegen fehlender Leistungsverbesserung trotz intensiven Trainings oder wegen Ärgers mit Trainern und Familienangehörigen in ähnlichen Situationen wie Kranke bei der Rehabilitation befänden. Als letztes Beispiel nannte er die Verwendung von Anabolika bei durch lange Bettruhe nach multiplen Frakturen geschwächten Patienten. Abschließend wies Williams auf die gerade den Arzt immer wieder gestellte Frage hin, warum eigentlich die Verwendung von Stimulantien, Anabolika und Antidepressiva in der Rehabilitation gerechtfertigt sei, nicht aber im Sport, wo sie in gleicher Weise anwendbar wären, um dem Sportler, der doch viele Probleme mit dem Kranken in der Rehabilitation gemeinsam hätte, zu größerer Fitneß zu verhelfen.

Prokop referierte den von E. Raas (Innsbruck) eingereichten Beitrag „Kontraindizierte Medikamente im alpinen Skilauf". Aus den besonders für den Skilauf erforderlichen Grundeigenschaften wie Gelenkigkeit, Gewandtheit, Gleichgewichtsgefühl und Koordination folgte, daß besonders die psychotropen Pharmaka wie Hypnotika, Neuroleptika, Antidepressiva und Tranquillizer als kontraindiziert zu gelten hätten. Ihre große Gefahr läge in der Hemmung der motorischen Aktivität und der bedingten Reflexe sowie der Auslösung von Hypotonie und erhöhter Ermüdbarkeit, bei den Antidepressiva auch Tachykardien und Hypertonie. Wegen ihrer negativen Auswirkungen auf das ZNS seien weiter die Antihistaminika, die Serotonin-Antagonisten, die Sympathicomimetika und bedingt der Alkohol wegen der Gefahr von Koordinationsstörungen kontraindiziert. Eine zweite Gruppe sei wegen ihrer Wirkung auf das kardiorespiratorische System kontraindiziert, z. B. die Anti-Sympathicotonika (Orthostaseneigung, Sedierung). Relativ kontraindiziert seien auch die Antihypertensiva (Beeinträchtigung der Höhenanpassung), die antifibrillatorischen Substanzen (negativ inotropen Wirkung auf Herz- und Skelettmuskel) und die Alpha-Agonisten (vasokonstriktorische Wirkung mit nachfolgender Minderdurchblutung der Muskulatur). Wie gefährlich eine Beeinträchtigung der zentralnervösen Funktionen ist, hatten die Ergebnisse einer statistischen Erhebung der Innsbrucker Universitätsklinik gezeigt, wonach etwa die Hälfte aller Unfälle des vergangenen Jahres letztlich auf Konzentrationsmangel, Fehleinschätzung der Situation und Ermüdung zurückzuführen gewesen wären.

Physiologische Grenzen im Leistungssport

Einführung.* L.B. Rowell (Seattle/Washington)

Die physiologischen Grenzen in einem mit Dauerleistungen verbundenen sportlichen Training sind von metabolischen, zirkulatorischen und thermoregulatorischen Gegebenheiten bestimmt. Die vorliegende Einführung befaßt sich mit korrelierenden zirkulatorischen und thermoregulatorischen Funktionen. Bei einer über längere Zeit ausgeführten Arbeit läßt sich ein anhaltender Abfall des zentralen Venendrucks, des cardialen Füllungsdrucks, des Pulmonal-Arterien-Drucks, des systemischen arteriellen Drucks, des Schlagvolumens, des visceralen Blutflusses und der gesamten peripheren Resistenz registrieren. Das Herz-Minutenvolumen und damit auch die Sauerstoffaufnahme werden durch einen stetigen Anstieg der Herzfrequenz gewährleistet. Das Erschöpfungsstadium zeigt sich oft durch das Erreichen der maximalen Herzfrequenz an. Der Grund für diese cardio-vasculären Veränderungen bzw. für den Erschöpfungszustand ist noch nicht völlig klar. Die hauptsächlich in Frage kommenden Faktoren sind wahrscheinlich: 1. eine Verlagerung des zentralen vasculären Volumens nach der Haut hin, und zwar zum Zweck der Temperatur-Regulation; 2. erhöhte zentrale Temperatur; 3. eingeschränkte Myokardfunktion. Es ist bekannt, daß durch den während körperlichem Training stattfindenden zentralen Temperaturanstieg die Compliance der Hautvenen zurückgeht. Dies trifft gleichermaßen für den zentralen Venendruck und für das Schlagvolumen zu. Trotz erhöhter Herzfrequenz kommt keine Steigerung des Herz-Minutenvolumens zustande, um dem Durchblutungsbedarf von Haut und Muskel voll zu genügen. Da das Ausmaß dieser cardio-vasculären Volumen-Verschiebung durch eine Senkung der Hauttemperatur während körperlichen Trainings gemindert — und da das Auftreten von Erschöpfungs-Symptomen durch eine derartige Abkühlung hinausgeschoben bzw. verhindert werden kann, darf man annehmen, daß dieser peripheriewärts gerichteten Verschiebung des vasculären Volumens bei der Ätiologie der Arbeitskraftminderung eine bedeutende Rolle zukommt. Es ist möglich, daß auch der Anstieg der zentralen Körpertemperatur eine Rolle spielt. Ein wesentlicher Faktor dürfte jedoch darin nicht gegeben sein. Es ist möglich, daß im Zustand extremer Erschöpfung auch eine Einschränkung der Herzmuskelfunktion zu einer Verminderung des Schlagvolumens beiträgt.

J. Karvonen (Helsinki)
Physiologische Grenzen im Leistungssport*

Um ihn zu körperlichen Leistungen zu befähigen, hat die Natur dem Menschen folgende Systeme zur Verfügung gestellt:
— ein knöchernes Stützgerüst mit Gelenken und Bindegewebe,
— eine kontraktile Muskulatur zur Erzeugung mechanischer Energie,

---
* Übersetzung aus dem Englischen.

— einen Apparat zur Versorgung mit Energie,
— neurale und humorale Regulationsmechanismen.

In jedem dieser Systeme können sich Störungen entwickeln, die die Leistung beeinträchtigen.

Körpergröße und -form

Die physikalischen Gesetze, welche die Beziehungen, die Masse, Kraft, Geschwindigkeit und mechanische Arbeit zueinander haben, erklären, können auch auf den lebenden Organismus angewandt werden. Die Tatsache, daß die Stärke eines menschlichen Muskels seiner Querschnittsfläche proportional ist, und die Tatsache, daß die zweite bestimmende Größe in den longitudinalen Körpermaßen gegeben ist, führt zu der physikalischen Schlußfolgerung, daß ein großer und ein kleiner Mann, soweit sie dieselben Körperproportionen aufweisen, in der Lage sein sollten, gleich schnell zu laufen und gleich weit und hoch zu springen. In der Tat hat dieses Gesetz von der proportionalen Übereinstimmung eine gewisse Gültigkeit, wenn man nur die für erwachsene Menschen geltenden Größenskalen in Betracht zieht. Dehnen wir jedoch unsere Betrachtung auf eine größere Anzahl von Säugetieren verschiedener Größen aus, so stellen wir fest, daß große Tiere verhältnismäßig dickere Knochen benötigen, um ein Körpergewicht tragen zu können, welches sich in Relation zu der dritten Größe, den Längenmaßen, erhöht. Damit ist die architektonische Übereinstimmung nicht mehr herstellbar; es müssen Kompromisse geschlossen werden. Der Elefant trägt in seinem Skelett viel totes Gewicht herum. Damit ist ihm die Rolle des Hochspringers verwehrt. In den Wurf-Disziplinen muß der Sportler seinem Gerät, dem Diskus, Hammer oder Speer, Beschleunigung mitgeben. Er erreicht dies durch eine Muskelkontraktion, die so lange andauert, bis sich das Gerät vom Körper getrennt hat. Je größer die eingesetzte muskuläre Kraft und je länger die Zeitstrecke ist, über die sie wirksam werden kann, desto höher ist die Abwurf-Geschwindigkeit. Ein hochgewachsener Werfer mit kräftigen Muskeln befindet sich damit unzweifelhaft im Vorteil.

In manchen Sportarten kommt der Betrachtung der Körpergröße besondere Bedeutung zu. Jockeys, ebenso wie Steuermänner von Rennbooten, sind klein und drahtig, ganz offensichtlich deswegen, weil sie in einem Falle für das Pferd und im anderen für die Ruderer nur totes Gewicht darstellen. Basketballspieler hingegen sind groß, weil sie so viel näher an den Korb heranreichen.

Die konsequente Anwendung physikalischer Gesetze auf den Sport muß nicht immer der Weisheit letzten Schluß darstellen. Der Leistungssport bietet uns unübersehbares Material für das Studium der Beziehungen, die zwischen Körper-Größe und -Form sowie der Leistungsfähigkeit bestehen.

Körperliche Funktionen und ihre Grenzen

Muskelkontraktion: Die wesentlichen, funktionellen Charakteristika der Muskelkontraktion sind Kraft, die Entfernung, über die sie wirksam wird, damit die mechanische Arbeit, die geleistet wird, und schließlich noch die Kontraktions-Geschwindigkeit, die die Stärke des Muskels bestimmt. Hinsichtlich der Kontraktions-Geschwindigkeit spielt der Faktor Viskosität eine limitierende Rolle. Bei längerdauernden Arbeiten muß auch der Faktor der statischen und dynamischen Ausdauer in Betracht gezogen werden.

Die Mittel und Möglichkeiten, die sich für die Erhöhung der Muskelkraft anbieten, waren Gegenstand einer ganzen Reihe von Untersuchungen. Über die die Kontraktions-Geschwindigkeit bestimmenden Größen weiß man noch verhältnismäßig wenig. Die Kontraktions-Geschwindigkeit der großen Beinmuskeln betrachtet man als den limitierenden Faktor beim Sprint. Dagegen würde eine Steigerung der Muskelkraft, da es sich hierbei um keinen Schlüssel-Faktor handelt, die Sprinterleistung nicht steigern.

Energiequellen: Die Quelle der für die Muskelkontraktion benötigten Energie ist letzten Endes der Vorgang, durch den der in den Nahrungsmitteln enthaltene Wasserstoff zu Wasser oxydiert wird. Die in den Kohlehydraten und Fetten enthaltene chemische Energie wird über eine Kette verschiedener Phosphorylierungs-Vorgänge in mechanische Energie verwandelt. Bei kurzzeitigen Leistungen stellt die maximale Geschwindigkeit, mit der aus energiereichen Phosphaten chemische Energie freigesetzt wird, den limitierenden Faktor dar; das heißt, daß hierin die Determinante der anaeroben Kapazität gegeben ist.

Bei einer längerdauernden Leistung werden die Fett- und Kohlehydratvorräte in Anspruch genommen. Zusätzliche Kohlehydratmengen können durch die Gluconeogenese von Protein und Fett zur Verfügung gestellt werden. Bei längerdauernden, nahe am Maximum liegenden Leistungen erschöpfen sich die Glykogenvorräte der Arbeitsmuskulatur.

Dies wiederum führt zu einem Abfall des Leistungsvermögens. Auf einem niedrigeren Leistungs-Plateau reichen jedoch die aus dem Körperfett und durch Gluconeogenese freigesetzten Energiemengen aus, um über den ganzen Tag hinweg ein gleichbleibendes Leistungsniveau zu gewährleisten. Faktoren, die das Glykogen-Speicherungs- und Freisetzungsvermögen des Muskels bestimmen, sind durch eine ganze Reihe, während der letzten Jahre durchgeführten Untersuchungen deutlicher dargestellt worden.

Sauerstoffversorgung: Die Sauerstoffversorgung stellt die kritische Determinante für die *aerobe Kapazität* dar. Diese war für die im Bereich der Sportphysiologie während vieler Jahre durchgeführten Untersuchungen das zentrale Thema. Für Mittel- und Langstreckenläufer, Skilangläufer, Radfahrer, Ruderer und Kanuten ist eine ausreichend aerobe Kapazität eine wesentliche Voraussetzung. Der höchste bekannte Wert, 6,1 l pro min, wurde bei einem belgischen Berufsradfahrer, Rik van Steenbergen, gemessen. Für andere als die oben aufgeführten Wettkampfsportarten stellt eine ausreichend große aerobe Kapazität einen mehr oder weniger bedeutungsvollen Faktor dar. Sie wird jedoch kaum jemals den Rang einer kritischen Größe einnehmen. So ist z. B. beim Zehnkampf der 1500 m-Lauf die einzige Teildisziplin, in der eine hohe aerobe Kapazität von Bedeutung ist. Unter den physiologischen Determinanten für die aerobe Kapazität stellen ein maximales Herzleistungsvermögen und die ökonomische Verteilung des peripheren Blutflusses auf die Arbeitsmuskulatur, wodurch wiederum ein ausreichend hoher, zentraler arterio-venöser Sauerstoffgradient gewährleistet wird, die hauptsächlichen Faktoren dar. Ein besonderes Charakteristikum des auf Dauerleistung trainierten Athleten ist die Fähigkeit, über längere Zeit hinweg eine Leistung zu erbringen, die etwa 80 bis 90% seiner aeroben Kapazität beansprucht. Beim Untrainierten setzt der Lactat-Anstieg im Blut schon ein, wenn er eine Arbeitsleistung erbringt, die über 50% seiner aeroben Kapazität hinausgeht; dies verhindert die volle Ausnutzung der an und für sich zur Verfügung stehenden Kraft. Die bei dem eine Dauerleistung vollbringenden Sportler gesteigerte Fähigkeit, seine anaerobischen Hilfsquellen in Anspruch zu nehmen, muß offensichtlich damit erklärt werden, daß sein peripherer Kreislauf und möglicherweise auch seine Muskulatur eine Art von Adaptation entwickelt haben, die es erlaubt, bei einem niedrigen mittleren kapillaren Sauerstoff-Partialdruck eine Arbeitsleistung zu vollbringen.

Anhäufung von Metaboliten: Die Endprodukte des aerobischen Stoffwechsels sind Wasser und Kohlendioxyd, am Ende des anaerobischen Stoffwechsels entsteht Milchsäure. Normalerweise wird Wasser zur Erhaltung des Wärmegleichgewichtes abgedampft, während Kohlendioxyd über die Lungen abgegeben wird. Andererseits werden Lactate, wenn sie sich einmal gebildet haben, nur recht langsam durch einen Stoffwechselprozeß abgebaut. Der Serum-Lactatspiegel, der bei einer überwiegend anaerobischen Leistung zu einem Erschöpfungsgefühl führt, ist für das jeweilige Individuum charakteristisch und auch verhältnismäßig gleichbleibend. Indessen ist das Lactat nicht der den Erschöpfungszustand verursachende Faktor. Gleichlaufend mit der zunehmenden Anhäufung von Lactat fällt der Blut-pH, welcher normalerweise um 7,4 liegt, auf Werte unterhalb 7,0. Der limitierende Faktor ist auf der zellulären Ebene zu suchen.

Wärmeausgleich: Wärme ist ein Nebenprodukt, welches sowohl bei Stoffwechselvorgängen als auch bei mechanischer Arbeit entsteht. Ein Teil der Wärme, die bei körperlichem Training gebildet wird, bleibt im Körper und erhöht seinen Wärmegehalt, ein anderer Teil wird durch den in der Haut gelegenen Teil des Blutzirkulationssystems und durch Schweißabsonderung abgegeben. In kalter Luft und besonders in kaltem Wasser kann die Temperatur von Arm- und Beinmuskulatur durchaus unter Optimalniveau liegen. Andererseits wird das Hautzirkulationssystem durch warmes Wetter zusätzlich belastet. Fortgesetztes Schwitzen kann sich störend auf die Salz-Wasser-Bilanz auswirken und wird damit ganz offensichtlich zu einer häufigen Ursache für Verlust an Leistungsvermögen.

Koordination einzelner Funktionen

Nicht alle Sportarten erfordern ein gleiches Maß an Geschicklichkeit. Jedermann kann springen, es ist jedoch ziemlich schwer zu lernen, wie man einen Speer wirft. Bei Sportarten, für die man die Ergebnisse in Zentimeter oder Sekunden messen kann, gibt es zwei Indikatoren, die auf den Schwierigkeitsgrad schließen lassen. Der eine ist die Streubreite der Ergebnisse: Je größer die Streubreite, desto höher der Schwierigkeitsgrad. Die schnelle prozentuale Steigerung von Rekordleistungen, mit anderen Worten die zeitliche Streuung, stellt den anderen Indikator dar. Wendet man nun diese Indikatoren auf den Bereich der Leichtathletik an, so ergibt sich, daß Werfen zu den schwierigsten Leistungen gehört, danach folgen Sprünge, Langlauf,

Lauf über mittlere Strecken und Kurzstreckenlauf. Obwohl beim Lauf das Bewegungsmuster mit zunehmender Distanz nicht komplizierter wird, so kommen doch eine größere Anzahl homöostatischer Mechanismen ins Spiel, deren Bewältigung ein längeres Training erfordert. In unserem Jahrhundert wurden die Weltrekorde in den Wurf-Disziplinen um mehr als 50% verbessert, bei Sprüngen um ungefähr 15% und im Lauf — jeweils abhängig von der Distanz — um 7 bis 12%.

Die Rekorde im Schwimmen erfuhren eine höhere Steigerung als die im Laufen, nämlich um 25%. Aber auch noch heutzutage erlaubt sich der menschliche Schwimmer eine enorme Energievergeudung, wenn man ihn mit Meeressäugetieren oder Fischen vergleicht. Damit eröffnen sich für eine Optimierung des Bewegungsablaufes im Schwimmen noch beträchtliche Möglichkeiten.

Einige Spitzenathleten weisen recht erhebliche körperliche Behinderungen auf. Wenn sie trotzdem am Sport teilnehmen und sich im Wettkampf sogar erfolgreich durchsetzen können, dann sollte dies für den Trainings-Physiologen ein Grund sein, nicht allzu schematischem Denken zu verfallen. Menschen, die über ein jeweils verschiedenes Spektrum von Fähigkeiten verfügen, sind imstande, zur Erreichung desselben Zieles völlig verschiedene Kapazitäten einzusetzen. Das Phänomen der „Überkompensation", welches man bei behinderten Spitzenathleten feststellen kann, läßt vermuten, daß durch eine außergewöhnliche Motivation die Schwankungen des jeweiligen Trainings größer sein können, als man gemeinhin vermutet.

Ausblick auf zukünftige Entwicklungen

Geht man von einer allgemein-physiologischen Basis aus, so darf vermutet werden, daß die meisten sportlichen Leistungssteigerungen auf den Gebieten zu erwarten sind, in denen das Koordinationsvermögen eine entscheidende Rolle spielt. Dies war übrigens auch in zurückliegenden Zeiten der Fall, wobei sich in den Wurf- und Schwimmdisziplinen die am schnellsten wachsenden Leistungsverbesserungen ergaben. Solche Erklärungen reichen indessen nicht aus, um einen Hinweis darauf zu liefern, wann und um wieviel ein bestimmter Weltrekord verbessert werden kann.

Wählen wir jedoch für die Betrachtung von Weltrekorden einen anderen Aspekt, so ergibt sich daraus möglicherweise eine Antwort auf unsere Frage. Eine Rekordleistung stellt das Spitzenresultat einer großen Anzahl von Einzelergebnissen dar; entsprechend ist der Rekordinhaber das Mitglied eines großen Kollektivs von Athleten. Es läßt sich nachweisen, daß die 100 besten Ergebnisse, die in einer Disziplin im Laufe eines Jahres erzielt werden, dem Pareto-Verteilungsmuster angenähert sind, durch welches in derselben Weise die Verteilung anderer Charakteristika, wie z. B. Einkommen, Billard-Ergebnisse etc. wiedergegeben werden können. Wenn nun ein Weltrekord schlechter ausfällt, als das Verteilungsmuster der 100 besten Ergebnisse erwarten läßt, dann darf mit seiner Verbesserung aufgrund der statistischen Gegebenheiten gerechnet werden. Stellt man derartige populationsorientierte Prognosen im Rahmen mehrjähriger Untersuchungsprogramme auf, so bekommt man in der Tat Ergebnisse, die signifikant besser sind als solche, die sich auf reine Zufalls-Auswahlen stützen.

Schlußfolgerung

In ihren Anfängen war Physiologie eine experimentelle Wissenschaft, die sich mit einzelnen menschlichen Versuchspersonen oder mit Versuchstieren befaßte. Sportliche Leistungen können als physiologische Experimente angesehen werden. In der Tat handelt es sich dabei um außerordentlich gut kontrollierte Versuche; dies geht z. B. aus dem sehr schmalen Streubereich hervor, auf dem sich die individuellen Leistungsdaten verteilen. Die hier gemachten Ausführungen begannen mit der physiologischen Betrachtung des einzelnen und endeten mit der Einbeziehung einer ganzen Population. Wir sind heute auch in der Lage, gültige Voraussagen hinsichtlich zukünftiger Trends in der Leistungsentwicklung abzugeben. Nichtsdestoweniger sehen wir uns beim Studium des Leistungsvermögens nach wir vor mehr neuen ungelösten Fragen als Antworten gegenüber.

Kurzreferate und Diskussion

Im Anschluß an das Hauptreferat von Karvonen stellte Rowell fest, daß der höchste Leistungszuwachs in den letzten Jahrzehnten bei den Sportarten zu verzeichnen ist, in denen Komponenten der Geschicklichkeit und Ausdauer überwiegen. Er fragt Karvonen, ob die maximale Sauerstoffaufnahme bei Sportlern in der letzten Dekade einen Anstieg gezeigt habe. In seiner Antwort bestätigte Karvonen, daß Rekorde vorwiegend auf Änderungen der Trainingstechnik zurückzuführen waren, während die maximale Sauerstoffaufnahme dagegen sich nur geringfügig geändert oder, nach Rowell, im Vergleich zu Untersuchungen aus dem Jahr 1930, gar nicht geändert habe. E. R. Nye (Dunedin) wollte unter Hinweis auf den Anstieg des Milchsäurespiegels und der Körpertemperatur als limitierende Faktoren einer maximalen Arbeit bei Jugendlichen wissen, was die begrenzte Leistungsfähigkeit bei Menschen im mittleren Lebensalter bedingt. Eine befriedigende Antwort konnte nicht gegeben werden, da entsprechende Untersuchungen in dieser Altersgruppe nicht vorliegen. Nach C. H. Schneiter (Zürich) beruht die geringere Ausdauer älterer Menschen auf der sehr viel langsameren Erholung nach einer körperlichen Belastung. H. Rotter (Haifa) fand eine deutliche Leistungssteigerung bei älteren Menschen, wenn er die Nackenpartie abkühlte, woraus er auf cerebrale limitierende Faktoren bei Hyperthermie schloß. Nach Rowell ist in allen Altersstufen eine Leistungssteigerung zu erwarten durch Flüssigkeitsbilanzierung und Abkühlung.

In den anschließenden Kurzreferaten wurden die physiologischen und vor allem genetisch bedingten Grenzen des Hochleistungssports aufgezeichnet; außerdem wurden Parameter ermittelt, nach denen Sporttalente ausgewählt werden können. P. Apor, S. Szabo-Wahlstab, M. Miklos (Budapest) testeten in „Einige Daten über Entwicklungsgrenzen der physiologischen Arbeitskapazität" an ungarischen Hochleistungssportlern und Kontrollpersonen die aerobe Kapazität mit einem offenen Pneumotestgerät und einem Laufband-Ergometer.

Die höchsten Werte fanden sie bei Langstreckenläufern und bei den ein sehr intensives Lauftraining betreibenden modernen Fünfkämpfern. Auch bei Sportlerinnen wurden die höchsten Werte bei Langstreckenläuferinnen und Ruderinnen gefunden. Umgerechnet auf das Körpergewicht ergab sich für weibliche und männliche Sportler kein entscheidender Unterschied in der aeroben Kapazität. Wieweit läßt sich aber eine bereits hohe aerobe Kapazität durch ein intensives Training noch steigern? Apor untersuchte ungarische Sportler des Modernen Fünfkampfs vor und nach einer 3monatigen intensiven Trainingsphase, wobei die aerobe Kapazität vor allem durch den 400 m-Lauf beansprucht wird. Er fand einen signifikanten Anstieg der aeroben Kapazitäts-Parameter, während die anaeroben sich nicht änderten oder abnahmen. Die Verbesserung der Ventilation verbesserte die maximale Sauerstoffaufnahme. Die Läufer konnten am Ende des Lauftrainings 2 Liter mehr Sauerstoff aufnehmen, so daß das Sauerstoffdefizit durch die verbesserte Atmungsökonomie kleiner wurde. Eine Unterentwicklung der Lungenvolumina bzw. der Vitalkapazität ist ein limitierender

Faktor der aeroben Kapazität; ein weiterer ist z. B. ein Eisenmangelzustand, den Apor bei $1/3$ der Hochleistungssportlerinnen fand.

Die laktazide Kapazität erfaßte Apor mit dem Base-Excess. Den größten Grad der Säuerung fand er unter Wettkampfbedingungen. Während unter Laborbedingungen nur Werte von 12 bis 19 maeq/l erreicht wurden, stieg dieser nach 400-Meterläufen auf 22,8 und nach 1500 Metern auf 19,4 maeq/l. Werte von 20 bis 23 maeq/l wurden auch unter härtesten Wettkampfbedingungen nicht überschritten. Die laktazide Kapazität kann deshalb nicht entwickelt, sondern nur unterschiedlich stark in Anspruch genommen werden. Zum Zeitpunkt des sog. „toten Punktes" zeigen entweder das Nervensystem, der Säure-Basenhaushalt oder das cardio-respiratorische System einen Leistungsabfall. Eine Steigerung der physiologischen Leistungsfähigkeit ist zu erreichen durch Entwicklung der Faktoren der aeroben Kapazität, in der optimalen Auffüllung des Energie-Depots und in der Elimination leistungslimitierender Faktoren.

B. Tawartkiladze (Moskau) fand in „Die gesetzmäßigen Schwankungen der sportlichen Leistungsfähigkeit" bei Hochleistungssportlern gesetzmäßige periodische Schwankungen in der Muskelkraft (gemessen mit einem Finger-Ergographen), in den Atembewegungen (gemessen mit einem Pneumogramm) und in der Reaktionsgeschwindigkeit. Diese Periodizität von Körperfunktionen erklärt nach Tawartkiladze die Leistungsschwankungen von Spitzensportlern von Versuch zu Versuch, von Tag zu Tag und von Woche zu Woche. Aufgrund dieser Beobachtungen diskutiert er die Frage nach objektiven, zuverlässigen Testmethoden, die diese periodischen Schwankungen mit einbeziehen. Er stellt außerdem die Frage, ob in dem bisherigen Wettkampfsystem wirklich der objektiv beste als Sieger ermittelt wird.

Unter der Fragestellung, wieweit unterschiedliche Leistungsfähigkeit von Individuen genetisch bedingt und limitiert seien, untersuchte V. Klissouras (Montreal), in „Genetic aspects of physical fitness" 25 ein- und zweieiige Zwillinge im Alter von 7 bis 13 Jahren auf dem Laufbandergometer und bestimmte die maximale Sauerstoffaufnahme und den Blutlaktatspiegel. Er fand wesentlich höhere Differenzen für diese Leistungsparameter bei zweieiigen im Vergleich zu eineiigen Zwillingen, wo die Unterschiede noch in der Fehlerbreite der Meßmethode lagen. Somit scheinen die maximale Sauerstoffaufnahme und aerobe Kapazität genetisch vorgegeben zu sein. Der Autor untersuchte nun an einem eineiigen 21jährigen Zwillingspaar, wieweit sich durch ein 17monatiges intensives Training des einen Bruders diese Leistungsparameter modifizieren und damit eine größere Differenz zwischen eineiigen Zwillingen erzeugen läßt. Durch dieses Training wurde bei dem einen Bruder die maximale Sauerstoffaufnahme und aerobe Kapazität um 40 bis 60% verbessert. Aber nicht nur dieser prozentuale Anstieg war interessant, sondern die Absolutwerte. Beim untrainierten Bruder betrug die maximale Sauerstoffaufnahme 35 ml pro min pro kg Körpergewicht, beim trainierten Bruder 49 ml. Diese Werte liegen niedrig im Vergleich zu untrainierten Collegeschülern, die Durchschnittswerte von 50 ml hatten. Somit hatte also der Zwillingsbruder trotz des intensiven mehrmonatigen Trainings seine cardiopulmonare Leistungsfähigkeit nicht über ein allgemeines, durchschnittliches Leistungsniveau von Nichtsportlern steigern können. Aus diesen Beobachtungen folgert Klissouras: 1. Die Unterschiede in der Leistungsfähigkeit bei Personen, die unter gleichen Bedingungen leben und aufwachsen, sind genetisch bedingt; 2. durch Langzeittraining läßt sich die Leistung nur bis zu einer Grenze steigern, die genetisch vorgegeben ist.

In der folgenden Diskussion hob Klissouras hervor, daß die Zunahme der maximalen Sauerstoffaufnahme durch Training umso größer ist, je niedriger sie vor dem Training liegt, unabhängig vom Lebensalter. Rowell schränkt ein, daß man über die Auswirkung eines längeren Trainings bei älteren Menschen noch keine genauen Kenntnisse hat. Von E. Heikkinen (Jyväskylä) wurde Klissouras gefragt, ob die hereditären Faktoren, die eine körperliche Leistung limitieren, in der Muskulatur z. B. in den Möglichkeiten des Sauerstofftransports und der Sauerstoffausnutzung zu suchen seien. Klissouras diskutierte lokale metabolische Faktoren in der Muskulatur; Rowell wies aber darauf hin, daß zahlreiche Untersuchungen seit 1937 gezeigt hätten, daß die maximale Sauerstoffaufnahme nicht durch die metabolische Kapazität der Muskulatur, sondern durch andere, bisher noch nicht bekannte Faktoren, limitiert seien.

J. Parizkowa und S. Sprynarowa (Prag) berichteten in „Morphological and functional characteristics in adolescents and adult top swimmers" über morphologische und funktionelle Charakteristika bei jugendlichen weiblichen und männlichen Schwimmern. Unter allen Sportarten nimmt das Schwimmen eine Sonderstellung ein, weil es bereits in frühester Kindheit, eigentlich schon im ersten Lebensjahr, ausgeführt werden kann und weil es in einem für den Menschen ungewohnten Milieu z. B. mit Aufhebung der Schwerkraft und mit besonderer Beanspruchung der Thermoregulation stattfindet. Deshalb kann man mit besonderen Anpassungsmechanismen bei Schwimmern rechnen.

Die Autorin verglich ihre Untersuchungsbefunde mit denen an anderen Athleten und nicht-sporttreibenden Jugendlichen. Bei jugendlichen Schwimmern ergab sich zu diesen Vergleichspersonen kein Unterschied in Körpergröße, Körpergewicht und Fettverteilung. Erwachsene Schwimmer dagegen waren größer und schwerer als andere Athleten mit einer besonders starken Ausbildung der subkutanen Fettschicht. Die Schwimmer hatten signifikant höhere Werte für die maximale Sauerstoffaufnahme, bezogen auf das Körpergewicht lagen sie aber niedriger als bei Langstreckenläufern und höher als bei Gewichthebern. Auffallend war weiterhin, daß die Schwimmer auf allen Belastungsstufen eine sehr niedrige Atemfrequenz hatten. Die stärkere Ausprägung des subkutanen Fettes scheint sich bei Schwimmern günstig auszuwirken in Hinblick auf Wasserauftrieb und Thermoregulation.

Im Anschluß an diesen Vortrag bestätigte Rowell durch eigene Untersuchungen die Befunde von Parizkowa. Neben der Hypoventilation von Schwimmern fand er aber auch eine arterielle Sauerstoffuntersättigung.

J. Ulbrich (Prag) verfolgte in „Ein Vergleich des Wertes bestimmter Parameter der kardiopulmonalen Leistungsfähigkeit für die Auswahl von Sporttalenten" die Entwicklung der kardiopulmonalen Leistungsfähigkeit bei unterschiedlich intensiv trainierenden Sportlern und bei Nichtsportlern vom 11. bis zum 18. Lebensjahr. Seine Untersuchung zeigt, daß sich die spiroergometrischen Parameter individuell sehr konstant entwickelten. Die Entwicklung der individuellen Leistungsvarianten von der Kindheit bis zur Reifezeit wurde nicht einmal durch die Pubertät gestört. Wegen dieser Konstanz wäre nach Ulbrich bereits aufgrund der Erstuntersuchung im 11. Lebensjahr die exakte Auswahl besonders leistungsfähiger Kinder und damit hoffnungsträchtiger Sporttalente möglich. Die hierzu notwendigen Parameter sind: Puls- und Atemfrequenzverhalten, Sauerstoffpuls, Atemvolumina und maximale Sauerstoffaufnahme.

In den letzten beiden Referaten wurden vor allem Probleme der Thermoregulation bei körperlicher Aktivität angeschnitten. O. Ketusinh (Bangkok) ließ in „Heat and humidity as limiting factors of exercise in the humid tropics" in einer Klimakammer unterschiedlich hohe Fahrradergometerarbeit bei kalt-trockener Luft (Temperatur 20°C, 45%) und bei feucht-heißer Luft (40°C, 80%) durchführen. Bei feucht-heißer Luft war die Arbeitstoleranz nur halb so hoch wie bei normalem Klima. Die frühere Erschöpfung war nach Meinung des Autors bedingt durch die um 8 bis 16 Schläge/pro min höhere Herzfrequenz in Ruhe und bei Belastung. Auch die Erholung nach maximaler Arbeit trat, beurteilt am Pulsfrequenzverhalten, bei diesem Klima um 125% verzögert ein, bei heiß-trockener Luft um 25%. Der Flüssigkeitsverlust durch Schwitzen betrug bei kalt-trockener Luft 350 g, bei heiß-trockener Luft 510 g und bei heiß-feuchter Luft 1070 g. Die rektale Körpertemperatur stieg auf dem Höhepunkt der Belastung in allen drei Klimata auf 38,5°C und stieg vor allem bei heiß-feuchter Luft noch weiter an und ging sehr langsam zurück. Dieses Körpertemperaturverhalten ist vermutlich verantwortlich für die sehr viel langsamere Erholung und für den stark verzögerten Herzfrequenzrückgang bei heiß-feuchtem Klima. Ein ähnliches Verhalten zeigte die Atemfrequenz.

In der Diskussion hob Rowell hervor, daß bei Abkühlung der Haut auf dem Höhepunkt der physischen Erschöpfung in der Hitze sowohl Blutdruck als auch Herzfrequenz und Herzminutenvolumen schnell normalisiert werden könnten; das eigentliche Problem läge in der Senkung der zentralen Temperatur.

J.D. MacDougall (Hamilton) untersuchte in „Physiological responses to increasing internal hyperthermia accompanying prolonged heavy exercise" an 6 Probanden den Einfluß der Körpertemperatur und Leistungsfähigkeit, indem er Laufbandergometerbelastungen durchführte bei normaler (23°C), bei tiefer (18°C) und bei hoher (37°C) Temperatur.

Die Temperatur wurde eingestellt durch einen Anzug aus dünnen Wasserschläuchen, den die Probanden trugen. Die Arbeitstoleranz war deutlich erniedrigt bei hoher Temperatur; erhöht bei niedriger. Die Körpertemperatur stieg natürlich am höchsten bei erhöhter Außentemperatur; das Herzminutenvolumen war bei hohen Außentemperaturen vermehrt, bei tiefen erniedrigt durch eine gleichsinnige Änderung der Pulsfrequenz und des Schlagvolumens. Die Änderung des Herzminutenvolumens war vermutlich zurückzuführen auf Änderung der Hautdurchblutung im Rahmen der Thermoregulation. Auch die Sauerstoffaufnahme war bei Hyperthermie am höchsten infolge des vermehrten Sauerstoffbedarfs der Blutzirkulation, der Atmung und Thermoregulation. Auf dem Höhepunkt der Belastung kam es bei normaler, besonders ausgeprägt bei erhöhter Außentemperatur zu einer Schlagvolumenreduktion. Bei Hyperthermie wurde außerdem eine Hyperventilation mit Abfall des CO_2-Drucks beobachtet, während bei Hypothermie hypoventiliert wurde. Der venöse Laktatspiegel stieg bei Hyperthermie ebenfalls stärker an, vermutlich infolge eines zunehmenden anaeroben Stoffwechsels in der arbeitenden Muskulatur.

In der anschließenden Diskussion wurden die Faktoren diskutiert, die eine körperliche Leistung limitieren und die für Erschöpfung und toten Punkt verantwortlich sind. Zu diesen Faktoren gehören der Temperaturanstieg unter Belastung mit seinen hämodynamischen Auswirkungen. Auch auf metabolische Veränderungen wie z. B. den Anstieg freier Fettsäuren unter Belastung wurde hingewiesen. Der Temperaturanstieg beeinträchtigt auch den Muskelstoffwechsel, vor allem den Sauerstofftransport. Entscheidend wird die Leistung allerdings auch limitiert durch Leistungswillen und körperliches Befinden.

Traumatologie im Hochleistungssport

W. O. Southwick (New Haven)

Die Bedeutung der Weichteile bei Halswirbelsäulen-Verletzungen

Ich möchte einiges über die Vorstellungen wiedergeben, von denen wir uns bei der Behandlung von Verletzungen im Bereich des Nackens leiten lassen. Bei der Untersuchung von über 50 schweren Halswirbelsäulenbrüchen konnten wir feststellen, daß nur 10% davon auf Sportunfälle zurückgingen. Die meisten Sportarten kräftigen den gesamten Körper, und der Hals macht natürlich keine Ausnahme. Durch Vergrößerung der Muskelmasse und Steigerung des Muskeltonus wird das innenliegende Skelett in zunehmendem Maße vor Gewalteinwirkung von außen geschützt. Dies hat zur Folge, daß schwere Nackenverletzungen beim Sportler selten auftreten. Nichtsdestoweniger ist es möglich, daß bei bestimmten Sportarten wie Football, Eishockey, Fußball, Rugby, Turmspringen, Ringen, Skilauf und Turnen Kräfte wirksam werden, die das Widerstandsvermögen jeder muskulären oder bindegewebigen Struktur übertreffen.

Die Untersuchung und Bewertung einer Skelettverletzung erfordert nicht nur gründliches Wissen über die knöchernen Strukturen, sondern ebenso hinsichtlich der umgebenden Gewebe. Bei der Fraktur eines langen Knochens spielen die den Bruch umgebenden Weichteilgewebe eine ebenso wichtige, wenn nicht bedeutendere Rolle als der gebrochene Knochen selbst. Bei der ordnungsgemäßen Einrichtung einer Fraktur trägt die Vorstellung von den Kräften, die zur Verletzung führten, oft wesentlich zu einer Wiederherstellung optimaler anatomischer Verhältnisse bei.

Bei der „Colles-"Fraktur wird die wesentliche Verletzung durch eine auf die Palmarseite des Handgelenks wirkende dehnende Kraft gesetzt, deren Stärke die Widerstandsfähigkeit des Periosts, der Weichteilgewebe und des Knochens übersteigt. Die Dehnbarkeit dieser Gewebe wird im Bereich der Palmarseite überfordert, so daß schließlich eine Überdehnung oder ein Riß resultiert. Auf der Dorsalseite hingegen sind nur ganz geringe oder gar keine Verletzung der weichen Gewebe festzustellen. Sie werden stattdessen gestaucht, Risse hingegen treten nicht auf. Nach der ordnungsgemäßen Einrichtung der Fraktur übernehmen diese intakten Gewebe der Dorsalseite die Aufgabe, die Bruchstücke in der anatomisch richtigen Position bis zur Heilung zu halten. Diese nicht röntgendichten Weichteile sind also die großen bindenden Kräfte. Das weiche Bindegewebe im Bereich der Halswirbelsäule spielt dementsprechend bei der analytischen Betrachtung von Wirbelsäulenverletzungen in diesem Bereich eine wichtige Rolle. Im Rahmen meiner Einführung darf ich deshalb einige Verletzungen der Weichteilgewebe des Nackens kurz beschreiben. In Abb. 1 sind die hauptsächlichen bandartigen Strukturen sowie die Beziehungen zwischen Rückenmark und Nervenwurzel einerseits und Wirbelsäule andererseits dargestellt.

Traumatologie im Hochleistungssport

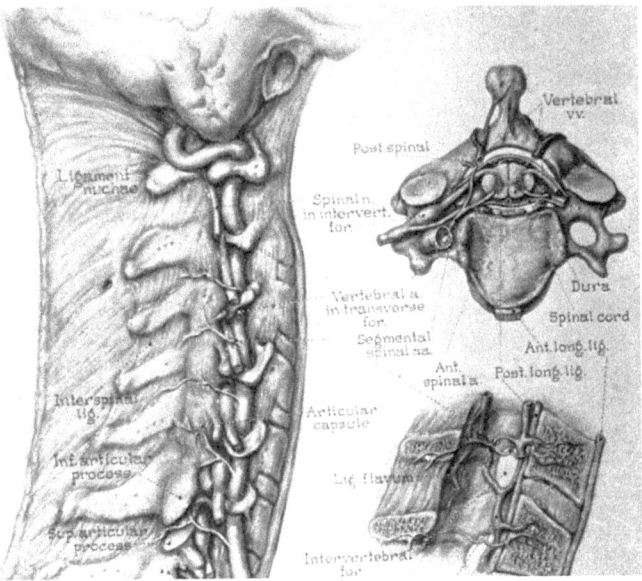

Abb. 1. Links sind die Ligamente dargestellt. Das Ligamentum nuchae ist von der Drehachse weiter entfernt und bietet deshalb für die Streckmuskulatur den mechanisch günstigsten Ansatz

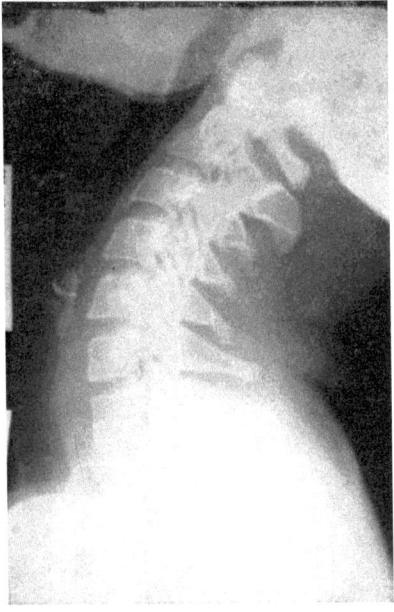

Abb. 2. Durch maximale Beugung werden die dorsal gelegenen Weichteilgewebe in einen Spannungszustand versetzt. Bei einer über diesen Punkt hinausgehenden Beugung müssen die Weichteilgewebe zerreißen, oder es tritt eine Kompressionsfraktur der Wirbelkörper auf

Grundlagen und Grenzen des Leistungssports — medizinische Erkenntnisse

An frischem anatomischen Material begannen wir mit Untersuchungen über die Widerstandsfähigkeit jeder einzelner dieser Strukturen, um auf diese Weise zu einem besseren Verständnis ihrer Beziehungen zu den knöchernen Geweben zu gelangen.

Bei maximaler Beugung des Nackens gleiten die Facettengelenke aufeinander in der Weise, daß sich der obere Anteil im Verhältnis zum unteren nach vorn verschiebt. Die Zwischenwirbelräume verschmälern sich so, daß sich im vorderen Anteil die Wirbelkörper fast gegenseitig berühren. Gleichzeitig tritt im Bereich der posterioren Gewebsanteile, also des Ligamentum nuchae, der Ligamenta interspinales, der Ligamenta flava, der Gelenkkapsel, des posterioren Ligamentum longitudinale, des Anulus fibrosus der Zwischenwirbelscheiben und der bedeckenden Muskelfaszien eine maximale Spannung auf (Abb. 2). Wenn die beugende Kraft die Widerstandsfähigkeit dieser Gewebe überschreitet, können sie ihre Aufgabe nicht mehr erfüllen. Selbstverständlich variiert dieser Grad des Versagens, so daß in den Fällen, in denen keine Dislokation stattgefunden hat, oft mit einer komplikationslosen Heilung gerechnet werden kann. Schwere Weichteilverletzungen entstehen oft dadurch, daß der inferior gelegene Anteil einer Zwischenwirbelscheibe und der Processus spinosus des nächsten, kopfwärts gelegenen Wirbelkörpers regelrecht durchschnitten werden. In diesem Falle liegt also eine Verletzung der posterioren ligamentösen Gewebe vor, während das anteriore Ligamentum longitudinale und die vorne gelegenen bedeckenden Faszien intakt bleiben.

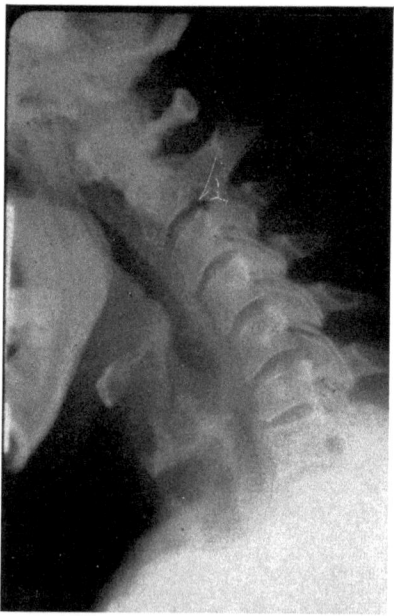

Abb. 3. Durch maximale Streckung werden die vorn gelegenen Weichteilgewebe in einen Dehnungszustand versetzt. Geht die Extension über diesen Punkt hinaus, so muß dies entweder eine Zerreißung der vorn gelegenen Strukturen oder eine Fraktur im Bereich der Gelenke zur Folge haben

Bei der Untersuchung von Sportunfällen konnten wir feststellen, daß Nackenverletzungen weniger durch Extension als durch Rotation oder Flexion verursacht werden. Dies ist vermutlich auf den Umstand zurückzuführen, daß die Extension durch eine Kontraktion der Nackenstreckmuskulatur bewirkt wird, welche dadurch gleichzeitig zu einer Festigung im Sinne von Stützung in diesem Bereich beiträgt. Bei diesem Vorgang verschieben sich die cranial gelegenen Gelenkflächen im Vergleich zu den caudalen nach hinten, wobei gleichzeitig für einen festen Gelenksschluß gesorgt wird. Dabei findet indessen gleichzeitig eine Erweiterung des Intervertebralraumes statt. Das Ausmaß, in dem diese Erweiterung stattfindet, ist jedoch durch die anterior gelegenen Longitudinalligamente und die in diesem Bereich liegende bedeckende Muskulatur eingeschränkt (Abb. 3). Geht die Streckung über die dadurch gesetzten Grenzen hinaus, tritt wiederum ein Gewebsversagen in Form einer Zerreißung auf, wobei zuerst das vordere Längsband betroffen wird. Dieser Riß kann jedoch auf einer Ebene über derjenigen eintreten, auf der die primäre Verletzung, welche sich quer durch den Wirbelkörper und in den Zwischenwirbelraum hinein erstreckt, wirksam wird. Dabei kann ein Teil der Bandscheibe zwischen den Fragmenten nach außen gedrückt werden. Das vordere Längsband besteht keineswegs aus dickem und festem Gewebe, es handelt sich im Gegenteil nur um eine Verdickung des zwischen den Wirbelkörpern gelegenen Periosts und des Anulus fibrosus. Ebensowenig vermögen die Zwischenwirbelscheiben selbst einer dehnenden Kraft großen Widerstand entgegenzusetzen; dagegen gewährleistet die Sattelform des Zwischenwirbelraumes eine gewisse Widerstandsfähigkeit gegen seitlich beugende Kräfte. Die Beugefähigkeit nach der Seite ist begrenzt, infolgedessen können nur durch ausgedehnte Verletzungen des knöchernen Gewebes Verletzungen im Bereich des Plexus brachialis auftreten.

Wenn nun keines der anterolateral gelegenen Gewebe in der Lage ist, einer dehnenden Kraft zu widerstehen, gibt es dann überhaupt Strukturen, die einer Verletzung durch Hyperextension entgegenzuwirken vermögen? Unserer Meinung nach tragen die die Muskulatur abdeckenden Faszien am meisten zur Stabilität des Nackenbereiches bei, indem sie eine stoßdämpfende Funktion wahrnehmen, und auch dadurch, daß ein reflektorischer muskulo-mechanischer Effekt wirksam wird. Man muß also, um das Wesen der Halswirbelsäulenverletzung zu verstehen, die Rolle dieser außerordentlich kräftigen Gewebe gebührend würdigen. Grodinski u. Holyoke (1938) wiesen in ihrer klassischen Arbeit über die Faszien des Halses auf drei dicke kräftige Gewebsschichten hin, die die Muskeln, Eingeweide, Halsschlagadern, vagalen Nerven und die Venae jugulares einschließen. Diese Faszienschichten sind jenseits der Streckfähigkeit der Muskulatur, welche sie einschließen, unelastisch und tragen letzten Endes bei extremer Streckung wahrscheinlich mehr zur Stabilität des Halsbereiches bei als irgendeine andere Gewebseinheit. Diese Strukturen werden sehr fest, wenn die anterior gelegenen Muskeln, besonders der sternocleidomastoideus, die Grenze ihrer Streckfähigkeit erreicht haben, und man kann nur höchst selten einen Riß feststellen. Durch Extension gesetzte Verletzungen sind sehr oft von Schmerzhaftigkeit im Bereich der Muskeln und von Schluckschwierigkeiten begleitet, wahrscheinlich weil im Bereich der Faszien kleine Blutergüsse auftreten.

Die Kapseln der Zwischenwirbelgelenke tragen wahrscheinlich mehr als alle anderen Gewebe zur Eingrenzung der Rotationsfähigkeit bei. Eine rotierende Bewegung vermag so viel Spannung zu erzeugen, daß die Gelenkskapsel reißt und zu einer unilateralen Dislokation der Gelenkfläche führt. Da hierbei keine der wichtigen Faszien, keine bandartigen oder knöchernen Strukturen verletzt werden, kann es zu einer Einklemmung kommen, die außerordentlich schwierig zu beheben ist. Eine unilaterale Dislokation der Gelenkfläche oder eine Einklemmung ist fast mit Sicherheit immer auf das Wirksamwerden einer rotierenden Kraft zurückzuführen. Obwohl dabei auch erhebliche Kräfte im Bereich der Bandscheibe wirksam werden, treten im allgemeinen, außer im Bereich der Gelenkkapsel selbst, keine wesentlichen Weichteilverletzungen auf (Abb. 4). Durch kräftige Streckung ist im allgemeinen eine

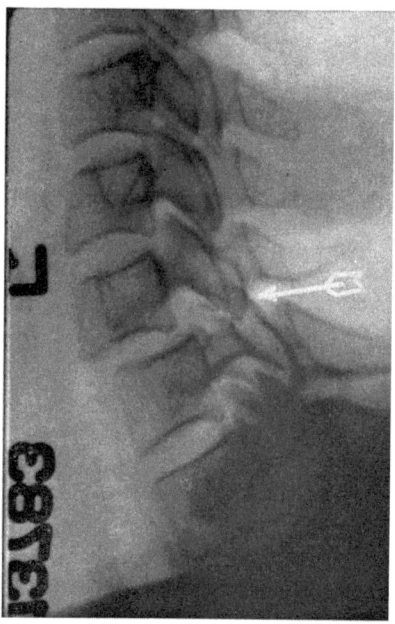

Abb. 4. Eine einseitige Gelenkarretierung (Pfeil) muß die Folge einer Rotationsverletzung sein. Die gegenüberliegende Seite ist unversehrt. Aus diesem Grunde ist auch der Großteil der Weichteilgewebe unverletzt geblieben

sichere und stabile Wiedereinrichtung zu erreichen. Dabei muß jedoch jeder Spalt sorgfältig beobachtet werden, um zu verhindern, daß sie verschieden weit gedehnt werden (Abb. 5). Ist die Einrichtung einmal erfolgt, kann man bei diesen Verletzungen mit stabilen Verhältnissen rechnen, weil die intakt gebliebenen weichen Gewebe für Festigkeit sorgen. Bei der Streckung können Gewichte bis zu 25 kg Verwendung finden, wobei die Gelenkspalten beobachtet werden müssen; ist die Einrichtung einmal gelungen, kann man auch ohne äußere Stützmaßnahmen mit stabilen Verhältnissen rechnen.

Bei Beugungsverletzungen, die nicht zu einem Versagen der posterior gelegenen Weichteilgewebe führen, ist mit einer Knochenfraktur zu rechnen, die zu einer „tear-drop"-Verletzung des Wirbelkörpers führt (Abb. 6). Wenn dabei durch die Knochenfragmente eine Rückenmarksverletzung verursacht wird, so sollten die

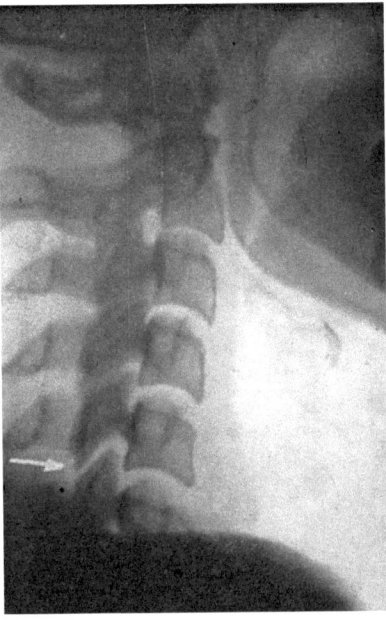

Abb. 5. Durch ein 25 kg Gewicht wird das freie Spiel der Gelenkflächen wieder hergestellt und eine Einrichtung ermöglicht. Bei dieser Art von Verletzung kann man nach der Einrichtung im allgemeinen stabile Verhältnisse erwarten. Läßt sich indessen die Einrichtung allzu leicht durchführen, so ist ein Wiederauftreten der Dislokation wahrscheinlich

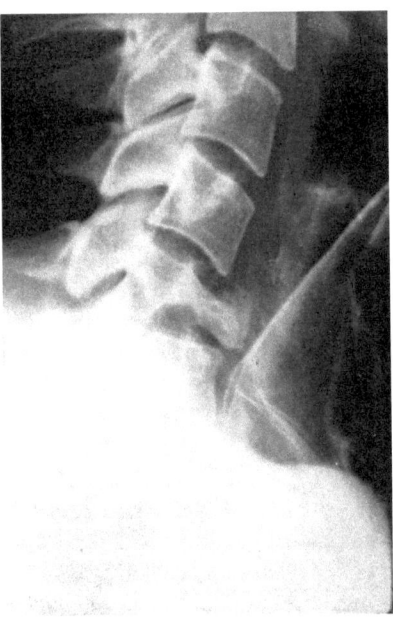

Abb. 6. Die „tear drop"-Kompressionsfraktur weist eher auf ein mechanisches Versagen der knöchernen als der dorsal gelegenen Weichteilstrukturen hin

Fragmente aus Sicherheitsgründen durch einen von vorne ausgeführten Eingriff entfernt werden. Falls erforderlich, kann die Dura freigelegt werden; auf jeden Fall ist dadurch eine Dekompression im anterioren Teil des Spinalkanals zu erreichen. Zerstörter Knochen kann durch Gewebe aus der Crista iliaca ersetzt werden (Abb. 7).

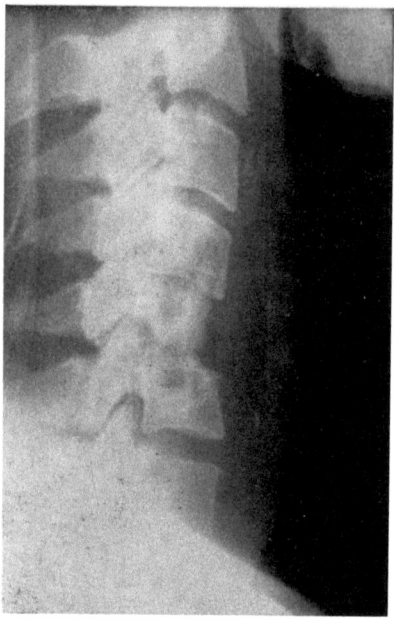

Abb. 7. Nach Entfernung der ventral gelegenen Partien kann der freigewordene Raum durch ein Transplantat aus der Beckenschaufel gefüllt werden; dabei macht man sich die Unversehrtheit der in diesem Bereich gelegenen Weichteilgewebe zunutze

Da in diesem Falle die umgebenden Weichteilgewebe intakt sind und es sich hier um ein Versagen im Bereich der knöchernen Struktur handelt, läßt sich das eingefügte Transplantat dadurch in situ halten, daß man die weichen Gewebe als stützende Elemente verwendet. Zur Durchführung einer anterioren knöchernen Fusion ist die Unversehrtheit des umgebenden Weichteilgewebes Voraussetzung. Damit hängt die Sitzfestigkeit des Transplantats von der Haltekraft des darüber- und des darunterliegenden Wirbelkörpers ab. Wenn die dorsalen Gewebe infolge der Verletzung oder des chirurgischen Eingriffes beschädigt worden sind, müssen die Transplantate an erhaltene Knochenpartien, wie z. B. die Gelenke, angedrahtet werden, um den abgerissenen posterioren Segmenten Halt zu verleihen (Abb. 8). Man kann mehrere Drähte über das Transplantat hinweg in den Knochenfortsatz und die Wirbelgelenke hineinführen, um die absteifenden Elemente längs der lateralen Flächen in Position zu halten. Man darf also bei der Betrachtung und Behandlung von Halsverletzungen die Rolle des gemeinhin unsichtbaren Bindegewebes nicht vergessen. Diese unsichtbaren, kollagenen Bindegewebsfasern sind das alles verbindende Element in unserem Körper.

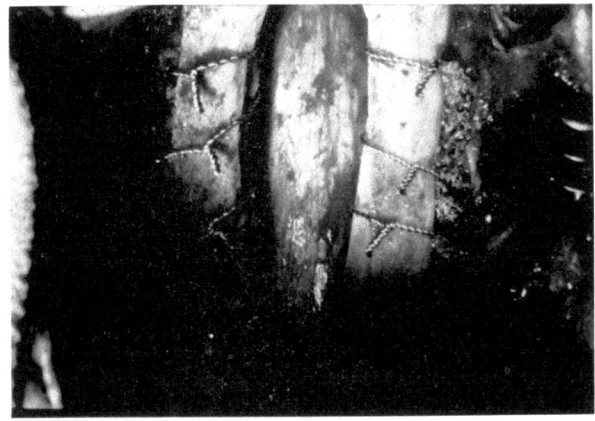

Abb. 8. Nach Durchführung der dorsalen Laminektomie müssen die lateralen Knochentransplantate mit den Gelenken verdrahtet werden, um eine hinreichende Stabilität des Stützgerüsts zu gewährleisten, nachdem das schützende Weichteilgewebe entfernt worden ist

Literatur

Bailey, R.: Observations of cervical intervertebral disc lesions in fractures and dislocations. J. Bone Jt Surg. **45**-A, 461—470 (1963).
Grodinski, M., Holyoke, E.A.: Fasciae and fascial spaces of the head, neck and adjacent Regions. Amer. J. Anat. **63**, 367—383 (1938).

H. Schoberth (Frankfurt)

Verletzungen und Schäden durch den Fußballsport an der Wirbelsäule

Die Faszination des Fußballspieles ist weltweit. Die Ursachen dafür sind vielfältig. Von vielen Kritikern werden der enorme körperliche Einsatz, die Folge von packenden Szenen und der Nervenkitzel drohender Verletzungen als hervorstechende Merkmale gesehen. Wie gefährlich ist der Fußballsport wirklich?

Rodde vom Gerling-Konzern hat 1967 eine Statistik über Sportunfälle veröffentlicht. Danach war unter rund 725 000 Sportlern eines Landes eine Verletzungsquote von 1,41% gefunden worden. Der Fußball lag unter den einzelnen Sportarten mit 3,16% deutlich höher. Von medizinischem Interesse sind Art und Lokalisation der traumatischen Schäden. Betrachtet man die Verletzungsfolgen unabhängig von der jeweiligen Disziplin, dann ergibt sich folgendes Bild:

An erster Stelle der Verletzungen stehen die Kontusionen und Distorsionen mit 53%. Auffallend häufig sind die Frakturen mit 25%. Die Weichteilwunden mit 8% und Muskelsehnenverletzungen mit 2% sind in dieser Statistik auffallend gering. Sie spiegeln die Realitäten im Sport deswegen unrichtig wieder, weil viele Verletzungen, vor allem leichte Muskelzerrungen und Wunden sowie leichte Prellungen, so rasch und folgenlos abheilen, daß sie dem Versicherer gar nicht bekannt gemacht werden.

Fast die gleichen Zahlen ergeben sich für den Amateurfußball. Ganz anders sind die Verhältnisse bei Berufsspielern. Wir haben in 5 Jahren von 6 Bundesligavereinen 673 Meldungen über Verletzungen bei Bundesligaspielen bekommen. Im Gegensatz zu den Angaben von Rodde fanden wir nur 3% Frakturen, also nur etwa 1/10 der von ihm mitgeteilten Fälle. Demgegenüber überwiegen die Kontusionen, Distorsionen und Muskel-Sehnenverletzungen mit 86% gegenüber 57% in der Statistik der Versicherung. Traumatische Schäden an der Wirbelsäule sind im Fußball selten. Sie liegen auch unter Einbeziehung des besonders gefährdeten Torwarts unter 1% in beiden Statistiken.

Mit diesen Angaben ist die Wahrscheinlichkeit einer Wirbelsäulenverletzung im Fußballsport beantwortet. Demgegenüber müssen aber die Sportschäden bedingt durch Überlastung und die Summation von Mikrotraumen kritisch analysiert werden. Zudem ist bekannt, daß viele Fußballspieler eine vermehrte Kyphose der Brustwirbelsäule zeigen, so daß man oft von einem Fußballbuckel gesprochen hat.

Ohne Zweifel ist die Wirbelsäule im Spiel besonderen Belastungen ausgesetzt. Sie manifestieren sich an zwei Prädilektionsstellen, an der Halswirbelsäule und dem Lenden-Kreuz-Übergang.

In Abhängigkeit vom jeweiligen Spielsystem kommt den Kopfballspezialisten als Stürmern eine besondere Bedeutung zu. Verfolgt man ihren körperlichen Einsatz, dann liegt eine erhebliche Belastung der Halswirbelsäule nahe. Nur in den seltensten Fällen wird dabei der Ball mit einer Nickbewegung ins Ziel gelenkt. Der Bewegungsablauf vollzieht sich in typischer Weise so, daß zunächst eine Streckung der gesamten Halswirbelsäule erfolgt, der sich eine leichte Kyphosierung in den anderen Abschnitten anschließt. Dadurch wird das Kinn leicht angezogen. Nunmehr kommt es zu einem kraftvollen Vorschnellen des Kopfes, so daß dem Ball mit der Stirne die notwendige Beschleunigung erteilt wird. Der erforderliche Impuls wird vor allem durch die ventrale Halsmuskulatur aufgebracht, während die Nackenmuskeln die Bewegung führen. Auf diese Weise ist der bewegliche Stab des cervicalen Wirbelsäulenabschnittes weitgehend fixiert, die einfallenden Belastungskräfte werden in der Muskulatur elastisch aufgefangen und zersplittert. Beim lege artis ausgeführten Kopfball sind Verletzungen der Halssegmente ausgeschlossen.

Eine andere Art, den Ball mit dem Kopf zu spielen, geschieht durch eine Torsionsbewegung aus der Rumpfwirbelsäule heraus. Dabei stellt die untere Körperhälfte mit dem Becken das punctum fixum dar. Die Halswirbelsäule ist in der Sagittalebene weitgehend fixiert. Zum Kopfstoß wird nun der Oberkörper mit einer Rotationsbewegung gegen das Becken verdreht, die Bauchmuskulatur vorgedehnt. Aus dieser Position erfolgt die kräftige Drehung zum Ball hin, wobei der Kopf das obere Ende eines um die Längsachse torquierten elastischen Stabes ist. Es leuchtet ein, daß bei diesem Bewegungsablauf die ganze Wirbelsäule in Anspruch genommen wird. Eigene Untersuchungen an ehemaligen Fußballspielern haben gezeigt, daß im Bereich der Halswirbelsäule auch hierbei keine pathologischen Veränderungen zu finden sind, die über das hinausgehen, was man beim gleichaltrigen Nichtfußballspielenden zu sehen bekommt. Das Kopfballspiel ist somit ungefährlich und ruft auch auf Dauer gesehen keine vorzeitigen Verschleißschäden an der Halswirbelsäule hervor. Voraussetzung ist allerdings, daß Hals-, Schulter- und Nackenmuskulatur kräftig ausgebildet sind und auch effektvoll zum Einsatz kommen.

Wenn der Spieler die Technik beherrscht, kann er auch bei der Abwehr eines kurz getretenen Balles keinen Schaden nehmen. Die Verhältnisse liegen also ähnlich wie im Boxen, wo dann Gefahr droht, wenn die Bewegungen durch Koordinationsschwächen nicht mehr sinnvoll und reaktionsschnell ablaufen können.

Im Gegensatz zum Boxen sind beim Fußballspieler Verletzungen des Gehirnes weder im Sinne des akuten Traumas noch der Spätschädigung zu finden. Eine Ausnahme stellt lediglich das unvorhergesehene Trauma, z. B. der Schlag gegen den Schädel des am Boden liegenden Torwarts oder der Aufprall gegen den Torpfosten dar. Eine Commotio cerebri durch einen Kopfball habe ich selten beobachtet. Sie ist im übrigen nur dann denkbar, wenn der Spieler unmittelbar getroffen wird, ohne daß er den Schuß kommen sieht. In solchen Fällen wirkt der Ball wie der Faustschlag eines Boxers, der voll zum Kopf des Gegners trifft.

Die Beweglichkeit am Übergang von der Rumpfwirbelsäule zum Becken ist nicht nur beim Kopfball, sondern bei vielen Bewegungsabläufen im Spiel von Bedeutung. Wohl kommen Streckung und Beugung des Rumpfes vor. Sie treten an Bedeutung aber hinter der Rotationsbewegung zurück. Zu denken ist dabei an die Dribblings, die häufigen Richtungswechsel im Lauf und die schon genannten Verdrehungen beim Kopfball. Achtet man im Spielgeschehen auf diese Beanspruchung und bedenkt man die Behinderungen, die sich aus der Anwesenheit des Gegners ergeben, dann wird die erhebliche Belastung der lumbalen Bandscheiben verständlich.

Bedingt durch die anatomische Gegebenheiten ist vor allem der Faserring bedroht. Im Gegensatz zu den Verhältnissen an der HWS und BWS liegt der Drehpunkt für Rotationsbewegungen an der LWS nicht im Zentrum des Wirbelkörpers, sondern in der Basis des Dornfortsatzes. Das bedeutet, daß bei einer Rotationsbewegung die Dornfortsätze nur einen geringen Schwenk vollführen, demgegenüber aber die Wirbelkörper voneinander gedreht werden. Dadurch sind die Randfasern der Bandscheibe einer besonderen Torquierung und Zugbeanspruchung unterworfen. So ist es theoretisch denkbar, daß Bandscheibenschäden beim Fußballspieler häufiger auftreten können. Ohne daß ich umfassendes Zahlenmaterial vorlegen kann, scheint die Praxis diesen Überlegungen recht zu geben.

Es sind wiederholt Fälle von Prolapsen bei aktiven Spielern bekannt geworden. Bezogen auf die Gesamtzahl der Aktiven sind die echten Bandscheibenvorfälle aber doch recht selten; ich habe sie auch nicht im Auge, wenn ich von der Gefahr für die Zwischenwirbelscheibe spreche.

Nach dem Umfang der degenerativen Prozesse muß man zwei Erscheinungsbilder streng voneinander trennen. Die eine Gruppe umfaßt die überwiegend dorsal gelegenen Rißbildungen im Faserring bei erhaltenem Turgor der zentralen Anteile der Bandscheibe. Bei dieser Ausgangsposition kann unter dem Einfluß der Druckbelastung im Segment die Protrusion nach dorsal, gegebenenfalls die Prolapsbildung erwartet werden. Im Gegensatz dazu ist bei der anderen Gruppe der Turgor der Bandscheibe generell herabgesetzt. Die Degeneration hat alle Anteile, Faserring wie Gallertkern, gleichermaßen betroffen. Dadurch ist der stabilisierende Faktor im Segment verlorengegangen. Vergleichsweise kann man davon sprechen, daß dem System die Luft ausgegangen ist. Nunmehr sind Verkantungen und Verdrehungen der Wirbel gegeneinander möglich. Sie führen zu Zerrungen am hinteren Längsband und zu Verstellungen der kleinen Wirbelgelenke. Wir sprechen in diesen Fällen von der Bandscheibenlockerung. Sie ist zahlenmäßig wesentlich häufiger als der dorsale

Prolaps. Die Entwicklung geht immer langsam vor sich und bleibt im allgemeinen latent. Erst eine unvorhergesehene Verdrehung, ein ruckartiges Anheben einer Last oder ein sog. Verhebetrauma, z. B. durch ein übertriebenes und falsches Hanteltraining, macht dann aus dem latenten Geschehen der Degeneration die manifeste Lumbago.

Über die Ursachen des Verschleißschadens der Bandscheibe besteht keine Einigkeit. Während eine große Gruppe von Autoren rein endogene biochemische Prozesse als wichtigsten ätiologischen Faktor ansehen, sind andere geneigt, die Rolle mechanischer Vorgänge stärker herauszustellen. Die typische Lokalisation vorwiegend an den beiden letzten Lendenbandscheiben und die Bedeutung des Vorschadens stützen diese Ansicht.

Die Wirbelsäulenform beim Hochleistungssportler ist nicht wesentlich von der nichttrainierter gleichaltriger Individuen unterschieden. Wir haben bei 313 aktiven Leistungssportlern die Wirbelsäulenform in Ruhehaltung und bei möglichster Aufrichtung im Sitzen untersucht. Dabei fanden wir bei 266, also 88% eine kontinuierlich gekrümmte Rumpfwirbelsäule, wobei 210mal auch die Lendenwirbelsäule eine deutliche bis starke Kyphose aufwies, während bei 103 eine Steilhaltung auch bei völliger Erschlaffung zurückblieb. Hier war die Beweglichkeit der Lendenwirbelsäule in der Sagittalebene deutlich behindert. In aufrechter Sitzhaltung fanden wir 267mal eine Lordose der LWS, bei 28 Probanden erfolgte eine Lordosierung, bei steiler Lendenwirbelsäule am Dorsolumbalübergang und 4 Athleten behielten auch bei möglichster Streckung eine Kyphose der Lendenwirbelsäule.

Unter den Fußballspielern haben wir auffallend oft eine verstärkte fixierte Kyphose der Brustwirbelsäule im Sinne der Scheuermann'schen Kyphosis dorsalis juvenilis gefunden. Auch im Bereich der Lendenwirbelsäule sind Formstörungen beobachtet worden, die Ossifikationsveränderungen in der Entwicklung anzeigen. Diese Untersuchungen sind in vieler Hinsicht bemerkenswert. Sie zeigen zunächst, daß es aus der Sicht des Wirbelsäulenforschers die leistungsstarke Wirbelsäule generell nicht gibt. Wir haben zwar gewisse Tendenzen bei der Bewertung der Rückenform im Zusammenhang mit der Eignung für spezielle Disziplinen gefunden, doch ist die Streuung außerordentlich groß. Von eminenter Bedeutung ist allerdings in allen Fällen die Mobilität am lumbosacralen Übergang. Sie ist deswegen so wichtig, weil die Belastung am Übergang vom beweglichen Abschnitt des Rumpfes zum starren Anteil des Beckens in den meisten sportlichen Disziplinen recht groß ist. Finden sich hier funktionelle Störungen, ist in der Regel auch die Leistungsfähigkeit beeinträchtigt. Das gilt in gleicher Weise für den Fußball. Beim lumbosacralen Übergangswirbel ist die Beweglichkeit im letzten Segment meistens behindert, auch wenn wie bei der Lumbalisation ein zusätzlicher Wirbel für den Lendenabschnitt zur Verfügung steht. Gerade bei Rotationsbewegungen treten in diesen Abschnitten Schmerzen auf und führen zu Muskelverspannungen, mitunter auch zu regelrechten Steifen.

Bewegungsbehinderungen in anderen Segmenten der LWS müssen in den mobilen Nachbarsegmenten kompensiert werden. Die notwendige Überbeanspruchung begünstigt vorzeitige Verschleißschäden. So sehen wir Lockerungen 1 bis 2 Segmente über dem verblockten Bezirk einer Spondylolysthese entstehen und Schmerzen verursachen, die fälschlicherweise oft dem Gleitprozeß zugeschoben werden. Bei der sportärztlichen Betreuung muß auf mögliche Bewegungsbehinderungen sorgsam geachtet werden. Durch geeignete Maßnahmen speziell durch passive Dehnungen und Schwunggymnastik läßt sich der Bewegungsraum bei Fixierungen so vergrößern, daß genügend Kompensationsmöglichkeiten geschaffen werden können. Sie erlauben es auch dann noch, Leistungssport zu treiben, wenn die Wirbelsäule deutliche Aufbaustörungen oder Verbiegungen zeigt.

Die Lockerung im Bewegungssegment muß durch erhöhte Leistung der Rumpfmuskulatur kompensiert werden. Ihr gilt darum die besondere Aufmerksamkeit. Dabei spielt das Krafttraining nur anfangs eine Rolle. Wesentlich bedeutungsvoller sind die Verbesserung der Geschicklichkeit, die Schulung bestimmter Bewegungsabläufe und der ökonomische Einsatz der Kräfte. Unter diesen Voraussetzungen sind auch Höchstbelastungen im Fußballsport selbst dann zu ertragen, wenn die Wirbelsäule nicht optimal angelegt ist. Die Beanspruchung der Muskulatur macht allerdings eine besonders subtile Pflege nötig. Dazu gehört das heiße Bad nach Training und Wettkampf, am besten in einem Tauchbecken, die lockernde Gymnastik und die gezielte Massage. Sie soll speziell den Stoffwechsel an den Muskelansätzen am Beckenkamm, an den Dorn- und Querfortsätzen sowie am Schultergürtel anregen. Die Muskelansatzschmerzen vor allem im Bereich der unteren Lendenwirbelsäule zeigen häufig die degenerative Erkrankung der Bandscheibe an. Sie finden sich auch bei Überlastungen der kleinen Wirbelgelenke, sei es durch Lockerung oder durch traumatische Schädigung, z. B. nach einem Torsionstrauma.

Wirbelsäulenverletzungen und -schäden durch den Fußballsport sind selten. Wie unsere Untersuchungen über Sportverletzungen beim Fußball gezeigt haben, nimmt die Schwere der Verletzung mit der Beherrschung der Technik ab. Wir finden damit aus unserem Material den alten Satz bestätigt, daß die gute Kondition der beste Schutz vor der Verletzung ist. Wir haben als Sportmediziner ein engstes Teamwork mit Trainer und Aktiven unter Einbeziehung des Physiotherapeuten anzustreben, um verletzungsträchtige Abnormitäten z. B. der Wirbelsäule rechtzeitig zu erkennen und im Training die notwendige Lockerung oder Kräftigung einzubauen. Wenn es uns gelingt, auf diese Weise zu einer Kooperation zu kommen, dann lassen sich die Verletzungen im Fußball generell soweit reduzieren, daß wir die gefürchteten Frakturen weitgehend in den Griff bekommen; Wirbelsäulenschäden lassen sich dann ebenso weitgehend vermeiden, daß man das Thema für den Fußballsport nicht zu diskutieren braucht.

Kurzreferate

Tödliche Verletzungen und Unfälle herausragender Leistungssportler stellen spektakuläre Ereignisse dar, an denen sich in der Öffentlichkeit die Diskussion über die Gefährlichkeit des modernen Hochleistungssports entzündet. Im Jahr rechnet man durchschnittlich auf 40 Sportler einen schwerwiegenden Unfall, auf 4000 Athleten einen Invaliditätsunfall und auf 40000 einen Todesfall (nach Groh). Als Ursachen kommen, wie A. Ghosh (Calcutta) in seinem Referat über „Sports traumatology-syndrom" ausführte, von seiten des Athleten psychische Faktoren wie seelische Unausgeglichenheit, Unaufmerksamkeit, Fehleinschätzung des Risikos, physische Faktoren wie angeborene oder erworbene Erkrankungen, sowie Trainingsmangel und äußere Faktoren wie ungünstige klimatische Bedingungen, schlechte Sportausrüstung und ungenügende Sportstätteneinrichtung in Frage. F. Heiß (Stuttgart) stellte in seinem Beitrag „Unfallverhütung beim Sport" fest, daß 1. ungenügende Vorbereitung und Körperbeherrschung sowie Übermüdung mit ca. 70%, 2. ungenügend ausgeheilte Erkrankungen und Verletzungen mit 17% und 3. unsportliches Verhalten mit 13% als Hauptursachen der Unfälle anzusehen sind.

Bei den maximalen und teilweise einseitigen Belastungen des Körpers durch jahrelanges hartes Training gerade bei heranwachsenden Spitzensportlern muß mit Sportschäden in

Grundlagen und Grenzen des Leistungssports — medizinische Erkenntnisse

Form bleibender organischer Veränderungen gerechnet werden. Neben der Behandlung von Verletzungen besteht die Hauptaufgabe des Sportmediziners in der Prävention des Sportunfalls und dieser Sportschäden. Die Aufgabe läßt sich nur durch Kenntnisse sportspezifischer Unfallmechanismen, durch Überwachung und richtige Anleitung des Athleten bereits im Training und durch Überprüfung oder Neufassung von Wettkampfbestimmungen lösen.

W. Groher (Berlin) berichtete über „Lumbale Wirbelsäulenschäden bei Kunst- und Turmspringern". Schwere Verletzungen sind in dieser Sportart selten. Häufiger muß mit Schäden durch ständig einwirkende Mikrotraumen gerechnet werden. Die Hauptbelastungsregion liegt im Bereich der unteren Lendenwirbelsäule. Besonders in der Eintauchphase des Sprungablaufs wird sie beansprucht. Bei schlechtem Eintauchen kommt es zu einer starken Überlordosierung der LWS. Durch die Hyperlordose erfolgt 1. eine Berührung der Dornfortsatzspitzen, was sich klinisch an einer umschriebenen Druckschmerzhaftigkeit und röntgenologisch an einer Häufung von Baastrupschen Zeichen (kissing spines) nachweisen läßt. Außerdem kommt es 2. zu einer Berührung der kleinen Wirbelgelenke mit Abschermechanismen und 3. auch zu Abschermechanismen in der Interartikularportion.

Bei der großen Zahl von Übungssprüngen (Spitzenathleten bis zu 150/Tag = ca. 900/Woche = ca. 4500/Jahr) sind deshalb Veränderungen des LWS zu erwarten. Bei 88 Springern, von denen 22 unter 5 Jahren (Gruppe I), 66 z. T. weit über 5 Jahre (Gruppe II) trainierten, klagten eine große Zahl über mehr oder weniger starke Rückenschmerzen. In der ersten Gruppe fand der Autor 4% Arthrosen der kleinen Wirbelgelenke und keine Spondylolysen, in der zweiten wurden in 90% der Fälle Arthrosen der kleinen Wirbelgelenke und in 27% der Fälle der Verdacht auf Spondylolysen erhoben. Auffallend häufig wurden in der zweiten Gruppe auch „kissing spines" beobachtet. Klinisch fiel dem Autor bei vielen Springern eine relativ unbewegliche, steil gestellte Wirbelsäule auf. Die Veränderungen wurden auf die ständig einwirkenden Mikrotraumen bei der Hyperlordosierung zurückgeführt. Die Spondylolysehäufung konnte nach Ansicht des Autors nicht mit herkömmlichen Theorien zur Erklärung dieses Krankheitsbildes in Einklang gebracht werden. Er diskutierte durch Mikrotraumen hervorgerufene Ermüdungsfaktoren.

N. Ichikawa, M. Koshimune, T. Yoshii (Osaka) trugen über „Spinal injuries in athletes — especially referring to the athlete who practices a lifting-up style" vor. Die auffallende Häufung von Lumbago-Beschwerden bei Athleten, die gewungen sind, schwer zu heben, veranlaßte die Autoren, aktive Gewichtheber der Spitzenklasse und aktive Judokas auf Veränderungen im lumbosakralen Bereich hin zu untersuchen. Sie fanden ausgesprochen häufig Spondylolysen und zwar bei 38 Gewichthebern 13mal (34,2%) bei L 5 bilateral und bei 33 Judokas in 14 Fällen (42,4%; L 4, bilateral: 1mal, L 5, bilateral: 10mal, L 5, einseitig links: 3mal). Es fiel den Autoren auf, daß die Gewichtheber weit häufiger über Beschwerden klagten als Judokas. Die Gewichtheber der unteren Gewichtsklassen boten mehr klinische Erscheinungen als die in den höheren. Bei den Judokas, die ein höheres Durchschnittsalter hatten, waren klinische Symptome auf alle Gewichtsklassen gleichmäßig verteilt.

In „Funktionelle radiologisch-klinische Untersuchung der lumbo-sakralen Wirbelsäule" untersuchten R. Alvarez Cambras, R. Candebat, Y. Ordas, J. M. Grave de Peralta, P. Alvarez (Havanna) 57 beschwerdefreie und klinisch unauffällige Mitglieder der Nationalmannschaft in den Sportarten Judo, Gewichtheben, Radsport und Ringen. Das Durchschnittsalter betrug 21 Jahre, das durchschnittliche Sportalter 4 Jahre. Bei allen Sportlern fanden sie röntgenologisch mindestens eine angeborene oder erworbene Anomalie der unteren Wirbelsäule. Am häufigsten wurden Orientierungen der Gelenkfacetten (66,5%), bifide Rücken und kontaktierende Rücken (58%) und Spondylolisthesen (31%) beobachtet. Häufig waren Kombinationen mehrerer Anomalien, so z. B. 3 und 4 Anomalien in Form von kontaktierendem Rücken, Facettendeformationen, bifidem Rücken und Spondylolisthesen bei 17 bzw. 16 Sportlern. Bei 24,5% der Athleten, von denen 10 Ringer waren, kamen Subluxationen des Os coxis zur Darstellung. Die Beschwerdefreiheit dieser Athleten wurde durch eine stark entwickelte lumbosakrale und abdominale Muskulatur erklärt. Aus dem Verhalten von Winkelveränderungen der einzelnen Lendenwirbelkörper zueinander im Liegen, im Stehen und beim Stehen mit Last schlossen die Autoren auf getrennte funktionelle Einheiten der oberen wie der unteren LWS.

„Lower back trouble in young female gymnasts — frequency, symptoms and possible causes": Bei 41 Leistungsturnerinnen im Durchschnittsalter von 15 Jahren führten

S. Oseid, G. Evjenth, H. Gunnart, D. Meen (Oslo) sorgfältige klinische und röntgenologische Untersuchungen der Wirbelsäule im Stehen, bei maximaler Beugung und maximaler Überstreckung durch. Außerdem wurden die maximalen isometrischen Kräfte der Rücken-, Bauch-, Hüft- und Kniestreckmuskulatur sowie die der Armbeuger und -strecker gemessen. 30 Turnerinnen (75%) klagten über frühere oder bestehende Beschwerden im unteren Rückenbereich in Verbindung mit Turnübungen. 44% hatten Dauerschmerzen. Bei 19 Personen (46%) wurde eine Hyperlordose beobachtet. Eine herabgesetzte Mobilität im Lumbalbereich wurde bei 27 Personen (66%) und eine Hypermobilität des 3. und 4. Lumbalwirbels mit herabgesetzter Mobilität distal davon bei 9 (22%) Turnerinnen gefunden. Stärkere Skoliosen mit Hüftsenkungen lagen bei 22% vor. Nur 8 Mädchen zeigten bei der klinischen Untersuchung einen Normalbefund. Röntgenologisch wurden mehr oder weniger ausgeprägte Skoliosen bei 25 von 38 untersuchten Sportlerinnen (66%), Spina bifida in 12 (32%), degenerative Veränderungen der Zwischenwirbelscheiben in 9 (24%) und Sakralisationen des 5. LWK in 3 (8%) Fällen diagnostiziert. Bei 6 Turnerinnen (16%) fanden sie einen Morbus Scheuermann, bei 2 (5%) lagen sichere und bei 2 weiteren Verdachtsgründe auf Spondylolisthesen vor. Nur in 2 Fällen bestand ein normales Röntgenbild der Wirbelsäule. Die stärkeren klinischen und radiologischen Befunde wurden in der jüngsten Altersklasse angetroffen, besonders bei sehr jungen, aber talentierten Mädchen, die schon im frühesten Lebensalter einem intensiven Training unterworfen waren. Die Kraft der untersuchten Muskeln lag bei allen über der altersmäßigen Norm.

In Übereinstimmung mit Krayenbühl führten die Autoren die degenerativen Veränderungen der Zwischenwirbelscheiben auf Abnutzungen durch die extremen Biegebeanspruchungen in den Drehpunkten der Wirbelsäule zurück. Die gleiche Ätiologie wurde auch für die Fälle mit Morbus Scheuermann diskutiert. Skoliosen erklärten sie durch Kombinationen von degenerativen Veränderungen der Zwischenwirbelscheiben mit degenerativen Veränderungen der Wirbelkörper, Spondylolisthesen und Sakralisationen. Intensives Training machten sie für die beobachteten Fälle der Hypermobilität verantwortlich. — Die Autoren waren der Meinung, daß die „International Gymnastik Federation" über Änderungen der Übungsteile nachdenken sollten, die erhebliche und als gefährlich erscheinende mechanische Einflüsse auf den unteren Rückenbereich haben.

Einen Beitrag zum Problem Verletzungsanfälligkeit aufgrund körperlicher Dispositionen lieferten C. Morehouse, J. Goldfuss (Pennsylvania) in ihrem Vortrag über „Abduction and adduction of the leg at the knee joint and its relationship to injuries in American Football". In Vorversuchen hatten 2 Orthopäden und 2 Sportmediziner mit üblicher orthopädischer Untersuchungstechnik die Festigkeit von Kniegelenksbändern hinsichtlich Abduktion und Adduktion bei 26 amerikanischen Footballspielern untersucht. Obwohl sie sich zuvor auf die Kriterien fest, locker, sehr locker einigten, ergaben die Ergebnisse erhebliche Diskrepanzen in der Aussage ohne statistisch signifikante Korrelationen. Zur objektiven Bestimmung von Abduktions- und Adduktionswinkeln konstruierten die Autoren deshalb in Anlehnung an Sprague ein Meßgerät. Der Unterschenkel des Probanden wird bei fixierten distalen Enden des Femur, fixiertem Oberschenkel und fixiertem Becken auf einem Linearpotentiometer gelagert. Durch seitlich am Unterschenkel angreifende 10 kg-Gewichte werden entweder Adduktionen oder Abduktionen erzeugt. Die Auslenkungen des Unterschenkels auf den Potentiometer werden elektrisch gemessen und in Winkel umgerechnet. Mit dieser Methode, die eine gute Reproduzierbarkeit aufwies, wurden vor und nach der sommerlichen Spielperiode bei ca. 100 amerikanischen Footballspielern die Winkel der Adduktion und Abduktion bestimmt. Der Mittelwert der Meßergebnisse vor der Saison wurde als Grenzwert zwischen locker und normal festgesetzt und ein Vergleich mit den Werten nach der Saison bei Verletzten und Unverletzten vorgenommen. Während dreier Spielperioden von 1969 bis 1971 traten insgesamt 43 Kniebandverletzungen auf: rechtes mediales Kollateralband 13, linkes mediales Kollateralband 18, linkes laterales Kollateralband 6, rechtes vorderes Kreuzband 2, linkes vorderes Kreuzband 4. Selbst mit sorgsamer Statistik war es nicht möglich, die in der Literatur vertretene Meinung zu bestätigen, daß zwischen geringerer lateraler Kniestabilität und damit lockerem Bandapparat und Verletzungsbereitschaft im American Football irgendeine Beziehung besteht.

Mit Schädel- und Gehirntraumen beschäftigten sich die folgenden Beiträge. "Head injuries in sport", G. Vanderfield (Sydney): In dem Krankengut einer größeren Städtischen

Grundlagen und Grenzen des Leistungssports — medizinische Erkenntnisse

Klinik für Schädel-Hirnverletzte an der Ostküste Australiens sind Kopfverletzungen durch Sport in einer Häufigkeit von 8% zu finden. Unterteilt man die Sportunfälle nach den hauptsächlich betroffenen Körperregionen, so ist der Kopf mit 10%, das Knie mit 20%, der Fußknöchel mit 15% und die Schulter mit 13% betroffen. Am risikoreichsten sind Wettkämpfe mit direktem Körperkontakt wie z. B. Rugby, wobei die Wahrscheinlichkeit eines Schädel-Hirntraumas doppelt so groß wird. Auch Boxen mit der Gefahr von Gehirnerschütterungen und den meist fatalen akuten subduralen Blutungen, Motor- und Pferderennen sind mit der Gefahr von Schädel-Hirntraumen trotz Sicherheitsvorkehrungen verbunden. Das geringste Risiko haben Sportarten ohne Körperkontakt. Bei eingetretener Schädelverletzung auch nur geringen Grades sollte sofortige ärztliche Überwachung und Hilfe in Anspruch genommen werden. Bei strikter Überwachung der Wettkämpfe, mit dem Verbot gefährlicher Praktiken und adäquaten Schutzvorrichtungen könnten nach Ansicht des Autors Kopfverletzungen erheblich vermindert, aber wie z. B. im Boxen nicht völlig eliminiert werden.

Der Beitrag von Y. Yoshida (Tokio) mit seiner „Study on the power of boxer's punches" trug zu der Frage bei, welche Kräfte beim Boxhieb am schlagenden Teil insbesondere bei Trainierten frei werden. Der Autor maß auf elektrischem Wege die Kraft des Boxhiebs bei 50 Berufsboxern im Leicht- und Mittelgewicht. Im Durchschnitt wurden 140 kg bei der rechten Geraden, 146 kg beim rechten Haken, 131 kg bei der linken Geraden und 140 kg beim linken Haken gemessen. Die mittleren Werte von 50 Amateurboxern vergleichbarer Klassen lagen um rund 40 kg tiefer. Bei völlig ungeübten jungen Männern wurden noch um ca. 30 kg niedrigere Werte ermittelt. Maximale Werte maßen sie bei Cassius Clay (Schwergewicht) mit 190 kg.

Aufgrund dieser Werte wurde in der Diskussion von E. Jokl (Lexington) die Frage nach einem Verbot des Boxsports erhoben, einer Meinung, der sich auch Vanderfield im Hinblick auf die ihm bekannten neurologischen Spätschäden anschloß.

Über „Häufigkeit und Schwere von Schädel-Hirntraumen bei sportlicher Betätigung von Kindern und Jugendlichen" sprach H. Lange (Berlin). In einem Berliner Unfallkrankenhaus stellte sie fest, daß in einer fortlaufenden Serie von 220 Kindern und Jugendlichen, die mit Schädel-Hirntraumen aller Schweregrade eingeliefert wurden, 25 (11,4%) beim Sport verletzt wurden. Die Unfälle ereigneten sich 1mal im Rollschuhlauf, 11mal beim Eislauf, 1mal beim Rodeln, 7mal beim Turnen oder bei Turnspielen, 5mal beim Schwimmen und Wasserspringen. 13 Kinder waren bewußtlos, 12 Kinder bewußtseinsgetrübt oder bei klarem Bewußtsein. In allen Fällen lag nach dem EEG eine Hirnbeteiligung vor. Bei 3 Kindern bestanden Schädelbrüche. Als besonders beachtenswertes Symptom stellte die Autorin den „primär geordneten Dämmerzustand" heraus, der gerade bei jugendlichen Verletzten besonders häufig zu finden sei. 24 der Kinder genasen völlig, bei einem blieb eine Hirnschädigung in Form einer psychomotorischen Epilepsie als Folgezustand zurück. Die Autorin verwies darauf, daß man als Ursache von Sportunfällen bei Jugendlichen auch prätraumatische Hirnschäden bedenken solle.

Einen Beitrag zur Traumatologie innerer Organe lieferten D.C. Wukasch, M.I. Feldmann, R.C. Leachman, E. Garcia, R. Lufschanowski, G.L. Hallman, D.A. Cooley (Houston) unter dem Thema „Potential danger to the mitral valve from physical stress: unrecognized ‚mitral systolic click syndrome'": Bei einem 49jährigen Mann war im Anschluß an einen Skiunfall, bei dem er einen Schlag gegen die linke Brustseite erhielt, ein systolisches Geräusch über dem Herzen aufgetreten. Durch Herzkatheteruntersuchung wurde Mitralklappeninsuffizienz bestätigt. Die Operation ergab eine Ruptur der chordae tendineae des hinteren Segels. Aufgrund dieser Beobachtung untersuchten die Autoren 84 Patienten, die das Bild des „mitral systolic click syndrome" boten. Die Patienten im Alter von 6 bis 66 Jahren zeigten nur in 17 Fällen ein systolisches Geräusch. Der mitrale Click wurde bei 67 Patienten in der späten Systole und bei 17 Patienten in der frühen Systole gehört. Bei allen Patienten wurden Anomalien des Klappenapparates nachgewiesen.

Die Autoren waren der Meinung, daß dieses Syndrom nicht mehr wie früher als benigne anzusehen sei, sondern daß man es gerade bei Sportlern als potentiell gefährlich betrachten müsse. Schon geringe Traumen könnten zur Ruptur des geschädigten Klappenapparates führen und andererseits könnten körperliche Belastungen ventrikuläre Arhythmien mit u. U. plötzlicher Todesfolge hervorrufen.

Sport und Spiel – Philosophische
Interpretationen

Ansätze zur Interpretation des Hochleistungssports

Der Sport als philosophischer Gegenstand ist eine Entdeckung der neuesten Philosophiegeschichte; vor allem die Entwicklung des modernen Leistungssports beginnt seit einigen Jahren die Aufmerksamkeit der Philosophen auf sich zu ziehen: Der Sport wird als ein exemplarisches Phänomen erkannt, an dem allgemeine Weltdeutungen beispielhaft angewendet und geprüft werden können. In den letzten Jahren wurde eine Reihe ausführlicher philosophischer Interpretationen vorgelegt, die phänomenologisch (Weiss), existentialistisch (Slusher), ästhetisch (Frayssinet), semiologisch (Bouet) orientiert oder von der modernen Wissenschaftstheorie (Lenk) beeinflußt den Sport deuten.

In den philosophischen Arbeitskreisen wurden die Möglichkeiten einer Philosophie des Sports unter *drei* verschiedenen Aspekten diskutiert: Einmal wurden aus der Sicht der Phänomenologie Ansätze vorgelegt, zum anderen wurde der Sport unter dem Aspekt der philosophischen Anthropologie gedeutet, und außerdem wurden Versuche unternommen, eine Sportphilosophie am Beispiel des Leistungssports zu entwickeln.

M. Bouet (Rennes)

Grundlagen einer Interpretation des Hochleistungssports*

Will man grundlagenorientierte Überlegungen zur Interpretation des Hochleistungssports anstellen, erhebt sich zentral die Frage nach dem *Wesen* dieser Art von Sport. Zur größeren Klarheit der Ausführungen wollen wir diese Frage in zwei weitere unterteilen, deren erste als rudimentär zu bezeichnen ist und — nach meiner Terminologie — die sogenannte „Struktur" des Hochleistungssports betrifft, während die zweite, jene nach seinem sogenannten „Sinngehalt", größere Tragweite besitzt.

Ich halte es für zweckmäßig, an die erste dieser Fragen von zwei Gesichtspunkten aus heranzugehen und den Hochleistungssport zunächst vergleichend zu betrachten und in der weiteren Folge dann unter Betonung der bedeutenden Zeitlichkeitsbeziehungen, die er beinhaltet.

Aus vergleichender Sicht erhebt sich die Frage, ob der Hochleistungssport wirklich nur — wie sein Name sagt — Sport auf hohem Niveau ist, wobei sich von selbst versteht, daß Sport in jeglicher Form ohne Leistung undenkbar ist, oder ob er vielmehr nicht die einzige Form sportlicher Betätigung darstellt, die mit voller Berechtigung mit Leistung in Zusammenhang gebracht werden kann; oder auch, ob er nicht als eine („die sportliche") Spezies aus der Familie der Spitzenleistungen im großen und ganzen (die es in vielen Bereichen, wie Wissenschaft, Kunst usw. gibt) angesehen werden sollte.

Ich bin für die erste Auslegung. Wie ich schon an anderer Stelle nachzuweisen versucht habe[1], gehört zum Sport — zu jedem Sport — die Leistung als Schlüssel-

---

* Übersetzung aus dem Französischen.

[1] M. Bouet: Signification du Sport. Paris 1968.

begriff und liegt diese ihm als Prinzip zugrunde. Man darf sie allerdings nicht mit der Rekordleistung verwechseln, die nur eine ihrer Ausdrucksformen darstellt, und schon gar nicht mit der politisch oder kommerziell ausgeschlachteten und hochgespielten Rekordleistung. Die dritte Auslegung schließt die Unklarheiten der „Achievement"-Theorie mit ein und verkennt, daß der Hochleistungssport wahrscheinlich den Rekord auch in anderen Bereichen als dem des Sports zu einem nacheifernswerten Beispiel gemacht hat, wo er weit entfernt ist, nur eine einfache Widerspiegelung zu sein.

Was bedeutet es nun, den Hochleistungssport als Sport auf hohem Niveau aufzufassen?

Vom Produkt her gesehen wäre zu sagen, daß es sich um Sport auf einer Ebene handelt, wo die *Quantitäten*, in denen die Leistungen gemessen werden, das *Maximum* erreichen — entweder größte Geschwindigkeit oder längste Dauer, weiteste Strecken, größte Höhen bzw. Tiefen usw. oder auch Erhöhung einer nach einem gegebenen Bewertungssystem zuerkannten Gesamtpunktzahl. Ebenso rückt mit zunehmender Anzahl von Siegen der Gipfel der Meisterschaft näher (und diese Siege werden im allgemeinen nach der höheren Punktzahl — Tore, Treffer usw. — entschieden). Außerdem sei hinzugefügt, daß der Begriff des in Zahlen ausgedrückten Rekordes auf vielerlei Weise in jegliche sportliche Betätigung Eingang finden kann. Es läßt sich sagen, daß Hochleistungssport niemals ein Sport sein kann, der ohne die Quantität auskommt. Und ich möchte in diesem Zusammenhang bemerken, daß die Objektivität — von manchen als „kalt" empfunden — de facto Ausdruck eines leidenschaftlichen, harten Einsatzes ist, der bedingt, daß die genaue Messung des Leistungserfolges an die Stelle der Ermittlung obskurer „Effekte" tritt.

Auf der anderen Seite kommt der sportlichen Spitzenleistung als erbrachter Leistung ein *Qualitäts*charakter zu, der sie zu etwas tatsächlich Besserem, und nicht nur quantitativ Überlegenem, stempelt. Sie ist technisch perfekter, gekonnter, vollständiger und hat mehr Stil und mehr „Persönlichkeit". Wer sie erbringt, ist „in Form", und diese Form entspricht der Beherrschung der Materie durch *die* Form. Sie ist das Ergebnis zahlreicher Komponenten, die entfaltet worden und eine gelungene Verbindung miteinander eingegangen sind. Es dürfte dabei im Grunde eine qualitative Diskontinuität gegenüber den geringeren Leistungen bestehen. Eine diesbezügliche Ausdeutung wäre über den dialektischen Begriff der Umsetzung von Quantität in Qualität möglich.

Was den Produzenten betrifft, ist der Hochleistungssport quantitativ gesehen die Angelegenheit einer geringen Anzahl von Individuen. Diese ihrerseits stellen eine Elite dar, d. h. sie sind qualitativ derart überlegen, daß sie „anders als die anderen" sind. Sie geben ihr Optimum. Sie sind die Meister.

Es gibt dabei eine Dialektik von Erzeugnis und Erzeuger: Die Spitzenleistung eines Sportlers, der kein Champion ist, ist kein Hochleistungssport im eigentlichen Sinn, sondern etwas Zufallsbedingtes.

Dadurch gelangen wir zum Verständnis eines weiteren grundlegenden — und doppelwertigen — Wesenszuges des Hochleistungssports: quantitativ gesehen dient er als *Maßstab* jeglicher sportlichen Leistung, qualitativ gesehen als ihr *Vorbild*. In diesem Zusammenhang wäre zu bemerken, daß zwar — wie Lewin es ausdrückt — „das Streben nach immer größeren Rekorden in manchen Sportarten an eine Zielstruktur gebunden scheint, die keine Grenze nach oben kennt", dieses Streben an

Ansätze zur Interpretation des Hochleistungssports

sich jedoch gerade die Normen für die geringeren Ebenen setzt, was bedeutet, daß im Sport *das Überlegene* zur Norm wird. Dies führt uns in gewissem Sinn auf das Coubertinsche „Pyramiden"-Konzept zurück. Allerdings müssen wir uns dabei vor dessen finalistischer Interpretation (sowohl von unten nach oben wie auch von oben nach unten) hüten und dürfen es auch nicht kausal oder hierarchisch verwerten. Wir können die Pyramide für unsere Zwecke abflachen: in ihrem Zentrum bleibt dennoch die Hochleistung — als Einheitsprinzip für das sportliche Vielfache und für die Vielzahl der Sportler.

Auf dem Gipfel der sportlichen Domäne — oder auch in ihrem vibrierenden, strahlenden Zentrum — muß der Hochleistungssport wohl als Ausdruck der sportlichen *Intensität* an sich und als deren augenfälligste Modalität gesehen werden. Der Intensitätsbegriff bindet und verbindet die bereits genannten Aspekte Qualität und Quantität, die bei jeder Hochleistung sowohl seitens der Belastung und dessen, der sich ihr aussetzt, als auch seitens des Ergebnisses miteinander in ständiger Wechselbeziehung stehen. Die Intensität ist mehr als nur ein Mehr an reiner Quantität und enthält außerdem einen Qualitätsunterschied, unbeschadet der kontinuierlichen Weiterführung des zuvor Gewesenen, auf das sie nicht mehr zurückgeführt werden kann.

Die Erwähnung der Intensität im Hochleistungssport bedeutet, daß die Spannungen und der ausgeprägt zielgerichtete Aspekt, der die Bewältigung der Belastung auf dieser Ebene auszeichnet, in Betracht gezogen werden: Auf diese Art rücken die *zeitbezogenen Elemente* seiner Struktur in den Vordergrund. Statt sich im Räumlichen zu verlieren, konzentriert sich der Hochleistungssport im Zeitlichen. Er beeinflußt den Raum durch eine Verzeitlichung, die als Umkehrung der von Bergson verurteilten Verräumlichung der Zeit verstanden werden könnte. Die für ihn mehr als alles andere charakteristische Übersteigerung ist die ständige Verschiebung einer Grenze, die, so wie der Augenblick, aus dem eigentlichen Unfaßbaren immer neu entsteht.

Selbstverständlich ist jede menschliche Aktivität, besonders die körperliche und ganz besonders die sportliche — gleichgültig auf welcher Ebene —, mit zeitbezogenen Aspekten ausgestattet. Auf Hochleistungsebene allerdings gewinnen diese eine vorrangige Bedeutung und steigern sich bis zum Extrem; denn sie ordnen sich um den Imperativ des unaufhörlichen Infragestellens, der anscheinend zum Selbstzweck geworden ist: bringt er doch nichts anderes hervor als einen neuerlichen Ausbruch von Aktivität.

Wir wollen einige dieser bemerkenswerten Aspekte anführen: Das Ineinandergreifen der Spitzenleistungen in einem gegebenen Sport ist ein Prozeß, in dem das „Danach" einen Gewinn gegenüber dem „Davor" darstellt, außer es handelt sich um die absolute Priorität einer „Premiere". Jene Disziplinen, die kein Vergleichen exakter Meßwerte erlauben, müssen ohne das Privileg einer aufsteigenden zeitlichen Abfolge auskommen. Es ist jedoch nur natürlich, daß die derzeitigen Turn- oder Eiskunstlaufgrößen annehmen, sie seien besser, als die Meister von damals es waren; die Übungen sind heutzutage viel reicher an Schwierigkeiten als früher. Die Steigerung des Schwierigkeitsgrades ist ja gerade das Werk des Spitzensportes, ebenso wie die Entwicklung der Regeln und der Technik, ohne die der Sport keine Geschichte hätte.

Wir müssen uns deshalb darüber klar sein, daß der Hochleistungssport im Unterschied zum Massensport, dessen zeitlicher Wesenszug die sich stets erneuernde Gegenwart bleibt, eine Abfolge von Zeitpunkten gemäß einer aufsteigenden Kurve darstellt. Der Spitzensportler nun ist um das Erfassen dieser Zeitpunkte bemüht, und dies veranlaßt ihn, sein Leben zeitweilig äußerst exakt zu organisieren und seinen Lebensrhythmus auf die Erreichung seines Zieles abzustimmen.

Man mag dazu bemerken, daß das betreffende lineare und kumulative, prometheusähnlich zukunftsorientierte Zeitelement etwas für die westliche Welt Typisches sei. Jedenfalls beinhaltet es den Grundbegriff eines Fortschritts, der — mit zeitlicher Distanz — auf Hochleistung ausgerichtete Menschen miteinander und, über den Versuch, eigene Rekorde zu brechen, auch mit sich selbst in Wettstreit treten läßt. Die dabei erzielten Ergebnisse werden mittels einer Messung — insbesondere einer Zeitmessung —, die vom wissenschaftlichen Fortschritt nicht wegzudenken ist, festgehalten: Und dieses Festhalten versperrt den Weg zurück und bedingt eine Weiterentwicklung, die kein Zurückweichen zu kennen scheint.

Wenn wir weiterhin in den verschiedenen Sportarten die Hochleistung an sich betrachten, stellen wir fest, daß sich der zeitliche Ausdruck als wesentlich darstellt: nicht immer in der gleichen Weise, aber stets bewußter als auf den niedrigeren Ebenen und mit größerer Durchschlagskraft; so, als ob sich der Raum geschmeidig dem Diktat der inneren Flexibilität der Zeit fügte. Und vielleicht ist das Kennzeichen der überlegenen Leistung in dieser zeitlichen Inflexion zu suchen, die dadurch zur Form einer zugleich integrativen und dominierenden physischen Reflexion wird, die in ihren Strukturen mit der Musik vergleichbar ist. Die zeitliche Strukturierung tritt in allen jenen Fällen klar zutage, in denen das Ergebnis nach der zeitlichen Dimension gemessen wird und in denen man — einer Redensart folgend — mit Geschwindigkeit oder Ausdauer „gegen die Zeit kämpft", gleichgültig ob die durchmessenen Strecken auf der Stadion-Rennbahn oder in freier Natur zurückgelegt werden. Es gibt sie aber auch bei anderen Sportarten, in denen die Messung in Längenmaß- oder Gewichtseinheiten, in Treffern oder zuerkannten „Punkten" erfolgt: Denn Spitzenleistungen lassen sich dabei eben nur dann erzielen, wenn zeitbezogene Faktoren, wie schnelles Absolvieren, Rhythmus, Organisation des Phasenablaufs und Vorausberechnung als Garanten der richtig eingesetzten Möglichkeiten fungieren. Die Spitzenleistung liegt auf der Ebene erhöhter, komplexer Spannung, deren Anhalten der Dauer der sportlichen Übung entspricht.

Haben wir nicht das unbestimmte Gefühl, daß sowohl das „Altius" wie auch das „Fortius" des öfteren durch das „Citius" bedingt werden? Über das Zeitelement im Hochleistungssport wäre noch viel zu sagen: über den Aufbau von „Premiere" und Rekord als „bemerkenswerten Fakten"; über die erfüllte Gegenwart im Augenblick des Zustandekommens und „Aufkommens"; über die Tatsache, daß es Ausdauerrekorde früher gab als Geschwindigkeitsrekorde; über die zyklischen Aspekte (Weltmeisterschaften u. dgl., Olympische Spiele), die einer Spiralbewegung folgend im linearen Tempo des unbegrenzten Fortschrittes eine Verbindung miteinander eingehen; über die Intensivierungsrhythmen vor den und während der großen Wettkämpfe usw. ... Beim Sport auf den mittleren Ebenen findet sich dergleichen nicht, und schon gar nicht auf den unteren Ebenen — höchstens in Form von Nachahmung.

In diesem ersten Teil meiner Abhandlung ging es nur um die Abgrenzung der konstituierenden Grundzüge, die den Hochleistungssport kennzeichnen. Aber die

Ansätze zur Interpretation des Hochleistungssports

Frage nach dessen eigentlichem Wesen findet auch hier nur eine Identifikationsstruktur, eine Markierung, vor. Ich will im zweiten Teil prüfen, wie sein Sinngehalt im allgemeinen zu verstehen ist. Wir werden der Reihe nach drei Standpunkte wählen, um dann — was mich betrifft — beim dritten zu bleiben. Der erste betrifft die Sozialkritik, der zweite kann mit der Ästhetik in Zusammenhang gebracht werden, der dritte soll auf eine Semiologie hinauslaufen.

Der Sinngehalt des Hochleistungssports wäre zunächst als eine Entfremdung zu sehen, deren Ergebnis, Symbol und Instrument er ist. Die von zahlreichen Autoren behandelten Themen haben ausreichende Bekanntheit erlangt und sind recht verbreitet. Sie schöpfen aus der zu politischen und wirtschaftlichen Zwecken vorangetriebenen Entfremdung des Hochleistungssports — einer Tatsache, die ich schon vor Jahren verurteilt habe.

Die Sozialkritik am Sport befaßt sich, wie man weiß, einseitig mit der quantitativen Seite der Leistung, da sie an den Sport nur in seinen Äußerlichkeiten herankommt. Sie mißachtet systematisch den qualitativen Aspekt und nimmt den Spitzensportler nicht als individuelle Persönlichkeit zur Kenntnis. An die Stelle der Zeit als Form für intensives Erleben tritt die Zeit als Form für das Tempo des industriellen Ausstoßes. Aber läßt sich der Hochleistungssport auf diese Weise überhaupt durchschauen? Was hier als Hochleistungssport beschrieben wird, grenzt an eine Karikatur. Zum Beispiel der Begriff vom „roboterartigen Spitzensportler", der bei einiger Vertiefung in die Sportpsychologie widerlegt werden kann; oder die angebliche „Unnatürlichkeit" von Training und Wettbewerb, die der Analyse des echten Sportvergnügens und der Wahlfreiheit als dessen Wesenselement nicht standzuhalten vermag. Die Behauptung, der Rekord sei im Sport dasselbe wie das Geld in der Wirtschaftspolitik, d. h. ein Instrument des Vergleichs und des abstrakten Austausches, beinhaltet doch wohl eine mißbräuchliche Analogie und eine mehr polemische als rationale Ansicht. Es ist z. B. aufgefallen, daß „der Sport während der Maiunruhen 1968 durch Abwesenheit glänzte". Derzeit gewinnt man den Eindruck, daß es — übrigens spät genug — zum Versuch einer Abrechnung kommt; aber worüber? Etwa darüber, daß sich der Sport den Erkenntnissen der neuen Kritik entzieht (wie schwer fällt allein schon die Anwendung des Sozialbegriffes „achievement"!)? In einem Werk mit dem Titel „*La Société de Répression*" hält Gilbert Mury, ein Philosoph, der in enger Beziehung zu den Maiunruhen 1968 stand, dem Sport zugute, daß er in sich schließt, „was in einer Welt von Prozessen noch Handlung geblieben ist". Und er rechtfertigt die Sportregeln („unentbehrliche Stützen des Einzelmenschen und der Gesamtheit zur Entfaltung wahrnehmbarer Initiativen"); er billigt die großen Sportveranstaltungen; und er schreibt: „Bergsteiger und Seefahrer entdecken eine neue Lebensform!"

Freilich — es steht fest, daß die Kinder der Konsumgesellschaft dem Hochleistungssport nicht gerade viel abgewinnen können: Von der Werbung aufgestachelt und unter dem Zwang, mit einer Unzahl von Gleichgestellten wetteifern zu müssen, wollen sie alles haben, und das sofort, um des Besitzes sicher zu sein. Der Hochleistungssport ist wohl nicht aus dieser Gesellschaft geboren worden.

In einer ganz anderen Richtung als jener der Gleichstellung des Hochleistungssports mit der Arbeit vom Typ repressiver Industrieproduktion können wir eine Auffassung antreffen, die nur die qualitative Komponente betont, sie der Kunst vergleicht und der sportlichen Spitzenleistung den Status eines Kunstwerkes verleiht. Diese These ist besonders durch Frayssinet gestützt worden, der von einem „athletischen Werk" (Oeuvre) redet: Er meint damit keineswegs den Körper des Sportlers, auch nicht das auf den offiziellen Listen eingetragene Ergebnis, sondern „den Lauf, den Sprung, den Wurf des Athleten", soweit sich dies von seinem Urheber trennen läßt, dem ein gewisses Streben nach Schönheit nicht abgesprochen werden kann[2]. Wenn es sich tatsächlich um ein Werk handelt, so deshalb, weil wir es mit der Ausgestaltung von Fähigkeiten, mit „Arbeit an der Natur", zu tun haben. Aber es ist in diesem Fall — um an Marcuse anzuschließen — eine Arbeit, die auf Ästhetik hinausläuft und nicht mehr auf die „Leistung".

Können wir überhaupt der Ansicht Frayssinets bezüglich aller Arten der Spitzenleistung, z. B. jener, die aus sportlicher Betätigung in freier Natur und in Gefahrensituationen erwächst, zustimmen? Dies dürfte umso schwerer fallen, als der Autor feststellt, „der Sport ist Sport nur in dem Maße, in dem er Leichtathletik ist".

Frayssinet und andere reihen „den Sport unter die Bildenden Künste" ein, und man gewinnt den Eindruck, daß sie um die Konstruktion einer Apologie des Sports bemüht sind und alles ins Werk setzen, um ihn in den Rahmen der anerkannten und prestigeträchtigen Werte einzubauen. Die Voraussetzung zu dieser Apologie wurde seit langem aus der Moral gezogen.

Es ergibt sich, daß die Leistung nur in analogisierender Sicht und zum Preis der dieser anhaftenden Nachteile als Werk gelten kann. Die unter Berufung auf die Bemerkung, daß das Ballett zu existieren aufhört, „wenn die Tänzer ruhen", aufgestellte Behauptung, daß die vergängliche sportliche Leistung trotz ihrer Zeitgebundenheit und Unbeständigkeit als Kunstwerk zu betrachten wäre, ist Sophismus. Gleichermaßen ist die Behauptung irreführend, daß die Technik des großen Meisters (champion) nur geringen Veränderungen unterworfen ist; das entzieht die Leistung der Zeit.

Schließlich müssen wir noch eine weitere Konsequenz dieser Auffassung bedenken: Wenn die Spitzenleistung ein Kunstwerk ist, müßte der Spitzensportler doch als Genie gewertet werden. Robert Musil hat dies als einer von wenigen erfaßt. Für gewöhnlich steht der Spitzensportler ja vorzugsweise im Ruf eines „Helden". Aber besitzt der Spitzensportler denn nicht — so wie das Genie — eine höhere Steuereinrichtung, die ihm jenes undefinierbare Unbewußte, sozusagen Überbewußte, den „Funken", vermittelt? „Wollte man einen großen Geist und einen Boxchampion psychotechnisch analysieren, wäre zu erwarten, daß sich die beiden bezüglich Wendigkeit, Mut, Präzision, Kombinationsgabe und Reaktionsschnelligkeit auf dem jeweils für sie spezifischen Terrain als gleichwertig erweisen". Es müßte doch auch beim Spitzensportler diese für das Genie eigentümliche Verbindung von Scharfsinn und Ursprünglichkeit zu finden sein. Man könnte es glauben; und zweifellos gälte dies für bestimmte erstrangige Sportler mehr als für andere. Dennoch verstärkt sich in uns das Gefühl, daß sie nicht über die Möglichkeit verfügen, ein eigentliches Werk zu schaffen, etwas, das für sich allein zu bestehen vermag.

So gelangen wir zu der Auffassung, daß durch den Hochleistungssport weder ein Produkt im gewerblichen noch ein Werk im künstlerischen Sinne entsteht. Er hat

---

[2] P. Frayssinet: Le Sport parmi les Beaux-Arts. Paris 1968. vgl. dazu auch G. Gebauer in: Sportwissenschaft **1**, 75—84 (1971).

seine autonome Bedeutung, die aber nur von der aktiv gesetzten Handlung lebt, insofern als sich die Handlung nicht vom Ergebnis trennen läßt. Der Sinngehalt der sportlichen Spitzenleistung bleibt an die Anstrengung gebunden, aus der sie geboren wird, während das Ergebnis nur eine Art Widerstand beisteuert; dabei handelt es sich nicht um ein Objekt, sondern um ein Objektivitätsprinzip, das in die zum gegebenen Augenblick überwundene Schwierigkeit gefaßt ist.

Streng auf die Aktivität und deren genaue Messung ausgerichtet, bestätigt sich der Hochleistungssport durch die ihm innewohnende Spannung und verleiht damit seinem Sinngehalt Ausdruck. Er bezieht ihn nicht von außen und läßt es sich auch nicht angelegen sein, ihm außerhalb seiner selbst Dauer zu sichern. Doch finden wir diesen Sinngehalt in der Ausstrahlung des sportlichen Seins, d. h., des sich konzentrierenden Sportlers, und an diesen bleibt er auch gebunden. Darum sehe ich die Spitzenleistung als *Ausdruck*. Ich möchte betonen, daß sich hier eine Art von Innerlichkeit, erzielt durch den sportlichen Akt, manifestiert: nämlich jene des Individuums (des Teams), *das sein Niveau hält, indem es sich überbietet* und derart zu jenem Intensitätsmoment vorstößt, das zugleich die Erfüllung bringt und die „unvermeidliche Leere danach" ahnen läßt, wodurch der betreffende Kulminationspunkt im Gegenwärtigen erreicht werden kann. Zugegeben: Die Ausdrucksmodalität ist nicht nur dem Hochleistungssport gegeben, und der Sport kann auch auf anderen Ebenen expressiv sein — nicht aber gleich stark, auch nicht mit den gleichen Inhalten und nicht auf die gleiche Weise. Insgesamt gesehen ist diese andere Ebene eher der Bereich des spontan-spielerischen Ausdrucks, bzw. ihr Horizont ist auf das rein Instrumentale begrenzt.

Die Intensität der Kräfte und Aktionsformen, der im Hochleistungssport besondere Bedeutung zukommt, verleiht einer Anzahl sinnstarker Elemente, die auf den unteren Ebenen nur undeutlich auszunehmen sind, Präzision, Verdichtungs- und Ausdehnungsvermögen. Die quantitativ/qualitative Hochwertigkeit verfeinert den Sinngehalt und bringt ihn zur Geltung, macht ihn einprägsamer, verdeutlicht ihn zunehmend durch die Brillanz einer weiter perfektionierten Gestik und stattet ihn mit größerer Durchschlagskraft aus — als wäre ein Bestehen nur dank dieses Übertreffens möglich. Vor allem in Figuren der Zeitlichkeit, die den Hochleistungsstrukturen eigen sind, findet sich eine Art Ausdrucksschematismus (ohne daß die Ausdrucksfunktion deshalb vom ausgedrückten Sinn scharf abgegrenzt wäre).

Verfolgen wir dies weiter, sehen wir, daß der Hochleistungssport an sich etwas von seiner eigenständigen Existenz beisteuert, indem er sich als eine bestimmte, dem sportlichen Sein zugehörende Wesenheit ausweist, die ihren Gipfel erreicht hat und sich daher nicht reduzieren läßt. So findet der Hochleistungssport seinen Ausdruck in sich selbst, wird aber gleichzeitig auch zum allgemeineren Ausdruck des Sports durch dessen wesentliche Sinnelemente. Es gibt für die grundlegenden Themata des Sports als Stilform der menschlichen Betätigung wohl kaum einen besseren Boden als die Ebene, auf der sich die Spitzenleistung bewegt; denn dort wird das *Erleben des Körpers* konkret und rückhaltlos als aktives und passives Vermögen empfunden; dort stellt die *erlebte Bewegung* ihre autonomen Strukturen am markantesten dar und wird der Gegensatz zwischen ihr und der mehr oder minder unkontrollierten Bewegung am ausgeprägtesten. Außerdem ist klar, daß das Thema des *Herangehens an Schwierigkeiten und Hindernisse* nirgends so auf die Spitze getrieben wird wie im Hochleistungssport und daß die Schwierigkeiten nirgendwo sonst derart stark „reagieren". Schließlich stehen auch noch die Themen *Leistung* und *Wettbewerb*, die hier kräftig ineinandergreifen (Leistung *durch* Wettbewerb; Wettbewerb *um der* Leistung *willen*) in ihrem vollen Glanz vor uns.

Die Spitzenleistung beinhaltet außerdem eine klarstmögliche Formulierung der erlebten, expressiv-motorischen Schemata, die die Struktur der individuellen Beschaffenheit der einzelnen Sportarten, des ihnen eigenen Existenzraumes und der Welt ihrer Symbole bilden. Das eigentliche Wesen des Skisports z. B. tritt am klarsten zutage, wenn sich Technik, Kühnheit, Fähigkeit und Stil bis zur Perfektion in einem seiner Großen vereinen. Und wer in der Lage ist, Spitzenleistungen zu erbringen, kommt dem tieferen Sinn eines Sports zweifellos näher als jemand, der — unsicher in der Bewegung — unfähig scheint, sich über die Materie zu erheben.

Noch höher als jene Ausdrucksebenen, die — wenn man so sagen will — einer Eidetik des Sports zugehören, liegt alles, was der Hochleistungssport über die Existenz seiner Existenzträger aussagt — wir meinen damit die Spitzensportler. Der Champion ist weder Roboter, noch Held, noch Künstler, sondern ausschließlich Ausdruck des Sports — eines Sports —, und damit Ausdruck seiner selbst als einmalige Persönlichkeit wie auch als Mensch schlechthin.

Bei dieser Gelegenheit sei hinzugefügt, daß der Spitzensportler — als Individuum betrachtet — auch darin Meister ist, Talente und Wunschziele zu bekunden, die seine eigene Motivation verstärken. Er öffnet sich den Dingen, der Umwelt, den Werten; und auf diese Weise teilt er sich mit. Für seinen Sportzweig gilt er als Repräsentant, als Herold, als Botschafter; hierin ist er Schöpfer und Motor des Fortschritts. Seine Konkurrenten sehen den Sieger als jemanden, der ihrer aller Anliegen am besten vertritt. Als Mensch schlechthin symbolisiert der Spitzenkönner hauptsächlich die Macht des Menschen über und durch seinen Körper, über das Technische, über die Elemente der Natur. Er gibt Zeugnis von der Willenskraft und deren Triumph über das Absurde. So erklärt sich die Ausstrahlung, die der Champion über die Grenzen der Sportwelt hinaus besitzt. So wird auch verständlich, daß die große Masse ihn mit einem Mythos umgibt.

Ich muß auf die Ausdruckskraft zurückkommen, die dem Hochleistungssport auf verschiedene Art anhaftet, und ich schlage damit in der Analyse des Sports eine mehr allgemeine Richtung ein: den Weg der Betrachtung des Sports als eines Bereichs von Zeichen, von Sinngefügen und Symbolen, und damit den Weg zu einer Verbindung der phänomenologischen Schau und der semiologischen Methode. Ich denke jedoch, daß in dem Gebiet, das uns beschäftigt, die Interpretation hermeneutische Sinntreue bewahren muß und sich nicht assoziativ einer Analyse im linguistischen Sinne anpassen darf. Die Botschaft, die durch den Hochleistungssport vermittelt wird, bietet uns Gelegenheit zur Besinnung auf die Wichtigkeit und Vorrangigkeit der „Bewegung als universellem Ausdrucksmittel" (Merleau-Ponty). „Der Körper ist Träger einer unbestimmten Anzahl von Symbolsystemen, deren eigentliche Entwicklung den Sinngehalt der ‚natürlichen' Ausdruckserscheinungen gewiß übersteigt, aber die zusammenbrechen, wenn der Körper aufhört, deren Ausübung zu akzentuieren und sie in die Welt und in unser Leben einzubauen" (id.). Vom Sport, vor allem vom Hochleistungssport, könnte man sagen, „es ist stets dasselbe Paradoxon von der Wahrnehmbarkeit einer Kraftleistung in einer Form und einer Spur oder eines Zeitzeichens im Raum".

Ansätze zur Interpretation des Hochleistungssports

Zum Abschluß meiner Ausführungen möchte ich den Begriff der *Relativität* kurz erwähnen, der über die Frage nach dem Wesen des Hochleistungssports hinaus nunmehr auch die Frage nach dessen Wertigkeit berührt. Eine überhöhte Leistung ist niemals an sich eine solche, sondern nur im Verhältnis zu dem, was sie übertrifft, und ebenso durch die Bewegung, die ihr ein potentielles Selbstübertreffen ermöglicht. Der Hochleistungssport setzt den Sportlern einen Horizont, an dem sie die eigentlichen Formen wahrnehmen können. Man könnte es sich also ersparen, sich von Zweifeln bezüglich der Verbesserung absoluter Rekorde (a parte ante oder a parte post) hypnotisieren zu lassen. Wichtig ist nur das Niveau der erzielten Aktivierung und daß die Leistungshöhe nicht abfällt.

Kurzreferate und Diskussion

Die Diskussion konzentrierte sich auf Bouets Ablehnung des „Oeuvre"-Begriffs von Frayssinet:

Kohl (Berlin) sah einen Widerspruch zwischen Bouets Ablehnung und der Tatsache, daß Leistungssportler historische Fakten schaffen können. „Wenn etwas historisch werden kann, muß ein ‚Oeuvre' dahinterstehen."

Bouet: Frayssinets „Oeuvre"-Begriff ist für den Sport abzulehnen, weil der Sportler nichts schafft, was eine weiterbestehende Existenz hat; wenn der sportliche Schaffensakt vorüber ist, bleibt nichts bestehen. Wenn man indes alles, was historisch ist, als ein „Oeuvre" bezeichnet, „dann ist *alles* ein ‚Oeuvre' ".

Kohl: Sportliche Aktionen können aber durch technische Mittel festgehalten werden.

Bouet: Die sportlichen Aktionen selbst sind kein „Oeuvre", man macht sie erst dazu.

Lenk (Karlsruhe): Man könnte den „Oeuvre"-Begriff als eine „modellhafte Analogie umdeuten", als „einen Modellvergleich, um bestimmte Eigenschaften zu illustrieren". Verwandte Züge, Eigenschaften und die Genesis machen eine Vergleichbarkeit möglich. Auch bei Weiss findet sich der „Oeuvre"-Begriff: Weiss spricht von dem Leib als dem „Werk" des Athleten. Wenn man Weiss und Frayssinet methodologisch vorsichtiger auffassen würde, ließe sich mit dem „Oeuvre"-Begriff ein gutes Instrumentarium schaffen.

Scherler (Tübingen): Läßt sich ein Unterschied zwischen Sport und Leistungssport bestimmen?

Bouet: Es gibt keinen profunden Unterschied zwischen Sport und Leistungssport, sondern nur kontinuierliche Übergänge zwischen beiden. Allerdings bestehen unter soziologischem Aspekt radikale Differenzen.

Für Bouet „ist Sport eine Wirklichkeit sui generis und insofern sind Versuche, ihn von anderen Wirklichkeitsbereichen her aufzuschlüsseln wenig erfolgreich, also von der Arbeitswelt oder von der Spielwelt her; diese Begriffe reichen an den Sport selbst nicht heran" (Menze, Köln).

E. Franke (Karlsruhe) führte in seinem Kurzreferat „Sportliche Aktion und ihre Interpretation" unter anderem folgendes aus:

1. Selten hat ein Gegenstand wissenschaftlicher Forschung zu so weitreichenden und unterschiedlichen Deutungen geführt wie der sportliche Wettkampf. Auffällig ist dabei, daß der Grund für die Vielfältigkeit dieser Deutungen bisher nicht untersucht wurde. Vorwiegend bemüht um eine detaillierte phänomenologische Analyse, übersah die Sportwissenschaft weitgehend die theoretische Fundierung ihres Interpretationsverfahrens. Fragen nach den Bedingungen, unter denen sportlichen Aktionen „Bedeutung" zugeordnet wird, wie die „Bedeutung" akzeptiert und tradiert wird, wurden nie gestellt. Ein Überblick über die vorliegenden Sportdeutungen läßt ein allen Interpreten gemeinsames Bestreben erkennen:

sportlichen Aktionen *Sinn* zuzuweisen. Ein Ziel, für dessen Erreichung die verschiedenartigsten Theorien benutzt werden. Ich möchte daher den Vorgang der Bedeutungs-Zuordnung zu sportlichen Aktionen und Möglichkeiten ihrer Rechtfertigung untersuchen.

Untersuchen wir, worin die Mehrzahl aller Deutungsversuche übereinstimmen, dann können wir zweierlei feststellen: Einerseits gehen alle Interpreten des Sports von der Existenz einer semantischen Dimension sportlicher Aktionen aus, und andererseits benutzen sie aufgrund dieser Annahme in der Regel ein gleichartiges Zuordnungsverfahren. Dazu einige Beispiele:

Deutet z. B. Habermas den Leistungssport als eine Form der Arbeit und widerlegen andere Autoren diese Interpretation durch Hinweise auf die Freiwilligkeit und spezielle Zweckmäßigkeit sportlichen Tuns, oder interpretiert Lorenz den Sport als einen geregelten Bereich der Aggressionsentladung, dann wird angenommen, daß
— der Sport ein System mit einer semantischen Dimension ist und
— einzelne sportliche Aktionen als „Zeichen" für ein bestimmtes „Bezeichnetes" (psychologische Zustände oder soziologische, literarische etc. Sachverhalte wie Aggression, Trieb, Arbeit, Epos etc.) auftreten können.

Da in den Interpretationen oft funktional gleiche Handlungen je nach Auffassung der Autoren einerseits als „Zeichen" für den Sachverhalt Arbeit und andererseits für den des Epos etc. auftreten können, kann die Sinnzuweisung nicht aufgrund einer Bewegungsanalyse erfolgen, sondern allein durch Bezug auf das „Bezeichnete", für das die Verhaltensweise nichts anderes als das intersubjektive Symbol ist. Das Prinzip dieser und ähnlicher Interpretationen kann also vorerst bestimmt werden als eine *Zuordnung* sportlicher Aktionen wie Laufen, Springen etc. als „Zeichen" zu einem bestimmten „Bezeichneten" wie Arbeit, Aggression, Spiel, Epos etc.

2. Welche Arten von Zuordnungsverfahren bei Sportinterpretationen werden nun benutzt, und inwieweit *können* sie für sportliche Aktionen Anwendung finden?

Viele Interpreten gehen davon aus, daß die Zuordnung eines „Zeichens" zu einem „Bezeichneten" grundsätzlich ebenso vor sich geht wie wenn z. B. der phänomenale Gegenstand Tisch mit dem Wort „Tisch" bezeichnet wird. Häufig übersehen wird dabei die Bedingung dieses Zuordnungsverfahrens. Es ist in dieser Weise nur möglich durch die Anwendung einer präzisen Theorie, die die Zuordnung des Wortes „Tisch" zu dem phänomenalen Gegenstand bestimmt. Erst durch Benutzung eines intersubjektiv anerkannten Bezeichnungsverfahrens, welches sich in einem System von Handlungen herausgebildet hat, ist es möglich, daß durch das Wort „Tisch" unverwechselbar auch der entsprechende phänomenale Gegenstand repräsentiert wird.

Mißt man an diesem Beispiel die Zuordnung menschlichen Verhaltens als „Zeichen" zu einem „Bezeichneten" (z. B. psychische Zustände oder soziologische etc. Sachverhalte), dann kann man feststellen, daß diesem Verfahren nur selten eine präzise Theorie zugrunde liegt und in der Regel kein vergleichbares etabliertes Bezeichnungsverfahren benutzt werden kann. Einzelne Verhaltensweisen bezeichnen nicht als intersubjektive Symbole bestimmte „tatsächliche Zustände", „Entitäten" etc., sondern sie werden vielmehr notwendig gebraucht, damit das „Bezeichnete" *konstituiert und erkannt* werden kann.

Anders als bei phänomenalen Gegenständen, bei denen z. B. das Wort „Tisch" den Gegenstand aufgrund eines gesicherten Bezeichnungsverfahren repräsentiert, setzt die Verwendung einer Verhaltensweise als „Zeichen" z. B. für den psychologischen Zustand „Aggression" schon die Annahme voraus, daß die spezielle Verhaltensweise als Ausdruck dieses „Bezeichneten" angesehen werden kann. Verhaltensweisen sind in einem solchen Zuordnungsverfahren also nicht Repräsentanten für bestimmte psychische Zustände, sondern nur „Kriterien", durch die entsprechende „Gegenstände", „Entitäten" etc. *benannt* werden.

Daraus folgt, daß die Beobachtung bestimmter Verhaltensweisen und ihre Deutung als „Kriterien" nicht die Annahme rechtfertigt, es lägen tatsächliche Ereignisse wie z. B. der psychische Zustand „Aggression" vor, sondern es wird nur zum Ausdruck gebracht, daß die Verhaltensweise nach Ansicht des Interpreten die Zuordnung des entsprechenden „Bezeichneten" erlaubt. Die Deutung z. B. psychischer Zustände kann daher auch nicht aufgefaßt werden als die Beschreibung eines „material-kausalen" Verhältnisses zwischen einer Verursachung und einem Bewirkten. Es ist vielmehr eine *sprachregelhafte Zuordnung*

Ansätze zur Interpretation des Hochleistungssports

zwischen Verhalten und z. B. psychischen Zuständen, wobei diese nur grammatische Konstruktionen sind, die erst durch Verhaltensweisen konstituiert werden.

3. Entscheidendes Merkmal des skizzierten Zuordnungsverfahrens ist, daß immer „*Theorien*" (mehr oder weniger präzise) die Verhaltensweisen oder andere „Zeichen" unter bestimmten empirischen Bedingungen systematisieren. Bei diesem Vorgang werden *Regeln rekonstruiert*, die in bestimmten Verhaltensweisen *involviert* sind. So ist es möglich, daß z. B. Habermas aus dem Angebot von möglichen Verhaltensweisen *bestimmte* heraushebt und sie zu „Zeichen" für den sozialen Sachverhalt „Arbeit" erklärt. Die dabei stattfindende Systematisierung ist kein willkürlicher Akt, sondern sie ist gebunden an die Bedingungen der Bewährung, Prüfung und Falsifikation in dem durch Aktion und Reaktion bestimmten *sozialen Interaktions-Kontext*.

Untersuchen wir unter diesen Gesichtspunkten den sportlichen Wettkampf, dann können wir feststellen, daß dort keine Rekonstruktion involvierter Regeln stattfindet, sondern *feststehende Spiel-Regeln* die Verhaltensweisen bestimmen. Sie regeln Anfang, Ende, Verlauf etc. der Wettkampfhandlung und setzen je nach Sportart für die sportlichen Aktionen Zeit, Raum und Handlungsausführung fest.

Durch dieses mehr oder weniger ausgearbeitete Regelsystem stellt der sportliche Wettkampf ein eigenes „Zeichensystem" dar, in dem aufgrund der Regeln nur die Korrektheit oder Unkorrektheit sportlicher Aktionen bestimmt wird — aber in den keine „Theorie", die in nicht-sportlichen Bereich entwickelt wurde, übertragen werden kann. Denn der durch Spielregeln geschaffene „künstliche Kontext" verhindert, daß z. B. eine „Theorie der Arbeit", der „Aggression" etc. durch sportliche Aktionen getestet oder falsifiziert werden kann. Es kann jeweils nur die Beachtung oder Mißachtung der bestehenden Spielregeln festgestellt werden, aber nicht die Bestätigung oder Verwerfung konkurrierender „Theorien" aus dem nicht-sportlichen Bereich.

Daraus folgt für die Interpretation sportlicher Aktionen: *die Handlungsformen im sportlichen Wettkampf können nicht als „Zeichen" aufgrund von Zuordnungsregeln aus dem nicht-sportlichen Bereich für ein bestimmtes „Bezeichnetes"* (psychologischer Zustand, soziologischer etc. Sachverhalt) *gelten*.

Die bisher vorliegenden Deutungen der sportlichen Aktion erzeugen allerdings diesen Eindruck — Zuordnungsregeln könnten ohne Modifikation aus dem nicht-sportlichen Bereich übertragen werden — durch eine angenommene Analogie zwischen sportlichen Aktionen und z. B. sozialen, psychologischen etc. Verhaltensweisen.

Interpretiert z. B. Habermas den Leistungssport als eine zweite Arbeitswelt des Menschen, dann kann diese Hypothese aus den oben genannten Gründen nicht in dem „künstlichen Kontext" des sportlichen Wettkampfes verifiziert oder falsifiziert werden. Die Deutung wird nur dadurch möglich, daß die sportlichen Aktionen schon *als* Arbeitshandlungen *gesehen werden*. Die „Arbeits-Theorie" — im sozialen Kontext geprüft — wird übertragen in den „künstlichen Kontext", den der sportliche Wettkampf darstellt. Ein Vorgang, bei dem eine Übertragung einer empirischen „Theorie" in ein „Zeichensystem" stattfindet und der verglichen werden kann mit dem Versuch, z. B. van Goghs „Kirche in Auvers" unter Anwendung der Statikgesetze zu deuten.

Um die wissenschaftlich problematische Beliebigkeit zu vermeiden, wird häufig versucht, das bisher skizzierte Interpretationsverhältnis als eine materiale Ursache-Wirkungs-Beziehung zu deuten. Die verschiedenartigen sportlichen Aktionen gelten dann als äußere Wirkung einer angenommenen Entität. Da diese Interpretation nur gültig sein kann, wenn der Nachweis gelingt, daß tatsächlich eine Entität vorliegt, dies aber wegen der skizzierten sprachregelhaften Zuordnung zwischen Verhalten und „Bezeichnetem" nicht möglich ist, unterliegt diese Interpretationsweise ebenfalls unserer Kritik: Das sprachregelhafte „Bezeichnete", welches nur aufgrund äußerer Kriterien entwickelt werden kann, wird als eine materielle Entität gedeutet, aus der sich alle ihre Erscheinungsweisen erschließen lassen — was einen klassischen Fall von Essentialismus darstellt.

Die Alternative der Interpretation des sportlichen Wettkampfes liegt also zwischen der Beliebigkeit und dem Essentialismus.

Die bisherigen Ausführungen versuchen nicht, eventuelle Beziehungen oder Ähnlichkeiten zwischen der Arbeit, dem Epos etc. und dem sportlichen Wettkampf zu bestreiten, sondern es sollte gezeigt werden, daß das Werkzeug, mit dem diese Deutungen bisher versucht wurden, nicht anwendbar ist. Erst wenn es gelingt, für das Zeichensystem „sportlicher Wettkampf" eine Theorie zu entwickeln, und es damit möglich wird, daß sportliche Aktionen Hypothesen verifizieren oder falsifizieren können, erst dann wird auch die bisherige Beliebigkeit in der Deutung sportlicher Aktionen überwunden werden können.

G. Gebauer (Karlsruhe) referierte über „Logik der Aktion und Konstruktion der ‚Welt' — Zur Theorie des Sports".

1. Das grundlegende Problem einer Theorie des Sports besteht in der Frage, welcher Klasse von Phänomenen der Sport angehört. Einigkeit besteht darüber, daß er nicht zu der Welt der „Arbeit", die unsere „Wirklichkeit" ausmacht, zu rechnen ist. Die Kennzeichnung des Sports als *ästhetisches* Objekt von Frayssinet kann uns weiterhelfen: Der Sport ist nutzlos und zweckfrei, er konstituiert einen eigenen Raum und eine eigene Zeit, er ist zielgerichtet und hat ein Ergebnis; der Athlet produziert, analog zum Künstler, ein „Oeuvre". Dieses ist keine Illusion, sondern ein Objekt im System ästhetischer Phänomene; es wird nur in der „ästhetischen Betrachtung" wahrgenommen.

Verfolgen wir diese Kennzeichnung weiter: Ein Haus ist „schön", aber die Schönheit ist keine (materielle) Eigenschaft des Hauses selbst. Als ästhetisches Objekt wird es erst in einer ästhetischen Perspektive hergestellt; der Betrachter erkennt dabei das materielle Haus in einer bestimmten ästhetischen Rezeptionsweise. Das „schöne" Haus ist keine Abbildung, Widerspiegelung oder Imitation des materiellen Hauses, sondern es muß überhaupt erst „konstruiert" werden. Dieser Vorgang geschieht durch die ästhetische Rezeption: Der Betrachter hebt bestimmte Züge aus der Rezeptions-Situation hervor, grenzt sie gegen ihre Umgebung ab und gibt ihnen den Status der Identifizierbarkeit. Auf diese Weise produziert er, was es vorher nicht gegeben hat — Verhältnisse von Linien, Proportionen, Farb-Form-Relationen, Beziehungen zur umgebenden Landschaft etc. Er konstruiert das Haus in der „Sprache" der ästhetischen Phänomene neu, und es ist dieser sprachliche Konstruktionsvorgang, der die ästhetischen Objekte schafft. Das System ästhetischer Phänomene entsteht also durch einen Perspektivenwechsel beim Betrachten von Objekten der „Wirklichkeit"; durch diesen Vorgang wird ein nicht-sprachliches Objekt in einer „Sprache" neu konstruiert; das materielle Haus wird durch die ästhetische Betrachtung zu einem „Oeuvre".

Wenn wir eine Handlung als eine *sportliche* Aktion betrachten, nehmen wir ebenfalls eine bestimmte Perspektive ein. Das sportliche Objekt ist also nicht die sensomotorische Bewegungsfolge, sondern es ist eine Neukonstruktion der materiellen Aktion, die bestimmte Züge der Handlungssituation hervorhebt und identifizierbar macht. Dieser Vorgang ist ein Abstraktionsprozeß, durch den z. B. gefällige Gesichtszüge, Details der Bekleidung, die Schuhmarke ausgeschlossen werden. In dieser besonderen Rezeptionsweise wird allein der Bewegungsablauf im System der Regelsymbole (z. B. Absprungbalken, Latte) erkannt. Die sportliche Aktion entsteht durch eine Neukonstruktion der sensomotorischen Bewegungsfolge in der „Sprache" sportlicher Phänomene, die sich z. B. von der „Sprache" der Architektur unterscheidet. Auf diese Weise erhält sie die unverwechselbare Identität eines „Oeuvre", das ein bestimmter Sportler produziert hat. Ein Weitsprung wird nach der Landung nicht ausgelöscht; er kann vor 4 Jahren stattgefunden haben, aber er existiert weiter — er ist „eine geistige Sache", wie Mead sagt. Das sportliche Objekt ist, da es ebenfalls den Status eines „Oeuvre" hat, mit dem ästhetischen Objekt verwandt, denn es entsteht durch einen gleichartigen Prozeß: durch den Konstruktionsvorgang in einer „Sprache". Die Systeme der ästhetischen und der sportlichen Phänomene unterscheiden sich dadurch von der „Wirklichkeit", daß sie *Zeichensysteme* sind.

2. Was sind die „Bedeutungen" der Zeichen, die das semiologische System des Sports konstituieren? Diese Frage läßt sich beantworten, wenn wir ansehen, auf welche Weise die Individuen beginnen, die „Wirklichkeit" zu konstituieren. Ich beziehe mich dabei auf Piagets Theorie der Intelligenz: Piaget geht davon aus, daß die Intelligenz nicht angeboren ist, sondern sich in verschiedenen Entwicklungsstufen herausbildet. Auf der untersten, ersten Stufe der Intelligenzentwicklung besitzt das Individuum weder eine Identität noch Raum und Zeit, es kennt kein Kausalitäts-Prinzip, es verfügt über kein strukturierendes und ordnendes Denken, es unterscheidet nicht zwischen seinen eigenen Aktionen und den Reaktionen der Objekte. Die zunächst noch unorganisierten, dann schematisierten Aktionen sind die „Austauschinstrumente" zwischen dem identitäts- und erfahrungslosen Subjekt und

seiner Umwelt. Von den ersten schematisierten Aktionen an bildet das Individuum Koordinationen der Aktionsschemata. Die Koordinationen implizieren erste prä-logische Operationen, die sich aus den Verhaltensstrukturen des Individuums rekonstruieren lassen; die prä-logischen Operationen sind die Regeln des Verhaltens des Individuums, die ohne dessen Wissen sein Handeln bestimmen. Neben der logisch-mathematischen Intelligenz entwickeln sich mit Beginn des Verhaltens in der Auseinandersetzung mit der Umwelt bestimmte physikalische und leibliche Erfahrungen. Mit Hilfe der sensomotorischen Aktionen konstruiert das Individuum eine rudimentäre Prä-logik, eine Vielzahl individueller Zeiten und Räume, erste Kausalitäts-Vorstellungen, eine Identität zunächst des eigenen Körpers und permanente Objekte. Die „sensomotorische Intelligenz" wird in späteren Stadien auf der Ebene der „konkreten Operationen" rekonstruiert, durchläuft verschiedene weitere Entwicklungsetappen bis hin zu den logisch-formalen Operationen und intersubjektiven Objekt-, Raum-, Zeit- und Kausalitätsbegriffen. Die Entwicklung wird entscheidend beeinflußt durch das Auftreten der „symbolischen Funktion" (mit etwa 2 Jahren), durch welche die Aktionen interiorisiert und von der tatsächlichen Aktionsausführung unabhängig werden.

Sportliche Aktionen sind ausgearbeitete und hoch spezialisierte „Austauschinstrumente" zwischen den Individuen und der Umwelt; ihre Ausgeformtheit, Wiederholungshäufigkeit und Intensität übertrifft nicht nur die Aktionen des Kindes, sondern auch die von Erwachsenen. Aber sie verbleiben im Bereich der konkreten Aktionen, sie sind nicht interiorisiert und erreichen nicht den Zustand der Reversibilität. Aus diesem Grund gelangen sie nicht zu der Stufe, auf der intersubjektive Objekt-, Raum-, Zeit- und Kausalitätsbegriffe herausgebildet und formal-logische Operationen ausgeführt werden. Wenn man sie auf dem Entwicklungsgang der Intelligenz einordnete, dann gehörten sie auf die Stufe *vor* dem Auftreten der „symbolischen Funktion" und der Interiorisation der konkreten Aktionen. Die Konstruktion einer „Welt", einer Identität und einer Logik ist in diesem Stadium an die Ausführung der Aktionen gebunden; mit dem Ende der Bewegungsausführung erlischt gleichsam die konstruierte „Welt" und Identität.

Indessen sind die sportlichen Aktionen im Unterschied zu den nicht-sportlichen dadurch gekennzeichnet, daß sie sportliche „Oeuvres" konstituieren, die aus dem ununterscheidbaren Strom von Arbeitshandlungen herausgehoben und gekennzeichnet sind; im Gegensatz also zu dem nicht-sportlichen Verhalten ermöglicht der Status der Identifizierbarkeit sportlicher Aktionen bei *jedem* „Oeuvre" die Konstruktion einer „Welt" und einer Identität. Daher vollzieht das Individuum in jeder sportlichen Aktion *von neuem* die Vorgänge der Konstruktion einer „Welt" und einer Identität. In den verschiedenen sportlichen Aktionen erfährt der Sportler in einer jeweils spezifischen Weise individuelle Räume, Zeiten, Identitäten, Objekte und Kausalitäten, deren Existenz an die Ausführung der Aktion gebunden ist.

Die sportlichen Aktionen werden bestimmt von der Menge der Regeln, die in ihnen involviert sind. Piaget nennt diese Regelmenge das „Schema" der jeweiligen Handlungen. Dieses abstrakte und generalisierte Schema, das den Ablauf von Aktionen bestimmt, ist auf dem „prä-operationalen Niveau" die *„Bedeutung"* der jeweiligen Aktion. Der Menge der Regeln, die in einer Aktion involviert sind und diese bestimmen, dem „Schema" also, läßt sich eine bestimmte logische Struktur beschreibend zuordnen. Das „Schema" einer sportlichen Aktion bestimmt aber *mehr* als nur deren Ausführung: es ist zugleich die Menge der *Regeln zur Konstruktion* spezifischer *Räume, Zeiten, Kausalitäten, Identitäten, Objekte,* die durch diese Aktionen entstehen. Bei der Anwendung des „Schemas" einer sportlichen Aktion wird ein „Oeuvre" produziert, das eine bestimmte logische Struktur hat und das eine individuelle raum-zeitliche „Welt" und eine besondere Identität konstruiert. Sportliche Aktionen sind Elemente eines semiologischen Systems, aber sie schaffen „Welten" und Identitäten.

3. Die Aufgabe einer Theorie des Sports besteht darin, die Konstruktion der sportlichen „Welten" und Identitäten zu erklären und diese zu beschreiben. Sind aber die konstruierten „Welten" nicht „privat", entziehen sie sich nicht jeder Beschreibung? Die Konstruktion der „Welten" und Identitäten geschieht indes anhand „äußerlicher Kriterien", sie wird von den Aktionen und Reaktionen des Individuums her gesteuert, die soziale Umgebung ist daran entscheidend beteiligt — die Konstruktion ist zwar ein individueller Akt, aber *sozialer* Natur. Es läßt sich beobachten, daß alle Individuen gleiche Entwicklungsstufen bei der Konstruktion der raum-zeitlichen Dimensionen, der Kausalität und der Objekte durchlaufen und schließlich alle ungefähr im gleichen Zeitraum die „objektive Welt" herausbilden.

Sport und Spiel — philosophische Interpretationen

Die Theorie des Sports kann also von der Überlegung ausgehen, daß die Konstruktion der sportlichen „Welten" und Identitäten durch die Aktionen ein sozial gesteuerter Vorgang ist. Die Aktionen selbst können typisiert, systematisiert und die Auswirkungen jedes Aktionstyps auf die „Welt-" und Identitäts-Konstruktion dargestellt werden. Man kann dann untersuchen, ob es regelhafte Verbindungen zwischen den Typen der Aktionen und der „Welten" und Identitäten gibt. Es läßt sich annehmen, daß jeder Aktionstyp eine spezifische feststellbare Konstruktionsweise der „Welt" und der Identität bedingt. Sollte sich diese Annahme bestätigen, hätte sie große Folgen für die Theorie der Intelligenzentwicklung und für eine Theoretisierung des Verhältnisses zwischen Körper und Geist. Die Möglichkeit ihrer Entwicklung und Prüfung hat gerade bei sportlichen Aktionen große Chancen, denn in keinem Untersuchungsbereich ist das menschliche Verhalten auf wenige identifizierbare, stilisierte Bewegungen reduziert, so wie man es im Sport antrifft. Der Sport ist ein Extremfall für die Untersuchung mentaler Auswirkungen von semiologischen Systemen.

Eine präzise Theorie des Vorgangs der „Welt-" und Identitäts-Konstruktion im Sport verlangt eine möglichst genaue Beschreibung der Aktionen. Eine phänomenale Deskription stellt nur den Ablauf der Bewegungen dar, berücksichtigt aber nicht den fundamentalen Unterschied zwischen sportlichen und arbeitsmäßigen Bewegungen. Dieser Unterschied geht, wie wir gesehen haben, nicht auf eine Eigenschaft der Bewegungen zurück, sondern auf die veränderte Perspektive des Betrachters. Die phänomenale Beschreibung übersieht weiterhin den Unterschied zwischen ästhetischen Sportarten und den anderen sowie den Unterschied zwischen Sportarten, deren Ziel ein Übertreffen des Gegners ist, und jenen, deren Wettkampf verschieden organisiert ist. Schließlich geht in eine reine Bewegungsbeschreibung die *Rückwirkung* der Aktionen auf die „Welt-" und Identitäts-Konstruktion nicht ein. Es können also nicht allein Bewegungsfolgen betrachtet werden, sondern die Beschreibung muß die Intentionalität, Folgen, Unverwechselbarkeit und die Rückwirkung der sportlichen Aktionen berücksichtigen; in die Beschreibung muß alles das aufgenommen werden, was ihre Ausführung regelhaft bestimmt. Dies ist die Menge der Regeln, die in ihnen involviert sind und die mit Hilfe von logischen Strukturen beschrieben werden können. Diese logischen Strukturen müssen also möglichst vollständig rekonstruiert werden. Man kann annehmen, daß jeder spezifischer Art sportlicher Aktivität eine bestimmte logische Struktur zugeordnet werden kann, die sich anderen Arten von Aktivitäten nicht zuordnen läßt. Trifft diese Annahme zu, dann ließe sich jede sportliche Disziplin durch eine logische Struktur kennzeichnen. Diese logische Struktur beschreibt die Menge der Regeln, die in der Ausübung sportlicher Aktionen involviert und die gleichzeitig die Regeln der „Welt-" und Identitäts-Konstruktion sind.

In der Diskussion wurden Fragen in Zusammenhang mit dem Kurzreferat von Gebauer gestellt:

Trebels (Mainz): Inwieweit konstituiert jedes Spiel, das ein festes Regelwerk hat, „Oeuvres" und inwieweit gelingt es, den Sport von Gesellschaftsspielen wie Mühle und Halma abzugrenzen?

Gebauer: Im Unterschied zu Gesellschaftsspielen ist der Sport ein System „konkreter Aktionen" im Sinne Piagets, ein System von physischen Aktionen, denen Schemata unterliegen, welche in verschiedenen Situationen angewendet werden können. Gesellschaftsspiele bestehen nicht aus solchen „konkreten Aktionen", sondern sind Systeme von interiorisierten *symbolischen* Handlungen.

Lenk führte die Fragen nach der Charakterisierung des „sportlichen Oeuvre" weiter: „Was für eine Form der Existenz hat das ‚weiterexistierende Oeuvre'? Ist das ‚Oeuvre' nicht als eine institutionalisierte Fiktion aufzufassen?" Denn es existiert nicht als etwas Konkretisiertes, Materialisiertes weiter, sondern es ist „eine Art Symbol oder eine einzige Instanz eines Symbols". Zu diesem Problem eine weitere Frage: Der Referent sagt, daß im Unterschied zur Wirklichkeit Kunst und Sport Zeichensysteme seien. Aber ist nicht *jede* Wirklichkeitserfassung im Sinne symbolischer Konstitution zu verstehen?

Gebauer: „Ja, denn die Wirklichkeit, die wir wahrnehmen, ist immer schon strukturiert und in irgendeinem Sinn geformt; sie ist ein Bedeutungsgefüge". Das sportliche „Oeuvre" ist jene Instanz, die eine beliebige Bewegung, die man nicht als distinktes Verhalten wahrnehmen würde, von einer sportlichen Aktion unterscheidet. Das „Existieren" ist hier das

Ansätze zur Interpretation des Hochleistungssports

Hervorgehobensein einer Aktion aus ihrer Umgebung, das die *Identifizierbarkeit* dieser Bewegung ermöglicht.

Lenk: Anstelle des mißverständlichen Begriffs „Oeuvre" sollte vielleicht besser von *Institutionalisierung* und *Bedeutungsbesetzung* von Aktionen gesprochen werden, denn dieser Begriff bezeichnet jede einzelne sportliche Aktion, die mit Bedeutung besetzt ist.

Gebauer: Dieser Begriff wurde im Referat deshalb verwendet, weil Frayssinets „Oeuvre"-These rational expliziert werden sollte. Diese läuft auf die Annahme hinaus, Kunst und Sport seien miteinander verwandt; sie läßt sich dadurch erklären, daß der Sport wie die Kunst nicht etwas Materielles ist, sondern das „geistige Korrelat zu den entsprechenden materiellen Vorkommnissen". In *diesem* Sinn kann man von einem sportlichen „Oeuvre" sprechen.

In dem Kurzreferat von H. Schwidtmann (Leipzig) „Erzieherische und persönlichkeitsbildende Relevanz des Hochleistungssports — soziales Problem und pädagogische Aufgabe"* wird „theoretisch bewiesen und mit Beispielen aus der Praxis des Leistungssports belegt, daß die gesellschaftlich determinierten, individuell gerichteten Anforderungen im Hochleistungssport seine erzieherische Relevanz mit Notwendigkeit hervorbringen".

A. Calligaris (Bergamo) zeigte in: „Un modo nuovo di concipire lo sprint" eine neue Weise, den Sprint aufzufassen: als besonderen Ausdruck einer Gestensprache. — Das Kurzreferat von R. Osterhoudt (Brockport) „An Hegelian interpretation of art and sport" unternahm den Versuch, die Hegelsche Ästhetik für eine Interpretation des Sports zu verwenden; dieser wird dabei als eine spezifische Kunstform betrachtet und die Hegelsche Ästhetik in einer neuartigen Weise interpretiert, so daß ihre Bedeutung für den Sport hervorgehoben wird. Dabei wird eine Interpretation der Hegelschen Ästhetik unternommen, nach der „die Relevanz des Sports unmittelbar evident wird".

Literatur

Bouet, M.: Signification du Sport. Paris 1968.
Frayssinet, P.: Le Sport parmi les Beaux-Arts. Paris 1968.
Lenk, H.: Leistungssport: Ideologie oder Mythos. Stuttgart 1972.
Slusher, H.S.: Man, Sport and Existence. Philadelphia 1967.
Weiss, P.: Sport — A Philosophic Inquiry. London, Amsterdam 1969.

---

* Vollständige Fassung in: Theorie und Praxis der Körperkultur **21**, 1109—1111 (1972).

Sport aus der Sicht der Phänomenologie

Einführung.* J. Vuillemin (Paris)

Zwei Bedingungen müssen erfüllt sein, damit eine Phänomenologie des Sportes möglich ist:

1. Die Idee des Sports muß eine Einheit bilden, die durch die geschichtlichen Varianten ihrer Verwirklichungen nicht in Frage gestellt wird. Zwei Teilnehmer[1] bestreiten im Namen des Marxismus diese Möglichkeit. Es ist nicht gelungen, so scheint es, zutreffende Kriterien für das anzugeben, was „bürgerliche" Wissenschaft und eine „klassenlose" Wissenschaft sein soll. Ist man mit den Begriffen „bürgerlicher" Sport und „klassenloser" Sport glücklicher? Spiegelt der Sport die Gesellschaft wider? Kennzeichnet seine Zweckfreiheit diese Widerspiegelung?

2. Das vom Sportler verfolgte Ziel muß unabhängig von den Umständen, die die Leistung bestimmen, definiert werden können. Es werden Fragen gestellt über die Zufälligkeiten des Wettkampfs, über die Beziehungen zwischen Training und Erfolg. Kann man auf platonische Weise die Idee des Sports „isolieren"? Muß man, im Gegensatz dazu, auf aristotelische Weise die Form nur als in der Materie und in den Ungewißheiten der empirischen Welt erfaßbar betrachten? Ordnet das sportliche Verhalten, die platonische Gymnastik, die idealisierten Erscheinungen der Vernunft unter oder realisiert es am ehesten einen kontingenten Kompromiß zwischen dem Suprasensiblen und dem Sensiblen?

P. Weiss (Washington)

Rekorde und der Mensch**

1.

Sportliche Rekorde haben oft eine attraktive mathematische Präzision. Damit wird es möglich, mit einiger Genauigkeit zu beurteilen, was sich ereignete. Man kann Vergleiche mit dem, was früher getan wurde, anstellen; und dies wieder kann mit ähnlich ermittelten Leistungen verglichen werden, die nah und fern, heute und früher, von anderen erzielt worden sind.

---

* Übersetzung aus dem Französischen.

** Übersetzung aus dem Englischen.

P. Weiss verwendet das englische Wort „record", das im Dt. zweifach wiedergegeben werden kann: 1. als Ergebnis einer Leistung und 2. als Bericht. Hier wird „record" im ersten Sinne übersetzt, beim Lesen sollte aber beachtet werden, daß Weiss die Doppeldeutigkeit konsequent ausnutzt und immer auch die zweite Bedeutung mitbezeichnet (Anm. der Red.).

1 Es handelt sich um die Referate von Schwidtmann und Wonneberger (Anm. der Red.).

Rekorde im Sport sollen berichten, was erreicht worden ist. Sie signalisieren häufig eine außergewöhnliche Leistung, die es wert ist, Beachtung zu finden. Da Menschen dazu neigen, sich in extremen Situationen bis zum äußersten zu verausgaben, reflektieren Rekorde häufig, daß die Ergebnisse in Krisensituationen oder durch einen entscheidenden Test erzielt wurden. Derart erstrebenswerte Resultate lassen sich wohl am ehesten bei den Veranstaltungen erzielen, in denen ein Individuum gegen ein anderes kämpft, allerdings unter der Voraussetzung, daß man übereingekommen ist, welche Zeiten und Entfernungen einbezogen werden sollten oder wie man nach einer allgemein gültigen Methode den Stil bewertet, wie es beim Kunstspringen und Turnen der Fall ist, oder die Treffsicherheit beurteilt, wie beim Zielsprung aus der Luft und beim Schießen. Andere Rekorde werden von Mannschaften aufgestellt, in der Regel im Wettstreit gegen andere Mannschaften, und aus mehreren Begegnungen errechnet. Auch dabei können wir etwas über die einzelnen Teilnehmer erfahren, wenn auch nicht so exakt und leicht, als wenn sie einzeln gegeneinander antreten.

Einige Resultate lassen vor allem erkennen, was ein Mensch im Vergleich zu anderen erreicht hat. Das trifft vor allem für Kugelstoßen, Stabhochsprung, Kunstspringen, Laufen, Schwimmen und Golf zu. Andere Ergebnisse sagen etwas darüber aus, wie ein einzelner Sportler im Verhältnis zu einer bestimmten Gruppe von Wettkämpfern steht — zu denen des gleichen Geschlechts, einer bestimmten Gewichts- oder Altersklasse, zu Teilnehmern, die über Qualifikationsläufe oder Vorentscheidungen hinausgekommen sind usw. Andere Rekorde sagen etwas über Einzelleistungen im Rahmen eines Mannschaftskampfes aus. Bei Staffeln kann man die Zeiten der einzelnen Läufer stoppen. Im Basketball lassen sich die Leistungen der einzelnen Spieler getrennt beurteilen; jedes Ergebnis wird dem betreffenden Spieler gutgeschrieben. Hier registriert man Fehler, Übertretungen und Verstöße ebenso wie Erfolge und Zusammenspiele, die dann zusammengerechnet das Profil einer Karriere widerspiegeln. Je zahlreicher die Berichte (records) sind, desto mehr können wir sie als objektive Aussagen ansehen — nicht nur über die erbrachte Leistung eines Menschen, sondern auch über sein Leistungsvermögen — und somit darüber, wie er wirklich ist. Damit gehen wir aber einen Schritt weiter, als wir sollten.

Ähnliche Methoden werden in vergleichbarer Weise beim Football, Fußball (Soccer), Rugby, Basketball und Tennisdoppel angewandt. Obwohl das Endergebnis der Mannschaft angerechnet wird, werden auch Einzelleistungen der Spieler ermittelt. In diesen und in anderen Fällen bemüht man sich um klares, objektives, verwertbares und zutreffendes Material, das einen Vergleich zwischen einer Reihe von Sportlern gestattet. Diese Beurteilung erfolgt neben oder zusammen mit einer umfassenderen Bewertung der Mannschaftsleistung.

Im Sport dienen alle Rekorde letzten Endes dazu, die besten Ergebnisse festzuhalten, die Menschen bei öffentlichen Wettkämpfen unter genau festgelegten Voraussetzungen, geleitet von Regeln und unter der Aufsicht von kompetenten Schiedsrichtern, allein und gemeinsam erzielt haben. Im Idealfalle kann man dabei in Erfahrung bringen, was das Höchste ist, das Menschen unter Einsatz eines ausgebildeten und trainierten Körpers bisher zu erreichen imstande sind. Die Rekorde, an denen wir besonders interessiert sind, lassen uns auch die Grenzen erkennen, die bisher niemand hat überschreiten können.

Selbst bei gut beurteilbaren Wettkämpfen lassen sich jedoch nicht immer Rekorde von Individuen ermitteln. Es ist offenbar schwierig, z. B. beim Tauziehen oder sogar beim Bergsteigen die Einzelleistung von der Mannschaftsleistung zu trennen. Selbst die genaueste und eingehendste Auswertung eines Basketballspieles kann niemals alle Unterstützungen und Behinderungen durch die einzelnen Spieler berücksichtigen. Die Signale des „catcher", der Durchlauf des „Drittels" durch den Läufer, der höhnische Zuruf eines Zuschauers, die Anweisungen der Trainer, Rassenvorurteile und Hunderte von anderen Faktoren, die für die Motivation und Leistung eines Spielers eine Rolle spielen, sind bei dem Endergebnis nicht berücksichtigt. Der vollständigste Überblick, den wir uns verschaffen können, sagt viel weniger aus, als wir wissen möchten, als wir über die Leistungen bei Wettkämpfen, in denen Individuen gegeneinander oder nur gegen eine bestimmte anerkannte Zeit oder Rekordmarke antreten, erfahren möchten.

Die Rekorde werden wegen ihrer scheinbaren Unpersönlichkeit, Genauigkeit und Objektivität geschätzt. Sie werden aber in Situationen erzielt — und daher entwertet —, in denen die Laune und das Urteil der Funktionäre, in kritischen Momenten die Aufmerksamkeit der Schiedsrichter, die Vorurteile und Interpretationen derjenigen, die entscheiden und berichten, eine Rolle spielen. Uhren, Skalen und Meßbänder sind nicht absolut genau; sie werden durch Klimawechsel und Abnutzung verändert. Werden gleichzeitig mehrere verwendet, wird man gewisse Abweichungen feststellen können.

Die Beschaffenheit einer Bahn oder eines Spielfeldes bleibt bei allen Rekorden unberücksichtigt. Schlechtes Licht oder Helligkeit in der Halle oder draußen werden ebensowenig wie Windverhältnisse unterhalb eines bestimmten Geschwindigkeitswerts berücksichtigt, obwohl Rückenwind und Gegenwind bei zwei gleich schnellen Läufern Zeitunterschiede bedeuten können, wenn sie zu verschiedenen Zeiten laufen. Auch eventuelle Vorteile bei Heimspielen, in denen man Unterstützung durch enthusiastische Anhänger hat, die Wirkung der Anzahl der Zuschauer — die zwar von Berichterstattern gelegentlich erwähnt werden — kann man den Ergebnissen nicht entnehmen.

Resultate können deshalb nur teilweise ein Bild von dem vermitteln, was tatsächlich geleistet worden ist. Da sie unvermeidlich das zusammennehmen, was das Individuum leistet und was die Umstände beitragen, aber auch Mannschaftskameraden, Trainer und Gegner zweifellos an dem Endergebnis beteiligt sind, können die Rekorde nur darüber etwas aussagen, was Menschen in einer Reihe von unvollständig beschriebenen und unangemessen verstandenen Situationen getan haben. Sie berichten die Leistungen hervorragender Sportler im Vergleich zu anderen Sportlern, allerdings nur in bestimmten Sportarten und ohne Berücksichtigung der verschiedenen Voraussetzungen, die einen Unterschied in den Ergebnissen ausmachen. Obgleich auch sie noch immer nicht völlig befriedigen können, sind Ergebnisse von Rennpferden im Detail und möglicherweise an Genauigkeit jenen überlegen, die wir von Menschen haben. Hier hält man den Zustand der Rennbahn, die Wetterbedingungen, frühere Leistungen, Behinderungen, die Art der Starts, den Zieleinlauf und die Zwischenzeiten auf der Gesamtstrecke fest. Dennoch spiegelt auch das die tatsächliche Leistung nur zum Teil wider und reicht nicht aus, zu zeigen, was tatsächlich geschehen ist und was beim nächstenmal geschehen kann.

Sport aus der Sicht der Phänomenologie

Die aufgestellten Rekorde sind deshalb nur Hinweise und grobe Anhaltspunkte dafür, was zu einem späteren Zeitpunkt vernünftigerweise von einem Sportler erwartet werden kann. Sie bieten kaum Hilfe, wenn man zwischen Leuten mit annähernd gleicher Befähigung, Erfahrung und Reputation eine Auswahl treffen muß. Jeder beliebige nicht bemerkte und nicht registrierte Faktor könnte bei ihren unterschiedlichen Rekorden eine Rolle gespielt haben.

Da die Ergebnisse notwendigerweise ein unvollständiges Wissen vermitteln, muß man sich bei den Journalisten, Trainern und Beobachtern über das, was tatsächlich geschah, was von dem einzelnen Sportler geleistet wurde, was man von ihm in anderen Situationen erwarten kann, informieren. Diese Beobachtungen geben bestimmten Feststellungen, die in den Ergebnissen nicht in Erscheinung treten, obwohl sie wesentlich zum Endresultat beigetragen haben, Gewicht. Das Abwägen dieser Faktoren, ihre Bedeutung und Relevanz werden weitgehend subjektiv eingeschätzt. Die Beurteilungen unterliegen keinen Kontrollen und sind nicht geschützt gegen Stimmungen, Vorurteile und mangelndes Urteilsvermögen. Zu viel ist unspezifizierbar, nicht quantifizierbar und nicht nachprüfbar. Es erscheint insofern wünschenswert und vor allem auch möglich, ein genaueres und objektives Verfahren zu entwickeln. Es reicht nicht aus, wie es heute manchmal getan wird, den Beobachtern Richtlinien an die Hand zu geben, eine Liste von Fähigkeiten, die in der Reihenfolge ihrer Bedeutung zusammengestellt sind. Die Reaktionsfähigkeit, die Art der Erfahrungen, die Sportler gemacht haben, die Art ihres Trainings, die Gelegenheiten, bei denen die Beobachtungen gemacht werden, und vor allem das, was gerade quantitativ bewertet wird und was nicht, und das Warum sollten stärker berücksichtigt werden.

Die Berichte erfahrener Beobachter sind jedoch trotz ihrer unvermeidbaren Begrenzungen und Fehler von unschätzbarem Wert. Sie bieten unersetzbare Möglichkeiten, über die Ergebnisse hinaus in Richtung auf den Menschen weiterzugehen. Obwohl nicht ganz ausgeschlossen werden kann, daß Berichte (records) erfahrener Sportbeobachter durch Vagheit, Willkür und Subjektivität verdorben werden, werden Exzesse normalerweise vermieden, weil die Richter wissen, daß man über sie selbst richten wird. Ihre Vorschläge werden festgehalten und mit den Ergebnissen der von ihnen vorgeschlagenen und ebenso mit denen der von ihnen zurückgewiesenen Sportler verglichen. Jeder Trainer und Beobachter hat gelegentlich schon einen Athleten gefeiert, der später völlig versagte, und hier und da übersieht selbst der gewissenhafteste Kampfrichter einen Sportler, der später Hervorragendes leistet.

Die Unzulänglichkeiten, durch die der Wert der Rekorde einzelner Sportler und Mannschaften eingeschränkt werden, haben natürlich zur Folge, daß die Berichte, die wir durch die Angaben und Berichte der Trainer und Beobachter haben, nicht sehr zuverlässig sind. Sie sind mit Sicherheit weniger zutreffend, als die Inhaber, Funktionäre und die Öffentlichkeit vermuten. Da die Leute, die sich mit Sport und Sportvorschauen befassen, Männer der Praxis sind, gebieten sie mit Recht an dieser Stelle dem Rückschritt Einhalt. Sie fragen nicht, wer die Berichte der Berichterstatter begutachten soll und nach welchen Gesichtspunkten das zu geschehen hätte. Sie erkennen bereitwillig als ausreichenden Beweis für ein ausgezeichnetes Urteilsvermögen jeden Bericht an, der Zuverlässigkeit in den Vorhersagen über Athleten erkennen läßt, die später auch tatsächlich Sieger wurden. Aber dies hieße natürlich, daß das ganze Verfahren weiter von intellektueller Geheimniskrämerei umwittert, verborgen hinter mutmaßlichen „Ahnungen", „Einblick", „Voraussicht" oder „Genius" bliebe.

2.

Bei jeder sportlichen Leistung ergeben sich Gesichtspunkte, die niemals in irgendeiner Form festgehalten werden können, weil sie in Situationen stattfinden, die a) konkret, b) von Zufällen abhängig sind, c) Neuerungen einschließen, d) vom Glück abhängig sind, e) mit Schwierigkeiten verbunden sind und f) bei denen Chancen eine Rolle spielen.

a) Ein Wettkampf ist ein einmaliges Ereignis, das niemals wiederholt werden kann. Er findet gerade dort und gerade dann statt, in einer bestimmten Situation, in der er eine nicht zu ersetzende Stelle einnimmt. Deshalb muß man zu einem Sportfest hingehen, wenn man wissen will, was sich dort ereignet. In Zeitungsberichten findet man nur Verallgemeinerungen und Zusammenfassungen von dem, was tatsächlich stattfindet. Sicher lassen uns Film und Fernsehen einen Teil des Geschehens sehen. Sie vermitteln aber nur einen Ausschnitt des Ganzen. Pausen, Zögern, Vorbereitungen, Ruhemomente und Wiederholungen werden für den Zweck der Dramatisierung weggelassen. Selbst wenn es uns heute möglich wäre — was nicht der Fall ist —, die gesamte Situation mit den Zuschauern, dem Sportfeld, der Stimmung und dem Himmel einzufangen, würde wegen der Notwendigkeit, Dramatik abzupassen, das eigentliche Geschehen vernachlässigt, verdreht oder anders gestaltet. Sportwettkämpfe sind häufig dramatisch, aber sie sind dies nur zeitweilig. Mitten in einer Vielzahl weniger interessanter Ereignisse kommt es unerwartet zu Höhepunkten. Aber selbst wenn man das gesamte Geschehen reproduzieren könnte, würde man darin vermissen, was der Zuschauer gesehen hat, und wenn auch nur aus dem Grunde, weil der Zuschauer von seinen Nachbarn beeinflußt wird und diese wiederum die Spieler beeinflussen und von den Spielern beeinflußt werden.

Vorhersagen sind ebenso wie Rekorde/Berichte abstrakt und allgemein, sie beschränken sich auf die Umrisse, die Strukturen und Formen. Kein Element in irgendeiner Situation ist in seiner vollen Konkretheit vorhersagbar. Ebenso wie es Rekorden/Berichten nicht gelingt und nicht gelingen kann, zu berichten, was konkret geschah, gelingt es Vorhersagen nicht und kann ihnen nicht gelingen, uns zu sagen, was tatsächlich in all seiner Konkretheit geschehen wird.

b) Verständlicherweise könnte jedes Element in einer Situation auch verschieden gewesen sein. Seine Präsenz dort ist zufällig, es hätte ebensogut auch etwas anderes geschehen können. Selbst in einer Welt, die von zwingenden Ursachen und unerbittlichen Gesetzen beherrscht wird, würde es Zufälle geben. Es würde nicht nur zu Überschneidungen verschiedener Kausallinien kommen, Linien, die nicht hätten sein müssen, sondern jede Kausallinie würde nur in eine von vielen möglichen Richtungen ausgearbeitet werden.

Die Besonderheit und die Einzelheiten jeder Veranstaltung sind jenseits jeder Vorhersage und von Ursachen und Gesetzen. Diese Tatsache wird in unseren Rekorden nicht bemerkt, sie würden dadurch einerseits nur unnötig kompliziert werden. Es wird aber auch stillschweigend angenommen, daß Zufälligkeiten, die zur einen Seite neigen, durch andere Zufälle, die in die andere Richtung neigen, eventuell aufgewogen werden, so daß es sich erübrigt, beide zu erwähnen. Weder Realität noch Theorie deuten jedoch darauf hin, daß ein solcher Ausgleich erfolgen muß. Ein

Athlet, der anderen ständig überlegen ist, kann häufig und trotzdem zufällig von allen möglichen Zufällen profitieren.

c) Jedes Geschehen ist an und für sich neu, gleichgültig, wie sehr es einem früheren einmaligen oder sich häufig wiederholenden Ereignis ähnelt. Diese Art von Geschehen kann sich mit ermüdender Regelmäßigkeit wiederholen und wäre dennoch an sich nicht vorherzusagen. Vielleicht könnte man den Zeitpunkt, möglicherweise sogar die Art seiner Auswirkungen vorhersagen. Die Vorhersage würde sich jedoch auf etwas beschränken, was zusammengefaßt, verallgemeinert und wiederholt werden kann, nicht aber auf das gerade neue Ereignis.

Jede sportliche Veranstaltung hat ihr Element von Neuheit. Der Verlauf eines Rennens, das Fangen eines Balles, das Ausführen eines Schwunges haben Strukturen, die in immer neuen Weisen gestaltet werden. Auch wenn es einem gewohnt oder vertraut vorkommt — es ist neu. Es könnte notwendig gewesen sein; es ist mit Sicherheit zufällig, es läßt sich von dem Konkreten nicht unterscheiden. Die Neuheit ist aber auch darin enthalten.

Man findet sie sogar im Denken mit seinen Abstraktionen und Ideen.

d) Eine zufällige Erscheinung tritt spontan auf, unbeeinflußt von Gesetzen oder dem Willen. Sie ist mit dem Konkreten nicht identifizierbar; denn dieses könnte verständlicherweise nichts Spontanes an sich haben, obwohl es jenseits von Kontrolle, von Gesetz und Willen ist. Sie unterscheidet sich auch vom Zufall und von der Neuheit, weil diese das Resultat der Ausarbeitung früherer Bedingungen sein können, während sie frisch, vielleicht bedingt, aber niemals hervorgerufen ist.

Im Verlauf eines Spieles gibt es Zufall und Glück. Sie können ein Spiel aber auch von außen her beeinflussen. Es ist eine Frage des Zufalls oder Glücks, ob ein Wind, den man braucht, plötzlich aufkommt, ob ein Hund ins Schußfeld läuft, ob bei einem Schwung ein Zuschauer im Wege steht. Bei diesen Ereignissen mag nichts besonders zufällig oder neu sein; die Ursachen können wohl bekannt sein. Es handelt sich aber um Zufälle während des Spieles, die auf unerklärliche Weise das Spielergebnis verändern.

Günstige Erfolgssträhnen werden schließlich, so meinen wir, von Pechsträhnen abgelöst werden. Aber auch hier ist die Annahme nicht gerechtfertigt, daß der Lauf der Dinge in der Welt tatsächlich dem entspricht. Hinweise auf die Gesetze von Chancen, auf glockenförmig verlaufende Kurven und ähnliches beziehen sich auf einfache Einheiten in mathematischem Rahmen, d. h. darauf, was sich angenommenerweise an Zufälligkeiten während eines unbegrenzten Zeitraumes ereignet. Sie haben im Sport keine Gültigkeit, weil wir es mit komplexen Menschen in konkreten, begrenzten Situationen zu tun haben, die von Spielregeln eingeengt sind, die sich wiederum darauf erstrecken, was sich in einem begrenzten räumlichen und zeitlichen Rahmen ereignet.

e) Wo man unter Glück das versteht, was selbst einen Unterschied hervorruft, und unter Zufall das versteht, was anders hätte sein können, als es ist, da versteht man unter Hindernissen, daß mehr als gewohnte Anstrengungen nötig sind, um das gewohnte Ziel zu erreichen. Dem Zufall oder dem Glück muß man die Schwierigkeiten zuordnen, die auf die Reaktionen des Gegners zurückzuführen sind, auf das unbegreifliche Zusammentreffen einer Reihe von Umständen, auf Fehler und Unfälle. Es hat wenig Sinn zu behaupten, daß man das Unglück hat, eine Pechsträhne zu haben — es ist aber sinnvoll zu sagen, daß man das Pech hat, diese oder jene Schwierigkeit meistern zu müssen. Es hat wenig Sinn zu sagen, daß zufällig ein Zufall auftritt oder daß es neu sei, daß Neues auftritt — es ist aber sinnvoll zu sagen, daß es unter den Zufällen Schwierigkeiten gibt, oder daß sie nicht nur in ihrer Konkretheit, sondern auch in ihrer Art neu sind.

f) Ein günstiger Augenblick ist eine Gelegenheit, bei der ein angemessenes Handeln die Wahrscheinlichkeit des Erfolges vergrößert. Er ist nicht einfach der Gegensatz zur Schwierigkeit. Schwierigkeiten können sogar günstige Augenblicke für Bewegungen schaffen, die man andernfalls nicht ausgeführt hätte, oder mit denen der Gegner vielleicht nicht gerechnet hat. Das Fehlen eines günstigen Augenblicks ist nicht identisch mit dem Meistern eines Hindernisses. Bei einer normalen Entwicklung gibt es weder übermäßig viele günstige Augenblicke noch Hindernisse. Das Überwinden von Hindernissen ist auch nicht gleichbedeutend mit dem Herbeiführen eines günstigen Augenblicks. Es wird dadurch nur wieder eine normale Situation geschaffen. Günstige Augenblicke sind unerwartete Öffnungen; sie können oder können nicht vorhersagbar, notwendig oder vertraut sein. Sie werden aber ebenso wie Hindernisse in den Rekorden/Berichten nicht erwähnt, obwohl sie gelegentlich beim Erzielen eines wichtigen Ergebnisses eine große Rolle spielen können.

Konkretheit, Zufall, Neuheit, Glück, Hindernisse und günstige Augenblicke führen zu Unterschieden bei dem, was bisher geleistet wurde. Da die Rekorde/Berichte davon abstrahieren, sagen sie nicht, was sich tatsächlich ereignet hat, sondern sie sind nur das zusammengefaßte Resultat einer Vielzahl von Faktoren, von denen wir wenig oder keine Notiz nehmen. Wenn wir einen Erfolg einem Athleten oder einer Mannschaft zusprechen, isolieren wir ein Fragment eines sehr komplexen, detaillierten und nicht wiederholbaren Ganzen.

3.

Heute scheint die Tendenz in Richtung eines Beweises zu gehen, daß Intelligenz auf Vererbung beruht, trotz der Tatsache, daß frühzeitige und zwingende Notwendigkeiten das Training und den rechten Gebrauch des Geistes verhindern, erschweren oder verzerren können. Manche möchten Verbrechen den Umständen zuschreiben, obwohl manche kriminellen Handlungen gewollt werden und in Einstellungen und Werten ihre Wurzeln haben, die ein Verbrechen vernünftig und wünschenswert erscheinen lassen. Es besteht jedoch wenig Übereinstimmung darüber, auf wen oder worauf man die Leistungen im Sport zurückführen sollte. Wie wir gesehen haben, geben die Rekorde/Berichte kaum eine Antwort auf diese Frage. Die Rekorde/Berichte spielen bei der Frage keine Rolle, ob die Leistungen des Sportlers Ausfluß einer ererbten Fähigkeit oder Veranlagung sind oder nicht, ob sie die Früchte des Trainings sind oder ob sie etwas über den Menschen als privates, freies und selbst entscheidendes Wesen aussagen. Sie abstrahieren nicht nur von dem Konkreten, Zufälligen, Neuen, vom Glück, von Hindernissen und günstigen Augenblicken, die für eine Situation typisch sind, in der ein Rekord aufgestellt wird, sondern sie lassen auch die einzelnen Menschen mit ihren spezifischen Bindungen, Einschätzungen, Freiheiten und Hingaben außer acht.

Ein Athlet bemüht sich um den maximalen Einsatz seines trainierten Körpers, um in bestimmten Situationen ein außergewöhnliches Ergebnis zu erringen. Wer seinen Körper nicht maximal einzusetzen versucht, beteiligt sich *am* Sport, aber

Sport aus der Sicht der Phänomenologie

nicht *im* Sport. Wenn sein Körper nicht trainiert ist, werden sein Verstand, seine Interessen und sein Wille seine sportliche Betätigung nicht nennenswert fördern, und es wird ihm natürlich an Fähigkeit und Bereitschaft fehlen, die für die Ziele eines Athleten erforderlich sind.

Ein Mensch kann aus Vergnügen oder zur Entspannung trainieren, daran Spaß finden. Er nimmt aber dann nicht voll und ganz teil, sondern ist in gewissem Maße faul. Und wenn er in bestimmten Situationen, in denen er vom Publikum beobachtet und beurteilt wird, keinen außergewöhnlichen Einsatz zeigt, wird er im Stadium der Vorbereitung verbleiben, noch nicht beteiligt sein, auch wenn er selbst sich vielleicht als Teilnehmer betrachtet und andere ihn dafür halten mögen.

Der Athlet ist mehr als ein Punkt, an dem Vergangenheit und Zukunft zusammentreffen. Er bestimmt die Art dieser Vereinigung. Es ist seine Aufgabe, die bestmögliche Vereinigung einer lohnenden Vergangenheit und eines erstrebenswerten Zieles zu erreichen. Das geschieht nicht, indem das Ziel einfach die Handlung bestimmt, die seine Vergangenheit ihm jetzt möglich macht, sondern indem durch dieses Handeln ein maximaler Erfolg erzielt wird. Würde er nicht so handeln, wären seine Handlungen nur Mittel und Wege, um schließlich irgendein fernes Ziel zu erreichen. Er würde im Augenblick keine Genugtuung empfinden, er würde heute nichts erreichen, er würde stattdessen nur auf dem Wege sein und seinem Ziel vielleicht näherkommen, es aber niemals erreichen.

Jenes Ziel ist dabei äußerst wünschenswert und wirkungsvoll, das in Verbindung mit einer Handlung andere Erscheinungen in hinreichende Bedingungen für die Wiederholung der Handlung verwandelt. Diesem sollte der Mensch sich widmen und mit diesem sollte er weniger ferne, begrenztere Aussichten verbinden. Das Ergebnis wird ein Ziel sein, das er von jedem einer unbestimmten Zahl von Ausgangspunkten zu verwirklichen suchen kann. Wenn er sich diesem recht gewidmet hat, wird er auf dem Wege zur vollständigen Erfüllung in jedem Augenblick Befriedigung empfinden.

Das Ziel, dem ein Athlet sich verschrieben hat, ist enger gesteckt als das, was ein Mensch durch seine beste Leistung erreichen kann. Es ist ein Ziel, das man nur durch den Einsatz und die Erhaltung eines hervorragenden Körpers erreichen kann. Hat man ein solches Ziel angenommen, bedeutet dies, daß man sich mit dem Erreichen eines Ziels beschäftigt, bei dem der Körper in hervorragender Weise benützt wird.

Jeder Mensch idealisiert sich selbst. Er erneuert sich auch in jedem Augenblick. Vor allem bei der Aufstellung einer erfolgreichen Mannschaft mit einem Minimum an Geld- und Zeit-Verschwendung würden wir gerne wissen, welche Menschen ihre Höchstform erreichen, vor allem, wenn sie bei schweren Ausscheidungen gegen andere, sehr fähige Leute antreten sollen. Wir können natürlich in das Innerste eines Menschen nicht hineinschauen; wir können nicht vorhersagen, was ein Mensch in einem bestimmten Augenblick aus sich machen wird. Wir können aber vorhersagen, wie ein Mensch, der sich richtig einsetzt, sich verhalten wird; er wird das Beste geben, das er in diesem Augenblick geben kann. Er wird die Vereinigung von Vergangenheit und Zukunft mit Spontaneität, Vorstellungskraft, Urteilsvermögen und einem Spürsinn für die Reaktionen der anderen erfüllen. Aber obwohl weder er noch irgend jemand sonst im voraus genau wissen kann, was er dann tun wird, kann man aufgrund der früheren Leistungen ihre Art und Bedeutung vorhersagen. Die Menschen sind frei, aber sie gebrauchen ihre Freiheit mehr oder weniger auf die Art, wie sie sie zuvor gebraucht haben. Die umfassendste Kenntnis von ihrer Vergangenheit kann, selbst wenn sie weit über das Maß dessen hinausreichte, was ein Rekord/Bericht zeigen kann, uns nicht sagen, was die Menschen tun können oder tun werden. Man muß auch wissen, ob sie sich ihrer Sache widmen oder nicht. Man kann das danach vermuten, was sie in anderen Situationen außerhalb des Spiels tun, bei Trainingsbesprechungen, beim Warmlaufen, im Umkleideraum und weit entfernt vom Sportstadion. Wenn sie in einer Vielzahl unterschiedlicher, teilweise gefährlicher und verräterischer Situationen immer das gleiche Ziel verfolgen, haben wir Grund zu der Annahme, daß sie sich ihrer Sache widmen und deshalb, soweit es die Verhältnisse gestatten, das tun werden, was getan werden sollte.

Der Athlet wählt die Erfüllung, die einen trainierten und einsatzfähigen Körper verlangt und davon beeinflußt wird. Er versetzt sich in diesen Körper hinein, der seinen grundlegenden Ansprüchen und Wünschen gerecht wird. Er hat meistens eine unklare Vorstellung davon; er weiß vielleicht nicht, wie er ihn ausdrücken oder analysieren soll. Das braucht aber sein Handeln nicht zu beeinflussen, da die Wirkung des von ihm angestrebten Zieles nicht von seinen Einzelheiten abhängt, sondern von dem Wert, den er verspricht, und dem Reiz, den dies hervorruft.

Manche Menschen können im Spiel besser sein als die meisten anderen und scheinen dennoch sich ihrer Sache überhaupt nicht zu widmen. Sie sind ohne Verantwortungsbewußtsein, zeigen keinen Eifer; sie trainieren nicht und machen sich nicht „fit". Es gibt aber auch Menschen, die sich einer Sache verschrieben zu haben scheinen und dennoch unfähig sind, wirklich hervorragend zu werden. Wir sprechen gelegentlich davon, daß jemand „begabt" oder „ein Genie" sei, und sagen, daß der andere „zu wenig Mut" hat, daß ihm „das Gefühl fehlt" oder daß seine „Nerven versagen". Hiermit werden allerdings nur Ausnahmen von der allgemeinen Regel genannt. Im allgemeinen erzielen diejenigen ausgezeichnete Leistungen, die nicht nur gut vorbereitet sind, sondern auch stets danach streben, durch den hervorstechenden Einsatz ihres Körpers in Situationen, in denen sie bis zur Grenze der Leistungsfähigkeit beansprucht werden, sich zu vervollkommnen.

Kurzreferate und Diskussion

Auf eine Frage Bouets (Rennes) zeigte Weiss die Grenzen einer rein phänomenologischen Betrachtungsweise auf: Der Philosoph untersucht zwar zunächst Phänomene, unterzieht diese dann aber zusätzlich zum phänomenologischen Aspekt der Kritik, Analyse, Synthese und verwendet sie für den Aufbau systematischer Konstruktionen. Vuillemin wies auf die Zweideutigkeit des englischen Worts „record" hin: Einerseits bezeichnet es den sportlichen Rekord (record[1]), andererseits kann es auch das bezeichnen, was auf deutsch „Protokollsatz" (record[2]) genannt wird. Es gibt nach der empiristischen Philosophie die Möglichkeit, Protokollsätze und Erfahrungen, wie z. B. Erfahrungen von Rekorden, in einen Zusammenhang zu bringen.

Weiss: Der sportliche Rekord kann mit Hilfe von Protokollsätzen aufgezeichnet werden. Aber diese Sätze ergeben „nur eine Serie von ‚records[2]'", von Tatsachen, die nichts darüber aussagen, was Menschen zu erreichen fähig waren. Der sportliche Rekord hingegen „sagt uns etwas über die Natur des Menschen und die Natur des Sports".

Vuillemin: Die Grundlage der „scientific psychology" von Skinner beispielsweise ist auf der Möglichkeit begründet, „records[2]" von „records[1]" zu bilden. Beide Wortbedeutungen werden hier also in eine sehr enge Verbindung gebracht. Weiss müßte nach seinem Vortrag Zweifel haben, ob man eine „scientific psychology" des Sports betreiben kann; denn nach seiner Ansicht sind die „records[2]" „nicht die wahren Erscheinungsweisen des Sports".

Sport aus der Sicht der Phänomenologie

Weiss: Die Wissenschaft geht abstrahierend vor und gibt uns daher nur *eine* Dimension der Totalität. „Records[2]" berichten uns von „Tatsachen, aber diese sind nur Abstraktionen". Der sportliche Rekord hingegen „zeigt die Grenze an, die wir augenblicklich erreicht haben". Die Psychologie ist „an dem Mediokren", die Sportwissenschaft hingegen „am Herausragen („excellence") interessiert". „Rekorde im Sinne eines Optimums" (Kretchmar) sagen uns „etwas Zusätzliches". Sie „sagen uns, was für Menschen in bester Verfassung unter festgelegten Bedingungen zur gegenwärtigen Zeit möglich ist".

R. S. Kretchmar (Brockport) ging auch in seinem Kurzreferat „Phänomenologie des Sports" auf die von Vuillemin eingangs gestellten Fragen ein:

Der Zweck dieser Abhandlung ist es, ein spezifisches, komplexes, ideelles Objekt (im folgenden als „Sport" bezeichnet) eines bezeichnenden Aktes der Intentionalität aufzuzeigen. Der Akt des Bezeichnens wird begleitet von zusätzlichen erfüllten Akten, welche das unvollständige und unvollendete Bild, welches durch den Zeichen-Akt gegeben ist, klären und abrunden. Die präsumptive Geltung beruht auf einer Wesensschau, die das Objekt in seiner Totalität erfaßt, und beruht ferner auf der bloßen Möglichkeit dieser ideellen kategorialen Form. Mangel und Geltung würden durch ein teilweises Wahrnehmen angezeigt werden, welches das intentionale Objekt verzerrt oder unvollständig beläßt, und/oder durch die Bildung eines Konglomerates, das in sich selbst widersprüchlich ist.

Der bezeichnende Akt besteht aus einer Mischung von Sinneserfahrungen und nichtsinnlichen Ideen. Diese Intentionalität „begreift" ein ganzes Objekt bestehend aus der Idee des *Wettstreites* (häufig verbunden mit Leibkörper-Widerständen), ein bedeutungsmäßiges, *auf-sich-selbst-als-Körper* bezogenes Gefühl und die Erkenntnis eines merkwürdigen *Mangels an Bedeutung* bezüglich der Eigenart des Entwurfes. Ich begegne diesem Objekt häufig und finde, daß es mir möglich ist, unbegrenzt oft zu ihm zurückzukehren. Ich finde ferner, daß das Objekt identifiziert und von anderen Objekten aufgrund von unvollständigen Konfrontationen mit verschiedenen Aspekten des Ganzen unterschieden werden kann. Es ist noch mehr in ihm trotz der Tatsache, daß ich mich nur mit einem spezifischen Aspekt des Körpers beschäftige.

Das Objekt ist eine ideelle Einheit. Ich mache weder Vorhersagen, was seine Manifestationen in wirklichen Situationen betrifft, noch hänge ich von empirischen Erfahrungen ab, um Evidenz für eine erfüllende Analyse beizubringen. Ich möchte lediglich eine intuitive Einsicht in das Objekt, wie es sich uns darbietet, erlangen.

Der erste Aspekt des Objekts, welches sich dergestalt darbietet, ist der Begriff des Wettstreites. Dieser Teil des Ganzen erweist sich als noch vollständiger, wenn man ihn mehr als Opposition denn als Kampf oder Wettstreit betrachtet. Wettstreit verlangt nach einer Erwägung dessen, *worum* es beim Wettstreit geht, und begrenzt somit das Objekt auf ein effektives Streben nach dem, was man nicht besitzt. Opposition andererseits umfaßt solche Bestrebungen (Ich kann mich mit Dir messen, um einen Preis zu gewinnen oder Ruhm zu erlangen) sowie auch die ausdrucksvollere Dar-Stellung dessen, was man hat oder ist. *Das*, was sich entgegenstellt, wenn man es als Ganzes betrachtet, ist jenes, das im Grunde sowohl hindert *als auch* ermöglicht.

Opposition ist nur verständlich in den dichotomischen Beziehungen des dynamischen Ichs — und des dynamisch handelnden Anderen: Wie kann man schließlich etwas besiegen, das keiner Änderung unterworfen ist? Alle sich anbietenden Möglichkeiten setzen ein variables, handelndes Andere voraus und weisen als solche auf einen wesentlichen Effekt der Opposition. Genau betrachtet trägt diese Natur des Anderen dazu bei, die Opposition zu erfüllen und, in der Folge, das ganze Objekt, mit bezug auf welches die Opposition nur einen Aspekt darstellt, zu erfüllen.

Das ganze Objekt stellt eine Thematisierung des Körpers dar. Dieser Aspekt wird häufig als Bewegung definiert. Es wird angenommen, daß das ganze Objekt ein solches der Opposition ist, erlebt durch das Medium der Bewegung. Bewegung jedoch vermittelt, ebenso wie der erwähnte Begriff des Wettstreits, lediglich eine unvollständige und irreführende Erklärung des bezeichnenden Aktes. Relevanz (welche hier unentbehrlich ist angesichts der Tatsache, daß Körper hier als ein Objekt des Widerstandes betrachtet wird) für Opposition muß anschaulicherweise dahingehend verstanden werden, daß sie alle Aspekte des Da-seins in Raum und Zeit umschließt, von denen einige dynamisch und andere (verhältnismäßig) statisch sind. Bewegung, ipso facto, bewirkt nicht, daß der Körper im Wettstreit relevant wird; ebenso schließt das Sichbefinden des Körpers an einer Stelle nicht die Möglichkeit aus, daß der Körper von entscheidender Relevanz ist. (Empirisch betrachtet kann man sagen, daß die meisten „Sportarten" viel Bewegung benötigen; es gibt jedoch auch ein An-der-Stelle-sein, das Beziehen einer Position, welches einen Unterschied macht, was die oppositionelle Geste betrifft; wenn diese Analyse ein echter, fundierter Akt sein oder als solcher dienen soll, so muß sie alle möglichen, empirischen Exemplifikationen des Ganzen — soweit vorhanden — unterstützen.) Selbstverständlich umschließt diese weitgefaßte Betrachtung des Körpers Begriffe von Rhythmus, Schnelligkeit, Verzögerung, Zögern und ähnliches als zusätzliche Aspekte des potentiell relevanten Körpers. Da-sein bezieht sich sowohl auf Raum als auch auf Zeit.

Letztlich bietet sich die Idee der Zufälligkeit zusammen mit Opposition in grundsätzlichem Zusammenhang mit dem Körper dar. Zufälligkeit macht klar, worum es bei körperlicher Gegenüberstellung geht. Das Unterfangen ist etwas, das *nicht* absolut notwendig ist, ungeachtet dessen, ob es sich dabei um eine Notwendigkeit empirischer, wirtschaftlicher, soziologischer, psychologischer, biologischer oder anderweitiger Natur handelt. Die allgemeine Atmosphäre ist eine der Nicht-Notwendigkeit, der freien Wahl. (Diese Zufälligkeit bezieht sich nicht auf den Inhalt der Aktivität. Es ist nicht ganz zufällig, daß die „bases" beim Baseball-Spiel 90 Fuß voneinander entfernt sind. Das Spiel beruht darauf.)

Das zusammengesetzte oder komplexe Ganze besteht aus körperlicher Opposition (wobei der Körper für das oppositionelle Streben relevant ist) in einem Ethos der Zufälligkeit (wobei körperliche Opposition durch die grundlegende Nicht-Notwendigkeit gedämpft wird). Diese ideelle Einheit bleibt deutlich unterschieden von den anderen möglichen Einheiten, von denen manche sich des einen oder anderen der beschriebenen Aspekte bedienen könnten.

Diese Methode der Betrachtung vermittelt einen ideellen Unterschied. Ich habe mich entschlossen, dieses Objekt als „Sport" zu bezeichnen. Da die Beweisführung nicht deduktiv von einer empirischen, gesellschaftlichen Grundlage ausgegangen ist, bedarf die Darstellung des Sportes keiner wechselseitigen Beziehung zwischen der Idee und dem äußerlichen Stand der Dinge, sondern erfordert lediglich eine anschauliche Klärung einer Idee. Ob ein Individuum, welches von einem kulturellen Bezugspunkt ausgeht, glaubt, diese Verbindung herstellen zu können oder nicht, bedeutet wenig für den Entwurf. Sollte es beim Vernehmen des Wortes „Sport" ein anderes Objekt im Sinne haben, würde es aufgefordert werden, diesen bezeichnenden Akt klarzustellen. Wenn dies erfolgt ist, würden wir zwei ideelle Komplexe haben und würden daher zwei Termini zu ihrer Bezeichnung benötigen.

Sollte das andere Individuum darauf bestehen, das Objekt „Sport" zu nennen, würde ich bereit sein nachzugeben (und meines mit „X" zu bezeichnen) in der Gewißheit, daß wir begonnen haben, Husserls Suche nach der Bereitstellung einer Sprache, welche allen möglichen kategorialen Formen unzweideutigen Ausdruck verleihen kann, zu folgen[2].

Vuillemin schlug in der Diskussion vor, anstelle von „Beliebigkeit" („arbitrariness") den Begriff der „Konvention" zu verwenden: In Kretchmars Beitrag handelt es sich um die „Beliebigkeit" sozialer Konventionen. Kretchmar gab durchaus zu, daß er „Beliebigkeit" als etwas versteht, worüber Menschen übereinstimmen.

Vuillemin: Kretchmars Begriff des „relevanten Körpers" könnte vielleicht im Fichteschen Sinn interpretiert werden, so „daß es im Sport einen Gegensatz gibt zwischen ego und anderen oder zwischen ego und ego"; das „ego könnte dann selbst aus einem solchen Gegensatz entstehen".

Kretchmar: „Wenn dies bedeutet, daß eine Person ihr ego durch dieses Gegensatz-Motiv entwickelt oder findet, stimme ich zu: Ich identifiziere meine Identität in Beziehung zu anderen".

M. Bouet (Rennes) ging in seinem Kurzreferat „Phänomenologie und Ästhetik des Sports" aus von den beiden Begriffen der ästhetischen „Einfühlung" und der ästhetischen „Erfüllung". Beide „kommunizieren" in der „erlebten Erfahrung der symbolischen Strukturen" in den verschiedenen Sportarten, so daß die existentielle Analyse einen Zugang

---

2 Logische Untersuchungen, Untersuchung VI, Abschnitt 63.

gewinnt, der zugleich für eine phänomenologische Ästhetik und eine ästhetische Phänomenologie relevant ist.

H. Schwidtmann u. L. Kleine (Leipzig), „Philosophische Probleme einer Theorie des Sports"[3], legte die „philosophische Natur" einer „*Theorie* des Sports" offen: „Eine solche Theorie muß ... die Klassenstruktur einer Gesellschaftsformation, die Eigentumsverhältnisse und was daraus für die Stellung des Menschen im Hinblick auf die Entwicklung seiner Wesenskräfte folgt, zum Ausgangspunkt der Analyse nehmen. In der entwickelten sozialistischen Gesellschaft ist der Sport ein untrennbarer Bestandteil der Allseitigkeit der Persönlichkeit. Seine Stellung und Funktion wird dabei nicht nur durch die *objektiven* Erfordernisse, die die sozialistische Gesellschaft an die sie gestaltenden Menschen stellt, bestimmt, sondern auch durch die marxistische Auffassung, daß der sozialistische Mensch im Prozeß der gesellschaftlichen Entwicklung seine natürliche und gesellschaftliche Umwelt zunehmend beherrschen lernt."

H. VanderZwaag (Amherst), „Sport as a microcosmos: From the perspective of social processes which lead toward conflict", trug seine Hypothese vor, daß der Sport eine soziale Institution und damit ein Mikrokosmos sei, der die Gesellschaft reflektiere, indem er die sozialen Prozesse analysierte, „die im Sport evident sind".

Im abschließenden Kurzreferat, „Erscheinung und Wesen des Sports unter philosophischer Sicht"[4], beschrieb G. Wonneberger (Leipzig) den Sport als einen immanenten Bestandteil der jeweiligen Gesellschaftsordnung: „Das Wesen des Sports besteht in seiner jeweiligen gesellschaftlichen Funktion, in die seine biologischen und pädagogischen Aufgaben eingehen. Es gibt kein für alle Zeiten und gesellschaftlichen Systeme einheitliches Wesen des Sports".

---

[3] Vollständige Fassung in: Theorie und Praxis der Körperkultur **21**, 1069—1971 (1972).

[4] Vollständige Fassung in: Theorie und Praxis der Körperkultur **21**, 1066—1068 (1972).

Deutung des Sports aus der Sicht der philosophischen Anthropologie

Einführung. V. Filipović (Zagreb)

1.

Friedrich Schiller schrieb im fünfzehnten Brief „Über die ästhetische Erziehung des Menschen": „Wenn sich die griechischen Völkerschaften in den Kampfspielen zu Olympia an den unblutigen Wettkämpfen der Kraft, der Schnelligkeit, der Gelenkigkeit und an dem edleren Wechselstreit der Talente ergötzen und wenn das römische Volk an dem Todeskampf eines erlegten Gladiators oder seines libyschen Gegners (d. h. des Löwen) sich labt, so wird es uns aus diesem einzigen Zuge begreiflich, warum wir die Idealgestalten einer Venus, einer Juno, eines Apolls nicht in Rom, sondern in Griechenland aufsuchen müssen".

In dieser Alternative des Wettkampfs hat Schiller auch ganz klar gesagt, daß Olympische Kampfspiele sich nicht nur auf dem Gebiete des Sports, sondern auch „an dem edleren Wechselstreit der Talente" manifestieren und in dieser Gemeinschaft eine edle Manifestation des Menschen bedeuten — aber auch die Möglichkeit wird vorausgesetzt, daß solche Spiele zum Todeskampf übergehen können und damit in der Wirklichkeit sich selbst negieren im ersten (primären) „olympischen" Sinne, weil man sie nicht mehr mit andern Gebieten des künstlerischen Schaffens verbinden kann.

In dieser Schillerschen Alternative, die gegen den griechischen Diskobolos den römischen Gladiator setzt und in der wir auch heute Amateure und Professionelle unterscheiden, wollen eben die Olympischen Spiele Wesen und Sinn ihres ursprünglichen Anfangs erhalten gegenüber diesem in jedem Augenblick möglichen Wandel zu etwas Entgegengesetztem. Sie sollen Spiele bleiben, Kunst und damit auch Schöpfertum, keine Kämpfe ohne Spontaneität und Sorglosigkeit, getragen von der Tendenz der Vernichtung des Gegners, und das bedeutet von der Tendenz der Zerstörung.

Das Festhalten an dieser ersten olympischen Aufgabe bedeutet, sportliche Spiele in Spiele der Schönheit und damit in allgemeine kulturelle Manifestationen des Menschen übergehen zu lassen. Im selben Brief Schillers steht: „Der Mensch soll mit der Schönheit nur spielen, und er soll nur mit der Schönheit spielen"; und weiter: „Denn, um es endlich auf einmal herauszusagen, der Mensch spielt nur, wo er in voller Bedeutung des Worts Mensch ist und er ist nur da ganz Mensch, wo er spielt". Diese Schönheit des Spiels, die, wie jedes Spiel zugleich Freiheit ist und Schöpfertum wie jede Kunst — sie ist die grundlegende Kundgebung echten humanen Daseins.

Wenn die philosophische Anthropologie der Gegenwart, wie sie sich etwa in Huizingas „Homo ludens" und Finks „Spiel als Weltsymbol" ausprägt, gerade im Spiel die Lösung des Rätsels des humanen Lebens zu erkennen glaubt, dann müssen

Deutung des Sports aus der Sicht der philosophischen Anthropologie

von diesem Gesichtspunkt aus auch jene edlen Wettkämpfe gewertet werden, die die Menschheit heute zu betrachten sich anschickt, humane Kämpfe, die sich zum Ziel nicht Vernichtung, sondern nur Krönung der Besten setzen wollen; denn nur im Spiel können tatsächlich die Besten gekrönt werden — in allen andern Kämpfen können auch die Schlechteren, wenn sie durch Zufall Sieger werden, als wertvoller vor den andern gelten.

2.

Das Thema unseres philosophischen Arbeitskreises „Deutung des Sports aus der Sicht der philosophischen Anthropologie" weist auf unsere Aufgabe hin, die darin liegt, unsere Erörterungen dem Phänomen des Sports nicht als einer isolierten Tätigkeit des Menschenlebens zu widmen, noch seine einseitige Verbundenheit mit andern Bereichen menschlicher Tätigkeit wie z. B. Pädagogik, Medizin, Soziologie zu betrachten. Uns obliegt, unser Problem vom Gesichtspunkt der philosophischen Anthropologie anzugehen: So wie die Anthropologie uns alle Komponenten des Menschendaseins als Teile einer Ganzheit zu erkennen lehrt, so müssen wir gleichermaßen den Ort, die Bedeutung und den Wert des Sports innerhalb der Ganzheit des Menschendaseins bestimmen. Keine seiner Kundgebungen ist im Wesen ihrer Erscheinung unserem Verständnis zugänglich, keine demzufolge weder theoretisch noch praktisch bestimmbar, wenn sie in der Eigenart ihrer Erscheinung nicht vom Gesichtspunkt der Ganzheit des menschlichen Daseins der Betrachtung unterzogen wird. Die philosophische Anthropologie widmet sich gerade der kritischen Untersuchung dieser Eigenart aufgrund eines philosophischen, das will sagen: synoptischen Menschenbildes; auf diese Weise enthüllt sie darin den Sport als ständige Begleiterscheinung aller kulturellen Höherentwicklung, die neben dem als Komplex lebenswichtiger Interessen sich manifestierenden Kampf ums Dasein ein Gebiet menschlicher Wirksamkeit umschließt, das außerhalb des nackten, der biologischen Existenz des Menschen gehörigen Erhaltungstriebes in der Praxis der menschlichen Tätigkeit nicht durch den Nutzen bestimmt ist.

Als eine Form des Spiels befreit der Sport den Menschen auf eine bestimmte Zeit von Sorge und Arbeit, von jener Arbeit, mittels der er in größerem oder geringerem Maße die Not seiner vitalen Existenz und seine materiellen Bedürfnisse zufriedenzustellen vermag. Er befreit ihn zu sorgloserer und freierer Tätigkeit.

Mag in der vergleichenden Zoologie gleich dem tierischen Spiel auch das menschliche Spiel ein Mittel der Ausbildung der Lebewesen zum Lebenskampf zu sein scheinen, was in der Kindheit des Menschen in gewissem Sinne vielleicht auch zutrifft, so kann doch das menschliche Spiel schon deshalb nicht als Vorbereitung für unsere praktischen Lebensaufgaben gelten, weil es nicht wie bei anderen Lebewesen nur ein Kennzeichen der Jugend ist, sondern eine ständige Begleiterscheinung des Lebens. So wäre es durchaus unkritisch, menschliche Tätigkeit auf einem Gebiet als ständige Vorbereitung für andere Tätigkeiten aufzufassen. Der Sinn des menschlichen Spiels ist in ihm selbst erhalten, ohne einem anderen, von ihm wesensverschiedenen oder höheren Sinn untergeordnet zu sein.

Der Sinn des Spieles begründet eine eigentümliche menschliche Seinsweise, einen eigentümlichen Bereich der menschlichen Wirklichkeit, die wir den Bereich der sportlichen Spiele nennen, der von allen anderen Bereichen des menschlichen Daseins geschieden ist, aber für sie alle doch einen spezifischen Wert hat. Der Selbstwert des

Spiels bedeutet einen besonderen Lebenswert, der in der Harmonie der menschlichen Existenz eine unersetzbare Stelle vertritt.

Der Sport als Spiel schafft eine Gemeinschaft von Mitspielenden, wovon einige, obgleich Mitglieder der gleichen Gemeinschaft, als Gegenspieler auftreten. Derartige Gemeinschaften von Mitspielenden, die alle ausnahmslos an das gleiche nach frei gewählten Regeln zu spielende Spiel gebunden sind, enthalten ihren Sinn in sich selbst, einen Sinn, der sich keineswegs mit dem Sinn der menschlichen Alltagssorge deckt.

3.

Welche Antwort wollen wir nun der philosophischen Frage nach dem Ort, der Bedeutung und dem Wert des Sports im menschlichen Leben erteilen?

Sport ist seinem Wesen nach in jedem Kulturkomplex, in jeder Struktur kultureller Tätigkeit berechtigt, aber nur, solange er Spiel bleibt; denn nur als Spiel vermag er seiner kulturschöpferischen Rolle zu genügen. So wie auf jedem Gebiet menschlicher Tätigkeit Mittel und Ziele vertauscht werden können, läuft auch der Sport Gefahr, die Ideale der Olympischen Spiele Griechenlands in römische Gladiatorspiele entstellt zu sehen. Sport als Spiel muß gleich allen anderen Komponenten des kulturellen Schöpfertums das Siegel der Freiheit tragen, einer Freiheit, die nicht durch Nützlichkeit, sondern durch Schönheit bestimmt ist und demnach ihren Wert in sich selbst enthält. Dieses Spiel darf deshalb nicht honoriert, sondern nur in seinen überragendsten Erfolgen prämiert werden, wie Ehre und Ansehen überhaupt allgemeine Achtung genießen, aber nicht bezahlt werden können. Sport als Spiel ist keinem anderen menschlichen Tätigkeitsgebiet untergeordnet, wohl aber gliedert er sich kraft seiner Eigenart ein in die Harmonie des Daseins, nach der jedes echte Menschenleben unaufhaltsam strebt.

Das Kennzeichen spielerischer Tätigkeit scheidet den Sport keineswegs vom Ernst des Lebens — die gleiche Funktion zeichnet ja auch die anderen Bereiche kulturellen Schöpfertums aus, von der Musik bis zur komplexen Kunst der Szene. Solange der sportliche Wettkampf an frei gewählte, aber allgemeinverbindliche Spielregeln gebunden bleibt und nach ihnen verläuft, wird er ein unersetzliches Bedürfnis des kulturellen, also des humanen Lebens befriedigen, in Verbundenheit mit den Zielen, die die Menschheit als ihr Heil und ihre Vision einer besseren Zukunft in sich trägt.

H. S. Slusher (Los Angeles)

Existentialhumanismus und Sport*

Wir befinden uns im Jahre 2100 n. Chr. — Roberto, der beste Fußballspieler der Welt, soll gerade in den Operationssaal gebracht werden. Er ist nicht krank. Er ist nicht verletzt. Er soll nicht „repariert", er soll *verbessert* werden. Sein Land hat vom Internationalen Olympischen Komitee die Genehmigung erhalten, seinen alternden Gastrocnemiusmuskel künstlich durch Muskelfasern von Pferden zu ersetzen, was zur Folge hätte, daß die Schußkraft seines Beines um 300% zunähme.

---

* Übersetzung aus dem Englischen.

Aber Roberto weigert sich. Er springt mit einer Behendigkeit von der Bahre, wie sie nur ein Mittelstürmer besitzt, und stürzt aus dem Krankenhaus. Mit Hilfe der „zuständigen Behörden" fangen die Ärzte Roberto ein und erklären ihm: „Junger Sportsmann, es handelt sich hier nur um eine einfache Operation, die unserem Land dazu verhelfen soll, auch weiterhin seine Überlegenheit im internationalen Fußball zu beweisen. Sie wollen doch nicht als Verräter gelten, oder? Sie sind moralisch *verpflichtet*, uns die Einwilligung zu diesem Eingriff zu geben."

Roberto sagt: „Ich will mit meinem Rechtsanwalt sprechen."

„Dummes Zeug", sagt der Äskulap-gleiche Arzt, „warum weigern Sie sich, wenn Gott Sie mit solchen Fähigkeiten ausgestattet hat?"

„Weil ich rebelliere, bin ich am Leben" sagt Roberto und erinnert sich an etwas, was seiner Meinung nach Camus einmal gesagt hat. Oder war es Descartes? Er war entschlossen, sich auf keinen Fall „auffrischen" zu lassen, und entfloh noch einmal der prachtvollen Welt des Krankenhauses — womit er bewies, daß sein alter Gastrocnemius noch genügend Kraft besaß.

Am nächsten Tag wurde er bei einem Spaziergang im Park verhaftet und den Behörden vorgeführt. Eine Beamtin fragte ihn, warum er darauf bestehe, „nicht mit ihnen zusammenzuarbeiten".

„Kümmern Sie sich um Ihre Probleme, ich kümmere mich um meine", sagte er in kampflustigem Ton.

„Sie wurden beim Fußballspielen im Park beobachtet", entgegnete die Beamtin — wobei man ihrem Tonfall entnehmen konnte, wie ernst die Angelegenheit war.

„Ich bin ein Spieler. Wissen Sie, es ist so, wie Sartre sagte: Wenn ein Mann seine Freiheit ergreift, spielt er."

„Wenn Sie aber nicht in die Operation einwilligen, dürfen Sie nicht mehr spielen. Sie müssen sich eine andere Beschäftigung suchen", antwortete die automatenhafte Stimme.

„Dann werde ich den Jungen das Spielen beibringen" sagte Roberto.

Die Beamtin sagte etwas verwirrt: „Einen anderen *lehrt* man nicht das Spielen. Es ist eine ganz natürliche Sache — rein begrifflich schon gibt es da nichts zu lehren. Außerdem untergraben Sie die Zukunft der Schüler, denen Sie beibringen, wie man *spielt*. Die Kinder sollten in der Schule erzogen werden und nicht in Freizeitbeschäftigungen geschult werden!"

„Ich glaube an die akademische Freiheit" sagte Roberto.

„Ich bin auch liberal" sagte die Beamtin — und fühlte sich Roberto verbunden.

„Ich bin auch ein Pferd" sagte Roberto — als er trotzig und herausfordernd das Büro verließ.

Roberto ließ sich nie operieren. Aber er spielte auch nie wieder. Weil er sich bei vielen Patrioten unbeliebt gemacht hatte, sah sich Roberto gezwungen, im Untergrund eine Zeitung herauszugeben, die er chauvinistisch *Der Hengst* nannte. Die erste Ausgabe war „den menschlichen Problemen aus der Sicht des Pferdes" gewidmet. Sein Leitartikel war aufschlußreich. Es hieß darin:

Der primitive Mensch war von seinem Körper besessen. Der Körper war sein Lebensideal — der Körper bedeutete Leben. Sein Narzißmus war unermeßlich. Selbst in seinen Erfindungen war er egozentrisch. Seine Keule, sein Speer, seine Axt — waren nichts anderes als seine verlängerten Gliedmaßen. Dadurch unterschied er sich nicht wesentlich von dem Menschen von vor 125 Jahren, dessen Tennis-, Golf- und Hockeyschläger auch unbewußt verlängerte Arme waren.

Aber der Mensch im Jahre 1970 hat seine Tradition natürlich nicht direkt vom primitiven Menschen übernommen. Er mußte den Griechen nacheifern. Bei den Griechen dienten Skulptur, Spiele und Sport der Verherrlichung des Körpers. Dazu kam, daß bei den Griechen der Mensch so sehr im Mittelpunkt des Lebens stand, daß Gott in ihrer Religion menschenähnliche Gestalt hatte. Mit der Verbreitung des Christentums jedoch war diese große Tradition dem Untergang geweiht.

Der Körper wurde gebrandmarkt und galt an sich schon fast als Sünde. Das masochistische Christentum strebte nach der Kreuzigung des Körpers und der Befreiung der Seele. Es verherrlichte den Anti-Körper; es lehrte, daß der Körper nicht angebetet oder verherrlicht werden dürfe — vielmehr kasteit werden müsse. Die Seele war wichtig, während der Körper nur zu ihrer Erhaltung diente.

Man verlangte vom Menschen den Verzicht auf körperliche Freuden, damit er sich auf „wichtige Dinge" konzentrieren könne. So kam es, daß sich in den 70er Jahren der Mensch selbst für schizoid hielt. Er war Körper *und* Seele. Und diese Teile wurden als isolierte und nicht voneinander abhängige Elemente des Ichs angesehen.

Ein historischer Rückblick bis zum Jahre 2000 zeigt, daß der Mensch dazu erzogen wurde, an diese Zweiteilung zu glauben. Einige lehnten diese Ideologie ab (z. B. Sartre), aber die meisten wurden von einer Kultur beeinflußt, die diese Zweiheit zu einem Ideal machte. Wenn es auch ungewöhnlich erscheinen mag, so verehrten selbst die Professionellen, die als Sportlehrer bezeichnet wurden und ein großes Interesse für den Körper vorgaben, das griechische Ebenbild. Einige Sportlehrer sagten sich zwar von der Macht der Seele los; sie ersetzten sie jedoch meistens nur durch den Verstand. In gewisser Weise erklärt das ihre Verehrung für die Wissenschaft.

Die Wissenschaftler ersetzten bei ihrer Suche nach einem Ersatz für Gott diesen Begriff lediglich durch vom Verstand konstruierte Maschinen. Mit einem Wort, man zeigte eine fast kindliche Verehrung für „Supermaschinen". Maschinen wie der Computer wurden intelligenter und mächtiger als der Mensch, sie wurden durch ihre Allwissenheit und Allmacht gottähnlich. Sie wurden biblischen Götzen gleich.

Die Liebe zu den Maschinen konnte man in den 70er Jahren deutlich im Sport wiedererkennen. Sie entwickelten „Superstars", die geliebt und vergöttert wurden. Sie konnten nichts falsch machen. Sie waren wesentlich Maschinen. So wie die Wissenschaft stets danach strebte, einen eigenen Roboter als Supermaschine zu entwickeln, so entwickelte der Sport den „Superstar" als Verkörperung seines Ideals. Der Sport lehnte im wesentlichen die menschlichen Schwächen der Menschheit ab und klammerte damit den Menschen als Mittelpunkt des Daseins aus.

Roberto erkannte, daß seine Weigerung, in die Operation einzuwilligen, ein symbolischer Protest war. Auch hier stellte der Sport unmittelbare Ansprüche an sein Dasein. Überwachung gab es immer. Die quantitative Einstufung seiner durchaus menschlichen Leistungen mit Hilfe von statistischen Daten bedeutete eine Ausweitung der technologischen Macht, wodurch Roberto sich selbst entfremdet wurde. Vernunft, Rationalität und Intelligenz bildeten die Grundlage des organisierten Sports, so wie sie es für den Appell des Arztes waren. Roberto konnte nur über die Vorstellung lächeln, daß die weiße Uniform das perfekte Symbol des sterilen Denkens war — keine Emotionen, nur klare Logik. Er erinnerte sich, gelesen zu haben, daß die Baseballmannschaften in den USA bis weit in die 70er Jahre bei Spielen in der eigenen Stadt weiße Kleidung trugen, während die gegnerische Mannschaft in Grau erschien. Auch hier war das Symbol deutlich. Die eigenen Maschinen wurden als rein verherrlicht, während die gegnerischen „schlechten Kerle" von Unreinheiten durchdrungen waren! Medizin und Baseball wurden gleichermaßen verehrt; aber es schien Roberto, als ob beide die Kultur verdrängten — denn es gab eine Menge rationales Denken und kaum Raum für Emotionen. Anscheinend geriet die Bevölkerung nur dann noch in Erregung, wenn die supermaschinenähnlichen Berufe eine Supershow abzogen. Im Baseball konnte bestenfalls ein Einlauf ins Ziel, in der Medizin höchstens noch eine Operation am offenen Herzen Gefühle wecken.

Noch mehr aber amüsierte sich Roberto über die widersprüchlichen Maßstäbe und Charakterstrukturen der Eltern in den 70er Jahren. Sie waren Superzuschauer. Sie reisten um die halbe Welt, um bei den Olympischen Spielen dabeizusein, weigerten sich aber, auf die andere Straßenseite zu gehen, um an der Welt des Spiels ihrer Kinder teilzuhaben. Wegen ihrer puritanischen Furcht vor dem Körper kamen sie selten mit anderen Kindern in direkte körperliche Berührung — es fiel ihnen schwer, andere Kinder zu umarmen, mit ihnen zu ringen, sie zu fangen oder auch nur zu berühren. Es wurden alle möglichen sexuellen Tabus errichtet, so daß selbst das Berühren eines anderen Körpers bei manchen Gruppen als gesetzeswidrig galt, obwohl man diese dann noch für „fortschrittlich" hielt. In den Vereinigten Staaten wurden die Berufsringer als häßliche Clowns betrachtet, die keinen echten Sieg erringen wollten, und die Basketballspieler mußten die abstrakte Parodie des amerikanischen Lebens aufführen; denn Kontakt war wegen der Eigenarten des Spiels natürlich, wurde aber dennoch für ein „Foul" gehalten. Folglich lernten die Kinder niemals, ihre Emotionen realistisch zum Ausdruck zu bringen. Das Ego ihrer Kinder wurde unnötig gehemmt, und ihre Teilnahme am Sport war häufig nichts weiter als die Ausweitung ihrer Umweltphantasie.

Soweit das Szenenbild. Kommen wir nun zu einer Analyse des Dramas!

Sport und Regeln

Die fundamentale Position, die hier eingenommen wird, geht davon aus, daß Sportler und Existentialphilosoph und/oder Psychologe sich gleichermaßen der Situation des Menschen annehmen, der Situation nämlich, in der jeder Mensch unerfüllte *Wünsche* mit sich herumträgt, die für das menschliche Dasein von so fundamentaler Bedeutung sind, daß sie nicht einmal von der Sprache an die Oberfläche gebracht werden können. Die meisten Kulturen wurden sich ihrer im Tanz bewußt; obwohl der Rhythmus des Körpers von Stammesvorschriften unter Kontrolle gehalten wurde, konnte er durchaus eine wirklich profunde Botschaft übermitteln, was man in einigen Kulturen häufig verkannte.

Was wird beim Sport mit den „Geräuschen" vermittelt? Was sagt ein Körper aus, wenn er durch den Raum geschleudert wird? Ist es ein reiner Zufall, daß das rasendschnelle Basketballspiel in den Vereinigten Staaten sich so großer Beliebtheit erfreut, während der Fußballsport (Soccer) mit seiner hinterlistigeren und verhalteneren Spielweise wenig beliebt ist?

Man muß voraussetzen, daß in gewisser Hinsicht Sportler und Existentialphilosoph in sehr verschiedener Umgebung tätig sind. Im Sport verlangen die Regeln vom Teilnehmer, daß er der gegebenen Situation mit Scharfsinn, vielleicht sogar mit Mißtrauen begegnet. Ständig ist er in der mißlichen Lage, gegen die ihn einengenden Regeln zu verstoßen und sich gleichzeitig an die Grundregeln der Unterstützung und Vorraussage zu klammern. In gewissem Sinne reflektieren die Regeln die Angst vor den „inneren Stimmen". Ähnlich wie die Regeln der Gesellschaft spiegeln die Regeln bei manchen Sportarten die Furcht vor Ausschweifung und Aufruhr wider. Die Stimmung ist beengend, vielleicht sogar reaktionär; sie wird aber durch den Begriff „Fairneß" gerechtfertigt.

Mir als Zuschauer erscheint es besonders interessant, daß viele Sportarten Aggressivität und Gewalttätigkeit fördern, während die Kernform relativ unverändert bleibt. Es scheint so, als habe die Gesellschaft absichtlich eine Kulturform geschaffen, in der der Glaube an die Vernunft (d. h. an die durch Regeln geschaffene Struktur) und an die Unvernunft (d. h. die erforderliche seelische Einstellung zur Leistungsfähigkeit im Sport) nebeneinander existieren. Während es innere Schwankungen gibt, wobei Vernunft und Gefühl abwechselnd überwiegen, wachen jene, die im Sport die Regeln aufstellen, symbolisch über eine Verdrängung der Gefühle, die nur zu einer Einstellung führen könnten, die im Gegensatz zu der der Existentialhumanisten steht.

An dieser Stelle ist die Frage zu stellen, was ich vom Ziel und Zweck des Sportes halte. Es ist natürlich schwierig, den Begriff „Unterdrückung" zu erklären, wenn man nicht weiß, was funktionell unterdrückt wird. Die „ideale" Form des Sportes ist meiner Meinung nach diejenige, die es dem Teilnehmer gestattet, seine Kräfte voll zu messen — wo der einzelne selbst realistisch die Sportarten wählen kann, die ihn befriedigen. Auf diese Weise lernt und entdeckt der einzelne nicht nur, er trifft auch in einer Welt ständig wachsender Dimensionen Entscheidungen; von größter Bedeutung sind jedoch die Auswirkungen der Sportdisziplinen.

Das von den meisten Sportdisziplinen ausgehende und ihnen innewohnende Phänomen ruft als Folge der Selbsterkenntnis in typischer Weise Unwillen und Entfremdung hervor. Es ist viel über die Grausamkeit und Isoliertheit bestimmter Sportdisziplinen geschrieben worden; in diesem Zusammenhang erscheint mir interessant, daß auf diesem Gebiet kaum offizielle Untersuchungen angestellt worden sind. Bislang scheint sich vor allem ein Muster abzuzeichnen: nämlich daß beim Sport die Reaktion des einzelnen und die der Gruppe nicht übereinstimmen, sondern daß sie sehr komplex sind.

Wir haben versucht, die ontologischen Aspekte des Sports zu untersuchen; wir haben uns mit der körperlichen Bewußtheit befaßt; wir haben uns mit der im Sport stattfindenden Revolution beschäftigt; wir haben die Beziehungen der Sportler untereinander untersucht; wir haben das Phänomen der Motivation beim Gewinnen im Sport erforscht, und auch das Angsterlebnis im Sport und dessen Einfluß auf die Selbstverwirklichung. Wir haben Untersuchungen über sehr viele Sportarten angestellt. Wir haben unsere philosophischen Mikroskope auf Golf, Baseball, das Zielspringen aus großen Höhen, auf Handball und Bergsteigen gerichtet — aber auch auf die allgemeinen Arten der Körperbewegung. Natürlich befindet sich diese Arbeit noch im Anfangsstadium, wir können aber schon heute die recht allgemeine Behauptung aufstellen, daß der Athlet sich der „sozialen Kräfte" bewußt ist, die ihn dazu verleiten, die Wettkampfregeln zu „durchbrechen", während die Struktur des Sports ihn gleichzeitig daran hindert, auf seine „inneren" Gefühle zu hören.

Der Sportler, der großes Gewicht auf die individuelle Selbsterkenntnis legt, wird dazu neigen, sich regulativen Kontrollen zu entziehen — unabhängig davon, wie groß die Gefahr für sein inneres Gleichgewicht auch sein mag. Für den Existentialisten sind demnach Authentizität und Unabhängigkeit nicht sozial verankert. Daher stellt der „Kompromiß" mit der sozialen Ordnung für ihn wahrscheinlich auf die Dauer keine Lösung der Probleme dar, mit denen er beim Sport konfrontiert wird.

Diese extremistische Haltung wird jedoch von der humanistischen Schule vermieden. Anders als bei Nietzsche kann der Existentialhumanist im Sport „leben", wenn vielleicht auch nicht leicht, so doch mindestens erträglich! Obwohl ihm die

Deutung des Sports aus der Sicht der philosophischen Anthropologie

Priorität, die durch die Formalisierung fester Regeln im Sport geschaffen wird, widerstrebt und er vielleicht den naiven Wunsch hegt, daß die Kontrolle von innen heraus erfolgen möge, erkennt er die Notwendigkeit von Regeln an, die zur Entwicklung eines existentiellen Daseins beitragen. Er ist aber gleichzeitig auch bereit, der Nützlichkeits-Überlegung weniger Bedeutung beizumessen und weicht dem Gedanken aus, daß eine soziale Kontrolle notwendig sei, um das zu erreichen, was man vielleicht als „der meisten höchstes Gut" bezeichnen könnte. So veranlaßt einen die Nüchternheit seiner Überlegungen vielmehr zu Schlußfolgerungen, die den Sportler in seinen Gedanken schwer belasten. Er verspürt Scham- und Angstgefühle, die durch sein Schuldbewußtsein ausgelöst werden. Sein Schuldbewußtsein ist echt. Er erkennt, daß die von ihm gewählte Sportdisziplin ständig in einem Prozeß des Bewertens von Erfindungen ist; trotzdem kann er die Anarchie nicht akzeptieren. Und alles andere kann, ob gerechtfertigt oder ungerechtfertigt, zwar real, aber nicht wahr sein. So berichtet z. B. Edgar Friedenberg über das folgende Gespräch mit einem 15jährigen Sportler:

„Nein, ich glaube nicht, daß es ein schöneres Gefühl gibt, als wenn man seine Strecke läuft oder so und Sieger wird. Oder auf ein Fußballfeld kommt und plötzlich merkt, daß einem das Spaß macht, und dann spielt man und kommt sich beinahe verrückt vor. Ich habe z. B. im letzten Jahr bei einem Herbstspiel mitgespielt, das wir mit einem sehr schlechten Ergebnis verloren, aber mittendrin hat es mir viel Spaß gemacht. Und ich war einfach wie benommen, und ich habe einfach nicht gespielt — ich spielte bloß so, weil es mir einfach Spaß machte und weil ich spielen wollte. Und ich war sehr, ich meine, ich wußte, ich würde ein paar Mal hinfliegen — ich stand einfach wieder auf und schüttelte mich vor Lachen aus, und ich wußte nicht, warum ich lachte, und ich weiß, daß ich nicht hätte lachen dürfen, weil ich dann erst recht hingeschmissen wurde. Dann ging ich wieder zum Haufen zurück und starb fast vor Lachen, die anderen dachten, ich sei verrückt geworden, aber mir machte es Spaß. Und ich konnte einfach nicht aufhören, und ich, wissen Sie, nach dem Spiel fühlte ich mich furchtbar, weil wir so hoch verloren hatten. Aber während des Spieles empfand ich nur dieses Gefühl der Freude; ich hatte meinen Spaß, und daran hätte sich wohl nicht viel ändern können, wissen Sie? Und es machte mir einfach Spaß, weil ich — ich hatte einfach meinen Spaß daran; ich tat etwas, was ich gerade in diesem Augenblick ziemlich gut konnte. Und es gefiel mir. Während des Spieles war ich glücklich. Aber nach dem Spiel war ich nicht glücklich, weil wir so hoch verloren hatten. Und das ist es, ich glaube, das geht vorüber, daß man einfach nicht kapiert, daß einem das Spaß macht, was man gerade tut — mir hat es einfach Spaß gemacht. Und das verstehe ich nicht, ich meine, wie sie uns überall auf dem Feld hinschmissen. Ich war dabei; ich spielte ziemlich gut. Anscheinend war der Kerl vor mir, der als erster spielen sollte, nicht so gut; da habe ich gespielt. Und ich war ziemlich gut; aber es hat mir einfach Spaß gemacht, und ich konnte nichts dafür, und ich wurde getreten und dauernd hingeschmissen, und ich stand lachend auf, und die Kerle dachten, ich wäre verrückt — aber mir machte es Spaß; es ist eine Befreiung. Und man hat das Gefühl, daß man sich über nichts Sorgen machen müßte, es ist zu — ich weiß nicht, es ist einfach Überschwenglichkeit. Als gäbe es da was, was einem nichts anhaben kann. Und man rennt darauf zu — man tut es, weil es einem gerade dann und gerade dort Spaß macht — man wird dabei nichts los, es passiert einfach gerade *dann*, und man hofft, daß es zwei Sekunden später noch genau so ist. Ja, so ist es."[1]

Die zukünftige Entwicklung des Sports

Wie wird es in Zukunft im Sport aussehen? Dieser Abschnitt des Vortrages muß damit beginnen, unsere Unwissenheit einzugestehen; allerdings gibt es in der sich rasch verändernden Welt des institutionellen Sports bestimmte Anzeichen, die einen

---

1 Zitiert aus H. S. Slusher: Man, Sport and Existence (d. Red.).

zu Vermutungen veranlassen. Ich glaube z. B., daß wir eine zunehmende Teilnahme bei den Sportarten erwarten können, die den einzelnen die Möglichkeit bieten, ihre eigenen Grenzen zu prüfen und individuelle Wege der Selbsterkenntnis und der persönlichen Erfüllung zu finden. Meiner Meinung nach führt das zu einer ständig zunehmenden Abkehr nicht nur vom Vereinssport, sondern vom Gruppensport überhaupt, und zur Zuwendung zu den Einzelsportdisziplinen. So wird z. B. das Einhandsegeln immer populärer werden, während das Segeln mit einer „Crew" an Beliebtheit verlieren wird.

Diese Entwicklung ist einer vorausschauenden Betrachtung wert, wenn man berücksichtigt, daß das wachsende Vertrauen in dem Maße an Bedeutung gewinnt, in dem Gesellschaften selbständiger werden. Vertrauen kann man jedoch kaum gewinnen, wenn man sich untereinander und gegenseitig nicht „kennt". Man könnte daher berechtigterweise annehmen, daß der Mensch nur demjenigen vertrauen wird, den er am besten zu kennen glaubt; das bedeutet vor allem, daß er Selbstvertrauen gewinnen wird, während er anderen mißtraut.

Vertrauen bedeutet persönliche Befreiung. Da das Vertrauen durch Einzelleistungen gefördert wird, könnte man annehmen, daß die Gesellschaften sich immer mehr dem Sport zuwenden werden, um die Befreiung zu erreichen, die man bei anderen Formen einer technologischen Kultur nicht ohne weiteres finden kann. Man wird sich zunehmend dessen bewußt werden, daß man das *Recht* hat, seine eigenen emotionalen Bedürfnisse zu befriedigen, und die privaten Sportmöglichkeiten könnten wohl eines der Hauptreservoirs für eine solche Befriedigung darstellen.

Diese Prognose mag einigen unwahrscheinlich vorkommen. Der Sport hat stets Gruppenwerte symbolisiert — sein Gütezeichen war Teamarbeit, Entsagung und Zusammengehörigkeit. Es sind aber gerade 4 Jahre vergangen, seit die Vereinigten Staaten mit einem Negerboykott gegen die Olympischen Spiele konfrontiert wurden. Es ist gerade 4 Jahre her, daß die Neger ihre Überzeugung demonstrierten, daß sie „ausgenützt" würden. Sie konnten, mit anderen Worten, nicht vertrauen. Ihre Fähigkeiten und Talente wurden ausgenutzt, während ihre menschliche Existenz in ihrer Gesamtheit kaum respektiert wurde. Sie verwandelten ihre Tüchtigkeit und Leistung in eine Waffe. Obwohl das Bedürfnis auch heute noch vorhanden ist, kommt es nicht mehr zu offenkundigen Demonstrationen. Warum nicht? Hat die Bewegung sich entschlossen, „zu kooperieren"? Ich glaube nicht! Die Geschichte kann hier zeigen, daß eine der wichtigsten Funktionen der derzeitigen Entwicklung im Sport darin besteht, den Zorn zum Vorschein zu bringen. Bei seinem Bemühen um Würde und Verantwortung erkennt der Athlet, daß der Sport ihm die einzige Chance bietet, sein Bedürfnis befriedigen zu können. So wie der Athlet das Gruppenerlebnis, das so sehr ein Bestandteil des Sports ist, wiederentdeckt und neu definiert, wird er dem Problem gegenübergestellt, sich selbst wiederzuentdecken und neu zu definieren.

Die Institution des Sports hat sich gegenüber dem zu Entscheidungen zwingenden Prozeß nicht naiv gezeigt. Die Literatur hat aber ständig davon gesprochen, daß die Entscheidungen während des Kampfes fallen, und ist damit der grundlegenden Auseinandersetzung um die vorher getroffene Wahl ausgewichen.

Zum Schluß kann man die Vermutung äußern, daß in der Zukunft das Pendel von den Institutionen, bei denen dem einzelnen die Verantwortung für die Entscheidung abgenommen wurde, zu dem allein verantwortlichen Menschen ausschlagen wird. In der derzeit üblichen Terminologie heißt das, daß der Sport weniger ein

Deutung des Sports aus der Sicht der philosophischen Anthropologie

Mittel zur Beherrschung von Verhaltensweisen, sondern mehr ein Partner im Dialog sein wird; er wird versuchen, die aufgetretenen Spannungen zu erkennen und zu meistern, während die Menschheit versuchen wird, in zunehmendem Maße ihre eigenen Fähigkeiten zu befreien. Vielleicht werden im Jahre 2100 n. Chr. die Robertos nicht mehr untertauchen müssen, um zur Feder zu greifen — man wird ihnen vielleicht eine echte Chance geben, ihre eigene Meinung ungezwungen durch ihren Körper auszudrücken.

Kurzreferate und Diskussion

Als erste Diskussionsrednerin fragte E. Gerber (Amherst), ob es nicht besser sei, die Existenz der „externen Sportformen" in der vorgegebenen Art zu akzeptieren und den besten Weg zu suchen, wie das Individuum *innerhalb* dieses Rahmens Authentizität finden könne. Slusher sah in diesem Vorschlag seine Meinung bestätigt, daß die Gesellschaft vom Individuum nicht verändert werden kann. Aber dieses kann Wege finden, „die soziale Struktur zu umgehen". „Das Individuum wird immer autonomer, je mehr die Gesellschaft anwächst", indem es seinen Vorteil aus den bestehenden sozialen Strukturen ziehen kann.

Baumgartner (München): „Welchen Stellenwert hat der von Ihnen verwendete Begriff der Autonomie? Hat er ausschließlich deskriptiven oder auch normativen Sinn?"

Slusher: Seine eigenen Arbeiten würden oft als normative Beiträge verstanden, sie seien indes deskriptiv. Sie seien eine Beschreibung von jenem Teil der amerikanischen Kultur, den er sah. Er selbst wolle nicht die „solitären Sportformen" als „besser oder schlechter" als die anderen ansehen. „Ich sage nur, daß sie existieren".

Abschließend fragte Filipovič nach Slushers Meinung über Wesen und Wert des Sports. Es gibt, Slusher zufolge, viele Werte im Sport; dieser ist „ein Mechanismus, in dem man seine Grenzen und Fähigkeiten determinieren" und seinen eigenen Wert bestimmen kann. Er bietet die Möglichkeit, „die eigene individuelle Identität und den eigenen individuellen Wert festzustellen".

In einem Kurzreferat analysierte W. Hildebrandt (Vlotho) „Funktion und anthropologischen Status des Scheiterns im modernen Sport":

Indem sich der Sporttreibende dem perennierenden Versuch unterzieht, die Grenze seiner Leistungsfähigkeit expandierend zu überschreiten, konstituiert er selber ein permanentes Scheitern als seine existentielle Normalität. Von der Grenze her erfährt er sich selbst.

Jede Bestleistung ist aufs Überholtwerden angelegt. Die Erfahrung der Endlichkeit, der äußersten Flüchtigkeit sportlicher Leistungen gehört zentral zu unserem Theorem. Dahinter steckt das Syndrom, daß jeder Jäger zugleich der Gejagte ist. Je wechselvoller der Umschlag, desto näher ist der Kampfsport seiner Idee. Das frustrierende Scheitern gehört zu diesem Spiel.

Ist das Scheitern im Sport mit dessen agonalem Prinzip verknüpft, so nicht weniger mit seinem aleatischen Zug (Caillois). Absurde oder triviale Zufälle, wie Auslosungen, Tagesform usw., bringen Niederlagen mit sich, die die Angemessenheit der Relation zwischen Leistungserwartung und Leistung irrelevant machen und die Moral der Betroffenen besonders testen.

Der kooperativ im Team oder im Zusammenspiel zwischen Trainern und Aktiven betriebene Sport kennt eine zusätzliche Form des Scheiterns. Die hohe psychische Komplexität solcher Interaktionsgefüge, die Sensibilität und das je eigene Prestigebedürfnis von Stars in der Kooperation u. ä. lassen es zu Dauerkrisen kommen, die in Verbindung mit der rigiden Fixierung der Gruppe auf permanente Erfolge leicht zu einer Zerstörung der Gruppenmoral und schließlich zum Gruppenzerfall führen.

Die Erlebnisse des in seiner Sportart alternden Aktiven, der zum Abtreten gezwungen ist, enthüllen noch einmal das Scheitern als eine den Sport fundierende anthropologische Kategorie. Die Konzentration auf die biologische Effizienz und den Okkupationsdrang des Nachwuchses ist hier nicht, wie in anderen Bereichen, gesellschaftlich abgefedert, sondern unbefangen zugunsten der Jüngeren institutionalisiert. Das Todesmotiv wird in einer harten Schule des naturwüchsigen Scheiterns vorweggenommen.

Die vielfache strukturelle Verschränkung des Sports mit dem Scheitern hat zwei bedeutsame funktionale Folgen, die zugleich die Voraussetzung für seine Lebensqualität sind. Das ist der dramatisierte Genuß der Siege. Und das ist die soziokulturelle Übung, die Niederlagen zu sublimieren. Ohne Ideologisierung müßte jede um Stilbildung bemühte Gesellschaft diese Zusammenhänge im Auge behalten. Das gilt auch für eine Zeit, die solchen Aufgaben wenig Aufmerksamkeit widmet. Die Grundsituationen des Menschen verlangen nach Existenzführung.

Der Kurzbeitrag H. Westphals (Potsdam) „Zur Deutung des Sports aus der Sicht der ‚philosophischen Anthropologie'"[2] lehnte die Möglichkeit einer philosophischen Anthropologie ab, weil diese den Menschen als eine „ahistorische Größe" betrachte und die Gesetze der gesellschaftlichen Bewegung ignoriere:

„Indem ihre Anhänger versuchen, vom Standpunkt ‚ewiger' biologischer Qualitäten des Menschen aus und bar jeglicher gesellschaftlicher Bezüge den Sport zu interpretieren, verbreiten sie die Illusion, daß ein gesellschaftlich wertfreier Sport nicht nur denkbar, sondern auch realisierbar sei. Tatsächlich ist und wird aber der Sport auch unter den Bedingungen des staatsmonopolistischen Kapitalismus gesellschaftlich voll integriert und damit politisiert. Eine auf die ‚philosophische Anthropologie' gestützte bürgerliche Sporttheorie umgeht diesen Sachverhalt mit seinen konkreten Erscheinungen. Sie geht dabei auch der Frage aus dem Wege, welche gesellschaftlichen Bedingungen geschaffen werden müssen, um den Sport in den Dienst der allseitigen Entwicklung des Menschen zu stellen."

Die Sitzung des Arbeitskreises wurde eher philosophisch-theologisch beschlossen durch die Kurzreferate von W. Fraleigh (Brockport): „Some meanings of the human experience of freedom and necessity in sport" und von R. Weiler (Wien): „Das Wissen des Menschen um seinen Leib als sittliche Tatsache und als Ausgangspunkt einer Grundlegung der Ethik des Sports."

Zwei Kurzreferate, die in anderen Arbeitskreisen vorgetragen wurden, lassen sich thematisch hier anfügen. M. Fejlek (Brünn) analysierte in „Fechter und Streß" drei Arten von Spannungszuständen, die beim Fechten in eigenartiger Weise auftreten. In diesen streßartigen Situationen, die Analogien zum Kampf auf Leben und Tod aufweisen, sah er Spuren früherer Epochen der menschlichen Entwicklung. Auch P. Börger (Bremen) ging in „Zur Psychologie des Zweikampfes am Beispiel Judo" vom ernsten und kämpferischen Ursprung der Budo-Sportarten (Judo, Aikido, Karate usw.) aus, der ihnen modellhafte Züge verleiht. Das Geschehen auf der Matte vollzieht sich dabei nicht allein im Sinne von Reiz und Reaktion in Gestalt von Konterwürfen, sondern wird von weiteren Faktoren (Zuschauer, Kampfrichter) beeinflußt. Aus dieser Komplexität der Anforderungen an den Wettkämpfer ist es zu erklären, daß bis zur Meisterschaft in den Judo-Sportarten eine Lehrzeit von durchschnittlich 10 Jahren erforderlich ist.

In einem anderen Arbeitskreis versuchte R.J. Lobo (München), „Die Philosophie der ‚Zeitsubstanz' und der Ursprung des Sports", aus einigen Lehrmeinungen der indischen und griechischen Philosophie Konsequenzen für die sportliche Praxis der Gegenwart abzuleiten. N.M. Sehrewerdi (Bagdad) wollte in seinem Beitrag den Nachweis antreten, daß "The origin of the ancient Olympic Games was Mesopotamia". W. Schwenninger (Tübingen) berichtete über „Hochleistungssport und Spiel: Das Zwielicht der Olympischen Idee".

---

2 Vollständige Fassung in: Theorie und Praxis der Körperkultur **21**, 1075—1076 (1972).

Spiel in Theorie und Forschung

Die traditionelle Philosophie interpretiert, von der Arbeit-Spiel-Dichotomie ausgehend, den Sport als ein Spiel-Phänomen. Der moderne Leistungssport erschüttert indes diese Deutung und führt viele Theoretiker dazu, den Sport mehr in die Kategorie der Arbeit einzubeziehen. Eine andere, originelle und überzeugende, Reaktion besteht darin, den Sport weiterhin als Spiel und zugleich die herkömmliche Arbeit-Spiel-Dichotomie unter einem neuartigen Aspekt zu interpretieren. Diese Möglichkeit ist insbesondere von Sutton-Smith entwickelt worden.

Einführung. J. N. Schmitz (Saarbrücken)

Die Rolle, die das Spiel in modernen Industriegesellschaften einnimmt, zwingt zur wissenschaftlichen Analyse der sichtbaren Verformungen und Fehlentwicklungen. Einer dieser Wege führt ohne Zweifel über die fortschreitende Erkenntnis dessen, was das Spiel als eine der möglichen Grundaktivitäten des Menschen oder als elementares Phänomen der menschlichen Kultur überhaupt für Entwicklung und Verhalten von Mensch und Kultur bedeutet. „Was bedeutet das Spiel für den Menschen in einer Lebens- und Kulturform, die durch Technik, Konsum und urbanisierte Lokalisation von Massen bestimmt ist? Kann das Spiel über seine objektivierten Formen einschließlich des Sports Verhalten entwickeln und konstituieren, welches das individuelle und soziale Leben sinnvoller und damit zugleich auch menschenwürdiger zu gestalten vermag? In welcher Weise kann dies konkret geschehen und durch welche Elemente und Strukturen wird es in allen Verhaltensbereichen einschließlich der sozialen Integrationsaufgabe bewirkt? Und schließlich die hier besonders interessierende Frage: Was kann der Sport in seinen originären Spielmomenten dazu beitragen und wie — vor allem — muß dieser Sport dann in seinen Bedingungen und Vollzugsformen beschaffen sein, damit er für den gegenwärtigen Menschen auch jene Chance bedeutet, nach der wir auf diesem Kongreß zu fragen die Aufgabe haben?"

B. Sutton-Smith (New York)

Spiel: das Vermitteln von Neuem*

Der Kulturhistoriker Huizinga und der genetische Epistemologe Piaget sind die beiden wichtigsten Theoretiker in der modernen Diskussion um die Bedeutung des Spiels. Sie weisen beide darauf hin, daß die Dichotomie „Arbeit — Spiel", an die wir uns im Verlauf der vergangenen Jahrhunderte gewöhnt haben, die tatsächliche Beziehung zwischen Mensch und Kultur und zwischen Mensch und Natur verfälscht.

---
* Übersetzung aus dem Englischen.

Nach Huizinga ist das Spiel so wesentlich für die Schaffung einer Kultur, daß wir den Menschen durchaus als homo ludens und nicht als homo sapiens auffassen können. Piaget sagt, daß das Spiel für die Anpassung des Menschen so essentiell sei, daß es eine besondere Polarität jedweder intelligenten Aktivität darstelle. Wenn man Huizingas historische und Piagets bio-psychologische Ansichten zusammennimmt, so bilden sie die ersten Prämissen für eine Revolution unserer Ansichten über das Spiel. Wenn beide recht haben, ist es klar, daß wir uns auf irgendeine Weise von den trivialen und harmlosen Nebenbedeutungen, die diesem Thema anhängen, lösen müssen. Bei diesem Bemühen helfen uns leider Huizinga oder Piaget nicht immer, ersterer wegen seiner negativen Meinung über das Spiel in der modernen Welt im Gegensatz zum Spiel in der fernen Vergangenheit, der letztere wegen seiner Tendenz, nach der das Spiel eher als eine fehlgeleitete Form von Intelligenz denn als eine echte formative Komponente zu betrachten sei (Sutton-Smith, 1966). Allerdings sind dies lediglich unbedeutendere „puritanische" Spuren, wenn man sie vergleicht mit den bedeutenden Beiträgen, die diese beiden Theoretiker zur Normalisierung der Rolle des Spiels in der menschlichen Adaptation geleistet haben.

Der Weg zu einer neueren Interpretation wird von Piaget, der zwischen Akkommodation und Assimilation als den beiden entscheidenden Prozessen innerhalb der Adaptation unterscheidet, selbst gezeigt. Es gibt Zeiten, in denen die Adaptation eines Menschen von der Notwendigkeit, seine Gedanken, Handlungsweisen und Gefühle an die Erfordernisse seiner äußeren Umwelt zu akkommodieren, geprägt wird. Es gibt aber auch Zeiten, in denen er diese Umwelt seinen individuellen Gedanken, Handlungen oder Gefühlen unterwirft oder assimiliert. Im ersten Fall konvergieren seine Reaktionen mit der externen Realität, im zweiten divergieren sie. Im ersten Fall betonen wir die Rolle des Objekts oder des anderen in der Adaptation, im zweiten Fall die Rolle des Subjekts oder des Ich. Da das Objekt in der modernen Wissenschaft, einschließlich der Verhaltensforschung, eine wichtigere Rolle spielt als das Subjekt, fühlen wir uns im Hinblick auf das Subjekt weniger wohl. Historische Kräfte haben auf mannigfache Art die Wissenschaft von Objekten, die Rationalität der Objekte, die Nützlichkeit der Produkte und den Sinn produktiver Arbeit verschmolzen und ihre Gegenteile, wie die nichtwissenschaftliche Zugänglichkeit des Subjekts, die Irrationalität des subjektiven Ichs, die Nutzlosigkeit des reinen Vorgangs und die Sinnlosigkeit des nichtproduktiven Lebens geleugnet.

Die Wissenschaft vom Subjekt

Nach Piagets Ansicht ist das Spiel eine reine Form der Assimilation. Das heißt, daß beim Spiel die Aktivität des Subjekts nicht von äußeren Stimuluszufälligkeiten eingeengt ist. Dies ist natürlich eine relative Aussage. Sogar Spielzeug und Bauklötze üben auf die kindliche Phantasie einen einengenden Zwang aus. Wahrscheinlich können nur die Träume einen Anspruch auf die Bezeichnung „reine" Assimilation erheben, da sie fast vollständig außerhalb des Einflußbereichs äußerer Reize liegen, wenngleich auch sie das Läuten des Weckers und die Geräusche der Nacht manchmal assimilieren und durch Schlafentzug beeinflußt werden können. Die Tatsache, daß in ihnen die Erlebnisse des Tages verarbeitet werden, ist für die Träume besonders typisch, wobei das Spektrum von schlichter Verarbeitung bis zu den weniger häufigen, aber lebhaft geschilderten Ausbrüchen in das Reich der Phantasie, von denen ausgehend Psychoanalytiker einen großen Teil ihres theoretischen Systems errichtet haben, reichen kann. In beiden Fällen scheint es logisch zu sagen, daß das Subjekt als Subjekt die Erfahrung bestimmt. Dies ist in der Tat reine Assimilation und, ausgehend von der Universalität der Träume, die sich durch alle Kulturkreise zieht, dürfen wir annehmen, daß der Traumprozeß ein relativ autochtoner ist. Wir können allerdings daraus nicht schließen, daß sich das Subjekt im Traum autonom fühlt. Viel häufiger, insbesondere in jungen Jahren, empfindet es das Gegenteil.

Eine Parallele zwischen Spiel und Traum scheint nun darin zu bestehen, daß sie beide mindestens zwei Verarbeitungsarten enthalten; nämlich einerseits die recht weltliche Assimilation der tagtäglichen Vorkommnisse und andererseits die recht ausgeschmückte und lebhafte Konstruktion eingebildeter Phantasiegefährten und dergleichen mehr. Wir können zwar annehmen, daß das Spiel auf die eine oder andere Weise, ähnlich wie der Traum, ein Grundprozeß des menschlichen Organismus und wesentlich von innen her motiviert ist; aber im Gegensatz zum Traum scheint die Entwicklung des Spiels weit stärker von äußeren Ereignissen abzuhängen. Das Spiel unterscheidet sich vom Traum auch dadurch, daß es dem Subjekt ein Gefühl der Autonomie vermittelt. Deshalb kann man sagen, daß die Erlebnisverarbeitung beim Spiel zwar weniger autochton ist als im Traum, das Subjekt aber beim Spiel in stärkerem Maß autonome Erfahrung gewinnt.

Die zu dieser Autonomie beitragenden Konstituentien involvieren auch, was in Piagets Definition der Assimilation impliziert ist, daß nämlich das Subjekt die Ereignisse eher leitet, als daß es von ihnen geleitet wird (Willenstrieb); die dergestalt geleiteten Handlungen werden strukturell umgewandelt (Erkenntnisvermögen). Und da es somit eine kontrollierende Funktion ausübt, kann das Subjekt seine eigenen Wechsel zwischen Euphorie und Spannung (Affekt) dirigieren. Unsere Forschungsergebnisse über das Spiel als ein von innen heraus motiviertes System sind allerdings noch nicht so präzise, daß wir sagen könnten, ob Triebeigenschaften in erster Linie aus einer Umkehrung der Kontrollfunktion, einer neuartigen Reizanordnung, von einer besonderen Eigenschaft des parallelen affektiven Systems oder in einem gewissen Umfang aus einer Kombination all dieser Elemente entstehen. Das Spiel als ein plötzlicher Reizauslöser („arousal jag") scheint aus diesen Gründen bedeutend vielschichtiger zu sein als die Exploration als Reizphänomen. Wir haben zwar mit einiger Sicherheit herausgefunden, daß diese spezielle freiwillige Handlung normalerweise auftritt, nachdem das Kind seine Umwelt erforscht hat oder seine Umwelt ausreichend gut kennt oder sich darin so wohl fühlt, daß es solchen akkommodativen (exploratorischen) Reaktionen keine Priorität zu geben braucht. Als Basis-Ebene muß insbesondere der persönliche oder idiomatische Charakter der Spielreaktionen betont werden. Was das Kind tut, ist nicht nur autonom, sondern auch in seiner eigenen Erfahrung einzig- oder neuartig. Im Spiel verarbeitet es einzigartige Reaktionen (persönliche Reaktion auf Erfahrung), einzigartige Reaktionskombinationen (idiomatische Synthesen) sowie einzigartige Transformationen (Phantasie-Menschen und -Gegenstände) der Reaktion auf seine eigenen früheren Erfahrungen. Je mehr es spielt, ein umso größeres Repertoire an derartigen idiomatischen Neuheiten muß es entwickeln.

Das Vermitteln von Neuem

Von hier aus ist es nur noch ein kleiner Schritt zu sagen, daß, wenn Huizingas Feststellung, daß Kultur durch Spiel geschaffen wird, und wenn Piaget mit Recht sagt, daß beim Spiel eine rein subjektive Adaptation auftritt, das Spiel die eigentliche Quelle von Neuem sein muß und aus diesem Grund die tiefste Wurzel eines großen Teils dessen ist, was neu in der menschlichen Kultur und was kreativ in der menschlichen Anpassung ist. Wenn ein Kind sein assimilatives System nach außen darstellt, vermittelt es seine einzigartigen persönlichen Reaktionen durch Objekte, Spielsachen und -material, die ihm zur Verfügung stehen. Wir wissen, daß die „Vermittlung" dieses Assimilationsvorgangs durch externe Hilfsmittel für die Entwicklung des Kindes in den ersten beiden Lebensjahren von kritischer Bedeutung ist und daß diese Gegenstände in vertrauten Situationen und dauerhaft vorhanden sein müssen. Wenn es keine solchen dauernd verfügbaren vermittelnden Objekte und vermittelnden Situationen gibt, entsteht nur sehr wenig Spiel-Entwicklung. Hat das Kind aber solche Gelegenheiten, so wird es das erfahrene Neue vermitteln. Ob nun dieses Neue für die weitere Kultur relevant wird, hängt davon ab, ob sein eigenes Aufgebot an idiosynkratischen Reaktionen durch die akkommodativen Anforderungen seiner Kultur erweckt wird. Um diese Aussage, derzufolge jeder Spieler ein großes Repertoire von Reaktionen entwickelt, die potentielle, aber keine unmittelbare Nützlichkeit für kulturelle Zwecke haben, zu stützen, weisen wir darauf hin, daß die Spielmenge mit zunehmender phylogenetischer Komplexität zunimmt. John Roberts und ich haben in unseren interkulturellen Untersuchungen gezeigt, daß Gesellschaften eine umso größere Vielfalt an Spielen aufweisen, je komplexer sie sind. Und erst vor kurzer Zeit haben einige Forscher empirisch nachgewiesen, daß spielerischere Menschen auch kreativer sind und daß die Kreativität der Spieler dann steigt, wenn das Spielerische durch experimentelle Verfahren ausgelöst wird (Liebermann, 1966; Feitelson u. Ross, 1972). Wir schlagen daher vor, daß, wenn kulturelle Rollen nicht starr vorgeschrieben sind und die Menschen für neuartige und potentielle Zufälligkeiten und Erfordernisse im Erwachsenenalter vorbereitet werden sollen, das Spielerische ermutigt werden muß. Wir weisen dabei auf jene Kulturen in dieser Welt hin, in denen die Kinder schon im frühen Lebensalter in die Arbeitswelt der Erwachsenen, wie z. B. beim Teppichknüpfen und Tierhüten, was ihnen kaum Zeit oder Ermutigung zum Spielen gibt, eingeführt werden. Wo immer die Rollen der Erwachsenen aus Gründen des Überlebens starr vorgeschrieben sind und der Beitrag der Kinder zu eben diesem Überleben notwendig ist, wird das Spielen kaum gefördert. Häufig widersetzt man sich ihm sogar aktiv. Die ungeheure Zunahme der Spielmöglichkeiten für die Kinder in der modernen Welt verläuft, entsprechend diesen Vorstellungen, direkt parallel zu den vielfältigen und sich stets wandelnden Erfordernissen der modernen, vielfältigen Informationskultur.

Der Vorgang, der zu dieser Ausweitung des Spiels führte, läßt sich wahrscheinlich dadurch erklären, daß die Erwachsenen, die selbst neuartigen, sich wandelnden Akkommodationserfordernissen auch während ihres Lebens als Erwachsene ausgesetzt sind, mit einem vielfältigeren Assimilationsleben (Spiel und Traum) reagieren, um diesen Notwendigkeiten Rechnung zu tragen. Sie sorgen sich mehr, und sie phantasieren mehr. Wir dürfen nicht vergessen, daß die Wachträume der Erwachsenen die verinnerlichten Entsprechungen des veräußerlichten kindlichen Spiels sind. Im Zusammenleben mit ihren eigenen Kindern drücken die Erwachsenen diese phantasievolle Diversität in ihrer spielerischen Einstellung zuerst mit sensomotorischen Spielen (Versteckspiel) und später mit symbolischen Spielen (Ungeheuer) aus. Da ihr eigenes Leben relativ offen und neuartig ist, kommen sie dazu, ihre Kinder offen und „neuartig" zu behandeln. Die Entwicklung des Kindergartenwesens und der Literatur für Kinder in den letzten Jahrhunderten dürfen als Beispiele für diesen Impuls angesehen werden. Kinder werden zum Spielzeug des Bedürfnisses ihrer Eltern nach Neuem; und ob sie dies beabsichtigen oder nicht, dienen dieselben Erwachsenen dann den Kindern als Vorbilder für das Spielerische und sie reagieren, wenn sie dieses bei den Kindern entdecken, positiv darauf. Durch die Einführung von Spielsachen vermehren sie kontinuierlich die Parameter des Kindes: zuerst die exploratorischen und später die Spiel-Tätigkeiten. Es gibt jetzt weitgehende Evidenz dafür, daß die Ebenen der Reaktionsfähigkeit auf neue Gegenstände zum Teil eine Funktion früherer Erfahrungen mit analogen Materialien ist (Collard, 1972). Die Menge an Spiel im frühkindlichen Alter wird seinerseits Vorbedingung für das spätere Spiel und die Kreativität der Kinder. Die neueren Arbeiten von Marshall u. Shwu (1966), Smilansky (1968) und anderen über Modellierspiele bestimmt die Richtigkeit dieser Annahme. Wir sollten allerdings nicht vergessen, daß andere Kinder und ältere Geschwister ähnlich stimulierend wirken können. Auf diese Art und Weise läßt die äußerste Anpassung der Eltern an neuartige wirtschaftliche, politische und wissenschaftliche Erfordernisse eine Kindergeneration heranwachsen, die besser als ihre Väter befähigt ist, noch größere Änderungen in der Ordnung der Dinge herbeizuführen.

Diese Betrachtungsweise des Spiels als Vermittlung von Neuem bringt den Vorteil mit sich, daß wir jetzt die Arbeit-Spiel-Dichotomie so umformen können, daß sie eine nützliche Unterscheidung zwischen den beiden hauptsächlichen Typen der Adaptation enthält, nämlich die konservative und die radikale Adaptation. Die früheren Anwendungen dieser Dichotomie können einseitig gewesen sein und sind möglicherweise durch Huizingas Betonung des Gegenteils, daß nämlich das Spiel mit dem Ursprung der Kultur mehr zu tun hat als die Arbeit, in nützlicher Weise umgekehrt worden. Aber wir möchten hierbei betonen, daß, während im Spiel eine Kultur entstehen kann, gegenwärtig im Spiel des Kindes und im Wachtraum des Erwachsenen eine Myriade von Kulturen entsteht, von denen sich nur ganz wenige jemals entwickeln werden. Das Spiel ist lediglich ein erster Schritt bei der Einführung des Neuen in die Kultur. Ob sich seine Veräußerlichung im Hinblick auf andere Spieler oder Gegenstände (seine Vermittlung) jemals kulturell als nützlich erweist, hängt von sehr viel mehr als der Ermutigung des Spiels ab. Aber gleichgültig, ob das Spiel genutzt wird oder nicht, wird es doch ein Ausgangspunkt für die Adaptation des Neuen.

Universelle und partikuläre Züge

Wir haben das Paradoxe, daß das Spiel ein universeller Adaptationsvorgang sei, eingeführt und gleichzeitig behauptet, daß es von der Bekräftigung von außen abhängt, um zu wachsen. Dies sind widersprüchliche Behauptungen, die geklärt werden müssen. Aus Untersuchungen in verschiedenen Kulturkreisen, wie jene von Smilansky (1966) und Whiting (1963) wie auch aus den scharfsinnigen Beobachtungen von verschiedenen frühen Großstadtuntersuchungen (Gulick, 1920; Hetzer, 1927) wissen wir, daß das phantasievolle Spiel, wie wir es aus Kindergärten der Universitäten kennen und wie es in den meisten Theorien über das kindliche Spiel als selbstverständlich betrachtet wird, tatsächlich nur sehr wenig verbreitet ist.

In manchen Kulturkreisen ist die Gewohnheit, Lebenserfahrung in persönliche Rekonstruktionen umzuwandeln, nur gering ausgeprägt; das Gleiche gilt auch für gewisse Umstände, wie z. B. den Entzug von Stimuli. Das Einzige, was wir in Anbetracht des gegenwärtigen Mangels an ausreichend genauen Angaben mit Sicherheit sagen können, besteht darin, daß die minimale Ebene der kulturellen Universalität des Spiels wahrscheinlich etwas vom *exploratorischen* Spielen, bei dem Objekte und deren wechselweiser Bezug manipuliert werden, sowie etwas vom *Nachahmen* des Beispiels stärkerer Persönlichkeiten in einer beschränkten Weise, etwas vom *Erproben* der eigenen Fertigkeiten durch wiederholtes Üben und möglicherweise auch etwas vom begrenzten Organisieren oder *Konstruieren* mit dem Spielmaterial umfaßt. (Ich habe an anderer Stelle vorgeschlagen, daß diese vier Spielmodi möglicherweise parallel zu der klassischen Entwicklung des Menschen verlaufen: kausal, formierend, operational und strukturell (1971)). Was wahrscheinlich nicht universell sein dürfte, sind die höher entwickelten Formen aller dieser Typen des Spiels. Die Exploration von Gegenständen mag sich auf routinemäßige Prüfung und Wiederholung beschränken; meistens sind höher entwickeltes kombinierendes Verhalten und der Typ der Kausalanalyse, die wir bei der neuzeitlichen Beschäftigung von Kindern mit gekauftem Spielzeug als selbstverständlich ansehen, nicht vorhanden. Exploration von Territorien, was im modernen Leben kaum praktiziert wird, ist wahrscheinlich in einem viel größeren Maß in vielen der primitiveren Kulturen, in denen Unabhängigkeit erforderlich ist, entwickelt. Das Konstruieren, das wechselnde Themen und Schauplätze berücksichtigt und dazu Plastillin, Farben und Holzbearbeitungsgeräte verwendet, ist nicht weit verbreitet. Desgleichen wird auch die Nachahmung nur selten den Stand des flexiblen Soziodramas des modernen Kindergartens erreichen, wo die Rollen gewechselt und Phantasiegestalten dargestellt werden. Erprobungsspiele scheinen hingegen in allgemeinerer Form die höheren Ebenen von Wettkämpfen in einer angenähert universalen Weise zu erreichen.

Obwohl Roberts und ich ermittelten, daß Wettkämpfe, in denen die körperlichen Fähigkeiten unter Ausnützung des Zufalls und Heranziehung von Strategien entscheiden, nicht universal sind, gibt es andere Hinweise dafür, daß episodische Wettspielarten (Fangen, Klatschen, etc.), bei denen das Zusammenspiel bedeutungsvoller ist und bei denen die Individuen nacheinander ihre Fertigkeiten erproben, wahrscheinlich universal anzutreffen sind. Bei den Eingeborenen Australiens und Melanesiens z. B. zielen die meisten Spiele nicht auf das Gewinnen ab, sondern die Gruppe prüft vielmehr, ob sie in der Lage ist, zusammen ihre Fertigkeiten zu erweisen oder etwas Amüsantes angesichts der relativen Anarchie und der mangelnden Koordinierung ihrer Mitglieder zu zeigen. Zahlreiche Angehörige der armen Schicht der städtischen Bevölkerung, die jetzt zum ersten Mal in der Geschichte Zugang zu den hochentwickelten Kindergärten haben, sind in dieser Art des Gruppenspiels in der Lage, bessere Ergebnisse zu erzielen als in anderen Spielformen. Sie wissen vielleicht überhaupt nichts mit komplizierten Spielsachen, der Puppenstube oder dem „family center" anzufangen; dagegen haben sie bei Verfolgungsspielen oder bei Nachahmungen im Chor kaum Schwierigkeiten. Daraus mag man schließen, daß fast alle Kulturen versucht haben, für die Sozialisierung des Neuen im Gruppenkontext zu sorgen und sich dabei Themen des Gruppenzusammenhalts widmen. In diesem Zusammenhang kann die Notwendigkeit, verschiedenartige Repertoiremöglichkeiten zur Erhaltung des Gruppenzusammenhalts und zur Bildung der Gruppenführung zu besitzen, Vorläufer dieser offensichtlich höher entwickelten Formen des Wettkampfspiels gewesen sein.

Die hier vorgetragene Theorie besteht kurz gesagt darin, daß man das Spiel in erster Linie als einen Adaptationsvorgang, der mit dem Erlernen neuartiger Reaktionsformen verbunden ist, sehen sollte. Inwieweit sich dieser Vorgang in Richtung auf komplexere Ebenen entwickelt, hängt wiederum von dem Bedarf der jeweiligen Kultur an Variabilität und Innovationsfähigkeit in diesen Gebieten menschlicher Adaptation ab.

Literatur

Gulick, L.H.: Philosophy of Play. New York 1920.
Herron, R.E., Sutton-Smith, B.: Child's Play. New York etc. 1971.
Hetzer, H.: Das volkstümliche Kinderspiel. Wien 1927.
Liebermann, J.N.: Playfulness: An attempt to conceptualize a quality of play and of the player. Psychological Reports 19, 1278 (1966).
Marshall, H.R., Shwu, C.H.: Experimental modification of dramatic play. Paper presented at the American Psychological Association. New York 1966.
Smilansky, S.: The Effects of Sociodramatic Play on Disadvantaged Children. New York 1968.
Sutton-Smith, B.: Piaget on play: A critique. Psychological Review 73, 104—110 (1966).
— The Folkgames of Children. Austin, London 1972.
Weitere Angaben in: B. Sutton-Smith (ed.), Research and Thought About Children's Play, in: „Leisure Today, The Journal of Health and Physical Education", Vol. 43, 6, Juni 1972.

Kurzreferate und Diskussion

Sutton-Smith nahm im Anschluß an seinen Vortrag zu den Fragen von Schmitz Stellung:
In den modernen Industriegesellschaften tritt ein Phänomen auf, das es in der Frühzeit der Industrialisierung nicht gegeben hat und in Entwicklungsländern bis heute nicht gibt: Kleine Kinder werden zum Spielen stimuliert. Unter dem Einfluß des Spiels werden zunehmend Menschen entwickelt, „die fähig sind, Variationen zu suchen". Das Problem z. B. der Unterprivilegierten in den USA und der Dritten Welt besteht nun gerade in der Schwierigkeit, Einbildungskraft (,imaginativeness') in eben diese sozialen Schichten und Kulturen einzuführen, also in dem „Problem, ,variation seekers' zu schaffen". Kinder aus den unteren sozialen Schichten sind zwar außerordentlich fähig, bestimmte physische Handlungen auszuführen, aber die Mittelklasselehrer stehen ohne Verständnis, mit verzerrten Spielerwartungen, „überrascht und entsetzt" ihrem Mangel an Spielerischem (,playfulness') und Einbildungskraft gegenüber. Dieser Zustand läßt die „tatsächliche Krise der Vereinigten Staaten" erkennen.

Spiele muß man, im Gegensatz zur traditionellen Spielforschung, an anderen, *neuen* Orten aufsuchen; man kann sie nicht länger in der herkömmlichen Weise betrachten. Man untersuche vielmehr „die Nachahmung und die Improvisationen, zu denen moderne Kinder besonders fähig sind". Die Fähigkeit des Spielens und Nachahmens von Vorbildern, wie z. B. von Fernsehdarstellern, ist überraschend hoch entwickelt. Bisher hat man die Kinder Spiele und Sportdisziplinen gelehrt; was man sie aber *nicht* gelehrt hat, ist das *Neu*erfinden von Spielen und Sportdisziplinen. Beispielsweise könnte man Sportler auffordern, ihre sportlichen Fähigkeiten in einer neuen Form anzuwenden, die von dem üblichen „System der Sport-Reaktionen (,responses') *abweicht*". Gerade zu Neuentwicklungen dieser Art sind moderne Kinder besonders fähig, und genau diese Art Fähigkeit verlangt die „Gesellschaft, auf die wir uns zubewegen". Um alle „neuen Kombinationen vornehmen" und „alle adaptiven Funktionen ausführen zu können", ist eine „völlige Freiheit" notwendig; nur in diesem Fall können Erfindungen entstehen.

In der Diskussion seines Beitrages gelangte Sutton-Smith auf eine Frage von H. Westphal (Leipzig) zu dem „entscheidenden theoretischen Problem", wie das Spiel „zugleich nutzlos und nützlich" sein kann (Sutton-Smith): Der Spieler scheint beim Spielen selbst keinen Nutzen zu haben. Aber jeder, der intensiv viele verschiedene Spieltypen gespielt hat, verfügt über eine „Breite von Fähigkeiten", die jener der Menschen überlegen ist, die in ihrer Kindheit wenig gespielt haben. Wenn man Spiele unter diesem *funktionalen* Aspekt betrachtet, erscheinen sie nicht als zwecklos. Sie bereiten also nicht *direkt* auf eine Aufgabe im Alltagsleben vor, sondern sie erfüllen diese Funktion *indirekt*. Ob aber die Reaktionen (‚responses'), die im Spiel entwickelt werden, tatsächlich später angewendet werden oder nicht, bestimmt nicht das Spiel, sondern die Gesellschaft, in der das Spiel stattfindet. Und natürlich spielt die Gesellschaft gewöhnlich Spiele, die für sie selbst einen funktionalen Charakter haben. Die traditionelle Arbeit-Spiel-Dichotomie „entspricht den zwei fundamentalen Formen menschlicher Anpassung, die konvergente und divergente Reaktionen (‚responses') einschließt. *Beide* Reaktionen werden benötigt. Aber in einer modernen Gesellschaft liegt ein größerer Nachdruck auf den divergenten Reaktionen".

H. J. VanderZwaag (Amherst) bezog sich auf Riesman, der in der „Einsamen Masse" feststellt, daß wir wenig über Spiele wissen, und der vermutet, es gäbe eine „Verschwörung des Schweigens um das Spiel". Sutton-Smith sah Riesmans Befürchtungen bestätigt: Die wissenschaftliche Beschäftigung mit dem Spiel wurde immer als eine Zeitverschwendung angesehen. Indes wissen alle, die sich mit spielenden Kindern beschäftigen, daß für sie Spiele eine hochmotivierte Handlung darstellen. VanderZwaags zweite Frage, ob das Spiel universal ist, beantwortete Sutton-Smith zustimmend: Es scheint „einige universale Formen des Spiels" zu geben, dagegen ist die *Entwicklung* des Spielens nicht universal, sondern hängt von der „kulturellen Attitüde" ab. Beispielsweise ermutigen die Eltern in den europäischen Kulturen das Spielerische bei den Kindern; die „phantastische Aktivität" der Kleinkinder in diesem Kulturkreis steht in eklatantem Gegensatz zur Passivität von Kindern bestimmter nicht-europäischer Völker.

Von den Kurzreferaten waren drei spezifischen empirischen Untersuchungen kultureller Spielformen gewidmet: S. Fonger (Urbana): „Some interrelationships of games and recreational activities with selected elements of pre-European Maori-culture." Ein wesentliches Ergebnis der Untersuchung Fongers ist, daß die Maori offensichtlich Spiele und Freizeittätigkeiten, die Geschicklichkeit und Strategie erfordern, „als mögliches Training für den Krieg" benutzt haben. D. W. Ball (Victoria) verglich in: „Control versus complexity: alternatives in the scaling of gaming" zwei Bewertungssysteme, die auf Murdocks „Ethnographical Atlas" basieren, den „Gaming-Complexity Scale" und den „Game-as-Control Scale", in bezug auf ihre Relation zu bestimmten Variablen der Gesellschaftsstruktur. Seine Ergebnisse „zeigen eine interessante Kontinuität mit der Theorie und Forschung, die aus Webers Formulierung der ‚Protestantischen Ethik' erwächst". J. A. Beran (Dumaguete City) analysierte in „Characteristics of children's play and games in the Southern Philippines" die im Titel genannten Spiele, „um ein kulturelles Schema aufzuzeigen." Es zeigten sich z. B. „in einem Vergleich zwischen den Spielen der Kinder von Mohammedanern und Christen ... folgende Unterschiede. Die Mohammedaner-Kinder zeigten eine Vorliebe für Spiele, die körperliche Geschicklichkeit verlangten oder die körperliche Geschicklichkeit und Strategie verbanden, während die Christen-Kinder Spiele, welche Strategien verlangten, vorzogen. Die Mohammedaner-Kinder bevorzugten Spiele, in denen es einen Gewinner gab, wohingegen die Christen-Kinder Gruppen-Gewinner vorzogen. Diese beiden Unterschiede spiegeln bestimmte kulturelle Schemata wider."

K.-H. Scherler (Tübingen) unternahm in „Gruppe und Interaktion im Spiel" den Versuch, den methodischen Ansatz von Arbeiten über Kommunikations- und Gruppenstrukturen auf die Interaktionsanalyse von kleinen Bewegungsspielen zu übertragen. Seinem Untersuchungsergebnis zufolge versprechen „derartige Interaktionsanalysen ... die unüberschaubare Zahl kleiner Bewegungsspiele und ihrer Varianten ... zu differenzieren und Zusammenhänge zwischen regelhaften Kommunikationsprogrammen und -netzen einerseits und stereotypen Kommunikationsstrukturen und Interaktionsmustern andererseits aufzudecken". — J. Sanders (San Clemente) übertrug in „Friedrich Schiller's aesthetic theory of play: A philosophical approach to physical education" Grundgedanken der Schillerschen Theorie der ästhetischen Erziehung auf die Theorie der Leibeserziehung. — Das Kurzreferat von L. Kutassi (Budapest) „Zu einigen Fragen unserer wissenschaftsplanenden Aufgaben" beschloß mit philosophischen Reflexionen allgemeinerer Natur die Sitzung des Arbeitskreises.

Freizeit — Urbanität — Spiel

Einführung. K. Holzamer (Mainz)

Freizeit ist persönlich erfüllte Zeit — *Urbanität* heißt nicht nur Stadtplanung und Städtegestaltung, sondern auch eine der Weite und Größe einer Stadt entsprechende offene, freie, selbständige Haltung — und *Spiel* ist nicht nur Sport als Leistungssport, sondern umschließt die zweckfreie, leichte und oft musische Aktivität im Einzelnen und Sozialen.

Wie geht diese Dreiheit in eins? Oder schafft die Mehrung der Freizeit, das beängstigende Anwachsen der Städte, das Vordringen des Leistungssports und des Sports als Beruf für die Mehrzahl der Menschen neue Gefährdungen und qualvolle Spannungen? Gewinnt oder verliert das „humanum" — das Menschliche? Zunehmende Freizeit geht ja einher mit zunehmender Hilflosigkeit der Menschen, die nicht wissen, was sie damit oder darin anfangen sollen. Mehr Menschen leben auf engerem Raum zusammen und sind doch einsamer als zuvor. Eine hochentwickelte Medizin konstatiert, was Fortschritt und Technik den Menschen gebracht haben: Bewegungsdefizit und Neurosen.

Wir müssen uns deshalb über das Einbeziehen von Sport-, Spiel- und Freizeitanlagen in die konkrete Planung von Landschaften, Siedlungen und Städten verständigen und uns Ansätze in verschiedenen Ländern, Sport zur — sozial wünschenswerten — Ausfüllung der Freizeit anzubieten, vergegenwärtigen.

Man könnte nun versucht sein zu meinen, daß wir uns damit im Gegensatz zum Hochleistungssport befinden. Aber es gibt im Grunde keine Infrastrukturmaßnahme im Sport, die nicht in irgendeiner Weise sowohl dem Spitzensport als auch dem Breitensport zugute kommt. Die Ergebnisse einer Umfrage in der UdSSR (die Frau Shukowa vortragen wird), zeigen, wie sehr gerade Jugendliche durch das Hochleistungsstreben im Sport motiviert werden. Der Münchner Olympiapark ist ein Beispiel für die gelungene Verbindung von Sportarenen und Landschaft. Vielleicht können wir es symbolhaft werten, daß diese Landschaft aufgeschüttet wurde aus den Trümmern eines Weltkrieges, den Olympische Spiele nicht verhindern konnten.

Schließen möchte ich mit Xenophanes, einem alten Philosophen, der eigentlich leibfeindlich erschien, dessen Mahnung gleichwohl aktuelle Bedeutung hat:

„Wäre ein tüchtiger Kämpfer mit Fäusten unter den Bürgern, einer, welcher den Fünfkampf oder das Ringen versteht oder an Schnelle der Füße hervorragt, was ja im Männerstreit den Vorrang besitzt unter den Proben der Kraft, wäre darum die Stadt doch nicht in besserer Ordnung."

Sport und Spiel — philosophische Interpretationen

H. Cox (Cambridge/Mass.)

Freizeit, Urbanität und Spiel*

Urbanität und Sport, Stadt und Arena — wo zeigen ihre typischen Merkmale Übereinstimmung oder Widerspruch? Stadt und Arena müssen für ihre optimale Entwicklung einige Voraussetzungen gemeinsam erfüllen und können deshalb auch ähnliche Fehlentwicklungen aufweisen. Bei beiden muß, wenn sie sich ihre Lebensfähigkeit erhalten wollen, ein sorgfältig ausgewogenes Verhältnis bestehen zwischen 1. auf breiter Ebene fest vereinbarten Voraussetzungen (die Spielregeln, die beteiligten Institutionen, die übernommenen Aufgaben der Stadt) und 2. der Schaffung zahlreicher Einrichtungen für das Training von Risikobereitschaft, Geschicklichkeit, Originalität und Improvisation, auf die beide für ihre weitere Existenz angewiesen sind. Stadt und Sport wachsen und blühen weiter, solange das Zusammenwirken zwischen diesen beiden Formen des menschlichen Daseins neue Kräfte weckt und neue Möglichkeiten zu seiner Vervollkommnung und Verbesserung eröffnet. Beide sind zum Niedergang und schließlich zum Untergang verurteilt, wenn das Zusammenwirken zwischen diesen beiden Lebensformen gestört ist.

Der Niedergang von Stadt und Sport kann auf den gleichen Ursachen beruhen, wenn die kreative Wechselbeziehung zwischen den Lebensformen gestört ist. Wo man sich auf breiter Ebene auf Verfahren und Regeln geeinigt hat, haben Anregungen nicht mehr die gleiche Wirkung wie früher, die Leistung wird sporadisch, verzettelt sich und zerstört das soziale Gefüge. Wo aber andererseits zur Routine gewordene Methoden und ein peinlich genau vorgeschriebenes Verhalten zu stark überwiegen, bieten sich keine Chancen für Verbesserung, für eigene Initiative, Spontaneität und Originalität. Eintönigkeit und Langeweile kommen auf, die hier und da noch durch anarchistische und sinnlose Auflehnungen gegen die Ordnung akzentuiert werden, die von der Besorgnis bestimmt sind, daß keine der festgelegten Bestimmungen den erforderlichen Kräfteaustausch bewirken können.

Die in zahlreichen Sportdisziplinen geltenden, sehr strengen Regeln zwingen die Teilnehmer, sich immer stärker auf Fähigkeit, Risiko und Vervollkommnung zu verlassen. So zwingen beim Basketball die Regeln, wonach ein Ball nicht getragen oder ein Gegner nicht absichtlich berührt werden darf, die Spieler dazu, originellere Methoden zu entwickeln, um den Ball zu bewegen und den Gegner daran zu hindern, Punkte zu erringen. Weniger strenge und weniger perfekte Regeln würden es den Spielern gestatten, „gelassen zu spielen" und weniger Erfindungsgabe zu zeigen, wobei sich schließlich Spieler und Zuschauer gelangweilt fühlen würden.

Das Gegenteil trifft aber ebenso zu. Die Sportdisziplin, in der die erlaubten Bewegungen zu genau vorgeschrieben sind, zwingt die Spieler dazu, sich ausschließlich auf ihr Glück oder ihre Kraft zu verlassen; das Spiel wird dann aus einem anderen Grunde eintönig.

Auch Städte können überplant oder unterplant werden. Aber auch hier dreht sich die Frage nicht eigentlich darum, wieviel geplant wird, sondern vielmehr darum, ob

---

* Übersetzung aus dem Englischen (Auszüge aus dem Redemanuskript).

durch eine Planung auf breiter Ebene die Motivation zum Wettbewerb, zur Entdeckung neuer Fähigkeiten und zum kühnen Verhalten auf niederer Ebene gefördert wird. Die Städte verblassen in grauer Eintönigkeit und zunehmender Frustration, wenn sie ihren Einwohnern durch fest vorgeschriebene Regeln, Arbeitsweisen, Verkehrsmaßnahmen und Bauvorschriften Fesseln anlegen. Das ist der Grund, warum die Vorstellungen von einer Dezentralisierung der städtischen Verwaltung heute ebenso begrüßt werden wie die neuen Planungsmethoden der Architekten, die die Menschen anregen, bei der Planung, Konstruktion und Ausstattung ihrer eigenen Häuser mitzuwirken.

Meine Überlegungen beziehen sich nicht nur auf die Forderung nach einem gewissen „Gleichgewicht" zwischen genau vorher festgelegten und spontan improvisierten Tätigkeiten im städtischen Lebensbereich; es muß das oberste Ziel einer Stabilität auf breiter Ebene sein, die Sphäre des nicht zur Routine gewordenen Verhaltens in anderen Bereichen zu vergrößern oder das zumindestens anzustreben. Das trifft gleichermaßen für den Sport wie für die Städte zu.

Die interessante Frage, wie die Städte und Sportdisziplinen auf dieser Linie der Stabilität-Spontaneität zusammentreffen, ist allerdings komplexer Natur. Eine neuere Untersuchung in den Vororten von Boston hat ergeben, daß junge Menschen dort oft erklärten, daß sie sich häufig am anstrengenden Wettkampfsport, z. B. am „Football", beteiligen, weil — wie ein Befragter sich ausdrückte — „es in meinem Leben der einzige Ort ist, wo man Blut, Schweiß und Tränen findet". Die Voraussehbarkeit, die Eintönigkeit und Spärlichkeit des Gefühlsaustausches in den Vororten zeigt, daß hier möglicherweise ein Ausgleichsbedürfnis für diese Sportart besteht.

Ich glaube auf jeden Fall, daß die meisten Städte heute nicht so geplant werden, daß Erfindungsreichtum und Selbstbeteiligung mit emotionellem Risiko intensiv gefördert werden können. Schon seit der Zeit, als Baron Haussmann um 1860 das neue Paris erbaute, haben sich die Versprechungen der „Städteplaner" vornehmlich auf die Großraumplanung bezogen, und sie haben mechanische und totalitäre Modelle der Stadt entworfen, in der die Bereiche der unteren Ebene nur zu einem reibungslosen Funktionieren des Ganzen beitragen. Städte wurden geplant, um die Möglichkeit aufzuzeigen, wie man vorhandenen Raum ausnützt und wie man in kleinem Rahmen Tätigkeiten vorausplant und dann in vorhersagbare Bahnen lenkt. Die Städte wurden nicht geplant, um eine freie und nicht gelenkte Entfaltung unter den Menschen, Nachbarschaftsgruppen und anderen Teilen der Gesamtstruktur zu ermöglichen.

Daraus ergibt sich, daß die Städte heutzutage gemeinsam an einer Krankheit leiden, die auf breite Sektoren der Industriegesellschaft übergreift: Die programmierte und von Institutionen vorgeschriebene Betätigung droht die gelegentliche und spontane Betätigung zu ersticken, was nicht den Vorstellungen von großen, korporativen Strukturen entspricht. Die Städteplaner der Zukunft sollten nicht nur aus der Geschichte lebensfähiger Städte früherer Zeiten etwas lernen, sondern auch von der Dynamik des Sports, und sie könnten diesen schließlich sogar in die Planung zukünftiger Städte miteinbeziehen.

Diskussion

P. Rieger (Tutzing) glaubt nicht, daß zu viel geplant und zu wenig zweckfrei getan wird. Es fällt auf, wenn man sich Freizeitstatistiken ansieht, daß die zweckfreien und geradezu sinnlosen Tätigkeiten bei weitem überwiegen. Auf die Hilfe der Pädagogen zur Freizeitgestaltung legt der Bürger keinen Wert. Das Problem besteht darin, daß diese Gesellschaft zwar zweckfreie Räume, aber keine gemeinsamen Spiele mehr kennt. Wir leben in einer aufgabenlosen Überflußgesellschaft, die reizlos geworden ist, die keine gemeinsamen Ziele mehr hat. Die Folge ist, daß der Bürger in solchen Gesellschaften die Sinnsuche in den privaten Raum verlegt, so daß die Freizeit grundsätzlich Privatzeit geworden ist. Die Freizeit hat nicht zu einer kulturellen und politisch-demokratischen Teilhabe an der Gemeinschaft geführt, sondern geradezu zu einem Rückzug aus dieser Gemeinschaft. Hier liegt die Krise und hier muß die Therapie angesetzt werden.

H. M. Freudenreich (Bad Boll) meint, es sei unrealistisch, wenn — wie Herr Cox vorgeschlagen hat — Städte und Regionen statt der *Nationen* ihre Mannschaften zu den *Olympischen Spielen* senden würden. Dadurch wüchse der Gigantismus. — Bei der Stadtplanung befürchtet er, daß freie Räume, die nicht festgelegt werden, von anderen Interessen okkupiert werden, ehe irgendwelche Kreativität in diesen Räumen Platz greifen kann.

H. Cox möchte einige Mißverständnisse ausräumen: Es sei ihm in seinem Vortrag zur Diskrepanz von Überplanung und Nichtplanung im *Städtebau* zunächst nicht um die Freizeitaktivitäten gegangen. „Ich glaube, das Mißverhältnis zwischen institutionell geplanten Aktivitäten und denjenigen, die von Leuten selbst initiiert werden, ist bei den meisten Einrichtungen moderner Industriegesellschaften festzustellen. Man denke nur an den Erziehungsbereich. Es ist nicht so notwendig, die Freizeit für Menschen zu planen, als vielmehr anzuleiten, wie sie kreativen Gebrauch von ihrer Freizeit machen können."

J. Dieckert (Oldenburg): „Herr Cox, Sie haben das Geplante und das Ungeplante als zwei Prinzipien polarisiert; haben mit diesen beiden Polen die City und den Sport zu analysieren versucht. Dabei haben Sie aber den Begriff des Sports allgemein als Sammelbegriff verstanden. Ich würde dies gerne weiterführen und Sie fragen, ob Sie dies in dieser Weise auch weiterdenken, nämlich, daß die Polarisierung des Geplanten sich besonders im Spitzensport, Leistungssport, Olympischen Spielen usw. darstellt, während sich auf der anderen Seite das Ungeplante und die Begriffe, die sich dort zusammenfinden für Rekreationssport, Freizeitsport, Breitensport, Massensport darstellen lassen. . . . Man sollte daher nicht von einem Totalbegriff des Sports sprechen, sondern von zwei idealtypischen Ausprägungen des Sports. Meine Frage an Sie, ob Sie diese Polarisierung des Spitzensports und des Freizeitsports unter den Begriffen der Planung und der Nicht-Planung in dieser Weise sehen?"

Cox: Geplantes und Ungeplantes sind im Städtebau nicht polare Gegensätze. Wenn man von Planung spricht, meint man damit meistens die Kontrolle, Vorhersage und Festlegung des Verhaltens der Betroffenen. Mein Standpunkt ist jedoch eher, daß es das Ziel der Planung sein soll, unvorhersagbares, spontanes und ungeplantes Verhalten in großem Umfang zu ermöglichen. Cox möchte sich auf eine genaue Unterscheidung zwischen Planung und Nichtplanung, zwischen „hoch organisiertem Sport" und „Rekreationssport" nicht festlegen. Er verweist auf gegenseitige Abhängigkeiten. In mancher Hinsicht sind die hochorganisierten Sportarten ein gutes Modell für eine gutorganisierte Stadt. Die Eigenarten der Makrostruktur bringen die Voraussetzungen für Innovation und dafür, daß Dinge geschehen, mit denen man nicht gerechnet hat.

L. Fleming (Windsor), glaubt viele Fehler in der *Städteplanung* festzustellen, Fehler, die sich mit dem immer größer werdenden Wachstum der Städte und Vorstädte noch verschlimmern.

Cox: Größe ist keine hinreichende Bedingung dafür, daß Städte schlecht sind. Es gibt schlechte Kleinstädte, und es kann gute Großstädte geben.

Wenn wir an Sport, Spiel oder Freizeitaktivitäten teilnehmen oder ihnen als Zuschauer beiwohnen, sollten wir versuchen, herauszufinden, warum sie uns Vergnügen bereiten, und uns fragen, wie wir diese Ursachen des Vergnügens auf Bereiche außerhalb des Sports und — ich meine — auch auf Stadtplanung übertragen könnten.

Kurzreferate

Die Aufgaben der Körperkultur bei Freizeit und „Recreation".

T. Wolanska (Warschau)

1. Das Dilemma organisierter und individueller „Recreation": Soziale, ökonomische und empirische Aspekte sprechen für die Zweckmäßigkeit einer Koexistenz beider Formen; die persönliche Erholung wird durch die organisierte Erholung gefördert.

2. Die Erziehung zur Freizeit, die als Koexistenz von Freizeit und Arbeit verstanden wird, bildet die Grundlage für den „Sport für Jedermann". An der Erziehung zur richtigen Ausübung des Sports bei der Erholung beteiligen sich die folgenden Institutionen: Familie, Schule, freiwillige Helfer und die Massenmedien.

3. Die von uns angestellte Untersuchung über die *Erziehung zur Freizeit* hat ergeben, daß die in dieser Hinsicht erfolgenden Reformen mit den heutigen Anforderungen nicht Schritt halten. Um in dieser Hinsicht die in der Schule gesteckten Ziele zu erreichen, sollten in erster Linie freiwillige und „lebenslängliche" Sportarten gefördert werden. Es ist damit zu rechnen, daß die Erziehung zur Freizeit in zunehmendem Maße in das System einer lebenslänglichen Erziehung einbezogen werden wird.

4. In der Welt von heute wird ein internationaler Erfahrungsaustausch auf dem Gebiete der Verbreitung der Körperkultur unerläßlich. Die in Polen erreichten Fortschritte unterscheiden sich vor allem dadurch von anderen, daß sie auf einem festgelegten Programm und organisatorischen Reformen der Gesellschaft zur Förderung der Körperkultur beruhen.

Sport als Freizeitbeschäftigung. N. K. Butler (Tampa)

Vier Themen sind wichtig:

1. *Einrichtungen.* Es stehen zahlreiche Einrichtungen für diejenigen zur Verfügung, die den Sport als Freizeitbeschäftigung betreiben wollen. Es wird einem aber sofort bewußt, daß veränderliche Faktoren einen einschränkenden oder fördernden Einfluß auf diese Einrichtungen haben. Wenn es darum geht, bestimmte Arten von Einrichtungen zu benutzen, stellt die Zeit selbstverständlich ein einschränkendes Element dar. Die Freizeitbeschäftigung auf dem Gebiet des Sports ist einfach aus dem Grunde zeitlich begrenzt, weil im Sport ein unterschiedlich langes Training erforderlich ist. Häufigkeit und Intensität des sportlichen Trainings sind ebenfalls von den Einrichtungen abhängig, und zwar vor allem deswegen, weil häufigen Training in einer Disziplin das Interesse am Training in einer anderen Disziplin nachläßt.

2. *Ausnützung.* Es ist erforderlich, eine Analyse der Beteiligung in den verfügbaren Einrichtungen vorzunehmen. Man muß sich die Frage stellen, wer sich in seiner Freizeit am Sport beteiligt und wie intensiv die Beteiligung ist. Auch dabei müssen wiederum veränderliche Faktoren wie Häufigkeit, Dauer und Intensität berücksichtigt werden. Es hat sich gezeigt, daß zahlreiche veränderliche Faktoren, die bei der Frage der Einrichtung zwangsläufig eine Rolle spielen, auch zur Ermittlung der Beteiligungsziffern herangezogen werden können.

3. *Auswertung.* Das Ergebnis der Berechnung erhält man, indem man die Bedeutung der Beteiligung in den vorhandenen Einrichtungen untersucht. Welche Bedeutung hat die Beteiligung am Sport als Freizeitbeschäftigung?

4. *Anpassung.* Wenn wir aufzeigen können, daß die Beteiligung am Sport als Freizeitbeschäftigung eine gewisse Bedeutung hat, — werden sich daraus nicht gewisse Folgen ergeben? Wenn der Versuch positiv verläuft und die Vorteile erkannt werden, würde die Benutzung der Einrichtungen weiter zunehmen oder zumindest hinsichtlich Häufigkeit, Dauer und Intensität konstant bleiben. Verläuft der Versuch hingegen negativ, ist die weitere Entwicklung unterbrochen.

Ob man nun die Perspektive des Sports als Freizeitbeschäftigung unter dem Gesichtspunkt der Bauplanung, der Bauausführung oder statistischer Angaben betrachtet, man darf dabei nicht unberücksichtigt lassen, daß Faktoren wie Einrichtung, Ausnützung, Auswertung und Anpassung ausreichend miteinbezogen werden sollten und müssen.

Sport und Spiel — philosophische Interpretationen

Bewegungsaktivitätsprobleme in der Freizeit. L. Erdmann (Gorzow)

In weitgehend urbanisierten Gesellschaften gehört die Entscheidung zur Bewegungsaktivität in den Pflichtbereich jedes Menschen. Dazu müssen Bedingungen geschaffen werden. Diese kann und soll der Staat gewährleisten, indem er der körperlichen Erholung den entsprechenden Rang einräumt, Städte und Wohngebiete unter Berücksichtigung der Bedürfnisse des heutigen und des zukünftigen Menschen gestaltet und ein umfassendes Angebot an Erholungsmöglichkeiten schafft. Diese Angebote sollten allgemein zugänglich sein, und entsprechend vorbereitete Ausrüstungsgegenstände sollten in einem organisierten Leihsystem geführt werden. Eine wichtige Funktion kommt dabei den Freizeitberatern zu.

Gute Erfahrungen hat man in Polen mit der Pausengymnastik gesammelt. Über 200000 Werktätige nehmen daran teil. Sie dient dem Ausgleich, der Erholung und ist ein wichtiger Bestandteil der Humanisierung der Arbeit.

Freizeitgestaltung durch Sport und Spiel in der DDR.* R. Florl (Berlin)

Wachsende Freizeit (Verkürzung der Arbeitszeit, Verlängerung der Urlaubszeit) als Resultat wachsenden gesellschaftlichen Reichtums eröffnet mehr und mehr Möglichkeiten der allseitigen Entwicklung sozialistischer Persönlichkeiten. Gesundheit, körperliche und geistige Leistungsfähigkeit und Lebensfreude sind wesentliche Seiten allseitiger Persönlichkeitsentwicklung, die durch Sport und Spiel gefördert werden. Aus diesen Tatsachen und Erkenntnissen ergibt sich die Aufgabe, den Freizeit- und Erholungssport optimal zu entwikkeln. Ein Optimum ist dabei erreichbar, wenn das erforderliche komplexe Bedingungsgefüge für die Entwicklung des Freizeit- und Erholungssports geschaffen wird.

Das setzt planvolles Gestalten und Zusammenwirken folgender Faktoren voraus: 1. Aufklärung, Werbung, Gewinnung; 2. Schaffung der materiell-technischen Bedingungen; 3. Aus- und Weiterbildung der Fachkräfte; 4. Rationelle Leitung, Planung und Organisation; 5. Entwicklung praktikabler und wissenschaftlich begründeter Übungs-, Trainings- und Wettkampfprogramme.

In der DDR hat die Realisierung dieses Programms zu einer erfolgreichen Entwicklung des Freizeit- und Erholungssports geführt. 35% der Gesamtbevölkerung nehmen regelmäßig am Sport teil, weitere 20 bis 30% gelegentlich am Freizeit- und Erholungssport.

Entfremdung und Identität des Menschen im Sport. N. I. Ponomarew (Moskau)

Sportliche Betätigung verwirklicht sich in der freien Zeit, die eine wesentliche Rolle im Umgang, im Verhalten und in der sozialen Entwicklung des Menschen spielt sowie bei der Realisierung persönlicher, kollektiver und gesellschaftlicher Bedürfnisse. Die soziale Grundfunktion des Sports ist mit der allseitigen und harmonischen Entwicklung der Persönlichkeit verbunden. Das ist für ihre Teilnahme an der gesellschaftlichen Produktion sehr notwendig.

Im Rahmen der Urbanisierung gilt Sport nicht nur als Faktor des Kampfes mit der ungenügenden Bewegung, sondern er ist auch ein Mittel der moralischen und ästhetischen Erziehung. Die eigentlichen spielerischen Elemente des Sportes äußern sich dadurch, daß er bei der vernünftigen Erholung und bei dem Zeitvertreib ausgenutzt wird. Sport bringt Vergnügen. Berufssport hingegen ist Arbeit und nicht Spiel. Er ist keine erzieherische Tätigkeit. Er führt zur Entmenschlichung des Sports.

Sport und Familienleben. N. Shukowa (Moskau)

Unter den gegenwärtigen Verhältnissen in der UdSSR, und zwar bei der 5-Tage-Woche und Verlängerung der Freizeit, ist Sport eine der Massenformen der Freizeitgestaltung. Die Ergebnisse einer Massenbefragung von Familienmitgliedern der Werktätigen zeigen, daß sie den Sport vor allem als ein Mittel der gesundheitlichen Kräftigung (ca. 80% der Befragten), der aktiven Freizeitgestaltung (39,9%) und der Unterhaltung (22%) betrachten. Bei

---

* Vollständige Fassung in: Theorie und Praxis der Körperkultur **21**, 1092—1094 (1972).

Kindern und Jugendlichen spielen die Motive, die mit dem Hochleistungstreben verbunden sind, eine führende Rolle (ca. 50% der Befragten).

Masseninteressiertheit für sportliche Tätigkeit hat neue Formen des Sports unter der Bevölkerung — in Wohnblocks und Naherholungsgebieten — ins Leben gerufen.

Allgemeine Auffassungen von der Freizeit als Grundlage der Beurteilung von Freizeitbeschäftigung und Sport. H. Ruskin (Jerusalem)

Die *Freizeit* kann man nach verschiedenen Gesichtspunkten beurteilen, denen bei unterschiedlichen Voraussetzungen eine verschiedene Bedeutung beizumessen ist:

1. Im Sinne der volkswirtschaftlichen Aufgaben stellt sie den Gegensatz zur *Arbeit* dar.
2. Sie wird nach persönlichen Erwartungen und Vergnügen gestaltet.
3. Sie verlangt ein Minimum an unfreiwilligen Aufgaben im sozialen und familiären Rahmen.
4. Sie wird vom Gefühl individueller Unabhängigkeit geprägt.
5. Sie wird von kulturellen Werten beeinflußt.
6. Sie wird mit unterschiedlichen, völlig nebensächlichen bis sehr wichtigen Betätigungen verbracht.
7. Sie enthält Elemente des *Spiels*.

Die Freizeit stellt nur eine denkbare Möglichkeit dar. Sie ist Zeit im Sinne von unbearbeitetem Material, Zeit, die man richtig oder falsch, positiv oder negativ gestalten kann. Sie ist die Zeit, in der man seine Beschäftigungen nach dem eigenen Geschmack frei wählen kann.

Die Art und Weise, wie der Mensch seine Freizeit gestaltet, bestimmt in erheblichem Maße das soziale und kulturelle Niveau der Gesellschaft. Je höher die soziale und kulturelle Wertskala liegt, nach der die Freizeitbeschäftigungen sich orientieren, desto größer ist deren Beitrag zur Bereicherung des sozialen Lebens und Verbesserung seines kulturellen Niveaus.

In seinem Bestreben um ein ausgefüllteres und glücklicheres Leben hat jeder Mensch ein Anrecht auf seine Freizeit.

In der Zukunft, der Ära der Freizeit, wird der Sport noch eine entscheidendere Rolle in der Entwicklung des Menschen und für seine vollständige soziale Integration spielen. Das Interesse sollte sich deshalb darauf konzentrieren, Möglichkeiten zur sportlichen Betätigung des einzelnen Menschen zu schaffen, die ungefährlich sind, keine unnötigen Anstrengungen bedeuten und erzieherischen Wert haben.

Mit Hilfe der Voraussetzungen, Programme und Einrichtungen, die von der Regierung, städtischen und privaten Körperschaften geschaffen werden, und dank der in der Schule erworbenen Fähigkeiten und Kenntnisse könnte das Ziel erreicht werden, Möglichkeiten für eine geeignete Freizeitbeschäftigung zu schaffen. In diesen schweren Zeiten, in denen sich die Welt mit ernsten Problemen der Sicherheit, Politik und Volkswirtschaft zu befassen hat, stellen die Freizeitbeschäftigungen lebenswichtige Möglichkeiten für den Menschen dar, der seine Befriedigung in sinnvollen Beschäftigungen sucht, wobei körperliche und sportliche Betätigungen von entscheidender Bedeutung sind.

Schutz und Wert der natürlichen Umgebung aus der Sicht der Freizeit und der sportlichen Aktivität des Menschen. (Umweltschutz — Freizeit und Sport). B. Sykora (Prag)

Die vom Menschen verursachte Veränderung der natürlichen Bedingungen hat in den letzten Jahren eine außerordentliche Bedeutung erlangt. Die Technik überflügelte das natürliche Leben des Menschen, aber zur gleichen Zeit nahm die physische Beanspruchung des Menschen enorm ab. Es ist notwendig, dies zu ändern. Die sportliche Tätigkeit bietet sich dafür als ein Hauptmittel an. Die Wirksamkeit der sportlichen Aktivität könnte sich gezielt auf die äußeren Verhältnisse richten, mit denen sie es zu tun hat. Sie dient der Regeneration der Kräfte und trägt zur körperlichen und geistigen Hygiene bei.

Die Verteilung der Freizeit als Voraussetzung bei der Planung von Sportanlagen. L. Zečevic (Sarajewo)

Die Planung für den Bau von Sportanlagen fällt in den Bereich der Städteplanung und gewinnt heute zunehmend an Bedeutung. Bis vor kurzer Zeit wurden bei der Planung solcher Einrichtungen drei Grundvoraussetzungen berücksichtigt:

1. die biologischen Bedürfnisse der einzelnen Menschen aller Altersstufen, die auf der Grundlage medizinischer Forschungsergebnisse ermittelt wurden;

2. die subjektive Einstellung der Menschen zum Sport, ihre Wünsche und Interessen, wobei allgemeine Angaben von Fachleuten des Sports und der Erziehung, aber auch Gespräche, Fragebogen usw. verwandt wurden;

3. die materiellen Möglichkeiten zur Erfüllung der geäußerten Wünsche, wobei die einzelnen Möglichkeiten eine geringere Rolle spielten als die verfügbaren Geldmittel des Bauträgers.

Nachdem die geplanten Einrichtungen gebaut wurden, hat sich z. B. später in der Praxis gezeigt, daß sie zu wenig genützt werden. Mit Ausnahme der Einrichtungen für den Schulsport, die fast den ganzen Tag über belegt sind, wird der größte Teil der anderen Sportanlagen pro Tag nur für ganz kurze Zeit voll benutzt, d. h., wenn die Benutzer am meisten Zeit dazu haben.

Es erweist sich als unmöglich, für den ständig zunehmenden Anteil der Bevölkerung, der an der Ausübung des Sports interessiert ist, zum geeigneten Zeitpunkt in ausreichendem Maße Sporteinrichtungen zu schaffen, wenn der Wunsch danach besteht. Die Beibehaltung der derzeitigen Planungsweise bedeutet, daß die uns zur Verfügung stehenden Geldmittel verschwendet werden und bereits knapp gewordene Bauflächen in der Stadt einem falschen Verwendungszweck zugeführt werden. In einer Reihe von Fällen war wahrscheinlich gerade die geringe Ausnützung der Grund dafür, daß bestimmte Einrichtungen im Stadtbereich abgerissen und durch Parkmöglichkeiten ersetzt wurden, was zu einer Flut von Protesten seitens der Ärzte, Fürsorger, Lehrer, Sportenthusiasten und anderer führte.

Die Feststellung, daß neu errichtete Sportanlagen gerade von den Leuten nicht benutzt werden, deren Antworten in den Fragebogen als Grundlage für ihre bauliche Gestaltung verwendet wurden, weist auf die Tatsache hin, daß wir entweder schwerwiegende Fehler bei unseren Kalkulationen machen, oder daß die Antworten wissenschaftlich unzureichend ausgewertet werden, weil sie die entscheidende Frage unberücksichtigt lassen, wann und wie lange die Einrichtungen für eine bestimmte Sportart zur Verfügung gestellt werden müssen.

Der Betriebssport als Breitensport. G. Hundt (Hamburg)

Ausgehend von der gesellschaftspolitischen Situation unserer Zeit wendet sich der Referent der Stellung des Betriebssports im Rahmen des Breitensports zu, fordert seine weitere Entwicklung und Förderung und weist auf die dabei anfallenden Probleme hin.

Nach einem Exkurs über den nationalen und internationalen Entwicklungsverlauf des Betriebssports behandelt der Referent die noch zu leistenden Aufgaben. Besondere Probleme ergeben sich aus der Führungsstruktur, der Erstellung von Sportstätten im Rahmen der Freizeitgestaltung und der damit verbundenen Finanzierung. In Zukunft wird es nicht mehr möglich sein, ohne hauptamtliche Sportführungskräfte die anstehenden sportlichen, verwaltungstechnischen und zukunftsbezogenen Fragen zu klären.

Um die firmen- und betriebssportliche Arbeit sinnvoll durchführen zu können, ist die Erstellung moderner und großzügig angelegter Sport-, Erholungs- und Freizeitparkanlagen unumgänglich. Dabei sollten die von der Natur gebotenen Möglichkeiten besser genützt werden. Hundt will den Betriebssport frei von staatlicher oder politischer Bevormundung wissen und verlangt entsprechende Finanzierungsmittel von Regierung und Gesellschaft.

Abschließend hebt er heraus, daß der Betriebssport in der Regel ein Feierabendsport sei und meint, bei einem breiten Sport- und Spielangebot würden die zwischen Betriebsangehörigen bestehenden sozialen Schranken bald abzubauen sein.

Sport und Sportunterricht
in Entwicklungsländern

Sport und Sportunterricht in Entwicklungsländern

Einführung.* D. W. J. Anthony (London)

Die Arbeitskreise sollen die Beziehungen zwischen Sport und der gesellschaftlichen und ökonomischen Entwicklung darstellen. Eine solche Aufgabe ist nicht neu. Coubertin war sich bereits dieses Zusammenhangs bei der Gründung der olympischen Bewegung bewußt. Er betrachtete den Sport als Mittel einer umfassenden Erziehung: als soziale und emotionale Erziehung, als einen „Übungsplatz für die Bürger von morgen". Das kam schon vor fast 50 Jahren zum Ausdruck in seinem Aufruf für „Spiele für das gesamte Afrika". Führerpersönlichkeiten anderer Nationen haben diese Gedanken aufgegriffen und sie in Ländern mit so unterschiedlicher Struktur wie z. B. Frankreich und China oder Sambia und Kuba verbreitet.

Wir stehen am Beginn zweier großer Weltereignisse: den 20. Olympischen Spielen und der zweiten Entwicklungsdekade der Vereinten Nationen. Es ist deshalb angebracht, eine Gegenüberstellung von Sport und Entwicklung vorzunehmen. Die zweite Dekade soll die humanitäre Arbeit in den Vordergrund stellen. Wie kann man das ohne Sport tun? Sport — als Erziehung, als Kultur, als Tätigkeit, als Schauspiel — hat alle Kontinente und alle Länder unabhängig von ihrem Entwicklungsstand erobert. Gibt es irgendein anderes festliches Ereignis, das sich mit den Olympischen Spielen vergleichen kann?

Entwicklung wurde als „Wachstum plus Veränderung" beschrieben; unsere Aufmerksamkeit gilt dabei den Ländern in Afrika, Asien, Lateinamerika und im Mittleren Osten, die allgemein als Entwicklungsländer bezeichnet werden. Ungeachtet dessen sind wir uns der Tatsache bewußt, daß diese Probleme und ihre Lösungen global verflochten sind. In diesen Entwicklungsländern — in denen die Mehrheit der Weltbevölkerung lebt — bestehen überall ernste Probleme: Analphabetentum, Überbevölkerung, Unterbeschäftigung, soziale Instabilität, Apathie, ungleiche Verteilung von Besitz und unzulängliche Bildungssysteme.

Kann man eine solche soziale Kraft wie den Sport angesichts derartiger Zustände von Verantwortlichkeit freisprechen? Kann man zulassen, ihn allein als eine Möglichkeit der Flucht zu betrachten — so wichtig das gelegentlich ist? Obwohl es manchmal angebracht ist, die Freiheit des Sportes zu verteidigen, sollten wir uns davor hüten, ihm einen wichtigeren Status als dem Leben selbst einzuräumen. Ist in diesem sozialökonomischen Zusammenhang das Schlagwort „Sport um des Sportes willen allein" nicht nur unangebracht, sondern nicht geradezu entartet?

Wir sind heute in der Lage, konkrete Beispiele für den Zusammenhang zwischen Sport und wirtschaftlicher Entwicklung zu nennen. Wir wissen, daß im Sport Möglichkeiten bestehen, neue Arbeitsstellen zu schaffen: so z. B. in der Industrie für die

---

* Übersetzung aus dem Englischen.

Errichtung und Unterhaltung von Sportstätten, in der Industrie für die Herstellung von Sportgeräten, oder in Sport- und Reiseunternehmen. Die Bemühungen werden beschleunigt durch die Dynamik großer Sportereignisse wie die Olympischen Spiele, regionale Spiele und die Austragung von Meisterschaften im Sport.

1964 nutzte Japan den Anstoß durch die Olympischen Spiele dazu, sein Verkehrssystem in der Hauptstadt zu erneuern. Die Ausgaben für die Olympischen Spiele in Mexiko im Jahr 1968 waren eine Investition in den Tourismus. In Grenoble und Sapporo hat die Lösung der Unterbringungsfrage die Entwicklung der Gemeinden beträchtlich vorangetrieben. Die Stadt München hat den Anreiz der Olympischen Spiele dazu benutzt, den Bau ihres neuen Flughafens und eines Untergrundbahnsystems zu beschleunigen und manches mehr. Im letzten Jahr fanden in Cali, Kolumbien, erfolgreiche Panamerikanische Spiele statt. Das „Dorf für die Sportler" dient jetzt als Universität. Die Erfahrungen und die Einrichtungen für die Verpflegung der Sportler kommen einem Schulspeisungsdienst zugute, der einmalig für diese Region ist. Der Komplex der Sportgebäude steht den Gemeinden zur Verfügung und soll ein regionales Sportzentrum für alle Andenländer beherbergen.

Die UNESCO ist seit langem an solchen Projekten interessiert und hat durch den ICSPE Seminare in Afrika und Lateinamerika unterstützt. Das Projekt „Olympische Solidarität" scheint den Grundstein für eine hoffnungsvolle Zukunft gelegt zu haben. Daneben bestehen andere bilaterale, internationale und freiwillige Einrichtungen für die Sporthilfe. Das seit kurzem bestehende Interesse von UNICEF könnte der Anfang einer allgemeinen Beteiligung der für das Entwicklungsprogramm der Vereinten Nationen zuständigen Dienststellen sein.

Sportunterricht in den Entwicklungsländern muß natürlich in diesem gesellschaftlichen Gesamtrahmen gesehen werden. Dabei ist zu berücksichtigen, daß zahlreiche junge Leute nie eine Schule besuchen; aus diesem Grund sind außerschulische Lehrprogramme eine zwingende Notwendigkeit. Kaum einer, der die Schule besucht, kommt über die Grundschule hinaus. Die Klassen sind groß und die Zahl derjenigen, die die Schule vorzeitig verlassen, ist hoch. Es herrscht überall ein Mangel an Lehrkräften. Anlagen und Geräte sind knapp und primitiv.

Trotz dieser außerordentlichen Schwierigkeiten hat diese Situation auch eine positive Seite. Wie auch sonst, reagieren hier die Menschen voll Leidenschaft auf den Zauber des Sports, indem sie ihn selbst ausüben oder ihm zuschauen. Häufig ist auch ein für die Leibeserziehung ausbaufähiger Bestand an einheimischen Spielen und Tänzen vorhanden. Lebens- und Arbeitsweise lassen innerhalb der Bevölkerung eine für das Körperliche aufgeschlossene Einstellung entstehen, fördern Kondition, Kraft und Bewegungsgefühl; die Spontaneität und Lebensfreude dieser Menschen findet im Sport einen prächtigen Ausdruck. Innerhalb der olympischen Bewegung haben sich schon Sportler aus Kenia und Äthiopien durchgesetzt; dies ist aber lediglich ein Anfang.

Es muß das Bemühen der in den Entwicklungsländern politisch Verantwortlichen sein, ein Gleichgewicht herzustellen zwischen der Notwendigkeit, mit der olympischen Bewegung in Berührung zu bleiben, und den Problemen der allgemeinen gesellschaftlichen und nationalen Entwicklung. Jedes Land braucht sowohl den Breiten- wie auch den Spitzensport. Es braucht seine Stadien, die als Symbole der Modernisierung gelten, und einfache Spiel- und Sportflächen. Die Entwicklung der Gemeinden wie auch der Nation läßt sich durch sportliche Aktivität beeinflussen, ebenso wie die regionale und internationale Verständigung. Man kann den Sport geradezu als Katalysator für all jene Kräfte einsetzen, die das Volk zur Veränderungs- und Innovationsbereitschaft vorzubereiten versuchen.

In diesem Zusammenhang erweisen sich die für Europa und Nordamerika entwickelten traditionellen Modelle der Sportverwaltung und Sportorganisation, des Coachings, der Ausbildung von Führungskräften und der Curriculumentwicklung häufig als ungeeignet. Es bedarf dringend eines neuen Denkens, ungewöhnlicher Ideen, aufregender und einfallsreicher Innovation, origineller und kreativer Experimente sowie bewährter und neuer Formen des sportlichen Wettkampfs. Einheimische Spiele und Tänze sollten modernisiert werden, um auf die Dauer Farbe in den Sport zu bringen, der Gefahr läuft, in einem eintönigen Grau zu verblassen. Die in den Schulen angewandten Lehrmethoden sollten einfach und freudvoll sein. Die außerschulischen Lehrmethoden sollten „do it yourself"-Möglichkeiten berücksichtigen, die es den Kindern und Jugendlichen gestatten, *wirklich* teilzunehmen. Die von der FIBA in Afrika mit Mini-Lehrgängen für Basketball gemachten Erfahrungen sollten in diesem Zusammenhang geprüft werden.

Folgende fünf Hauptpunkte sollten dabei berücksichtigt werden: Zunächst sollte die Notwendigkeit einer abgesicherten Theorie für den Sport bedacht werden. Diese Theorie hätte die Beziehung aufzuzeigen zwischen Sport und öffentlicher Gesundheit und den Plänen für eine beschleunigte soziale Entwicklung. Wenn dies nicht überzeugend getan wird, dürfte keine Regierung bereit sein, ausreichende Haushaltsmittel für den Sport bereitzustellen.

Als zweites müßte die Frage der Sportgeräte und Sportanlagen besprochen werden.

Zum Dritten werden geeignete Führungskräfte in allen Bereichen des Sports benötigt. Dies erfordert eine sinnvolle Zusammenarbeit zwischen den Nationalen Olympischen Komitees und den staatlichen Sportorganisationen in den Entwicklungsländern.

Viertens sollte man sich mit der Erstellung von Programmen beschäftigen, die auf das Klima, die örtlichen Interessen und Traditionen, verfügbaren Anlagen und den nationalen Entwicklungsplan abgestimmt sind. Derartige Programme müssen zwar den Notwendigkeiten des Massensports Rechnung tragen, dürfen aber dabei die Gleichrangigkeit der Auswahl von Leistungssportlern und ihres Trainings sowie die Teilnahme an regionalen und internationalen Wettkämpfen nicht aus dem Auge verlieren.

In all diesen Bereichen läßt sich Positives nur dann erreichen, wenn fünftens die für die Entwicklung des Sports bereitgestellten finanziellen Mittel erhöht werden. Im Sport selbst liegen spezifische Möglichkeiten: Es können berufliche Tätigkeitsfelder wie etwa im Bereich der Sportführung, beim Bau und bei der Wartung von Sportanlagen, in der Produktion und im Vertrieb von Sportartikeln geschaffen werden; Sport und Fremdenverkehr können zu beiderseitigem Nutzen zusammenarbeiten; eine progressive Erziehungspolitik wird der Leibeserziehung und dem Sport eine großzügige Förderung einräumen. Gerade in diesem Bereich ist die zukünftige Aufgabe der bilateralen und multilateralen Hilfsmaßnahmen finanzieller und technischer Art im internationalen Sportwesen zu sehen.

S. G. Ayi-Bonte (Accra)

Sportunterricht in den Entwicklungsländern*

Ich verwende den Ausdruck „Entwicklungsländer" für diejenigen Länder, die Anstrengungen machen, gleichzuziehen mit den Ländern, die in Industrie und Handel, Erziehung, Wissenschaft und Technologie schon einen großen Sprung nach vorne getan haben und Wissenschaft und Technik anwenden, um damit ihre Entwicklungsgeschwindigkeit zu erhöhen. Manchmal allerdings, insbesondere im sportlichen Bereich, ist die Leistung der Entwicklungsländer aufsehenerregend. Wie dies bewerkstelligt wird, ist eine wichtige Frage.

Zahlreiche Entwicklungsländer sehen sich allerdings Problemen wirtschaftlicher Emanzipation, politischer Stabilität und der Ausweitung des Erziehungswesens gegenüber. Alle beanspruchen in zunehmendem Maß den Einsatz von Arbeitskräften, die häufig nicht an Ort und Stelle zur Verfügung stehen. Parallel zu diesen Entwicklungen vollziehen sich rasche Veränderungen im Bereich des Sports. Bei dem Bemühen, unserem Namen als sportliebende Nation Ehre zu machen, schwanken wir oft zwischen der Alternative, die wenigen Talente zu Spitzensportlern auszubilden oder eine größtmögliche Zahl von Menschen sportlich zu fördern.

In den meisten Entwicklungsländern beginnt der Sportunterricht in der ersten Klasse und wird auch in den weiterführenden Schulen und auf den Hochschulen betrieben.

Man kann sagen, daß systematischer Unterricht in den Schulen erteilt wird, in denen gewisse Geräte und Anlagen zur Verfügung stehen. Der Unterricht wird von ausgebildeten Lehrkräften sowie in einigen Fällen von Fachlehrern auf Sportplätzen, die eine Gras- oder Lateritdecke und wenig oder keine Geräte aufweisen, oder auch auf ordnungsgemäßen Bahnen mit modernen Geräten und Einrichtungen erteilt.

Der reguläre Unterricht wird nach den Grundsätzen der Leibeserziehung erteilt. Er hat zum Ziel, dem Schüler alle Arten von körperlicher Aktivität zu vermitteln, die ihn in die Lage versetzen, nützliche Fertigkeiten, die für eine sinnvolle Teilnahme an den meisten Spielen und Sportarten erforderlich sind, zu erwerben. Bei dieser Art des Unterrichts sieht sich der Schüler häufig Beschränkungen gegenüber, die auf den Mangel an Geräten und Anlagen, unzulängliche Sportplatzgröße und unbefriedigende Sportplatzeinrichtungen und häufig auch mangelhaft ausgebildete Lehrer zurückzuführen sind. Manche dieser Lehrer haben allerdings Kenntnis — häufig ausreichende — von den Leistungszielen. Somit kann vom Lehrer und dem Übenden gemeinsam das Tempo für das Erlernen von Fertigkeiten und den Aufbau von Hochleistungen bestimmt werden.

Eine der Hauptquellen, aus der wir unsere Trainingsmittel zur Beschleunigung der sportlichen Entwicklung ziehen, sind improvisierte Anlagen und Geräte. Die Entwicklungsländer behelfen sich häufig mit improvisierten Geräten. In den meisten Fällen bietet die Improvisation die einzige Möglichkeit zur Schaffung von Anlagen, die ihrerseits zur Teilnahme anregen und ermutigen. Dazu ein typisches Beispiel: Im Hinblick auf die Bedeutung der Geräte im Spiel- und Sportunterricht und bei dem Erwerb von Fertigkeiten ermutigen wir alle Schüler an den Grundschulen in Ghana,

---
* Übersetzung aus dem Englischen.

Sportunterricht in den Entwicklungsländern

sich mit einem „Games Kit" auszustatten; dieser enthält die folgenden Gegenstände: Bohnensack, Springseil, Schläger, Staffelstab, einen einfachen Wurfring, einen kleinen Gummi- bzw. Tennisball, einen farbigen Zopf.

Mit diesen einfachen Ausrüstungsgegenständen lassen sich grundlegende Fertigkeiten wie Werfen und Fangen, Treffen, Schlagen und Spiel mit dem Ball, Hüpfen, Hochsprung, Weitsprung, Stabwechsel bei Staffelläufen, Zieh- und Drückwettbewerbe etc. stets aufs neue üben. Wenn zu diesen einfachen Ausrüstungsgegenständen größere hinzugefügt werden, seien sie beweglich oder fest eingebaut oder leicht genug zum Tragen, dann lassen sich damit die Grundlagen des Speer- und Diskuswurfs, des Kugelstoßens, des Stabhochsprungs mit improvisierten Stäben, das Springen über Hindernisse, das zum Hürdenlauf führt, einüben. Kurz- und Langstreckenlauf bedürfen keiner Geräte, und es gibt mannigfaltige Möglichkeiten, sich in ihnen zu üben. So gehen wir also vor und gewinnen die Sportler, wenn sie noch jung sind. Wir versuchen, den Sport und die Spiele für sie so sinnvoll zu gestalten, daß sie auch daran teilnehmen wollen. Herausragende Sportler werden ermittelt und regelmäßig trainiert, bis sie ihren Weg in die Nationalmannschaften gefunden haben.

Wir sprechen von Sporterziehung ausschließlich im Rahmen eines erzieherischen Gesamtkonzepts. Die Erziehung wird manchmal als ein Ausbildungsprozeß verstanden, der durch Lernen und Unterricht bestimmt ist. In den meisten Entwicklungsländern gehen wir noch einen Schritt weiter und betrachten die Erziehung als eine Kette von Erfahrungen, die das Individuum in die Lage versetzen, neue Erfahrungen besser zu verstehen. In der Hochschulausbildung z. B. machen wir große Anstrengungen, um unsere Studenten zu ermutigen, Experimente durchzuführen — häufig mit improvisierten Geräten und örtlichen Materialien —, sodaß die dabei gewonnenen Erkenntnisse auch haften bleiben.

Beim Erziehen greifen wir zurück auf Vorkenntnisse und früher gemachte Erfahrungen, auch diejenigen des täglichen Lebens der Schüler. Wir halten es für nützlich, unseren Schülern Erfahrungen zu vermitteln, die in ihrem täglichen Leben von praktischem Wert sind. Durch dieses Vorgehen versuchen wir, ihnen einschlägige Erfahrungen zu vermitteln. Bedeutsame Erfahrungen sind solche, die sie in die Lage versetzen, neue Erfahrungen zu verstehen und zu genießen. Der Sport ist an bedeutsamen Erfahrungen überreich. Der Schüler, der am weitesten wirft, freut sich über seinen Erfolg, und niemand braucht ihm zu sagen, daß er immer noch weiter werfen wird, je mehr er trainiert. Wir versuchen, den kommenden Generationen das zu vermitteln, was wir als Erwachsene für nützlich und lohnend empfunden haben.

Auf den höheren Schulen versuchen wir, jungen Menschen die Möglichkeit zu geben, sich an so vielen Aktivitäten wie möglich zu beteiligen und Fertigkeiten und Techniken für Spiel und Sport zu erwerben. Wir versuchen auch, sicherzustellen, daß, wo immer möglich, allen Jungen und Mädchen eine tägliche Turnstunde erteilt wird, die ein breites Spektrum von Spielen und sportlicher Betätigung umfaßt. Der Unterricht soll den Bedürfnissen des einzelnen so weit wie möglich Rechnung tragen. Außerdem wird den Jungen und Mädchen die Möglichkeit gegeben, an informellen Spielen und Schulwettkämpfen, die eine Reihe von Mannschaftsspielen wie auch geeignete Einzel- und Zweikampfsportarten umfassen, teilzunehmen.

Im ganzen Sportunterricht legt man zuerst Wert auf möglichst hohe Teilnehmerzahlen. Dies ist wegen der Beschränktheit der zur Verfügung stehenden Anlagen und Geräte nicht immer einfach. Der Bedeutung nach den nächsten Rang nimmt die

Fertigkeitsvermittlung ein. Die grundlegenden Fertigkeiten werden der ganzen Klasse beigebracht, die dann Zeit zum Üben bekommt. Während man denjenigen, die gute Leistungen aufweisen, hilft, ihre Leistungen noch zu verbessern, werden die weniger Talentierten ermutigt, wenigstens die grundlegenden Fertigkeiten zu erwerben. Gesundes Spielen und sportliche Fairneß, und nicht der Aufbau von Starmannschaften sind die leitenden Prinzipien.

Die große Zahl von Wettkampfsportarten bietet für jeden Studenten eine Möglichkeit. Häufig erkennt man nicht einmal, daß man von Natur aus das Zeug hat, ein guter Läufer, Tennisspieler, Boxer, Stabhochspringer etc. zu sein, da man sich nicht darin versucht hat. Herausragende Sportler in der Geschichte des Schul- und Hochschulsports haben ihr Talent oft erst im Sportunterricht und im Schul- und Hochschulsport entdeckt.

Eine der Aufgaben der höheren Schule besteht darin, jedem Schüler die grundlegenden Fertigkeiten der wichtigsten Spiele und Wettkampfsportarten zu vermitteln und ihm maximale Möglichkeiten zu geben, diese Fertigkeiten anzuwenden und den freundschaftlichen Wettstreit mit anderen Sportlern oder Mannschaften zu pflegen. Die Gefahr liegt darin, daß man ihnen auf Kosten der anderen besondere und zusätzliche Betreuung zugute kommen läßt. Der schwache Schüler ist es, der in Übereinstimmung mit unserem Ziel der umfassenden Erziehung zusätzliche Unterweisung braucht.

In den meisten Entwicklungsländern umfaßt der Sportunterricht den gesamten Bereich der Leibeserziehung. Gleichgültig ob in der Turnhalle oder auf dem Spielfeld, die Schüler betätigen sich körperlich, mit dem Ziel, Muskelgruppen zu stärken, Gelenke beweglich zu machen, Kondition und Ausdauer zu erhöhen, Bewegungsrhythmus und Koordination zu verbessern. Dies alles ist kein Selbstzweck, sondern vielmehr Möglichkeit, den Körper auf den Sport und die gebotenen physischen Erfordernisse vorzubereiten.

Wir bemühen uns auch, bei dem von uns erteilten Unterricht dem Schüler die körperliche Aktivität im größtmöglichen Maße als sinnvoll erscheinen zu lassen. Die einführenden methodischen Schritte sind spielerisch angelegt. Dies gewährleistet dauerhaftes Interesse. Wenn nur einmal der Wunsch nach Teilnahme geweckt ist, besteht die Hoffnung, daß die Schüler in ihrer Freizeit den einen oder anderen Sport praktizieren.

Abgesehen vom Unterricht in Leibeserziehung, gibt es an jedem Tag der Schulwoche besondere Zeiten für Sport und Spiele. Zu den Spielen zählen Fußball, Hokkey, Kricket, Volleyball, Basketball, Wurfringwerfen, Rasentennis, Tischtennis, Rounders (ein dem Baseball verwandtes Spiel), Netzball sowie eine Vielzahl „Kleiner Spiele" in den meisten der englisch und französisch sprechenden Länder. Dazu kommen noch eine große Zahl einheimischer Spiele, die die Jugend mit der Vergangenheit ihres Landes verbinden; die traditionellen Spiele sind häufig von Klatschen, Singen und Tanzen begleitet.

Zusammenfassend könnte man sagen, daß unsere Hauptaufgabe bei der Erteilung des Unterrichts in Spiel und Sport an den Grundschulen, höheren Schulen und Hochschulen darin besteht, jungen Leuten eine Möglichkeit zu geben, sich an den verschiedensten Aktivitäten zu beteiligen und für Spiel und Sport nützliche Fertigkeiten zu erwerben. Im Hinblick auf die Gesundheit und physische Leistungsfähigkeit aller unserer Schüler und Studierenden wird die Teilnahme an Spielen und Sport gefördert. Diese Programme umfassen sowohl Mannschaftsspiele wie auch Einzelsportarten. Die tägliche Zeit für Spiele und Sport läßt sich allerdings fast nur an den Grundschulen sicherstellen. Bei der zeitlichen Planung des Sports an höheren Schulen und Hochschulen müssen die hohen schulischen Anforderungen berücksichtigt werden. An den höheren Schulen berücksichtigt der Tagesplan auch diejenigen, die den größtmöglichen Nutzen aus ihren Unterrichtsstunden ziehen wollen. In der Praxis bedeutet dies, daß die Zeiten für den Sportunterricht so geplant sind, daß man den Studierenden aller Klassen gerecht wird.

Die Erfahrung hat uns gelehrt, daß die Unfähigkeit oder das Versagen beim Erwerb von sportlichen Fertigkeiten nicht immer auf mangelnde Koordination zurückzuführen ist. Hierfür ist vielmehr häufig der Mangel an Kraft und Energie, auch bei Ermüdung weiterzumachen, verantwortlich. Die meisten unserer Sportler haben in der Tat Schwierigkeiten mit auftretenden Ermüdungserscheinungen und mangelnder Energie. In den wärmeren Klimazonen kann auch das Wetter hierzu beitragen.

Es sind in den Entwicklungsländern einzelne international anerkannte Sportler durch Entschlossenheit und Ausdauer hervorgetreten. Wir müssen aber noch ein System schaffen, das es gestattet, junge Sportler und Sportlerinnen mit Hilfe eines erprobten und bewährten Programms zu fördern. System in diesem Sinne bedeutet das praktische Vorgehen im Sportunterricht, das durch die Zusammenarbeit von Fachleuten aus Entwicklungsländern, die das gleiche Problem oder ähnliche Probleme haben, zustande kommt, und die den gemeinsamen Wunsch haben, junge, aber leistungsstarke Sportler und Sportlerinnen heranzubilden, die imstande sind, diejenigen Zeiten zu unterbieten sowie Höhen und Weiten zu übertreffen, die gegenwärtig als Weltrekorde geführt werden. Es könnte damit gewährleistet werden, daß jedes Entwicklungsland auf erfahrene Männer und Frauen zählen kann, die es bei internationalen Wettkämpfen vertreten. Wir erstreben ein Ideal: den vielseitigen, talentierten Sportler, den intelligenten, aktiven Menschen, der von der Jugend als Beispiel akzeptiert wird. Diesem Athleten kommt in Entwicklungsländern eine hervorragende Bedeutung zu. Dieser Sportler — und natürlich genausogut diese Sportlerin — werden das Geschenk sein, das wir mit Stolz der entwickelten Welt anbieten werden.

H. E. O. Adefope (Port Harcourt)

Die Rolle des Sportes bei der Schaffung eines nationalen Bewußtseins und sein Beitrag zur Suche nach Verständnis zwischen verschiedenen Völkern und Kulturen*

Ich möchte mich auf die Situation in Nigeria beschränken, da dies das Land ist, mit dem ich am besten vertraut bin. Man kann nicht über die Rolle des Sportes bei der Schaffung nationalen Bewußtseins sprechen, ohne auch den historischen Hintergrund der afrikanischen Staaten zu berücksichtigen. Die Nationen wurden von den Kolonialherren im 19. und frühen 20. Jahrhundert zusammengezimmert, in manchen Fällen so willkürlich, daß Völker gleicher Prägung, Kultur und Herkunft entweder getrennt oder mit völlig fremden Völkern zusammengebracht wurden.

* Übersetzung aus dem Englischen.

Folglich muß man feststellen, daß selbst heute noch viele afrikanische Staaten auf der Suche nach ihrer Identität als „Nation" sind. Nigeria ist das Ergebnis eines Zusammenschlusses von Nord- und Südnigeria im Jahre 1914. Seitdem ist es den Nigerianern gelungen, ein Nationalbewußtsein aufzubauen und ein gemeinsames Band für alle ihre Völker zu schmieden.

Aufgrund des historischen Hintergrundes ist festzustellen, daß die Mehrzahl der einheimischen Sportarten, sei es nun Einzel- oder Mannschaftssport, innerhalb nur bestimmter Gemeinschaften ausgeübt wurden. Ursächliche Faktoren für diese Begrenzung waren häufige Stammeskriege, die das Land im 18. und 19. Jahrhundert heimsuchten, und der Mangel an Kommunikation zwischen den verschiedenen Gruppen. Die Folge davon war, daß die einzelnen Sportarten — wenn sie auch gewisse Ähnlichkeiten untereinander aufwiesen — im wesentlichen auf Gemeinschaften beschränkt waren, die die gleiche Sprache sprachen und den gleichen ethnischen Ursprung hatten.

Einige der einheimischen Sportarten gehen mit Festlichkeiten einher, die meist jährlich in den verschiedenen Gemeinschaften stattfinden. In manchen Fällen stehen einige Sportarten auch mit religiösen Feiern oder Ritualen in Verbindung. Die einheimischen Sportarten dienten daher nur als Mittel zum Ausdruck einer Stammes- oder ethnischen Identität.

Die Einführung des modernen Sports, der in der zweiten Hälfte des 19. Jahrhunderts entstand, spielte eine wichtige Rolle bei der Verschmelzung der verschiedenen Gemeinschaften und Kulturen miteinander; heute dient er dazu, nationales Bewußtsein auszudrücken. Einige der von Kolonialherren und Missionaren in der zweiten Hälfte des 19. Jahrhunderts in Nigeria eingeführten Sportarten sind Kricket, Fußball, Polo, Wandball (fives), Rasentennis. Mit der wirtschaftlichen Ausbeutung kam die Entwicklung von Kommunikation durch Straße und Schiene und damit die Ausbreitung des modernen Sports in den verschiedenen Gemeinschaften.

Andere Sportarten, die dann folgten, waren Leichtathletik, Boxen, Schwimmen, Hockey, Tischtennis, Netzball, Squash, Badminton, Basketball, Volleyball und zuletzt Handball, Radfahren und Judo.

Im Laufe der Jahre stellte sich heraus, daß der Nigerianer von Natur aus ein guter Athlet ist. Nigerianische Boxer sind besonders in Europa und Amerika gut bekannt, wo sie schon immer unter den Berufsboxern zu finden sind, und zwei dieser Sportler, der verstorbene Dick Tiger und Hogan Bassey, sind Weltmeister gewesen. Auch im Amateurboxen haben unsere Sportler schöne Erfolge bei den Commonwealth-Spielen und anderen Amateurboxmeisterschaften erzielt, wenn uns auch bei den Olympischen Spielen keine großen Erfolge beschieden waren.

Bis 1966 haben nigerianische Athleten stets, insbesondere bei den Wettbewerben der Commonwealth-Spiele, gut abgeschnitten, und 1968 qualifizierte sich unsere Fußballmannschaft für die Endkämpfe des Olympischen Fußballturniers. Bedauerlicherweise wurden zwischen 1960 bis 1970 die Trainings- und Entwicklungsprogramme für den Sport durch die Probleme, von denen unser Land betroffen war, unterbrochen. Doch ist bereits wieder eine Aufwärtsentwicklung zu verzeichnen, und es wird nicht lange dauern, bis die Nigerianer sich wieder einen guten Namen auf dem Gebiet des Sports geschaffen haben.

Zusätzlich zu den offenen nationalen Meisterschaften in verschiedenen Sportarten werden jedes Jahr wenigstens einmal überregionale Wettbewerbe in allen

Sportarten abgehalten. Als Schauplätze einiger dieser nationalen Wettbewerbe wechseln sich die einzelnen Landeshauptstädte nacheinander ab, um die Teilnehmer auch anderen Volksgemeinschaften als ihrer eigenen nahezubringen und um den Sport in möglichst vielen Gegenden des Landes bekannt zu machen. Bevor diese überregionalen Wettbewerbe stattfinden, hält jedes Land für sich Ausscheidungswettkämpfe in allen Klassen ab, um eine Auswahlmannschaft aufzustellen. Alle diese Maßnahmen bezwecken eine breite Teilnahme am Sport, bringen Teilnehmer und Offizielle innerhalb eines Landes zusammen und knüpfen so ein noch engeres Band zwischen den verschiedenen Ländern und Gemeinschaften innerhalb der Föderation.

In den letzten Jahren hat sich gezeigt, daß Nigerianer besonders für Sportarten geeignet sind, die gute Reflexe, Koordination und Wendigkeit erfordern. Um die Suche nach natürlichen Charakteristika im Sport fortzusetzen und das Band zwischen allen Sportgemeinschaften im Lande weiter zu festigen, stellt die Nationale Sportkommission durch Zuschüsse an die regionalen Sportbehörden die volle Teilnahme aller Bundesländer an den nationalen Wettbewerben sicher.

A. Taher (Kairo)

Zusammenhänge zwischen Sport und Tourismus in der Wirtschaft der Entwicklungsländer*

Ich möchte zunächst kurz auf die Situation der Entwicklungsländer eingehen. Es ist bekannt, daß dazu fast mehr als drei Viertel aller Länder der Erde gehören, hauptsächlich Länder Afrikas, Asiens und Lateinamerikas. Sie sind gerade so weit, sich Existenzmöglichkeiten zu schaffen, um ihren Platz zu behaupten. Die Feststellung erübrigt sich, daß die weite Kluft zwischen ihnen und den fortgeschrittenen Ländern ständig zunimmt. Die Möglichkeiten der Entwicklungsländer sind in jeder Hinsicht begrenzt: ökonomisch, sozial und technisch. Bei dem Versuch, mit dem auf die ganze Welt übergreifenden Fortschritt Schritt zu halten, sehen sie sich Problemen von kolossaler Größenordnung gegenüber; alles dies hat wiederum Auswirkungen auf die Bevölkerung.

Demgemäß richten die Entwicklungsländer ihre gesamten Anstrengungen darauf, ihre Wirtschaft aufzubauen, da sie die Grundlage eines jeden Fortschritts darstellt. Sie räumen ökonomischen Plänen Priorität ein; andere Bedürfnisse werden als sekundär betrachtet. Ohne Zweifel werden diese Länder durch ihre begrenzten finanziellen Möglichkeiten dazu gezwungen, in dieser Weise zu planen. Sie sorgen zwar für die Gesundheit ihrer Bevölkerung, für soziale, kulturelle und andere Belange, aber sie tun dies mehr um der Ausführung der ökonomischen Pläne als um der Erhaltung des großen Reichtums an menschlichen Möglichkeiten willen. Dabei geht man aber an der Tatsache vorbei, daß die leibliche und seelische Gesundheit des Volkes das wahre Kapital eines jeden Landes darstellt, das um jeden Preis behütet und bewahrt werden sollte.

Solche Voraussetzungen behindern die Ausbreitung des Sports in den Entwicklungsländern. Um gegenüber uns selbst aufrichtig zu sein, kann man sagen, daß Sport mit so geringen Möglichkeiten oder ohne jede Möglichkeiten überhaupt nichts

---

* Übersetzung aus dem Englischen.

anderes ist als Körperertüchtigung im Rahmen des Schulunterrichtes ohne Berücksichtigung seiner edlen Zwecke.

Sport ist aber nicht einfach körperliche Betätigung, die auf das Physische hinzielt. Die körperliche Ausbildung eines Individuums ist in seine allgemeine Entwicklung integriert; und der Sport schafft Harmonie und Gleichgewicht zwischen beiden. Sport hilft bei der Bildung einer gut entwickelten Persönlichkeit, physisch, seelisch, geistig und gesellschaftlich, da die Erziehung und das Training im Spiel bei einem Individuum das Gefühl für Teamarbeit schafft und es lehrt, wie man sich in einer solchen Atmosphäre verhalten muß, um andere sowie Regeln und Gesetze zu achten, zusammenzuarbeiten und sein Verhalten so zu verändern, daß man seine Gefühle kontrollieren kann.

Diese Prinzipien und Ideale, die von der frühen Kindheit an gepflegt werden, sind sicherlich im Erwachsenenalter und im praktischen Leben von großer Bedeutung. Darüber hinaus kann der Sport zu dem Wohlergehen eines Volkes in sozialer, gesundheitlicher, erzieherischer und kultureller Hinsicht beitragen und die internationale Freundschaft und das gegenseitige Verständnis unter den Nationen fördern.

Zur Ökonomie der Entwicklungsländer kann der Sport in vieler Weise beitragen, speziell in Verbindung mit dem Tourismus. Der moderne Tourist gibt sich nicht mit kulturellen und historischen Attraktionen allein zufrieden, sondern er sucht etwas anderes, nämlich Natur und Aktivität.

Ich will einige Beispiele aus den Erfahrungen, die Ägypten mit dem sportlichen Tourismus gemacht hat, anführen. Wir geben jährlich einen Kalender für den Sporttourismus heraus, der die verschiedenen Ereignisse und ihre Termine anführt. Er soll dem Touristen helfen, seine Ferien entsprechend einzurichten. Die Ruderfestspiele in Luxor erinnern an die alten ägyptischen Festspiele und lassen sie in einer pharaonischen Umgebung wiederaufleben. Zum ersten Mal in der Geschichte der Universitätsrudermannschaften von Oxford und Cambridge nahmen die Mannschaften 1970 an Wettkämpfen teil, die nicht auf der Themse stattfanden. Bei den zweiten Festspielen im Jahr 1971 nahmen außer den Mannschaften von Oxford und Cambridge Rudermannschaften der Harvard- und Yale-Universitäten zusammen mit den ägyptischen Universitäten an Wettkämpfen teil, die in Luxor und Kairo stattfanden. Diese Festspiele stellten eine Verbindung her zwischen den Teilnehmern und den alten Zivilisationen und Völkern.

Die arabischen Pferdefestspiele, die jedes Jahr im Mai organisiert werden, kann man ebenfalls als ein wichtiges Ereignis für Liebhaber und Züchter arabischer Pferde aus der ganzen Welt betrachten und viele Teilnehmer dieser Festspiele kehren mit reinrassigen arabischen Pferden nach Hause zurück.

All diese Ereignisse sind von großer Wichtigkeit für eine indirekte Förderung des Tourismus in einem Land. Die Publizität, die solchen Festspielen in der Presse, in Fernsehen, Rundfunk oder Wochenschauen auf internationaler Ebene zukommt, ist eine gute Werbung für das betreffende Land. Die Zahl der Touristen, die an diesen Veranstaltungen teilnehmen, steigt deutlich an.

Auch die alle 4 Jahre stattfindenden Olympischen Spiele ziehen Millionen von Zuschauern und Tausende von Sportlern aus der ganzen Welt an. Viele Länder rühmen sich, daß sie zur Ausrichtung der Spiele erwählt wurden. Obwohl sich daraus für sie in jeder Hinsicht schwere Lasten ergeben, bieten sie doch alle ihre Möglichkeiten auf und koordinieren ihre ökonomischen Entwicklungspläne in Übereinstim-

Zusammenhänge zwischen Sport und Tourismus in der Wirtschaft der Entwicklungsländer

mung mit den Erfordernissen eines solchen internationalen Ereignisses. Tokio, Mexiko und München sind dafür Beispiele.

Die meisten Entwicklungsländer sind noch mit einer unverdorbenen Natur gesegnet, über die andere entwickelte und fortgeschrittene Länder nicht verfügen. Dies ist eine Erklärung für die Verlagerung des zukünftigen Tourismus in die Entwicklungsländer. Diese Länder haben Geschichte und Zivilisation, Tradition und Sitte, die sich von den fortgeschrittenen Ländern recht stark unterscheiden; außerdem haben sie besondere natürliche Gegebenheiten, die die Ausübung von Sportarten wie Safari, Fischen und Jagen erlauben. All das sind heute Attraktionen für Touristen.

Um mit einer solchen Entwicklung Schritt halten zu können und um den besten Nutzen daraus zu ziehen, müssen die Entwicklungsländer zur Aufnahme dieses künftigen Ansturms vorbereitet werden. Das dürfte sie auf verschiedenen Gebieten die Aufbietung all ihrer Kräfte kosten, um die erforderliche Atmosphäre und die notwendigen Einrichtungen zu schaffen: z. B. Unterbringungsmöglichkeiten, Ausrüstungen zur Ausübung des Sportes, Verkehrsmittel und -verbindungen, Unterhaltungseinrichtungen usw.

Solche Einrichtungen dienen im Prinzip auch der Bevölkerung; denn bei dem Versuch, Sporttouristen ins Land zu bringen, erhöhen die Entwicklungsländer ihre Einkünfte aus dem Fremdenverkehr, die wiederum diesen Ländern eine Erhöhung des Lebensstandards ihrer Bevölkerung ermöglichen, indem sie die Einnahmen aus dem Tourismus in fremder Währung in ihre Entwicklungspläne, in ihre Industrie, Landwirtschaft und in ihr soziales und kulturelles Leben investieren.

Leider berücksichtigen die unterentwickelten und auch viele Entwicklungsländer diesen Aspekt des Sports nicht. Sie sind nicht imstande, die echte Konzeption des Sportes und die Ziele der Leibeserziehung mit ihrem Beitrag zur Entwicklung zu erfassen.

Dies ist jedoch nicht allein der Fehler der Entwicklungsländer. Es ist erwiesen, daß die begrenzten finanziellen Hilfsmittel, die sie dem Sport zuweisen, nicht ausreichen, um die erforderlichen Einrichtungen zu schaffen. Die entwickelten Länder sowie der internationale Sport und die Organisationen für Leibeserziehung haben sehr viel zur Verfälschung der wahren Ziele und des eigentlichen Begriffes Sport in den Entwicklungsländern beigetragen. Es hätte in der Verantwortlichkeit dieser entwickelten Länder und der internationalen Organisationen gelegen, auf diesem Gebiet den Entwicklungsländern zu helfen. Jedoch im Gegenteil ist zu beobachten, daß der internationale Sport und die Verbände für Leibeserziehung ihre Aufmerksamkeit, Anstrengungen und Untersuchungen auf die entwickelten Länder konzentrieren und hier auch nur auf dem Sektor des Spitzensports. Sie vernachlässigen so die Grundanliegen des Sports. Indem sie ihre Pläne für die bereits entwickelten Länder weiterverfolgen, vergrößern sie den Abstand zu Entwicklungsländern mehr und mehr. Trotzdem konnte eine solche Konzentration gefährliche Divergenzen unter Sportsleuten und allen, die am Sport beteiligt sind, nicht abwenden; Probleme um Berufssportlertum, Amateurismus und Konkurrenz sind entstanden. Der Sport wurde in politische Gegensätze zwischen Ländern hineingezogen; Sportwettkämpfe leiden heute noch unter dem kalten Krieg. All dies hat den Sport seiner hochfliegenden Ziele beraubt.

Erst in den letzten Jahren ist es den ständigen Bemühungen der Vertreter der Entwicklungsländer gelungen, bei den internationalen Organisationen Interesse für ihre Probleme zu wecken und ihnen klarzumachen, daß ein dringendes Bedürfnis ihrer Länder dafür besteht, von der Erfahrung der entwickelten Länder zu profitieren. In dieser Richtung wurden Schritte unternommen: mehrere Seminare in Lateinamerika und in Afrika, ein vorläufiges Treffen des Komitees zur Vorbereitung einer Sportministerkonferenz usw. Sie reichen jedoch noch nicht aus, um den Abstand zu verringern.

Bestimmte Punkte sollten berücksichtigt werden, wenn Unterstützungen auf dem Gebiet des Sports geleistet werden sollen. Wir wissen, daß jedes Entwicklungsland seine historischen, sozialen und ökonomischen Gegebenheiten und Bedingungen hat, die sich recht deutlich von denen der entwickelten Länder unterscheiden. Es mag daneben zwar einige gemeinsame Punkte innerhalb der Entwicklungsländer geben, jedoch auch sehr viele unterschiedliche. Alle diese Faktoren laufen auf die Notwendigkeit hinaus, die Unterstützung im Sport und in der Leibeserziehung den vorhandenen Bedingungen anzupassen und nicht einfach die Erfahrungen der entwickelten Länder zu kopieren.

Um die richtige Förderung des Sportes auf einer breiten Basis zu gewährleisten und um sicherzustellen, daß aus der Kooperation und der Unterstützung zwischen entwickelten und Entwicklungsländern der bestmögliche Nutzen gezogen wird, sollten diese Anstrengungen über eine koordinierende internationale Organisation geleitet werden, in der die Vereinten Nationen, internationale Wirtschaftsgremien, internationale Sportorganisationen, regionale Organisationen und internationale Experten vertreten sind. Ziel einer solchen koordinierenden Organisation würde es sein, einen umfassenden Arbeitsplan auf internationaler, regionaler und nationaler Ebene zu entwerfen. Dies könnte in folgenden Schritten in die Tat umgesetzt werden:

— Durchführung von Erhebungen und Studien bezüglich der wichtigsten Bedürfnisse, die in den betreffenden Ländern unter dem Gesichtspunkt der natürlichen, materiellen und arbeitskräftemäßigen Gegebenheiten sowie die organisatorischen und administrativen Systems, das auf dem Gebiet des Sports die Hauptrolle spielt, zur Verfügung stehen.
— Unter Bezug auf die Ergebnisse dieser Erhebungen und Studien könnten Aktionspläne entworfen werden, die den Erfordernissen entsprechen und den größten Nutzen der verfügbaren Möglichkeiten gewährleisten und die Aussagen darüber enthalten, in welcher Menge und Qualität Unterstützung gebraucht wird.
— Anwerbung und Ausbildung von Führungskräften sowie Förderung von Trainingskursen im Ausland.
— Entwicklung und Bereitstellung von Sporteinrichtungen innerhalb des Gesamtrahmens der wirtschaftlichen Pläne eines Landes.
— Koordination der Unterstützung durch die entwickelten Länder, materiell und technisch.
— Noch wichtiger ist das Entwickeln und die Förderung einer sportlichen Gesinnung bei den Verantwortlichen der Entwicklungsländer. Zudem ist erforderlich, sie von den mit dem Sport und der Leibeserziehung verbundenen kulturellen und wissenschaftlichen Werten zu überzeugen. Es ist leicht, Fabriken, Schulen und anderes zu bauen; es ist jedoch viel schwieriger, einen guten Menschen zu erziehen.
— Die Verbreitung technischer Informationen über Sport und Leibeserziehung und über die Verbindungen zwischen Sport und Tourismus.

Zusammenfassend ist zu sagen, daß es zwingend ist, alle, die es angeht, von der Bedeutung des Sportes und der Leibeserziehung und der Verbindungen zwischen Sport und Tourismus, ihrer Beiträge zur Verwirklichung von Entwicklungsplänen und ihrer Rolle in der Förderung internationaler Freundschaft und des Verständnisses unter den Völkern zu überzeugen.

Kurzreferate und Diskussion

UNESCO und Sport.* Naraghi (Paris)

Eines der Hauptziele der UNESCO ist die Förderung der körperlichen, sittlichen, sozialen, politischen und internationalen Erziehung der Jugend. Sie interessiert sich naturgemäß für die Bedeutung der körperlichen und sportlichen Erziehung. Diese Aufgabe gehört seit mehr als 10 Jahren zu den Programmen, die die UNESCO für die Jugend aufgestellt hat. Um dieses Programm zu realisieren, richtet die UNESCO eigene Dienststellen ein und fördert die Tätigkeit verschiedener internationaler Organisationen, deren wichtigste der Internationale Rat für körperliche Erziehung und Sport *(CIEPS)* als Konsultativ-Organ ist.

Dieser Rat wurde im Jahre 1960 mit Unterstützung der UNESCO ins Leben gerufen Er umfaßt Regierungsstellen oder nationale Sport-Komitees, internationale Organisationen für Leibeserziehung, internationale Sportverbände und Vertreter aus dem Erziehungswesen und dem Sport. Der Rat verfügt über ein Dokumentationsbüro, einen Forschungsausschuß und verschiedene Arbeitsgruppen, welche die Beziehungen zwischen Sport und Arbeit, Freizeit, Tourismus und Fernsehen sowie seine soziologischen und gesetzlichen Verflechtungen klären sollen.

Der Internationale Rat für Gesundheit, körperliche Erziehung und Erholung *(ICHPER)* gehört zum Welt-Lehrerverband. Er befaßt sich vor allem mit Fragen des Schulsports sowie mit Ausbildungs- und Statusfragen der Sportlehrer.

Die UNESCO weist dem Sport den ihm gebührenden Platz in der Erziehung, vor allem in den Stundenplänen der Schule an, damit Kindern und Heranwachsenden für ihr ganzes Leben die Freude an körperlicher Betätigung erhalten bleibt und ihnen die physiologischen und technischen Möglichkeiten geboten werden, ihre Freizeit in Gesundheit zu nutzen und auch ihre Arbeitszeit sinnvoll auszufüllen. Es kommt ferner darauf an, aus dem Sport als Erziehungsmittel für junge Menschen im Rahmen internationaler Verständigung und Zusammenarbeit größeren Nutzen zu ziehen.

Eines der Ziele der UNESCO besteht darin, einen Einfluß auf Sportler und Sportfunktionäre in dem Sinne auszuüben, daß die erzieherischen Anliegen bei der Sportausübung nie aus den Augen verloren werden. In diesem Geiste hat sie eine internationale Konferenz zur Feier des 100. Geburtstages von Pierre de Coubertin einberufen. Von dem gleichen Gedanken ausgehend hat sie auch die bei Abschluß dieser Konferenz angeregte Initiative, „Fair play"-Auszeichnungen im Namen Pierre de Coubertins zu schaffen, in vollem Maße unterstützt. Die Rolle, die der Sport in der Erziehung spielt, ist auf einer 1968 in Mexiko mit Unterstützung der UNESCO organisierten internationalen Konferenz behandelt worden.

Die Erfolge, die der Sport zu verzeichnen hatte, sind an seiner Natur und seinen Wirkungen nicht spurlos vorübergegangen und haben Reformen in Organisation und Ausübung erforderlich gemacht. Aus diesem Grunde hat die UNESCO den Internationalen Rat für körperliche Erziehung und Sport darin unterstützt, ein „Sport-Manifest" auszuarbeiten und möglichst weit zu verbreiten. In diesem Dokument ist eine Reihe von Vorschlägen enthalten, die Sportfunktionären, Erziehern, Behörden und Arbeits- sowie Freizeit-Organisationen zur Begutachtung vorgelegt wird.

Im Rahmen der Zehnjahresfeier der Vereinten Nationen für Entwicklungshilfe hat es sich als notwendig erwiesen, den Beitrag zu prüfen, den der Sport der kulturellen, wirtschaftlichen und sozialen Entwicklung der in voller Entfaltung befindlichen Länder leisten kann. Zu diesem Zwecke werden Tagungen veranstaltet und Umfragen in den Entwicklungsländern durchgeführt.

---

* Übersetzung aus dem Französischen.

Die kubanische Revolution — Erfahrungen beim Aufbau eines Systems für Körpererziehung, Sport und Erholung.* J. Garcia Bango (Havanna)

Seit einer Reihe von Jahren schon befaßt sich — als Teil ihres Aufgabenbereichs — die UNESCO mit Körpererziehung und Sport. Sicherlich wurden bei den verschiedenen Veranstaltungen, Kongressen, Seminaren und Konferenzen, die vom Weltrat für Körpererziehung und Sport im Namen der UNESCO und als beratende Institution dieser Organisation durchgeführt worden sind, Versuche unternommen, die Werte der Körpererziehung und des Sports herauszustellen. Allerdings hat sich gezeigt, daß diese Bemühungen zwar Erfolg gehabt haben in bezug auf eine allgemeine Verbreitung der Erziehungs- und Bildungskonzepte, daß aber in der alltäglichen gesellschaftlichen Praxis, im Leben der Völker der sogenannten Dritten Welt, der Entwicklungsländer, wie andere sie nennen, oder der unterentwickelten Staaten, wie wir sie bezeichnen, eine solche theoretische Anerkennung nichts anderes ist als eine Empfehlung.

Man hat uns gebeten, über unsere Erfahrungen zu berichten. Es ist allseits bekannt, daß nach jahrelangen Unruhen unser Land am 1. Januar 1959 seinen Weg zur Freiheit suchte und dabei unsere Jugend opferte zur Erringung der Freiheit, die den Triumph der Revolution festigte.

Dieser Sieg des Volkes, der Arbeiter, machte den Weg frei für die Einführung des Sozialismus, der unserem Volk ermöglichte, trotz der durch Unterentwicklung bedingten Schwierigkeiten den Grundstein für den Aufbau einer neuen Gesellschaft zu legen. Dieses mächtige und fundamentale Motiv bedeutet aber auch, daß neue Methoden und Ziele auf erzieherischem Gebiete, neue wirtschaftliche und politische Konzepte gewährleistet waren sowie ein neues Verständnis unserer kulturellen und historischen Überlieferungen möglich war. Innerhalb eines solchen Erziehungskonzepts erweisen sich Sport und Körpererziehung als Mittel einer ganzheitlichen Bildung, die das Ziel hat, die in der menschlichen Natur angelegten körperlichen, geistigen und moralischen Kräfte harmonisch zu entfalten, um starke und tatkräftige Bürger heranzubilden, die bereit sind, ihre äußerste Energie für die Gesellschaft, für den Fortschritt und das Wohlergehen der Menschheit mit tiefempfundener internationaler Einstellung, frei von Individualismus oder Egoismus einzusetzen. Wenn wir in einigen Worten die Erfahrungen unseres Landes kennzeichnen wollten, brauchten wir deshalb nur zu sagen: „Heute ist in Kuba der Sport ein Recht aller, weil wir eine Revolution hatten und weil die Macht den Arbeitern, dem Volke gehört."

Die kubanische Erfahrung basiert — unabhängig von ihren besonderen Charakteristika — auf den Prinzipien des Marxismus-Leninismus und auf den Vorerfahrungen bei der Entwicklung des Sozialismus in den europäischen Ländern. Der Sport hat dort die volle Unterstützung des Revolutionsstaates. Er erkennt die Bedeutung einer systematischen Sportpraxis und bejaht eine Sportausübung aus Erholungsgründen; für die Schule wird Körpererziehung als unentbehrlich angesehen. Die kubanische Regierung befaßt sich nicht nur mit den biologischen Aspekten von Entwicklung und Wachstum als Folge einer systematischen Körpererziehung, sondern darüber hinaus mit ihrer Bedeutung für Gesundheit und physische Tauglichkeit, die in einer produktiven Gesellschaft erforderlich sind, ferner mit der Einübung von Charakter- und Persönlichkeitseigenschaften, die dazu taugen, den Hindernissen und Schwierigkeiten bei der Überwindung unterentwickelter Verhältnisse entgegenzutreten. Aus dem Grundsatz „Sport — ein Recht für alle" ergibt sich als wesentliches Ziel der kubanischen Sportbewegung, die Sportausübung auf Massenbasis zu erreichen.

Damit nun ein unterentwickeltes Land die Möglichkeiten für eine solch breite Teilnahme schaffen kann, müssen die Massen eine aktive Rolle spielen. In unserem Lande wird diese Aufgabe ausgeführt von Freiwilligen Sporträten, in denen Tausende von Helfern zusammengefaßt sind. Dadurch wurde ein Ansteigen der Teilnehmerzahlen auf 2 327 585 erreicht. Diese Zunahme entspricht 27,2% der Gesamtbevölkerung; sie wäre noch höher, würde man jene Altersgruppen ausklammern, die für eine aktive Ausübung des Sports noch nicht oder nicht mehr in Frage kommen, nämlich unsere noch nicht schulpflichtigen Kinder sowie die Angehörigen der älteren Jahrgänge.

---

* Übersetzung aus dem Spanischen.

Kurzreferate und Diskussion

Für ein kleines Land, dessen Erbe über eine Million Analphabeten war, mit über 700 000 Kindern ohne Schulen und mit über einer halben Million Arbeitslosen ist es nicht leicht, die Entwicklung des Sports in großem Umfang zu fördern. Zunächst war erforderlich, die traditionellen Auffassungen vom Sport, seinen diskriminierenden und exklusiven Charakter zu beseitigen und die Kommerzialisierung auszumerzen. Das Hauptziel unserer Arbeit war die Beseitigung dieser Mißstände, die im Gegensatz zum Konzept des erzieherischen Sports standen. So schafften wir nicht nur die Organisation, Institutionen und kommerziellen Handlungsweisen des Professionalismus ab, sondern auch die Eintrittsgebühren zu Sportveranstaltungen, was zur totalen Ausmerzung dessen führte, was einst in unserem Lande und heute noch in anderen Breitengraden die abscheulichste Form der Ausnutzung des Menschen durch den Menschen darstellt.

In den ersten Stadien mußten wir ein neues Bewußtsein schaffen und durch Anleitung, Bekanntmachung und Veränderung der Sportprogramme eine fortschreitende Einbeziehung des Volkes vorantreiben. Zu welchen konkreten Ergebnissen dies geführt hat, läßt sich z. B. an der Lösung der Übungsstättenfrage ablesen: So wurde mit Hilfe der Bevölkerung in Zusammenarbeit mit den Behörden, unseren Organisationen und den freiwilligen Sportfunktionären in nur 4 Tagen 408 Übungsstätten im ganzen Land erbaut.

Unser dringlichster materieller und personeller Bedarf wurde in den ersten Stadien durch die Unterstützung aller gedeckt. Der Höhepunkt war die Gründung der nationalen Institutionen. Dazu gehörten: die Höhere Schule für Körpererziehung „Cmte. Manuel Fajardo", die der Ausbildung und Spezialisierung unseres Personals dienen sollte, mit ihren Professoren, Ausbildern und Spezialisten, ferner die Sportfabrik als Zentrum für die Herstellung von Sportartikeln und -geräten, das Institut für Sportmedizin, das Zentrum für Information und Dokumentation und schließlich das Zentrum für Angewandte Statistik und Mathematik.

Die Schaffung dieser neuen Institutionen wirkte sich so aus, daß der Staat heute über 2000 Professoren und Techniker verfügt, die aus der Höheren Schule für Körpererziehung hervorgingen. Die gegenwärtige Hörerzahl liegt bei mehr als 1500 Studenten, die den Lehrerberuf anstreben. In der Herstellung von Sportartikeln und -geräten ist allerdings unser heutiger Stand für die Gesamtentwicklung der Massenprogramme noch unzureichend.

Es ist hierbei unerläßlich, auch auf die Unterstützung hinzuweisen, die der Revolutionsstaat den Plänen und Programmen für Körpererziehung und Sport zukommen ließ, desgleichen auf die außerordentliche Hilfe, die wir aus den sozialistischen Ländern, insbesondere der UdSSR, der DDR, Bulgarien und anderen Staaten erhalten haben. Bei der Diskussion dieser Maßnahmen, die im Bereich der Schule von der Grundausbildung bis hin zu unseren Universitäten entwickelt wurden, sollte man auch betonen, daß zur Erreichung der sportlichen Ziele und der Sportausbildung des Volkes die Schulaktivitäten nicht nur ein hohes Maß an Priorität haben sollten, sondern auch eng verknüpft mit den außerschulischen und sozialen Programmen ablaufen sollten, um so sicherzustellen, daß die Einstellungen, Haltungen und Fertigkeiten, die auf der Schule erworben wurden, sich auch auf das Erwachsenenleben auswirken.

Als Beispiel möchten wir darauf hinweisen, daß zu dem Zeitpunkt, da wir hier zusammengekommen sind, die X. Schulspiele und die II. Spiele der Jugendlichen in unserem Lande gerade zu Ende gegangen sind. Mit diesen Spielen, an denen mehr als 10 000 Kinder und Jugendliche aus dem ganzen Lande teilnahmen, ist der Höhepunkt des Sportjahres in unseren Schul- und Arbeitszentren und in unseren Militäreinheiten erreicht. Die Einrichtung dieser Spiele erwies sich als eine echte Motivationsquelle für die Ausbreitung des Sports, als ein Beitrag zu unserer Erziehungsplanung und als eine konkrete Manifestation unseres Konzeptes von totaler Erziehung, das bei den Kindern ansetzt und sich auf die gesamte Bevölkerung unseres Landes ausdehnt. Ein weiterentwickeltes Land muß natürlich seine „Quellen", d. h. Sportstätten, -geräte und Personal, vielseitig verwenden. Dieses Prinzip war ein wesentlicher Bestandteil unserer Erfahrungen. Es basierte auf der „Mehrzweck-Verwendung" von Sportstätten und Personal und bedeutete, daß wir bei dem Mangel an Sporteinrichtungen auf die Mithilfe des Volkes bei der Erstellung neuer Stätten zählen konnten und die Benutzung der bereits vorhandenen forcierten. Dem Mangel an Geräten begegneten wir durch „Vielfachverwendung" der zur Verfügung stehenden Einrichtungen, indem wir die Sportstätten so mit Geräten ausrüsteten, daß eine größere Zahl von Teilnehmern sie benutzen konnte. Angesichts des Mangels an Lehrern setzten wir — zusammen mit der Ausbildung neuer Professoren und Trainer und unter Mitarbeit von Tausenden freiwilliger Sportfunktionäre — unser qualifiziertes Personal für unterschiedliche Aufgaben ein.

Was die zählbaren Ergebnisse anbelangt, so haben unsere Mannschaften bei den letzten beiden Zentralamerikanischen und Karibischen Spielen, die in Puerto Rico (1966) bzw. in Panama (1970) stattfanden, Siege errungen, und bei den Panamerikanischen Spielen in Cali belegten wir den zweiten Platz hinter den USA, deren Teams wir in neun Sportarten schlugen.

Internationale Sporterfolge werden für uns immer das Ergebnis einer umfangreichen Beteiligung des Volkes sein: darauf wird unsere Arbeit stets gerichtet sein. Aus diesem Grunde müssen wir auf den Prinzipien unseres erzieherischen Sports bestehen.

Bei dieser Gelegenheit sei noch auf einige Umstände hingewiesen, die eine Belastung für die Selbstbestimmung unserer Völker darstellen und die sich als umso gefährlicher erweisen, indem sie nicht nur die Entwicklung des Sports hemmen, sondern auch das allgemeine Leben der Völker betreffen. Ich möchte auf das hinweisen, was wir als das lateinamerikanische Panorama bezeichnen, als die Realität, wie wir sie sehen, kurzum als den Preis für die Ausbeutung eines Kontinents, der zwei Drittel des Territoriums der westlichen Hemisphäre umfaßt, der gebildet wird von über zwanzig spanisch-sprechenden Nationen, deren Reichtümer ihnen nach jahrhundertelanger Knechtung nicht mehr gehören, deren kulturelle Tradition 1000mal vernichtet und verändert wurde, deren Analphabetentum über 35% beträgt (es gibt über 73 Millionen Analphabeten in unseren Ländern). Zu diesen Angaben seien noch die von der UNICEF ermittelten Zahlen bezüglich der Kindersterblichkeit hinzugefügt: Danach sind 43 von je 100 lateinamerikanischen Einwohnern Kinder; von diesen Kindern sterben 38% während der Kindheit. Eine solche Dokumentation deckt das Drama von mehr als 42 Millionen Kindern auf, die für unser Amerika verloren gehen; sie spiegelt das Elend und die Trostlosigkeit wider, in denen sich über 250 Millionen Menschen befinden.

Gestatten Sie uns, bei dieser Gelegenheit das Empfinden jener Völker auszudrücken, bei denen die Kinder keine Chance zum Spielen haben, jener Völker, bei denen der Sport — als ein aus kapitalistischen Irrungen stammendes Phänomen — zu einem professionellen Typ von entfremdender Show degeneriert ist, wo die Körpererziehung ein unerfüllter Wunsch ehrlicher Lehrer ist, wo Erholung ausschließlich für die herrschenden Klassen existiert und sozusagen eine Flucht vor dem Volke ist.

Dies sind die Länder, wo neue Methoden der imperialistisch-ideologischen Einflußnahme angewandt werden, wo die Instruktoren des Friedenscorps hingeschickt werden und die herausragendsten Athleten und Professoren Stipendien erhalten, um die imperialistische Vorherrschaft zu erhalten und den Anschein von Hilfe zu erwecken. Die wahre Absicht der kulturellen, politischen und wirtschaftlichen Durchdringung und Eroberung wird dabei verborgen. Dies ist das derzeitige Panorama unserer Länder, welche rebellieren und sich erheben, damit für sie eines Tages der Sport ebenfalls ein Recht aller werde.

*

E. Buggel (Berlin) berichtete in seinem Kurzreferat „Der Beitrag des Sports zur wirtschaftlichen und sozialen Entwicklung" über die Politik der DDR zur Förderung des Sports in den Nationalstaaten Afrikas, Asiens und Lateinamerikas:*

Unsere eigenen Erfahrungen beim Aufbau unserer demokratischen Sportbewegung in den Jahren nach 1945 lehren uns, daß am Anfang einer Entwicklung ein großer und spezifischer Bedarf an Übungsleitern, Trainern, Funktionären und anderen Kadern zu befriedigen ist. Diese Aufgabe ist nur mit kurzfristigen Ausbildungsformen zu bewältigen, die eng mit der Praxis und der dynamischen Entwicklung des Übungs-, Trainings- und Wettkampfbetriebes verbunden sind. Deshalb messen wir in der Gestaltung der Ausbildung für Kader der Nationalstaaten den kurzfristigen Ausbildungsformen für bereits in der Sportarbeit erfahrene Kader eine vorrangige Bedeutung bei, weil dadurch für die schnelle Entwicklung der nationalen Körperkultur der wirksamste Beitrag geleistet werden kann.

An erster Stelle steht dabei die Trainerausbildung in jährlichen Lehrgängen mit einer Dauer von 8 Monaten und in einer für die einzelnen Länder zweckmäßigen, begrenzten An-

---

* Vollständige Fassung in: Theorie und Praxis der Körperkultur **21**, 1072—1074 (1972).

zahl von Sportarten. Das Ausbildungsniveau entspricht etwa dem einer Fachschule in der DDR bzw. dem einer postgradualen Hochschulqualifizierung und ermöglicht auch dem Kader die Teilnahme, der nicht über ein Abitur oder eine bereits abgeschlossene Fach- oder Hochschulausbildung verfügt. Er soll aber nach Möglichkeit aus der Trainerpraxis kommen. Hieran kann sich eine sportwissenschaftliche postgraduierte Hochschulqualifizierung in Ausbildungszyklen von $1^1/_2$ Jahren Dauer anschließen, die mit dem Erwerb des akademischen Grades eines Magisters (Master of science) abschließt. Sie ist besonders für Lehrer an Hochschulen mit Sportlehrerausbildung gedacht. Die nächste Stufe ist die sportwissenschaftliche Hochschulqualifizierung im Rahmen der 3jährigen planmäßigen Aspirantur zum Erwerb des Doktorgrades der Pädagogik. Außerdem ist in der DDR eine sportmedizinische Qualifizierung für Ärzte dieser Länder in Sonderlehrgängen mit einer Dauer von etwa einem Monat eingerichtet. Diese Qualifizierungsform erfolgt praxisbezogen auf die Erfordernisse einer sportmedizinischen Betreuung der nationalen Kader dieser Länder und unter Berücksichtigung der in den meisten dieser Länder gegenwärtig gegebenen Entwicklungsbedingungen im Gesundheitswesen.

Aus einer anderen Sicht stellte G.C. Randall (Washington) in dem Kurzreferat „International operations ‚Sports Corps'" die Erfordernisse einer Sportentwicklungspolitik dar. Nach seiner Auffassung ist die Entsendung hochqualifizierter Trainer und Sportwissenschaftler aus den Industrienationen in die Entwicklungsländer ein ebenso erfolgversprechender Weg wie die Ausbildung afrikanischer, asiatischer und südamerikanischer Trainer in den USA oder in Mitteleuropa.

N.I. Ponomarew (Moskau) beschrieb in seinem Kurzreferat „Die Hilfe der sowjetischen Sportorganisationen beim Aufbau der Sportorganisationen der Entwicklungsländer".

Das Kurzreferat von S. Sie (Djakarta) mit dem Thema „Sports and politics in Asia" stellte die politische Rolle, die der Sport für die Einigungs- und Unabhängigkeitsbestrebungen der Länder Asiens gespielt hatte, in einem kurzen historischen Überblick heraus. Dem Gedanken, gegenseitige Beziehungen, Zusammenarbeit und Freundschaft zwischen den Ländern Asiens zu fördern, verdankten die Asian Games ihre Entstehung.

Gegenüber solchen politischen Aspekten betonte W.K. Low (Hongkong) in seinem Beitrag „Sport and social progress" die humane und erzieherische Bedeutung des Sports. Durch die gemeinsame Anerkennung der sportlichen Regeln und Verhaltensformen erweise sich der Sport als wichtige kohäsive Kraft zwischen den Völkern. Zudem sei er geeignet, einen Beitrag zur Lösung einer der wichtigsten Aufgaben unserer Zeit zu leisten, nämlich Kontakte und Interaktionen zwischen den Völkern zu institutionalisieren.

Ähnlich weitreichende Erwartungen an den Sport formulierte auch R. Ruiz Aguilera (Havanna) hinsichtlich der Entwicklung in Kuba. In der Realisierung einer harmonischen Bildung der physischen, intellektuellen und moralischen Kräfte des Menschen sah er das Fundament, auf dem eine neue Gesellschaft entstehen könne. In einer solchen Einschätzung des Sports liege auch begründet, warum Sport und Leibeserziehung in alle kubanischen Erziehungsprogramme integriert worden sei und nicht mehr — wie in der vorrevolutionären Ära — als Vorrecht von wenigen angesehen werden könne. Als besondere Errungenschaft der Revolution wurde das verfassungsmäßige Recht auf Sport herausgestellt.

Im Gegensatz zu einer solchen Funktionsbestimmung der körperlichen Erziehung steht, wie der Beitrag von A.R. Dallo (Buenos Aires) zeigt, die Sicht des Sports in nicht-sozialistischen lateinamerikanischen Ländern. Nicht der systematischen Entwicklung des Sports durch die Schule, sondern der spontanen körperlichen Betätigung — oft in enger Verbundenheit mit der Natur, mit Volkslied und Tanz — verdanke der Sport in diesen Ländern seine Entstehung. Die besondere historische, religiöse und sozio-kulturelle Entwicklung der Länder Lateinamerikas bestimme außerdem die Verbreitung und Organisation des Sports. Die schulische Leibeserziehung habe seit Beginn des Jahrhunderts unter dem Einfluß des Schwedischen Gymnastiksystems nach Ling gestanden. Gegenwärtig würden neue Zielsetzungen geprüft. Die Förderung des Sports müßte folgende Gesichtspunkte berücksichtigen: Beratung der zuständigen Regierungen in bezug auf die Anpassung des Sports an die Besonderheiten lateinamerikanischen Lebens; Verabschiedung von Gesetzen, die sicherstellen, daß finanzielle Mittel für die Sportförderung zur Verfügung gestellt werden und der Sport in das Programm sozialer Förderungsmaßnahmen einbezogen wird; Heranbildung eines qualifizierten Personenkreises zur Durchführung der Sport- und Freizeitprogramme; Förderung des Spitzensports; Beratung hinsichtlich der sportlichen Lehre.

Eine andere Art von Sportförderung umriß G. C. Randall (Washington) in seinem Beitrag „A corpse of olympic sport volunteers". Das Projekt sieht vor, durch qualifizierte Personen freiwillig und ohne finanziellen Gewinn sportlichen Entwicklungsdienst in den sog. Entwicklungsländern zu leisten. Eine solche Arbeit müßte nicht nur darin bestehen, als Trainer für Spitzenathleten bzw. als Sportlehrer an Schulen tätig zu sein oder die Sportverwaltung zu organisieren, sondern darüber hinaus für die olympische Idee zu wirken. Das Bekenntnis zu einer solchen Idee schließt die Überzeugung ein, für eine bestimmte Zeit uneigennützig für andere tätig und dem Gedanken der internationalen Verständigung verpflichtet zu sein.

*

Dem Arbeitskreisreferaten schloß sich eine Diskussion mit großer internationaler Beteiligung an. Die Stellungnahmen, die dabei abgegeben wurden, zielten in zwei Richtungen: die eine Seite stellte insbesondere die sozialen, ökonomischen und finanziellen Schwierigkeiten, sowie das Fehlen von Geräten und Übungsstätten heraus. Man war der Auffassung, daß ohne eine Lösung dieser Probleme eine wirksame Sportförderung nicht zu leisten sei. Es wurde jedoch auch hervorgehoben, daß solche Schwierigkeiten nicht nur für unterentwickelte Länder symptomatisch seien, sondern zum Teil auch für bestimmte Regionen hochindustrialisierter Länder zuträfe.

Die andere Seite ging in ihrer Argumentation von der These aus, daß Entwicklung eine Frage von Erziehung sei. Sport und Spiel seien eine humane Notwendigkeit; daraus leite sich auch das Verständnis der Leibeserziehung als integralen Bestandteils der Erziehung ab. Nun sei es für Industrieländer und Entwicklungsländer gleichermaßen ein Anliegen, diese Bedeutung des Sports innerhalb der Bevölkerung, im Rahmen des Bildungswesens und gegenüber Regierungen sichtbar zu machen. Die wesentliche Aufgabe einer Sportförderung bestehe deshalb darin, Motivationsgrundlagen für sportliche Betätigung zu schaffen oder anders ausgedrückt: Verhaltensänderungen innerhalb der Bevölkerung anzubahnen. Die Bemerkungen Ph. Noel-Bakers fassen wesentliche Aspekte der Diskussion zusammen:

„Im modernen Leben ist Sport kein Luxus, sondern eine Notwendigkeit. Ich erinnere mich an Sir Ronald Gould, Präsident der Internationalen Föderation der Lehrer, der 1968 in Mexiko sagte, daß die Bedeutung des Sportes im Rahmen der Erziehung jenseits allen Zweifels erwiesen sei. Nötig sei es, die Regierungen von dieser Tatsache zu überzeugen und sie zu veranlassen, einen größeren Teil ihres nationalen Bruttosozialproduktes für die Bereitstellung von Stadien, Sporthallen, Schwimmbädern, Sportlehrern und Trainern aufzuwenden, um den Sport zu einem wesentlichen Bestandteil in der Erziehung werden zu lassen und ihn für jedermann zu einer praktischen Realität zu machen. Einer unserer deutschen Kollegen fragte, ob man für Sport Geld ausgeben dürfe, wenn die Bevölkerung unter Hunger leide. Auf diese Frage habe ich eine doppelte Antwort: Bei den Olympischen Spielen in München wird es Sieger geben, die aus Ländern stammen, in denen die Menschen sehr an Hunger leiden. Fragen Sie die Hungrigen, ob sich der olympische Sieg für sie lohnt. Es besteht kein Zweifel daran, wie sie antworten werden. Zweitens möchte ich dazu sagen, daß man nur auf dem Wege der Erziehung die Armut, verhütbare Krankheiten und Unterernährung, unter denen so viele unserer Mitmenschen leiden, beseitigen kann. Es ist Unwissen, das diese Übel fortbestehen läßt. Da der Sport ein unentbehrlicher Bestandteil der Erziehung ist, erhöhen die für Spiele und Turnen eingeräumten Stunden den Wert der in der Schule verbrachten Stunden.

In den Entwicklungsländern kann viel getan werden von freiwilligen Helfern, die so ausgewählt werden, wie es G. C. Randall beschrieb. Sie können helfen, Führungskräfte für den Sport aufzubauen und begeisterungsfähige Mitarbeiter zu gewinnen, ohne die alle Mühe vergebens wäre. Aber es müssen Geldmittel zur Verfügung stehen, um die Freiwilligen zu unterstützen und um die notwendigsten Geräte anzuschaffen. Wenn ich sage, daß die Führungsarbeit wichtiger ist als das Geld, dann nur in dem Sinne, daß bereits viel mit wenig Geld erreicht werden kann.

Kurzreferate und Diskussion

Der Vertreter der Universität Hongkong erwähnte, daß Sport einen Beitrag zur Aufrechterhaltung von Recht und Ordnung leisten kann. Die Erfahrungen in den Großstädten der Welt beweisen, daß die Jugendkriminalität erheblich eingedämmt werden kann, wenn Spielplätze und Sportausrüstungen bereitgestellt werden.

Sport, und das glauben wir alle, ist ein Faktor zur Förderung des internationalen Friedens. Nehmen wir nur die internationalen Verbände, die die großen Sportveranstaltungen in der Welt organisieren. Sie verfügen über feste Einrichtungen (wie Versammlungen, Räte, Exekutivausschüsse), die in Harmonie auf der Grundlage ihrer Statuten zusammenarbeiten. Bei Spielen und Wettkämpfen werden in 99,9% die Spielregeln streng eingehalten. Wenn die Regierungen die Einrichtungen der Vereinten Nationen so benutzen könnten wie die Führer der Sportverbände die ihren, wäre die Welt auf dem Wege zu einem dauerhaften Frieden."

Sport in der Sicht von Weltreligionen

Sport in der Sicht von Weltreligionen

Einführung. R. Schloz (Konstanz)

Es bedarf einer kurzen Begründung, welche Absicht dieser Vortragsreihe zugrunde liegt:

Der moderne Sport und die moderne olympische Bewegung sind aus der industriellen Spätform des abendländisch-christlichen Kulturkreises hervorgegangen. Wie diese (sogenannte) Industriekultur weltweit zur Richtschnur der Moderne wurde, ist auch der internationale Sport überwiegend durch abendländische Wertvorstellungen, Sozialformen und Handlungsnormen bestimmt.

Nur zögernd gewannen demgegenüber Beiträge anderer Kulturen, wie etwa Judo, Geltung. Und knüpfen auch die meisten Sportarten an Formen der Leibesübungen an, die in den verschiedenen Kulturen in irgendeiner Weise überliefert sind, so werden doch ursprünglich kulturspezifisch verschiedene Regelsysteme und Werthierarchien der mehr oder minder fremden Einheitsnorm unterworfen.

Das Verhältnis von Einzelleistung und Gemeinschaftsleistung wird in verschiedenen Kulturen verschieden bewertet; dasselbe gilt für die Bewertung von Aktivität versus Kontemplation, von Konkurrenz versus Selbsterfahrung, vom Wert des Siegens oder meßbarer Leistung etc.

Jeder Sportler muß sich demnach im internationalen Sport einem System mit kulturellen Normen unterwerfen. Jeder tut das von anderen Voraussetzungen aus, eder mit anderen Reserven. Für jeden bedeutet dies in unterschiedlichem Maße kulturelle Entfremdung.

Dieses Phänomen zu beleuchten sollen die vier Referate über Judentum, Islam, Hinduismus sowie Zen-Buddhismus und ihre Sicht vom Sport dienen. Sie verdeutlichen, vor welchem geistigen Hintergrund Affinitäten zu bestimmten Disziplinen, Eigenarten der Performanz oder Vorbehalte zu sehen sind und welche unterschiedlichen Zugänge zu vordergründig gleichen Aktivitäten führen.

An den Beiträgen ist unübersehbar, daß selbst der Begriff des Sports verschieden weit interpretiert wird. Auch die Form der Darlegung, die Argumentationsweise oder der Grad der Distanziertheit deuten auf die kulturelle Relativität.

E. Simon (Jerusalem)

Der Sport in der Sicht des Judentums

Mein Thema ist nicht die große Leistung jüdischer Sportler in der Neuzeit, sondern die Wertung des Sports im religiösen Judentum.

Auch in diesem Rahmen besteht ein qualitativer Unterschied zwischen dem biblischen Altertum und dem talmudisch-rabbinischen Mittelalter, das erst im 18. Jahrhundert allmählich zu Ende geht.

Die hebräische Bibel kennt sportähnliche Einzelkämpfe (David und Goliath) und Gruppenspiele mit tödlichem Ausgang. Das Volk Israel saß auf eigenem Boden und wurde allen körperlichen Anforderungen gerecht, die ihm dessen Bebauung und Verteidigung stellten. Das hebräische Wort für Held (gibbor) diente unter anderem als Bezeichnung einer Elitegruppe von Berufssoldaten, aber auch für die Engel als Krieger Gottes. Doch gab es weder eine Institution für sportliche Wettkämpfe, obgleich sie vorkamen, besonders im Laufen und Wagenrennen, noch ausgeprägte Heldenverehrung. Selbst der Ruhm König Davids beruhte nicht weniger auf seinen Psalmen als auf seinen Kriegstaten, so wie der Salomons mehr seiner Weisheit als seinen sakralen und profanen Prachtbauten in Jerusalem gilt.

Nach Alexander des Großen Asienzug drang die hellenistische Kultur auch in Judäa ein und mit ihr Gymnasien, also Übungsstätten für die Wettkämpfe nackter Jünglinge, Stadien für die Spiele Erwachsener, Theater mit Vorstellungen aus der polytheistischen Mythologie und Zirkusse für den aussichtslosen Kampf von Sklaven oder Kriegsgefangenen, manchmal auch jüdischen, mit wilden Tieren oder gar gegeneinander. Die herrschenden Schichten, voran die Dynastien der letzten Makkabäer und der Herodianer, deren Hofadel sowie die Spitzen der Tempelpriester wurden von dieser Kulturassimilation ergriffen, zunächst passiv, später auch aktiv. Die gelehrten Pharisäer, welche als Träger der mündlichen Lehre die Bibel interpretierten und ergänzten, wehrten sich gegen diese Einflüsse und hatten wohl die Mehrheit des Volkes für sich.

Die Teilnahme von Juden an organisierten Sportveranstaltungen wurde bald aus mehreren Gründen unter ein — von einzelnen gelegentlich übertretenes — rabbinisches Verbot gestellt: als Symbol der Fremdherrschaft und ihrer Kulte der vielen Götter, als möglicher Anreiz zur Päderastie, als Schauplatz grausamer Ermordung wehrloser Menschen.

Diese negative Haltung führte, ähnlich wie schon bei Platon, aber mit strengerer Ausschließlichkeit, zur Pflege des sportlichen Ethos in der gelehrten Diskussion. Die talmudische Dialektik ist zweifellos von Formen der griechischen Rhetorik beeinflußt (Schaul Liebermann), wahrscheinlich aber auch von der sokratisch-platonischen Denkform, die in der Bibel, außer gewissen Ansätzen im Buche Hiob, nicht vertreten ist. Im Talmud spielt der Grundsatz des fair-play für jedes ernsthafte Argument und seinen jeweiligen Fürsprecher eine zentrale Rolle, mindestens als regulative Idee, wenn auch nicht immer in der Praxis.

Zum Beweis dieser These sei zunächst eine Reihe übereinstimmender Haltungen zwischen talmudischer Dialektik und gutem Sportgeist durch Beispiele illustriert; abschließend sollen dann auch die Grenzen dieses Vergleichs gezogen, veranschaulicht und analysiert werden.

Vorher aber sei eine Übergangsfigur erwähnt, ein berühmter Talmudlehrer im 3. Jahrhundert der gewöhnlichen Zeitrechnung, namens Resch Lakisch, der ein Gladiator geworden war. Einmal schwamm er im Jordan, und sein ehemaliger Lehrer, Rabbi Jochanan, sah seine Kraft. Er rief ihn an und ermahnte ihn: „Deine Kraft sollte dem Lernen der Heiligen Schriften gehören!"[1] Daraufhin entschloß er sich, zum jüdischen Lebensweg zurückzukehren. Sowie ihn das intensive Lernen wieder

---

1 Babylonischer Talmud (b.), Baba Mezia, 84a. Vgl. Raschikommentar z. St. und b. Sanhedrin 26b.

erfaßte, erfuhr er die Wahrheit des Satzes: „Die Thora (hebr. Bezeichnung der schriftlichen und mündlichen Lehre) schwächt die Kraft des Menschen". Der Talmud, welcher diese Erzählung bringt, betrügt sich also nicht über die Dialektik zwischen körperlichen und geistigen Höchstleistungen. Auch in Griechenland wurden sie nur im Ausnahmefall von den gleichen Trägern erreicht. So fordert der große Redner Isokrates (436—383 v. Chr.) „Wettkämpfe in Worten und Gedanken", ohne sich selbst in den körperlichen Wettkämpfen hervorgetan zu haben.

Beispiele für Übereinstimmungen oder Ähnlichkeiten

1. *Leistungselite steht höher als Geburtselite.* An der Spitze der jüdischen Geburtselite stand der Hohepriester; am untersten Ende der nativistischen Pyramide stand der sogenannte Mamser, ein Sprößling aus einer verbotenen Ehe, wie z. B. zwischen Geschwistern, der keine Jüdin heiraten durfte, aber religiös völlig gleichberechtigt war. An der Spitze der Leistungselite stand der große Talmudgelehrte; am untersten Ende der völlig Unwissende.

Die Frage der Rangordnung zwischen einem Mamser, der ein Gelehrter ist, und einem Hohepriester, der ein Unwissender ist, entscheidet der Talmud zugunsten des ersten[2].

2. *Geltung und Schranken des Wettbewerbs.* Die zu den Dienstleistungen am Opferaltar in Jerusalem zugelassenen Priester und deren Söhne rannten einmal die Rampe zum Altar so schnell und so dicht geschart herauf, daß der Sohn eines Priesters, von einem Nebenbuhler gestochen, hinfiel und später starb. Beide Talmude, der palästinensische und der babylonische, tadeln den Vorgang[3]. Dieser Wettlauf wurde dann verboten und durch Auslosung ersetzt.

3. *Großmütiger Sieger.* Die Festsetzung des jüdischen Kalenders geschah durch Zeugenaussagen und Berechnungen. Seine Einheitlichkeit sicherte den Rhythmus des jüdischen Jahres in Palästina und der Diaspora und wurde damit zu einem Garanten der Lebenseinheit des jüdischen Volkes. Einst entstand ein Streit zwischen dem Patriarchen Rabban Gamaliel, dem höchsten Funktionär der Juden im Lande Israel und Vorsitzenden des obersten Gerichtshofes (Synhedrion), mit einem der gelehrtesten Mitglieder dieser Behörde, Rabbi Jehoschua, dessen Berechnung des Neujahrstages und in der Folge des Versöhnungstages um 2 Tage von der offiziellen Festsetzung durch Gamaliel abwich.

Er beorderte daraufhin seinen Gegner an eben dem Tage, auf den nach dessen Rechnung sein Versöhnungstag fiel, mit Stock und Wandersack vor ihm zu erscheinen und damit ein Verbot zu übertreten. Rabbi Jehoschua folgte dem Befehl. Als er vor den Patriarchen trat, küßte der ihn auf die Stirn und sagte: „Gegrüßt sei mir, mein Schüler und Lehrer! Mein Schüler, weil Du meine Worte befolgt hast; mein Lehrer in der Weisheit".[4]

4. *Guter Verlierer.* Derselbe Patriarch wurde, wegen seines stolzen Wesens, von den Mitgliedern des Synhedrions seiner Würde enthoben und durch einen jungen Kollegen ersetzt. Er blieb trotzdem keiner Sitzung fern. Schließlich fand man den

---

2 Ende des Traktates Horajoth und damit der Ordnung Nesikin.
3 b. Yoma, 23a; Jeruschalmi (j.) Yoma II, 39, d.
4 Mischna Rosch haSchana, Ende des 2. Kapitels.

Kompromiß: beide Patriarchen, der abgesetzte und sein Nachfolger, wechselten sich im Vorsitz und im einleitenden Lehrvortrag ab[5]. (Es sei bemerkt, daß es auch hier wie in anderen Punkten Gegenbeispiele im Talmud gibt.)

5. Moralische Disqualifikationen. Die Bibel berichtet über zwei unredliche Ratgeber Sauls und Davids von großer Klugheit: Doeg, den Edomiter, und Achithophel. Die eigentümlich mittelalterliche Anachronistik der talmudischen Geschichtsauffassung führte zu der Frage, ob sie auch große Gelehrte in der Gesetzesauslegung gewesen seien. Diese Frage wurde bejaht, aber wegen des schlechten Charakters der beiden wurde zugleich festgesetzt, daß, trotz ihrer Weisheit, niemals nach ihrer Meinung entschieden werden könne[6]. Im wesentlichen Punkte irrten sie sich immer, denn „Gott verlangt das Herz".

6. Der Grundsatz der Nichtprofessionalität und seine allmähliche Durchlöcherung. Ursprünglich galt eine talmudisch überlieferte Forderung im Namen Gottes an die Talmudlehrer: „Was ich umsonst gegeben habe (die Thora), sollt auch ihr umsonst lehren".[7] Ihre Durchführung erwies sich nach einiger Zeit als unmöglich, obwohl ein Teil der Lehrer, z. B. der obengenannte Rabbi Jehoschua, sich als Handwerker ernährte.

Was den Denkstil anbetrifft, gehört das talmudische Lernen zur Scholastik in folgender Begriffsbestimmung: Argumentation im prinzipiell geschlossenen System, dessen jeweilige Öffnung von Fall zu Fall nur durch die Herstellung einer künstlichen Kontinuität zwischen unveränderlichen Texten und den sich wandelnden Forderungen neuer Situationen möglich war. Der Brückenschlag zwischen Text und Neuordnung wurde durch das Mittel der Interpretation vollzogen. So auch hier. Man gewährte den Talmudlehrern gewisse Gratifikationen, nicht zwar in der Regel für ihr Lernen und Lehren selbst, sondern als Vergeltung der Zeit, welche sie ihm widmeten, als Lohn für die Beaufsichtigung der Jugend und als Entgelt für den Unterricht in den Betonungs- und Musikzeichen, die den Text begleiteten. Trotzdem erfolgte die Gründung des Berufsrabbinats erst im späten Mittelalter, und auch später noch ernährten sich einige der führenden Gelehrten in bürgerlichen Berufen, wie z. B. Maimonides als Arzt und Nachmanides als Geldwechsler.

Das Problem der Abhängigkeit geistlicher Führer von den sie entlohnenden Geführten besteht im Judentum seitdem nicht minder als in anderen Religionen.

Einige Besonderheiten der talmudischen Diskussionsethik

1. Grenzen des Spielprinzips. Viele talmudische Diskussionen tragen einen ausgesprochenen Spielcharakter[8], aber keineswegs alle. In den sogenannten aggadischen, nichtgesetzlichen Teilen herrscht das Spielprinzip vor; aber die halachischen, gesetzlichen, bemühen sich um eine Entscheidung. Sie wird häufiger in den letzten Schichten des Talmuds, um das Jahr 500, und auch dort durchaus nicht immer, im Text selbst als solche formuliert, ist aber aus dem Gange der Diskussion und nach gewissen Grundregeln zu erschließen — eine Aufgabe, die in kommentierender oder

---

5 b. Berachoth 27b, 28a.
6 b. Sanhedrin 106b.
7 Nedarim 37a und Erklärer z. St.; Bechoroth 29a.
8 Vgl. Manes Kartagener, „Pilpulistik — eine Kunst?", „Neue Zürcher Zeitung" (16. 1. 1972).

systematischer Weise vom nachtalmudischen Rabbinismus übernommen worden ist. Trotzdem erfolgte sie in den klassischen Quellen, schon in jenen Grundregeln aus der talmudischen Frühzeit, in einer Form, welche die Wiederaufnahme einer durch eine Entscheidung scheinbar endgültig abgeschlossenen Diskussion ermöglichte. Mit dieser Begründung wurden im allgemeinen die Minoritätsvoten mitüberliefert, an die ein späterer Gerichtshof anknüpfen konnte[9].

2. *Erziehung der Zuhörer zu Mitdenkern und Mitsprechern.* Im Gegensatz zu einem Großteil des modernen Sportbetriebs waren die talmudischen Diskussionen keine Schaustellungen. Zwar fanden zweimal im Jahre, in den Monaten vor den großen Festen, vor Pessach (etwa Anfang April, zum Andenken des Auszuges aus Ägypten) und vor Neujahr (meist im September), in den zwei größten talmudischen Hochschulen Babylons öffentliche Lernmonate statt, zu denen auch viele Laien strömten. Man suchte einen Teil der Zuhörer während des Jahres in besonderen Vorbereitungsschulen an vielen Orten des Landes mit dem Stoff vertraut zu machen, dessen Thematik rechtzeitig bekannt gegeben wurde. Die Lernmonate selbst waren eine Art Fortsetzung der Wallfahrtsfeste zum Tempel in biblischer Zeit und können in etwa mit den Olympiaden verglichen werden, aber ohne deren scharfe Trennung zwischen aktiven Mitspielern und passiven Zuhörern.

3. *Gott als höchster Schiedsrichter.* In einigen besonders scharfen Diskussionen, in denen sich die Weisen nicht einigen konnten, wurde Gott als Schiedsrichter angerufen und um ein Wunder gebeten, so in einem Falle, bei dem Rabbi Jehoschua und Rabbi Elieser einander in einer Frage von Reinheit und Unreinheit bestimmter Geräte gegenüber standen. Rabbi Elieser erbat und erreichte, daß die Wände des Lehrhauses sich etwas neigten und daß ein Fluß seinen Lauf änderte. Rabbi Jehoschua replizierte: „Man stützt sich auf kein Wunder". Da erbat Rabbi Elieser eine direkte Entscheidung Gottes, und das Echo Seiner Stimme ertönte und sprach sich für die Meinung Rabbi Eliesers aus. Darauf Rabbi Jehoschua: „Du hast schon in Deiner Thora geschrieben: ‚sie ist nicht im Himmel...'". Das Argument überzeugte die Mehrheit und sogar Gott selbst. Vom Propheten Elia, der zum himmlischen Hofstaat gehörte, nach Gottes Reaktion gefragt, sagte Er lächelnd: „Meine Kinder haben mich besiegt, meine Kinder haben mich besiegt"[10].

4. *Parteien ohne Parteidisziplin.* Dieselbe Talmudstelle ist ein Beispiel dafür, daß der Talmud zwar mit Parteiungen rechnet, ohne aber scharfe Gruppendisziplin vorauszusetzen. Rabbi Jehoschua war ein Anhänger der milderen Schule Hillels, während Rabbi Elieser der strengeren Schule Schammais folgte. (Beide alten Lehrer lebten um die Zeit Jesu.) Hier aber entscheidet Rabbi Jehoschua erschwerend und Rabbi Elieser erleichternd.

5. *Warum wird nach der Schule Hillels entschieden?* Die Argumente der beiden Hauptschulen (Hillels und Schammais) gelten als „Worte des lebendigen Gottes", so daß z. B. trotz abweichender Stellungnahme auch in Einzelfragen des Familienrechtes, das Connubium zwischen ihnen gewahrt wurde. Im Prinzip aber soll die letzte Ent-

---

9 Mischna und Tossephta Edujoth, Anfang.

10 Babyl. Talmud (b.); Baba Mezia, 59b; vgl. denselben Gedanken b. Pessachim 119a: „Nicht ist Gottes Sinnesart wie die des Menschen. Ein Mensch, der besiegt wird, ist traurig; Gott aber freut sich, wenn sie ihn besiegen, denn es heißt im Psalm (106, 23): ‚Schon wollte er sie (die Juden, ihrer Sünden wegen) vernichten, da stand Moses, sein Erwählter, vor ihm in der Bresche, um seinen Zorn davon zurückzuhalten....'"

scheidung jeweils nach der Ansicht der Schule Hillels fallen. Der Talmud fragt, wie diese beiden Voraussetzungen nebeneinander bestehen können[11]. Die auf dem Boden einer mystischen Theologie mögliche Antwort, es bestehe eine Dialektik innerhalb der göttlichen Person selbst, wird hier nicht gegeben; sie ist im Talmud nur in seltenen Grenzfällen angedeutet. Der Ausweg aus dem Dilemma ist sehr menschlich: die Schule Schammais erwähnt nur die eigenen Argumente, die Hillels aber auch die ihrer Gegner und stellt sie den eigenen sogar voran. Darin liegt ihr „sportlicher" Vorzug, der ihr den Endsieg sichert.

M. Naciri (Rabat)

Die Einstellung des Islam zum Sport*

Wer den Islam näher kennenlernen und mit seiner eigentlichen Philosophie und seiner besonderen Orientierung aus Originalquellen vertraut werden konnte, kann nur vollständig davon überzeugt sein, daß der Islam eine Religion ist, die sich der menschlichen Natur nicht entgegenstellt. Im Gegenteil, sie kommt ihr auf halbem Wege in einer so harmonischen Art wie möglich entgegen. Unter diesem Gesichtspunkt betrachtete der Islam jede Ruhe, Zerstreuung und jedes erlaubte Spiel, das der Mensch braucht, nachdem er sich während routinemäßigen und oft erschöpfenden Zeitspannen bei der Arbeit verausgabt hat.

Aufgrund dieser realistischen und menschlichen Einstellung hat der Islam seine Anhänger zur Ausübung von Sport ermahnt und auch dazu, diesen ihren Kindern von klein auf nahezubringen. Der Prophet selbst und seine Begleiter haben zahlreiche Ratschläge zu diesem Thema erteilt. Der Prophet, das beispielhafte Vorbild für alle Moslems, hat selbst mehrere Sportarten öffentlich ausgeübt. Ebenso hat er seine Begleiter dazu ermuntert, uneingeschränkt das Gleiche zu tun, insbesondere wenn es sich um Bogenschießen, Ringkampf, Pferdesport und Wettlaufen handelte.

Sogar die rituellen Pflichten des Islam, denen sich jeder Moslem unterziehen muß, wie z. B. das Gebet, das Fasten und die Pilgerfahrt, sind Handlungen mit eminent sportlichem Charakter neben ihrem geistlichen Inhalt. Das sich 5mal am Tag wiederholende Gebet ist voll von vorgeschriebenen abwechselnden Bewegungen, die dem ganzen Körper eine ständige Aktivität mit dauernden Anforderungen an die Gelenkigkeit auferlegen. Die Pilgerfahrt nach Mekka zwingt den Moslem, aus seiner Routinesituation herauszutreten, um in einem neuen, ihm vorher unbekannten Zustand zu leben, einem Zustand von Enthaltsamkeit und Einfachheit der Gewohnheiten, der ihn vollständig beweglich macht, damit er sich schnell, plötzlich, Tag und Nacht fortbewegen kann, um die Ritualien der Pilgerschaft ohne Verzögerung durchzuführen. Schließlich zwingt das Fasten des Monats Ramadan jedes Jahr den Moslem, täglich Entbehrungen vom Tagesanbruch bis Sonnenuntergang während eines ganzen Monats auf sich zu nehmen. Niemand kann die gesundheitlichen und sportlichen Vorteile leugnen, die eine solche Disziplin begleiten können, und auch nicht die Gewohnheit, die der Moslem dank des Fastens erwirbt, Hunger und ein hartes Leben mit Entbehrungen zu ertragen, wenn die Notwendigkeit in Friedens- oder Kriegszeiten ihn dazu zwingt.

---

11 b. Eruwin 13b.

* Übersetzung aus dem Französischen.

Die Einstellung des Islam zum Sport

Mit diesem sportlichen Geist, der sogar die geistlichen Pflichtriten durchdringt, konnte der Islam seine Anhänger aus verschiedenen Rassen und verschiedenen Völkern im Rahmen des neuen moslemitischen Staates zufriedenstellen. Und der sportliche Geist breitete sich unter allen Moslems aus: Sie trieben Sport und zeigten einen erfinderischen sportlichen Geist. Die Elite wie die breite Masse des Volkes trieben sportliche Spiele und förderten und praktizierten die verschiedenen Sportarten. Zahlreiche Amateure und berufsmäßige Sportler widmeten ihre Kräfte dem Dienste am Sport und dem finanziellen Gewinn, den er ihnen bringen konnte. Die Kalifen und moslemitischen Fürsten stellten für den Sport Gelände und private und öffentliche Hippodrome zur Verfügung. Ebenso verliehen sie Preise und Belohnungen für die Sieger und Meister in den Sportarten, wobei einige noch viel weiter gingen und berühmten Sportlern feste Bezüge und landwirtschaftliche Zuweisungen machten, damit diese sich ganz der Entwicklung der verschiedenen Sportarten und ihrer Verbreitung unter die breite Masse der Moslems widmen konnten.

Dazu kommt die große Aufmerksamkeit, die Autoren und Dichter der Moslems aus den verschiedenen Provinzen allen Sportarten schenkten. Sie schrieben mehrere kostbare Werke technischer und literarischer Art, deren Zweck es war, die verschiedenen Sportarten zu beschreiben und bekannt zu machen, wobei die Ereignisse und die kennzeichnendsten Anekdoten dieses oder jenes Sportes, z. B. der Jagd oder des Pferdesportes, glorifiziert wurden. Eine große Zahl dieser Werke wurden als Lehrbücher für moslemitische Reiter und Offiziere verwendet. Sie lernten daraus die sportlichen Regeln und Techniken ebenso wie die Sitten des moslemitischen Rittertums.

Die moslemitischen Ärzte widmeten den sportlichen Fragen in ihren medizinischen Werken steigendes Interesse. Sie behandelten sowohl den Sport als Ganzes, d. h. den Sport, der den ganzen menschlichen Körper betrifft, wie die verschiedenen Sportarten, die für jedes Organ passend sind. Man behandelte den Sport, der eine hohe physische Anstrengung verlangte, den gemäßigten Sport ebenso wie den langsamen und schnellen Sport. Keineswegs vergaß man dabei die Erschöpfung, die die Sportler nach ihren Wettkämpfen fühlen. Folglich bemühte man sich, die geeignete Zeit für die Ausübung des Sportes in Abhängigkeit vom Verdauungsprozeß vorzuschreiben. Man wies sogar auf die Sportarten hin, die am besten für Kinder, junge und alte Menschen geeignet sind. Und zum Abschluß behandelten die Ärzte verwandte Fragen, wie Massagen, Bäder nach dem Sport, Ernährung und Schlafruhe. Unter den berühmtesten moslemitischen Ärzten, die dieses Thema behandelt haben, muß man Ibn-Rouchd (Averroès) erwähnen, den Verfasser des berühmten Werkes Al Koulliyate (Allgemeine Begriffe der Medizin), dessen Kapitel mit dem Titel „Über die Erhaltung der Gesundheit" weitgehend diesem Thema gewidmet ist.

Der Sport, insbesondere die Jagd und der Pferdesport, konnte seinen Höhepunkt erreichen, als in mehreren Palästen der moslemitischen Welt seine Pflege einer besonderen Staatsinstitution anvertraut wurde. Die gleichen Bedingungen, die der „Sportler" in der heutigen Welt erfüllen muß, damit er den ihm gebührenden Platz unter den Sportlern einnehmen kann — z. B. die Beherrschung seiner Leidenschaften und der Verzicht auf Drogen und Alkohol — sind de facto die vom Islam auch festgelegten Bedingungen, denn sie stimmen mit seinen Empfehlungen für ein ideales Verhalten überein.

Wenn es indessen im Islam einen Vorbehalt gegen die Spiele im allgemeinen und den Sport im besonderen gibt, so ist es der, daß er nicht will, daß diese Spiele die gesamte Zeit des Spielers oder des Sportlers absorbieren, daß sie nicht am Ende seine gesamte Kraft erschöpfen und daß sie ihn nicht daran hindern, seine wesentlichen Pflichten zu erfüllen, die religiösen, die nationalen, die individuellen und die kollektiven. Er ist auch dagegen, daß Spiel oder Sport zu unerlaubten „Glücksspielen" werden, die in ihrer Tarnung dazu dienen, andere ihres Geldes zu berauben und sie verbotenerweise auszubeuten.

Ungeachtet dieser Vorbehalte kann die moslemitische Welt aktiv an jeder Weltbewegung guten Willens teilnehmen, die dazu dient, den Sport auf internationaler Ebene zu verbreiten.

S. Nityabodhananda (Genf)

Sport und Religion in hinduistischer Sicht

Die Gegenüberstellung von Sport und Religion — anders ausgedrückt, die Betrachtung des Sports unter religiösem Blickwinkel — führt augenblicklich zur Suche nach dem Geist, der den Sport in seinen Anfängen bewegte, ehe er vom Geist der Konkurrenz und des Wettstreits erfaßt wurde. Es ist die Freude am Spiel, die den Sportler antrieb. Wie ein griechischer Philosoph sagt: „... bei den Olympischen Spielen siegen weder die Schönsten noch die Stärksten, sondern allein diejenigen, die gut spielen." Ein sakraler Hindutext lautet: „Spielt das Spiel des Lebens gut; denn das Leben ist ein Sport." Und der Text geht weiter: „Der Herr ist der große Sportler; er spielt, ohne an Erfolg oder Mißerfolg zu denken; die Welt ist sein Sport."

Der Sportler in seinem Einsatz ist etwas Erstaunliches. An der äußersten Grenze seiner physischen Fähigkeiten fühlt er in sich unerwartete Kräfte aufsteigen. Es ist fast eine Art Ekstase. Getragen vom Willen zu spielen — der Wille ist das Hauptmerkmal göttlichen Geistes —, getragen auch vom Teamgeist — höchstes Gut für das Spiel und das Ideal der Consecratio —, ist er der Inbegriff des Strebens nach dem höheren Sein.

Der Wille zum Spiel und die Zugehörigkeit zur Mannschaft verbinden Leib, Seele und Geist des Sportlers im Moment des „gut-Spielens". Es geht nicht einfach um einen Sieg über den Körper, sondern um den Versuch des Menschen, über sich selbst hinauszuwachsen. Ein echtes Sporterlebnis, bei dem man nicht an das Ergebnis denkt, sondern all seine Kraft in die Freude am Spiel steckt, kann eine Quelle der Inspiration für das Leben sein. Der Sport mündet demnach ins Leben. Es gibt ein Transzendieren mittels des Körpers, der sich als perfektes Instrument erweist. Diese Möglichkeit bringt uns dazu, Sport und Religion miteinander zu vergleichen.

Nach hinduistischer Anschauung sucht der göttliche Geist fortwährend den Menschen zum höheren Sein zu bringen. Das zeigt sich in allen Lebensbereichen, dem physischen, vitalen, mentalen und spirituellen. Es geschieht eine Eroberung des gesamten Seins vermittels des geringen Anteils am Sein, den der Mensch besitzt. Man kann also sagen, daß der wirkliche Bezwinger aller Hindernisse der Geist ist.

Dem Menschen ist demnach außerordentliche Kreativität und Autonomie verliehen. Er beginnt zu verstehen, daß die Hindernisse dazu da sind, ungeahnte Kräfte in ihm zu wecken. Der Sieg des Geistes über die Natur geschieht nicht durch Gewalt, sondern dadurch, daß man der Natur ihre verlorene Transparenz zurückgibt. Der Bewußtseinszustand eines Sportlers, der mit Leichtigkeit und Spontaneität spielt oder läuft, kann etwa so beschrieben werden: „Die Entfernung (beim Lauf) steht nicht in Opposition zu mir, denn ich *bin* die Entfernung. Die Hürden sind keine Hindernisse, sondern notwendig, um Kräfte in mir zu mobilisieren. Der Körper ist nicht etwas, was wir haben, sondern etwas, was wir *sind*".

Im hinduistischen Denken wird der Körper auch das physische Selbst genannt. Viele hinduistische Yoga-Texte rühmen den Körper als das perfekte Instrument zur Verwirklichung des göttlichen Selbst. Sie sprechen von der Geistigkeit des Körpers. Heute treiben viele Sportler Yoga-Gymnastik, um eine höhere physische Widerstandsfähigkeit zu gewinnen, aber auch zur Verbesserung ihrer psychischen Verfassung. Die Yoga-Stellungen zusammen mit der richtigen Atmung beeinflussen Drüsen, Nerven und Wirbelsäule und bewirken eine größere Ausgeglichenheit.

Zwischen Körper und Seele besteht eine unauflösbare Reziprozität und gegenseitige Verantwortlichkeit; ein Bejahen des Körpers ist gleichzeitig Bejahung der Einheit von Körper, Seele und Geist. Es gibt für den Körper kein Dasein außerhalb dieser Einheit; jede Sportart, die den Körper zu einem wirksamen Element für die Herstellung dieser Einheit macht, ist daher ein Potential zur Verwirklichung des göttlichen Selbst. Dies trifft nicht nur für Hatha-Yoga zu, sondern größtenteils auch für den Sport im allgemeinen. In ihm sind vier Elemente am Werk:

— der Körper, dessen Grenzen der Sportler nur im Erproben kennenlernt;
— der Wille — oder besser die Begeisterung —, sich im Spiel ohne Interesse für Sieg oder Niederlage zu engagieren; diese Begeisterung kann zur Entäußerung werden;
— ein Gefühl der Verpflichtung der Mannschaft gegenüber; wer von diesem Ideal bewegt ist, wächst über sich hinaus und steigert seine Individualleistung zur Mannschaftsleistung;
— die Möglichkeit, den sportlichen Geist ins Leben zu übertragen, so daß der Sportler das Leben als Sport begreifen kann, wo man gut spielt, ohne Angst, Hinterlist oder Bosheit, wo man immer weiter zu kommen sucht, sich aber um Erfolg oder Mißerfolg nicht kümmert.

In diesen Punkten haben wir die Elemente einer Religion der Transzendenz, die nach Vergeistigung des Lebens ruft. Das Göttliche, das Liebe und Beweggrund ist und den Menschen zum Höchsten und Besten zieht, muß im Sport erkannt werden. Dann wird dieser ein Mittel zur Vereinigung von Ländern und Völkern unter dem Wahrzeichen desselben Ideals. Dieses Zeichen führt den Menschen zum integralen, zum ganzen Menschsein durch die Herstellung einer ausgewogenen Entfaltung von Körper, Seele und Geist.

Unsere Zeit ist charakterisiert durch die Vorherrschaft des Vitalen: es manifestiert sich zu stark. Nun kann es aber nicht darum gehen zurückzustecken. Folglich ist die Frage, wie man diese Kraft in geeignete Bahnen lenken und vergeistigen kann. Die Antwort heißt: indem man zu ihrem Ursprung zurückkehrt, zur Freude am Spiel. Die Freude am Spiel des Lebens ist ein wesentliches Element, will man das Ziel des totalen, und d. h. des schöpferischen Menschen erreichen. Die Betrachtung des Sports in seiner ursprünglichen Reinheit, der Freude am Spiel um ihrer selbst willen, der Disziplin, die sich der Sportler auferlegt, um seine Grenzen zu übersteigen, gibt einen Eindruck vom Menschen in der Totalität. Die Entfaltung unserer Energien erlaubt eine weitere und vollständigere Lebenssicht. Diese ermöglicht es, den integralen Menschen in uns zu entdecken; sie läßt uns an die Urkraft rühren, aus der sich die Welt unaufhörlich erschafft. In dieser weiteren und gleichzeitig tieferen Sicht finden wir eine Antwort auf das geistige Problem des Menschen von heute: Die existenzielle Leere, die wir manchmal in aller Schärfe spüren, ängstigt uns nicht mehr, da wir in uns das Leben haben.

T. Hirata (Kioto)

Die Beziehung von Leib und Geist aus Zen-buddhistischer Sicht

Sport ist Leibeserziehung, Religion will das Seelenheil; beider Verhältnis ist letztlich das Verhältnis von Leib und Seele, Körper und Geist. Deshalb soll hier dieses Verhältnis am Beispiel eines ostasiatischen Sports vom Standpunkt des Zen-Buddhismus aus beleuchtet werden.

Die vorbuddhistische Philosophie Indiens hatte ein antagonistisches Verhältnis von Leib und Geist angenommen und die religiöse Praxis in Übereinstimmung damit die Abtötung des Leibes durch Askese angestrebt, um den ihm innewohnenden Geist, d. h. das unsterbliche individuelle Selbst, den Atman, mit dem ihm wesensgleichen ewigen Selbst der Welt, dem Brahman, zu vereinigen. Demgegenüber verwarf Buddha Sâkyamuni den Leib-Seele-Dualismus — beide sind im Grunde substanzlos —, und die buddhistische Versenkungspraxis hatte nicht mehr die Abtötung, sondern die Regulierung der Körpertätigkeit zum Ziel. Diese Tendenz verstärkte sich noch im Mahâyâna, der in Indien um die Zeitwende entstandenen und für Ostasien grundlegend gewordenen neuen Richtung im Buddhismus; und mit dessen Verpflanzung in den alten Kulturboden Chinas vollzog sich zudem eine gewisse Abwendung vom spekulativen Geist Indiens und eine Hinwendung zu einer mehr praktisch-konkreten Geisteshaltung, für die auch die leibliche Seite des Menschseins ein neues Gewicht bekam. Führend bei dieser Sinisierung des Buddhismus war die Ch'an-, d. h. Meditations-Schule, die viel aus altchinesischer, insbesondere taoistischer Tradition in sich aufgenommen hatte und die in ihrer japanischen Form als Zen-Buddhismus weithin bekannt geworden ist.

Welche Rolle der Leib in der religiösen Praxis des Zen und in den auf ihm fußenden Sportarten des Ostens spielt, möchte ich anhand des berühmten Buches des 1955 verstorbenen deutschen Philosophen und Japankenners Eugen Herrigel, Zen in der Kunst des Bogenschießens[12], darzustellen versuchen, weil hier ein Geistiges auf dem Weg eines leiblichen Tuns vollzogen wird, an dessen Ende Leib und Geist ineins fallen.

In diesem Buch beschreibt der Verfasser seine Ausbildung im Bogenschießen bei einem japanischen Meister dieser Kunst. Sie erfolgte in drei Schritten: Zunächst ging es nur um das Spannen des Bogens, danach kam das Lösen des Schusses an die Reihe und erst als drittes das Treffen des Ziels. Auf der ersten Stufe des Bogenspannens gilt das Hauptaugenmerk der körperlichen Verfassung.

---

12 Konstanz 1948[1], München 1951 u. ö.

Die Beziehung von Leib und Geist aus Zen-Buddhistischer Sicht

Am wichtigsten vom Standpunkt des Zen aus ist hier das Problem der Lockerheit. Wenn wir im Meditationssitz mit verschränkten Beinen Zazen — d. h. Zen-Meditation — betreiben, ist unsere Körperverfassung tatsächlich genau die gleiche wie beim Spannen des Bogens. Auch in diesem Fall gilt das Prinzip des Gelockertseins, das aber natürlich nicht Erschlaffung meint, sondern eine von lebendiger Spannung erfüllte Gelöstheit. Kraft wird dabei nur in den „koshi", d. h. in die Kreuz- und Lendengegend gelegt. Von dieser festen Basis getragen, ist der Oberkörper frei und gerade aufgerichtet, aber nicht nach oben gezogen; denn aus den Schultern und allen anderen Körperteilen muß die Kraft herausgenommen werden. So lehrt es schon der chinesische Zenmeister Ch'ang-lu Tsung-i in seinen im 10. Jahrhundert geschriebenen Anweisungen für das Zazen[13].

Beim Bogenschießen, wo es darum geht, diese Haltung auch beim Spannen des starken Bogens zu bewahren, taucht, wie kaum anders zu erwarten, bald das Problem des Atems auf. Wie das Bogenschießen legt auch die Zen-Meditation größten Wert auf den Atem. Er ist das, was Körper und Geist verbindet — nur am Rande sei hier vermerkt, daß das zu Anfang erwähnte Sanskritwort für das „Selbst", nämlich „âtman", ursprünglich Atem bedeutet und auch mit diesem deutschen Wort etymologisch identisch ist. Schon in einem chinesischen Text des 6. Jahrhunderts[14] wird auch das Zählen der Atemzüge als Meditationshilfe für den Anfänger gelehrt, und zwar in der Weise, daß man zunächst ruhig einatmet und dann beim Ausatmen „eins" zählt, danach wieder ruhig einatmet und das folgende Ausatmen mit „zwei" begleitet usw. bis „zehn", wonach man wieder mit „eins" beginnt. Durch eine analoge Rhythmisierung des Atems, koordiniert mit den Phasen des Bewegungsablaufs, gelingt es dann Herrigel schließlich, auch den stärksten Bogen bei völliger Lockerheit des ganzen Körpers zu spannen.

Damit ist die erste Stufe gemeistert, und es kann zur zweiten fortgeschritten werden, der Schulung im Lösen des Schusses. Worum es dabei geht, faßt Herrigel in folgende Worte:

> Der erste Schritt auf diesem Wege ist vordem schon getan worden. Er hat zu körperlicher Gelockertheit geführt, ohne welche sich das rechte Spannen des Bogens nicht ergibt. Damit die rechte Lösung des Schusses gelinge, muß die körperliche Gelockertheit nunmehr in geistig-seelischer Lockerung fortgeführt werden zu dem Ende, den Geist nicht nur beweglich, sondern frei zu machen: beweglich um der Freiheit willen, frei um ursprünglicher Beweglichkeit willen; und diese ursprüngliche Beweglichkeit ist von alledem, was man sonst unter geistiger Beweglichkeit zu verstehen pflegt, wesenhaft verschieden. So liegt zwischen den beiden Zuständen, körperlicher Gelockertheit einerseits, geistiger Freiheit andererseits, ein Niveauunterschied, der nicht mehr durch die Atmung allein, sondern nur durch ein Sich-zurücknehmen aus allen wie auch immer gearteten Bindungen, durch ein Ichlos-werden von Grund aus, überwunden werden kann: so daß die Seele, in sich selbst versunken, in der Vollmacht ihres namenlosen Ursprungs steht (45).

Hier taucht nun zum erstenmal das große Thema des „Ichlos-werdens" auf, und Herrigels Worte treffen tatsächlich den psychologischen Aspekt dieser Fundamentalidee des Buddhismus, nämlich der „Ichlosigkeit", des „muga", wie es japanisch heißt, ganz hervorragend. Der zitierte Passus macht deutlich, daß diese „Ichlosigkeit"

---

13 Zazengi, übers. T. Hirata, Ein Leben in Zen. In: U. v. Mangoldt: Höhlen, Klöster, Ashrams. Weilheim 1962.

14 (Tendai-) Shôshikan (Shujûshikanzazenhôyô), Taishô Issaikyô No. 1915.

nicht einfach Verneinung des Ich bedeutet, geht es doch bei der, wie es dort heißt, nicht nur körperlichen, sondern nunmehr auch geistig-seelischen Lockerung um das letzte Ziel, den Geist nicht nur beweglich, sondern ihn frei von allen Bindungen zu machen. Und eben dies, nämlich der Geist in seiner ursprünglichen Beweglichkeit und Freiheit, ist das, was der Buddhismus „muga" — „Ichlosigkeit" nennt (oder mit einem andern Wort „*mushin*" — in diesem Zusammenhang wohl am besten mit „Absichtslosigkeit" zu übersetzen). Das Handeln aus ihr ist ein absichtsloses Tun, ein „Handeln ohne zu handeln" („*musa*"); und in der Kunst des Bogenschießens muß der Schütze zu diesem absichtslosen Tun erwachen, das auch das höchste Ziel des Zen oder des Buddhismus überhaupt ist und den Kern seines mystischen Denkens ausmacht.

Diesem höchsten Ziel, dem Erwachen zur Ichlosigkeit, dienen auf der zweiten Stufe der Schulung im Bogenschießen Übungen der Bewußtseinskonzentration, die genau so auch das Kernstück der religiösen Praxis des Zen ausmachen — heißt doch das Wort „Zen" überhaupt nichts anderes als „Bewußtseinskonzentration"; denn es gibt das Sanskritwort „dhyâna" wieder, das zwar meistens mit „Meditation' übersetzt wird, aber eigentlich „Sammlung" bedeutet.

Dieser Zustand des „unbetroffenen In-sich-weilens" ist zunächst von Störungen bedroht, die Herrigel folgendermaßen schildert:

> Wie aus dem Nichts entspringend tauchen unversehens Stimmungen, Gefühle, Wünsche, Sorgen, ja sogar Gedanken in sinnloser Mischung auf, und je entlegener und befremdender sie sind, und je weniger sie mit dem zu tun haben, wofür man die Bewußtheit aufs Spiel setzt, um so hartnäckiger hängen sie sich ein. Es ist, wie wenn sie sich dafür rächen wollten, daß die Konzentration Bereiche anrührt, die sie sonst nicht erreicht (47).

Herrigel lernt es, diese Störungen auf eine Weise unwirksam zu machen, die in den chinesischen Zazen-Anweisungen in die Worte gefaßt ist: „Wenn Gedanken aufsteigen, nimm sie zur Kenntnis, wenn du sie zur Kenntnis genommen hast, verschwinden sie von selbst". Das Zur-Kenntnis-Nehmen bedeutet, die Gedanken, statt sie bewußt zu unterdrücken, als eigentlich nichtig zu realisieren, sie ruhig kommen und sie wieder gehen zu lassen, ohne ihnen Aufmerksamkeit zu schenken; auf diese Weise erlöschen sie ganz von selbst. Das heißt man den „Weiße-Wolken-Samâdhi" (samâdhi ist das Sanskritwort für Versenkung).

Durch die Übung des Weiße-Wolken-Samâdhi gelingt es also, der genannten Störungen Herr zu werden. Doch nun droht eine andere Gefahr: Man gelange nämlich, schreibt Herrigel, in einen Zustand, der dem gelösten Hindämmern unmittelbar vor dem Einschlafen gleiche, und in ihn endgültig zu entgleiten, sei die Gefahr, der es auszuweichen gelte. Das ist richtig und gilt ebenso für das Zazen, nur daß dort in diesem Zustand noch gewisse halluzinatorische Erscheinungen auftreten können, die viel Ähnlichkeit mit den durch Drogen wie Meskalin oder LSD hervorgerufenen Rauschzuständen haben.

Sie also oder auch nur der Zustand des Hindämmerns, den Herrigel beschreibt, sind die Gefahr bei den Übungen zur Bewußtseinskonzentration, und unser Autor schreibt dazu:

> Man begegnet ihr durch einen eigenartigen Sprung der Konzentration, dem Ruck vielleicht vergleichbar, den ein Übernächtigter sich gibt, der weiß, daß von der Wachheit aller seiner Sinne sein Leben abhängt; und wenn dieser Sprung ein einziges Mal

Die Beziehung von Leib und Geist aus Zen-Buddhistischer Sicht

gelungen ist, läßt er sich mit Sicherheit wiederholen. Durch ihn wird die Seele wie von selbst in ein unbekümmertes In-sich-selbst-schwingen übergeführt, das, steigerungsfähig, sich zu einem sonst nur noch in seltenen Träumen erfahrenen Gefühl unerhörter Leichtigkeit und der beglückenden Gewißheit potenziert, nach jeder beliebigen Richtung hin Energien wachrufen, in abgestufter Anpassung Spannungen steigern und lösen zu können (47/48).

Dieser „Sprung der Konzentration" ist tatsächlich ein ganz plötzliches inneres Ereignis, es ist das Erwachen zu dem, was vorhin die „ursprüngliche Beweglichkeit des Geistes" genannt worden ist, und das mit einem anderen Wort „rechte Geistesgegenwart" heißt.

Um dieser rechten Geistesgegenwart willen unterzieht sich der Zen-Buddhist strengen Übungen, um dieser rechten Geistesgegenwart willen nimmt der Bogenschütze eine lange Zeit der Schulung auf sich. Wenn er ausdauernd ist, wird der Tag kommen, an dem der rechte Geist in ihm gegenwärtig wird, und dann wird er zum ersten Mal den Schuß auf die rechte Weise lösen können, nämlich in wahrhaft absichtslosem Tun. Er schießt „ohne zu schießen" oder, wie Herrigel es ausdrückt, „es schießt", nur daß man dieses „Es" nicht als ein objektives Etwas, als etwas anderes im Gegensatz zu mir selbst auffassen darf; vielmehr ist es das nicht irgendwo außerhalb des Ich sich befindende „wahre Ich", und in *diesem* Sinne ist das absichtslose Tun ein „ichloses" Tun.

Könnte der Schütze diese Ichlosigkeit gleich so vollkommen erreichen, dann hätte er damit auch schon die dritte Stufe gemeistert, auf der er absichtslos die Scheibe anblickend *den Schuß* absichtslos lösen soll, denn im *vollkommen* absichtslosen Schuß ist das vollkommen sichere Treffen bereits enthalten. Allein, „es gibt Stufen der Meisterschaft", wie Herrigels Lehrer einmal sagt, und deshalb wird, was wesensmäßig eins ist, in der praktischen Ausbildung in zwei Schritte zerlegt, und deshalb auch kann der Lehrer zu Herrigel sagen:

„Sie können ein Bogenmeister werden, auch wenn nicht jeder Schuß trifft. Die Treffer auf der Scheibe dort sind nur äußere Proben und Bestätigungen Ihrer aufs höchste gesteigerten Absichtslosigkeit, Ichlosigkeit, Versunkenheit, oder wie Sie sonst diesen Stand nennen wollen" (71).

Also: dem inneren geistigen Zustand der Absichts- oder Ichlosigkeit entspricht im Äußeren das Treffen der Scheibe, und wenn der Geist die höchste Stufe der Vollendung erreicht hat, dann allerdings trifft auch jeder Schuß.

Dies ist die Erfüllung auf der dritten Stufe: Ich, Bogen, Pfeil und Scheibe werden eins, d. h. *ich bin* Bogen, Pfeil und Scheibe; *außerhalb* von mir gibt es keinen Bogen, keinen Pfeil, keine Scheibe, sie sind in mir, das Außen ist das Innen. Dies ist die „Große Befreiung" im Zen, und deshalb heißt es in einer seiner Schriften: „Sucht Buddha weder im Innen, noch im Außen, noch im Dazwischen!" Und so ist im vollendet ichlosen Tun der Geist Leib und der Leib Geist. Wie der Geist das leibliche Tun zur Vollendung bringt, so bezeugt andererseits die Sicherheit des meisterlichen leiblichen Tuns die geistige Vollendung. Hierin drückt sich vom Standpunkt des Zen die höchste Form der Beziehung von Körper und Geist, von Leib und Seele aus.

Sachverzeichnis

Aesthetik 21—23, 455, 574, 580, 594f., 614, s. a. Kunst
Aggression, -stheorien, Aggressivität 54, 67f., 72, 83f., 89, 120f., 147, 417—429, 432, 434, 452, 456, 578—580, 602, s. a. Katharsis, Zuschauer(verhalten), Dominanz, Motivation
Akzeleration 175, 180, 209f.
Alter, Altern 175, 180, 185—187, 189—196, 205—223, 237—252, s. a. Alterssport, Trainierbarkeit, Jugendsport
Alterssport 185—187, 246f., 265, 530f., 548
Amateur, -sport, -status, -problem 51, 95, 386f., s. a. Professionalisierung
anabole Steroide 525—526, 536f., 541f. s. a. Hormone
Anpassung, soziale 78—84, 137, s. a. Sozialisation
Anthropologie 35, 596f., 606
Arbeit 10, 20—27, 40, 105, 137, 330—336, 341, 386f., 422, 578f., 607, 614
Askese 30, 88
Atmung, Atemgrenzwert, Atemminutenvolumen, s. respiratorisches System
Ausdauer, cardio-pulmonale Leistung 181, 246f., s. a. cardio-vasculäres, respiratorisches System
Ausdauersportarten 197—207, 212f., 238, 241—243
Ausdauertraining, s. Training
Ausgleich, Gleichgewicht, -stheorie 3—5, 14, 33, 35, 61, 105f., 109f.
Autorität 139—141

Basketball 235, 328, 346—350, 352, 403, 412, 415, 465
Beanspruchung, Belastung (psychische) 438, 440, 486, s. a. Streß
Bedürfnisse 22, 28f., 41, 61, 102—105, 110, 148
Behinderte (geistig) 290—301, 364, körperlich Behinderte, s. Versehrte
Belastbarkeit
— von Kindern und Jugendlichen 174, 207, 495, 550, s. a. Jugendsport
— von älteren Menschen, s. Alter, s. a. Rehabilitation

Bergsteigen 235
Berufssport 95, 130f., 639, s. a. Professionalisierung
Berufstätige, Betriebssport 170f., 622
Bewegung 22, 102f., 154—158, 315—320, 326, 343, 346—351, 576, 582, s. a. motorisches System, Koordination
Bewegungserziehung, psychomotorische Erziehung 290—292, 305—308, s. a. Erziehung
Bewegungsmangel, -krankheiten 259—264, 492
Bewegungsvorstellung, -erfahrung, kinästhetische Vorstellung 360—363, 365—367, 369
Biomechanik 329—342
Blutdruck 197—205, 214f., 242f., s. a. cardio-vasculäres System
Bogenschießen 656—659
Boxen 220f., 337, 459—461, 464, 566
Breitensport, Sport für alle 114, 217f.

Cardio-vasculäres System 177f., 180f., 187—216, 224—232, 234—236, 238—247, 254—256, 260f., 264, 273—279, 309f., 490, 493f., 496f., 535f., 541, 543
Charakter, -erziehung 106f., 110, 115, 129
Curriculum, -entwicklung, -revision, -theorie 107, 150—152, 160—166, 627, s. a. Lehrplan

Dominanz 409—414, 427, 442, s. a. Aggression
Doping 195, 499f., 541, s. a. Pharmaka
Dualismus (Körper-Seele) 7f., 45, 46, 48, 358, 656—659

Eishockey 427—429, 464, 504f.
Emanzipation 15—18, 37, 42, 44, 163f., 166, 171, s. a. Frau
Entfremdung 3—18, 20, 24, 29, 32—35, 573, 620
Entprofessionalisierung 110f., 133f.
Entwicklung (körperliche), Pubertät 146, 177, 470
Entwicklung (wirtschaftliche und soziale) 625f., 628, 633—636, 638—643

661

Sachverzeichnis

Entwicklungsländer 97, 613, 625—643
Erbfaktoren, Vererbung, genetische Faktoren 175, 180, 253f., 549
Ernährung 499, 502f., 534f.
Erziehung, Körper-, Leibes- 66, 108, 111—119, 142f., 167, 472, 480f., 619, 629—631, 638—642, 646, s. a. Bewegungserziehung, Schulsport
Ethik 94, 149, 384f., 606

Fechten 465, 606
Feindschaft, Feindseligkeit, Rivalität 55—59, 63, 72, 102, s. a. Aggression
Frau, Emanzipation der —, Frauensport 43, 86, 139f., 248—256, 411—414, 443f., s. a. Trainierbarkeit
Freizeit 1, 28, 30, 42f., 164f., 217f., 479, 615, 618—622
Football (American) 403f., 565
Frustration 415—418, 421—423, 426, s. a. Aggression
Führungsstil 140f., 472
Funktionen (politische, soziale) 3—8, 17, 25, 48, 73, 77, 85, 120—123, 133, 399, 452f., 614, 647
Funktionäre 392, 403, 640, 642
Fußball 318, 401f., 423f., 464, 559—563, 598—601

Gesundheit, -sfaktoren 61f., 67, 131, 146, 224—228, 259, 399—401, 462
Gewalttätigkeit 58, 423f., 428f., s. a. Aggression, Zuschauer(verhalten)
Gewichtheben 352, 465, 525—527, 564
Gleichgewicht,- stheorie, s. Ausgleich
Gruppe, -ndynamik 32, 52—55, 66—77, 80f., 126f., 141f., 306—308, 310f., 415, 472—474, 612—614, s. a. Kollektiv
Gruppenkonflikt 53—55, 66—77

Handlungspsychologie 435, 437f., 440
Handlungsziel, Bewegungsziel 324—326, 351
Herzgröße, Herzhypertrophie, „Sportherz" 197—207, 212, 494, s. a. cardio-vasculäres System
Herz-Kreislauf-Erkrankungen 186, 224f., 261, 266—278
Herzschlagfrequenz, Pulsfrequenz 190—194, 209, 214, 256, 495, 497f., s. a. cardio-vasculäres System
Herzschlagvolumen, Herzvolumen, s. cardio-vasculäres System
Höchstleistungssport, s. Spitzensport
Höhenadaptation, Höhentraining 494, 499
Hockey 349—351, 465
Hormone 210, 525—528, 536f., 541f.

Identität, Identifikation 16, 28f., 36, 39f., 121f., 402, 458, 577—579, 620, 632, s. a. Selbst, Entfremdung, Zuschauer(verhalten)
Ideologie 105, 110, 163, 399—401, 455
Industriegesellschaft 28, 38, 48, 421, 613
Information, -stheorie 78f., 322—325, 368f., 372—374
Integration (soziale) 90—97, 121f., 631—633
Interesse 22f., 160f.

Judo 306, 312, 465, 495, 606
Jugendsport 147f., 224—236, 475—482

Kapazität (aerobe) 189f., 226—229, 505, 545f., 548f., s. a. respiratorisches System
Kapitalismus, kapitalistische Gesellschaft, Spätkapitalismus 36, 389, 447—452, 456
Karriere 391—404
Katharsis, kathartischer Effekt, Abreaktion von Aggression 54, 67f., 72, 89, 423, 426, 459, 578, s. a. Aggression
Körper 7f., 28, 38, 108f., 575f., 593f., 655f., s. a. Leib
Körperbau, -typus 249—254, 340, 493, 544
Körpererziehung, s. Erziehung
Kollektiv 121f., 141, 171f.
Kompensation 26, 420, s. a. Ausgleich
Kommunikation 48, 356f., 372f., 614
Konflikt, -sozialisierung 51—59, 66—84, 87, 89f.
Kooperation 51f., 67f., 74—77
Koordination (der Bewegung) 315—319, 348—350, 353, 357, 546f.
Krafttraining 208, 328, 486—489, 492f.
Kultur 128—131, 138, 607—613
Kunst, -werk, Oeuvre 20—23, 574, 577, 580—583, s. a. Aesthetik

Lehrer, Sport- 110f., 133, 168, 172, 374f., 391, 639f.
Lehrplan 105, 107, 119—125, 132, 153, 162f., s. a. Curriculum
Lerntheorie 353f., 378, s. a. Transfer
Leib, Leiblichkeit 45—48, 606, 656—659, s. a. Körper
Leibeserziehung, s. Erziehung
Leichtathletik 235, 250f., 252, 284, 316, 328, 333—340, 357, 361, 402, 464, 511f., 583, s. a. Ausdauersportarten
Leistung, -sprinzip 10—18, 25, 30f., 38f., 41f., 44, 87, 105f., 109f., 135, 284, 352, 383—388, 448—450, 456, 466, 569—577, 649, s. a. Rekord
Leistungsmotivation 386, 414, 431—444, s. a. Motivation

Sachverzeichnis

Lernen, (senso)motorisches- 290—294, 296—299, 305f., 351—354, 358f., 362—364, 368f., 378f.
s. a. motorisches System
Lernziele, Bildungsziele 105—111, 128, 133f., 150—152, 160—163, 372, 630, 634, 641

Manipulation 12—18, 34, 456
Mannschaftssport 6f., 344, 423
Massenverhalten, s. Zuschauer(verhalten)
Massenkommunikation, -smittel 383f., 387, 457, 462—465
Massensport, s. Breitensport
mentales Training 356—367
Metabolismus, s. Stoffwechsel
Methode, Methodik 112, 118, 150
Moral, s. Ethik
Motivation, -stheorien 116, 170f., 386, 389, 400f., 417—444, s. a.
Aggression, Leistungsmotivation
motorisches System 315—341, 343f., 358—364, s. a. Bewegung, Lernen
Muskel, -faser, -arbeit, -stoffwechsel 187—189, 259f., 317—319, 321—325, 328, 352, 358f., 507—521, 540f., 544—546, s. a. Krafttraining, Stoffwechsel
Muskelkraft 320, 322, 328, 337

Neue Linke, s. Sportkritik
Neurosen 31f., 88
Nation, -albewußtsein 85f., 97, 631—633, s. a. Identität
Niederlage, Scheitern 31f., 387f., 605f., 608f., 649f.

Organisation 385f., 396
Olympische Spiele, —Idee 20, 24—26, 43, 52, 63, 85f., 90, 96f., 222f., 384, 386f., 447, 596f., 606, 618, 625f., 634f.

Persönlichkeit 26, 28, 35f., 136—149, 171f., 405—416, 469, 472, s. a. Motivation
Pflicht (zur Teilnahme am Sportunterricht) 110f., 128, 134f., 168—170
Pharmaka 532—542
Prävention 131f., 211, 259—265, s. a. Gesundheit
Professionalisierung 383—392, 650, s. a. Entprofessionalisierung
programmierte Instruktion, Lehrprogramme 368—380

Radfahren 349f., 464, 501
Rasse, Rassismus 252f., 403f.

Regeln, Spiel- 6, 22, 54, 58, 87, 109, 218, 579
Regelung, Steuerung im motorischen System 316f., 320, 324f., 329, 350, 354, 365, 378f.
Rehabilitation, -sgymnastik 266—279, 309, 341f., 357, 364
Reiten 288, 465
Rekord 24, 547, 570, 573, 584—593
Religion 92f., 614, 647—659
Repression 37f., 41—44
respiratorisches System 194, 213f., 233, 239, 262, 342, 492, 494, 496f., 535f.
Ringen 401f., 465, 564
Risikofaktoren, coronare- 186, 226—229, 264, 267—270
Rolle, -nkonflikt, -lernen, -nverteilung 65, 72, 392—397, 411, s. a. Sozialisation, Trainingsabbruch

Sauerstoffaufnahme (maximale) 188—196, 213f., 227, 229, 231f., 235, 485f., 490f., 497, 548f., s. a. cardio-vasculäres System
Schäden, s. Wirbelsäule, Herz-Kreislauf-Erkrankungen
Schießen 327f., 465
Schulsport, Sportunterricht 105—111, 123—125, 132f., 146, 168—170, 174—182, 218, 371—376, 626—631, 638, s. a. Erziehung
Schwimmen 177, 228f., 251, 284, 303, 341, 344, 401f., 464, 503, 550
Selbst, -bild, -findung, -konstitution, -verwirklichung 14—17, 29, 63, 412f.
Selbstbestätigung 3, 95, 280, 283, 307f.
Selbstregulierung 220f., 370, 373f.
Selbstwert, -gefühl, -erfahrung 31f., 45—48, 283, 294
Sensomotorik 343—355, s. a. Lernen
Sieg 87f., 649
Skilaufen 284—287, 340f., 365f., 464, 542
Sonderpädagogik 124, 302—312, s. a. Behinderte, Versehrte
soziales System 314f., 404
Sozialfaktoren 393—397, 466—471
Sozialisation, soziales Lernen 79—84, 110, 121f., 144, 147, 311, 393—395, 399, 404, 422, 612f., s. a. Sozialfaktoren
Sozialismus, sozialistische Gesellschaft 26, 34f., 36, 43, 389, 447—456, 598, 638—640
Spannung 29—31, 67, 102, 120f., 460, 609, 657, s. a. Ausgleich
Spaß, Freude, Lust 11, 88, 94, 103, 400f., 603
Spiel 7, 28, 78—84, 597f., 607—614, 650f., 654

663

Sachverzeichnis

Spitzensport 38, 61f., 64f., 90, 102f., 197—207, 222f., 402f., 405—416, 447—456, 472—474, 569—577, 584—593, 598—605
Sport, Definition des —s 20, 26, 28f., 61—65, 86f., 101, 105, 111, 156, 448, 580—583, 593f.
Sportherz, s. Herzgröße
Sportkritik 35, 37—41
Sportstätten 615—618, 622, 628, 639f.
Stereotyp 14, 56, 72, 411—413
Stoffwechsel 243f., 276, 279, 498, 507—531, 540f., 545f.
Streß 487, 606
System, -theorie 324f., 354

Talentauswahl, -förderung 64f., 475—482
Tests 494—499, 502, 523
Tischtennis 284f., 465
Tourismus 626, 633—637
Trainer 17, 64, 138—141, 402, 429, 640—642
Training 16, 23, 64, 112—119, 185—187, 190—192, 197—207, 209, 234f., 238—245, 260, 263, 270—279, 296—299, 312, 341, 356f., 366f., 374, 475—482, 486—489, 496—500, 507—522, 528—531, s. a. mentales Training, Höhenadaptation, Krafttraining
Trainingsabbruch 392, 397, 402, 443, 494
Trainierbarkeit 181, 189f., 209—211, 227—236, 254—256, 264
Trampolinspringen 306
Transfer 110, 129, 151, 292f., 297—300, 353f., s. a. Lernen

Turnen 220—222, 235, 252f., 256, 284—286, 317, 319, 361, 413f., 472—474, 564f.

Übertraining 178f.

Verhaltensstörungen, s. Sonderpädagogik
Verletzungen 179f., 337, 340f., 552—566
Versehrte, -nsport, (körperlich) Behinderte 45, 109, 280—289, 309
Vitalkapazität, s. respiratorisches System
Volleyball 235
Vorbild 109f., 133f., 137

Wachstum 176f., 180f., 255, s. a. Entwicklung (körperliche)
Wärmeregulation 214, 543, 546, 550f.
Wassersport 252, 465
Wasserspringen 251, 564
Werbung 461—464
Wert(e), Wertvorstellungen 19—27, 56, 63, 136, 138, 218
Wettkampf, -sport 23, 35f., 51f., 55—59, 70f., 74, 86, 88, 93f., 102f., 114f., 125, 126f., 129f., 132, 280—282, 400f., 419f., 469, 479f., 577—580, 585—588
Wettkampfbereitschaft, -vorbereitung 219—222, 536, 538
Wirbelsäule 255f., 552—565

Zeichen, semiotisches System 22, 578—580
Zuschauer(verhalten) 56—58, 102f., 383f., 387, 397, 403, 419—421, 423f., 452, 455, 457—461, 651

Referentenverzeichnis

Abernathy 152—161
Acki 491
Adefope 631—633
Akgün 254f.
Albinson 388
Allmer 440
Alvarez 564
Alvarez Cambras 564
Anthony 625—627
Apor 548f.
Areno 236
Ariel 340
Arnold 415
Arrisveno 540
Asang 340f.
Asano 230—232
Asatjan 501f.
Åstrand 131—133, 135, 187—197, 485f., 490f.
Atteslander 389f.
Ayi-Bonte 628—631

Ball 614
Ballreich 343f.
Battke 278
Baricz 277
Barmeyer 277f.
Baumann 340
Beier 540f.
Belloiu 341f.
Beran 614
Berlin 442—444
Biener 493
Bishop 505
Blackert 493
Bloss 170 f.
Blümchen 278
Bobb Nelson 264
Börger 606
Boileau 89
Bolte 51f., 89
Bouchard 174—180, 506
Bouet 443, 461f., 569—577, 594f.
Bragarea 255
Brooks 521f.
Brower 403f.
Brunner 266—276
Bruns 96

Buchmann 172
Buchwalsky 277f., 278
Buggel 466—468, 640f.
Butler 619

Caesar 519—521
Cagigal 35, 425
Calligaris 583
Candebat 564
Casvikis 134, 147
Chourbagi 222f.
Choutka 352
Christiansson 36
Claassen 514—519
Cooley 566
Cox 85f., 616—619
Coudert 494
Cratty 32—34, 292—296, 299f.
Cureton 490

Dallo 641f.
Datschewa 146f.
Daugs 351f., 376f.
Dec 524f.
Decker 290—292
Demeter 327f.
Denker 417—425
Despot 415f.
Dhanaraj 494
Dirix 534—539
Donike 540f.
Durand 494
Durosoy 254f., 493f.
Dumazedier 217f.
DuWors 403
Dziedzic 309

Echeverri 502
Ehrenstein 181
Erbach 447—454, 455f.
Erdmann 620
Evans 492f.
Evjenth 565

Fejlek 606
Feldmann 566
Fichtner 181
Filin 481f.

Referentenverzeichnis

Filipovič 596—598, 605
Fleming 91—95, 618
Florl 462—464, 620
Flosdorf 310 f.
Fonger 614
Forsberg 279
Fotescu 530 f.
Fraleigh 606
Franke 577—580
Frankel 264
Frankl 29.-31, 35, 88 f.
Friedmann 308 f.
Funke 162 f., 166
Furst 459—461

Gadermann 246
Gájer 146 f.
Gaisl 495
Garay, de 249—254
Garcia 566
Garcia Bango 638—640
Garcia-Bohny 340
Gascar 494
Gawrilescu 255
Gebauer 580—583
Genow 353
Gerber 43, 605
Ghosh 563
Glencross 378 f.
Gluckman 52—60
Goldfuss 565
Gorskij 19—27, 34
Gottesmann 264
Grajewskaja 265
Grave de Peralta 564
Green 505
Greenisen 276
Groh 337
Groher 564
Groll 475
Grueninger 236
Guéron 417
Gunnart 565
Gutin 352 f.
Guttmann 280—282

Hagedorn 377
Hahmann 442 f.
Hahn 413 f.
Halhuber 266
Hallman 566
Hammer 46 f.
Hammerich 402 f., 457
Harnancourt 495
Harris 411.-413
Havlíček 146 f., 235
Hegg 431—434

Hehl 264, 378
Heikkinen 524, 549
Heinilä 383—388
Heiß 563 f.
Henke 37—42
Henrich 90
Hentig, v. 101—111, 133—135
Hernandez Corvo 255 f., 328
Heusner 276
Hildebrandt 605 f.
Hirata, K.-I. 180, 223, 340
Hirata, T. 656—659
Hoffmann 522 f.
Hollmann 238—245, 530 f., 540 f.
Holzamer 615
Hörler 339
Hoppeler 514—519
Horniak 256
Houston 505
Howald 514—519
Hucklebridge 379
Hüllemann 264 f., 378
Hundt 622
Hunold 143 f., 236

Ichikawa 564
Iliescu 255
Ilker 278
Illmann La Rosa 540
Immig 472—474
Isakow 337 f.
Ishiko 491

Jacobini 277
Jantschew 149
Jaworski 60—66
Jeschke 519—521
Johnson 472
Jokl 185—187
Jungmann 246

Kabsch 286 f.
Kandil 299
Kane 405 f.
Karaneschew 265, 495
Karvinen 490
Karvonen 265, 543—548
Katch 491
Kaulbersz 247
Kavanagh 277
Kenyon 392—398
Ketusinh 264, 550
Keul 525—528
Kingsbury 494 f.
Kiphard 296—299, 299 f.
Kiviaho 403
Kläß 166
Kleine 36, 388 f., 595

Referentenverzeichnis

Klissouras 549
Kocatürk 254f.
Köhler 279
Kohl 365f.
Komadel 235, 541f.
Komi 492
Koren 278
Koshimune 564
Kozinski 180
Krawcyk 60—66, 399—401
Krebs 464f.
Kretchmar 593f.
Kukushkin 97
Kunath 438—440, 472
Kundrat 246
Kurelić 454f.
Kuroda 541
Küskinen 524
Kusnezow 482
Kutassi 614

La Cava 539
Landry 224
Lange 566
Langguth 455
Lange-Andersen 224—230
Larouche 89
Lazarus 528—530
Leachman 566
Lema 502
Leist 353f.
Lenk 8—19, 34f., 582f.
Letunow 207—211
Liesen 530f., 540f.
Lobo 606
Lotz 35f.
Low 641
Lüschen 389, 391f.
Lüthi 514—519
Lufschanowski 566
Lukasik 278

Macak 428
Macaraeg 502f.
Mac Dougall 550f.
Malarecki 491
Margaria 330—336
Markow 337
Markusas 506
Mathur 494
Matsuda 540
Matwejew 148
McKelvey 481
McKillop 505
McPherson 403
Meen 565
Medved 496

Mellerowicz 259—264, 265
Merhautova 235
Meshizuka 492, 493
Meusel 164f.
Michel 530f.
Miklos 548f.
Miller 246f.
Milstein 403
Miltschewa-Njagolewa 287f.
Möhlmann 96
Mondria 223
Morehouse 565
Moser 45f.
Müller 44
Müller-Limmroth 315—320, 328

Naciri 652—654
Nagy 468—471
Nakanishi 493
Naraghi 637
Naul 426f.
Neamtu 148
Nel 378
Neu 164
Neukomm 339
Nicu 475—480
Nigg 338
Nitsch 438, 440—442
Nityabodhananda 654—656
Nixon 119—125, 134
Noel-Baker 546f.
Norman 505
Novak 246
Nowikow 149
Nsiff 353
Nye 247

Obrascu 277
Oldershausen, v. 519—521
Ordas 564
Orha 277
Oseid 565
Osness 503
Osterhoudt 583
Osolin 167

Paparescos 540
Parizkowa 550
Paschen 161, 166
Patterson 42f.
Paz-Zamora 494
Petrowa-Lazarowa 148
Pfetsch 455
Pickenhain 320—327, 328
Pollock 246f.
Ponomarew 620, 641
Popescu, C. 443
Popescu, O. 341

Referentenverzeichnis

Popow 234
Portarescu 255
Portnow 344—351
Prenner 455
Prokop 532f.
Przeweda 147f.
Puni 219—222

Raas 542
Randall 641, 642
Rassem 128—131
Ratschew 223
Rehor 146f., 235
Reichenbach 288
Reindell 277f., 278
Rever 403
Rieckert 181
Rieder 302—304
Rieger 37, 41, 618
Rittel 493
Riva Patterson 42f.
Röhrs 150—152
Roesch 388
Rókusfalvy 434—438
Roncaglione 264
Roskamm 197—207, 277f.
Rowell 543, 548, 549
Royce 230
Ruiz Aguilera 641
Ruskin 621
Rusko 490
Russ 277
Rutenfranz 234f.

Sage 144—146
Saltin 507—513
Sanders 614
Sassenrath 46
Schafrik 36
Scherler 614
Schilling 427
Schloz 47f., 647
Schmitz 607, 613
Schmücker 181
Schneiter 246, 548
Schnellbacher 277f.
Schoberth 559—563
Schulte 31f.
Schwenninger 606
Schwidtmann 171f., 583, 595
Sehrewerdi 606
Seliger 234, 237, 489f.
Seurin 480
Seyffarth 180
Shephard 212—216, 235f., 277
Sherif 66—77, 89
Shukowa 620f.
Sie 641

Silance 455, 464, 541
Simon 126—128, 133, 647—652
Singh 541
Slantschew 235
Sluet 288f.
Slusher 598—605
Smith 428f.
Smodlaka 276f.
Snyder 403
Sommer 309f.
Southwick 552—559
Souza Gomes, de 501
Spinrad 457—459
Spirescu 89
Sponde 541
Sprynarowa 550
Start 358—364
Steadward 541
Steel 502
Stehr 404
Steinkamp 443
Stensaasen 168—170
Stepotschkina 494
Sterew 181
Stern 147
Stoitschew 146f.
Stothart 505
Stratmann 540f.
Straub 415
Strauzenberg 279, 496—501
Suenens 3—8
Sutarman 495
Sutton 528—530
Sutton-Smith 78—84, 607—614
Sykora, B. 621
Sykora, F. 146f.
Szabo-Wahlstab 548f.

Taher 633—636
Tan 173
Targa 172
Tartaroglu 254f.
Tawartkiladze 549
Ter-Owanesjan 111—119, 133
Teslenko 494
Thomas, A. 351
Thomas, D. P. 276
Thomas, V. 492
Tittel 248f., 341
Treutlein 455
Tschirpig 377

Ueberhorst 311f.
Ulatowski 60—66
Ulbrich 550
Ulich 356f.
Ungerer 354, 370—376

Referentenverzeichnis

Vanderfield 565f.
VanderZwaag 595, 614
Vanek 406—411
Verhaegen 162
Vierneisel 378
Voigt 426f.
Volpert 352, 366f.
Vuillemin 86f., 584, 592, 594

Wakita 180
Wartenweiler 256, 329f.
Waser 338
Wasiljewa 494
Weber, H. R. 97
Weber, K. 530f.
Weibel 514—519
Weidemann 174, 277
Weidner 43
Weiler 606
Weiss, P. 584—593
Weiss, U. 43f.
Wells 276
Weltner 368—370
Westpahl 96f., 389f., 606, 613

Wiegersma 304—308, 312
Williams 542
Wilmore 246f.
Witt 283—286
Wohl 401f.
Wolanska 619
Wolkow 523
Wonneberger 388f., 595
Worobjew 486—489
Wooten 492f.
Wrabec 278
Wu 428
Wukasch 566

Yoshida 566
Yoshii 564
Young 528—530
Yusa 495

Zachariewa 255
Zečevič 622
Zukowska 136—143
Zurita 180

Mitarbeiterverzeichnis

Berichterstatter: Franz Begov (447—456, 625—643), Rainer Buchwalsky (224—236, 259—265, 329—342, 543—551), Klaus Caesar (185—223, 280—289, 507—531), Gerhard Engelhardt (174—182, 343—380), Hartmut Gabler (405—446), Gunter Gebauer (3—36, 569—614), Wulf Jaedicke (248—256, 315—328, 485—506, 532—542), Dieter Jeschke (237—247, 266—279, 552—566), Reinhard Kreckel (51—89, 383—404, 457—465), Dietrich Kurz (101—173), Heinz-Egon Rösch (37—48, 90—97, 615—622), Rüdiger Schloz (647—659), Klaus Zieschang (290—312, 466—482).

Redaktionsmitarbeiter: Jochen Sprenger

Übersetzungen: Wissenschaftliches Übersetzungsbüro Klitscher (München) sowie Renata Blodow und Norman Moynihan.

Kontaktadressen: Organisationskomitee für die Spiele der XX. Olympiade, München 1972, 8 München 13, Saarstr. 7

Bundesinstitut für Sportwissenschaft, 5023 Lövenich, Hertzstr. 1

Institut für Sportwissenschaft der Universität Tübingen, 74 Tübingen, Wilhelmstr. 124

Errata: S. 234, Z. 1 I. Popow; S. 264, Z. 26 A. Bobb Nelson; S. 265, Z. 48 Bobb Nelson; S. 321, Z. 30 Kontraktion der quergestreiften Muskelfaser; S. 415, Z. 2 G.E. Arnold u. W.F. Straub (Ithaca); S. 443, Anm. 2 activities.

Sport im Blickpunkt der Wissenschaften

Perspektiven, Aspekte, Ergebnisse

Im Auftrage des Organisationskomitees für die Spiele der XX. Olympiade München 1972

Herausgegeben von *Helmut Baitsch, Hans-Erhard Bock, Martin Bolte, Willy Bokler, Ommo Grupe, Hans-Wolfgang Heidland* und *Franz Lotz*

Redaktion: *Ommo Grupe, Dietrich Kurz, Johannes Marcus Teipel*

Mit 14 Tabellen und 29 Abbildungen
VI, 275 Seiten. 1972. Geb. DM 36,—
ISBN 3-540-05772-2

Dieser Bericht zur Vorbereitung des Wissenschaftskongresses anläßlich der Olympischen Spiele in München möchte zur besseren gegenseitigen Information und zur internationalen Kommunikation auf dem Gebiete der Sportwissenschaft beitragen. Der Bericht will ein möglichst getreues Spiegelbild des gegenwärtigen internationalen Forschungsstandes in den Wissenschaftsdisziplinen geben, die sich mit Sport befassen, will Fragestellungen, Probleme und Themen aufwerfen oder referieren und schließlich auch die Perspektiven zukünftiger Sportforschung andeuten.

Inhaltsübersicht:
Einführung. — Sport in philosophischer Sicht. — Sport in theologischer und religionswissenschaftlicher Sicht: Sport in der katholischen Theologie des 20. Jahrhunderts. Probleme und Ansätze in der protestantischen Theologie. Sport und nichtchristliche Religionen. — Zur Soziologie des Sports. — Sportpädagogische und sportpsychologische Beiträge: Einleitung. Sportpädagogik in westeuropäischen Ländern. Sportpsychologie in westeuropäischen Ländern. Sportpsychologie in den sozialistischen Ländern Europas. Sportpädagogik in den Vereinigten Staaten. Sportpsychologie in Nordamerika. Sport und Sportpsychologie in Japan. — Beiträge der Sportmedizin: Einleitung. Lungenfunktion und Atmung im Sport. Anpassung des Stoffwechsels durch Sport. Trainingswirkungen auf Herz und Kreislauf. Sportverletzungen und Sportschäden am Bewegungsapparat.

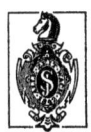

Springer-Verlag

The Scientific View of Sport

Perspectives, Aspects, Issues

Published in cooperation with the Organisationskomitee für die Spiele der XX. Olympiade München 1972

Editorial Board: *Helmut Baitsch, Hans-Erhard Bock, Martin Bolte, Willy Bokler, Ommo Grupe, Hans-Wolfgang Heidland, Franz Lotz, Dietrich Kurz, Johannes Marcus Teipel*

With an Introduction in English, French, Spanish, and Russian

With 14 tables and 29 figures. VI, 276 pages. 1972. Cloth DM 36,—
ISBN 3-540-05993-8

This report, which is an introduction to the scientific congress held prior to the 1972 Olympic Games in Munich, serves to further the progress of information and communication among researchers in the various aspects of sports. As it is concerned with the status of international research in those disciplines pertaining to sports, the report covers recent research advances and indicates topics and problems still to be probed.

Contents:
Introduction. — Perspectives of the Philosophy of Sport. — Sport in Theological Perspective: Sport in Catholic Theology in the 20th Century. Problems and Trends in Protestant Theology. Sport and Non-Christian Religions. — On Sociology of Sport: General Orientation and Its Trends in the Literature. — Sports from the Educational and Psychological Points of View: Introduction. The Pedagogics of Sport in West European Countries. Sport Psychology in West European Countries. Sport Psychology in the Socialist Countries. Sport Pedagogics in the United States. Sport Psychology in North America. Sport and Sport Psychology in Japan. — Contributions to Sport-Medicine: Lung Function, Respiration and Metabolism in Sport. Adaption of Metabolism in Sport. The Effects of Training on the Heart and Circulation. Sport Injuries and Damage to the Locomotor System.

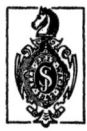

Springer-Verlag

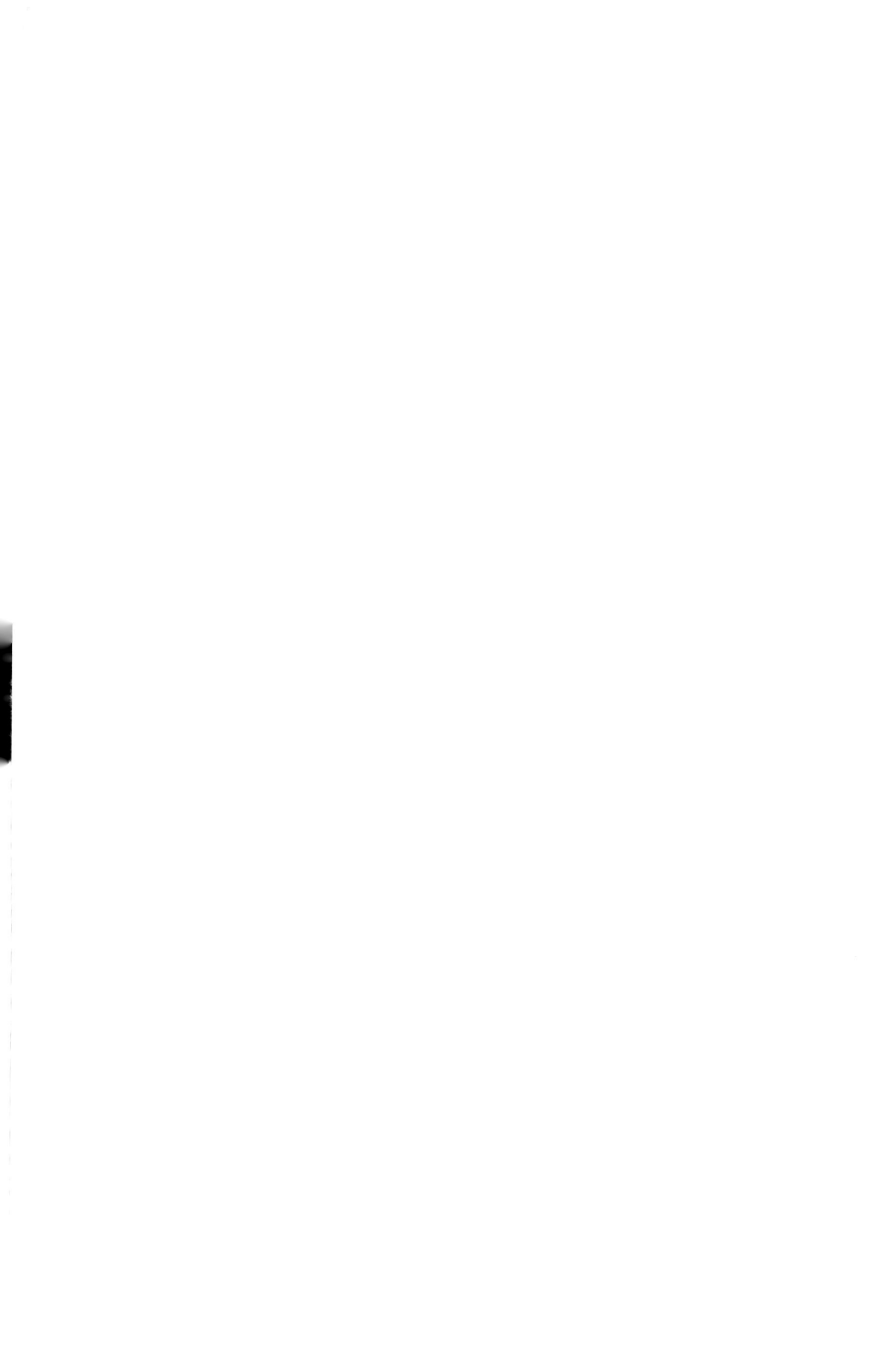

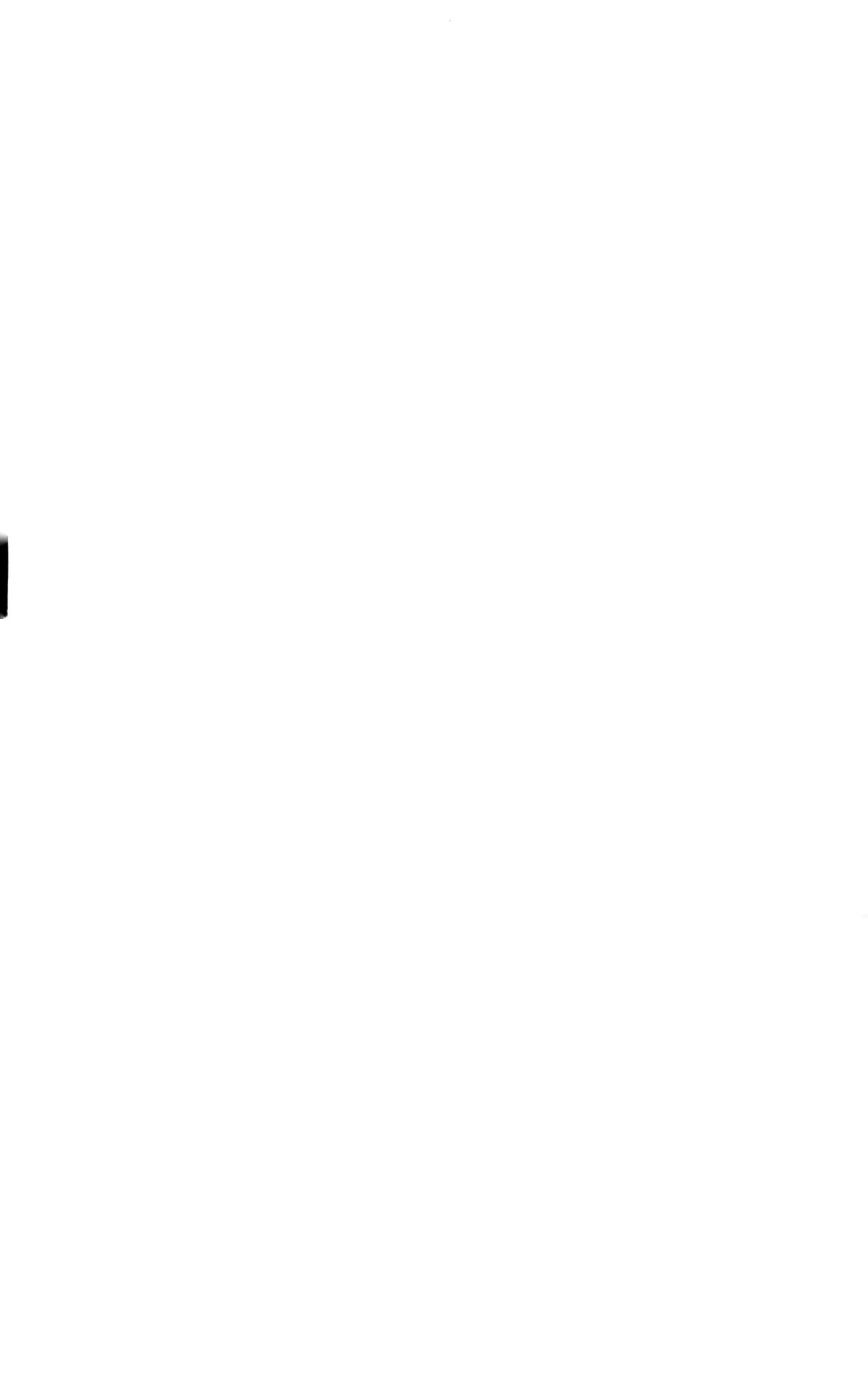

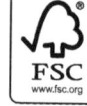

MIX
Papier aus verantwortungsvollen Quellen
Paper from responsible sources
FSC® C105338

If you have any concerns about our products,
you can contact us on
ProductSafety@springernature.com

In case Publisher is established outside the EU,
the EU authorized representative is:
**Springer Nature Customer Service Center GmbH
Europaplatz 3, 69115 Heidelberg, Germany**

Printed by Libri Plureos GmbH
in Hamburg, Germany